本教材第3版曾获首届全国教材建设奖
全 国 优 秀 教 材 二 等 奖
"十二五"普通高等教育本科国家级规划教材

国家卫生健康委员会"十四五"规划教材
全 国 高 等 学 校 教 材
供八年制及"5+3"一体化临床医学等专业用

U0292542

眼科学
Ophthalmology

第4版

主　　编　王宁利　颜　华
副 主 编　孙兴怀　蒋　沁　夏晓波　沈　晔

数 字 主 编　王宁利　颜　华
数字副主编　孙兴怀　蒋　沁　夏晓波　沈　晔

人民卫生出版社
·北 京·

图书在版编目（CIP）数据

眼科学 / 王宁利，颜华主编 . — 4 版 . —北京：
人民卫生出版社，2024.3
全国高等学校八年制及"5+3"一体化临床医学专业
第四轮规划教材
ISBN 978-7-117-35948-1

Ⅰ. ①眼⋯ Ⅱ. ①王⋯ ②颜⋯ Ⅲ. ①眼科学 – 高等
学校 – 教材 Ⅳ. ①R77

中国国家版本馆 CIP 数据核字（2024）第 026463 号

人卫智网	www.ipmph.com	医学教育、学术、考试、健康，购书智慧智能综合服务平台
人卫官网	www.pmph.com	人卫官方资讯发布平台

眼　科　学
Yankexue
第 4 版

主　　编：王宁利　颜　华
出版发行：人民卫生出版社（中继线 010-59780011）
地　　址：北京市朝阳区潘家园南里 19 号
邮　　编：100021
E - mail：pmph @ pmph.com
购书热线：010-59787592　010-59787584　010-65264830
印　　刷：天津市光明印务有限公司
经　　销：新华书店
开　　本：850×1168　1/16　印张：33
字　　数：976 千字
版　　次：2005 年 8 月第 1 版　　2024 年 3 月第 4 版
印　　次：2024 年 4 月第 1 次印刷
标准书号：ISBN 978-7-117-35948-1
定　　价：142.00 元

打击盗版举报电话：010-59787491　E-mail：WQ @ pmph.com
质量问题联系电话：010-59787234　E-mail：zhiliang @ pmph.com
数字融合服务电话：4001118166　　E-mail：zengzhi @ pmph.com

编　者

（以姓氏笔画为序）

马　翔（大连医科大学附属第一医院）
马建民（首都医科大学附属北京同仁医院）
王宁利（首都医科大学附属北京同仁医院）
王雨生（空军军医大学西京医院）
吕　帆（温州医科大学附属眼视光医院）
孙旭芳（华中科技大学同济医学院附属同济
　　　医院）
孙兴怀（复旦大学附属眼耳鼻喉科医院）
李建桥（山东大学齐鲁医院）
李俊红（山西省眼科医院）
李朝辉（中国人民解放军总医院）
杨　柳（北京大学第一医院）
邹海东（上海交通大学医学院附属第一人民
　　　医院）
沈　晔（浙江大学医学院附属第一医院）
张　弘（哈尔滨医科大学附属第一医院）
张　妍（上海交通大学医学院附属第一人民
　　　医院）
陆　方（四川大学华西医院）

陆培荣（苏州大学附属第一医院）
陈　松（天津医科大学总医院）
陈长征（武汉大学人民医院）
陈有信（北京协和医院）
陈浩宇（汕头大学·香港中文大学联合汕头国
　　　际眼科中心）
范先群（上海交通大学医学院附属第九人民
　　　医院）
范志刚（北京市眼科研究所）
周　清（暨南大学附属第一医院）
赵桂秋（青岛大学附属医院）
袁　进（中山大学中山眼科中心）
夏晓波（中南大学湘雅医院）
郭　健（福建医科大学附属第一医院）
蒋　沁（南京医科大学附属眼科医院）
裴　澄（西安交通大学第一附属医院）
颜　华（天津医科大学总医院）
魏锐利（海军军医大学第二附属医院）

编写秘书

孙　梅（天津医科大学眼科医院）
由彩云（天津医科大学总医院）
柯　峰（湖北医药学院附属人民医院）

数字编委

（数字编委详见二维码）

数字编委名单

融合教材阅读使用说明

    融合教材即通过二维码等现代化信息技术，将纸书内容与数字资源融为一体的新形态教材。本套教材以融合教材形式出版，每本教材均配有特色的数字内容，读者在阅读纸书的同时，通过扫描书中的二维码，即可免费获取线上数字资源和相应的平台服务。

本教材包含以下数字资源类型

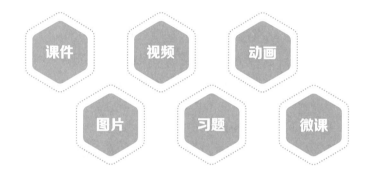

本教材特色资源展示

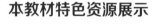

获取数字资源步骤

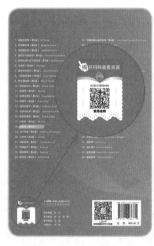

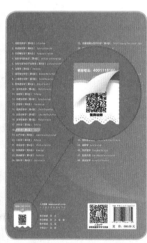

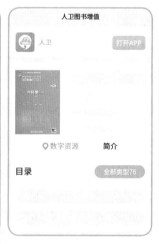

①扫描封底红标二维码，获取图书"使用说明"。

②揭开红标，扫描绿标激活码，注册/登录人卫账号获取数字资源。

③扫描书内二维码或封底绿标激活码随时查看数字资源。

④登录 zengzhi.ipmph.com 或下载应用体验更多功能和服务。

APP 及平台使用客服热线　　400-111-8166

读者信息反馈方式

    欢迎登录"人卫 e 教"平台官网"medu.pmph.com"，在首页注册登录（也可使用已有人卫平台账号直接登录），即可通过输入书名、书号或主编姓名等关键字，查询我社已出版教材，并可对该教材进行读者反馈、图书纠错、撰写书评以及分享资源等。

全国高等学校八年制及"5+3"一体化临床医学专业
第四轮规划教材 修订说明

为贯彻落实党的二十大精神,培养服务健康中国战略的复合型、创新型卓越拔尖医学人才,人卫社在传承 20 余年长学制临床医学专业规划教材基础上,启动新一轮规划教材的再版修订。

21 世纪伊始,人卫社在教育部、卫生部的领导和支持下,在吴阶平、裘法祖、吴孟超、陈灏珠、刘德培等院士和知名专家亲切关怀下,在全国高等医药教材建设研究会统筹规划与指导下,组织编写了全国首套适用于临床医学专业七年制的规划教材,探索长学制规划教材编写"新""深""精"的创新模式。

2004 年,为深入贯彻《教育部 国务院学位委员会关于增加八年制医学教育(医学博士学位)试办学校的通知》(教高函〔2004〕9 号)文件精神,人卫社率先启动编写八年制教材,并借鉴七年制教材编写经验,力争达到"更新""更深""更精"。第一轮教材共计 32 种,2005 年出版;第二轮教材增加到 37 种,2010 年出版;第三轮教材更新调整为 38 种,2015 年出版。第三轮教材有 28 种被评为"十二五"普通高等教育本科国家级规划教材,《眼科学》(第 3 版)荣获首届全国教材建设奖全国优秀教材二等奖。

2020 年 9 月,国务院办公厅印发《关于加快医学教育创新发展的指导意见》(国办发〔2020〕34 号),提出要继续深化医教协同,进一步推进新医科建设、推动新时代医学教育创新发展,人卫社启动了第四轮长学制规划教材的修订。为了适应新时代,仍以八年制临床医学专业学生为主体,同时兼顾"5+3"一体化教学改革与发展的需要。

第四轮长学制规划教材秉承"精品育精英"的编写目标,主要特点如下:

1. 教材建设工作始终坚持以习近平新时代中国特色社会主义思想为指导,落实立德树人根本任务,并将《习近平新时代中国特色社会主义思想进课程教材指南》落实到教材中,统筹设计,系统安排,促进课程教材思政,体现党和国家意志,进一步提升课程教材铸魂育人价值。

2. 在国家卫生健康委员会、教育部的领导和支持下,由全国高等医药教材建设研究学组规划,全国高等学校八年制及"5+3"一体化临床医学专业第四届教材评审委员会审定,院士专家把关,全国医学院校知名教授编写,人民卫生出版社高质量出版。

3. 根据教育部临床长学制培养目标、国家卫生健康委员会行业要求、社会用人需求,在全国进行科学调研的基础上,借鉴国内外医学人才培养模式和教材建设经验,充分研究论证本专业人才素质要求、学科体系构成、课程体系设计和教材体系规划后,科学进行的,坚持"精品战略,质量第一",在注重"三基""五性"的基础上,强调"三高""三严",为八年制培养目标,即培养高素质、高水平、富有临床实践和科学创新能力的医学博士服务。

4. 教材编写修订工作从九个方面对内容作了更新：国家对高等教育提出的新要求；科技发展的趋势；医学发展趋势和健康的需求；医学精英教育的需求；思维模式的转变；以人为本的精神；继承发展的要求；统筹兼顾的要求；标准规范的要求。

5. 教材编写修订工作适应教学改革需要，完善学科体系建设，本轮新增《法医学》《口腔医学》《中医学》《康复医学》《卫生法》《全科医学概论》《麻醉学》《急诊医学》《医患沟通》《重症医学》。

6. 教材编写修订工作继续加强"立体化""数字化"建设。编写各学科配套教材"学习指导及习题集""实验指导/实习指导"。通过二维码实现纸数融合，提供有教学课件、习题、课程思政、中英文微课，以及视频案例精析（临床案例、手术案例、科研案例）、操作视频/动画、AR模型、高清彩图、扩展阅读等资源。

全国高等学校八年制及"5+3"一体化临床医学专业第四轮规划教材，均为国家卫生健康委员会"十四五"规划教材，以全国高等学校临床医学专业八年制及"5+3"一体化师生为主要目标读者，并可作为研究生、住院医师等相关人员的参考用书。

全套教材共48种，将于2023年12月陆续出版发行，数字内容也将同步上线。希望得到读者批评反馈。

全国高等学校八年制及"5+3"一体化临床医学专业 第四轮规划教材 序言

"青出于蓝而胜于蓝",新一轮青绿色的八年制临床医学教材出版了。手捧佳作,爱不释手,欣喜之余,感慨千百位科学家兼教育家大量心血和智慧倾注于此,万千名医学生将汲取丰富营养而茁壮成长,亿万个家庭解除病痛而健康受益,这不仅是知识的传授,更是精神的传承、使命的延续。

经过二十余年使用,三次修订改版,八年制临床医学教材得到了师生们的普遍认可,在广大读者中有口皆碑。这套教材将医学科学向纵深发展且多学科交叉渗透融于一体,同时切合了"环境-社会-心理-工程-生物"新的医学模式,秉持"更新、更深、更精"的编写追求,开展立体化建设、数字化建设以及体现中国特色的思政建设,服务于新时代我国复合型高层次医学人才的培养。

在本轮修订期间,我们党团结带领全国各族人民,进行了一场惊心动魄的抗疫大战,创造了人类同疾病斗争史上又一个英勇壮举!让我不由得想起毛主席《送瘟神二首》序言:"读六月三十日人民日报,余江县消灭了血吸虫,浮想联翩,夜不能寐,微风拂煦,旭日临窗,遥望南天,欣然命笔。"人民利益高于一切,把人民群众生命安全和身体健康挂在心头。我们要把伟大抗疫精神、祖国优秀文化传统融会于我们的教材里。

第四轮修订,我们编写队伍努力做到以下九个方面:

1. 符合国家对高等教育的新要求。全面贯彻党的教育方针,落实立德树人根本任务,培养德智体美劳全面发展的社会主义建设者和接班人。加强教材建设,推进思想政治教育一体化建设。

2. 符合医学发展趋势和健康需求。依照《"健康中国2030"规划纲要》,把健康中国建设落实到医学教育中,促进深入开展健康中国行动和爱国卫生运动,倡导文明健康生活方式。

3. 符合思维模式转变。二十一世纪是宏观文明与微观文明并进的世纪,而且是生命科学的世纪。系统生物学为生命科学的发展提供原始驱动力,学科交叉渗透综合为发展趋势。

4. 符合医药科技发展趋势。生物医学呈现系统整合/转型态势,酝酿新突破。基础与临床结合,转化医学成为热点。环境与健康关系的研究不断深入。中医药学守正创新成为国际社会共同的关注。

5. 符合医学精英教育的需求。恪守"精英出精品,精品育精英"的编写理念,保证"三高""三基""五性"的修订原则。强调人文和自然科学素养、科研素养、临床医学实践能力、自我发展能力和发展潜力以及正确的职业价值观。

6. 符合与时俱进的需求。新增十门学科教材。编写团队保持权威性、代表性和广泛性。编写内容上落实国家政策、紧随学科发展,拥抱科技进步、发挥融合优势,体现我国临床长学制办学经验和成果。

7. 符合以人为本的精神。以八年制临床医学学生为中心,努力做到优化文字:逻辑清晰,详略有方,重点突出,文字正确;优化图片:图文吻合,直观生动;优化表格:知识归纳,易懂易记;优化数字内容:网络拓展,多媒体表现。

8. 符合统筹兼顾的需求。注意不同专业、不同层次教材的区别与联系,加强学科间交叉内容协调。加强人文科学和社会科学教育内容。处理好主干教材与配套教材、数字资源的关系。

9. 符合标准规范的要求。教材编写符合《普通高等学校教材管理办法》等相关文件要求,教材内容符合国家标准,尽最大限度减少知识性错误,减少语法、标点符号等错误。

最后,衷心感谢全国一大批优秀的教学、科研和临床一线的教授们,你们继承和发扬了老一辈医学教育家优秀传统,以严谨治学的科学态度和无私奉献的敬业精神,积极参与第四轮教材的修订和建设工作。希望全国广大医药院校师生在使用过程中能够多提宝贵意见,反馈使用信息,以便这套教材能够与时俱进,历久弥新。

愿读者由此书山拾级,会当智海扬帆!

是为序。

中国工程院院士
中国医学科学院原院长　　刘德培
北京协和医学院原院长
二〇二三年三月

主编简介

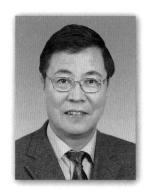

王宁利

男,主任医师,教授,博士生导师。现任首都医科大学眼科学院院长、首都医科大学附属北京同仁医院眼科中心主任、首都医科大学第四临床医学院眼科教研室主任、中华医学会眼科学分会前任主任委员、北京眼科学会名誉会长、亚太眼科学会主席、亚非眼科学会理事、国际眼科理事会委员、世界青光眼协会候任主席,2014 年当选为国际眼科科学院院士。

主要致力于青光眼、白内障、屈光及遗传眼病等方面的基础和临床研究。从事眼科临床医疗、教学和研究工作 40 年,完成各类眼科手术 2 万余台。注重临床问题的科学思考,并提出整合眼科学的概念。在青光眼研究领域进行开创性工作:提出以房角关闭机制为基础的原发性闭角型青光眼新的分类和诊治体系;提出跨筛板压力差增大是导致青光眼视神经损害的新理论并进行系列研究;设计并率先开展了多项眼科新技术,如非穿透性小梁手术、Schlemm 管成形扩张术、房水引流物两阶段植入术和高度近视眼内镜植入术等。发表学术论文 690 余篇,其中 SCI 收录 340 余篇,出版专著 40 余本;获得发明专利 40 项。主编五年制、研究生、留学生等《眼科学》教材共 8 本。荣获国家科学技术进步奖二等奖两项,教育部科学技术进步奖一等奖一项,中华医学科技奖一等奖两项。获卫生部有突出贡献的中青年专家,第七届中国医师奖,全国优秀科技工作者等称号。获得国际、亚太以及国内重要学术团体各类奖项七项,被评为北京市卫生系统眼科领军人才和北京学者。

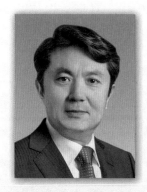

颜 华

男,主任医师,教授,医学博士,博士研究生导师,国务院政府特殊津贴专家,国家卫生计生突出贡献中青年专家。现任天津医科大学党委书记、眼科学学科带头人。教育部 2018—2022 年教学指导委员会临床医学类眼视光医学专业副主任委员、国务院学位委员会临床医学学科评议组成员、亚太地区眼外伤学会副主席、中华医学会眼科学分会常务委员、中华医学会眼科学分会眼外伤学组组长、中华医学会眼科学分会专家会员、中国医师协会眼科医师分会委员和眼外伤专业委员会主任委员。中国残疾人康复协会视力残疾康复专业委员会主任委员。天津市医学会眼科学分会主任委员。

从事教育教学工作 30 余年,长期致力于眼外伤及玻璃体视网膜疾病的基础与临床研究,是眼外伤领域国际知名专家和国内领军者。以第一和 / 或通讯作者发表学术论文 300 余篇。以第一完成人获天津市科学技术进步奖特等奖 1 项,天津市教学成果奖特等奖 1 项,天津市科学技术进步奖一等奖等 8 项,国家发明专利并转化 2 项,培养博士后、博士、硕士研究生 100 余名。主编教材及相关著作 14 部。是卫生部优秀基层眼科医生、中国优秀眼科医师奖、中华眼科学会奖、天津市杰出人才、中国十大医学杰出贡献专家等获得者。

副主编简介

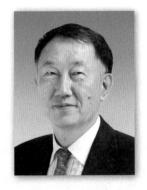

孙兴怀

男,医学博士,主任医师,教授,博士生导师。现任世界青光眼协会常务理事,亚太眼科科学院院士,中华医学会眼科学分会候任主任委员,中国研究型医院学会眼科学与视觉科学专业委员会主任委员,国家卫生健康委暨中国医学科学院近视眼重点实验室主任,复旦大学上海医学院眼科学与视觉科学系主任、教授等。

从事教学工作至今 39 年。是科技部重点研发计划首席科学家,承担国家自然科学基金委员会重大项目课题、重点项目、重大国际合作项目等,发表专业论文 300 余篇。入选上海市领军人才,卫生部有突出贡献中青年专家。荣获上海市科技精英,上海市科学技术进步奖一等奖,亚太眼科学会(APAO)杰出贡献奖,国家科学技术进步奖二等奖等。

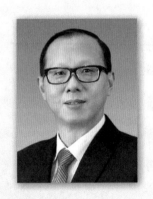

蒋沁

男,主任医师,教授,博士生导师,现任南京医科大学附属眼科医院院长。国家临床重点专科(眼科)学科带头人、中华医学会激光医学分会常务委员、中国医师协会眼科医师分会常务委员、中国中西医结合学会眼科专业委员会常务委员、中华医学会眼科学分会防盲学组委员、教育部高等学校教学指导委员会眼视光医学专业教学指导分委员会委员、教育部特聘全国儿童青少年近视防控宣讲团专家、江苏省眼科医疗质量控制中心主任、江苏省医学会激光医学分会主任委员、江苏省中西医结合学会眼科专业委员会主任委员、科技部重大项目评审专家、国家自然科学基金委员会项目评审专家。

主持国家自然科学基金项目 6 项,发表 SCI 收录论文 123 篇,获中华医学科技奖三等奖 2 项、中国中西医结合学会科学技术奖三等奖、中国人民解放军医疗成果奖一等奖、江苏省科学技术奖三等奖 2 项、江苏省医学科技奖一等奖等 19 项,获江苏省医学创新团队称号。主编/副主编/参编教材 12 部,主编专著 6 部。

副主编简介

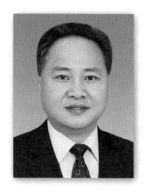

夏晓波

男,博士,一级主任医师,二级教授,博士生导师。现任中南大学湘雅医院副院长、眼科中心管理委员会主任,眼科学湖南省重点实验室主任,教育部高等学校教学指导委员会眼视光医学专业教学指导分委员会委员,中国医师协会毕业后医学教育眼科专业委员会副主任委员、眼科医师分会常务委员,中华医学会眼科学分会常务委员,海峡两岸医药卫生交流协会眼科学专业委员会副主任委员,湖南省医学会眼科学专业委员会前任及候任主任委员。

从事眼科学教学工作 35 年,先后主持国家级课题 8 项、省部级课题 22 项,发表论文 250 篇(其中 SCI 收录论文 150 余篇),主编或参编教材及专著 16 本,获省级科学技术成果奖 10 项。先后入选并获得教育部新世纪优秀人才支持计划、中南大学"湘雅名医"、中国优秀眼科医师、湖南省眼科学领军人才、中华眼科杰出成就奖、宝钢优秀教师奖等称号。

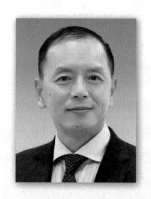

沈 晔

男,医学博士,教授,主任医师,博士生导师。著名眼屈光白内障手术专家、医学教育家、医学教学管理工作者。历任浙江大学医学院附属第一医院副院长,第一临床医学院副院长、眼科学科带头人,浙江大学眼科研究所副所长,浙江大学司法鉴定中心主任。

从事眼科学临床、教学和科研工作 35 年。兼任教育部高等学校教学指导委员会眼视光医学专业教学指导分委员会委员,中国医师协会毕业后医学教育委员会委员、毕业后医学教育眼科专业委员会副主任委员;中国研究型医院学会罕见病分会副会长、眼科学和视觉科学专业委员会副主任委员,浙江省医学会激光医学分会主任委员;担任国家卫生健康委"十四五"规划教材《皮肤与感官系统疾病》主编,国家卫生健康委住院医师规范化培训"十三五"规划教材《眼科学》(第2版)主编;担任《中华眼科学杂志》常务编委,《中华实验眼科杂志》编委等。获2019 年全国"优秀住培管理工作者"称号。

前　言

几番打磨,精益求精,从最初问世到今日第 4 版付梓,八年制《眼科学》历经十余载,汇集了国内各医学院众多教授及眼科学专家们的心血和努力。时至今日,本套教材不仅是八年制医学生的必修课,亦是医生日常工作的参考书,临床实践的权威指南。八年制《眼科学》是以八年制临床医学生为主体受众编写的教材,肩负的使命是为我国眼科专业培养出专业知识及临床技能扎实、同时兼具创新和科研能力的精英人才。临床医学生们未来会选择迥异的从业道路,并非所有学生都会从事眼科专业,但是从《眼科学》中学习汲取到的知识或许将受益终身。眼科学是临床医学的重要组成部分,眼底血管是人体唯一可以直视的血管,眼具有一定免疫豁免性,种种特性使眼科无论在基础研究或是临床诊疗方面均具有独特的地位。眼病诊疗方法看似相对独立于其他临床学科,实际与神经内科、内分泌等医学学科存在密切交集,其诊疗也需由多学科合作、多手段联合,“整合眼科学”的概念正在受到行业的关注。有效识别常见眼科疾病、眼病的眼外异常和全身疾病的眼部表现非常重要,这是所有医学生的必修课。

第 3 版《眼科学》出版发行投入使用后受到了广泛好评。为了更好地满足医学生们的学习需求,更加契合新时代医学人才的培养目标,在本次编写之初我们收集了广大医学院师生们对本教材的学习使用体验和修改建议。许多读者反馈教材综述性内容较多但重点不够清晰,“简而精”成为读者们的共同心声和期望。诚然,近年来眼科学学科迅猛发展,亚专科细分到了极致,青光眼、白内障、角膜病等各分支不断有新机制、新假说、新技术、新疗法涌现,基础医学及预防医学等研究日新月异,《眼科学》教材也在随着每一版的更新和增补逐渐变得越来越厚。故本次编写继承第 3 版精华的同时,删减将近 20% 内容,力求做到化繁为简,书本“由厚变薄”。精练内容,将重点放在疾病更为本质的内容,引导读者理解机制和症状体征的关系,适量缩减相对较为分散、晦涩的部分,避免形成“知识孤岛”。

第 4 版《眼科学》以融合教材的形式,每一章节内容配有对应的 PPT 课件及经典习题,通过扫描每章节的二维码观看学习,读者们可借此更为提纲挈领地学习教材内容,加深理解。绪论部分首次采用中文书稿与英文版数字微课结合的形式,中英结合双语教学,营造英文学习环境,加强英文关键词教学,以循循善诱的教学方式,启发、调动学生学习兴趣,培养自主学习能力和创新探究精神。

第 4 版在第 3 版的基础上修订而成,保留原有框架及经典内容,秉承第 3 版的编写思想和使命,兼具化繁为简、启发创新的理念,感谢第 3 版主编及编委们的贡献,感谢他们对本教材上一版的辛勤付出。本次修订工作汇集了来自全国多所大学及临床医学院一线眼科专家的辛苦付出,编委组全体成员均具有丰富的临床、科研及教学经验,谨以此致谢,感谢全体编委的大力支持和通力协作,若无诸位教授专家们鼎力相助,本书绝不能如期顺利完成。感谢一批青年学者参与了稿件的整理和校对。在此,特别感谢刘钊、陈宇虹、陈旭辉、蒋剑、何烨、王超、芮煜华、李海波等同仁的协助,并向所有在本书编写过程中提出宝贵修改建议的专家教授,关心、支持八年制《眼科学》修订工作的同仁表示真诚的感谢。

唯有脚踏实地,尽心竭力以求不愧对各界期待,未尽之处恳请各位读者指正,以便再版时修订、完善。

王宁利

2023 年 3 月

目　录

绪　　论

一、视觉器官重要性及其与各学科的关联地位

眼是人体最重要的感觉器官之一,人类从外界接收的信息中大约有 80% 是通过视觉获得的。

视觉包含视觉感知和视觉认知两个层面。所谓视觉感知是指客观事物通过人的视觉器官在人脑中形成的直接反应,即外界光信号刺激位于视网膜的感光细胞,感光细胞产生的神经冲动经由视神经传到枕叶皮质视中枢,形成视觉。而视觉认知是指怎样理解和解释看到的东西,是将感知到的直接反应经过高级脑区的加工、整合的结果。目前我们临床所用的视觉功能评价基本是基于视觉感知层面的。比如临床最基本的视力检查,利用的是 E 或 C 字母的开口方向,认知学的行为学检查中将此类检测分成了拓扑性、共线性、平行性等多个层级,视力表属于其中平行性这一级别的认知能力,对更基础的视觉认知功能尚未涉及。此外,认知功能还包括竞争组织、大范围优先性、图形结构优势效应等知觉组织层次,以及运动和形状知觉关系层次,情绪和形状知觉关系层次。

视网膜作为大脑中枢神经系统外延的一部分,视觉是大脑派生的一项重要功能,在大脑至少有25 个视觉区,7 个以上的综合感知区,占脑皮质的 55%,有 309 条与视觉相关的通道。在大脑发出的12 对脑神经中,有 7 对(视神经、动眼神经、滑车神经、三叉神经、展神经、面神经、迷走神经)与眼睛密切相关。因此,眼睛是连接外界和人类大脑的重要桥梁,视觉健康影响着人类大脑的发育、神经环路以及认知功能等。

眼更是一个光学器官,角膜、房水、晶状体、玻璃体到视网膜感光细胞再到视中枢是一个整体化精密光路与神经网络及感知认知的完美结合。此外,眼球是一个充满液体循环的腔体,负责信号传递的视神经组织处于眼内腔和颅内腔两个单独封闭的压力腔内,因此众多眼部疾病均与生物力学极其相关。对视觉器官的认知和研究极大地促进了医学和工学、光学、力学等相关学科的交叉合作。

更为重要的是,由于其位于体表,由透明的屈光介质构成,易于操作和活体观察,并且具有一定免疫豁免性,眼成为在新技术的发展、基础研究临床转化应用的优势器官。激光首先应用于眼科疾病的临床治疗;角膜移植是组织移植率先在临床治疗的应用;首例公开报道的胚胎干细胞人体临床试验,首例诱导多能干细胞人体临床试验,首例美国 FDA 批准的基因治疗药物都应用于视网膜神经退行性疾病的治疗研究。眼科学已经成为现代医学领域发展最活跃的学科之一。

二、人类对眼和视觉认识的历史

学习眼科和视觉科学之前,我们需要了解一些物理学知识作为背景。

自古以来,人们就一直探索光和视觉的本质,早期的观点源自古埃及、美索不达米亚、印度和希腊的哲学家与学者。早在公元前 5 世纪,希腊人就认识到眼睛和人们所看见的物体之间存在着联系。但真正理解这种联系的本质以及视觉的基本特质却花费了人们几千年的时间。一些思想流派认为,眼睛里会发射出某种物体接触到看到的物体。其他人则倾向于相反的观点,他们认为的则是所看到的物体释放出了一种进入眼睛的物质。第三派认为这两种物质都存在,当这两种物质相遇时便产生了视觉。

到了公元前 4 世纪,亚里士多德提出反对视觉物质从眼睛发出的观点,因为他质疑:"如果视觉是

通过眼睛发出的物质产生的,就像灯笼发出的光,那么为什么我们在黑暗中看不见呢?"

大约在公元 1000 年,阿拉伯物理学家 Alhazen 通过实验观察得出结论,光确实是会进入眼睛的,他的研究发现"当眼睛看到非常强的光线时,会感到疼痛,可能会受到损伤。"

500 年后,在达·芬奇时代,光线从眼睛发出以接触所看见的物体的想法仍然很普遍,达·芬奇对此表示反对,"眼睛不可能通过光线将视觉的力量传送到自身之外,因为,一旦睁开眼睛,光线就必须离开那里,视觉的力量不可能不经过一段时间就到达物体。如果是这样,眼睛看太阳的时候,视觉光线需要很长时间才能达到太阳的高度,这与我们一瞬间就能看到太阳的事实是矛盾的。"

1604 年,约翰尼斯·开普勒(Johannes Kepler)首次阐述了一种现代观念,即光由太阳等光源发出,然后从物体反射到眼睛中。他认为光在本质上是无色的,但当它遇到有色物体时会"破碎"并变为有色。然而,他同时代的伽利略认为,还没有人真正理解光的本质。"我一直认为自己无法理解光是什么,"他说,"以至于,肯定能让我理解光(这件对我来说似乎毫无希望事情)的话,我会欣然同意在监狱里度过余生,只带着面包和水。"

从某种程度上来说,科学发展的历程就是人类对于光的理解和应用的过程。从两千年前的朴素理解,到牛顿与惠更斯的微粒与波动之争,认识到波粒二象性,再到光子作为量子场的激发……在 17 世纪末到 20 世纪初,科学家们在一个特别的问题上犹豫不决:光到底是粒子还是波? 1690 年,惠更斯将光描述为波,在空间中的以太中传播。牛顿则表示反对,他的理由是当光从表面反射时,它就像一个弹球,它接近反射面的夹角等于它弹出去的角度。牛顿认为,如果光是由粒子构成的,那么这种现象就可以得到解释。一块棱镜可以将一束白光折射成五彩缤纷的颜色,就像一道彩虹。牛顿注意到,当光线通过第二个棱镜再次折射时,它不再进一步分裂,彩虹的颜色保持不变。牛顿说,这可以通过假设白光是由许多不同大小的微粒组成来解释。红光是由最大的微粒组成的,而紫光是由最小的微粒组成的。牛顿思考,它们大小的差异导致了微粒以不同的速度通过玻璃,这使它们分散开来,产生不能被第二个棱镜进一步分解的彩虹。

但牛顿的微粒模型有一个明显的缺陷。事实上,当光穿过一个小洞时,它就像水中的波纹一样扩散开来。牛顿的微粒模型不能解释这种现象,而惠更斯的光波模型却可以。尽管如此,科学家们通常倾向于否定惠更斯的理论,而相信牛顿,毕竟牛顿写了科学史上最重要的书《原理》。到了 1801 年,惠更斯的模型终于得到了一些支持,这一年托马斯·杨(Thomas Young)完成了双缝干涉实验。实验中,托马斯·杨将一束光通过两个并排的小孔,光通过小孔后会形成一种特殊的图案。在有规律的间隔中,从两个孔中产生的交叠波纹要么相互结合产生更亮的光,要么相互抵消掉,就像海浪一样。又过了 11 年后,麦克斯韦在书中预言了电磁波的存在。麦克斯韦注意到它们与光的相似之处,这使他得出结论:光就是电磁波。

惠更斯的光波模型似乎赢得了胜利。但在 1900 年,马克斯·普朗克(Max Planck)提出了一个想法,引发出了关于光的全新概念。普朗克把电磁波能量分成独立的能量包,由此解释了辐射的一些令人困惑的行为。1905 年,爱因斯坦以普朗克能量包的概念为基础,解决了光是粒子还是波的争论,宣告两者打个平手。正如爱因斯坦所解释的那样,光既具有粒子的性质,也具有波的性质,每个光粒子的能量对应于波的频率。

但科学的探索到此也并没有结束。一路到今天,对光的认识和对视觉认知的理解依然是我们这一代人的重要任务。

三、眼科所涉及的交叉学科和相关学科

当前眼病的亚专科已经细分到了极致,单一眼病的认识深入到了细胞水平、分子水平、基因水平。但是眼睛不是孤立的结构,而是与全身密切关联的感觉器官,多类眼病不仅是眼睛局部的问题,更是全身多系统、多器官疾病的综合效应。同时,其诊断治疗也需要多科室、多学科的合作,多种手段的联合。

眼球位于眼眶内,它的解剖部位决定了其与颅脑的密切联系。视网膜与视神经的发展起源于颅内,是大脑的延伸,视神经纤维属于中枢神经的一部分。中枢神经系统的多种疾病可累及视觉系统并有眼部的症状和体征,如:脱髓鞘、锥体外系统和脊髓退行性疾病、颅内占位性病变等。

此外,内分泌、免疫、血液、循环、营养、妇产及儿科等多学科疾病都与眼病有着千丝万缕的联系。很多系统疾病的首发症状表现在眼部,同时许多眼病的原发病症并不在眼睛上。由于眼底血管是人体唯一可以直视的血管,视网膜血管病变的严重程度可作为高血压分期的判断指标,对动脉硬化和高血压的诊断、疗效观察和预后判断具有重要的价值。高血压动脉硬化本身也是导致视网膜静脉阻塞的主要因素;甲状腺相关性眼病是因甲状腺功能异常,累及眼眶肌肉、泪腺及结缔组织,引起眼睑退缩、眼球突出及运动障碍;多种系统性自身免疫病在眼部表现为葡萄膜炎、视网膜血管炎、视神经炎;早产儿视网膜病变是由于早产患儿视网膜血管未发育成熟,其间大量吸氧促使未成熟血管发生收缩、出现新生血管及纤维组织增生,最终造成视网膜脱离、眼球萎缩等严重并发症。妊娠高血压综合征造成孕产妇视网膜血管痉挛狭窄,甚至水肿出血,轻者在产后血压恢复正常后逐渐好转,重者视力下降无法恢复;营养不良造成的维生素 A、B_1、B_2 等的缺乏可导致夜盲症、角膜病变甚至视神经炎及视神经萎缩。

近年来,代谢性眼病成为新的眼健康挑战。这是由生活方式改变所带来的,像糖尿病、高血压、动脉硬化、高脂血症等。研究表明,脂代谢异常是视网膜中央静脉/动脉阻塞、年龄相关性黄斑变性(age-related macular degeneration,AMD)、晶状体混浊、玻璃体退变等的独立危险因素。而糖代谢异常则会引起糖尿病性视网膜病变。病变主要累及视网膜微血管,对视力造成不可逆的损失。

随着研究人员对眼病发病机制研究的不断深入,人们发现有些眼病的病因来源于免疫微环境的改变。越来越多的证据证明免疫系统参与了青光眼、视网膜色素变性(retinitis pigmentosa,RP)和AMD 等疾病的发生。在青光眼患者及动物模型中均发现多种血清自身抗体,其中热休克蛋白 HSP27和 HSP60 被证实可引起青光眼样视神经病变。眼压(intraocular pressure,IOP)的瞬时升高可诱导 T细胞浸润到视网膜中。这种 T 细胞浸润可能与肠道菌群失调有关,可导致视网膜神经节细胞(retinal ganglion cell,RGC)进行性损伤,在眼压恢复到正常水平后损伤持续存在。视网膜色素上皮(retinal pigment epithelium,RPE)细胞以多种方式调控眼后节的免疫通路,例如产生细胞因子和补体蛋白,与T 淋巴细胞、巨噬细胞和小胶质细胞发生相互作用。因此,RPE 变性类疾病包括 AMD 和色素性视网膜炎,都与免疫应答失调有关。在眼科疾病的诊断和治疗的研究与需求的引导下,促进了一系列相关学科的合作互通。眼科诊疗水平的提高,很大程度上基于影像学、光学、超声等多个学科技术的不断进步。数字眼科借助现代计算机技术、通信技术、人工智能及大数据,使眼科医疗转变为一种新型的现代化眼科医疗方式,大幅度提高了医生的工作效率,推动了病历信息档案管理及研究工作。治疗方面,基因治疗、干细胞治疗、人工视觉给眼部退行性疾病的治疗提供了可能。除此之外,医学生物工程学、化学、材料学、药学等一系列交叉学科的研究应用于眼科疾病治疗的方方面面,治疗效果较传统方法有着大幅度的提升,大大提高了患者的生活质量。

四、眼科学的发展史

眼科学是研究视觉器官疾病发生、发展和转归以及预防、诊断和治疗的医学科学。我国早在公元前 3000 年就有关于眼部疾病的描述。公元前 388 年,墨家学派的代表人物之一墨翟(墨子)发现了小孔成像的原理,解释了光沿直线传播的物理特性,启发了人们对视觉的认知和理解,使人们认识到视网膜上的图像是倒立的。公元 652 年,孙思邈所著的《千金要方》中提到老视现象;公元 752 年,王焘在《外台秘要》中提到了金针拨障术。公元 16 世纪,李时珍所著具有世界影响的《本草纲目》共载有药物 1 892 种,有关眼科药物 70 多种。《黄帝内经》中已能区分瞳孔(瞳子)、角膜(黑眼)、球结膜(白眼)、眼肌、内眦和外眦等。明代有袁学渊所辑《秘传眼科全书》;隋唐以后,眼科手术有了相当进步,如金针拨内障即已累见于史籍。宋代设立拥有独立眼科的太医局。眼科名医倪维德(1303—1377 年)著

《原机启微》一书,专论眼病,凭临床经验和病理研究,将眼病按病因作精细分类,颇具卓见,自此我国眼科开始有了系统的理论根据。

西方现代眼科学始于 16 世纪,随着人们对眼解剖结构和生理功能认识的深入,1765 年巴黎外科学院有了第一位眼科学专任教师 Dechais Gendron。19 世纪后,随着对眼和眼病的认识加深,眼科学也脱离外科学获得了独立的学科地位。20 世纪科学技术的迅猛发展促进了眼科学的发展,瑞典眼科学家 Gullstrand Allvar(1862—1930 年)发明了裂隙灯显微镜、直接检眼镜、双目间接检眼镜及简化眼相关参数,成为眼科学界迄今为止唯一获得诺贝尔生理学或医学奖的学者,并开启了现代眼科的崭新篇章。20 世纪 50 年代人工晶状体问世,Ridley Harold 于 1949 年施行首例白内障摘除联合人工晶状体植入术。1968 年由 Carins 提出的标准小梁切除术,成为治疗青光眼的经典手术方式,其核心的理念和步骤沿用至今。而 Kelman 在 1967 年率先完成的超声乳化白内障吸除术,开创了白内障手术新时代。20 世纪 60 年代,荧光素眼底血管造影技术、电生理诊断技术,激光及眼科显微手术陆续开展,1971 年,Machemar 首创的玻璃体切割技术,促进了玻璃体视网膜手术的发展。20 世纪 80 年代,准分子激光角膜切削技术伴随着激光技术的发展,风靡全球眼科及视光学界,如准分子激光屈光性角膜切削术(photorefractive keratectomy,PRK)、准分子激光原位角膜磨镶术(laser in situ keratomileusis,LASIK)、准分子激光上皮瓣下角膜磨镶术(laser epithelial keratomileusis,LASEK)以及最近的飞秒激光小切口基质微透镜取出术(small incision lenticule extraction,SMILE)手术。20 世纪 90 年代超声生物显微镜、光学相干断层扫描以及抗血管内皮生长因子(如 bevacizurnab 或 ranibizumab 等)的问世等,均使眼科诊断、治疗水平迈入新阶段。

我国现代眼科学自 20 世纪以来,在眼科学基础理论、临床诊疗、现代化仪器设备研发及治疗新技术方面发展迅速。中华医学会眼科学分会自 1950 年成立以来,历经 70 多年的发展,全国眼科医生的数量达到 4.48 万人,并相继成立了 13 个眼科学专业学组:防盲办、白内障、青光眼、角膜病、眼底病、斜视与小儿眼病、眼视光、眼外伤、眼眶病与整形、眼免疫、眼病理、视觉生理、神经眼科学。中华医学会眼科学分会为眼科医师的发展提供了多种交流学习的平台。全国眼科联盟及青光眼百家联盟的建立,依托互联网等前沿技术,实现临床-科研等各种资源的共享,引领我国眼科学研究方向。《中华眼科杂志》《中华眼底病杂志》《中华实验眼科杂志》《中华眼外伤职业眼病杂志》以及反映国外眼科学新进展的《国际眼科纵览》等眼科专业期刊的定期出版及诸多由国内眼科专家团队编写的专业眼科著作的出版,展现了我国眼科学界百家争鸣的繁荣之势,也推动了我国眼科学事业的发展。改革开放以后,加入国际眼科组织,平等参与国际眼科界的活动,是促进我国眼科学事业快速发展的重要途径。2002 年我国正式加入国际眼科学会联盟和国际眼科理事会,2005 年 3 月正式加入亚太眼科学会联盟。2019 年在第 34 届亚太眼科学会(Asia-Pacific Academy of Ophthalmology,APAO)大会上,我国眼科学者当选亚太眼科学会主席,标志着国际性眼科学术组织对中国眼科学术进步的认可及肯定,也是中国眼科将继续为亚太地区乃至世界眼科学发展做出贡献的重要标志。

我国眼科学界对国际眼科界做出的最具标志性的贡献为 1956 年汤飞凡与张晓楼教授在世界上首次成功分离出沙眼衣原体。2014 年,我国眼科学界评选出 2009—2013 年"我国眼科学近五年十大研究进展",包括:①真菌性角膜炎的创新理论及其技术应用;②发现眼颅压力梯度增大是导致青光眼视神经损伤的主要原因;③国产抗 VEGF 药物成功治疗脉络膜新生血管性疾病;④IL-23/IL-17 通路及其调节在葡萄膜炎发生中的作用;⑤近视眼研究动物模型的创建以及生物化学机制研究;⑥弱视诊断专家共识;⑦人类 Tenon's 囊成纤维细胞诱导分化为诱导性多潜能干细胞;⑧眼眶外科内镜导航手术系统的研发和应用;⑨先天性白内障基因突变相关发病机制研究;⑩我国小儿视网膜疾病诊疗的规范与推广。

五、全球眼健康状况及挑战

眼健康指可提高的最大限度视力、眼部健康和视功能,以促进整体健康、社会包容度和生活质量的提高。眼健康是实现诸多可持续发展目标的关键因素,眼健康不佳和视力损害影响生活质量,限制教育和工作的平等机会。视力丧失对个人、家庭和社区有重大的经济影响。基于 2020 年患病数据评估,每年全球因视力损害而导致的生产力损失约为 4 107 亿美元。视力损害降低行动力,影响精神健康,加剧痴呆风险,增加跌倒和交通事故的可能性,增加对社会护理的需求,并最终导致更高的死亡率。

2020 年,全球估计有 5.96 亿人患有远视力障碍,其中 4 300 万人是盲人,5.1 亿人有未矫正的近视力损害,约 90% 受影响的人生活在低收入和中等收入国家。其中 90% 以上视力障碍患者的病因可通过现有的成本-效益及较好的干预措施得到预防或治疗。眼病会影响生命的各阶段,尤其是幼儿和老年人。妇女、农村人口和少数族裔群体更容易出现视力损害,这种普遍的不平等现象迫切需要得到解决。到 2050 年,人口老龄化、人口数量增长和城市化可能导致约 8.95 亿人的远视力损害,其中包含 6 100 万失明人群。根据 2019 年全球疾病负担数据估计,中国 5 059 万人具有中、重度视力损害,869 万人是盲人。重视眼健康的行动刻不容缓。

随着城市化与人口老龄化,致盲性眼病谱已由传染性眼病转向遗传性、年龄相关性、代谢性眼病。白内障、未矫正的屈光不正、青光眼、年龄相关性黄斑变性和糖尿病性视网膜病变是导致全球视力损害的主要原因。目前研究已发现能减少或消除以上疾病所致失明的治疗方法,首要任务是在最需要的地区提供治疗。经证实的眼病干预措施,如白内障手术和配戴眼镜,是所有医疗保健中最具成本-效益的措施之一。增加财政投入可以使数百万可避免视力损害和失明的人从这些干预措施中受益。中国眼健康目前所面临的挑战是人口增多,老龄化不断加剧。截至 2019 年,我国 60 岁以上人口已达到 25 388 万人,占全国总人口的 18.1%。年龄相关性眼病患者数量不断增加,如屈光不正和白内障。其他常见致盲性眼病,青光眼、黄斑病变等患者数量同样上升。

要实现眼健康的全民覆盖,需要克服多重挑战。重要问题包括获得优质服务的复杂障碍、成本、人员严重短缺和训练有素的人员分布不均,以及缺乏合适的、维护良好的机器设备和耗材。这些问题在中低收入国家尤为普遍,但也出现在高收入国家医疗服务不足的社区。需要加快优质医疗资源扩容和区域均衡布局,持续改善眼健康服务的公平性和可及性。聚焦重点人群、重点眼病。眼科往往习惯于关注眼病的治疗和康复,而未充分利用健康宣教和预防策略来减轻眼病的影响并减少医疗服务分布不均。

目前迫切需要制定并实施循证、有效、可持续和与环境相关的眼部疾病筛查和早期检测策略,其中对青光眼的监测与治疗尤为重要。因为青光眼在疾病晚期之前大多是无症状的,同时具有慢性特质和管理的复杂性。当前涌现的人工智能技术革新正促成对主要致盲性眼病的新型监测及管理模式,诸如远程医疗、移动医疗、远程学习。此外,技术发展可使眼科专业人员能够提供更丰富、更公平和更具成本-效益的更高质量的医疗服务。

如今正值全球眼健康界及其在医疗保健、政府和其他部门的合作伙伴思考过去 20 年的成功和挑战,同时也是规划未来发展方向的关键时期。眼科工作者需要紧密合作,为所有人提供高质量的全民眼健康服务。

六、如何学习眼科学

对于高等医学院校的临床医学生来说,虽然将来也许仅有一小部分学生会从事眼科专业,而大部分将从事非眼科专业的工作,但学习眼科学对两者均有重要意义,仅学习的侧重略有不同。眼科学是临床医学的重要组成部分,眼病在检查和诊治方法上独立于其他临床学科,但在疾病关联上仍与其他学科有着密切的联系,因此所有的医学生对此都应有基本了解。

对于将来从事眼科专业的学生而言,要求掌握的内容会更加广而精。首先需要经过医学院校的学习,掌握基本的眼科学知识和技能,具有基本独立从事和承担眼科学医疗活动的能力和责任。眼科学又进一步分为玻璃体和视网膜疾病、青光眼、白内障、眼外伤、角膜病、葡萄膜病、斜视与小儿眼病、屈光不正、眼整形、眼眶病等疾病亚专业，从事各亚专业的专科医师要求则会更高，一般不仅需要具有综合眼科知识和服务能力，还应具备亚专科的专门知识和能力。我国眼科学的发展已经取得了很大的成绩，但与发达国家相比，我国眼科的整体实力还存在着差距，主要表现在眼科研究工作方面。因此从事眼科专业的学生还应掌握国际上所有的眼科诊治技能和先进的眼科手术，并勇于提升自身的创新能力，积极引进和研发新技术及设备，促进我国眼科的新发展。

对于通科医师或非眼科专业的专科医师来说，学习眼科学的基本要求是了解眼科学的基本理论知识，掌握眼科常见病，例如眼表疾病、青光眼、白内障、屈光不正的预防、诊断和治疗方法。另外，视觉器官是人体的重要组成部分，视觉器官的病变与全身其他系统疾病常有密切联系并相互影响。因此非眼科专业医生更为重要的是应了解其他系统疾病在眼部的表现，相当多的全身疾病在眼部有特殊的表现和并发症，甚至会导致患者丧失视力，因此认识哪些眼病应当及时转诊给眼科专科医师处理尤为重要。很多全身疾病常有眼部表现，例如高血压、糖尿病和血液病常有眼底的改变，甲状腺功能亢进可引起眼球突出和眼肌运动障碍，维生素 A 缺乏可引起角膜软化症等。还有一些眼病有全身表现，例如原发性闭角型青光眼急性发作时可有剧烈头痛、恶心、呕吐等症状，如果不能及时地判断，而以其他系统疾病来处理，不仅会增加患者痛苦，还会使患者视力丧失。

本教材作为八年制临床专业医学生学习眼科学的入门教材，既包含需掌握的基本理论知识，又充实了国际上先进的疾病诊治技术及方法以及目前亟待解决的临床难题，开拓学生的思维及视野。眼科学同时是一门既重视理论，又非常重视实践的临床学科，因此医学生除了理论学习以外，还应多实践，掌握诊治各种眼病的基本方法。

（王宁利）

第一章
眼的发育生物学

发育生物学是应用现代生物学技术研究生物发育本质的科学,主要研究有机体从胚胎发生到衰老死亡全生命过程中的发展机制,侧重于探索发育的分子学过程和机制,是传统胚胎学的继承和发展。眼的发育生物学主要研究的是胚眼的发生、发育过程及相关机制,其特征是具有严格的时间和空间顺序性,遗传基因的时空表达可能决定了发育演进的方向,而多细胞之间的相互协同作用则在一定程度上决定了沿着这一演进方向持续的时程。眼胚胎发育的这种有序活动决定了其解剖结构和生理功能。眼发育是生命有机体器官形成和组织分化的一个组成部分,受到多种因素的调节,包括环境因素的调节、组织细胞之间相互调节等,这些调节机制是通过特定基因表达而起作用的。眼的发育生物学研究不仅涉及胚眼和眼球的发生、发育变化规律以及发展机制,同时还包括探究眼发育异常及相关眼病的主导因素,有助于我们深刻认识这些先天性疾病的发生发展,对未来可能开发出目前尚无方法治疗的先天性眼病意义深远。

第一节 概 述

要点:

1. 发育生物学为探索机体生理发育以及疾病发病机制提供了崭新的研究路径,成为生命基础研究的热点领域。

2. 眼的发育与进化从卵受精开始,遗传基因和生长因子的时空表达可能决定了发育演进的方向,胚眼发育的有序活动决定了其解剖结构和生理功能。

3. 眼的发育与机体的发育是局部与整体的关系,眼特别是视网膜是大脑的延伸,所以眼的发育和中枢神经系统的发育关系最为密切。

4. 胚眼的发生、发育过程在一定程度上遵循着先天固有的时间、空间顺序,整个发育程序中受到基因的精确调控。

一、发育生物学的基本概念

发育生物学(developmental biology)是研究有机体从胚胎发生、生长发育直至衰老死亡全生命过程变化与规律的科学。过去 20 余年,发育生物学获得迅猛发展,进入"黄金时代",成为生命基础研究的热点领域,这得益于胚胎学、细胞生物学、分子生物学以及遗传学等亚学科的知识和技术积累。发育生物学整合上述交叉性前沿学科,涵盖宏观与微观视角,为探索机体生理发育以及疾病发病机制提供了崭新的研究路径。值得特别关注的是:眼是干细胞治疗与再生医学研究的重点前沿领域,其突破有赖于发育生物学的进境;在相当程度上,"再生"过程即重现胚胎发育过程中各种细胞与分子调控通路的时空演进。眼干细胞与再生医学的瓶颈也在于此,因为该重现过程非常精准与复杂。

眼的发育与进化从卵受精开始,持续到出生后早期,经历一系列复杂、有序、精细的调控过程,简要概括有两种基本类型:①生长,由细胞的增殖控制;②分化,细胞形状、结构和功能的定向性改变。遗传基因和生长因子的时空表达网络可能决定了发育演进的方向,而细胞与细胞或生物分子之间的相互作用则在一定程度上决定了沿着这一演进方向持续的时程。此外，眼部各组织间相互作用会影响对方的发育，一种眼组织可以诱导另一种眼组织的形成。通过对眼胚胎发育过程中，循环往复进行的胚胎诱导、细胞决定、转决定、细胞分化、转分化等发生机制的解析；理解胚眼发育中沿特定时间与空间顺序发展，环环相扣的过程；以及对发育过程中复杂而有序的基因、细胞因子、调控蛋白、激酶调控信号网络的分析，我们可以获得对眼的生理结构、功能及其相互关系更深入的理解，得以更全面地理解各种不同组织结构之间在胚胎发生、发育过程中共同的起源和相互之间的内在联系，从而有助于理解遗传性和/或发育性眼病的发生发展以及临床表型的差异和复杂性。

眼胚胎发育的有序活动决定了其解剖结构和生理功能。如果有序活动的某个阶段存在内外致病因素，将对该阶段对应组织和器官产生影响，造成病理性异常或者对疾病的易感性。因此，很多疾病（不仅是先天发育异常）的病理变化不是孤立存在的，应该注意到多种似乎并不相关器官的组织病理表现之间存在着内在的联系；另外，很多疾病的表现不典型，或相互之间有重叠现象，这时以疾病谱系（disease spectrum）的概念来理解其发生机制，可以更深入地把握疾病的本质特征，而疾病谱系往往与胚胎发育过程中某一环节的异常存在不同程度的联系。

二、发育生物学的主要研究内容

1. 眼与机体发育的关系　眼的发育与机体的发育是局部与整体的关系，两者有着不可分割的联系。眼特别是视网膜是大脑的延伸，所以眼的发育和中枢神经系统的发育关系最为密切。眼发育生物学的研究进展不仅有助于厘清眼的发育与调控机制，也能为理解与研究中枢神经系统发育和调控提供一个理想的"平台"。

2. 胚眼的发生、发育的时空变化过程　胚眼的发生、发育过程是眼发育生物学中最主要的部分，其一定程度上遵循着先天固有的时间、空间顺序，我们需要系统厘清胚眼的发生、发育规律，才能更好地理解眼发育生物学。

3. 胚眼的发生、发育过程的基因调控　随着分子生物学与遗传学技术的不断发展，发育生物学进入了一个新的时代，其特点为以基因学研究为基础，在分子水平剖析复杂的引导发育的细胞行为，使传统的胚胎发育诱导调控机制的研究得以进入分子和基因水平。

4. 程序性细胞凋亡、细胞周期调控与胚眼发育　从低等到高等动物的发育都存在程序性细胞凋亡现象，它对胚胎发育起到重要调节作用，是具有广泛意义的生物学现象。在胚胎发生、发育和成熟过程中，细胞的生长和死亡交替发生，无时无刻不存在程序性细胞凋亡过程，使体内细胞的增殖和死亡处于动态平衡。个体发育过程中，细胞凋亡不是任意的，组织消失过程有选择性。预定凋亡的细胞在特定部位、特定时间退化，而整个胚体仍然保持活力并继续生长发育，因此，这必然是整个发育程序中基因精确调控的一部分。

第二节　胚眼的发生和形成

要点：

1. 胚眼的发育从人胚第 3 周开始，由神经外胚叶、表皮外胚叶和中胚叶发育而成。

2. 胚胎第 5 周时眼的各部组织已具雏形，即形成胚眼。

3. 眼的发育是经过一系列的诱导作用和时间、空间上的协调，逐步形成的一个具有精确功能的器官。

人胚第 3 周初，位于原条前方的神经外胚叶受诱导增厚形成细长形的神经板，神经板逐渐长大凹陷形成神经沟，神经沟闭合成神经管。神经管前段膨大，衍化为脑，后段细小，衍化成脊髓。神经沟愈合为神经管过程中，神经沟边缘与表皮外胚叶相延续的一部分神经外胚叶细胞在神经管背外侧形成左、右 2 条与神经管平行的神经嵴。当神经褶融合成神经管时,神经褶头部在脊索前方发育成较宽的两叶状态,即前脑的始基。在宽大的神经褶内面各出现一浅沟,称为视沟,开始了胚眼的发育。

胚眼由神经外胚叶、表皮外胚叶和中胚叶发育而成。胚胎 22 天(第 4 周开始时),由神经管发育而来的前脑(forebrain)两侧神经褶(neural fold)内陷,形成视沟(optic sulcus)。视沟继续深陷,向表皮外胚叶接近,形成腔室,称为视泡(optic vesicle)。此时神经褶相互融合形成前脑泡。视泡远端不断膨大,继续向表皮外胚层生长、贴近,进而发生内陷形成双层杯状结构,称为视杯(optic cup)。同时,视杯近端与前脑连接处缩窄变细,形成视柄,为视神经始基。视泡与表皮外胚层接触后,诱导该处的表皮外胚层增厚形成晶状体板(lens placode),为晶状体始基。随后晶状体板内陷入视杯内,且渐与表皮外胚层脱离,形成晶状体泡(lens vesicle)。视杯逐渐深凹并包围晶状体,视杯前缘最后形成瞳孔。视杯早期下方为一裂缝,称为胚裂(fetal cleft)。围绕视杯的中胚叶玻璃体动脉经胚裂进入视杯内,营养视杯内层、晶状体泡及视杯间质,玻璃体静脉由此回流。胚裂于胚胎第 5 周(12mm)时开始闭合,由中部开始,向前后延展,当胚长达 17mm 时,除沿视茎下面外,完全闭合。玻璃体动、静脉穿经玻璃体的一段退化,并遗留一残迹,称为玻璃体管(Cloquet 管);其近段则分化为视网膜中央动、静脉。如果胚裂闭合不全,则会形成虹膜、睫状体、脉络膜或视盘的缺损。在视泡形成至胚裂闭合过程中,包绕视杯、视柄、晶状体泡的中胚叶逐渐分化成内侧的脉络膜始基及外侧的巩膜始基。此时,眼的各部组织已具雏形,即形成胚眼。

眼的发育可简要总结如下:

胚胎第 3 周:前脑两侧形成视泡,伸出视茎,表面外胚层出现晶状体始基。

胚胎第 4 周:晶状体泡形成,视泡凹陷成为视杯。在视杯和晶状体泡之间,中胚层组织分化,胚裂出现玻璃体动脉,视网膜呈现两层,初期视盘形成,角膜上皮层及眼外肌始基开始分化。

胚胎第 5 周:胚裂开始闭合,晶状体上皮分化纤维,晶状体泡外面形成囊膜并出现血管膜,出现脉络膜血管网,初期视细胞分化。

胚胎第 6 周:胚裂闭合,晶状体纤维充填其间空隙,瞳孔膜形成,原始玻璃体生成,视网膜各层分化,角膜基质和内皮细胞开始形成。

胚胎第 7 周:形成眼睑,眼外肌开始分化,前、后睫状动脉出现,视神经发育,虹膜基质产生,泪小管以细胞索形式出现。

胚胎第 8 周:巩膜生成,视茎被神经纤维充满,视交叉和视束发育,眼眶部形成泪腺,眉毛始基出现。

胚胎第 9 周:上下睑缘愈着,巩膜增厚,玻璃体血管开始萎缩,第二玻璃体出现。

胚胎第 10 周:视细胞进一步分化。

胚胎第 11 周:睫状肌和睫状突始基出现。

胚胎第 12 周:眼轮匝肌生成,晶状体悬韧带、黄斑开始出现。

胚胎第 4 个月:视神经管形成;上睑提肌和眼球筋膜囊出现,视网膜中央动脉开始出现分支。

胚胎第 5 个月:泪道延伸至鼻腔。

胚胎第 6 个月:黄斑部发育。

胚胎第 7 个月:瞳孔膜消退,玻璃体动脉闭塞,上、下眼睑分开。

胚胎第 8 个月:晶状体血管膜消退。

胚胎第 9 个月:视神经外包裹髓鞘,玻璃体血管萎缩。

眼球发育的简单流程如图 1-1 所示。

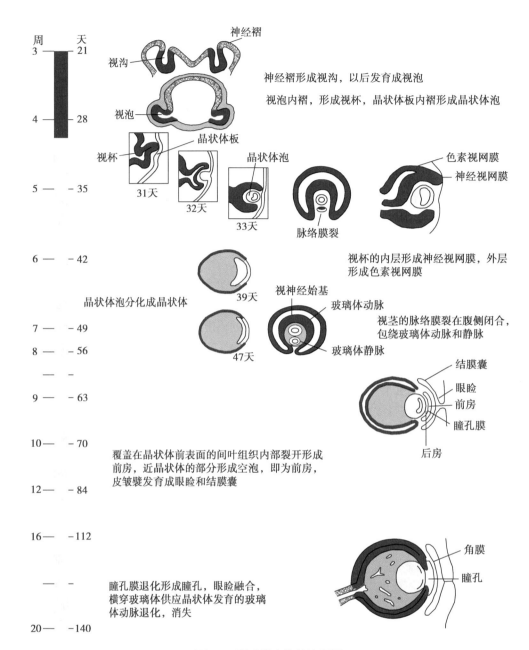

图 1-1   眼球发育简单流程图

第三节   眼球各主要组成部分的发生

要点：

1. 视网膜由视杯内、外两层共同分化而成。视杯外层分化为视网膜色素上皮层，内层分化为视网膜神经感觉层。直至出生后 4 个月，黄斑才发育完成。

2. 晶状体的发育可分为晶状体泡的形成和晶状体纤维的产生两个阶段。若晶状体在发育过程中发生障碍，可形成先天性白内障等先天异常。

3. 玻璃体的发育形成分三个阶段：原始玻璃体、第二玻璃体和第三玻璃体。

4. 神经嵴细胞来源于外胚层，但形态和功能与中胚层间充质相似，故称其为中外胚层或外间充质。

一、眼球各组织的发育来源

1. **神经外胚叶（neuroectoderm）**　视网膜、虹膜色素上皮、睫状体上皮、视神经（包括神经细胞、神经胶质细胞和软脑膜）、瞳孔括约肌和开大肌、玻璃体。

2. **表皮外胚叶（surface ectoderm）**　晶状体、角膜上皮、结膜上皮、泪腺、眼睑皮肤及其衍生物（睫毛、睑板腺、Moll 腺和 Zeis 腺）、泪器上皮、玻璃体。

3. **神经嵴细胞（neural crest cell）**　角膜基质及内皮、小梁网、睫状肌、葡萄膜基质、巩膜、眶骨、Müller 肌、结缔组织、黑色素细胞、神经。

4. **中胚叶（mesoderm）**　血管（出生前消失的血管，如玻璃体血管、晶状体血管囊；永存性血管，如脉络膜血管、视网膜中央动脉、睫状血管以及其他血管）、眼外肌、部分巩膜、原始玻璃体。

二、神经外胚叶的发育

1. **视网膜和睫状体、虹膜上皮的发生**　在胚胎眼的发育过程中，视泡折叠凹陷产生视杯，视杯外层首先分化为视网膜色素上皮（retinal pigment epithelium，RPE），内层分化为视网膜神经感觉层（neurosensory retina）。胚胎第 6 周起，视网膜色素上皮层生成色素，视网膜神经感觉层则依次分化出节细胞、水平细胞、视锥细胞、无长突细胞、视杆细胞、双极细胞，最后是 Müller 细胞。不同种类的细胞按严格的时间和空间顺序由视网膜前体细胞（retinal progenitor cell，RPC）分化产生。在空间上，视网膜神经细胞的发生具有"由中央到周边"和"由内侧到外侧"两个发育路径：视网膜神经细胞的发生起始于黄斑中心凹（fovea centralis）附近，然后由中央向周边视网膜继续产生，视网膜神经节细胞和水平细胞最早发生，而后其余细胞依次发生，各种类型的视网膜神经细胞的发生过程存在重叠，总体呈现由中央（黄斑中心凹）到周边（周边视网膜）、由内侧（靠近视网膜神经节细胞一侧）到外侧（靠近视网膜色素上皮层一侧）的空间顺序，发育形成完整的视网膜神经感觉层。到胚胎第 2 个月末，视网膜神经感觉层发育到赤道部附近；当胚胎第 8 个月时，视网膜 10 层结构基本形成，可以辨认。然而，视网膜的功能发育相对缓慢一些。胚胎 3 个月时黄斑出现，6 个月时较周围网膜稍隆起，但无凹陷，视锥、视杆细胞外节的膜盘要到胚胎 7 个月时才开始出现，完整的黄斑中心凹也是此时才逐渐形成。出生时视锥细胞尚未发育完全，所以出生后不久的婴儿尚不能固视，直至出生后 4 个月黄斑才发育完成。当出生后眼的屈光间质混浊，如先天性白内障、先天性角膜混浊等，剥夺了黄斑部接受正常光觉和形觉刺激的机会，则影响黄斑功能的发育而造成弱视。

此外，视杯前缘在胚胎第 3 个月时向前生长，并向晶状体泡与角膜之间的间充质内延伸，最终发育为睫状体和虹膜内面的两层上皮。虹膜部内层上皮分化为色素上皮，虹膜的外层上皮还分化出瞳孔括约肌和瞳孔开大肌。

2. **视神经的发生**　由胚胎的视柄发育而来。胚胎第 6 周时，视网膜神经节细胞的轴突形成，并随着视网膜的分化发育。逐渐增多的节细胞轴突向视柄内层聚集，视柄内层逐渐增厚，并与外层融合。视柄内、外层细胞演变为星形胶质细胞和少突胶质细胞，并与节细胞轴突混杂在一起，于是视柄演变为视神经。此时，视神经盘中央尚有少量神经胶质细胞残留，出生时发生萎缩形成生理凹陷。视神经纤维的髓鞘是由脑部顺神经纤维向眼部生长，出生时止于筛板后，如进入视网膜则形成有髓鞘视神经纤维（一种常见的视神经发育异常），在检眼镜下呈现羽毛样外观。

三、表皮外胚叶的发育

1. **晶状体**　晶状体的发育可分为晶状体泡的形成和晶状体纤维的产生两个阶段。关于晶状体泡形成已在本章第二节"胚眼的发生和形成"中述及，以下简述晶状体纤维的发育。最初晶状体泡由单层上皮组成。泡的前壁细胞呈立方形，分化为晶状体上皮；后壁细胞呈高柱状，并逐渐向前壁方向伸长，形成初级晶状体纤维。泡腔逐渐缩小，直到消失，晶状体变为实体结构。此后，晶状体赤道区的上皮细胞不断增生、变长,形成次级晶状体纤维,原有的初级晶状体纤维及其胞核逐渐退化形成晶状体核。新的晶状体纤维逐层添加到晶状体核的周围,晶状体核及晶状体体积逐渐增大。此过程持续终身,但随年龄的增长而速度减慢。各层纤维末端变平,彼此联合成晶状体缝,核前的缝为 Y 形,核后为人字形。晶状体起初为球形,随着次级晶状体纤维的不断生长,直径逐渐增大,变为扁圆形。若晶状体在发育过程中发生障碍,将形成先天异常,如各种类型的先天性白内障。

2. 角膜上皮   晶状体泡从表皮外胚叶分离后,表皮外胚叶又重新融合为一层立方上皮,形成角膜上皮。在胚胎第 6 周时,角膜上皮增加为 2 层,表面为大核扁平细胞,内层为立方细胞。到胚胎第 8 周时,上皮已有 3 层,于内外两层之间有多边形细胞出现,在出生时上皮有 4 层,在出生 4~5 个月后才增至 5 或 6 层。

四、玻璃体的发育

一般认为玻璃体的主要成分是由外胚叶分化而来,而中胚叶起到过渡的辅助作用,玻璃体的形成分三个阶段:

1. 原始玻璃体(primary vitreous)   由原始视泡和晶状体泡间存在的细胞间质形成。此细胞间质可能由视杯上皮细胞和晶状体上皮细胞分泌而来。随视杯的加深,细胞间质拉长成细长的纤维,且与来自中胚叶的原纤维混合,形成原始玻璃体基础,此时玻璃体腔内充满玻璃体血管。胚胎第 6 周(18mm)时发育完成。

2. 第二玻璃体(secondary vitreous)   第 6~12 周,玻璃体血管系统逐渐萎缩,同时由视杯内层细胞分泌出第二玻璃体,将原始玻璃体挤向眼球中央和晶状体后面,使其最后在晶状体后及玻璃体中央形成 Cloquet 管,其中通过玻璃体血管。

3. 第三玻璃体(tertiary vitreous)   在胎儿第 4 个月(95~115mm)时,由睫状体的神经上皮细胞分泌出细小原纤维,逐渐发育成晶状体悬韧带,出生时完成。

五、神经嵴细胞来源组织的发育

神经嵴细胞来源于外胚层,但形态和功能与中胚层间充质相似,故称其为中外胚层或外间充质,以便和中胚层来源的间充质相区别。与眼球和眼附属器有关的多种结缔组织,若在体内其他部位,是由中胚层间充质细胞分化而来。然而,由于头部没有体节,故无中胚层,相应的组织结构则由神经嵴细胞分化、发育而来。神经嵴细胞的特征是高度的迁徙能力和分化潜能,对其作用的几乎所有组织产生诱导影响(inductive influence)。当视杯与晶状体泡形成后,包围在视杯周围的头部神经嵴细胞,一方面伸入晶状体泡前方,在角膜上皮下演变角膜固有层和内皮;另一方面,就地分别分化为小梁网、Schlemm 管、疏松的葡萄膜基质、较致密的巩膜以及睫状肌和 Müller 肌等组织。

此外,神经嵴细胞的迁移、增殖和分化还参与颜面中部(midface)(主要是上颌骨)、牙齿的形成和发育。神经嵴细胞还可分化形成自主神经系统节后神经元、内脏神经系统、肾上腺髓质、黑色素细胞以及心脏传导束等。

如果在神经嵴细胞迁移和分化过程中出现异常,则会对眼前节组织结构产生广泛的影响,造成房角构型和小梁网的发育异常,导致各种先天性青光眼和青光眼综合征。这些综合征往往伴有眼外组织,特别是牙齿和颜面的发育缺陷,甚至皮肤、神经系统和心脏的先天异常。

六、中胚叶的发育

1. 血管系统   眼的血管系统由中胚叶发育而来。胚胎第 3 周(45mm),原始的眼动脉沿视杯腹侧生长,并分出玻璃体动脉经胚裂进入视杯内,在晶状体后面形成晶状体血管膜包围晶状体。其他分支沿视杯表面前行至视杯缘吻合成环形血管,并向后与晶状体血管膜相吻合。同时,未来的脉络膜毛细血管亦出现于视杯外面。胚胎第 3 个月(60mm)时,玻璃体动脉及晶状体血管膜开始萎缩,出生时此血管完全消失。若萎缩不全,则产生永存玻璃体动脉。在胚胎第 3 个月末,玻璃体动脉在视神经盘处分出血管,逐渐形成视网膜中央血管系统。

2. 葡萄膜　除虹膜睫状体内面的两层上皮来源于神经外胚叶,其他部分均由中胚叶发育而来。在胚胎第 6 周末(22mm),表皮外胚叶和晶状体之间的中胚叶形成一裂隙,即前房始基。裂隙后壁形成虹膜的基质层,其周边部厚,中央部薄,封闭视杯口,称为瞳孔膜(pupillary membrane)。胚胎第 7 个月瞳孔膜开始萎缩形成瞳孔,前、后房经瞳孔相通连,如萎缩不全则形成先天性永存瞳孔膜。睫状体的睫状突和睫状肌在胚胎 3 个月逐渐生长发育。胚胎 6mm 时,有毛细血管网包围视泡,并发育成脉络膜。第 3 个月开始形成脉络膜大血管层和中血管层,并引流入涡静脉。

3. 角膜　胚胎 6 周末,前房形成后,前半中胚叶组织形成角膜基质层和内皮层。表皮外胚叶已形成角膜上皮层。胚胎 3 个月,基质层前部细纤维形成前弹力层,内皮细胞分泌形成后弹力层。

4. 前房角　角膜和前房发生后,于胚胎第 2 个月末期,巩膜开始增厚。第 3 个月末形成角膜缘,并由视杯缘静脉丛衍变发生 Schlemm 管,并具有许多分支小管。随后其内侧中胚叶分化出小梁网。前房角是由前房内中胚叶组织逐渐萎缩而来。如不能正常萎缩,小梁网发育异常则导致先天性青光眼。

5. 巩膜　胚胎第 2 个月末由视杯周围的中胚叶开始形成,胚胎第 5 个月发育完成。

第四节　眼附属器的发育

要点:

1. 眼睑皮肤、结膜由表皮外胚叶发育而来,睑板、肌肉由中胚叶发育而来。

2. 泪器所有组织均由表皮外胚叶发育而来,于胚胎第 7 个月上、下泪点开放,第 8 个月鼻泪管下口开放。

3. 眼眶的发育较眼球缓慢,一直生长到青春期,如在儿童时期摘除眼球,可影响眼眶正常发育。

一、眼睑、结膜、泪腺

胚胎在第 4 周前,胚眼表面被一层表皮外胚叶所遮盖。第 5 周开始,该处外胚叶形成睑褶,褶的外面形成眼睑皮肤,内面形成结膜,并和球结膜、角膜上皮相连续。中胚叶在此两层间发育,形成睑板和肌肉。在胚胎第 3 个月,上、下睑缘相向生长致互相粘连。至第 6 个月时,重新由鼻侧开始分开形成上下睑。胚胎 3 个月初,眼表面内眦处半月皱襞形成。第 4 个月泪阜形成。第 9 周睑缘部发育毛囊,以后出现睫毛。第 6 周睑板腺形成,其周围中胚叶组织变致密形成睑板。

二、泪器

泪器所有组织均由表皮外胚叶发育而来,副泪腺于胚胎 2 个月时出现。泪腺于第 3 个月由上穹隆部外侧结膜上皮分化而来。结膜各腺体均由表皮外胚叶内陷形成。第 6 周时,表皮外胚叶在外侧鼻突和上颌突之间下陷成沟,以后此处上皮和表面上皮脱离,逐渐形成泪道。第 7 个月上、下泪点开放。第 8 个月鼻泪管下口开放。

三、眼外肌

胚胎第 3 周时,视泡周围的头部神经嵴细胞增殖、凝集呈圆锥形,此即原始眼外肌。第 4 周时开始分化。第 5 周时已能分辨出直肌和斜肌。第 6 周时各眼外肌完全分开。第 10 周时上睑提肌由上直肌分化出来。

四、眼眶

眼眶是由围绕视杯的神经嵴细胞增殖、分化、发育而成。眼眶的发育较眼球缓慢。胎儿 6 个月时眶缘仅在眼球的赤道部,一直生长到青春期。如在儿童时期摘除眼球,可影响眼眶正常发育。随眼眶的发育,眶轴逐渐向前移动,视轴也随之变化。胚胎 7~9mm 时,两眼朝向外侧,两眼视轴呈 160° 角;胚胎 2 个月(16mm)时视轴为 120°;胎长 40mm 时,视轴为 72°;最后两眼视轴为 45°。视轴的改变与双眼单视的形成有很大关系。

第五节　眼球发育调控

要点:

1. 生命体的发育由一个受精卵开始,细胞和组织的差别是基因选择性时空表达的结果,眼发育严格遵循特定的时间和空间顺序。

2. 胚胎发育诱导调控机制促使胚眼的发育按照特定的时间和空间顺序进行,眼球某个组成部分发育不良也可能会导致眼球其他部分发育异常。

3. 由于遗传因素、环境因素或多因素的作用,导致眼发育过程中任一环节出现错误,均可导致先天眼发育异常或相关的眼部疾病。

一、眼发育调控的概述

生命体的发育由一个受精卵开始,经历卵裂、桑葚胚、囊胚、原肠胚、神经胚等各阶段,然后进行器官形成和组织分化并逐渐产生自主的生命有机体。以人类为例,从单一的受精卵发育为一名具有 $1×10^{14}$ 个分化细胞的成熟个体,这 $1×10^{14}$ 个细胞各自具备不同的分工,并组成成百上千种组织器官,共同完成复杂的生命功能。令人惊叹的是,从最初的受精卵到各种分化细胞含有的遗传信息是相同的,因此细胞和组织的差别是基因选择性时空表达的结果。

眼发育是生命有机体器官形成和组织分化的一个组成部分,其严格遵循特定的时间和空间顺序,需要有精细的调节,不能有丝毫偏差。眼球的发育过程受到多种因素的调节,包括环境因素的调节、远距离的激素调节、近距离组织细胞间相互调节、核质相互作用及细胞外基质(extracellular matrix)的调节。这些调节,都是通过特定基因表达合成某些特异性蛋白质或酶类从而起作用。

二、眼胚胎发育调控相关的基本概念

发育生物学研究的主要内容不仅包括胚胎发育的整个时空变化过程,还包括胚胎发育的相关机制。在整个胚胎发育过程中,胚胎诱导、获得细胞决定、产生细胞分化等过程循环反复并且沿着精密的时间和空间顺序演进。胚眼的发育同样是按照特定的时间和空间顺序,动态、连续、系统地进行的。

1. 胚胎发育诱导调控　视泡诱导表皮外胚层分化出晶状体为胚胎发育诱导调控机制的经典实例。所谓胚胎诱导(embryonic induction),是指在胚胎发育中两个细胞群体(两种胚胎组织)通过相互作用,致使其中一个细胞群或两个细胞群发生定向分化的过程。在胚胎诱导中,提供或传递刺激信号的一个细胞群称为诱导组织(inducer tissue),而接受刺激信号并发生相应反应进行分化的另一个细胞群称为反应组织(responding tissue)。诱导组织的诱导作用只发生于胚胎发育的特定时间和空间区域内,而反应组织必须具有特异的反应能力(competence),这种反应能力同样是具有时空特异性的。在各种诱导信号的综合作用下,反应组织产生倾向性(bias),沿一定的方向完成逐级分化(specification and differentiation)。胚胎诱导有初级、次级和三级之分。在胚眼的发育中,初级胚胎诱导指脊索中胚层诱导其表面的外胚层发育为神经板的过程,神经板最终发育为中枢神经系统,而神经板前端则衍生出视杯。视杯进一步诱导其表面的外胚层产生次级结构(晶状体),则为次级胚胎诱导。次级胚胎诱导的产物晶状体又进一步诱导体表的外胚层形成角膜,为三级诱导。晶状体的诱导还影响胚眼其他组织细胞获得决定,分化为特定功能细胞和组织结构。视泡形成视杯后分化为神经视网膜和色素上皮两部分,最初这两部分的发育潜能是相等的。视泡与表皮外胚叶的接触,诱导表皮外胚叶形成晶状

体板,该处表皮外胚叶反过来诱导视泡与其接触部分形成神经视网膜。晶状体的诱导形成还对眼前段特别是角膜的形成起重要作用,晶状体发育不良或在胚眼发育过程中去除晶状体,会导致眼球其他部分发育不良或小眼球。晶状体还对视网膜神经节细胞的投射起作用。

2. 细胞决定和细胞分化　受精卵具有形成完整有机体的能力。在哺乳动物中,受精卵前几次分裂所产生的每个细胞均保持着这种能力,称为全能性(totipotent)。随着发育的继续,细胞逐渐失去这种全能性,好像进入了一个逐渐变窄的隧道,称为限制(restriction)。当限制达到某一点时,细胞只能沿确定的发育方向发展,称为决定(determination)或"定型"(commitment)。诱导发生于决定之前,甚至在一些限制阶段已经发挥作用。限制和决定标定了细胞的发育方向,而分化(differentiation)则表示一个(或一组)定向细胞中基因组某一部分表达为实际的形态和功能,即细胞专一化的过程。细胞分化的主要特征是细胞产生组织特异性的蛋白质并出现不同的形态结构,演变为特定表型的细胞类型。细胞决定和细胞分化的主要机制有两种:细胞的不对称分裂和细胞间的相互作用。细胞间的相互作用是多方面的,初始细胞的命运由相邻细胞决定,并随反应形式的不同而改变命运。前面述及的胚胎发育诱导是细胞间相互作用的最主要过程。决定和分化相辅相成,交错进行。在细胞相互影响之下,首先获得初步决定,进行初步分化。随着初步分化而决定趋于稳定,稳定的决定更利于细胞分化。横向分化(transdifferentiation),亦称转分化,是指不同细胞种系间的细胞定向分化现象,如皮肤干细胞横向分化为角结膜上皮细胞。因这种细胞间相互诱导分化中难免会有"DNA污染"(不同细胞种系间基因表达存在差异,可能会将另一细胞种系横向分化而来的细胞视为外源性细胞),因此现有作者审慎地称为"可塑性"。

3. 模式形成　模式形成(pattern formation)是细胞在胚胎发育中组织化的过程,最初形成机体发育的原基(rudiment),而后则形成各种器官的精细结构。在生物模式的形成过程中,细胞位置信息(positional information)起重要作用,即一个细胞既可以识别其在一个器官原基内建立的相互协调系统中的位置,又能根据其位置进行分化,称为局部特征化(regional specification)。在胚胎发育中最早发生的生物模式是体轴特化(axis specification),包括前后轴和腹背轴;进一步的生物模式则为体轴腔隙化(compartmentation),以获得进一步的位置信息。

4. 形态发生(morphogenesis)　是指形成胚胎外部形态和内部构型的全过程,例如眼球的形成和肢体的形成等。形态发生主要与以下4方面有关:①细胞迁移;②折叠和内陷;③黏着力的改变从而影响细胞相对位置;④特异的细胞因子介导细胞识别与相互作用。

三、眼球发育调控的分子机制

目前,眼发育过程被形象地分为三阶段:特化期(specification),决定期(determination)和终末分化期(differentiation of specific cell types)。前两步发生在眼原基之前,而第三步则在眼原基之后才启动。每一期都与特定的选择性基因或蛋白的表达有关,后者又受到细胞外信号通路的调控。特化期为细胞塑型的早期,此期细胞命运主要依赖环境因素,即眼组织特定发育基因的表达,细胞分化具有高度可逆性。决定期则细胞进一步塑型,该期细胞的分化为自治行为,不可逆转,对环境信息不敏感。这两期的细胞时空上序贯表达许多重要的发育基因或蛋白。而调控细胞进入特化期和决定期的蛋白质有两大类。第一类,眼逐步发育所需要的选择性蛋白或基因。此类基因符合以下4个特点:①基因突变,功能丧失,会阻断早期眼发育,如*ey*,*toy*的突变可引起无眼球、小眼球或无虹膜等;②异位表达可重塑其他的原始细胞发育为视网膜组织;③此类基因的表达谱可以显示眼发生的部位或范围;④编码的蛋白为核蛋白,大多为结合DNA的转录因子。迄今为止至少已发现10个眼选择性基因或蛋白,包括*ey*、*toy*、*eya*、*so*、*dac*、*eyg*、*tsh*、*optix*、*hth*和*exd*,大部分为同源盒基因*Pax6*家族成员。它们可以单独或联合、协同或拮抗性地指导眼的早期发育、分化。尤其是在正常眼的发育过程中,这些基因通过多重信息反馈、交叉调控等相互作用,出现时空特异性的基因表达谱,从而逐步调控多潜能的上皮细胞向眼组织定向分化、成熟及命运决定。第二类,细胞外信号分子(或信号通路)。其与上述选择性复合体蛋白共同作用,促进特化期状态的细胞逐步向决定期、分化期的细胞过渡、成熟。如果蝇的眼发育、细胞分化、命运决定中,至少涉及 5 条不同的细胞外信号通路,包括 hh、dpp、wg、notch、egfr 等。

四、眼发育异常及相关眼病

由于遗传因素、环境因素或多因素的作用,导致眼发育过程中任一环节出现错误,均可引起眼发育异常,造成眼先天畸形。一般来说,干扰出现得越早,眼部异常就越明显。发育早期起作用的调节基因启动了发育过程,并诱导下游基因的表达,下游基因又诱导其他基因,直至最终编码特定细胞或组织、结构和功能特性的基因被激活为止。

1. 眼球发育异常导致无眼、小眼、并眼和眼缺损等　胚胎发育的早期(主要在第 1 个月内),如果视沟或视泡的形成发生障碍,可造成先天性无眼球、先天性小眼球和并眼(两眼合并)。无眼常因视泡形成缺陷所致,眼眶内没有眼组织,但眼外肌(中胚层来源)和泪腺组织(外胚层来源)存在。真性小眼球和小眼畸形则是由于视泡形成后没有适当的下游发育过程所致,若造成眼眶内只有眼的残留结构则为小眼畸形,若具有可辨认的眼部结构则为真性小眼球。并眼则多是因为视泡中间充质组织的畸形或错误的诱导过程所致。

胚胎发育的第 5~8 周,由于胚裂闭合不全所导致的特定眼部组织缺失,可造成眼部缺损。缺损有多种临床表现,可以是部分或完全的,包括虹膜、视网膜、脉络膜或视盘。胚裂的闭合由赤道部开始,向前后延伸。在胚裂闭合阶段的任何伤害性刺激都可导致不同大小和位置的缺损。缺损可从虹膜的边缘延伸到视盘,也可包括胚裂闭合线上的多个组织异常。

因此,在眼胚胎发育早期的不同时期不同程度的发育异常,即视泡是否正常发育、视泡形成之后下游发育是否正常以及后续的胚裂闭合是否异常,可导致不同的眼部先天性疾病。掌握眼胚胎发育学的内容将有助于我们深刻认识这些先天性疾病的发生发展。

2. 眼前段胚胎发育不全导致青光眼相关疾病　眼前段的发育涉及在神经外胚层、表皮外胚层、眼周围间充质细胞等一系列诱导因子的相互作用。眼前段发育不全(anterior segment dysgenesis,ASD)是一种遗传的发育异常疾病,包括 Axenfeld 异常、Rieger 异常、Peter 异常、无虹膜、虹膜发育不良以及虹膜房角发育不良等。ASD 患者经常伴随调节眼压与房水流出的组织结构发育不良,眼压升高,引起青光眼。这些疾病的临床表现常不典型,并经常出现重叠现象,且同一基因变异可引起不同的表型。这些疾病之间可能存在内在的联系,胚眼前节的发育时空调控则与青光眼的发生密切相关。

既往认为胚眼前节的发育来源于中胚层的概念可能需要补充和修正。胚眼前节多种组织结构,如角膜基质、狄氏膜、角膜内皮细胞、小梁网、Schlemm 管以及虹膜实质的胚胎发育均来源于神经嵴,这些结构之间的发生不是孤立存在的,而是共同与胚胎发育过程中神经嵴细胞的迁移、增殖和分化相关联。另外,由于神经嵴细胞的迁移、增殖和分化还与颜面(上颌骨)、牙齿、皮肤色素、肾上腺髓质以及部分神经组织的发育相关,因此在眼前节发育异常的疾病中常常合并有眼外表现。进一步的研究资料表明,眼前节胚胎发育的过程按照精密的时间和空间顺序进行,可以简要概括为两个基本过程:①前房内表面原始内皮细胞的萎缩。胚胎第 5 个月时,原始前房内表面完整被覆有一层内皮细胞,形成一个封闭的腔隙。这层原始内皮细胞在胚胎发育最后几周和出生后的最初几周内,发生了一种孔隙化(fenestration)的过程而逐渐萎缩消失。这一萎缩过程沿虹膜表面到小梁网,再到角膜缘,最后到角膜中央,即从后向前的方向进行,萎缩不全的原始内皮细胞具有诱导分化其他眼前节组织的作用,同时具有迁移分化和增殖收缩的潜能,这与虹膜与周边角膜的粘连及房角关闭相关。②虹膜止端后移。胚龄 5 个月时,虹膜止端位置位于将发育为小梁网的原始组织之前,且两者相距较远。在原始内皮细胞萎缩的同时,虹膜止端位置逐渐后移,小梁网逐渐暴露,小梁网和 Schlemm 管逐渐发育成熟(小梁网的发育从内向外方向逐渐成熟)。一般到出生时,虹膜止端位置已达到巩膜突水平。虹膜止端后移的过程会持续到出生后 1 年,其程度存在个体差异,并最终决定房角的构型和分级。

当致病因素作用于胚胎发育阶段时,将导致眼前节多种组织的病理改变和神经嵴相关的眼外表现。在临床实践中,这些征象的组合构成了某些综合征,如 Axenfeld-Rieger 综合征、虹膜角膜内皮综合征(iridocorneal endothelial syndrome,ICE syndrome)、多种先天性遗传性角膜内皮营养不良,如多形性角膜后层营养不良(posterior polymorphous corneal dystrophy)以及 Peter 异常等。这些综合征的临床表现常常重叠出现,有时很难确切地将相应的临床表现归类于某一种疾病命名。只有深入理解了眼前节胚胎发育是一个动态、连续、系统的过程,才能认识到这些疾病多样化的临床表现恰恰提示了它们共同的发育起源和发生机制。透过眼前节胚胎发育过程可以推测,Axenfeld-Rieger 综合征的病理机制发生于眼前节胚胎发育过程的相对早期,因此涉及的结构异常更广泛;而虹膜角膜内皮综合征、多种先天性角膜营养不良、Peter 异常等各种先天性青光眼综合征则发生于眼前节胚胎发育过程的相对逐渐更晚的阶段,因此也才有临床角膜、虹膜病变与青光眼表现的"多重"现象。

3. 晶状体发育异常导致先天性白内障相关疾病　晶状体的形成即是一系列诱导因子对预定晶状体外胚层细胞连续诱导和作用的结果。视泡与表皮外胚叶接触、晶状体板形成,至少取决于 2 方面的因素。其一是视泡发出诱导信号,其二是预定晶状体表皮外胚叶接受诱导刺激产生反应,即反应能力(competence)。其中晶状体诱导现象尤为引人注目,它是指邻近的组织通过信号的传递影响晶状体细胞的变化,从而对晶状体的形成进行调控。先天性白内障主要由于遗传性的晶状体和眼周围组织的发育异常所致。研究发现,晶状体早期受到转录因子相关基因影响,如 Pax6、Pitx3、Maf 或 Sox;而当晶状体已成熟时,则晶状体膜突变(aquaporins/Mip、Lim-2 或 connexins)或晶状体纤维细胞的结构蛋白(crystallin)的影响更为重要。不同阶段的晶状体发育相关基因异常可能导致不同严重程度的先天性白内障相关疾病,并可能合并有周边其他组织的异常。

对晶状体发育的深入探究可能可以为晶状体再生提供指导,为先天性白内障的治疗带来全新的突破。体外培养环境中,许多非晶状体源性的组织能改变特征,转化为晶状体。这种体外转化的潜能并不单纯存在于两栖类,还出现在本身不能在体内把非晶状体源性的组织转化为晶状体的动物。例如,人类来源的视网膜色素上皮也可以转化为晶状体。除此之外,晶状体上皮细胞(lens epithelial cell,LEC)来源的晶状体再生则更好理解。这种晶状体再生形式最早在 200 年前的兔眼中报道过,从那时起,兔眼就成为研究 LEC 晶状体再生的主要模型。后来研究者在鱼和两栖动物中发现白内障摘除术后残留的晶状体组织碎片可重新形成晶状体,这些碎片中含有的晶状体上皮干细胞可形成晶状体纤维,但由于囊袋不完整,因此无法形成完整的晶状体。最近,研究者使用微创撕囊吸除晶状体的技术在兔眼和猕猴中成功获得晶状体再生,并在临床上使用同样技术在先天性白内障儿童中取得了功能性晶状体再生的结果,同时发现 Pax6 和 Bmi1 在 LEC 晶状体再生过程中是必需的。

4. 视网膜脉管系统发育异常导致视网膜相关疾病　胚胎视网膜血管发育存在两个阶段,第一阶段为视网膜内层血管的发育,由梭形细胞增殖分化形成血管内皮细胞,再改建成血管;第二阶段是外层血管的发育,由已存在的内层血管以出芽方式形成。血管的生成受到多种因素的调节,促进血管新生的调节因子有很多,其中血管内皮生长因子(vascular endothelial growth factor,VEGF),碱性成纤维细胞生长因子(basic fibroblast growth factor,bFGF)是目前为止发现最强的促进血管新生的生长因子。VEGF 与血管内皮细胞上的特异性受体结合后,受体酪氨酸残基发生磷酸化反应,引起细胞内许多酶和其他反应,促进内皮细胞增殖,诱导血管形成。FGF 对内皮细胞有很强的促分裂作用,是活跃的促血管形成生长因子,可促进新生血管形成,对新生血管形成的多个环节如毛细血管基底膜降解、内皮细胞迁移、增生、胶原合成、小血管形成等均有明显促进作用。在缺氧的环境中,可能引起血管生成因子增加,促进血管形成,引发视网膜形成新生血管,产生视网膜血管疾病的严重并发症,最终可引起视力丧失,如糖尿病性视网膜病变、视网膜静脉阻塞、老年性黄斑变性、早产儿视网膜病变等。

5. 其他先天性发育异常相关眼病　除以上几大类主要的眼发育异常所致的先天性眼病外,还有其他一些不同类型的眼发育异常也可导致先天性眼病。视泡凹陷形成视杯的过程中,如果受到外界因素如母体炎症或外伤的影响而发生障碍,视泡会因为不能凹陷而产生先天性囊状小眼球或凹陷不全造成视杯内层与外层之间不贴附,从而形成先天性视网膜脱离。胚裂闭合过程首先从中部开始,然后分别沿上、下两个方向同时进行。向下闭合应至视杯边缘,如视杯边缘的胚裂不能完全闭合,就会产生虹膜缺损,这种虹膜缺损位于下方或内下方。向上闭合至最上端视杯与视茎交界处后存在一个永不闭合的裂口,形成视神经盘,视神经纤维经此通向视茎。视茎细胞大部分萎缩消失,部分残留分化为神经胶质。萎缩程度及残留多少决定了正常生理凹陷的深浅,高度萎缩时生理凹陷扩大变深,相反很少萎缩甚至过度增生时,视盘边缘模糊,并向玻璃体方向膨出,形成假性视盘炎或视盘水肿。胚裂闭合不全,还会出现视网膜脉络膜缺损、先天性小眼球合并眼眶囊肿等先天畸形。

组织分化异常除可造成先天性青光眼、先天性白内障以外,还可引起先天性无虹膜、永存瞳孔膜、晶状体发育异常、先天性无晶状体、先天性球形小晶状体、先天性晶状体异位疾病。视网膜分化异常可造成先天性视网膜皱襞、先天性视网膜劈裂症、有髓神经纤维,视网膜皱襞的发生与发育中的视网膜同原始玻璃体发生异常粘连有密切关系。眼附属器的先天性发育异常可形成先天性上睑下垂、先天性眼眶皮样囊肿、先天性泪囊炎等。

正常的双眼同视功能在婴儿早期即已形成,如果生后3个月存在斜视,由于图像分离抑制了皮质,若不加任何治疗,患眼就会发生弱视,这种斜视往往具有很强的家族遗传性。如果在关键期缺乏视觉经验,例如先天性白内障、先天性上睑下垂和先天性斜视阻碍了视觉中枢从外界获得充分的视觉信息刺激,视觉中枢的发育会受到抑制,结构发生变化,形成弱视。

综上,不同发育阶段不同程度的眼发育异常所引起眼部疾病种类繁杂,并且不同基因的不同类型突变以及时空表达差异均可能导致不同的眼部发育异常;此外,不同基因的功能在不同组织间可能存在互补或交叉。因此,各种基因异常与对应的临床异常表型之间的调控网络十分复杂且存在交叉,故仅在表1-1总结了影响眼早期发育的部分基因,对眼发育"EVO-DE-VO"模型感兴趣的读者可以参考 *International Journal of Developmental Biology* 专刊文章(2004,48卷第8/9期)。

表 1-1　眼发育中部分关键基因与疾病

基因	表达模式	已知相关基因突变的眼部缺陷
PAX6	前神经板、视沟/杯/柄表皮外胚层(将来的晶状体和角膜/结膜上皮),在间质细胞中表达较弱	无眼,眼前节发育不全,先天性青光眼,Peter 异常,Axenfeld-Rieger 综合征(虹膜发育不全)
RX	前神经板、视泡、发育中的视网膜和光感受器	无眼
PRSS56	发育中的视网膜、巩膜	小眼球/真性小眼球
BEST1	发育中的视网膜色素上皮、睫状体	真性小眼球,Best 卵黄样黄斑营养不良(BVMD),成人型卵黄样黄斑营养不良(AVMD),常染色体隐性遗传 Best 病(ARB),视网膜色素变性,色素性视网膜炎,玻璃体视网膜脉络膜病,白内障
MFRP	发育中的视网膜色素上皮、睫状体	小眼球/真性小眼球
TMEM98	发育中的视网膜色素上皮、睫状体、巩膜	真性小眼球
MYRF	中枢神经系统(少突胶质细胞)、发育中的视网膜色素上皮	真性小眼球
SOX1,SOX2,SOX3	中枢神经系统(感觉基板,其中 SOX2 在晶状体基板)	无眼,小眼球
PITX3	发育过程中的晶状体泡	先天性白内障,角膜白斑,Peter 异常
PITX2,FOX1	眼周间充质(本应发育为角膜、眼睑、小梁网和眼外肌)	Iridogoniodysgenesis 综合征,Axenfeld-Rieger 综合征,50% 幼年青光眼

续表

基因	表达模式	已知相关基因突变的眼部缺陷
MAF	晶状体基板、晶状体囊、初级晶状体纤维	晶状体、角膜和虹膜缺陷,Peter 异常
FOXE3	晶状体基板	Peter 异常,角膜后胚胎环,白内障
CHD7	晶状囊的神经外胚层	CHARGE 综合征
CRYA,CRYB,CRYG	晶状体	多种形式的白内障

　　发育生物学是研究机体从胚胎发生、生长发育至衰老死亡的生命全过程的变化与规律,其更深一层含义则是探究生物从何而来(where),怎样发育成独特个体(how),为什么会如此精准地发育生长(why),什么是决定个体发育健康、发育不良、畸形或疾病(what)的主导或终极因素。简言之,发育生物学认真严肃探究的是我们从哪里来,又转归何处,探索的是生命最本质的问题。人类基因组计划完成与人类基因组物理框图绘成昭示我们:基因数量远较以前估计的要少,人类间基因同源性高达 99.99%,仅仅个别核苷酸的多态性或构象多态性(SNP 或 SSCP)就使人类世界如此纷繁复杂。不同物种间的基因同源性亦很高,人类与果蝇和线虫的基因组间也有 40%~60% 同源。物种的多态性与多样性发展似乎遵循着简约原则。仅就眼发育生物学而言,平行进化或复制进化,特征抽提隐含的法则主导可能是 *Pax* 基因及超家族构建成遗传网络。人类基因组测序计划的完成,为人们更深刻认识自身及疾病的本质提供了一种全新的视角与思索。生物学领域下一个伟大的、更富有挑战性的任务应该是进一步认识人类的大脑。2013 年初,欧盟决定资助 10 亿欧元开展为期 10 年的"人类脑计划",旨在建立一个由计算机模拟的完整大脑。同年 4 月 2 日,美国政府正式公布脑研究计划,项目全称为"基于创新型神经技术的脑研究计划(The Brain Research through Advancing Innovative Neurotechnologies,BRAIN,简称脑计划)"和利用多种最新的脑成像系统探索人脑活动的人类连接组计划(Human Connectome Project,HCP),以探索人类大脑工作机制、绘制脑活动全图,既有可能开发出目前尚无方法治疗的脑神经系统病变,又可阐明复杂的意识和记忆机制,认识人类本身。

　　通过 BRAIN 计划、HCP 计划及脑活动图(brain activity mapping,BAM)计划,在神经元水平上进行研究,绘制何种神经纤维在何时放电,以及它们是以何种方式同步发生。这一技术将打开探索大脑如何记录、处理、使用、存储、找回海量信息的大门,加深对大脑功能和复杂行为的理解。它可以为认知行为和人类意识的解密提供有价值的线索。视网膜是中枢神经系统的延续,脑计划为理解视觉活动提供了新思路。通过检测视网膜上每个神经元的活动,并理解它们的同步作用机制,绘制出视网膜活动的功能图谱,可为解开视觉活动的奥秘带来希望,最终准确地描绘出大脑活动的功能图谱,并为相关眼科和神经系统疾病的诊断与治疗提供"路线图"。当下发育生物学研究的进展,为人们认识和理解遗传性、先天性、复合性、多基因/单基因机制的眼病提供了一条坦途。唯有凝练,才能寻得开启心智的金匙;唯有学习,才是达到坦途的捷径。

思考题

　　1. 眼的发育生物学主要研究内容有哪些?
　　2. 研究眼的发育生物学的意义是什么?
　　3. 眼的精准发育过程调控机制有哪些?

(范志刚)

第二章

眼的解剖和生理

眼是视觉器官,由眼球、眼附属器、视路和视中枢组成。眼球主要由两部分构成,分别是屈光传导系统和感光成像系统。屈光系统包括角膜、房水、晶状体和玻璃体。感光系统是视网膜,视网膜是视觉成像的部位。外界光线在视网膜上聚焦成像,经视路传入视中枢,再经大脑皮质整合完成视觉行为。

第一节 眼 球

要点:

1. 角膜含有丰富的神经末梢,是全身感觉最灵敏的部位,中央薄,周边厚,为重要的屈光装置。角膜分5层,其上皮层和后弹力层细胞损伤后有再生能力。

2. 视网膜前界为锯齿缘,向后止于视盘,具有感光作用。视网膜外层为色素上皮层,紧贴脉络膜,内层为神经上皮层,两层间具有潜在性间隙。

3. 黄斑中心凹处视网膜最薄,视锥细胞密集,此处每个视锥细胞与单一的双极细胞和节细胞形成一对一的联系,因此视力最敏锐、精确。

4. 眼球内容物包括房水、晶状体、玻璃体。外界光线透过角膜和眼内容物,在视网膜上聚焦成像,经视路传入脑视觉中枢,产生视觉。

眼球(eye ball)分为眼球壁和眼内容两部分。

一、眼球壁

眼球壁由外、中、内三层膜构成,外层包括角膜和巩膜,中层为葡萄膜,内层是视网膜。

(一)外层

1. 角膜

(1)解剖:角膜(cornea)位于眼球的最前端,约占眼外层纤维膜的1/6,透明,无血管,有弹性,具有较大的屈光度,表面被泪膜覆盖。

新生儿阶段,角膜直径为9~10mm,3岁以上儿童的角膜直径已接近成人。成年男性平均角膜横径11.5~12mm,纵径10.5~11mm,女性较男性略小。如直径<10mm,称为病理性小角膜;>13mm,称为病理性大角膜。角膜中央瞳孔区大约直径4mm的圆形区内近似球形,其各点的曲率半径基本相等,而中央区以外的中间区和边缘部较为扁平,各点曲率半径不相等。角膜前表面的曲率半径约为7.8mm,后表面曲率半径约为6.8mm。

角膜厚度随部位、年龄、病理状态等改变而有所不同。正常情况下,中央部最薄,平均约为0.5mm,周边部最厚,平均约为1mm。角膜厚度随着年龄增长有变薄的趋势。

角膜由前向后分为5层,依次是:上皮层、前弹力层、基质层、后弹力层和内皮层(图2-1)。角膜是无血管的组织,具有良好的透光性及屈光性。

1)上皮层(epithelium):为非角化、无外分泌功能的复层鳞状上皮,5~6层,厚40~50μm,表层覆盖约 7μm 的泪膜,泪膜在光学上具有重要的意义,它能消除上皮前表面微小的不规则。泪液与空气形成的界面以及角膜的屈光力约占眼全部屈光的 2/3,泪液与角膜上皮在解剖或生理上关系都非常密切。

上皮层由里向外又分为 3 层(图 2-2):基底细胞、翼状细胞和表层细胞。

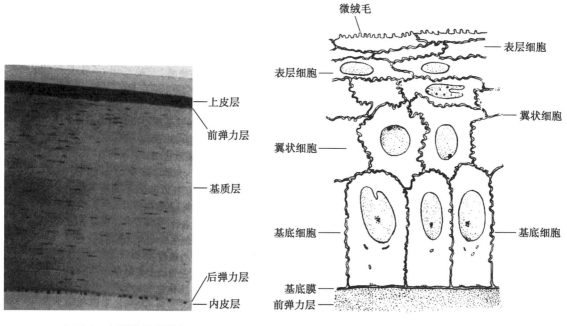

图 2-1　角膜的组织结构

图 2-2　角膜上皮层

2)前弹力层(Bowman membrane):前弹力层厚 8~12μm,为角膜上皮基底膜下一层相对均一、无细胞的胶原纤维膜,由胶原纤维及蛋白多糖组成。前弹力层对机械性损伤的抵抗力较强,而对化学性损害的抵抗力较弱,损伤后不能再生。

3)基质层(stroma):是人体组织中结构最规整、最透明的一种组织,厚约 500μm,约占全角膜厚度的 9/10,由胶原纤维、角膜细胞、黏蛋白和糖蛋白等构成。胶原纤维的有序排列是角膜透明的基础。

角膜基质中除了角膜细胞外,还有少许朗格汉斯细胞及树突状细胞,这些细胞可能与角膜相对的免疫赦免有关。

4)后弹力层(Descemet membrane):后弹力层位于基质层后面,边缘止于房角的 Schwalbe 线。其由角膜内皮细胞分泌而来,损伤后可以再生;随着年龄的增长而逐渐变厚,成人 10~12μm(图 2-3)。如果增生过度,则形成小丘状,在部分老年人的角膜周边可以见到,称为 Hassell-Henle 小体,这种改变被认为是生理性的。但发生在角膜中央的增生小体则是病理性改变。

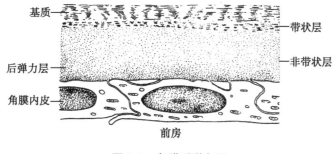

图 2-3　角膜后弹力层

与前弹力层相反,后弹力层对机械性损伤的抵抗力较差,但对化学性和病理性损害的抵抗力却较高,这是角膜溃疡时后弹力层膨出的解剖学基础。同时,后弹力层与基质层和角膜内皮层的连接不紧密,在外伤或某些病理状态下,可能发生后弹力层脱离。

5)内皮层(endothelium):位于角膜最内面,仅由一层单层的内皮细胞构成上皮(图 2-4)。细胞间连接紧密,主要为缝隙连接,具有良好的屏障作用。相比之下,其与后弹力层连接较为松散,因此角膜内皮层可从后弹力层脱离。随着年龄的增长,角膜内皮细胞的密度逐渐降低,10 多岁时角膜内皮的密度为 3 000~4 000 个/mm²,到 70 多岁时约为 2 600 个/mm²(图 2-5)。在成人,角膜内皮细胞损伤后不能增生,其修复依靠细胞的移行与扩展。

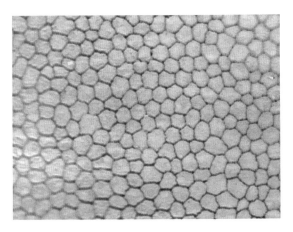

图 2-4   角膜内皮茜素红染色

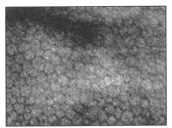

5岁
内皮细胞密度=3 074
六角形细胞=54%

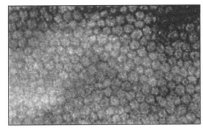

10岁
内皮细胞密度=3 127
六角形细胞=50%

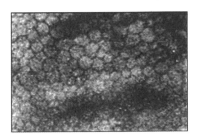

20岁
内皮细胞密度=2 902
六角形细胞=45%

图 2-5   角膜内皮年龄变化

角膜缘(limbus)是角膜与结膜、巩膜的移行区,组织学范围是:前界为角膜前弹力层和后弹力层末端连线,后界为巩膜内缘与前界的平行线(图 2-6)。临床的概念与组织学概念不完全一样,通常将透明角膜与不透明巩膜之间的移行区称为角膜缘。上方角膜缘最宽,下方次之,两侧较窄。平均宽约 1.0mm。

角膜缘结构与角膜不同,无弹力层,基质层逐渐失去透明,富含毛细血管、淋巴管、成纤维细胞等。特别是在其外 2/3 可见放射状排列的乳头样突起,呈栅栏样,称为 Vogt 栅,研究证实,Vogt 栅中的一些细胞是角膜缘干细胞。角膜缘干细胞对维持角膜上皮的再生具有十分重要的作用。

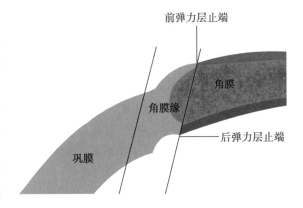

图 2-6   角膜缘的前后界

(2)生理:角膜的主要生理功能有:维持眼球的完整及对眼内容物的保护,透过光线并参与屈光,感知环境及外界刺激。

1)维持眼球的完整及对眼内容物的保护:角膜与巩膜共同构成眼球的外壁,承受眼内压力,对维持眼球的形状具有重要的作用。角膜上皮是眼部的第二个生物屏障(泪液为第一个生物屏障)。角膜上皮细胞间连接紧密,5~7 天上皮更新一次,一定程度上能抵御化学、微生物等侵袭。

2）透光性：角膜的一个重要特征是透明，即允许光线透过，这是眼视觉功能的基础。正常角膜允许透过的光线波长范围是 365~2 500nm。

3）参与屈光：角膜是眼屈光系统中屈光力最大的组织。角膜的屈光指数是 1.377，其前表面的屈光力为 48.8D，后表面的屈光力为 -5.8D，总屈光力为 43D，占全眼屈光力的 70%。

4）渗透作用：角膜没有血管，营养及代谢物质通过渗透作用进出角膜，这不仅具有重要的生理意义，而且对于眼局部的药物治疗也非常重要。角膜上皮和内皮细胞连接紧密，细胞表面富于脂类，非极性的物质易于通过，而基质则易于水溶性极性物质通过。因此，具有双向性的物质易于通过角膜进入前房。当角膜出现病变时，角膜的通透性将增强。

5）感知环境及外界刺激：角膜是人体最敏感的区域，有丰富的神经末梢，能敏感地感受外界的刺激，对于机体感受外界不良刺激并迅速做出反应具有重要的意义。角膜的知觉有 3 种：冷热觉、痛觉和触觉。

（3）代谢

1）糖代谢：角膜主要利用葡萄糖和糖原分解供能。葡萄糖大部分来自房水，约占 90%，其余 10%来自结膜、角膜缘血管及泪液。

2）氨基酸代谢：角膜上皮不断更新，需要合成大量的蛋白质，所需的氨基酸大部分来源于房水。

3）维生素代谢

A. 维生素 A 的代谢：维生素 A 转化为视黄醇，视黄醇参与角膜上皮合成糖蛋白，如果角膜上皮细胞膜上缺乏糖蛋白，角膜上皮将干枯角化。

B. 维生素 C 的代谢：角膜中的维生素 C 多是还原型，约为血浆浓度的 20 倍，具有清除光辐射等产生的自由基的作用。

（4）血供：正常角膜内没有血管，而角膜缘含有丰富的血管。角膜缘的血管分布为网络状，主要供给角膜周边部。

（5）神经支配：角膜主要由两种神经支配，一是感觉神经纤维：来自三叉神经的眼支；二是交感神经和副交感神经：其来源和作用尚需进一步研究。

2. 巩膜

（1）解剖：巩膜（sclera）构成眼外层纤维膜的后 5/6，主要由胶原纤维构成。外面是眼球筋膜囊，两者之间的腔隙为巩膜上腔；内层紧靠脉络膜，两者之间的潜在间隙为脉络膜上腔，外伤或炎症时的出血、渗出可积聚在此间隙。巩膜的厚度随部位、年龄等不同而不同。后部的巩膜最厚，约 1mm，向前至赤道部逐渐变薄至 0.4~0.6mm，肌肉附着点处最薄，约 0.3mm，赤道部向前至角膜缘约为 0.6mm。一般巩膜呈白色，儿童因巩膜较成人薄，能透见脉络膜的部分颜色，所以呈蓝白色，老年人则由于脂肪的沉积，可呈淡黄白色。

在角巩膜缘交界处内外均可见一浅沟，称为外巩膜沟和内巩膜沟（图 2-7），其中内巩膜沟处是巩膜静脉窦与房角所在处，内巩膜沟后缘隆起，形成巩膜突，为睫状肌的附着处。后巩膜孔是视神经通过的孔道，此处，内 1/3 巩膜与脉络膜共同构成筛板，外 2/3 演变成硬脑膜。筛板处为眼后部的一薄弱处，同时，筛板处巩膜扩展的能力有限，当视神经水肿时，会引起视神经挤压损伤甚至萎缩。另外，巩膜上还有许多神经血管通过的小孔，如涡状静脉在巩膜赤道后约 4mm 穿行（图 2-8）。

组织学上，巩膜可分为三层（图 2-9）①巩膜表层（episclera）：为一层疏松的纤维组织，富含弹力纤维及小血管；②巩膜基质层（scleral stroma）：由致密的结缔组织构成，基本不含血管，其胶原纤维粗细不均，斜向紧密排列，因此不透明；③巩

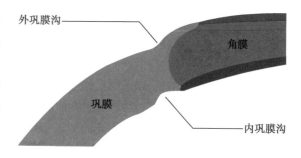

图 2-7 角巩膜缘示意图

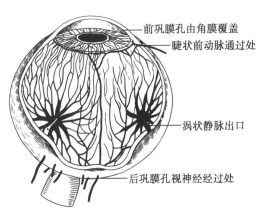

图 2-8   巩膜上的孔

前巩膜孔由角膜覆盖
睫状前动脉通过处
涡状静脉出口
后巩膜孔视神经经过处

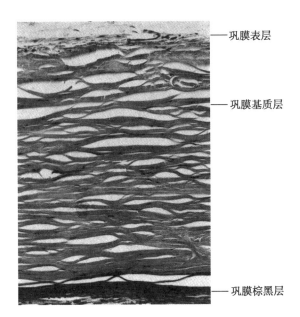

图 2-9   巩膜的组织学结构

巩膜表层
巩膜基质层
巩膜棕黑层

膜棕黑层（lamina fusca sclerae）：由特别细小的弹力纤维组成，含有大量色素细胞。

（2）生理：巩膜的生理功能主要包括与角膜、结膜等共同构成眼内容的外屏障；避光；眼外肌的附着点。

（3）代谢：与角膜代谢相似，但巩膜代谢相对缓慢。

（4）血供：巩膜基质层除了穿行的血管外，基本上无血管，但巩膜表层及视神经筛板处却含有丰富的血管，且形成血管网。

（5）神经支配：巩膜的感觉神经来自三叉神经的眼支，眼神经的睫状神经分出睫状短神经和睫状长神经，睫状短神经支配巩膜后部，睫状长神经前行，在睫状体平坦部发出分支，一部分进入睫状体，一部分穿出巩膜到表层巩膜，在此，部分分支支配前部巩膜组织，部分继续向前并相互吻合，形成角膜缘的神经环。巩膜表层的知觉敏感，炎症时疼痛症状明显。

（二）中层葡萄膜

葡萄膜（uvea）是眼球壁的第二层膜，是位于巩膜与视网膜之间的富含色素的血管性结构，因颜色像葡萄得名葡萄膜，又称色素膜（tunica pigmentosa），也叫血管膜（vascular tunic）。葡萄膜自前向后分为虹膜、睫状体和脉络膜三个相连续部分。

1. 虹膜

（1）解剖：虹膜（iris）是葡萄膜的最前部，介于前房与后房之间，后面有晶状体支托，为一圆盘形膜。它的根部和睫状体前缘相连，向中央延伸到晶状体前面，构成将眼球前、后房分开的一个重要隔膜。虹膜中央有圆孔，称为瞳孔（pupil），瞳孔的大小随光线的强弱而改变（从 1mm 到 8mm），它的平均直径为 3mm。瞳孔周围虹膜的基质内有环形排列的瞳孔括约肌，使瞳孔收缩；虹膜基质层后面有放射状排列的肌纤维，称瞳孔开大肌，使瞳孔开大（图 2-10）。

在虹膜前表面距瞳孔缘约 1.5mm 处，有一隆起的环状条纹，即虹膜小环。虹膜小环将虹膜表面分为两个区域，外部为睫状区，内部为瞳孔区。在虹膜小环附近，有许多大小不等的穴状凹陷，称为虹膜隐窝（crypt of iris），隐窝部分的虹膜组织，缺少了前表面层，房水可以直接与虹膜基质中的血管接触，有利于虹膜和房水间的液体交换。瞳孔缘镶有窄黑色环，呈花边状，是由虹膜后色素上皮层向前延伸所致。此黑边当瞳孔扩大时变窄，缩小时变宽，这种现象称为生理性葡萄膜外翻（图 2-11）。

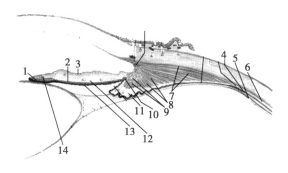

图 2-10 葡萄膜的结构(水平切面)
注:1. 瞳孔括约肌;2. 瞳孔开大肌;3. 虹膜前表面;
4. 脉络膜;5. 锯齿缘;6. 脉络膜上腔;7. 睫状肌纵行
纤维;8. 睫状肌放射纤维;9. 睫状肌环行纤维;10. 虹
膜动脉大环;11. 睫状突;12. 虹膜基质;13. 虹膜后表
面;14. 虹膜动脉小环。

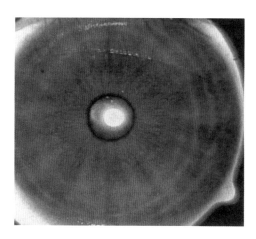

图 2-11 正常虹膜

虹膜的组织结构由前向后可分为 4 层:①前表面层;
②基质与瞳孔括约肌层;③前色素上皮与瞳孔开大肌层;
④后色素上皮层(图 2-12)。虹膜后表面的两层上皮向后
分别移行为睫状体的色素上皮层和无色素上皮层。

(2)生理

1)调节瞳孔:虹膜的间隔作用和其中央圆孔——瞳
孔,成为光学系统上的光栅装置。瞳孔括约肌和开大肌控
制瞳孔的运动与进入眼内的光线数量。瞳孔是主要光学
窗口,因光线照射的强弱而缩小或扩大。瞳孔的大小,也
受到神经的影响。瞳孔的变化既可以调节入射到眼内的
光线数量,又可以调节角膜、晶状体等屈光间质所致的球
面差和色差,减少不规则光的影响,使成像清晰。

2)渗透作用:虹膜富含血管,参与营养与抗体扩散渗
透、吸收机制。

(3)血供:虹膜主要由血管组织形成,虹膜根部有一
粗大的血管环,由睫后长动脉和睫前动脉的分支吻合而
成,称虹膜动脉大环(greater arterial circle of iris)。分布到
虹膜的许多动脉细支常从虹膜动脉大环发出,经虹膜的睫
状部呈放射状达瞳孔缘。在虹膜的瞳孔缘附近有一环形

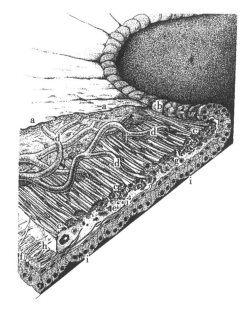

图 2-12 虹膜的组织结构
注:a. 虹膜的前表面层;b. 瞳孔缘的后色素
上皮层;c. 瞳孔括约肌;d. 小动脉;e. 块状细
胞;f. 瞳孔开大肌;g. 前色素上皮层;h. 突状
结构;i. 后色素上皮层。

的血管吻合,称为虹膜血管小环(minor vascular circle of iris)。大多数血管直接至瞳孔缘,分支成毛细
血管后折回,形成静脉的开始。虹膜的静脉彼此吻合,在虹膜根部进入睫状肌,与睫状突的静脉吻合
后经脉络膜至涡静脉,部分静脉血流入睫状静脉。

(4)神经支配:虹膜的神经很多,系来自睫状神经丛。瞳孔括约肌由属于副交感神经的动眼神经
的纤维支配;瞳孔开大肌由交感神经纤维支配。虹膜的感觉神经纤维来自三叉神经的第一支(眼支)。

2. 睫状体

(1)解剖:睫状体(ciliary body)是葡萄膜的中间部分,为位于虹膜根部与脉络膜之间的宽 6~7mm
的环状组织。睫状体的矢状切面呈三角形,基底在前,其中央部为虹膜根部附着;内侧朝向晶状体赤
道部和玻璃体;外侧附着于巩膜突,与巩膜毗邻。睫状体前 1/3 较肥厚,称睫状冠(ciliary crown)或称

NOTES

褶部（pars plicata），长约 2mm，内表面有 70~80 个纵行放射状嵴样突起称睫状突（ciliary process），睫状突与晶状体赤道部相距 0.5mm，存在于睫状突间小沟内的许多小的嵴状结构，称睫状襞。后 2/3 薄而平坦称睫状体平坦部，长约 4mm。从睫状突和平坦部到晶状体赤道部有纤细的晶状体悬韧带与晶状体连接（图 2-13）。

从内向外将睫状体分为 5 部分：①无色素睫状上皮。②色素睫状上皮：向前与虹膜开大肌上皮相延续，向后与视网膜色素上皮相延续。③基质。④睫状肌：由平滑肌纤维束所组成，分三部分：最外层为前后走向的纵行纤维部分；中间层为斜行排列的放射纤维部分，呈扇形斜向行走；位于睫状体前内侧的是环形纤维部分，其环形走向与角膜缘平行。⑤睫状体上腔。

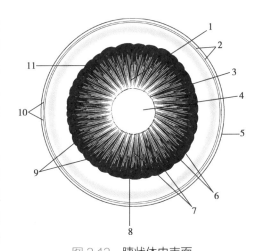

图 2-13　睫状体内表面

注：1. 睫状冠；2. 脉络膜；3. 悬韧带；4. 晶状体；5. 巩膜；6. 睫状襞；7. 睫状突；8. 虹膜后表面；9. 锯齿缘；10. 视网膜；11. 睫状体平坦部。

（2）生理：睫状突的无色素睫状上皮司房水的分泌，房水协助维持眼压，提供角膜后部、晶状体和小梁网代谢所需要的物质。睫状突的分泌可受到一些因素的影响，如碳酸酐酶、钠、钾离子的浓度等都与分泌房水多少有关。

无色素睫状上皮间的紧密连接、虹膜组织的连接和虹膜血管构成血-房水屏障。脂溶性物质，如氧、二氧化碳可以高速率透过屏障，而蛋白质和其他的大分子则受到限制，不易透过这一屏障。血-房水屏障的存在使得房水的化学成分与血液不同。

平坦部的无色素睫状上皮分泌黏多糖酸，这是玻璃体的主要成分之一。

睫状肌各部分的协调收缩保证睫状体的调节功能。睫状肌收缩产生两个方向的力：一个力是使晶状体悬韧带向前、向内运动的力，主要是环行纤维收缩的结果；另一个力是将脉络膜前部向前（沿着巩膜内面）牵引的力，这是纵行纤维运动的结果。前一个力的作用，使晶状体悬韧带放松，晶状体变凸，屈光度增加，这是晶状体的调节作用，使该眼能看清近距离的物体；后一种力的作用使脉络膜前部向前移，同时把巩膜突拉向后。

调整眼压也是睫状体的主要功能之一。

（3）血供：睫状体的动脉起自虹膜动脉大环以及睫后长动脉、睫前动脉尚未吻合成动脉大环段，在睫状肌内可形成第二动脉环，即所谓的睫状肌动脉环（arterial circle of ciliary muscle）。每个睫状突均有 2~4 支小动脉，睫状突的毛细血管管径粗，所以血流量大，有利于房水的产生。平坦部的血管层由脉络膜延续而来，血管较细，动脉很少，甚至连真正的毛细血管层也没有，脉络膜的毛细血管层到此终止。

睫状肌的静脉大部分向后加入来自睫状突的平行静脉，还有少部分向前穿出巩膜，引入睫状静脉。睫状突的静脉向后呈一系列平行而互相吻合的血管支，于睫状体平坦部到达脉络膜，加入涡静脉。

（4）神经支配：睫状神经在睫状体内组成密集的神经丛。感觉神经纤维来自三叉神经的第一支，支配血管平滑肌的神经纤维来自交感神经丛，睫状肌主要由经过睫状神经节的、来自动眼神经的副交感神经纤维支配。

3. 脉络膜

（1）解剖：脉络膜（choroid）是葡萄膜的最后面部分，位于视网膜和巩膜之间，前端以锯齿缘为界，向后止于视神经周围，是一层富含血管的外观呈棕色的膜。脉络膜内面借一层光滑的 Bruch 膜与视网膜的色素上皮层相联系，外侧通过一个潜在的腔隙（脉络膜上腔）与巩膜棕黑层为邻。

脉络膜主要由血管组成，故其厚度随血管的充盈程度而有很大变异。脉络膜的血管可分为 3 层：

接近巩膜的血管最大,为大血管层;靠近视网膜的最细,为毛细血管层;两层之间为中血管层。视神经附近的脉络膜动脉发出分支,这些分支在视神经周围形成血管环,称为Zinn环(图2-14)。

脉络膜的组织结构由外向内分为四层:①脉络膜上腔:位于脉络膜与巩膜之间,睫后长、后短动脉及睫状神经均由该区穿过。②大血管层和中血管层。③毛细血管层:由排列致密的毛细血管组成。④Bruch膜。脉络膜毛细血管借Bruch膜与视网膜色素上皮层紧密结合,临床上称为脉络膜毛细血管-玻璃膜-视网膜色素上皮复合体(choriocapillario-Bruch's membrane-retinal pigment epithelium complex,CBRC),在这些结构中的一个出现病理变化时,常常会引起其他结构的相应的病理变化。

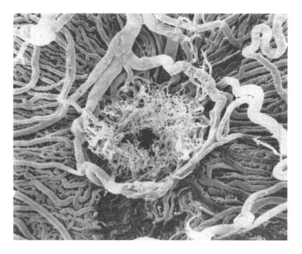

图2-14 Zinn环

注:图中显示脉络膜大血管分出的分支在视神经周围形成Zinn环,并以细小分支供应视盘(血管铸型扫描电镜照片)。

(2)生理:眼球内血液总量的90%在脉络膜,其中70%在脉络膜毛细血管层。脉络膜毛细血管层营养视网膜神经上皮层的外层(自视细胞层至外丛状层)、视神经的一部分,并且通常是黄斑区中心凹部位的唯一营养来源,这是在视网膜中央动脉阻塞时能够观察到黄斑区呈樱桃红斑的原因,大约有15%的人同时有来自脉络膜的睫状视网膜动脉为中心凹部供血。

(3)血供:脉络膜的血液主要来自睫后短动脉。睫后长动脉分出返回支供应前部脉络膜。脉络膜毛细血管的静脉血流,首先进入毛细血管网外侧的小静脉,然后汇集于涡静脉,排出至眼球外。

(4)神经支配:脉络膜的感觉纤维、交感纤维和副交感纤维来源于睫状神经。

(三)内层视网膜

(1)解剖:视网膜是一层透明的膜,由内层的神经上皮和外层的色素上皮组成。其前界为锯齿缘,向后止于视盘,内侧为玻璃体,外侧为脉络膜。视网膜上重要的标志有视盘和黄斑。

1)视盘:距黄斑鼻侧约3mm处有一约1.5mm×1.75mm境界清楚,橙红色的圆形盘状结构,称为视盘(optic disc),又称为视乳头(optic papilla),是视神经穿出眼球的部位。视盘中央的小凹陷区称视杯。视盘上有视网膜中央动、静脉通过,其分支分布于视网膜上(图2-15)。

2)黄斑:视网膜后极部上、下血管弓之间的区域称为黄斑,因中央无血管的凹陷区富含叶黄素使其外观色略黄而得名,直径约5.5mm。整个黄斑由凹部、中心小凹、中心凹、旁中心凹和中心凹周围区一起组成,又称中央区(图2-16)。

A. 凹部(umbo):是黄斑中心凹陷的底,为150~200μm(图2-17)。

B. 中心小凹:代表黄斑的精确中心,内有中央锥细胞束,直径350μm,厚150μm,中心小凹引起的视力最敏锐。

C. 中心凹:中心凹的边缘在生物显微镜下常可看到内界膜的反光晕,直径1 500μm,相当于视盘大小,厚0.55mm。它包括1个薄薄的底,1个22°的斜坡和1个厚的边缘。中心凹的中心

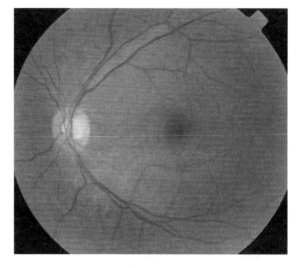

图2-15 正常眼底像,显示视盘和黄斑

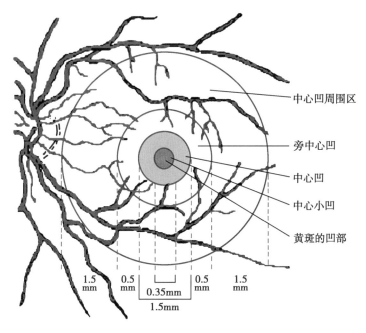

图 2-16　黄斑的分区

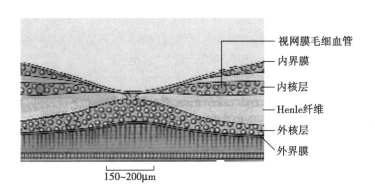

图 2-17　黄斑的凹部

在外伤时容易发生黄斑裂孔。

　　D. 旁中心凹（parafovea）：是环绕黄斑边缘的一条宽 0.5mm 的条带。此处视网膜各层结构如常，包括 4~6 层神经节细胞和 7~11 层双极细胞。

　　E. 中心凹周围区（the perifovea）：是围绕中心凹的一条宽 1.5mm 的条带。这一区域有几层神经节细胞和 6 层双极细胞。

　　3）周边视网膜（peripheral retina）：被分为近、中、远和极周边部视网膜。近周边部是黄斑区外 1.5mm 宽的带；中周边是赤道部，宽 3mm；远周边部从赤道延伸到锯齿缘，这条带的宽度取决于眼球大小和屈光状态。一般情况下眼球赤道部周长是 72mm，锯齿缘周长 60mm，这一条带的平均宽度是 6mm。锯齿缘和睫状体平坦部是极周边部。

　　4）神经视网膜的分层：除中心凹、锯齿缘和视盘以外，神经视网膜由 9 层组成（图 2-18）。①视锥、视杆细胞层（光感受器细胞层）：由光感受器的内外节组成；②外界膜：为一薄网状膜，由邻近光感受器和 Müller 细胞结合组成；③外核层：由光感受器细胞核组成；④外丛状层：疏松的网状结构，由视锥、视杆细胞的终球与双极细胞的树突及水平细胞的突起相连接而形成的突触部位；⑤内核层：主要由双极细胞、水平细胞、无长突细胞及 Müller 细胞的细胞核组成；⑥内丛状层：主要由双极细胞、无长突细胞与神经节细胞相互接触形成突触的部位；⑦神经节细胞层：由神经节细胞核组

成;⑧神经纤维层:由神经节细胞轴突构成;
⑨内界膜:是视网膜和玻璃体间的一层薄
膜,是 Müller 细胞的基底膜。

光感受器的组织结构包括外节、连接纤
毛、内节、体部和突触五部分。每个外节由
约 700 个扁平的膜盘堆积组成。视杆细胞
的外节为圆柱形,视锥细胞的外节呈圆锥
形,膜盘不断脱落和更新(图 2-19)。

5)视网膜色素上皮:为在神经视网膜和
脉络膜之间含有黑色素的上皮细胞层。视
网膜色素上皮是单层细胞,在剖面上是立方
形的,从上面看是六边形。六边形细胞相互
之间是紧密连接的连接小带,阻断了水和离
子的自由来往。这种连接的屏障相当于由
视网膜毛细血管的内皮细胞形成的血-视网
膜屏障。

(2)生理:视网膜的功能是既要捕捉外
界的光,又要对光所引起的刺激进行处理。

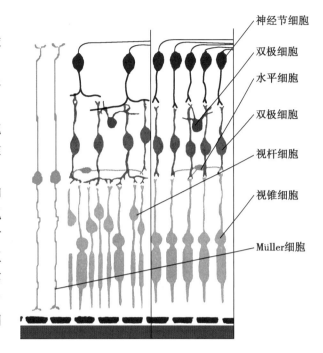

图 2-18　视网膜的细胞组成

捕捉光子并将其转换为电刺激称为光的转换,这个过程是在光感受器-锥杆细胞的外节完成的。视色
素分子是光电转换的生化基础,位于光感受器外节膜盘上。光感受器的神经冲动,经双极细胞传至神
经节细胞,由神经节细胞发出的神经纤维(轴突)向视盘汇集。

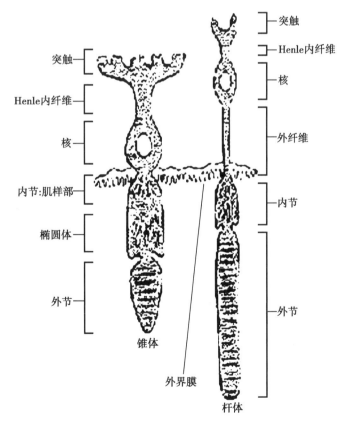

图 2-19　视网膜光感受器

1）视色素：人视网膜上有 4 种视色素，1 种在视杆细胞中，3 种在视锥细胞中，每个杆锥细胞的外节只含有 1 种视色素。视锥细胞色素是视紫蓝质，根据吸收光谱，有对红光敏感的（570nm），对蓝光敏感的（440nm），对绿光敏感的（540nm），这 3 种类型色素细胞受到的刺激混合在一起，形成颜色视觉。视杆细胞的视色素是视紫质，最好吸收的光波长是 500nm 的蓝绿光。

2）视网膜色素上皮的功能：吸收散射光线；控制视网膜下腔的液体和营养物质（血-视网膜屏障的功能）；视色素再生和合成；合成生长因子和其他代谢物；维持视网膜的贴附；胞饮和消化光感受器的代谢废物；维持电稳态；创伤和手术后的再生和修复。实际上，临床上许多视网膜疾病所发生的色素改变都发生在色素上皮层，而不是在视网膜神经上皮层。色素上皮的主要功能是对神经视网膜起到代谢隔离和支持的作用，代谢隔离作用称为"屏障功能"（图 2-20）。

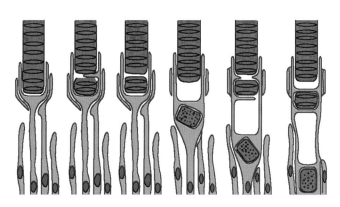

图 2-20　视网膜色素上皮对光感受器外节的吞噬作用

（3）视网膜和脉络膜的循环：正常情况下眼的屈光系统是透明的，因此可以在在体情况下观察到视网膜的循环系统。既然很多视网膜的疾病都与视网膜和脉络膜的血管改变有关，理解眼底的循环系统对于认识后节的疾病非常重要。

循环大体解剖学：视网膜从 2 个不连续的系统接受营养——视网膜血管系统和脉络膜血管系统。2 个系统都是从眼动脉分化出来的，眼动脉是颈内动脉的第一分支。眼动脉的主要分支有：①视网膜中央动脉，属终末动脉，供应视网膜内 5 层；②睫后短动脉，分鼻侧和颞侧两主干，营养视网膜外 5 层和脉络膜；③睫后长动脉，由眼动脉分出 2 条，主要供应前部脉络膜和虹膜、睫状体；④肌动脉以及泪腺动脉、鼻梁动脉等分支（图 2-21、图 2-22）。

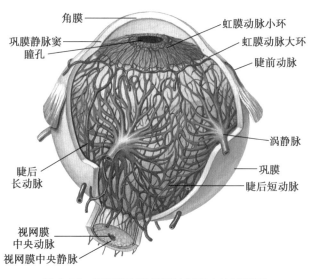

图 2-21　视网膜和脉络膜的循环大体解剖图

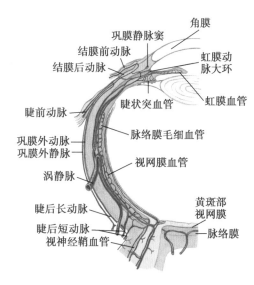

图 2-22　视网膜和脉络膜的循环剖面图

脉络膜通过涡静脉系统回流,涡静脉常有 4~7 支主要的血管(常为 6 支),每个象限 1~2 支,位于赤道部。涡静脉引流入上、下眶静脉,再分别进入颈静脉窦和翼静脉丛。视网膜中央静脉引流视网膜和视神经的前段进入颈静脉窦。因此视网膜和脉络膜的循环系统都与颈静脉窦有交流。

脉络膜的所有结构都有节段性,血运的节段性分布开始于后睫状动脉分支的水平,由涡静脉系统引流。脉络膜动静脉互相不平行。每支终末脉络膜细动脉供应一片独立的脉络膜毛细血管区域,被称为一小叶,由一小静脉引流(图 2-23)。

(4)血-视网膜屏障(blood-retina barrier):由视网膜血管和视网膜色素上皮共同组成。视网膜毛细血管内皮形成血-视网膜内屏障(blood-retina inner barrier),阻止视网膜血管内物质漏出到组织间;视网膜色素上皮形成血-视网膜外屏障(blood-retina outer barrier),阻止脉络膜血管内物质进入视网膜。屏障功能依赖于紧密连接,限制细胞间水溶性分子的运动。位于脉络膜毛细血管和视网膜色素上皮之间的 Bruch 膜只对大分子有扩散屏障的作用。

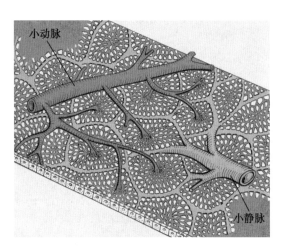

图 2-23 脉络膜循环系统的构造

二、眼球内容

(一)眼内腔

眼内腔包括前房、后房和玻璃体腔。

1. 前房(anterior chamber) 是由角膜、虹膜、瞳孔区晶状体、睫状体前部共同围成的腔隙。前房内充满房水,容积约 0.25ml。前房在瞳孔处最深,正常成人约为 3.0mm,周边部渐浅,最周边处称为前房角(angle of anterior chamber)。前房的深度随年龄、屈光状态等改变,年轻人、近视者前房较深,老年人、远视者前房较浅。

前房角的前外侧壁为角巩膜缘,后内侧壁为虹膜根部和睫状体前端,两壁在睫状体前端相遇,组成前房角。前房角是房水排出的主要途径,对维持正常眼压起重要作用。当前房角解剖结构或房水排出功能异常时,房水排出受阻,眼压升高,导致青光眼发生。前房角内有以下结构:从前外至后内依次为 Schwalbe 线、小梁网和 Schlemm 管、巩膜突、睫状带和虹膜根部(图 2-24)。

小梁网(trabecular meshwork)是位于 Schwalbe 线与巩膜突之间的巩膜内沟(角巩膜缘内面的凹陷)内,其内侧与房水接触,外侧的后 2/3 与 Schlemm 管相邻。小梁网是由小梁相互交错形成的多层海绵状组织,宽约 0.5mm,具有筛网的作用,使房水中的一些微粒物质和细胞不易进入 Schlemm 管。小梁网自内向外可分为三部分,即葡萄膜小梁网、角巩膜小梁网和邻管组织,目前研究认为邻管组织可能为房水流出阻力最大的部位。Schlemm 管位于小梁网后 2/3 的外侧,此区有引流房水的作用,称为功能小梁;小梁网前 1/3 不能引流房水,称为非功能小梁。Schlemm 管是围绕前房角一周的房水输出管道,由若干小腔隙相互吻合而成,内壁仅由一层内皮细胞与小梁网相隔,外壁发出 25~35 条集液管通过巩膜内静脉丛与睫前静脉相通。

2. 后房(posterior chamber) 为虹膜后面、晶状体前面、晶状体赤道部、玻璃体前面、睫状体内面之间形成的一个不规则腔隙。此腔内充满房水,容积约 0.06ml。

3. 玻璃体腔(vitreous cavity) 前界为晶状体、晶状体悬韧带和睫状体后面,后界为视网膜前面,其内填充透明的玻璃体。占眼球容积的 4/5,约为 4.5ml。

(二)眼内容

眼内容包括房水、晶状体和玻璃体,三者均透明而又有一定的屈光指数,是光线进入眼内到达视

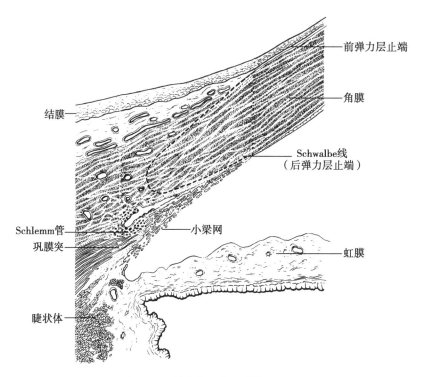

图 2-24   前房角及角巩膜缘示意图

网膜的通路,它们与角膜一并构成眼的屈光系统。

1. 房水(aqueous humor)   由睫状体的睫状突上皮产生,充满后房和前房,总量为 0.15~0.3ml,其主要成分是水,占总量的 98.75%。房水来源于血浆,但其化学成分不同于血浆,房水中蛋白质含量约为 0.2mg/ml,仅为血浆含量的 1/400~1/300,房水中白蛋白含量相对高于血浆而球蛋白含量相对低于血浆,当外伤等原因导致血-房水屏障被破坏时,房水中蛋白含量急剧增多,临床上裂隙灯检查出现房水闪辉现象。房水的 pH7.3~7.5,屈光指数 1.336。

房水处于动态循环中,它由睫状体的睫状突上皮产生后到达后房,通过瞳孔进入前房,然后由前房角经小梁网进入 Schlemm 管,再经集液管和房水静脉进入睫前静脉而回到血液循环,这一外流途径为压力依赖性的。另有少部分房水从葡萄膜巩膜途径引流(占 10%~20%)或经虹膜表面隐窝吸收(微量),这一排出途径为非压力依赖性的。如果房水循环通道任何部位受阻,将导致眼压升高。

房水生成包括分泌、超滤过、扩散 3 种方式。分泌为主动的需氧耗能过程,所产生的房水约占房水生成总量的 75%,这一过程不受眼压影响。超滤过是压力依赖性的,受眼压、睫状体毛细血管压、血浆胶体渗透压、毛细血管渗透性、毛细血管数和血管壁厚度影响,约 25% 的房水由超滤过作用形成。扩散作用产生的房水很少。房水生成量受年龄、药物、睫状体病变等因素的影响,并有明显的昼夜变化(生成量白天多于夜晚)。正常情况下,房水生成率为 2~2.5µl/min。

房水功能为维持眼压和营养角膜、晶状体及玻璃体,并清除上述组织产生的代谢产物。

2. 晶状体

(1)解剖:晶状体位于眼后房,处于虹膜后表面和玻璃体前表面之间,晶状体后表面挤压中央区玻璃体前表面形成一小凹,称玻璃体小凹(图 2-25)。晶状体通过悬韧带与睫状体相连,悬韧带附着于晶状体赤道部前 1.5mm 至赤道后 1.25mm 的晶状体囊膜上。

晶状体由晶状体囊和晶状体纤维组成:

1)晶状体囊:是一层包绕整个晶状体的弹性基底膜,晶状体囊膜终身都在产生,而且不同部位的厚度不尽相同,其中赤道部前后最厚(21~23µm),后极部最薄(约 4µm)。临床上根据囊膜与赤道的相对位置分为前囊和后囊。

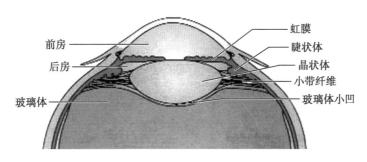

图 2-25　晶状体的位置

2）晶状体纤维：为赤道部上皮细胞向前、后极伸展、延长而成。一生中晶状体纤维不断生成并将原先的纤维挤向中心,逐渐硬化形成晶状体核。皮质位于囊膜与晶状体核之间,占体积的 16%。晶状体核位于晶状体的中心,占体积的 84%,根据其在晶状体发育过程中出现的时间顺序分为胚胎核、胎儿核、婴儿核、成人核(图 2-26)。

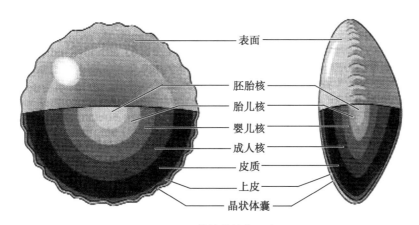

图 2-26　晶状体的结构示意图

（2）形态：晶状体是一个透明的双凸透镜,一生都处于不断增长之中。出生时晶状体直径约5mm,中央厚度 3.5~4mm。成人晶状体直径 9~10mm,中央厚度 4~5mm,前表面较平坦,曲率半径为10mm,后表面较凸,曲率半径为 6mm。

（3）生理

1）屈光：正常眼无调节状态下晶状体相当于 20D 的凸透镜,是最主要的眼屈光介质之一。

2）调节：睫状肌的收缩与松弛通过悬韧带带动整个晶状体厚度的变薄或增厚,从而改变其曲折力。晶状体弹性下降和睫状肌功能减退的情况下,眼的调节力下降。

3）吸收紫外线,保护视网膜。

3. 玻璃体

（1）解剖：玻璃体（vitreous body）为无色透明的胶体,位于晶状体后面的玻璃体腔内,占眼球内容积的 4/5,成人的玻璃体约 4.5ml。

玻璃体由 98% 的水与 2% 的胶原和透明质酸组成。玻璃体周边部的胶原纤维排列较致密形成玻璃体膜,其中以睫状体平坦部和视盘附近的玻璃体膜最厚,与周围组织的连接也最紧密。玻璃体膜分为前、后两部分：①前界膜,位于晶状体后表面和睫状体平坦部(又称玻璃体基底部);②后界膜,从前界膜到视盘边缘处为止(图 2-27、图 2-28)。

（2）生理功能：玻璃体是眼屈光介质的组成部分,具有三大物理特性,即黏弹性、渗透性和透明性,对光线的散射极少,并对晶状体、视网膜等周围组织有支持、减震和营养作用。

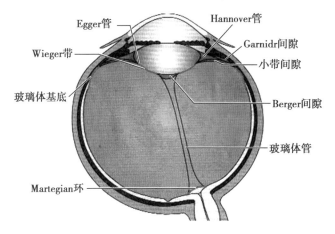

图 2-27 玻璃体及邻近结构
注:红色线条表示与相邻组织连接较紧密处。

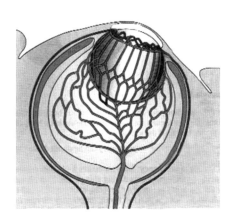

图 2-28 玻璃体的胚胎发育
注:中间血管组织为原始玻璃体,原始玻璃体外围是二级玻璃体。

第二节 视路及瞳孔反射路

要点:

1. 视路传导通路中不同部位的损伤,会引发相应范围的视觉功能障碍,特别是会引起不同的视野缺损,熟悉二者的解剖学关系及损伤后的视野变化,对眼科及颅内疾病的早期诊断具有重要意义。

2. 视神经是由视网膜神经节细胞发出的神经纤维汇集而成,起于视乳头,止于视交叉,全长平均约 40mm,分为眼内段、眶内段、管内段、颅内段。视神经为中枢神经系统的一部分,受损后不可再生。

3. 瞳孔光反射分为直接和间接对光反射,反射径路分为传入径和传出径两部分。瞳孔近反射是指注视近处物体时瞳孔变小,同时发生调节和集合作用的现象。

一、视路

视路(visual pathway)指从视网膜光感受器起,到大脑枕叶皮质视觉中枢为止的全部视觉神经冲动传递的径路。其包括 6 部分:视神经(optic nerve)、视交叉(optic chiasm)、视束(optic tract)、外侧膝状体(lateral geniculate body)、视放射(optic radiation)和视皮层(visual cortex)(图 2-29)。

(一) 视神经

视神经由视网膜神经节细胞发出的 120 万根无髓神经纤维轴突在眼球后极偏鼻侧聚集,形成约 1.5mm 的视盘,然后呈束状穿过巩膜筛板形成视神经,成为有髓的神经纤维轴突,经眼眶后部视神经孔进入颅内,两侧视神经在蝶鞍上方会合,形成视交叉。视神经无 Schwann 细胞,所以损伤后不能再生。视盘是神经纤维聚合成视神经的部位,其上无视细

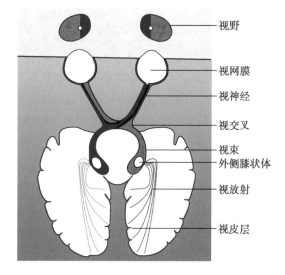

图 2-29 视路示意图

胞,在视野中形成生理盲点(physiological blind spot)。视神经是中枢神经系统的一部分,全长平均约 40mm,分为 4 段,长度分别为:眼内段,1mm;眶内段,25mm;管内段,4~9mm;颅内段,10mm。

1. 眼内段 自视盘起至巩膜后孔出口处,长约 1mm,直径在眼内 1.5mm,筛板以后开始有髓鞘包

裹,直径增为 3mm。筛板前神经发生变异时亦可有髓鞘包裹,眼底可见白色的有髓神经纤维。视网膜神经纤维穿出筛板后,其在视神经中的排列是:鼻上方纤维位于视神经的内上方,鼻下方纤维位于视神经的内下方,颞上方纤维位于上方偏外处,颞下方纤维则位于下方偏外处。由于视网膜中央大血管占据了视神经的中心部位,因而黄斑纤维被挤在颞侧上、下方。在视神经离开眼球 15mm 后,由于视神经中央轴心部位已无视网膜中央血管,故黄斑纤维逐渐移至视神经轴心部位。

视神经的血液供应主要是眼动脉,环绕视神经纤维束有丰富的毛细血管网。来自颅内的软脑膜、蛛网膜和硬脑膜延续包绕着视神经前鞘膜至眼球后,鞘膜间隙与相应的颅内间隙相通,其中蛛网膜下腔亦充满脑脊液,颅内压增高时,压力传至视盘可导致视盘水肿。

2. 眶内段　自巩膜后孔至视神经管的眶口,长约 25mm,呈 S 形弯曲,以利于眼球转动。

3. 管内段　视神经通过视神经管的部分,长 9mm,该段视神经与蝶窦、筛窦、上颌窦甚至额窦的关系密切,因此可因鼻旁窦疾病导致视神经受累。

4. 颅内段　由颅腔入口至视交叉,长约 10mm。

（二）视交叉

视交叉位于蝶鞍之上,前方与两侧视神经相连,称视交叉前脚;后方与两侧视束相连,称视交叉后脚;中央部分称视交叉体部。视交叉呈椭圆形,横径 12mm,前后径约 8mm,厚 2~5mm。视交叉的下方为脑垂体,故垂体肿瘤向上发展时,可对视交叉发生压迫,产生不同的视野缺损。视交叉外被软脑膜包围,与鞍膈之间有脚间池相隔,前上方为大脑前动脉及前交通动脉,后上方为第三脑室,两侧为颈内动脉。

视交叉的神经纤维包括交叉和不交叉两组,来自视网膜鼻侧纤维交叉至对侧,来自视网膜颞侧的纤维不交叉。来自视网膜上半部的交叉纤维居视交叉上层,在同侧形成后膝,然后进入对侧视束;下半部的交叉纤维居视交叉下层,在对侧形成前膝,进入对侧视束。来自视网膜上半部的不交叉纤维,居视交叉同侧的内上方,下半部的不交叉纤维居同侧外下方,进入同侧视束。黄斑部纤维也分为交叉和不交叉两组,分别进入对侧或同侧视束(图 2-30)。

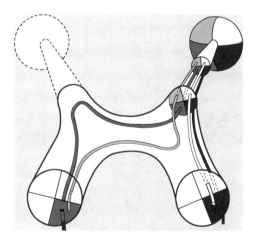

图 2-30　视交叉神经纤维走行示意图

（三）视束

由视交叉向后的视路神经纤维称为视束,视束长40~50mm。每一视束包括来自同侧视网膜颞侧的不交叉纤维和对侧视网膜鼻侧的交叉纤维。不交叉纤维居视束的背外侧,交叉纤维居视束的腹内侧,黄斑纤维居中央,后渐移至背部。

（四）外侧膝状体

外侧膝状体属间脑的一部分,位于大脑脚外侧,视丘枕的下外面。视束的视觉纤维止于外侧膝状体的节细胞,换神经元后进入视放射。在外侧膝状体中,黄斑纤维居背侧,视网膜上半部纤维居腹内侧,下半部纤维居腹外侧。

（五）视放射

视觉纤维自外侧膝状体发出后,组成视放射,其纤维向后通过内囊和豆状核的后下方,然后呈扇形分开,同时分成背侧、外侧及腹侧三束,其中前两束均经颞叶、顶叶髓质向后止于枕叶;腹侧束则先向前外方走向颞叶,绕过侧脑室下角前端,形成一凸面向外的 Meyer 襻,再向后止于枕叶。视网膜黄斑纤维居视放射中部,来自视网膜上方纤维居背部,下方纤维居腹部。交叉与不交叉纤维混合在一起。

（六）视皮层

此区位于两侧大脑枕叶后部内侧面的纹状区,即 Brodmann 第 17 区。此区为一水平的距状裂,分为上、下两唇,全部视觉纤维终止于此,纹状区是视觉的最高中枢,每一侧半球的纹状区接受同侧眼颞侧及对侧眼鼻侧的视觉纤维。视网膜各部在纹状区均有一定的投影部位,视网膜上半部相关纤维止于大脑距状裂上唇,视网膜下半部相关纤维止于距状裂下唇,黄斑部相关纤维止于纹状区后极部。视网膜周边部纤维居于纹状区中部。交叉纤维终止于深内颗粒层,不交叉纤维终止于浅内颗粒层。

二、瞳孔反射径路

1. 光反射(light reflex) 当光线照射一眼瞳孔,引起被照眼瞳孔缩小,称为直接对光反射;而未被照射的对侧瞳孔也相应收缩,称为间接对光反射。反射径路分为传入径和传出径两部分(图 2-31)。

传入路光反射纤维开始与视神经纤维伴行,至视交叉亦分交叉和不交叉纤维进入视束。在接近外侧膝状体时,光反射纤维离开视束,经四叠体上丘臂进入中脑顶盖前区,终止于顶盖前核,在核内交换神经元,发出纤维,一部分绕过中脑导水管与同侧缩瞳核(Edinger-Westphal 核,E-W 核)相联系,另一部分经后联合交叉到对侧 E-W 核。传出路为由两侧 E-W 核发出的神经纤维,随动眼神经入眶,止于睫状神经节,在节内交换神经元,节后纤维随睫状短神经入眼球至瞳孔括约肌。

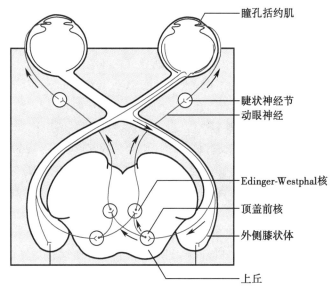

图 2-31　瞳孔反射径路

2. 近反射(near reflex) 注视近处物体时瞳孔变小,同时发生调节和集合作用,称瞳孔近反射。该反射需大脑皮质协调完成,其传入路与视路伴行达视皮层,传出路由视皮层发出的纤维经枕叶-中脑束到 E-W 核和动眼神经的内直肌核。再随动眼神经到达瞳孔括约肌、睫状肌和内直肌,完成瞳孔缩小、调节和集合作用。

第三节　眼附属器的解剖和生理

要点:

1. 为捕捉光讯息,眼球暴露于体表,增加了它受外伤和外界病原体侵袭的机会。眼附属器的存在便是保护、支持和运动眼球。

2. 眼睑分上、下两部分,眼睑皮肤薄而疏松,血液循环丰富,易受挫伤出现眼睑水肿和出血。

3. 眼眶分为上、下、内、外四个壁,外侧壁稍偏后,有利于外侧视野开阔,但也增加了外伤的机会;外侧壁最厚,其他三面骨质较外侧壁薄,与额窦、筛窦和上颌窦毗邻。

眼附属器包括眼睑、结膜、泪器、眼外肌和眼眶。

一、眼睑

眼睑对眼球具有重要的保护功能,它能保护角膜免受外伤和防止刺眼的强光进入眼内。

(一)眼睑的组织解剖

眼睑(eyelid)分为上睑和下睑,覆盖眼球前面。上睑上界为眉,下睑下界与面颊部皮肤相连续,无明显分界。上、下眼睑的游离缘称睑缘,上、下睑缘之间的裂隙称睑裂(palpebral fissure),其内外连接处分别称为内眦和外眦。成人的睑裂高度总平均为 7.54mm,睑裂水平长度总平均为 27.88mm。上睑缘遮盖角膜上缘 1.0~2.0mm,下睑缘则与角膜下缘相切。内眦与眼球之间有一小湾称泪湖,泪湖的鼻侧部分可见一椭圆形肉样隆起称泪阜。泪湖的颞侧有一半月形皱襞,色红称结膜半月皱襞,半月皱襞相当于动物的第三眼睑,是一种退化的组织。

睑缘宽 2mm,分前后两唇,前唇钝圆,后唇呈直角,紧贴眼球,两唇间皮肤与黏膜交界处形成浅灰色线,称为灰线,该处是相对无血管区域。前唇有睫毛,后唇有一行排列整齐的睑板腺导管开口。上睑皮肤有一沟,称上睑沟即为双重睑。

眼睑组织分为 5 层,由前向后依次为皮肤、皮下疏松结缔组织、肌层、纤维层和结膜。

1. 眼睑皮肤 是全身皮肤最薄的部位,容易形成皱褶。

2. 皮下组织 为疏松结缔组织所构成,容易发生水肿。

3. 肌层 包括眼轮匝肌、上睑提肌和 Müller 肌。

(1)眼轮匝肌(orbicularis oculi):是位于皮下的一薄层肌肉,以睑裂为中心环绕上下睑,分为睑部、眶部和泪囊部三部分。睑部为眼轮匝肌的主要部分,其纤维起自眼睑内眦韧带,转向外侧呈半圆形,终止于外眦韧带,按位置不同分为睑板前、眶隔前两部分(图 2-32)。眶部位于睑部眼轮匝肌的外围。泪囊部眼轮匝肌也称 Horner 肌,正常情况下,泪液的排出依赖于该肌肉的泪液泵作用。

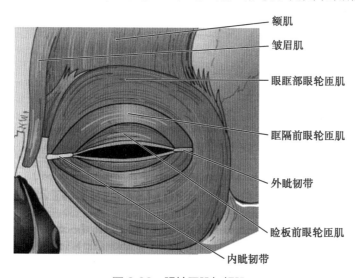

图 2-32 眼轮匝肌与额肌

(2)上睑提肌(levator palpebrae superioris):是眼睑主要的收缩肌。由 Zinn 环的上方开始,沿眶上壁于上直肌上方向前,上睑提肌腱膜成扇形向下行走 14~20mm,最后其纤维附着于上睑板上缘 3~4mm 处,部分纤维附着于上穹隆部结膜;腱膜内外两端称"角",外侧角于泪腺的眶部和睑部间穿过附着于外眦韧带,内侧角较薄弱,附着于内眦韧带和额泪缝(图 2-33)。

(3)Müller 肌:起始于上睑提肌下面的横纹肌纤维间和下直肌的筋膜,附着于上、下睑板的上缘和下缘,受颈交感神经支配,在上、下眼睑起着辅助收缩作用,使睑裂开大。

4. 纤维层 包括睑板和眶隔两部分。

(1)睑板(tarsal plate):由致密的结缔组织、丰富的弹力纤维和大量睑板腺所组成,是眼睑的支架组织,呈半月形,上睑板中央高度 8~12mm,下睑板中央高度 3~5mm。睑板内有垂直排列的皮脂腺,称睑板腺(tarsal gland),上睑有 25~30 个,下睑约有 20 个,开口于睑缘,分泌的油脂构成泪液膜脂质层。

(2)眶隔(orbital septum):是睑板向四周延伸的一薄层富有弹性的结缔组织膜。在上睑,眶隔与上睑提肌的鞘膜掺杂且随之前行,直连皮肤;在下睑眶隔完整,与睑板融合。眶隔形成睑与眶的屏障(图 2-34)。

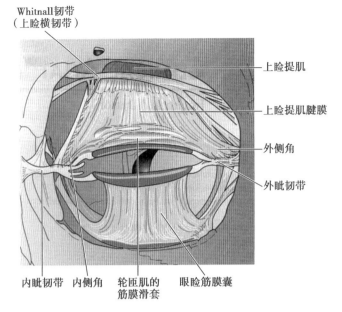

图 2-33　上睑提肌与内外眦韧带

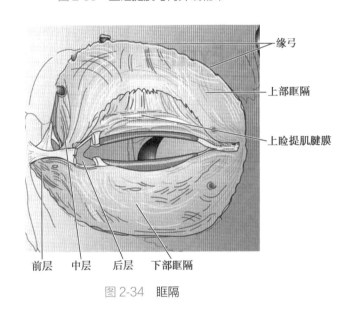

图 2-34　眶隔

5. 睑结膜层　紧贴于睑板后面(见本节"二、结膜")。

(二) 眼睑的血管

眼睑是体内血液供应最好的组织之一,因此具有高度的再生和修复能力。

眼睑动脉来自两个系统:①来源于颈外动脉的面动脉、颞浅动脉和眶下动脉;②来源于颈内动脉的眼动脉分支的鼻梁动脉、眶上动脉和泪腺动脉。这些动脉于上、下眼睑相互吻合,形成睑缘动脉弓和周围动脉弓。睑缘动脉弓位于离睑缘 2~3mm 处,周围动脉弓位于睑板上缘的眼轮匝肌和 Müller 肌之间(图 2-35)。

静脉回流汇入眼、颞及面静脉中,这些静脉均无静脉瓣,因此眼睑化脓性炎症有可能蔓延到海绵窦而导致严重后果。

眼睑的淋巴管分为内、外两组引流,下睑内侧 2/3 和上睑内侧 1/3 由内侧淋巴组引流至颌下淋巴结;上、下睑的其余部分则分浅深二组分别由外侧淋巴组引流至耳前淋巴结和腮腺淋巴结。

(三) 眼睑的神经

眼睑的神经包括运动神经(面神经支配部分眼轮匝肌、皱眉肌和额肌,动眼神经支配上睑提肌)(图 2-36)、感觉神经(三叉神经的Ⅰ、Ⅱ支)(图 2-37)和交感神经。

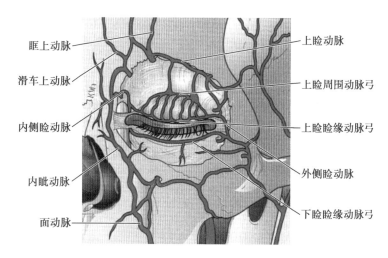

图 2-35　眼睑的动脉血供

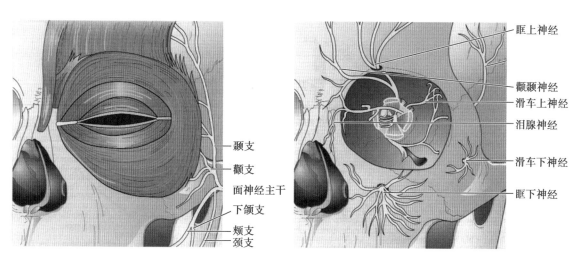

图 2-36　支配眼睑的运动神经和面神经　　　　图 2-37　支配眼睑的感觉神经

二、结膜

结膜(conjunctiva)为一连续眼睑与眼球间的透明的薄层黏膜,覆盖于眼睑后面和眼球前面。

(一)结膜的解剖学

按解剖部位,结膜分为睑结膜、球结膜和二者移行部的穹隆结膜三部分。如果以睑裂为口,角膜为底,结膜正好成一囊,即结膜囊(图 2-38)。

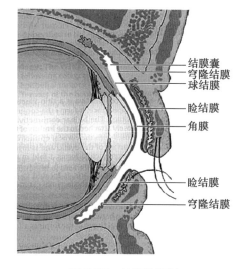

图 2-38　结膜的解剖

1. **睑结膜**(palpebral conjunctiva)　覆盖于睑板内面,与睑板紧密粘连不能被推动。上睑结膜在距睑缘后唇约 3mm 为睑板下沟,常为异物存留之处。正常情况下,在透明的结膜下可见垂直走行的小血管和部分睑板腺管。

2. **球结膜**(bulbar conjunctiva)　是结膜中最薄的部分,覆盖于眼球前部巩膜表面,止于角巩膜缘。球结膜与其下方组织结合疏松,可被推动。

3. **穹隆结膜**(fornical conjunctiva)　介于睑结膜和球结膜之间,可分为上、下、鼻、颞四个部位。此部结膜组织疏松,多皱褶,便于眼球活动。

（二）结膜的腺组织

结膜的分泌腺：①杯状细胞，分布于睑结膜和穹隆结膜的上皮细胞层，睑板沟处较集中，分泌黏液湿润角膜和结膜，起保护作用；②副泪腺（Krause 腺、Wolfring 腺），位于穹隆结膜下，分泌泪液。

（三）结膜的血管和神经

来自眼睑动脉弓及睫前动脉。眼睑动脉弓分布于睑结膜、穹隆结膜和距角膜缘 4mm 以外的球结膜，此动脉称结膜后动脉，充血时称结膜充血。睫前动脉在角巩膜缘后 3~5mm 处，一部分穿入巩膜，另一部细小的巩膜上支继续前行组成角膜周围血管网并分布于球结膜，后者称结膜前动脉，充血时称睫状充血。

结膜受三叉神经分支所支配。

三、泪器

泪器包括分泌泪液的泪腺和排泄泪液的泪道（图 2-39）。

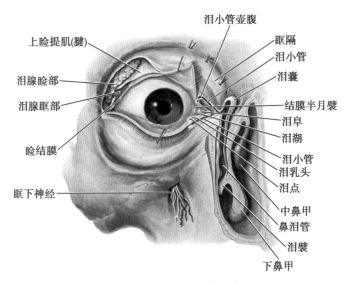

图 2-39　泪腺及泪道结构

（一）泪腺

泪腺（lacrimal gland）由细管状腺和导管组成，位于眼眶外上方的泪腺窝内。上睑提肌肌腱从中通过，将其分隔成较大的泪腺眶部和较小的泪腺睑部，正常时从眼部不能触及。泪腺共有排泄管 10~20 个，开口于外上穹隆结膜。血管供应来自眼动脉的泪腺动脉。

泪腺神经为混合神经，其中感觉纤维为三叉神经眼支的分支；分泌纤维来自面神经中的副交感神经纤维和颅内动脉丛的交感神经纤维，司泪腺分泌。

（二）泪道

泪道（lacrimal passage）由泪点、泪小管、泪囊和鼻泪管 4 部分组成。

1. **泪点**　位于上、下睑缘内侧端，为一圆形隆起的开口，为泪道的起始部位。泪点开口面向泪湖。正常情况下泪点贴附于眼球表面。

2. **泪小管**　为连接泪点和泪囊的小管，管长约 10mm。管的开始部分垂直，长约 2mm，然后呈水平位转向泪囊。上、下泪小管多先汇合成泪总管后再进入泪囊。

3. **泪囊（lacrimal sac）**　位于内眦韧带后面，泪骨的泪囊窝内。其上方为盲端，下方与鼻泪管相连续，长约 12mm，宽 4~7mm。

4. **鼻泪管**　位于骨性鼻泪管内，上接泪囊，向下开口于下鼻道，全长约 18mm。

泪液排到结膜囊后，经瞬目运动分布于眼球的表面，并向内眦汇集于泪湖，再由泪点、泪小管的虹吸作用,进入泪道。

　　泪液为弱碱性透明液体,除含有少量蛋白和无机盐外,尚含有溶菌酶、免疫球蛋白A(IgA)、补体系统、β溶素及乳铁蛋白。故泪液除有湿润眼球作用外,还有清洁和杀菌作用。正常状态下16小时内分泌泪液0.5~0.6ml。

　　泪道的血液供应,来源有三:①来自眼动脉分支,上睑内侧动脉供应泪囊,下睑内侧动脉供应鼻泪管;②来自面动脉分支,内眦动脉供应泪囊与鼻泪管;③来自颌内动脉分支,眶下动脉供应泪囊下部,蝶腭动脉的鼻支供应鼻泪管下部。

四、眼外肌

　　眼外肌(extraocular muscle)起源于胚胎组织的中胚层,在妊娠6个月时,所有的眼外肌及其周围组织都已经形成,以后仅仅是整个体积的增大而已。

(一)眼外肌的解剖

　　眼外肌共有6条:4条直肌和2条斜肌。4条直肌是:内直肌(medial rectus);外直肌(lateral rectus);上直肌(superior rectus);下直肌(inferior rectus)。这4条直肌都从眶尖部围绕总腱环开始,各成一束,向前向外展开,穿过眼球筋膜止于巩膜。内、外直肌附着在角膜内、外两侧,上、下直肌附着在角膜上、下两侧,附着处的肌腱呈扇状展开,并和巩膜融合。4条直肌附着处距角膜缘距离为:内直肌5.5mm、下直肌6.5mm、外直肌6.9mm、上直肌7.7mm。4条直肌附着点距角膜缘之距离,依内、下、外、上顺序形成一个特殊的螺旋状,称为Tillaux螺旋(图2-40)。当内、外直肌收缩时,眼球向内或外转动,不发生偏斜。当上、下直肌收缩时,主要分别使眼球上转、下转,同时还使眼球内转(图2-41)。

　　两条斜肌是上斜肌(superior obliquus)和下斜肌(inferior obliquus),它们走行方向较直肌复杂,上斜肌从总腱环开始,沿眶内上壁向前通过滑车。滑车(trochlea)为一坚固的纤维环,位于眶内上缘稍后处,肌腱可在其中来回滑动。

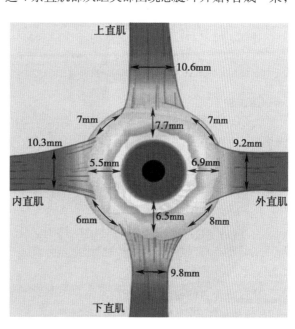

图2-40　Tillaux螺旋与直肌止端的结构

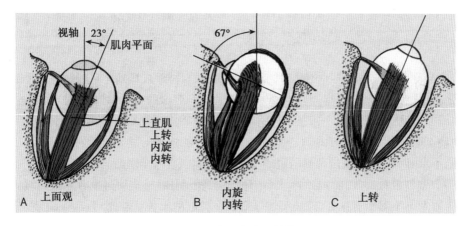

图2-41　右眼上直肌的作用
注:A.原在位;B.内转;C.外转。

上斜肌肌腱穿过滑车向后外侧穿过眼球筋膜，经上直肌下面作扇状展开，在赤道部后方止于眼球外上部（图2-42）。下斜肌由眶壁内下缘稍后方的骨壁开始，经过下直肌下面向外上方延展，在赤道部后方到达眼球外侧，止于眼球后外侧下方。上斜肌主要使眼球内旋，同时还使眼球下转和外转。下斜肌主要使眼球外旋，同时使眼球上转和外转。

眼外肌的 Pulley 结构：是位于眼球赤道部附近的软组织环，通过冠状位 MRI 影像动态扫描观察此结构较为清晰，后部 Tenon's 囊处有结缔组织的袖套限制眼外肌在眼球运动时的行走路径，这些结缔组织即被称为 Pulley。它包含胶原、弹力蛋白以及平滑肌，与眶骨壁相连，而且通过结缔组织带彼此联结。Pulley 结构的始端是在角膜缘后 13.8~18.0mm。其临床意义在于：Pulley 作为眼外肌的功能起点，调节眼外肌运动的作用，它的位置和功能的异常直接影响到眼外肌

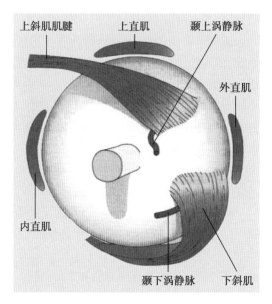

图 2-42   眼球的后面观

的正常运动，在正常的眼眶中 Pulley 的位置是高度一致的，而在非共同性斜视的病例中正常 Pulley 的位置发生了改变。

（二）眼外肌的超微结构

由于眼外肌特殊功能的需要，其结构与普通骨骼肌比较有很多不同。人类眼外肌中主要有以下两种组织学差异明显的纤维。

1. 快收缩纤维（fast-twitch fibers）　类似于骨骼肌的肌纤维。含有许多糖酵解酶，这些酶参与厌氧代谢。支配该型肌纤维的神经纤维具有运动终板末梢，为较粗大的有髓神经纤维，快收缩纤维对单一的刺激产生快速的、全或无的反应，这种反应在眼球扫视运动中起主要作用。

2. 慢收缩纤维（slow-twitch fibers）　在人类仅见于眼外肌，为有氧代谢，多线粒体，支配慢收缩纤维的是细小神经纤维。慢收缩纤维对重复刺激产生分级反应，缓慢平滑收缩，该纤维参与平滑的追随运动。

支配眼外肌的神经纤维与肌纤维呈 1：3~1：5 的高比例，而普通骨骼肌的比例仅为 1：50~1：100。所以，眼外肌能比普通骨骼肌完成更精密的运动。

（三）筋膜系统

眼球被筋膜系统巧妙地悬挂在锥形眼眶内。肌圆锥（muscle cone）位于眼球赤道后，由眼外肌、眼外肌肌鞘和肌间膜组成，肌圆锥向后伸延至眶尖部总腱环（图2-43）。总腱环包绕视神经管及眶上裂鼻侧部分，通过总腱环的结构有：动眼神经上下分支、展神经、视神经、鼻睫神经和眼动脉（图2-44）。

眼球筋膜又称 Tenon's 囊，为一层很薄的纤维组织，从视神经入口到角巩缘覆盖整个眼球。近角膜缘 1mm 处，眼球筋膜与球结膜牢固融为一体，因此位于角膜缘的手术切口可以同时穿透 3 层组织。眼球筋膜在赤道部被眼外肌穿过。每条眼外肌从起点到附着点都有纤维肌鞘包绕，眼球后部肌鞘薄，从赤道部向前至附着点处肌鞘增厚。4 条直肌肌鞘之间互相连续形成无血管的薄而透明组织称为肌间膜，在直肌手术时必须剪断肌肉两侧的肌间膜。内、外直肌自肌鞘眶面向外延伸并止于相应眶壁的纤维膜，称为节制韧带（check ligaments）。其生理作用是限制内、外直肌过度收缩或弛缓。眼球筋膜的下部，在下直肌与下斜肌贯穿处，球筋膜增厚形成一类似吊床状系带，即 Lockwood 支持韧带，支撑和固定眼球。

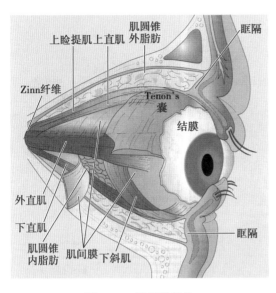

图 2-43　肌圆锥结构

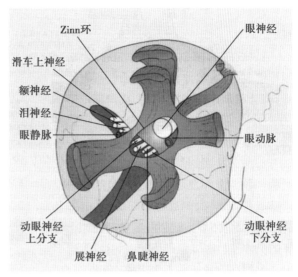

图 2-44　总腱环及其周围结构后面观

（四）眼外肌生理

1. 眼球运动及眼位

（1）眼球运动：可分为单眼运动（外内转、上下转、旋转和斜方向运动）与双眼运动（同向运动和异向运动）；从眼球运动性质考虑，可分为扫视运动（saccadic movement）、追随运动（smooth pursuit movement）和注视微动。眼球旋转运动的中心点称为旋转中心（center of rotation）（图 2-45）。

（2）眼位：第一眼位又称原在位，是指头位正时，两眼注视正前方目标时的眼位。第二眼位是指当眼球转向正上方、正下方、左侧或右侧时的眼位。第三眼位是指四个斜方向的眼位（右上、右下、左上和左下）。

2. 主动肌、对抗肌、协同肌和配偶肌

（1）主动肌（agonist muscle）：每一眼外肌的收缩必然产生一定方向的眼球运动，使眼球向一特定方向运动的主要肌肉称为主动肌。

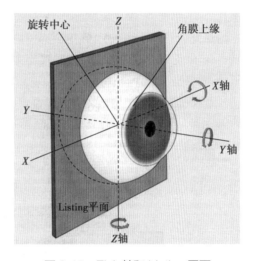

图 2-45　Fick 轴和 Listing 平面

（2）对抗肌（antagonist muscle）：同一眼产生与主动肌相反方向运动的肌肉称为拮抗肌。

（3）协同肌（synergist muscle）：同一眼使眼球向相同方向运动的两条肌肉称协同肌。如：上斜肌和下直肌都是下转肌，它们是协同肌。

（4）配偶肌（yoke muscle）：两眼产生相同方向运动互相合作的肌肉称为配偶肌。两眼共有 6 组配偶肌，如右眼外直肌与左眼内直肌，右眼上直肌与左眼下斜肌，右眼下直肌与左眼上斜肌等。

对抗肌与协同肌都是指单眼，配偶肌是就双眼而言。

（五）眼外肌的血液供应和神经支配

1. 血液供应　来自眼动脉的内、外两个分支，外侧支供应上直肌、外直肌、上斜肌和上睑提肌。内侧支供应内直肌、下直肌和下斜肌。供给眼外肌的动脉分成 7 支睫前动脉进入 4 条直肌，除外直肌只有 1 支外，其余直肌均有 2 支。所以一次斜视手术只限 2 条直肌，以免造成眼球前节缺血。

2. 神经支配　6 条眼外肌中，除上斜肌受第Ⅳ对脑神经（滑车神经）和外直肌受第Ⅵ对脑神经（展神经）支配外，其余 4 条肌肉均受第Ⅲ对脑神经（动眼神经）支配。

五、眼眶

1. 眼眶的解剖   眼眶（orbit）由 7 块颅骨组成，包括额骨、筛骨、泪骨、上颌骨、蝶骨、腭骨和颧骨，呈尖端向后、底向前的锥体（图 2-46）。眼眶有上、下、内、外 4 壁，两眶内壁几乎平行，眶外壁与内壁约呈 45°夹角，眶轴与头颅矢状面约呈 25°夹角，两眼眶呈散开状。眼眶上部及后方被颅腔包围。眼眶内壁毗邻筛窦，内侧后方毗邻蝶窦，上方及前部毗邻额窦，下方毗邻上颌窦。临床上鼻窦的炎症及肿瘤等常侵及眶内，引起眼球突出。眼眶外上角有泪腺窝，内上有滑车窝，内侧壁有泪囊窝。泪囊窝前缘为泪前嵴，后缘为泪后嵴，前、后泪嵴为泪囊手术的重要解剖标志。

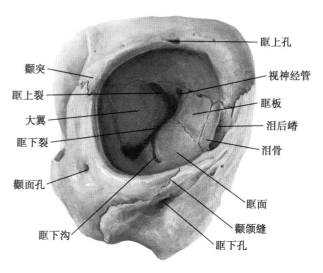

图 2-46   眼眶

眶尖有视神经孔和眶上裂两个重要的通道。视神经孔有视神经和眼动脉通过；眶上裂位于视神经孔外侧，第Ⅲ、Ⅳ、Ⅵ对脑神经，第Ⅴ对脑神经的第一支，交感神经纤维，眼上静脉及脑膜中动脉的眶支均由此裂经过。临床上，眶上裂部位的外伤或炎症，可以同时累及第Ⅲ、Ⅳ、Ⅵ对脑神经，但不累及视神经，此为眶上裂综合征。如果累及视神经，临床上存在视神经改变及相应的视力减退，应考虑为眶尖综合征。

2. 眼眶的血管   眼眶的动脉来自颈内动脉分出的眼动脉，来自上颌动脉的眶下动脉和脑膜中动脉的眶支。眼动脉经过的分支有视网膜中央动脉、睫后动脉、泪腺动脉、肌支动脉、眶上动脉、筛前动脉、筛后动脉等（图 2-47）。

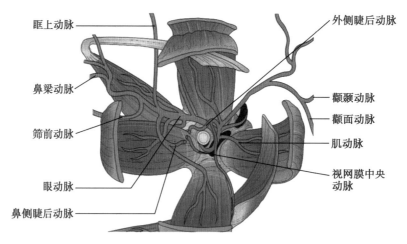

图 2-47   眼眶部的动脉血供（冠状面）

眼眶静脉主要向 3 个方向回流，向后由眼上、下静脉回流于海绵窦及颅静脉系统；向前通过眼静脉与内眦静脉的吻合注入面静脉系统；向下经过眶下裂，回流到翼静脉丛。

3. 眼眶的神经   眼眶的神经包括：①视神经；②第Ⅲ、Ⅳ、Ⅵ对脑神经，为支配眼外肌和上睑提肌的运动神经（图 2-48）；③第Ⅴ对脑神经的第一支、二支，为支配眼球、泪腺、结膜、眼睑及面部周围皮肤区域的感觉神经；④交感神经，支配眼球、泪腺、眶平滑肌等；⑤第Ⅶ对脑神经，支配泪腺。

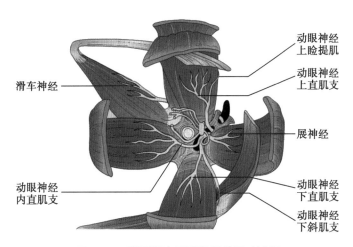

动眼神经
上睑提肌

动眼神经
上直肌支

滑车神经

展神经

动眼神经
内直肌支

动眼神经
下直肌支

动眼神经
下斜肌支

图 2-48　眼眶部支配眼外肌的运动神经

思考题

　　1. 角膜可以保持透明的原因有哪些？

　　2. 视路不同部位发生损害时，可能出现的相应视野改变及伴发症状是什么？

　　3. 试述眼附属器各部分结构在眼球的整体功能中的重要性。

（魏锐利）

NOTES

第三章
眼科检查法

眼科检查法是现代眼科学中进展最快的领域之一,近年来随着现代科技的飞速发展,新的眼科检查方法及检查仪器尤其是眼科影像学检查仪器不断涌现,对提高眼科学的整体诊疗水平发挥着重要作用。眼科检查是眼病诊断、病情评价的主要依据,它包括眼部常见症状和体征、眼部功能检查、眼部形态检查和眼科影像学检查等。

第一节 眼部常见症状和体征

要点:

1. 眼部常见症状包括视功能障碍、眼分泌物、眼球疼痛、流泪等,常见体征包括眼球充血、瞳孔变形、各种原因的屈光间质混浊等,对眼部症状和体征的准确描述,是医学生的基本功,也是眼科疾病的诊疗关键。

2. 视功能障碍包括视力障碍、色觉异常、视野缺损、视物变形、闪光视觉、视疲劳、立体视觉异常、对比敏感度异常等多种表现,应进行全面检查。

一、视功能障碍

视功能障碍包括视力、色觉、视野、立体觉、对比敏感度等功能异常。

(一)视力障碍

①突然视力下降无眼痛:见于视网膜动脉或静脉阻塞、缺血性视神经病变、视网膜脱离、玻璃体积血、视神经炎等;②逐渐视力下降:见于屈光不正、白内障、慢性视网膜疾病、开角型青光眼等;③突然视力下降合并眼痛:见于角膜损害、急性闭角型青光眼、葡萄膜炎、巩膜炎、眼内炎等;④视力下降而眼底正常者:见于球后视神经炎、中毒性或肿瘤所致的神经病变、视锥细胞变性、视杆细胞性全色盲、癔症、弱视;⑤一过性视力下降或丧失:常见于视盘水肿、一过性缺血、椎-基底动脉供血不足、精神刺激性黑矇、直立性低血压、视网膜中央动脉痉挛、过度疲劳、偏头痛、癔症等。

(二)色觉异常

常见于色弱、色盲、某些后天眼病,如烟酒中毒、药物中毒、视神经病、颅脑损伤。

(三)夜视力下降

常见于视网膜发育不良、视网膜色素变性、周边视网膜病变、白点状视网膜变性;晚期青光眼、虹膜后粘连、屈光间质周边部混浊、瞳孔缩小、维生素 A 缺乏、肝病等。

(四)昼视力下降

常见于视锥细胞病变、全色盲、黄斑病变、角膜中心区白斑、晶状体中心区混浊、瞳孔散大、轴性视神经炎等。

(五)视野缺损

①中心暗点:常见于中心性浆液性脉络膜视网膜病变、黄斑变性或黄斑裂孔等黄斑部病变、视神经炎及球后视神经炎;②旁中心暗点:常见于青光眼的早期损害;③弓形暗点:常见于青光眼、前部缺血性视神经病变;④环形暗点:常见于青光眼、视网膜色素变性等;⑤象限性缺损:常见于视交叉以上

损害、前部视神经缺血性病变等;⑥偏盲性视野缺损:常见于视束及视皮层病变;⑦生理盲点扩大:常见于视盘水肿、青光眼、高度近视、视盘旁大的近视弧、视盘缺损、视盘有髓神经纤维、视盘黑色素瘤、视盘视网膜炎、视盘血管炎;⑧向心性视野缩小(又称螺旋性视野缺损):常见于视网膜色素变性、球后视神经炎、视神经萎缩、中毒性视网膜病变、晚期青光眼、癔症等。

（六）视物变形

常见于:①中心性浆液性和渗出性脉络膜视网膜病变;②视网膜脱离;③视网膜血管瘤、视网膜脉络膜肿瘤;④老年性黄斑变性、黄斑囊样水肿等黄斑病变;⑤视网膜寄生虫。

（七）闪光视觉

常见于玻璃体后脱离、视网膜脱离、视网膜脉络膜炎、眼球外伤、玻璃体混浊、一过性视网膜供血不足、颅脑外伤。

（八）视疲劳

常见于远视、近视、散光、斜视、调节/集合异常、精神心理不稳定因素。

（九）立体视觉异常

常见于斜视、弱视、单眼抑制、视差角异常、异常视网膜对应等。

（十）对比敏感度异常

常见于屈光间质异常、弱视、视网膜及视神经系统病变。

二、眼分泌物

常见于细菌性、病毒感染性结膜炎,角膜炎,眼外伤,物理化学刺激,过敏反应,营养缺乏,寄生虫感染等。

三、眼球疼痛

常见于青光眼、角膜炎、急性结膜炎、眼球筋膜炎、巩膜炎、眼外伤、隐斜、视疲劳、神经性眼痛、屈光性眼痛。

四、流泪

（一）流泪

泪道排出系统正常,而泪液分泌过多,引起泪液流出眼外。

常见于结膜炎、角膜炎、虹膜睫状体炎、泪腺疾病、Mikulicz 综合征、神经反射刺激,精神性流泪、鳄鱼泪、眼表异物、药物及化学毒剂刺激等。

（二）溢泪

泪液分泌正常,而泪道排出系统发生障碍,引起泪液溢满流出眼外。

常见于泪道狭窄或阻塞、下睑外翻、鼻息肉、鼻中隔偏曲、泪道排出系统的生理功能障碍等。

五、眼球充血

包括结膜充血、睫状充血、混合充血。结膜充血和睫状充血的鉴别见表 3-1。

表 3-1 结膜充血与睫状充血的鉴别

	结膜充血	睫状充血
颜色	鲜红	暗红
显著部位	近穹隆部	近角膜缘
推动球结膜	血管随之移动	血管不移动
视力	正常	多有减退

续表

	结膜充血	睫状充血
血管分支	清晰	不清晰
血管形态	粗大、弯曲(树枝状)	微细直行(隐约呈毛刷状)
睫状体压痛	无	有
血管来源	结膜后动脉	睫前动脉
血管层次	位于眼表	位于结膜下深层
分泌物	有	无
常见疾病	结膜炎症	结膜炎、虹膜睫状体炎、巩膜炎、青光眼
对肾上腺素的反应	充血消失	充血不消失

六、角膜混浊

常见于角膜水肿和浸润、溃疡、角膜新生血管、角膜表面组织增殖、炎症、外伤、变性及营养不良(角膜变性、角膜软化症、Kayser-Fleischer 环、带状角膜变性、颗粒状、斑状及格子状角膜营养不良)、薄翳、瘢痕、白斑、角膜内皮功能失代偿、角膜葡萄肿等。其鉴别见表 3-2。

表 3-2　角膜活动性病变与陈旧性混浊的鉴别

	活动性病变	陈旧性混浊
病变的境界	模糊、不清楚	边界清楚
病变的表面	表面粗糙,无光泽	表面不粗糙,有光泽
刺激症状	+	-
睫状充血	+	-
荧光素角膜染色	着色	不着色
病变范围	不稳定(多变)	相对稳定

七、瞳孔变形

常见于青光眼、先天性虹膜缺损、先天性永存瞳孔膜、瞳孔异位、多瞳症、虹膜萎缩、虹膜后粘连、外伤性虹膜根部断离、外伤性散瞳、虹膜脱出等。

八、白瞳征

常见于白内障、视网膜母细胞瘤、眼内炎、Coats 病、永存原始玻璃体增生症、眼内寄生虫、早产儿视网膜病变、瞳孔区机化组织膜、视网膜全脱离等。

九、视网膜出血

主要表现为视网膜前出血、浅层视网膜出血、深层视网膜出血、视网膜色素上皮下出血、玻璃体积血,可为点状、片状、多形性。应进一步检查出血原因,包括眼外伤、糖尿病、高血压、动脉硬化、静脉阻塞、血管炎、血液病等。

十、脉络膜新生血管

常见于老年性黄斑变性、眼底血管样条纹、病理性近视、Stargardt 病、Best 病及其他视网膜变性疾病、特发性脉络膜新生血管、炎症、肿瘤、外伤等。

第二节 眼部功能检查

要点：

1. 视觉是眼最重要的功能，可用视力表进行检查，从而初步判断整个视觉系统的功能。

2. 常见眼压测量方法有指压法、压陷式、压平式及非接触式眼压计等，应根据临床需求及测量方法特点进行合理选择。

3. 视野代表了单眼向正前方注视时所感觉到的空间范围，眼部疾病及某些神经系统、全身疾病可出现特征性的视野缺损表现。

4. 视觉电生理检查通过检测视觉系统的生物电活动测定视觉功能，有助于分层定位从视网膜至视皮层的病变。

一、视力检查

视力（visual acuity）是分辨二维物体形状大小的能力，分为中心视力与周边视力，中心视力反映视网膜黄斑中心凹处的视觉敏感度，周边视力又称视野。视力表是检查中心视力的重要工具。

（一）视力表原理

视力表是根据视角原理设计的。人眼能分辨出两点间最小距离的视角是 1 分（1′）角，视力是视角的倒数。视角为 1′时，视力 =1/1′=1.0；视角为 5′时，视力为 1/5′=0.2。目前我国常用的是国际标准视力表及标准对数视力表（图 3-1）。

国际标准视力表上 1.0 行的 E 字符号，在 5m 处，每一笔画的宽度和笔画间隙的宽度各相当于 1′角，正确认清这一行，即具有 1.0 的视力。

有些视力表采用分数记录，其将视力表置于 6m 或 20 英尺处，将视力记录为 6/6、6/12、6/60 或 20/20、20/40、20/200 等，亦可换算成小数。除 Snellen 视力表的 E 字视标，其他视标还包括英文字母或阿拉伯数字、Landolt 带缺口的环形视标、儿童用的简单图形视标等。

早期治疗糖尿病性视网膜病变研究（early treatment diabetic retinopathy study，ETDRS）视力表是目前国外临床试验采用的标准视力表，为对数视力表，共 14 行，每行 5 个字母。初始视力检查在 4m 处进行，按"从左到右、从上向下"的顺序从第一个字起阅读，用"○"标记阅读正确的字母，用"×"标记念错的字母，如果患者对某字母无反应，则不进行标记。如患者在一行中出现 2 次或 2 次以上错误，则结束检测。如在 4m 处患者阅读字母少于 4 个，则移至 1m 处检查，告诉患者再次阅读并只阅读前 6 行。记录方式：4m 检查时，N= 正确读出字母数 +30；2m 检查

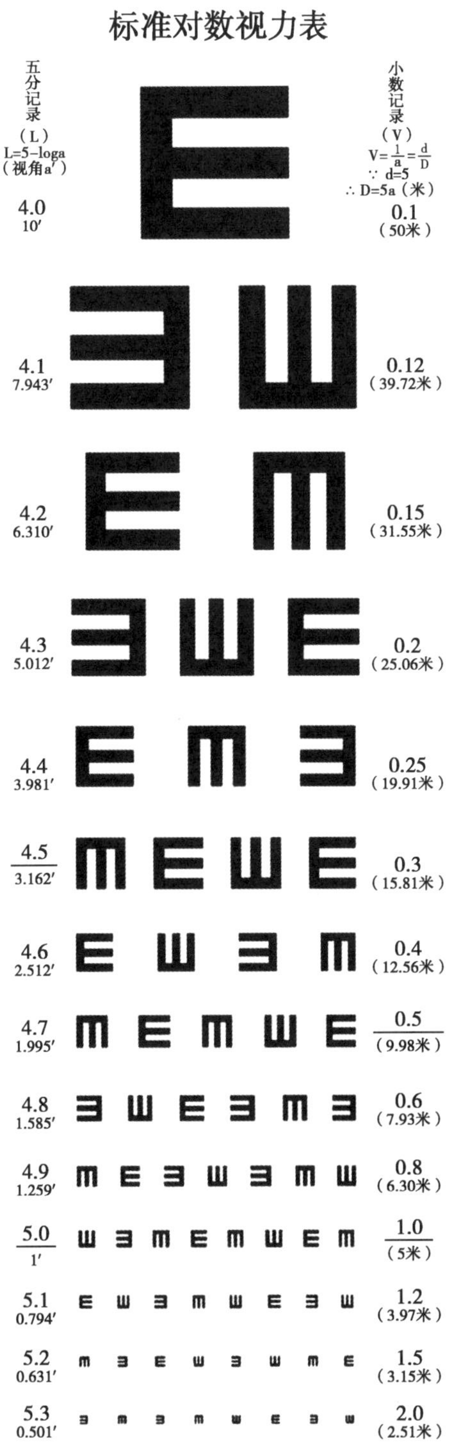

图 3-1 标准对数视力表

时,N=正确读出字母数 +15;1m 检查时,N=正确读出字母数。LogMAR 视力表亦为对数视力表。

视力表应防止被检查者背诵或默记下来,可选择转盘式、投影式等。

（二）视力测定法

测量视力惯例是先右眼后左眼,测量时遮盖对侧眼,但不要压迫眼球。

1. 远视力检查　标准照明条件下,受检者距视力表 5m,视标与受检眼等高,由上而下辨认视标,受检者能正确认清的那一行视标为受检者视力。如果最大视标(0.1)仍不能辨别,嘱受检者逐步向视力表走近,直到认清为止。视力 =0.1× 受检眼与视力表距离（m）/5m,如辨认清楚 0.1 视标时的距离为 4m,则视力为:0.1×4m/5m=0.08。如受检者已戴眼镜,应检查记录裸眼视力及矫正视力。如距视力表 1m 处不能分辨 0.1 视标,则查数指。嘱受检者背光而立,检查者伸出不同数目的手指,记录距离,如 "数指/15cm"。如距眼 5cm 处仍不能正确数指,则查手动,检查者在受检眼眼前摆动手掌,记录能正确判断手动的距离,如 "手动/10cm"。

受检者如不能正确判断手动,则检查光感。于暗室内用检眼镜或手电照射受检眼,请受检者判断眼前是否有光亮,如判断正确,则记录 "光感/距离",否则为 "无光感"。同时还需检查光定位能力。受检眼注视前方,将光源放在受检眼前 1m 处的上、下、左、右、左上、左下、右上、右下 8 个方位,检测受检眼能否判定光源方向,记录各方位光定位能力。

2. 近视力检查　应用标准近视力表,令受检者持近视力表前后移动,直至能看出最小视标的合适距离,并记录。

3. 婴幼儿视力检查　婴幼儿难以合作,检查视力应与行为判断相结合。观察其眼对光源或玩具等的注视、追随运动及交替遮眼反应。如遮盖患儿一侧眼时,其表现如常,遮盖另一眼时表现拒绝,试图避开遮盖,则表明拒绝遮盖一侧视力好于对侧。客观检查婴幼儿视功能还可利用 "视动眼颤（optokinetic nystagmus,OKN）" 和 "优选注视法（prefer looking）"。优选注视法是将均匀灰色图像和黑白条纹图像同时置于受检儿童前方,如受检儿童能看清条纹,就可能更多地注视条纹图像而很少注视灰色图像;根据是否有优先注视条纹图像的反应,判断婴幼儿的视力。儿童视力筛查仪操作简便、对患者配合度要求低,可对 3 岁以下婴幼儿进行视力筛查。

二、眼压测量

眼压（IOP）是眼球内容物对眼球壁所产生的压力。正常人眼压值为 10~21mmHg。眼压测量方法有指压法和眼压计测量法。

（一）指压法

嘱受检者两眼向下看,检查者两手示指尖放在上睑板上缘的皮肤表面,两示指交替轻压眼球,体会波动感,估计眼球的抵抗力。记录法:眼压正常为 Tn,轻度升高为（T+1）,中度升高为（T+2）,极度升高为（T+3）;反之,则以（T−1）、（T−2）、（T−3）分别表示眼压稍低、较低和很低。

（二）眼压计测量法

分为压陷式眼压计、压平式眼压计和非接触式眼压计。

1. Schiotz 眼压计（Schiotz tonometer）　属压陷式眼压计。将一定重量的砝码放在眼压计底板中轴压迫角膜中央,通过相连指针计量角膜被压陷的深度,间接计算眼压。受检者取仰卧位给予表面麻醉,嘱受检者举起一手示指作为注视点,通过此注视点直视上方,角膜切面保持水平位。检查者右手持眼压计,左手拇指及示指分开受检者上下睑,不可使眼球受压,将眼压计底板放在角膜中央,使眼压计中轴保持垂直,先用 5.5g 砝码读指针指示刻度,如读数 <3,则需换 7.5g 的砝码,再进行检查;以此类推。由刻度读数查表得出实际眼压。应该注意:①眼压计使用前应先校正,使其在测试板上指针指示 "0" 点;②眼压计使用前后与受试眼接触部位应予消毒;③检查者不要人为向受检眼加压;④要考虑到巩膜硬度的影响,必要时测校正眼压。

2. Goldmann 眼压计（Goldmann tonometer）　属压平式眼压计。附装在裂隙灯显微镜上,其原理为可变的重量压平一定面积的角膜,根据所需重量与被检测角膜面积改变之间的关系判定眼压。眼球壁硬度和角膜弯曲度对测量结果影响甚小,是目前较准确、可靠的眼压计。

3. **非接触式眼压计**(non-contact tonometer,NCT) 以仪器中的气体脉冲力压平角膜中央区特定面积(3.6mm^2)所需要力的大小与眼压的关系来换算出眼压。非接触式眼压计避免了眼压计与受检者直接接触引起的交叉感染,无须表面麻醉。但眼压 <8mmHg 和 >40mmHg 时误差较大(图 3-2)。

以上 3 种眼压计均受中央角膜厚度影响,注意排除影响及测量误差。

4. **Icare 眼压计** 采用感应回弹技术进行检测,测量快速,无须麻醉。一次性探针磁化后快速撞击角膜前表面,并减速、回弹,通过计算减速度及撞击持续时间,换算眼压读数(图 3-3)。

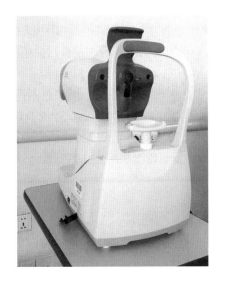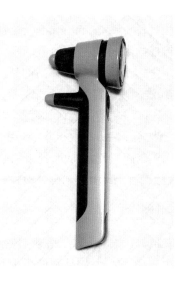

图 3-2　非接触式眼压计　　　　　　图 3-3　Icare 眼压计

5. **Tonopen 眼压计** 是一种新型压平式眼压计,类似于一支笔,重量轻,携带方便。其作用原理是通过测压头中的传感器将外力转换为波形,故测量时可不考虑角膜上皮的影响。

三、对比敏感度

对比敏感度(contrast sensitivity,CS)是在不同明暗背景下分辨视标的能力。将不同空间频率(即在一定视角内黑白相间的条纹数目不同)作为横坐标;将条纹与背景之间灰度的对比度作为纵坐标,测定不同条件下的分辨能力,连成对比敏感度曲线。某些眼病虽然中心视力正常,其对比敏感度已出现异常,有助于诊断和鉴别诊断。

四、暗适应

暗适应(dark adaptation)反映人眼在光线暗弱条件下的视功能。

从明处进入暗处时,开始对周围物体辨认不清,随着在暗处停留时间增加,视觉敏感度逐渐增加,逐渐察觉周围物体称为暗适应。测定暗适应能力可绘出暗适应曲线。正常人最初 5 分钟暗适应能力提高很快,以后逐渐减慢,8~15 分钟再次加快,15 分钟后又减慢,到 50~60 分钟时达到稳定。在 5~8 分钟时暗适应曲线转折点代表视锥细胞暗适应过程结束,此后是视杆细胞的暗适应功能。暗适应检查可以对夜盲进行量化评定,用于诊断和观察各种夜盲性疾病,如视网膜色素变性、维生素 A 缺乏症、先天性遗传性夜盲症等。

方法:

1. **对比法** 受检者和暗适应功能正常的检查者同时进入暗室,在相同距离和条件下分别记录两者在暗室内可辨认周围物体需要时间的异同,判断受检者的暗适应功能。

2. 暗适应仪　常用的有 Hartinger 计、Goldmann-Weeker 计以及与计算机相连的暗适应计等,它们能定量控制视觉环境的昏暗程度,测定并记录下视觉敏感度以及时间,绘出被检者的暗适应曲线。

五、色觉

色觉(color vision)是对不同波长光线成分的感知能力。色觉异常包括先天性和后天性。先天性色觉异常者生来辨色力差,并可遗传给后代。后天性色觉异常为获得性色觉异常,与某些眼病、精神异常、颅脑病变、全身疾病及中毒有关,一般不遗传。色觉障碍按其程度可分为色盲和色弱。色盲中最常见的为红绿色盲,也有全色盲者。

方法:

1. 假同色图(pseudoisochromatic plates)　又称色盲本。在同一色彩图中既有相同亮度、不同颜色的斑点组成的图,也有相同颜色、不同亮度的斑点组成的图。检查在自然白色光线下进行,取 0.5m 距离,5 秒内辨认正确者为正常,时间延长者为色弱,完全不能分辨者为色盲。

2. 色向排列法　在固定照明条件下,令受检者将许多形状、大小一致但颜色不同的物品依次排列,根据其排列是否正常判断色觉障碍程度与类型。通常应用 FM-100 色彩试验或 DY5 色盘试验。

3. 色盲检查镜(anomaloscope)　利用红光与绿光适当混合可形成黄光的原理,令受检者调配红光与绿光的比例以匹配黄光,从而判断色觉障碍的类型与程度。Nagel I 色觉镜是诊断先天性红绿色觉异常的"金标准",Nagel II 色觉镜可检测蓝色觉异常。

六、立体视觉

立体视觉(stereoscopic vision)是感知三维视觉空间及深度的能力。由于两眼间存在距离,故两眼在观察一个三维物体时,物体在两眼视网膜上的成像存在相似性及一定的差异,形成双眼视差(binocular disparity),经过视觉中枢融合成为立体的单一物,即双眼单视。检查立体视觉可用同视机、立体视觉检查图或计算机立体视觉检测系统。

1. 同视机法　①同时知觉画片:用于检查一级双眼视功能,为一对图案不同的互补画片(如狮子与笼子),检查时双眼同时注视则可互补构成一张完整图案(如狮子在笼子里)。②融合画片:用于检查二级双眼视功能,为一对大致相同画片,每张画片都设计一个在另一张画片上不存在的特殊部分,即控制点,控制点只可由一侧眼看见,如患者看不到其中一个控制点,则说明该侧眼抑制。将两个镜筒臂向内、外移动,至两画片不再重合,可计算融合范围。正常融合范围:集合 25°~30°,分开 4°~6°,垂直分开 2°~4°。③立体视觉画片:用于检查三级双眼视功能,双眼画片相似且有一定差异,在同视机上观察应有立体感。

2. 立体视觉检查图　有 Titmus 立体视觉图和随机表式立体视觉图(正常立体视觉锐度≤60"),用偏振光眼镜或用红绿眼镜检查。

七、视野

视野(visual field)是当眼向前固视一点时,黄斑区中心凹以外视网膜感光细胞所能见到的范围,又称为"周边视力"。正常视野有两个含义:①周边视力达到一定的范围;②视野范围内各部分光敏感度正常,与视盘及大血管对应为生理盲点。

(一)常用的视野检查方法

1. 弧形视野计(arc perimeter)　为半径 33cm 的半圆弧形板,称视野弓,内面有刻度记录角度,用于动态检查周边视野。检查时,受检眼注视中心目标,遮盖另一眼,检查者持带柄的视标沿视野弓内侧面由周边向中央移动,直到受检者看见为止,记下视野弓所标角度,再将视标继续向中心移动到中心注视点为止。如在中途受检者感到某处看不见视标,应记录该处角度,继续移动视标。如以后又重新看见视标,就再记录该处角度。依次检查 12~16 个径线,将各径线开始看见视标的角度在视野表上连接画线,即为受检眼的视野范围。将看不见视标的各点连接起来,便为暗点。

2. **平面视野计(campimeter)** 为不反光黑色绒布制成的布屏,并标记出6个相间5°的同心圆和4条径线,常用白色视标动态检查中心视野。视屏与受检眼距离为1m,中心视野里有一生理盲点,为视盘在视野屏上的投影,生理盲点附近可测出大血管暗点。

3. **Amsler方格** 主要用于中心10°范围的视野检查,对检查黄斑部病变有价值。受检者在33cm距离注视小格图形的中心,观察:①线条是否扭曲;②方格大小是否相等;③方格是否清晰;④方格是否有缺失等。

4. **Goldmann视野计** 为投射式半球形视野计,其视标大小、亮度能精确控制,半球形背景照度均匀且能校正,增加了视野计检查的量化性、准确性、可重复性和敏感度。

5. **动态视野计检查(kinetic perimetry)** 用不同大小的视标,从不同方位移动,记录下刚能感受到视标出现的点,光敏感度相同的点构成了某一视标检测的等视线,不同视标检测的等视线绘成了类似等高线描绘的视野地形图。动态视野计速度快,但是对小的、旁中心相对暗点发现率低。

6. **静态视野检查(static perimetry)** 视标位置暂时不动,逐渐增加视标刺激强度,测量受检眼视野中某一点可见光强度的阈值,称静态视野检查法,又称静态阈值检查法。

7. **自动视野计** 应用计算机编制程序控制的视野计检查,对视野缺损的程度做定量分析,以光敏感度定量描述视野损害,排除了操作者主观诱导的影响(图3-4)。

自动视野计具有不同的检测程序,阈上值筛选检测能用来判断视野的范围是否正常,而阈值检测可以精确定量视野敏感度。检查者可根据不同疾病及其可能的视野特点选择相应检查程序,如青光眼程序、黄斑部疾病程序、神经性疾病程序等,进行有效的视野检查。

应注意检测位点数量及位置的选择,如青光眼早期损害多发生于中心和鼻侧视野区,选择检测位点密集分布于鼻侧的青光眼程序,更有利于青光眼的早期诊断。

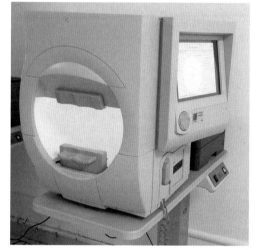

图3-4　自动视野计

检测过程中应随时观察受检者的检测状况,评估检查结果的可靠性,如固视丢失率过高(生理盲点区应答过高),假阴性率(在已建立阈值的区域对阈上值刺激患者无应答)过高,假阳性率(无光刺激而患者予以应答)过高等现象,应及时中止检测,重新开始。

视野敏感度计数单位为分贝值,可通过数值或灰阶等来表示,从而形成直观的视野数字图或灰度图(图3-5)。

（二）视野检查的影响因素

①受试者:精神因素、视疲劳、注意力、瞳孔直径、屈光间质透明度、眼睑、鼻部等;②仪器差异、系统误差、背景光、视标、环境因素等;③不同操作者的差异。

（三）正常视野

正常人动态视野的平均值约为:上方56°、下方74°、鼻侧65°、颞侧90°。生理盲点的中心在注视点颞侧15.5°,其垂直径为7.5°,横径为5.5°。生理盲点的上、下缘均可见到狭窄的视盘附近大血管投影暗点。

八、视觉电生理检查

包括视网膜电图(electroretinogram,ERG)、眼电图(electrooculogram,EOG)和视觉诱发电位(visual evoked potential,VEP)。各种视觉电生理检测波形、视网膜各层组织的关系见表3-3。

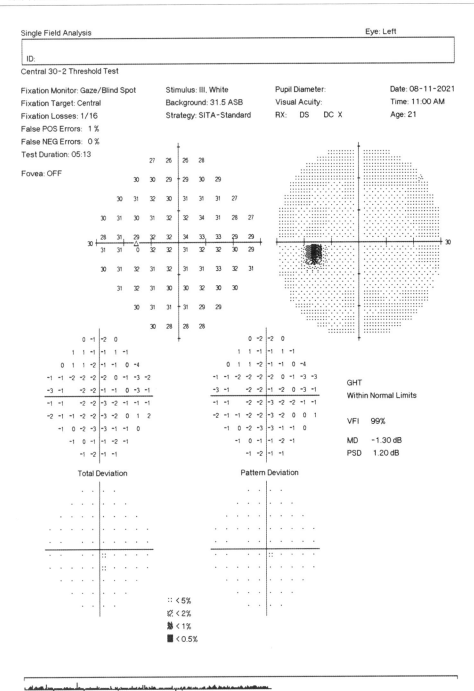

图 3-5　正常人视野图像

表 3-3　视网膜组织结构与相应的电生理检查

视网膜组织结构	电生理检查
色素上皮	EOG
光感受器	ERG 的 a 波
双极细胞、Müller 细胞	ERG 的 b 波
无长突细胞等	ERG 的 OPs 波
神经节细胞	图形 ERG
视神经	VEP 和图形 ERG

外界物体在视网膜经光电转换,以神经冲动的生物电形式经由视路传导到视皮层,形成视觉。视觉电生理检查是通过检测视觉系统的生物电活动测定视觉功能;其是一种无创性、客观性检查方法,可用于幼儿、智力低下患者及伪盲者视功能的检测;分层定位从视网膜至视皮层的病变;选用不同的刺激与记录条件,还可反映出视网膜黄斑部位中心凹的局部病变。

(一)眼电图

眼球内外存在着电位差,在不加额外刺激时也有静息电位。眼电图(EOG)是使眼球按一定的角度转动,引起电位变化,在明适应和暗适应条件下记录这种电位的变化,计算变化中的峰值与谷值的比值。EOG 主要反映视网膜色素上皮和光感受器的功能,也用于眼球运动的检查。

(二)视网膜电图

视网膜电图(ERG)记录闪光或图形刺激视网膜后的动作电位。

1. **闪光 ERG**　由一个负相的 a 波和一个正相的 b 波组成。叠加在 b 波上的一组小波为振荡电位(oscillatory potential,OP)(图 3-6)。①熄灭型 ERG:使用各种光刺激强度均记录不到 a 波和 b 波,见于 Leber 先天性黑矇、视网膜发育不全、视网膜色素变性、全视网膜脱离、药物中毒、铁质沉着或铜质沉着症等。②a 波和 b 波均下降:反映视网膜内层和外层均有损害,见于视网膜色素变性、脉络膜视网膜炎、全视网膜光凝后、视网膜脱离、玻璃体积血、铁质沉着或铜质沉着症、药物中毒等。③b 波下降,a 波正常:提示视网膜内层功能障碍,见于先天性静止性夜盲症Ⅱ型、视网膜劈裂症、小口氏病、视网膜中央动脉或静脉阻塞等。

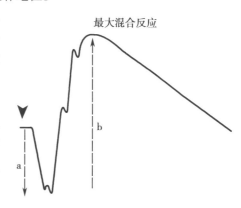

图 3-6　ERG 的 a 波和 b 波

④ERG 视锥细胞反应异常,视杆细胞反应正常:见于全色盲、进行性视锥细胞营养不良等。⑤Ops 波下降或消失:见于视网膜缺血状态,如糖尿病性视网膜病变、视网膜中央静脉阻塞的缺血型和视网膜静脉周围炎及先天性静止性夜盲症等。

2. **图形 ERG**　它由 P1 或 P_{-50} 的正相波和其后 N1 或 N_{-95} 的负相波组成。与神经节细胞的活动密切相关,用于开角型青光眼早期诊断、黄斑病变、原发性视神经萎缩、帕金森病等。

闪光 ERG 以闪光作为刺激,主要反映神经节细胞以前的视网膜细胞的状态;图形 ERG 以图形作为刺激,主要反映视网膜神经节细胞层的状态,二者结合起来,会更加全面地反映视网膜各层细胞的功能状态。

3. **多焦点 ERG**　在同一时间内对视网膜多个正六边形组成区域进行高频刺激,由体表电极记录反应,经处理分析,得到每个刺激单元相应的局部 ERG 信号,以三维地形图显示,反映后极部视网膜功能(图 3-7)。

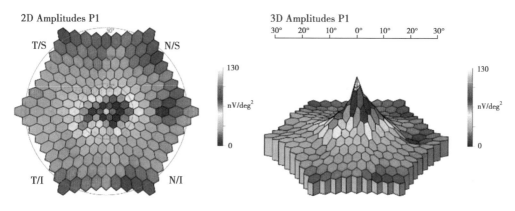

图 3-7　多焦视网膜电图

（三）视觉诱发电位

视网膜受闪光或图形刺激后,在视皮层枕叶视觉中枢诱发出来的生物电,反映视网膜、视路、视觉中枢的功能状态。VEP可分为闪光VEP和图形VEP。视皮层对图形刺激较为敏感,可用于黄斑病变、视路病变、青光眼、视中枢病变的诊断及客观视功能测定。

图形VEP常用棋盘格图形翻转刺激,波形较稳定,可重复性好(图3-8)。图形VEP波形中含有N75、P100、N135共3波,其中P100波的波峰明显、稳定,为临床常用。①视神经、视路疾病表现为P100波潜伏期延长、振幅下降;②脱髓鞘疾病的视神经炎,P100波的振幅往往正常而潜伏期延长;③检查弱视;④判断无语言能力者的视力;⑤预测屈光介质混浊患者的术后视功能等。

不能用视觉诱发电位检查代替视力检查,两者相差很大。

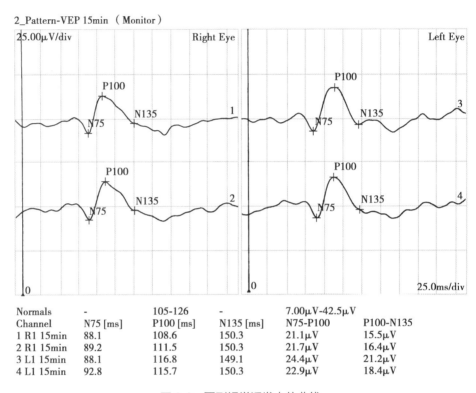

Normals	-	105-126	-	7.00μV-42.5μV	
Channel	N75 [ms]	P100 [ms]	N135 [ms]	N75-P100	P100-N135
1 R1 15min	88.1	108.6	150.3	21.1μV	15.5μV
2 R1 15min	89.2	111.5	150.3	21.7μV	16.4μV
3 L1 15min	88.1	116.8	149.1	24.4μV	21.2μV
4 L1 15min	92.8	115.7	150.3	22.9μV	18.4μV

图 3-8　图形视觉诱发电位曲线

第三节　眼部形态检查

要点:

1. 眼部形态检查包含眼球壁、眼内容物、眼附属器及瞳孔反射等各组成部分的体征表现,是临床疾病诊断的基础。

2. 裂隙灯是眼部形态检查的重要设备,可观察眼前节及前部玻璃体,搭配压平式眼压计、前置镜、三面镜、照相机摄像系统和激光治疗仪等设备,可扩大其应用范围。

一、眼附属器检查

（一）眼睑

观察局部形态及颜色,有无红肿、淤血、气肿、瘢痕或肿物,有无内翻或外翻,两侧睑裂对称情况,上睑提起及睑裂闭合程度。睫毛分布、方向、颜色及疏密程度,根部有无充血、鳞屑、脓痂或溃疡等。睫毛与角膜、结膜表面的相互位置关系。眼睑触诊判断是否有压痛、水肿、气肿、新生物等。

（二）泪器

泪点有无外翻或闭塞，有无红肿、压痛或瘘管，有无肿胀、开口大小，有无分泌物自泪点溢出。进一步检查泪道：

（1）荧光素钠试验：将1%~2%荧光素钠液滴入结膜囊内，2分钟后擤涕，如带绿荧光素颜色，表示泪道可通过泪液。

（2）泪道冲洗：向下泪小点注入生理盐水，有水流入口/鼻或咽部，表示泪道可通过泪液。

（3）X线碘油造影或超声检查：了解泪道堵塞部位及泪囊大小。

（4）干眼的检查：采用Schirmer试验或泪膜破裂时间（breakup time of tear film，BUT）帮助诊断。①泪液分泌试验（Schirmer试验）：将泪液检测滤纸短端置于下睑外1/3结膜囊内，其余部分悬于眼睑皮肤表面，轻闭双眼，5分钟后记录滤纸被泪水浸湿的长度。如检查前点表面麻醉药，Schirmer试验主要评价副泪腺的功能，短于5mm为分泌不足；如检查前不点表面麻醉药，主要评价泪腺的功能，短于10mm为分泌不足。②BUT：在受检者结膜囊滴1滴2%荧光素钠，嘱其眨眼数次使荧光素钠均匀分布于角膜表面，于裂隙灯钴蓝光下观察受检者角膜表面泪膜，嘱其睁眼注视前方不再眨眼并开始计时，直到被荧光素染色的泪膜出现黑洞时停止。如果泪膜维持时间短于10s，表示泪膜稳定性不良。

（三）结膜

依次检查上下睑结膜、上下穹隆部结膜及内外眦部，将眼睑向上下翻转，检查睑结膜颜色，有无充血、出血、水肿、乳头肥大、滤泡增生、溃疡瘢痕、睑球粘连、异物、色素沉着或新生物。

（四）眼球位置及运动

注意眼球位置、眼球大小、有无突出或内陷。观察眼球运动，嘱受检者向左、右、上、下及右下、右上、左下、左上各方向注视，了解眼位和运动。触诊了解眼球搏动情况。嘱受检者低头后观察眼球变化。可用Hertel眼球突出度计测量眼球突出度，嘱受检者平视前方，将眼球突出度计的两端接触受检者两侧眶缘凹陷处，从眼球突出度计的反光镜中读出角膜顶点切线在标尺裂隙灯显微镜上的读数，即为眼球突出度数值。我国人眼球突出度正常值为12~14mm，两眼球突出度差值不超过2mm。

（五）眼眶

观察两侧眼眶对称性、形状、大小等，触诊检查眶壁与眶缘有无压痛、隆起或缺损。

二、眼前段检查

裂隙灯显微镜（slit-lamp microscope）（图3-9）的观察光路由照明系统和双目显微镜两部分组成，照明系统装有滤光片等，可观察眼前节及前1/3玻璃体的状态。裂隙灯通过匹配压平式眼压计、角膜内皮检查仪、照相机摄像系统和激光治疗仪等，可扩大其应用范围。常用检查方法包括直接焦点照明法、间接照明法、后发射照明法、弥散照明法、镜面反光照明法、角巩膜缘散射照明法等。

（一）角膜

观察角膜形状、大小、曲度、透明度、有无混浊（炎症、水肿、瘢痕）、异物、溃疡、新生血管、角膜感觉异常、角膜后沉着物（keratic precipitates，KP）及光滑状态。将2%荧光素钠滴于下穹隆部结膜囊，如果角膜上有黄绿着色，其着色区域为上皮缺损区域。检查角膜曲率及光滑度可用Placido环圈映照法，观察Placido环在角膜上的映像；正常为正圆形，规则散光者为椭圆形，不规则散光者为扭曲形。检查角膜感觉可用一无菌细棉纤维条，从受检者侧面移近并用尖端触及角膜；知觉正常者出

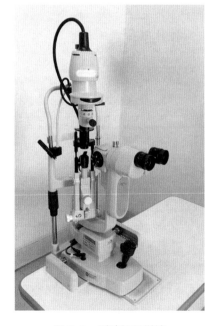

图3-9　裂隙灯显微镜

现瞬目反射;若瞬目反射迟钝,表示知觉迟钝;如知觉麻痹,则瞬目反射消失。两眼均测试,相互比较。

（二）巩膜

观察巩膜颜色,有无黄染、色素、充血、结节、葡萄肿,触诊检查压痛与形状。

（三）前房

用裂隙光在角膜缘做光学切面,观察虹膜根部与最周边角膜后壁间的距离与周边角膜厚度的比值,判断周边前房深度。正常前房中央深度为 3mm。注意房水有无混浊、积血、积脓等。

1. 前房角镜检查　前房角的前壁起于角膜后弹力层的末端 Schwalbe 线,继之为小梁网、Schlemm 管及巩膜突后壁为虹膜根部,两壁汇聚于睫状体带,形成前房角。利用前房角镜,可判断前房角的宽窄和开闭。我国推荐用 Scheie 房角分级法。宽角（W）能看清房角的全部结构;窄Ⅰ（N1）静态下能看到部分睫状体带;窄Ⅱ（N2）静态下能看到巩膜突;窄Ⅲ（N3）静态下能看到前部的小梁;窄Ⅳ（N4）静态下能看到 Schwalbe 线,动态下则判断房角有无粘连闭合（图 3-10）。在改变眼球位置或施加少许压力时如果能够见到后部小梁为房角开放,反之则为房角关闭。此外,还能观察前房角的色素、异物等。

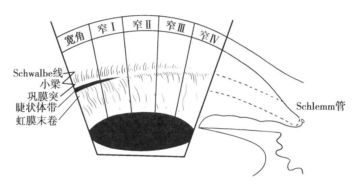

图 3-10　Scheie 房角分级

2. 小梁网色素分级　0级:小梁网无色素颗粒;Ⅰ级:细小色素颗粒附着在后部的小梁网上;Ⅱ级:前后部小梁网均有细小颗粒色素分布;Ⅲ级:密集粗糙的颗粒状、均质性黑色或棕褐色色素附着在小梁网后部,小梁网前部及 Schwalbe 线上亦可见色素颗粒沉着;Ⅳ级:整个小梁网呈均质性黑色或棕褐色色素覆盖,在 Schwalbe 线、巩膜嵴及角膜内表面、睫状体带与巩膜表面上均可见色素颗粒。

（四）虹膜

观察颜色、纹理隐窝、有无新生血管、色素脱失、萎缩、结节、前后粘连、囊肿缺损、离断震颤。

（五）瞳孔

观察瞳孔形状、大小、位置、双侧对称情况、边缘整齐程度及反射。正常成人瞳孔在自然光线下直径为 2.5~4mm。直接对光反射是指在暗光照明环境中用适度光源直接照射某侧瞳孔时,该侧瞳孔缩小;间接对光反射是适度光源照射一侧瞳孔,另一侧瞳孔缩小。集合反射（近反射）是指受检者注视近距离物体时,瞳孔缩小。

1. Argyll-Robertson 瞳孔（Argyll-Robertson pupil）　直接对光反射消失而集合反射存在,为神经性梅毒的特有体征。

2. Marcus-gunn 瞳孔　即相对性传入性瞳孔障碍（RAPD）,如左眼相对性传入性瞳孔反应缺陷时,用手电筒照健眼时,双眼瞳孔缩小,患眼瞳孔由于间接反射而缩小;随后移动手电筒照在左（患）眼上,双眼瞳孔不缩小或轻微收缩,因左眼传入性瞳孔障碍;以 1 秒间隔交替照射双眼,健眼瞳孔缩小,患眼瞳孔扩大。这种体征特点有助于诊断单眼的黄斑病变或视神经炎等眼病。

（六）晶状体

观察晶状体透明程度、颜色、位置、形态及有无异物、有无混浊等。必要时散大瞳孔检查。

三、眼后段检查

眼后段是指眼球内位于晶状体后表面以后的部位,包括玻璃体、视网膜、脉络膜与视盘。应在暗室内检查,必要时用药物散大瞳孔,散大瞳孔前应了解病史,测量眼压,眼底检查分为直接检眼镜(direct ophthalmoscope)、间接检眼镜或裂隙灯显微镜配置前置镜或三面镜检查。

1. **直接检眼镜检查法** 检查右眼时,检查者以右手持镜,右眼观察;检查左眼时则用左手持镜,左眼观察。先用侧照法观察屈光介质有无混浊,距眼前 10~15cm,用 +12~+20D 观察角膜与晶状体,用 +8~+10D 观察玻璃体。正常时,瞳孔区呈橘红色反光,如橘红色反光中出现混浊,嘱受检者转动眼球,其移动的方向与眼球一致,表明混浊位于晶状体前方,相反则位于晶状体后方。拨动屈光度调节轮,选取适宜屈光度,观察清楚视盘后,再沿血管方向依次检查各象限眼底。可嘱受检者向上、下、内、外各方向转动眼球,以检查周边部位眼底,嘱患者注视检眼镜灯光有利于窥见黄斑区,但由于瞳孔对光反射,可使瞳孔缩小。

2. **双目间接检眼镜检查法** 充分散大瞳孔后,检查者位于受检者对面或受检者的头部方位,戴双目间接检眼镜,调整瞳孔距离及反射镜位置。先用弱光照受检眼,观察在红光背景上有无混浊,再进行眼底检查。检查者手持物镜,检查者的视线与目镜、物镜及受检眼的瞳孔和被检查部位在一条线上。眼底像为倒像,如辅以巩膜压迫器可看到锯齿缘(图 3-11)。

3. **裂隙灯显微镜配置前置镜或三面镜检查法** ①裂隙灯配置前置镜检查法:前置镜为 +90D、+78D 或 +60D 的双凸镜,所见眼底深径感明显,范围大,为倒像。②裂隙灯配置三面镜检查法:常配置 Goldmann 三面镜,外观为圆锥形,中央为一凹面镜,锥形圆周内含 3 个不同倾斜角的反射镜面,分别为 75°、67° 和 59°,其中央的凹面镜用于检查眼底后极部;75° 镜可看到后极部到赤道部之间的区域;67° 镜用于检查周边部;59° 镜可看到锯齿缘、睫状体及前房角部位。

4. **正常眼底** 正常视盘呈椭圆形,浅红色,边界清楚。中央有生理性凹陷,色泽稍淡,对称。视杯直径与视盘直径之比,称杯/盘比(cup/disc ratio,C/D 比),正常 C/D 比一般小于 0.3。视网膜中央动脉颜色鲜红,静脉颜色暗红,动静脉内径比为 2∶3,视网膜透明,可见下方的色素上皮及脉络膜,黄斑部居于视盘颞侧 2 个视盘直径(PD)稍偏下方,无血管,其中心有一星样反光点,称中心凹反光。黄斑周围可见一反光轮。正常玻璃体在检眼镜下是透明的,在裂隙灯显微镜下呈板层状光学切面(图 3-12)。

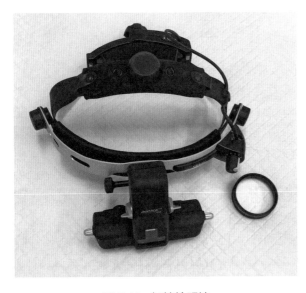

图 3-11 间接检眼镜

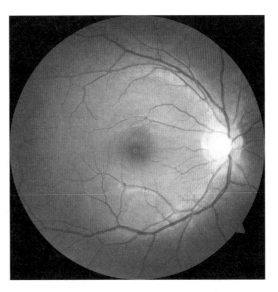

图 3-12 正常人眼底图像

四、像差检查

像差分为球面像差、色像差、像散、彗差、畸变等。多种像差合成若干种形态,分为低阶和高阶像差,应用像差仪测量,对屈光手术、提高视觉质量意义重大。

第四节　眼科影像学

要点:

1. 眼科影像技术与设备包括射线诊断系列、声像诊断超声技术、眼底血管造影系列及光信息图像分析等多种类型。

2. 常见眼科影像学检查包括计算机断层成像、磁共振成像、眼部超声检查、眼底造影检查、光学相干断层血管成像等,应根据临床需求及检查方法的特点进行合理选择。

一、概述

眼科影像技术与设备包括多种类别,主要为:射线诊断系列、声像诊断超声技术、眼底血管造影系列及光信息图像分析。射线诊断系列是以 X 线为基础发展起来的影像诊断方法,如计算机断层成像、磁共振成像等。声像诊断超声技术包括一维成像的 A 超、二维成像的 B 超、三维成像超声、彩色多普勒成像及超声生物显微镜等;眼底血管造影系列常用的是荧光素眼底血管造影和吲哚菁绿血管造影;光信息图像分析是以光扫描形式将所获信息数字化处理,再以直观的形式显示,提供量化诊断指标,如角膜地形图等。此外,还有角膜共焦显微镜及共焦激光扫描多普勒血流仪分别对角膜细胞和眼底血流进行测定。

二、计算机断层成像检查

计算机断层成像(computerized tomography,CT)是电子计算机与传统 X 线断层摄影技术的结合,图像分辨率高,解剖层次清晰,除进行形态观察外,还可做定量分析,眼部 CT 检查可根据临床实际,一般可进行更为精细的薄层扫描。

（一）适应证

眼球突出、眼球肿物、眼眶内占位病变、眼肌形态异常或缺如、眼外伤、骨及软组织损伤等。对骨折可选用三维重建立体图像。

（二）正常眼 CT 表现

1. 眼眶部　眶骨影像密度高,骨质和各裂、孔间反差大。

2. 眶内组织　视神经呈条状中等密度影像。眼动脉、静脉与肌肉密度平扫时接近,注入造影剂后明显增强。平扫时显示眼外肌 4 条直肌影像。冠状面扫描各直肌的断面呈类圆形点状软组织密度影。球后眶脂体为低密度区。泪腺为中等密度。

3. 眼球　眼球壁 CT 影像呈环形,称为眼环,玻璃体密度低于晶状体。

（三）眼部异常 CT 表现

1. 眼球部　眼眶内肿物、增生、异物的影像为高密度块状影。视网膜脱离、局部炎症性病变等为球壁增厚。

2. 眶部　眶内占位性病变,如泪腺多形性泪腺瘤和海绵状血管瘤为高密度块状阴影。与眼外肌相关的疾病如 Graves 病等。与视神经相关的疾病如脑膜瘤、视神经胶质瘤等。

3. 眶骨部　骨折及断端骨异位时可见骨折线及骨碎片。异物性质不同而表现出不同密度的影像。

三、正电子发射断层与计算机断层成像

正电子发射断层与计算机断层成像（positron emission computed tomography/ computerized tomography，PET/CT）是将 PET 与 CT 两种图像加以融合，通过不同性质组织对正电子发射体标记示踪剂摄取值的差异，高度敏感地反映体内病灶的生理病理过程，并对其精确定位。可应用于眼部肿瘤的诊断、定位、分期、分级及随访，特别是对于肿瘤有无眼外及全身转移有一定的辅助诊断价值。

四、磁共振成像

磁共振成像（magnetic resonance imaging，MRI）通过利用量子物理学和组织化学的信息去研究疾病状态。相较于颅脑等部位常规 5mm 的扫描厚度，眼部 MRI 扫描厚度一般为 2~3mm。

（一）适应证

除磁性异物外，凡 B 超和 CT 扫描的适应证也都适合 MRI 检查，如眼内肿物、眶内肿物、炎症、血管畸形、外伤、骨发育异常等。更适于眼黑色素瘤、颅眶沟通性肿瘤、眶尖病变、视交叉及视神经病变等的检查。眼内病变的 MRI 诊断主要依赖于 T_1 和 T_2 加权像。为避免脂肪掩盖病灶，可以采用脂肪抑制技术。

（二）正常眼部 MRI 表现

1. **眼眶部**　显示眼眶四壁，T_1、T_2 加权像上呈中等信号。眼部血管 T_1、T_2 加权像表现出管状低信号。眼外肌 T_1、T_2 加权像呈现中等信号。眶内脂肪的 T_1、T_2 加权像呈高信号。

2. **眼球部**　角膜和巩膜为低信号，虹膜睫状体、视网膜呈现中等信号。晶状体的外层呈现较高信号，晶状体的中央呈现低信号。房水和玻璃体信号一致，在 T_1 加权像上表现为低信号，在 T_2 加权像上表现为高信号。

（三）异常眼部 MRI 表现

1. **眼球异常 MRI 表现**　黑色素瘤的 T_1 加权像信号偏高而 T_2 加权像信号偏低。脉络膜血管呈现中等信号，需要增强扫描。视网膜母细胞瘤的 T_1 加权像高于玻璃体的信号，T_2 加权像低于玻璃体的信号，有钙化时出现极低的信号。

2. **视神经异常 MRI 表现**　视神经脑膜瘤的 T_1 加权像为中低信号，T_2 加权像为高信号。

3. **眶内异常 MRI 表现**　海绵状血管 T_1 加权像为中低信号，T_2 加权像呈现中高信号，增强扫描表现出现"渐进性强化"。

五、眼部超声检查

超声检查（ultrasonography）是利用超声波声能的反射波形图像反映人体结构和病理变化的物理诊断技术。常见眼部超声检查包括 A 型超声和 B 型超声、超声生物显微镜检查、彩色多普勒血流成像等。

（一）A 型超声和 B 型超声

1. **适应证**　眼部活体组织生物测量、眼屈光介质混浊时眼内探测、眶内及眼内占位性病变、眼球萎缩、视网膜脱离、脉络膜脱离、眼外伤、眼内异物等。

2. **正常眼部超声图像**　声束方向不同，部位不同，形成的声像图不同。超声束由前向后通过眼轴。声像图始波区呈现不整齐的宽光带，其后为碟形光斑，为晶状体声像图，之后的暗区为玻璃体腔声像图，与玻璃体腔后部紧贴的圆滑弧形光面为眼球后壁前界面声像图。眼球后的强反射区为球后脂肪声像图，其间 V 形暗区为视神经声像图。眼球壁、球后脂肪垫和视神经共同构成一个横置 W 形光区。在脂肪垫两侧的带状区为眼外肌图像（图 3-13）。

3. **眼部异常超声图像**　①眼球壁异常超声图像：后巩膜葡萄肿的超声图像为后球壁回声光带向后凹陷，视网膜及脉络膜脱离表现为球内壁分离的膜性回声光带，实性隆起的回声区往往见于眼内肿

瘤;②玻璃体积血、异物、增生性玻璃体病变等,常表现为玻璃体腔内异常团状、条索状影像;③眶内脓肿或黏液性囊肿常为液性暗区。

（二）超声生物显微镜检查

超声生物显微镜（ultrasound biomicroscope,UBM）是利用超高频超声技术,观察眼前节断面图像的一种新的影像学检查装置。

1. 适应证　角膜、房角、前房、后房、睫状体及前部视网膜、脉络膜检查,是唯一能在活体状态下显示后房与睫状体的检查方法。

2. 眼前节正常 UBM 表现　角膜的前表面与后表面反射光带较强,前两带代表角膜上皮层和前弹力层,后一带代表内皮层。中间低反射带代表实质层。角巩膜缘及巩膜反射强,角膜界限清楚。前房为暗区,无反射,虹膜前表面及后表面反射强,基质反射弱,睫状体的表面和基质反射光带强度不同。

3. 眼前节异常 UBM 表现　①角膜水肿时上皮层回声增厚;②角膜混浊时混浊处角膜增厚,原结构分辨不清,表现为一致的强反射;③估测前房深度、面积、容积及前房角开放的程度,了解局部组织结构（图 3-14）;④睫状体内或虹膜囊肿、巩膜葡萄肿、结节、眼前部异物、损伤等均有特征性表现。

（三）彩色多普勒血流成像

彩色多普勒血流成像（color Doppler flow imaging,CDFI）是利用多普勒原理观测眼部血流动力学变化的技术。

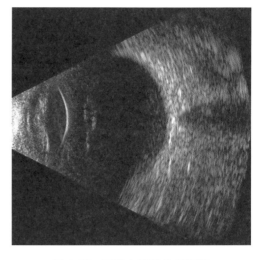

图 3-13　正常人眼部 B 超图像

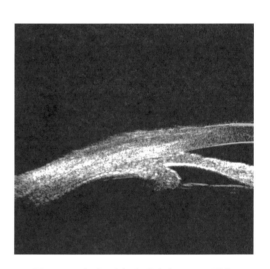

图 3-14　闭角型青光眼患者 UBM 图像

1. 适应证　眼部血管性疾病、肿瘤等。

2. 眼部正常 CDFI 频谱特征　眼动脉与睫后动脉的波谱为"三峰两谷"搏动型动脉频谱,睫后动脉为低阻性血管,波峰低。视网膜中央动脉采样于视盘中心后 3mm 处,与中央静脉同步显示,视网膜中央动脉呈现高阻斜三角搏动性动脉频谱,上升支较陡而直,峰顶呈圆钝形,下降支较为缓慢而直、呈斜坡形。

3. 眼部异常 CDFI 表现　①眼眶血管畸形:颈动脉海绵窦瘘频谱为异常的动脉化的静脉型频谱;眶静脉曲张频谱显示无搏动不规则的静脉型频谱;②眼内缺血性疾病:视网膜中央动脉阻塞表现为无频谱或频谱形态模糊不清;缺血性视盘病变为睫后动脉的血流速度下降;③眼部肿瘤:脉络膜黑色素瘤多为中速低阻血流信号;脉络膜血管瘤于瘤体内部可见斑点状血流信号,为高速低阻的动脉型频谱;眶内海绵状血管瘤内部缺乏血流信号,偶见点状血流信号或低速静脉型血流信号。

六、眼底造影检查

（一）荧光素眼底血管造影

荧光素眼底血管造影（fundus fluorescein angiography,FFA）是利用具有荧光特性且能进入视网膜、脉络膜血管的荧光素钠,观察视网膜的血管及血液循环状态,并进一步观察视网膜的状态。

1. 适应证　视网膜、脉络膜及前部视神经的检查。

2. 正常荧光素眼底血管造影表现

（1）臂-视网膜循环时间（arm-retina circulation time，A-RCT）：荧光素从肘前静脉注射后到达视网膜动脉的时间。通常为7~15秒。

（2）分期：①动脉前期；②动脉期；③动静脉期；④静脉期；⑤静脉后期及静脉晚期。各期有一定的循环时间及空间的荧光表现。

（3）黄斑暗区：黄斑区无血管，故背景荧光暗淡。

（4）视盘荧光：在动脉前期出现深层朦胧荧光和浅层葡萄状荧光。在动脉期出现表层放射状荧光。晚期沿视盘边缘呈环形晕状着色。

（5）脉络膜背景荧光（background fluorescence）：在动脉前期脉络膜毛细血管很快充盈并融合形成弥漫性荧光（图3-15）。

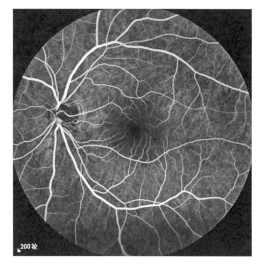

图3-15　正常人FFA图像

3. 异常荧光素眼底血管造影表现

（1）强荧光：①透见荧光（transmitted fluorescence）：又称窗样缺损（window defect），见于视网膜色素上皮萎缩和先天性色素上皮减少。②荧光素渗漏（fluorescein leakage）：表现为组织着色（staining）或染料暂存。③异常血管结构：见于血管微动脉瘤、迂曲扩张、视网膜静脉阻塞、视网膜前膜、糖尿病性视网膜病变、先天性血管扩张、视盘水肿、视盘炎等。④视盘及背景荧光增强。⑤新生血管：见于糖尿病性视网膜病变、视网膜静脉周围炎、视网膜静脉阻塞等。⑥视网膜渗漏：视网膜血管内皮和色素上皮屏障受到破坏、染料渗入组织间隙。⑦脉络膜渗漏：分为池样充盈和组织染色。池样充盈又称为积存，荧光形态和亮度随着时间的进展越来越大、越来越强。荧光素积聚在视网膜感光层下（边界不清）与色素上皮层下（边界清）。组织染色指视网膜下一层结构或物质可因脉络膜渗漏而染色，晚期强荧光，如玻璃膜疣染色、黄斑瘢痕染色。

（2）弱荧光：①荧光遮蔽（blocked fluorescence）：正常情况下本应显示荧光的部位，由于其前面有混浊物质诸如色素、出血、渗出等，而荧光反映不出来；②视网膜或脉络膜无灌注区，此外，血管闭塞常见于颈动脉狭窄、无脉症、局部动脉阻塞、毛细血管闭塞等；③背景荧光减弱。

（3）循环动态异常：血管狭窄或阻塞，血流缓慢或中断，表现为：①充盈迟缓；②充盈缺损；③充盈倒置；④逆行充盈等。

（二）吲哚菁绿血管造影

吲哚菁绿血管造影（indocyanine green angiography，ICGA）是指根据脉络膜的结构和循环特点，利用吲哚菁绿的大分子结构特点及显色特点进行的脉络膜造影检查技术。

1. 适应证　检查脉络膜、肿物、先天异常、色素上皮及视网膜下新生血管等。

2. 正常ICGA表现

（1）臂-脉络膜循环时间：为（14.74±4.52）秒。

（2）脉络膜动脉充盈时态：后极部睫后短动脉相继被充盈，表现为束状分支样形态。

（3）眼底后部强荧光时态：动脉充盈后3~5秒，脉络膜血管充满脉络膜造影剂色素，荧光最强。

（4）脉络膜荧光减弱时态：染料开始排空，荧光辉度下降。

（5）脉络膜荧光消退时态：眼底为均匀的灰白色纱状影像，视盘表现为圆形弱荧光，黄斑部亦为弱荧光暗区（图3-16）。

3. ICGA异常的表现

（1）持续性异常强荧光：脉络膜新生血管形成、染料渗漏等。

（2）持续性异常弱荧光：①荧光遮蔽，如大面积出血、色素增殖等；②血管延迟充盈或呈现无灌注；③脉络膜毛细血管萎缩,表现出纱状荧光减弱或消失。

七、共焦激光扫描检眼镜检查

共焦激光扫描检眼镜(confocal scanning laser ophthalmoscope,CSLO)是用弱激光束扫描眼底,获得不同层面的眼底信息,为多功能眼底图像分析系统,以三维图像的形式展现眼底状况。

适应证　用于视盘、视网膜特别是黄斑部疾病检查。可以动态观察视网膜隆起或凹陷的状态,进行视盘三维数据分析,判断生理凹陷深度、C/D 比值、视盘边缘面积等。

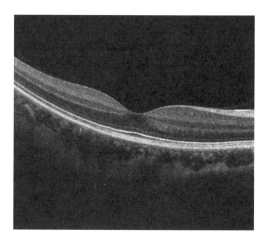

图 3-16　正常人 ICGA 图像

八、激光扫描偏振仪

激光扫描偏振仪(scanning laser polarimetry,SLP)又称神经纤维分析仪(nerve fiber analyzer,NFA),基于光学偏振理论及神经纤维层的双折射特征,对神经纤维层的厚度进行自动化定量检测。

(一)适应证

青光眼筛查及检查视网膜神经纤维层损害。

(二)正常延迟曲线

形如"双峰",有两个"波峰",上方及下方的延迟值高,鼻侧及颞侧延迟值低,称为"波谷"。黄斑中心凹及视盘向外神经纤维层逐渐变薄,延迟值逐渐变低。

(三)异常延迟曲线

高眼压者延迟值降低,下方延迟比上方明显。开角型青光眼患者的上方、下方延迟值降低,鼻侧、颞侧延迟值无明显差异。延迟值的改变与视野损害相一致,但比视野敏感度高。

九、光学相干断层扫描成像

光学相干断层扫描成像(optical coherence tomography,OCT)是指对眼透光组织做断层成像。OCT分辨率高,成像速度快,主要用于眼底检查及记录。

(一)正常眼 OCT 表现

视网膜前部的红色高反射层为神经纤维层,后部的红色高反射层反映视网膜色素上皮层和脉络膜毛细血管层。此前的暗色层为视锥细胞、视杆细胞层,视锥细胞、视杆细胞层之前的黄绿色为视网膜中内层组织。黄斑中心凹为绿色。视盘为黄绿色,视网膜光带断层中可区分为视神经上皮层、色素上皮层、脉络膜等。扫描方式可分为垂直向、水平向、环形、放射状扫描及不同角度的路径线性扫描。扫描线越长,分辨率越低。对黄斑和视杯的扫描尤为重要。基本扫描为间隔45°角的线性扫描(图 3-17)。

(二)异常眼 OCT 表现

1. 玻璃体界面　粘连牵引、膜形成裂孔、囊样变性、水肿及渗出等。

图 3-17　正常人黄斑区 OCT 图像

2. 神经上皮层下或色素上皮暗区　色素上皮脱离时可表现出其下方隆起的暗区。合并神经上皮脱离时,间隔着双层无反射暗区。

十、光学相干断层血管成像

OCT 领域另一个最重要的进展是光学相干断层血管成像(optical coherence tomography angiography,OCTA)。在同一位置进行重复的 OCT 扫描,随血液流动的红细胞将引起 OCT 信号的变化,静态组织的 OCT 信号保持不变,通过分析在同一位置 OCT 信号的变化而区分出血流与静态组织,OCTA 技术可以从三维 OCT 数据中提取出视网膜血管形态。血管分层也是 OCTA 最重要的功能之一,常见的血管分层方式如:浅层视网膜血管、深层视网膜血管、外层视网膜无血管层、浅层脉络膜血管(图 3-18)。在很多眼底疾病中可出现具有一定诊断特征的 OCTA 图像,为疾病的筛查、诊断、随访、疗效观察等提供一种重要的无创检查手段。

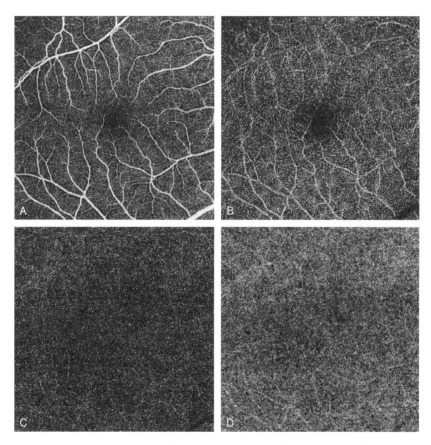

图 3-18　正常人黄斑区 OCTA 各层次图像
A.浅层视网膜血管;B.深层视网膜血管;C.外层视网膜无血管层;D.浅层脉络膜血管。

十一、共焦图像血管造影

共焦图像血管造影(confocal imaging angiography,CIA)是利用共焦激光扫描技术同步进行多功能、多层面的荧光素眼底血管造影及吲哚菁绿血管造影。其能提供三维造影图像,造影图像分辨率高。

适应证与荧光素眼底血管造影和吲哚菁绿血管造影基本相同。荧光素血管造影和吲哚菁绿血管造影同步进行时,两种图像可同时出现在屏幕上,以得到不同焦点平面的系统图像(图 3-19)。

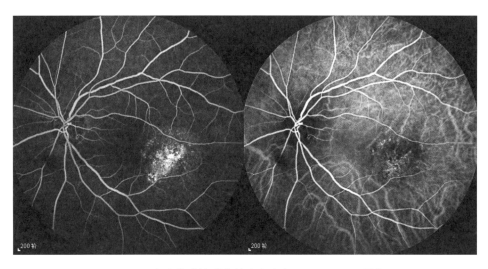

图 3-19　息肉状脉络膜血管病变患者 FFA&ICGA 图像

十二、视网膜厚度分析仪

视网膜厚度分析仪（retinal thickness analyzer，RTA）是计算机控制的裂隙灯生物显微镜装置，可显示出视网膜的断面形状图。

适应证：青光眼、视网膜及黄斑疾病等眼底改变的筛查，反映视网膜黄斑部的二维及三维状态。扫描激光覆盖黄斑周围 6mm×6mm 大小范围，也就是黄斑中心凹中心的 20°范围，进一步扩大后极部视网膜的检查范围，对视盘进行分析判断。

十三、角膜内皮显微镜

角膜内皮显微镜（specular microscope）主要通过观察角膜内皮细胞的大小、形态、密度（细胞数量）及计算分析，以了解病因、病情、判断手术和治疗对角膜内皮细胞的影响。正常人 30 岁前，平均细胞密度 3 000~4 000 个/mm²，50 岁左右 2 600~2 800 个/mm²，随年龄增长细胞密度降低。如果角膜内皮细胞密度低于 800 个/mm²，提示内眼手术后发生角膜内皮失代偿的概率较高。

十四、角膜共焦显微镜

角膜共焦显微镜（corneal confocal microscopy）采用共焦激光扫描成像技术，可对活体角膜进行不同层面的扫描，将角膜临床检查提高到细胞学水平。

适应证：辅助感染性角膜炎（图 3-20）、变性角膜疾病的诊断与鉴别诊断，Lasik 手术前后角膜评估，随诊观察，细胞计数等。

十五、超广角激光扫描眼底成像

超广角激光扫描眼底成像利用双焦点椭面镜广角成像技术，可在免散瞳条件下进行超广角大视野眼底成像，拍照或者拼接范围可达到 220°~240°，覆盖眼底超过 80% 的视网膜；适用于眼底病的快速筛查、随访及观察研究等（图 3-21）。

十六、超声造影

超声造影基于造影剂在声场激励下所产生的非线性散射回波信号进行成像。通过对实质脏器的持续增强显像，增加病变与正常组织、脏器的回声对比。可应用于视网膜或脉络膜血流信号检测，眼眶肿瘤增强显影辅助诊断，眼内小肿瘤早期诊断及抗肿瘤治疗效果监测等。

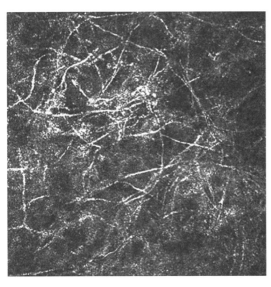

图 3-20 真菌性角膜炎患者共焦显微镜检查角膜组织图像

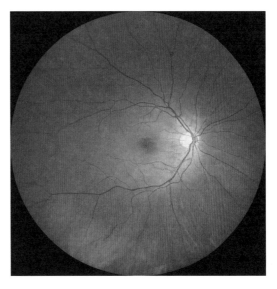

图 3-21 正常人超广角激光扫描眼底图像

思考题

1. 视功能障碍包括哪些内容？其常见病因是什么？
2. 常见眼科影像技术包括哪些类型？其适应证分别是什么？

（李建桥）

NOTES

第四章

眼 睑 病

眼睑主要由皮肤、肌肉、睑板和结膜等组织构成,上、下眼睑覆盖眼球表面,具有保护眼球的功能。眼睑的皮肤是全身最薄柔的皮肤之一,睑缘部厚度仅为0.5mm。睑缘附近分布着许多汗腺(Moll腺)和皮脂腺的开口,睑缘皮肤黏膜交界处,眼睑皮肤移行为非角质化的鳞状上皮。眼睑皮下组织疏松,炎症时组织渗出液或外伤时血液易在此聚集,炎症反应也容易扩散。眼轮匝肌和上睑提肌协调配合,使眼睑与眼球表面紧密贴合,启闭自如。眼睑最内层为睑结膜,和球结膜相延续,含有许多维持眼表润滑的分泌腺体,其分泌的成分参与泪膜的形成。

眼睑常见疾病包括炎症、位置与功能异常、先天性异常和肿瘤等。眼睑血液供应丰富,对炎症、损伤有较强的修复能力。眼睑损伤后应给予创口彻底清洗、按解剖结构分层精细缝合以及必要的抗感染等治疗。眼睑的静脉和面静脉相延续,缺少静脉瓣,眼睑炎症时不可随意挤压患部,以免感染扩散。眼睑的形态对外观十分重要,进行眼睑手术和外伤处理时,要考虑到美容要求。

第一节 眼睑炎症

要点:

1. 区分睑腺炎与睑板腺囊肿在病因、临床表现和治疗上的不同。

2. 睑缘炎病因复杂,祛除诱因、避免刺激因素、坚持长期治疗是关键。

3. 睑板腺囊肿有自愈可能,如不能自愈且影响视力和外观时可行手术切除,手术应分离剪除囊壁以减少复发,对于复发病例或可疑病例应将切除组织送病检以明确病变性质。

一、睑腺炎

睑腺炎(hordeolum)是眼睑腺体的急性化脓性炎症病变,曾称麦粒肿。睑板腺(Meibomian腺)受累时肿胀范围较大,称之为内睑腺炎;眼睑皮脂腺(Zeis腺)或汗腺(Moll腺)感染则为外睑腺炎,其肿胀范围小而表浅。

【病因】 大多数睑腺炎由葡萄球菌感染引起,其中以金黄色葡萄球菌最为常见。睑板腺开口阻塞引起的急性无菌性炎症可继发为内睑腺炎。睑腺炎伴发睑缘炎时,可表现为多发性病灶或反复发作。

【临床表现】 眼睑有红、肿、热、痛的急性炎症表现。外睑腺炎集中在睑缘处,起初红肿范围弥散,疼痛明显,触诊有压痛性硬结,同侧耳前淋巴结可有肿大及压痛(图4-1)。感染部位靠近外眦部时,引起反应性球结膜水肿。内睑腺炎受睑板限制,肿胀范围较局限,有硬结、疼痛和压痛等症状。相应睑结膜面局限性充血水肿。睑腺炎发生2~3天后,病灶中心形成黄白脓点。外睑腺炎向皮肤面发展,硬结软化,自行破溃排出脓液;内睑腺炎多数向睑结膜面发展,向结膜囊内破溃,

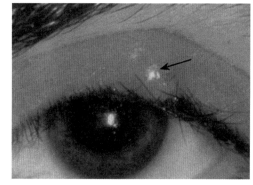

图4-1 外睑腺炎(箭头所示)

少数患者向皮肤面破溃。睑腺炎破溃后炎症明显减轻,1~2天内逐渐消退。若致病菌毒性强烈,或者在儿童、老年人以及糖尿病患者等抵抗力低下的人群中,炎症反应剧烈,可发展为眼睑蜂窝织炎。此时整个眼睑红肿,波及同侧颜面部。眼睑睁开困难,触之坚硬,压痛明显,球结膜反应性水肿剧烈者脱出于睑裂外。多伴有发热、寒战、头痛等全身中毒症状。处理不及时可引起败血症或海绵窦血栓形成而危及生命。

【诊断】 眼睑皮肤局限性红、肿、热、痛,触之有硬结。近睑缘皮肤或睑结膜面出现脓点。细菌培养与药敏试验可协助致病菌诊断和选择敏感药物进行治疗。

【治疗】 初起可采用冷敷。硬结未软化时可湿热敷,每日3~4次,每次15分钟。抗生素眼液滴眼,结膜囊内涂抗生素眼膏有助于控制感染。症状较重者或发展为眼睑蜂窝织炎者需口服或肌内注射抗生素。超短波理疗或清热解毒中药内服也有一定疗效。

脓肿形成后考虑切开排脓,外睑腺炎切口在皮肤面,与睑缘平行,减少瘢痕形成。内睑腺炎切口在结膜面,与睑缘垂直,避免损伤过多的Meibomian腺导管。脓肿尚未形成时切忌用手挤压,因眼睑及面部静脉无静脉瓣,挤压致细菌进入血管可引起海绵窦血栓或败血症,危及生命。一旦发生这种情况,尽早全身给予足量敏感抗生素,并按败血症治疗原则处理。对顽固复发病例应检查有无糖尿病。治疗相关的睑缘炎可减少复发率。

二、睑板腺囊肿

睑板腺囊肿(chalazion)又称霰粒肿,是睑板腺的特发性慢性非化脓性炎症。由于脂类物质在Zeis腺和睑板腺内积存,挤压邻近组织并引发慢性肉芽肿性炎症,通常有一纤维结缔组织包囊,囊内含睑板腺分泌物及包括巨噬细胞在内的慢性炎症细胞浸润。病理形态类似结核结节,但不形成干酪样坏死。

【病因】 可能由慢性结膜炎或睑缘炎导致睑板腺分泌阻滞引起,也可能与皮脂腺和汗腺分泌功能旺盛或维生素A缺乏有关,造成腺上皮过度角化,阻塞排出管道,腺体分泌物潴留,形成无菌性慢性肉芽肿性炎症。多发性睑板腺囊肿内可发现大块的胆固醇成分,可能与血清胆固醇升高有关。部分病例病理检查可发现睑板腺导管内结石,提示发病机制与此可能也有关。值得注意的是,睑板腺癌、基底细胞癌和脂肪肉瘤易误诊为睑板腺囊肿。因此,长期、复发的或非典型的睑板腺囊肿必须行病理学检查。

【临床表现】 多见于青少年或中年人,可能与该年龄段睑板腺分泌功能旺盛有关。多发于上睑,也可以上、下眼睑或双眼同时发生,病程进展缓慢。典型表现为睑板上可触及单个或多个境界清楚的韧性肿块,位于皮下距离睑缘5mm以内,不红不痛,表面皮肤隆起,与肿块无粘连,相应结膜面局限性暗红或紫红色充血。肿块大小不一,较大的囊肿压迫眼球可引起散光,偶尔会因睑板腺囊肿压迫眼球引起的散光而有视物模糊。

小的囊肿可自行吸收消退,多数长期不变或逐渐长大,质地变软,也可自行破溃,排出胶样内容物,在睑结膜面形成蘑菇样肉芽肿,肉芽亦可经睑板腺排出管道,在睑缘开口处形成乳头状增生。当囊肿内容物通过皮肤或睑板得到引流后,病变会在数周或数个月之内消失。少部分瘢痕组织残留。有50%的患者在6周内自愈,亦常见有反复发作者。当有继发感染时,即形成内睑腺炎。

【诊断】 根据患者无自觉症状,眼睑皮下有与皮肤无粘连的无痛性结节,相应结膜面局限性暗红或紫红色充血可以诊断。反复发生的睑板腺囊肿要进行活检,注意睑板腺癌的可能。需要与皮脂腺癌、基底细胞癌、嗜酸性肉芽肿、转移性肿瘤及其他软组织肿瘤等鉴别。

【治疗】 睑板腺囊肿有自愈可能,早期保守治疗(热敷),较小的睑板腺囊肿可在病灶局部注射激素,使囊肿消退,但在深肤色的人中会引起眼睑皮肤的色素脱失,应慎重使用。如不能自愈且影响视力和外观时,可行切开刮除引流术。内睑板腺囊肿在睑结膜面平行睑板做纵切口引流,避免睑板的横行瘢痕。囊腔内的胶冻样物质和腺上皮细胞应刮除,剪除分离后的囊壁以防复发。复发病例或可疑病例应将囊肿内容物送活检。如果囊肿已自行穿破,有肉芽组织突出,需将肉芽组织连同囊肿内容物及囊壁一起清除干净,并行病理检查。

三、睑缘炎

睑缘炎(blepharitis)是睑缘表面、睫毛毛囊及其腺体组织的亚急性或慢性炎症。其病因复杂,一般与细菌感染、理化刺激、屈光不正、慢性结膜炎、溢泪、隐斜、不良卫生习惯和抵抗力下降有关。国外将睑缘炎分为前、后型,并将睑板腺功能障碍划为后部睑缘炎。前部睑缘炎通常和葡萄球菌感染或者皮脂分泌过多有关,后部睑缘炎是继发于睑板腺功能异常的慢性炎症,两种睑缘炎可同时发生并相互影响,如脂溢性皮炎常导致睑板腺功能异常,细菌的脂肪酶可引起睑板腺、结膜的炎症反应并破坏泪膜稳定性。我国则习惯将睑缘炎分为鳞屑性、溃疡性和眦部睑缘炎3种。

(一)鳞屑性睑缘炎

鳞屑性睑缘炎(squamous blepharitis)病因尚不十分明确,与局部存在的卵圆皮屑菌分解皮脂产生刺激性物质有关,或是继发于睑板腺功能异常的慢性炎症。屈光不正、视疲劳、营养不良、长期使用劣质化妆品,也可能是本病的诱因。

【临床表现】 多半累及双眼,主要症状包括睑缘刺激感、烧灼、瘙痒,眼部潮红。睑缘充血、红肿,睑缘皮肤表面及睫毛根部可见灰白色上皮鳞屑,睑缘表面有点状皮脂溢出,形成黄色蜡样分泌物,干后结痂。去除鳞屑与痂皮后可见发红充血的睑缘,没有溃疡形成。睫毛易脱落但可再生,病程迁延不愈者,可致睑缘肥厚,后唇钝圆,泪小点肿胀,外翻,溢泪。患者睑结膜面粗糙,泪膜和睑板腺开口关系异常,泪膜稳定性下降。对葡萄球菌敏感者还可发生周边部上皮角膜炎。

【治疗】 祛除诱因和避免刺激因素,如矫正屈光异常,治疗全身慢性病,保持生活规律,减少烟酒刺激,加强营养和锻炼,增强机体抵抗力。

治疗措施包括保持眼部清洁,使用无刺激性的香皂和洗发水去除头皮、眉弓和睑缘的皮脂,亦可用2%碳酸氢钠溶液或生理盐水局部清洁,拭去皮屑。伴有结膜炎、睑板腺炎和睑板腺囊肿者应同时治疗。短期使用抗生素激素复合眼膏有益,激素长期使用有引起念珠菌属重叠感染的可能。睑缘炎控制后,由于角膜表面的泪膜不稳定,伴发的干眼症状更加明显,可使用不含防腐剂的人工泪液支持治疗,以恢复泪膜的完整性,减轻患者的不适。

症状较重者可全身应用抗生素,包括口服四环素、红霉素、多西环素等亲脂类抗生素,减少细菌产生脂肪酶及降低脂肪成分的毒性。服用数周后起效,持续应用数个月。四环素类药物可引起儿童牙釉质异常,因此妊娠期妇女、儿童慎用。

(二)溃疡性睑缘炎

溃疡性睑缘炎(ulcerative blepharitis)是睫毛毛囊及其附属腺体的慢性或亚急性化脓性炎症。多由金黄色葡萄球菌感染引起,也可由表皮葡萄球菌和凝固酶阴性葡萄球菌感染导致。多见于营养不良、贫血或有慢性全身疾病的儿童。

【临床表现】 患者存在眼睑烧灼感、痒及刺激症状,清晨加重。睫毛边缘的睑缘红肿,皮脂分泌增多,形成干痂将睫毛黏合成束,常伴有睫毛根部黄痂及小脓疱,除去痂皮后可见睑缘皮肤溃疡。毛囊破坏,并发秃睫、倒睫或睫毛乱生,摩擦角膜。日久不愈者睑缘肥厚变形,致下睑瘢痕收缩、外翻,泪点肿胀阻塞、溢泪,下睑湿疹形成。葡萄球菌感染蔓延引起内、外睑腺炎及复发性睑板腺囊肿。

结膜轻度充血及慢性乳头状结膜炎。葡萄球菌性睑缘炎的角膜并发症主要累及下1/3角膜,包括毒性点状上皮性角膜炎,周边角膜新生血管生成、周边上皮下混浊及Salzmann结节变性。

【治疗】 溃疡性睑缘炎需要长期治疗。尽量减少眼部化妆品的使用,每天局部热敷2~4次,以松解眼睑上的碎屑及溶化睑板腺分泌物,用无刺激性的香波或肥皂清洁睑缘,除去脓痂和已经松脱的睫毛。局部抗生素首次治疗宜选择杆菌肽和红霉素,长期治疗推荐使用新霉素及氨基糖苷类药物,将眼膏直接涂抹在眼睑以避免对眼表的毒性。最好能进行细菌培养和药敏试验,选用敏感药物。局部使用皮质类固醇激素仅适合治疗角膜过敏性浸润或新生血管生成的病例,并不能控制眼睑疾病。治疗持续 2~8 周,直至症状消失,以防复发。

（三）眦部睑缘炎

眦部睑缘炎（angular blepharitis）多为莫-阿双杆菌感染,金黄色葡萄球菌也可引起,或者与维生素 B_2 缺乏有关。

【临床表现】 表现为单侧或双侧发病,在眼外眦角及结膜有刺激症状、痒及不适感。外眦部睑缘和皮肤充血、肿胀,并有糜烂浸渍,严重者内眦部也受累。邻近结膜有充血,可伴发滤泡性结膜炎,也可发生点状角膜炎、边缘浸润及角膜溃疡。儿童容易复发。

【治疗】 治疗基本同溃疡性睑缘炎。保持个人卫生,清洁眼睑,大多数病例局部应用杆菌肽、红霉素即可。0.25%~0.5% 硫酸锌眼液点眼,抑制莫-阿双杆菌产生的酶。慢性病例可口服四环素、多西环素或红霉素。服用维生素 B_2 或复合维生素 B 有助于病情恢复。

四、病毒性睑皮炎

眼睑病毒性皮炎种类较多,最常见的是单纯疱疹病毒、带状疱疹病毒引起的睑皮炎。天花病毒、传染性软疣及人乳头状瘤病毒引起的感染少见。

（一）单纯疱疹病毒性睑皮炎

单纯疱疹病毒性睑皮炎（herpes simplex palpebral dermatitis）由单纯疱疹病毒 1 型感染引起。病毒潜伏于体内,上呼吸道感染、紧张、劳累后,病毒趋于活跃引发感染,容易复发。

【临床表现】 病变可侵犯上、下睑,以下睑为多见,病灶局限于睑缘,或累及眶周皮肤,并与三叉神经眶下支分布范围符合。睑部皮肤出现簇状半透明小疱,有刺痒烧灼感。初起水疱内含有透明黄色液体,约在 1 周内干涸,结痂脱落而不留瘢痕,可有轻度色素沉着。少数病例表现为眼睑糜烂溃疡形成,以睑缘间存在糜烂区（1~4mm）及睑缘皮肤溃疡（3~6mm）为特征。文献报道高达 94% 的患者并发滤泡性结膜炎,15% 的患者发展为慢性睑缘炎。唇部和鼻前庭部可有同样损害出现,严重者有耳前淋巴结肿大。

【诊断】 根据病史和典型眼部表现可做出诊断。病变基底刮片,常有多核巨细胞,Giemsa 染色显示典型的嗜酸性病毒包涵体。水疱内渗出液病毒分离阳性率为 70%。其他特异性检查包括免疫荧光电子显微镜、免疫过氧化物酶染色、放射免疫测定、琼脂凝胶免疫扩散以及 DNA 探针。血清学检查包括酶联免疫法（ELISA）、补体结合试验、免疫粘连血凝试验及荧光抗体染色。血清病毒抗体滴度的测定,可以鉴别原发和复发病例。

【治疗】 初期局部皮肤涂甲紫溶液或氧化锌糊剂,抗生素眼膏,加速干燥结痂。结膜囊内滴 0.1% 阿昔洛韦、2% 利巴韦林（病毒唑）和 0.1% 碘苷（疱疹净）等眼药水,以防角膜受累。一旦病变蔓延至角膜,按单纯疱疹性角膜炎治疗。全身症状明显、高热者卧床休息,加强护理,退热降温。给予全身抗病毒治疗,如服用阿昔洛韦、板蓝根或抗病毒口服液。反复发作者可长期服用阿昔洛韦预防。

（二）带状疱疹病毒性睑皮炎

带状疱疹病毒性睑皮炎（herpes zoster palpebral dermatitis）由水痘-带状疱疹病毒感染三叉神经的半月神经节或三叉神经第一支所致。水痘-带状疱疹病毒（varicella-zoster virus, VZV）属疱疹病毒家族,与单纯疱疹病毒有许多相同的抗原。VZV 原发性感染常见于儿童水痘。病毒潜伏复发感染表现为带状疱疹性眼病或疱疹,60 岁的成年人,100% 的人血清 VZV 抗体阳性。免疫抑制者容易发生本病。

【临床表现】 发病前有发热、寒战、倦怠及食欲缺乏等前驱症状。随后出现病变区域皮肤灼热,感觉过敏及剧烈神经痛。继而皮肤潮红、肿胀、簇生粟粒丘疹,48~72 小时后,皮肤红斑、斑丘疹迅速转变为疱疹。病变继续发展 3~5 天,50%~69% 患者出现睑缘疱疹。疱液初期透明,随后混浊或合并感染成脓疱,多群水疱之间皮肤正常。疱疹局限于一侧头部、前额部、上下睑皮肤,不越过颜面中线。活动性感染常持续7~10天,随后伴有皮损结痂。2周后水疱结痂脱落,因病变达到真皮层,愈合后留下永久凹陷性瘢痕,并有色素沉着,可继发倒睫、上睑下垂及眼睑畸形,妨碍眼睑正常闭合。炎症消退后,额部、头部等处的知觉依然减退,持续数个月方可恢复。眼睑带状疱疹常引起浅层角膜炎、虹膜睫状体炎,在鼻睫神经受侵犯,鼻翼出现疱疹时,这种可能性更大。其他还可引起眼压升高、后巩膜炎和眼肌麻痹等并发症。

【诊断】　根据病史和临床表现可诊断,必要时可做皮肤活组织病理检查。

【治疗】　包括休息、避光、给予止痛和镇静药。局部治疗以消炎、干燥、收敛、防止继发感染为原则。0.1%阿昔洛韦眼液或0.1%碘苷眼液外搽患处或滴眼。必要时用干扰素或聚肌胞肌内注射。疼痛明显可予以卡马西平或索米痛片口服。有继发感染时抗生素眼液或眼膏涂眼。若水疱干涸、结痂、局部瘙痒时,可用皮康霜等霜剂外涂皮肤。并发角膜炎、虹膜睫状体炎时,按相应治疗原则处置。对重症患者,推荐口服阿昔洛韦,还可注射胎盘免疫球蛋白以及维生素 B_1、B_2,也可注射恢复期血清或全血。

五、接触性睑皮炎

接触性睑皮炎(contact dermatitis of lids)是眼睑皮肤对某种致敏原或化学物质产生的过敏反应或刺激反应。

【病因】　药物性睑皮炎最典型,常见致敏药物有局部使用的抗生素、表面麻醉剂、阿托品、毛果芸香碱、磺胺药物、汞制剂等。与眼睑接触的化学物质如化妆品、清洁液、染发剂、接触镜清洁液等,也可能成为致敏原。全身接触某些致敏物质也可发生眼睑的过敏反应。

【临床表现】　存在致敏物质(植物、动物、化学物质、药物)接触史,起病呈急性、亚急性或慢性表现,潜伏期数分钟至数日。患者自觉眼部发痒和烧灼感,眼睑出现皮损,形式多样,有红斑、丘疹、水疱、渗出,不久糜烂结痂和脱屑。可有结膜充血、水肿,角膜点状着色。本病有自限性,祛除病因可痊愈,不再接触致敏物则不复发。

【诊断】　根据致敏原接触史以及眼睑皮肤湿疹样临床表现,可予诊断。斑贴试验可区分是过敏性还是刺激性皮炎。

【治疗】　立即停止与致敏原或刺激原的接触。如因同时使用多种药物,难以确认何种药物引起反应时,可暂停所有药物。急性期用生理盐水或3%硼酸溶液局部冷湿敷,点用糖皮质激素眼液,渗液停止后,可涂糖皮质激素眼膏,不宜包扎。全身口服抗组胺药物及钙剂,反应严重时口服泼尼松。戴用深色平光镜对减少光线刺激、减轻症状有帮助。

第二节　眼睑位置与功能异常

要点:

1. 睑内翻和睑外翻均可导致角膜病变,必要时需手术治疗。

2. 上睑下垂首先要明确是先天性或获得性,以采取不同的治疗方式;对于先天性上睑下垂严重遮挡瞳孔应尽早手术,以免形成弱视。

眼睑的正常位置:①眼睑紧贴于眼球表面,泪液借间隙的毛细管吸力,随瞬目运动向泪湖方向流动,润泽眼表;②睑缘保持和眼表相适应的弯度,使睫毛指向前方,不与角膜接触;③眼睑能紧密闭合;④上睑能充分上举至瞳孔上缘而不遮挡视线;⑤上、下泪点贴靠在泪阜,使泪液顺利进入泪道。眼睑位置异常不仅在不同程度上影响其正常生理功能,也给眼球带来伤害,如内翻的睑缘和睫毛可导致眼部刺激症状及严重的角膜损伤,睑缘外翻可引起暴露性角膜炎。

一、倒睫和乱睫

倒睫（trichiasis）与乱睫（aberrant lashes）是指睫毛向后或不规则地生长，以致触及眼球的不正常状况。

【病因】　凡能引起睑内翻的各种原因，均能造成倒睫，其中以沙眼最为常见。睑缘炎、睑腺炎、睑烧伤、睑外伤等形成瘢痕牵引睫毛倒向角膜。乱睫可由先天畸形引起。

【临床表现】　倒睫多少不一，有时仅 1~2 根，有时全部向后或不规则生长，触及眼球、角膜，患眼疼痛流泪，持续性异物感。倒睫长期摩擦眼球、角膜，可致结膜充血、血管新生，角膜浅层混浊、角膜上皮角化，重者可引起角膜溃疡。

【诊断】　外眼常规检查，手电筒侧照即可发现倒睫或乱睫。检查下睑时，患者须向下注视，方能发现睫毛是否触及角膜。

【治疗】　异常的睫毛可以拔除、电解或冷冻。机械性拔除是暂时的，睫毛在 2~3 周内会再生。电解法破坏毛囊并拔除，也可在显微镜下将毛囊切除，但只适合少数异常的睫毛患者。也可用微型冷冻器对切开的毛囊进行冷冻，–20℃的治疗持续时间应小于 30 秒，以免过度冷冻使睑缘变薄并损伤邻近组织。倒睫数量较多者应行睑内翻矫正术。

二、睑内翻

睑内翻（entropion）是指睑缘向眼球方向内卷的眼疾。睑内翻达到一定程度，睫毛甚至睑缘外皮肤随之倒向眼球，刺激角膜。所以睑内翻与倒睫常同时存在。

【病因和分类】　根据不同发病原因，分为痉挛性、老年性、瘢痕性、先天性等。痉挛性睑内翻见于炎症刺激引起的眼轮匝肌反射性痉挛，致使睑缘内翻，这种情况通常持续少于 6 个月，可发生于任何年龄。随着年龄的增长，老年性睑内翻发生率较高，好发于下睑，内、外眦韧带松弛以及皮肤萎缩失去正常张力，皮下组织松弛，睑板前的眼轮匝肌滑向上方，压迫睑板上缘，使睑缘内翻。瘢痕性睑内翻是由于结膜或眼睑瘢痕形成收缩所致，上、下睑均可发生，常见于眼部慢性炎症如沙眼。先天性睑内翻少见，亚洲人发生率较高，病因机制复杂，大多由内眦赘皮、睑缘部轮匝肌过度发育或睑板发育不良所致。

【临床表现】　患者有流泪、畏光、异物感、摩擦感等症状，致角膜溃疡者有刺痛。睑缘内卷，部分或全部睫毛倒向眼球表面，相应部位球结膜充血，角膜上皮脱落，荧光素弥漫性着色（图 4-2）。继发感染可致角膜溃疡，长期不愈新生血管长入，使角膜失去透明性，视力不同程度减退。

【诊断】　根据患者年龄，有无沙眼、外伤手术史，结合临床表现，易做出诊断。

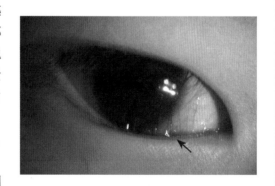

图 4-2　眼睑内翻
倒睫，下睑缘内卷，睫毛接触角膜。

【治疗】　非随意性睑内翻可暂时在下方或者颞侧施加张力，将下睑向面颊部牵拉，或局部注射肉毒毒素。无效者可切除多余松弛的皮肤及部分眼轮匝肌纤维，深部固定法缝合切口。急性痉挛性睑内翻应积极控制炎症。

瘢痕性睑内翻必须手术治疗，可考虑经皮肤切口削薄睑板后，深部固定法缝合。先天性睑内翻随年龄增长，鼻梁发育，可自行消失，不必急于手术。若患儿长至 5~6 岁，睫毛内翻仍未消失，严重刺激角膜，可考虑距睑缘 2mm 做皮肤切口，深部缝合固定，利用结扎后的牵引力矫正睑缘位置。

三、睑外翻

睑外翻（ectropion）是指睑缘离开眼球，向外翻转，睑结膜不同程度暴露在外，常合并睑裂闭合不全,可导致暴露性角膜炎、角膜瘢痕、溃疡,甚至穿孔。

【病因和分类】　根据不同病因,分为5类:

1. **瘢痕性睑外翻**　最为常见,发生在眼睑皮肤垂直性瘢痕收缩的基础上,常见原因有创伤、烧伤、化学伤、眼睑溃疡、眶缘骨髓炎、睑部手术等。

2. **老年性睑外翻**　眼轮匝肌及眼睑皮肤松弛,下睑本身重量使之下坠引起,仅见于下睑。组织病理学可发现伴随边缘动脉硬化的眼轮匝肌变性病灶,提示慢性肌肉缺血。

3. **麻痹性睑外翻**　由于外伤或其他原因导致面神经麻痹,眼轮匝肌收缩功能丧失,致使眼睑外翻,也仅限于下睑。

4. **机械性睑外翻**　由眼睑、颊部巨大肿瘤或者是由于不合适眼镜的重力影响造成。

5. **先天性睑外翻**　较为少见,可单独发生或伴随其他异常,如睑裂狭小、眼球异常及系统性病变如唐氏综合征。

【临床表现】　轻微者仅靠近内眦部下睑缘离开眼球表面,下泪小点向外不能吸引泪湖的泪液以致溢泪,泪液的长期浸渍产生下睑湿疹。严重者整个眼睑向外翻转,结膜暴露,干燥充血,久之变粗糙肥厚。因眼睑闭合不全,角膜干燥和上皮脱落,严重者可发生暴露性角膜炎,甚至角膜溃疡形成,严重危害视力。

【诊断】　根据患者年龄,有无外伤手术史,结合临床表现,易做出诊断。需和 Graves 病引起的眼睑退缩相鉴别。

【治疗】　瘢痕性睑外翻必须手术治疗,其治疗原则为增加眼睑前层的垂直长度,消除睑缘垂直方向的牵拉力。轻度睑外翻可采用穿透电热疗法,在睑缘 4~5mm 结膜面对睑板下方进行电热,使胶原纤维收缩,将眼睑拉回正常位置。中、重度睑外翻需行瘢痕松解及清除后联合自体游离植皮术。老年性睑外翻做 Z 形皮瓣矫正或 V、Y 成形术。麻痹性睑外翻积极治疗原发病,在先天性面神经麻痹患者,眼轮匝肌麻痹常可自行恢复,故应采取保守治疗,可选择润滑性眼膏夜间包眼、湿房保护或暂时性睑缘缝合。不可逆的麻痹性睑外翻可在睑裂部的内外远端分别做永久性睑缘缝合,或用自体阔筋膜通过睑缘皮下,分别缝合固定于内外眦韧带,使外翻复位。

四、眼睑闭合不全

眼睑闭合不全(hypophasis)指睡眠或试图闭眼时眼睑不能完全闭合,致使部分眼球暴露。

【病因】　最常见的原因是面神经麻痹,导致眼轮匝肌收缩功能障碍,其次为瘢痕性外翻或严重睑球粘连限制了眼睑的移动。其他原因包括眼眶容积和眼球大小比例失调,包括:甲状腺病性突眼、眼眶肿瘤、先天性青光眼、角巩膜葡萄肿等。全身麻醉或重度昏迷时可发生功能性眼睑闭合不全。

【临床表现】　患者主诉刺激症状、异物感及烧灼感。轻度眼睑闭合不全,闭睑时眼球反射性上转(Bell 现象),只有球结膜暴露,引起结膜充血、干燥、过度角化。中度以上眼睑闭合不全时,角膜受累,上皮干燥脱落,点状角膜上皮病变取决于睡眠时角膜的位置。角膜病变可发生在下方、中央甚至是上方。严重者可致角膜溃疡,视力不同程度下降。

【诊断】　自然闭眼时眼睑不能闭合或闭合不全。球结膜或角膜显露,有结膜干燥,溢泪,重者有暴露性角膜炎,角膜荧光素染色检查阳性,视力下降。依据以上临床表现易做出诊断。

【治疗】　首先针对病因治疗,一时无法祛除病因者,采取有效措施保护角膜。可用人工泪液频繁点眼,睡眠时予以抗生素眼膏或含透明质酸钠的眼用凝胶涂眼,必要时建立透明密合眼罩的湿房,避免角膜干燥和溃疡的发生。神经麻痹性眼睑闭合不全,在睑裂区内外侧分别各做一个永久性睑缘缝合,可有效避免暴露性角膜炎。瘢痕性眼睑闭合不全,根据手术适应证行眼睑植皮术、眼睑成形或睑球粘连分离术。突眼性眼睑闭合不全,应针对病因治疗突眼,必要时可行睑裂缝合术,做暂时性的保护治疗。

五、上睑下垂

上睑的正常位置在上方角膜缘和上方瞳孔缘的中部。上睑下垂(ptosis)指上睑提肌(动眼神经支配)和 Müller 肌(颈交感神经支配)功能部分或完全丧失,致使一侧或双侧的上睑明显低于正常位置。

【病因】　可以分为先天性和获得性两大类。先天性者多为动眼神经核或上睑提肌发育不良,肌纤维收缩和舒张功能均异常,常染色体显性或隐性遗传。获得性者由眼睑本身病变引起,也可因神经系统及其他全身性病变导致。常见原因包括动眼神经麻痹、上睑提肌损伤、交感神经疾病、重症肌无力、上睑炎性肿胀或新生物等。

【临床表现】　先天性上睑下垂单眼或双眼上睑提肌功能不全或丧失,自然睁眼平视时,轻者上睑缘遮盖角膜上缘超过 3mm,中等程度下垂遮盖角膜 1/2,重度下垂者超过角膜 1/2 或遮盖全部角膜。双眼上视时,下垂侧眉毛高竖,以额肌收缩来补偿上睑提肌功能的不足,患侧额部皮肤有明显横行皱纹。双侧下垂者常需仰头视物。先天性上睑下垂大约有 25% 的患者合并上直肌功能不全或麻痹,影响眼球上转。

后天获得性者多有相关病史及其他症状,肌源性上睑下垂中重症肌无力的初发症状经常是上睑下垂和复视,眼轮匝肌也常被累及,晨轻暮重。当患者眼位从水平快速向下转动时,上睑向上颤动,称之为 Cogan 眼睑抽动。眼睑的疲劳症状更常见,注射新斯的明后症状减轻。Horner 综合征压迫颈交感神经,使 Müller 肌麻痹发生上睑下垂,下垂的程度一般不超过 2mm。严重的皮肤松弛患者,睑板前皮肤下垂遮盖睑缘可造成上睑下垂的外观。

【诊断】　结合相关病史,测量原位时睑裂高度及上睑下垂量,判断上睑下垂的程度。可指压眉弓测试上睑提肌功能,睑缘活动度 4mm 以下者表示肌力很差,5~7mm 为中等,8mm 以上为良好。新斯的明或依酚氯铵试验有助于排除重症肌无力,乙酰胆碱受体抗体的检测有助于诊断。

【治疗】　先天性上睑下垂以手术治疗为主。手术的目的是恢复外观对称,如果上睑提肌肌力良好,术后各眼位保持外观对称的可能性较大,大多数情况下,保证双眼水平位的对称即可。如果下垂严重遮挡瞳孔可导致弱视,应早期手术。如果上睑提肌功能尚未完全丧失,手术方式宜选择上睑提肌缩短,手术的切口有皮肤和结膜切口两种,近年来主张施行联合手术切口进行上睑提肌缩短矫正上睑下垂。上睑提肌肌力弱,不能满足手术要求时,应选择额肌悬吊术或自体阔筋膜悬吊术。早期上睑下垂,应注意排除重症肌无力、神经系统或眼部及全身疾病引起的上睑下垂,先行病因和药物治疗,无效时再考虑手术。

六、眼睑痉挛

良性眼睑痉挛少见,由非自主性肌收缩引起,如眼轮匝肌持续反复痉挛。老年人多见,双侧累及,痉挛的程度和频率可呈增加趋势,导致不受控制的闭睑动作,患者只有在闭睑间隙方能视物。痉挛范围波及整个面部及颈部时称之为 Meige 综合征。

目前病因不明,可能和基底神经节功能异常有关,情绪紧张和疲劳加重症状,心理疗法和精神类药物治疗效果欠佳。

眼睑痉挛需与半侧面肌痉挛相鉴别。后者单侧发作,半侧面部痉挛,多与动静脉血管或后颅窝肿瘤压迫面神经有关,微血管手术神经减压效果欠佳,暂时性神经肌肉阻滞剂有一定效果。其他引起面肌痉挛的疾病有迟发性运动障碍和面肌抽搐。眼睑痉挛的治疗首先要确定患者是否存在异常的精神症状,精神治疗、生物反馈训练可能有效,多数患者经重复注射肉毒毒素 A,产生暂时性神经肌肉麻痹,症状缓解。不能耐受药物治疗者,可考虑手术切削面神经或选择性眼轮匝肌切除等治疗方案。

七、皮肤松弛

随着年龄的增长,眼睑皮肤失去弹性,变得臃肿,正常情况下在睑板周围的皮肤和眼轮匝肌的共同作用下,睑板保持在正常位置,这种作用减弱后发生皮肤松垂,遮挡上方部分视野。

眼睑皮肤松弛影响视力和外观时可手术治疗,上睑可将浅层肌肉、脂肪和部分皮肤切除,下睑可行脉冲二氧化碳和铒激光收紧眶周皮肤进行治疗,但要注意眼睑皮肤十分娇嫩,操作时谨慎。

第三节 眼 睑 肿 瘤

要点:

1. 眼睑良性肿瘤较为多见,起源于眼睑皮肤的表皮、真皮、附件和色素细胞,可为实性或囊性,单发或多发。

2. 许多恶性肿瘤和良性肿瘤的外观相似,单从临床表象很难区分,需通过活检排除恶变可能。

3. 眼睑肿瘤治疗方法包括手术切除、冷冻、放疗、化疗。手术切除边缘要用冷冻切片证实肿瘤是否彻底切除。治疗时除考虑肿瘤的预后外,还要考虑保护眼睑的功能和外观。

一、良性肿瘤

(一)眼睑血管瘤

眼睑血管瘤(hemangioma of lid)中最常见的是先天性的毛细血管瘤(capillary hemangioma),组织学上可见薄壁毛细血管边界清楚呈现在真皮中,内皮细胞扁平,偶尔可见内皮细胞芽。肿瘤由增生的毛细血管和内皮细胞组成,常可发现少量炎症细胞浸润。

出生后即出现,生长迅速,7岁左右发生退行性变。病变在眼睑皮下或结膜下呈丛状、桑葚状;为蓝色或紫红色隆起,一般无刺激症状。病变分布广者可与颞颥部及眼眶深部血管瘤相连。患者因血管瘤压迫引起散光而继发的屈光参差、屈光性弱视、斜视要给予相应的治疗。毛细血管瘤有自行退缩趋向,一般不需治疗,若需治疗可行病灶内注射皮质类固醇使肿瘤消退;效果不理想者,考虑冷冻或手术切除。

第二种血管瘤是海绵状血管瘤,为成人眼眶最常见的良性肿瘤。由内皮细胞衬里,管壁由平滑肌的大血管腔组成,有明显的血栓形成和钙化。这种血管瘤不会自行退缩,而会逐渐增大,推荐手术治疗,手术指征同毛细血管瘤。

(二)色素痣

色素痣(nevus)是自幼年或青年出现的一种结构组织缺陷(hamartia)。眼睑色素痣和身体其他部位的痣具有相同的病理结构,表皮病灶来源于痣细胞或黑色素细胞,真皮病灶仅起源于黑色素细胞。组织学可将色素痣分为以下类型:

1. **交界痣** 来自表皮的深层,不侵犯真皮,表现为扁平、圆形或椭圆形的色素斑疹,生长缓慢,直径可达6mm。

2. **真皮内痣** 最常见,黑色素细胞存在于真皮内,外观呈穹隆形、无蒂、疣状或息肉状,某些病变中可见毛发。色素沉着范围的程度从肉色到浅棕色。

3. **混合痣** 有交界痣和真皮内痣的特征。可在表皮和真皮内发现痣细胞群落。常累及大龄儿童及年轻成人,有发展为黑色素瘤的可能。如果累及上下睑缘相同部分(镜像)称为Kissing痣。

4. **蓝痣** 来源于真皮深层的黑色素细胞,并在抵达表皮前滞留在真皮内,表现为蓝紫色丘疹或结节,无恶化倾向。

5. **太田痣(眼部皮肤黑色素细胞增多症)** 表现为眼睑和眶周皮肤的淡蓝色污点,恶化极少见,脉络膜黑色素瘤发病率增多与之有关。

色素痣一般不需治疗,有恶变倾向或美容要求者可以切除,必须完整彻底,否则残留的痣细胞可能受手术刺激而恶变。

(三) 黄色瘤

黄色瘤(xanthelasma)位于上睑内侧的双侧病损,老年人好发,外观呈软的扁平黄色斑,病理证实为脂质物质沉积在眼睑皮下。遗传性高脂血症、糖尿病以及其他引起继发性高脂血症的患者出现黄色瘤的概率高,但是临床上发现有 2/3 的黄色瘤患者血脂正常。患者有美容要求的可手术、冷冻或者激光切除,该病复发率不高。

(四) 乳头状瘤

乳头状瘤(papilloma)是眼睑常见的良性肿瘤,有鳞状细胞乳头状瘤和皮脂溢性角化病两种类型,其共同特征是在增生的上皮周围有血管化结缔组织,呈乳头状瘤外观。皮脂溢性角化病常见于中年或老年人眼睑、面部,呈境界清楚、表面分叶或乳头状的病灶,有色素沉积。患者有美容要求的可以手术或激光切除。

(五) 角化棘皮瘤

角化棘皮瘤(keratoacanthoma)是发生于成人皮肤的良性炎症性肿瘤,与阳光过度照射有关,部分病例伴有免疫缺陷病如:着色性干皮病、Muir-Torre 综合征。其临床表现及组织学特点和鳞状细胞癌相似,需通过活检加以排除。

二、恶性肿瘤

(一) 基底细胞癌

基底细胞癌(basal cell carcinoma)是累及眼附属器最常见的恶性肿瘤,由小的、形状规则细胞组成的坚固小叶构成,细胞嗜碱性,胞质缺乏,约占眼睑恶性肿瘤的 90% 及眼睑肿瘤的 29%。光化学损伤是基底细胞癌与其他大多数皮肤表皮肿瘤最主要的罹患因素,其中 290~320nm(UVB)紫外线皮肤致癌作用最强。

多见于老年人,好发于下睑(50%~60%)及内眦(25%~30%),其次为上睑(15%)和外眦(5%)。病程长,发展慢,无疼痛不适。初期为半透明轻度隆起,珍珠样小硬结,周围血管曲张,表面覆有痂皮鳞屑,肿瘤前部可超出其血液供应过度生长,继而中央形成溃疡,糜烂出血。溃疡边缘隆起内卷,外观呈火山口状,上有毛细血管及痂皮,揭之易出血。

色素性基底细胞癌具有上述特征,而且富含色素,似黑痣恶变,易误为恶性黑色素瘤。溃疡可向深部发展,晚期侵犯结膜、泪器、眼球眼眶及鼻窦,很少向远处转移。硬化型基底细胞癌表现为扁平或稍凹陷的、蜡样、边界不清的硬结斑块,呈灰白色,有时缺乏明显的溃疡病灶,但毛细血管扩张突出。这种基底细胞癌常有侵犯眼眶深部组织及复发的倾向。

基底细胞癌转移的发生率低于 0.1%。最常转移的部位是局部淋巴结,其次是肺、骨、皮肤、肝、脾及肾上腺。发生转移后平均存活时间为 1.6 年。

控制性病变切除＋眼睑成形是最常用和有效的方法,手术切除边缘组织需行冷冻切片,以确保无癌细胞残留。此肿瘤对放疗敏感,但多用于侵犯较深、病理报告未切除干净,或肿瘤范围很大难以切除干净者。

(二) 皮脂腺癌

皮脂腺癌(sebaceous gland carcinoma)常起源于睑板腺和睫毛的皮脂腺,占所有眼睑肿瘤的 1%,眼睑恶性肿瘤的 5%,为我国列第 2 位的眼睑恶性肿瘤。导致癌变的环境因素作用于睑板腺的腺体细胞是可能的病因。需和睑腺炎、慢性睑缘炎等相鉴别。

多见于 50 岁以上女性,好发于上睑,多数发展较慢,少数病例恶性程度高,发展快,易转移。起自睑板腺者,初起时睑板面有一无痛性逐渐长大的小硬结,边缘清楚,表面皮肤完整,相应结膜面稍充血,可有黄白色豆腐渣样斑块状物。对临床反复发作的睑板腺囊肿应提高对本病的警惕。肿瘤在睑

NOTES

板内弥漫性增长,可突出于睑板或穿破皮肤,形成黄白色叶状肿块,表面有溃疡和出血。起自皮脂腺者,则为睑缘的黄色小结节。

晚期可侵犯眼眶,发生耳前或下颌下淋巴结转移。10%~20% 的患者可局部复发,15%~25% 的患者发生远处转移,肿瘤相关的死亡率为 10%。

该型肿瘤对放疗不敏感,主要治疗方案为手术切除联合眼睑成形,病变广泛者需行眶内容物摘除和淋巴结清除。病程超过 6 个月,广泛的肿瘤转移和浸润以及不完全切除是预后不良的提示。

(三) 鳞状细胞癌

鳞状细胞癌(squamous cell carcinoma)是一种表皮角化细胞恶性新生物,占眼睑皮肤肿瘤的 9%。紫外线通过损害 DNA 或损伤表皮内的朗汉斯巨细胞,改变细胞免疫,诱导皮肤癌变。光化学性角质病和 Bowen 病被认为是癌前病变,有潜在分化为浸润鳞状细胞癌的可能。

多发于老年人,男性多于女性,累及下眼睑较上眼睑多见,有睑缘受累的倾向,好发于睑缘皮肤黏膜移行处。发展快,侵袭性强。初起时呈疣状、结节状或乳头状,周围伴毛细血管扩张,无不适症状。继则逐渐增大,成为菜花状。表面有溃疡,边缘饱满稍外翻。肿瘤侵及眶上、眶下神经时可出现疼痛,可直接或沿神经浸润眼眶,扩散至周围淋巴结及远端转移。手术治疗为主,根据肿瘤范围大小确定切除范围,再行放射治疗。

(四) 恶性黑色素瘤

眼睑的恶性黑色素瘤(malignant melanoma)分型同皮肤的黑色素瘤:表浅扩散性黑色素瘤、小痣恶性黑色素瘤、结节性黑色素瘤。并不是所有的恶性黑色素瘤都有色素沉着,大多数眼睑皮肤的色素病灶并非恶性,确诊有赖于活检。黑色素瘤的预后取决于肿瘤侵犯的程度和肿瘤的厚度,厚度 <0.76mm 者很少发生转移。

第四节　眼睑先天异常

要点:

1. 内眦赘皮随年龄增长可自行消失,一般不需治疗,如合并下睑内翻、倒睫等其他先天异常情况,必要时可考虑手术治疗。

2. 眼睑先天异常多合并多种体征,建议手术治疗;手术治疗的主要目的是保护角膜和改善外观。

一、内眦赘皮和下睑赘皮

内眦赘皮(epicanthus)是遮盖内眦部垂直的半月状皮肤皱襞,是内眦部和鼻侧之间的纵向皮肤过紧引起,可能与面部骨骼发育不良有关。儿童和亚洲人种多见,皮肤皱襞有时遮盖鼻侧部分巩膜,常被误认为内斜视。上睑内眦赘皮最常见。下睑赘皮(epibiepharon of lower lid)指平行于下睑缘的皮肤皱襞,多半占据下睑缘内 1/3,有时经内眦部向上垂直延伸,形成逆向内眦赘皮。随年龄增长,鼻梁发育隆起,内眦赘皮和下睑赘皮可消失。一般不需治疗,如为美观可行整形术,松解纵向的牵拉,将横向的皮肤收紧。如合并其他先天异常者酌情手术矫正。

二、先天性睑裂狭窄综合征

先天性睑裂狭窄综合征(congenital blepharophimosis)是一种常染色体显性遗传病,外显率高,常有连续的垂直传代史。其特征为睑裂狭小,合并有上睑下垂、逆向内眦赘皮、内眦距离过远、下睑外翻、鼻梁低平、上眶缘发育不良等一系列眼睑和颜面发育异常,病容十分特殊。此病可分期进行整形手术。

三、双行睫

双行睫(distichiasis)为正常睫毛根部后方相当于睑板腺开口处生长另一排多余的睫毛,可能为常染色体显性遗传。此副睫毛细软短小,色素少,排列规则,直立或向内偏斜。常引起角膜刺激症状,角膜下半部可被染色。双行睫较少,刺激症状不重者,可涂用眼膏或戴角膜接触镜保护角膜。冷冻治疗或电解脱毛法亦可采用。刺激症状重者,可在显微镜直视下手术切除毛囊,然后将缘间部切口前后唇对合缝合。

四、先天性上睑缺损

先天性上睑缺损(congential coloboma of upper lid)罕见,可能和胚胎期接触 X 线或萘等化学性致畸物有关,有的患者家族有血亲结婚史。上睑三角形缺损,也有呈梯形或椭圆形。缺损区较大,角膜失去保护,容易发生干燥或感染。手术修补以保护角膜和改善面容。

眼睑因机械性、化学性、热性损伤,眼睑肿瘤切除,先天性畸形导致部分或完全性缺损,除了给患者在美容上带来痛苦外,还造成暴露性角膜溃疡,继而引起角膜混浊和瘢痕化,因此眼睑重建是目前研究的热点。硬化处理的脱细胞真皮具有良好的成形支撑性、柔韧性、组织相容性,利用脱细胞真皮作为睑板替代物联合游离植皮进行眼睑原位重建,为治疗严重眼睑缺损提供了新的解决之道。由此延伸的脱细胞技术可制备脱细胞的硬脑膜和阔筋膜,将为临床治疗上睑下垂、眼睑缺损等疾病提供新型生物材料。此外,眼睑恶性肿瘤活检组织进行肿瘤细胞培养筛查化疗药物,开展个体化疗方案,以及肿瘤的控制性切除技术等,都是值得继续深入的研究领域。

思考题

1. 试述单纯疱疹病毒性睑皮炎和带状疱疹病毒性睑皮炎的鉴别诊断。
2. 试述常见眼睑恶性肿瘤的临床特点及治疗原则。
3. 试述上睑下垂的临床表现和治疗原则。

(陆培荣)

第五章

泪 器 病

泪器（lacrimal apparatus）是眼的附属器之一，在维持人眼的正常生理功能中起着重要作用，分为泪液分泌系统（secretory system）和泪液排出系统（excretory system）两大部分，也就是泪腺和泪道两大部分。泪器病是眼科的常见病和多发病。泪腺疾病比较少见，包括炎症、肿瘤以及神经内分泌系统疾病造成的泪液分泌异常，临床表现以泪液的性质、数量改变和肿大的泪腺占位造成的继发表现为主。泪道疾病以泪道狭窄、阻塞、炎症最为常见，主要表现为溢泪（epiphora）。慢性泪囊炎对内眼手术危害极大，新生儿泪囊炎治疗需掌握好时机。近年来内镜技术、激光技术和高分子材料技术的发展及在泪器病中的应用，使泪道疾病的治疗趋向安全、微创、高效。应用纤细泪道内镜从泪点和泪小管入路可以直接获得膜性泪道内腔的组织形态学图像，明确区分急、慢性黏膜炎症，并辅助完成疏通泪道阻塞的部位，选择合适的手术方式。泪道激光成形手术、经鼻内镜泪囊鼻腔吻合术、气囊导管扩张泪道成形术、高频电泪道成形术等一批新的手术方式提高了泪道阻塞的治疗效果，改变了过去急性泪囊炎急性期是手术禁忌证的观念，早期手术反而获得更好的疗效，但是如何防止手术后泪道再次粘连阻塞仍是一个重要课题。

第一节　泪液分泌系统疾病

要点：

1. 泪腺炎是临床常见的眼部炎症性病变，不同类型的泪腺炎其临床表现存在差异，针对病因或原发病进行处置是其治疗原则。

2. 泪腺多形性腺瘤和泪腺腺样囊性癌是泪腺最为常见的原发性肿瘤，眼球突出是其常见的临床表现，病理组织学检查结果是确诊的"金标准"，手术是治疗这两种疾病主要的技术手段，手术后局部放射治疗在泪腺腺样囊性癌整体治疗中至关重要。

3. 泪液分泌异常主要包括泪液分泌过少、泪液分泌过多和血泪等情形，临床表现各异，主要针对病因进行治疗。

一、泪腺炎

泪腺炎（dacryoadenitis）是各种原因引起的泪腺组织炎症性疾病的总称，按照病因大致可以分为感染性泪腺炎（infectious dacryoadenitis）和自身免疫性泪腺炎（autoimmune dacryoadenitis）。

【病因】　感染性泪腺炎的病原体可以是细菌、病毒或真菌等致病微生物，常发生于罹患腮腺炎、麻疹、流感、猩红热或丹毒的儿童，在成人则多见于罹患糖尿病或其他免疫缺陷性疾病。自身免疫性泪腺炎可源于某些已知的自身免疫性疾病或一些不确切的免疫性疾病。

【临床表现】

1. 感染性泪腺炎　一般多单眼发病，多呈急性病程，表现为疼痛、溢泪、眼睑红肿，上睑下垂，严重者肿胀范围可以累及脸颊和太阳穴等眶周组织。球结膜可以充血水肿，结膜囊可以有分泌物。炎症累及泪腺眶部者，还可表现为眼球突出和眼球运动痛。对于病情危重者，可以出现耳前淋巴结肿大、头痛不适与体温升高等全身表现。

2. 自身免疫性泪腺炎　双眼受累多见,多呈慢性病程,主要表现为眼睑肿胀,若病程较长可以出现皮肤色泽改变。如果泪腺肿大明显,在上睑颞侧可以扪及肿大的泪腺,眼球向前下方突出,眼球运动受限等。

MRI、CT、超声等医学影像学检查在判断病变泪腺肿大、累及范围和病变大致性质等方面具有重要价值。

【诊断】　眼睑肿胀和影像学扫描显示泪腺肿大是诊断泪腺炎最主要的依据,病理组织学检查结果是确定泪腺炎病因和病理类型最可靠的依据。

【鉴别诊断】　泪腺炎需要与眼睑蜂窝织炎和泪腺区肿瘤进行鉴别。眼睑蜂窝织炎表现为眼睑的红肿,触痛明显,而泪腺一般不受累及;泪腺区肿瘤一般仅表现为眼睑肿胀,充血不明显,MRI 和 CT 等扫描有助于鉴别诊断,必要时活检以明确诊断。

【治疗】　针对病因或原发病进行治疗。泪腺炎由细菌、真菌、病毒感染引起时,应全身使用抗生素或抗病毒药物;脓肿形成时,宜切开引流。自身免疫性病变引起的泪腺炎,一般可应用皮质类固醇激素治疗,无效时可考虑手术切除,也可以考虑局部放射治疗。

二、泪腺肿瘤

(一) 泪腺多形性腺瘤

多形性腺瘤(pleomorphic adenoma),又称良性混合瘤(benign mixed tumor),系原发于泪腺上皮及间叶组织的肿瘤,为泪腺最常见的良性肿瘤,占泪腺上皮性肿瘤的 50%~60%。多形性腺瘤通常单眼发病,多发生于成人,常见发病年龄为 25~65 岁,无明显性别差异,也有儿童发病的罕见报道。

【病因】　目前发病原因尚不明确。大部分多形性腺瘤起自泪腺眶部,而泪腺睑部或异位泪腺者罕见,系可能与胚胎发育过程有关。肿瘤起源于泪腺管或腺泡,也可来源于副泪腺或泪腺原基(先天性胚胎组织残留)。

【临床表现】　通常呈慢性病程,可为 1 个月~5 年。典型的临床表现为无痛性渐进性眼球突出,有时上睑外上方可触及肿块,有些患者也可以表现为上眼睑肿胀。肿瘤常常累及泪腺眶部,很少累及泪腺睑部。由于肿瘤多位于眼眶外上方,使眼球向内、向下、向前移位,出现眼位偏斜。肿瘤也可呈向后部扩张生长趋势,压迫眼外肌、视神经,表现为眼球运动障碍、视力下降、复视等,相对少见。

在 MRI 或 CT 上,泪腺多形性腺瘤多呈类圆形或椭圆形肿块,边界清晰。由于肿瘤内细胞和组成成分不同,影像学改变可有不同的表现。典型的 MRI 表现为 T_1WI 上呈低信号或等信号,T_2WI 呈等信号或高信号,增强扫描后可呈明显均匀或不均匀强化。CT 表现为均匀或不均匀的中等密度肿块影,若肿块体积较大,可对周围组织结构产生压迫作用,导致泪腺窝区骨质变薄;如果骨质明显破坏,不除外肿瘤发生恶变的可能。

【诊断】　眼球突出是泪腺多形性腺瘤常见的临床表现,但缺乏诊断特异性;MRI 和 CT 在诊断泪腺多形性腺瘤中具有重要价值,肿瘤多呈类圆形或椭圆形边界清晰的肿物,可以为泪腺多形性腺瘤的大致临床定性诊断提供依据,也可以为手术入路提供重要依据;最终明确诊断依赖于病理组织学检查,此为泪腺多形性腺瘤诊断的"金标准"。

【鉴别诊断】　本病需要与泪腺区皮样囊肿和泪腺腺样囊性癌鉴别。皮样囊肿是由胚胎期表皮外胚层植入深层组织导致的一种囊状良性肿瘤,发生于泪腺区的皮样囊肿主要表现为受累侧上睑肿胀和眼球突出,CT 和 MRI 扫描可以显示泪腺区肿物为囊性改变,而泪腺多形性腺瘤则为实性肿物,此点可资鉴别。泪腺腺样囊性癌是泪腺最常见的原发性恶性肿瘤,该病病程较短,发展较为迅速,可伴有眼眶部疼痛不适,CT 扫描可显示泪腺区骨质的破坏,此等改变可资鉴别。

【治疗】　泪腺多形性腺瘤需要手术切除。对于泪腺多形性腺瘤,手术前根据其临床表现和医学影像学检查结果,大致可以对其有一个较为明确的初步诊断,一般不建议穿刺活检,这也可以避免因活检导致肿瘤的眶内播散和复发。手术切口的设计及入路方式的选择,应根据肿瘤大小、累及范围等具体情况,采取个性化设计理念。手术时应注意尽可能完整切除肿瘤,以降低手术后肿瘤复发的概率。由于泪腺多形性腺瘤多发生于泪腺眶部,故当肿瘤未累及泪腺睑部时,手术中应尽可能保留泪腺睑部,有助于减轻手术后泪液分泌障碍,减少术后干眼症发生的可能。泪腺多形性腺瘤可以发生恶变和手术后肿瘤的复发,对于发生恶变和肿瘤复发严重者,当手术切除后可以给予局部放射治疗。对于泪腺多形性腺瘤患者应该进行长期随访,以便发现问题尽早处置。

（二）泪腺腺样囊性癌

泪腺腺样囊性癌（adenoid cystic carcinoma,ACC）占泪腺疾病的18%,占所有眼眶疾病的2%,也是最常见的泪腺上皮恶性肿瘤。本病可以向远处转移,预后不良。

【病因】　目前发病原因尚不明确。

【临床表现】　本病平均发病年龄约为40岁,比多形性腺瘤要早,甚至可在10岁时就发病,女性多见。由于该病病程较短,发展较为迅速,患者可有复视症状,有时伴有疼痛不适,疼痛是由于感觉神经被肿瘤侵袭所致。患侧上睑可肿胀下垂,因泪腺区肿瘤的占位效应,眼球可以向前下方移位,眼球运动受限。

眼眶CT扫描可见ACC表现为泪腺区实性肿物,边缘不规则,伴周围组织浸润,可造成骨质损坏。MRI扫描,ACC呈长T_1长T_2信号影,信号不均匀,增强后中度至明显强化,强化不均匀。

【诊断】　根据患者眼眶部疼痛不适、眼睑肿胀、眼球突出的临床表现,以及影像学显示泪腺区实性肿物且周围骨质破坏,则应高度怀疑泪腺腺样囊性癌的可能,最终确诊需要病理组织学依据。

【鉴别诊断】　泪腺腺样囊性癌需与泪腺多形性腺瘤恶变和泪腺腺癌进行鉴别。泪腺多形性腺瘤恶变一般既往有泪腺多形性腺瘤病史,病程相对较长;泪腺腺癌与泪腺腺样囊性癌表现较为类似,病理组织学检查是鉴别两者的主要依据。

【治疗】　手术切除联合局部放射治疗是目前主要的治疗方式。对于病变范围较为局限者,可以仅切除病变组织,而对于病变范围较为广泛者,可以行眶内容物摘除术。为了降低手术后肿瘤的复发,术后需要局部进行放射治疗。手术后要密切观察全身转移的发生。

三、泪液分泌异常

1. **泪液分泌过少（lacrimal hyposecretion）**　包括先天性和后天性,泪液分泌过少可导致干性角结膜炎、干眼症,严重者出现角膜新生血管,睑球粘连,影响视力。先天性泪液分泌过少罕见,多见于Riley-Day综合征(家族性自主神经功能障碍),表现为无泪、角膜知觉缺失和神经麻痹性角膜炎。后天性泪液分泌过少又分为干燥综合征和非干燥综合征。干燥综合征是一种累及多系统的自身免疫性疾病,原因不明。原发性干燥综合征多见于女性;继发性干燥综合征伴有其他自身免疫性疾病,如风湿性关节炎、系统性红斑狼疮、硬皮病等。非干燥综合征性泪液分泌过少的主要病因为泪腺疾病、泪腺手术、外伤等,引起泪液分泌减少。

2. **泪液分泌过多（lacrimal hypersecretion）**　包括原发性和继发性泪液分泌过多。原发性泪液分泌过多罕见。继发性泪液分泌过多原因较多,如理化刺激或情感因素刺激,药物性(如毛果芸香碱)和某些全身性疾病(如脊髓结核、帕金森病等)导致的多泪。每当进食时出现流泪的泪液分泌异常,称为“鳄鱼泪”,主要见于面神经麻痹后,神经发生了错位性再生。对于泪液分泌过多,以对因治疗为主。如所有方法无效,流泪严重影响生活时,可考虑破坏泪腺或通过阻断蝶腭神经节泪腺分泌神经减少泪液分泌。

3. **血泪**　临床少见,女性可能和月经周期有关。淡红色血泪可能是结膜出血或存在泪囊肿瘤。也有报道,高血压患者鼻腔出血通过鼻泪管逆向到达眼部引起血泪。

第二节　泪液排出系统疾病

要点:

1. 溢泪分为功能性溢泪和器质性溢泪,前者泪道无狭窄或堵塞,治疗针对病因为主。后者泪道出现狭窄或堵塞,治疗根据病变部位而有所不同。

2. 冲洗泪道是判断泪道狭窄或者堵塞部位的简单有效方法。

3. 泪囊炎的治疗关键则是疏通堵塞的泪道,从根源上解决问题。急性泪囊炎尤其儿童急性泪囊炎可能发展成致命的眶蜂窝织炎和脓毒血症,需要积极控制炎症。

4. 慢性泪囊炎是眼部的潜在感染灶,内眼手术前必须先处理慢性泪囊炎,否则可能引起致盲的化脓性眼内炎。

一、泪道功能不全

泪道功能不全(insufficiency of lacrimal passage)是指没有器质性阻塞的泪液引流不畅,即泪道冲洗通畅而有溢泪的一类情况。

【病因】

1. 泪点与泪湖脱离接触　结膜或泪阜肥厚,睑外翻,面神经麻痹等造成泪点外翻,泪液不能通过泪小管的虹吸现象进入泪道。下睑皮炎引起睑外翻,患者不断擦拭眼泪及泪液的刺激又加重了皮炎和外翻,形成恶性循环,也可引起泪点外翻。

2. 眼轮匝肌松弛　眼轮匝肌的收缩与松弛推动着排泪,松弛时泪液泵作用减弱或消失,泪液排出障碍。

3. 鼻泪管瓣膜功能不全　可引起泪囊气肿,引起泪液引流不畅。

【临床表现】　主要症状为溢泪。查体可发现泪点外翻、结膜松弛、睑外翻、睑皮炎、眼轮匝肌松弛等表现。

【治疗】　祛除病因。泪点位置异常者,应矫正相关的解剖异常,如睑外翻矫正术,切除松弛肥厚的结膜及结膜下组织,使泪点复位。此外还可试行泪点下结膜电烙术,借助瘢痕收缩使泪点复位。眼睑的水平松弛可行水平的眼睑或外眦韧带缩短手术。

二、泪道狭窄或阻塞

泪道狭窄或阻塞常发生在泪道的两端,泪点、泪小管容易受外界影响,因结膜囊炎症或者外伤而堵塞,鼻泪管下段是解剖学的狭窄段,容易受鼻腔疾病的影响导致阻塞。

【病因】　泪道的先天性闭锁、炎症、肿瘤、外伤、异物、药物毒性、泪石以及鼻腔病变均可造成狭窄甚至阻塞。先天性阻塞通常是覆盖于鼻泪管鼻侧末端的 Hasner 瓣发生膜性阻塞所致。成人多见于中年女性,最常见的原因为泪石或慢性炎症刺激。Stevens-Johnson 综合征、类天疱疮和其他结膜皱缩性疾病可造成泪管阻塞。全身使用氟尿嘧啶类药物和局部使用碘苷滴药水可使泪管发生阻塞。

【临床表现】　主要症状为溢泪,如继发感染可伴有黏脓性分泌物。询问病史时应重点追问局部用药史、眼表疾病史、颜面及鼻部外伤史、窦腔手术史和以前有无泪囊炎病史等。查体可见原发病的临床表现,例如泪点狭窄、闭塞或缺如,结膜瘢痕等。先天性者多由其父母代诉在出生时或出生后不久被发现有溢泪症状,如果继发感染,伴有脓性分泌物,则称为新生儿泪囊炎(neonatal dacryocystitis)。

由于泪道狭窄或阻塞可发生在泪道任何部位,因此确定阻塞部位对于治疗方案的选择十分重要。常用的检查方法有泪道冲洗、泪道 CT 造影检查、X 线碘油造影、泪道探通等。泪道冲洗可帮助判断阻塞部位,如果泪道冲洗时冲洗液完全从原路反流者为泪小管阻塞;冲洗液从上或下泪点进入后不能触碰泪囊骨壁,冲洗液由另一泪点反流且为清液者为泪总管阻塞;冲洗时有阻力且冲洗液部分进入鼻腔、部分自泪点反流者为鼻泪管狭窄;冲洗液自另一泪点反流同时伴有黏性或黏脓性分泌物者为鼻泪管阻塞合并慢性泪囊炎(图 5-1)。泪道 CT 造影检查及 X 线碘油造影可以显示泪囊大小及阻塞部位。泪道探通在证实泪道阻塞部位的同时,对于婴幼儿的泪道阻塞还有治疗作用。

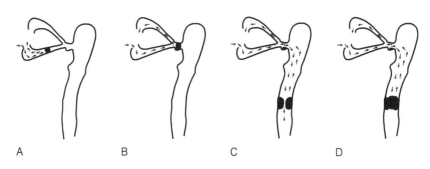

图 5-1　泪道冲洗判断泪道阻塞部位
A. 泪小管阻塞;B. 泪总管阻塞;C. 鼻泪管狭窄;D. 鼻泪管阻塞。

【治疗】　根据阻塞部位不同,采取不同的治疗方案。

1. 新生儿泪道阻塞　先天性 Hasner 瓣阻塞多数可在出生后 4~6 周自行开放,因此可先行局部按摩,如果有脓性分泌物可使用抗生素眼药水点眼。若不能自行痊愈,8~12 个月以后可考虑行泪道探通术。一次探通有效率为 75%,还有 25% 患儿需行二次探通。保守治疗期间,发生新生儿泪囊炎者按急性泪囊炎进行处理,待炎症消退后再行泪道探通。

2. 泪点狭窄、闭塞或者缺如　可用探针或泪点扩张器刺穿和扩张狭窄闭塞的泪点,继而植入硅胶管;泪点缺如时可行超声生物显微镜(UBM)检查进一步明确有无合并泪小管缺如。若泪小管正常,可在泪小管相应部位做睑缘切开,同时行泪囊逆行插入硅胶管。

3. 泪小管狭窄或阻塞　可通过留置硅胶管治疗;泪道激光亦有较满意的治疗效果,近年来泪道内镜系统的引入,使泪道激光的操作更为直观和简便。

4. 鼻泪管狭窄或阻塞　轻者可采用留置硅胶管治疗,重者行泪囊鼻腔吻合术,将泪囊黏膜和鼻腔黏膜相吻合,重建泪液引流通道。近年来内镜技术发展迅速,经鼻内镜下泪囊鼻腔吻合术(endoscopic dacryocystorhinostomy,EDCR)可逆向沟通泪囊和鼻腔,具有创伤小,皮肤无瘢痕的优点。

三、急性泪囊炎

急性泪囊炎(acute dacryocystitis)多有慢性泪囊炎病史,继发毒力强的致病菌如金黄色葡萄球菌、乙型溶血性链球菌或者少见的白念珠菌感染引起,也可以无溢泪史而突然发生。新生儿泪囊炎的致病菌多为流感嗜血杆菌,如不采取快速、有效的治疗,易演变为眶蜂窝织炎。

【临床表现】　急性泪囊炎起病急,患眼充血、流泪,有脓性分泌物。查体见泪囊区皮肤红、肿、热、痛明显,常波及眼睑及颜面部。眼睑肿胀,结膜充血、水肿,下颌下及耳前淋巴结肿大。全身可有发热、不适。数日后局部形成脓肿,破溃排出脓液后炎症减轻。有时形成泪囊瘘管,经久不愈。机体免疫力低下或感染未控制者,可演变为眼睑眶隔前蜂窝织炎、眶蜂窝织炎或脓肿,甚至引起全身脓毒血症导致死亡。感染也可逆泪道而上,导致角、结膜感染或超敏性周边角膜溃疡。

【治疗】　治疗原则是控制感染。急性泪囊炎早期局部热敷,超短波理疗,局部和全身应用抗生素。新生儿和婴幼儿应住院全身使用足量抗生素治疗,以降低眼眶脓肿或脓毒血症发生的可能性。脓肿出现波动感则切开排脓,置入引流条。炎症期慎行泪道冲洗或泪道探通,以免导致感染扩散。但是炎症缓解后,应及时按慢性泪囊炎治疗,避免炎症复发。值得一提的是,近年来经鼻内镜下泪囊鼻腔吻合术在急性泪囊炎的急性期治疗中取得了良好的效果,从鼻腔面疏通阻塞,引流脓液,不会造成感染的扩散,相反可以更快地控制感染及缩短病程。

四、慢性泪囊炎

慢性泪囊炎（chronic dacryocystitis）是一种较常见的眼病，可能与沙眼、泪道外伤、鼻炎、鼻中隔偏曲、下鼻甲肥大等因素有关。在鼻泪管阻塞，泪囊内分泌物滞留的基础上继发细菌感染而发病，常见致病菌为肺炎球菌、链球菌、葡萄球菌等。女性较男性更易受累。

【临床表现】 主要症状为溢泪，溢泪使泪囊部皮肤潮红、糜烂，出现慢性湿疹表现。挤压泪囊区有黏液或黏脓性分泌物自泪点溢出。鼻侧球结膜充血。如泪囊内分泌物长期引流不畅，则泪囊可逐渐增大形成泪囊黏液囊肿。

慢性泪囊炎是眼部的感染病灶，泪囊中的致病菌及脓性分泌物反流到结膜可引起结膜炎症，如果角膜上皮不完整，或者内眼手术存在切口，则可能继发角膜炎、角膜溃疡或化脓性眼内炎。因此要重视慢性泪囊炎对眼球构成的潜在威胁，特别是在施行内眼手术前，必须给予治疗。

【治疗】 治疗原则是复通堵塞的泪道。使用抗生素滴眼液只能暂时减轻症状，手术是主要的治疗手段。鼻腔的检查也十分重要，明确在鼻中隔和鼻甲之间是否有足够的引流空间，对于估计手术效果有重要意义。治疗方法同鼻泪管狭窄或堵塞。对于高龄无法耐受手术或者不愿意行吻合术的患者，也可行泪囊摘除术，可以有效控制炎症，但溢泪症状将永久存在。

五、泪小管炎

泪小管炎（canaliculitis）为泪小管的慢性炎症，多由沙眼衣原体、放线菌、白念珠菌或曲霉菌感染引起。发病率不高，常继发于眼部化脓性结膜炎，因此常常难以正确诊断。如不治疗，将引起泪小管狭窄。

【临床表现】 患者眼部轻度红肿、刺激，伴少量分泌物。内眦部泪小管区域轻度充血，患侧泪点水肿、压迫泪小管有分泌物溢出，冲洗原路反流并伴有分泌物（图 5-2），但健侧泪点正常，冲洗通畅。分泌物涂片检查有助于致病微生物的确诊。

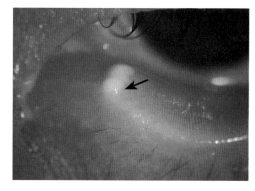

图 5-2 泪小管炎
下泪点形成脓肿病灶（箭头所示）。

【治疗】 可用抗生素溶液冲洗。严重者行保留泪点的泪小管切开，将坏死组织刮除，然后用碘酊烧灼黏膜面。治疗后容易复发。若上、下全泪小管阻塞后需要建立人工引流通道，施行结膜-泪囊-鼻腔吻合术。

思考题

1. 感染性泪腺炎和自身免疫性泪腺炎如何鉴别？
2. 泪腺多形性腺瘤恶变与泪腺腺样囊性癌鉴别要点有哪些？
3. 如何辨别溢泪和流泪？如何辨别功能性溢泪和器质性溢泪？
4. 试述泪道狭窄或阻塞的检查和定位。
5. 慢性泪囊炎的危害和治疗方法如何选择？

（马建民 郭 健）

第六章

眼表泪液疾病

眼表结构和功能的正常是获得清晰视觉的先决条件,炎症、外伤、变性等因素导致泪膜不稳定、角膜上皮结膜化、角膜新生血管等病理改变时,将使角膜失去透明性,影响患者视觉质量。本章对眼表泪液疾病的概念、种类、临床表现、诊断及治疗原则进行阐述。

第一节 概 述

要点:

1. 眼表不仅包括角膜上皮和结膜上皮,还包括参与维持眼球表面健康的防护体系。

2. 眼表的健康取决于眼表上皮的完整和泪膜的稳定两方面,任何一方的异常均可导致眼表功能的障碍,不仅引起眼部不适症状,还可影响视功能。

眼表(ocular surface)的解剖学含义指起始于上、下眼睑缘间部的眼球表面全部黏膜上皮,包括角膜上皮和结膜上皮(球结膜、睑结膜、穹隆结膜)(图6-1)。角膜上皮来源于角膜缘干细胞,维持角膜上皮层的动态更新。结膜上皮由复层扁平细胞和分泌黏蛋白的杯状细胞构成,结膜上皮可能来源于结膜穹隆部或睑缘的皮肤黏膜结合处,也有研究认为结膜的干细胞均匀地分布于眼表。

清晰视觉功能的获得和维持不仅要有健康的眼表上皮,还要求眼球表面必须覆盖一层稳定的泪膜。泪膜(tear film)是通过眼睑的瞬目运动将泪液涂布在眼表形成的薄层,从外向内分别由脂质层、水液层和黏蛋白层构成(图6-2)。泪膜脂质层由睑板腺分泌,能够减少泪液蒸发,稳定和保护泪膜。水液层主要由泪腺、副泪腺产生,富含盐类和蛋白质,为角膜表面输送各种水溶性营养成分。黏蛋白层由结膜杯状细胞分泌的黏蛋白、结膜上皮细胞和角膜上皮细胞表达的跨膜蛋白构成,其基底部可嵌入角、结膜上皮细胞的微绒毛之间,降低泪膜表面张力,减少泪膜涂布摩擦力。瞬目运动由三叉神经第一支作为感觉支传入以及面神经交感支和副交感支作为运动支传出的反射弧来完成。

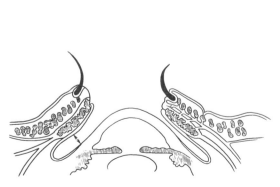

图6-1 眼表组织

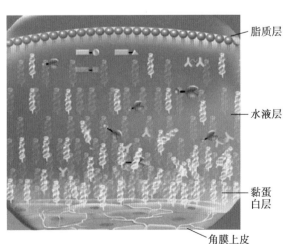

脂质层

水液层

黏蛋白层

角膜上皮

图6-2 泪膜

Nelson 于 1980 年提出眼表疾病(ocular surface disease,OSD)的概念,泛指损害角结膜眼表正常结构与功能的疾病。由于眼表是一整体概念,因此在功能上需将眼表疾病与泪液疾病综合考虑,概括为眼表泪液疾病(ocular surface & tear disease),包括浅表角膜病、结膜病及外眼疾病,也包括影响泪膜的泪腺及泪道疾病。

第二节　眼表疾病发生机制及眼表重建

要点:
1. 角膜缘干细胞是角膜上皮增殖和移行的动力来源,对于维持角膜上皮的完整性至关重要。
2. 眼表疾病的治疗旨在恢复眼表完整性及其上皮细胞正常表型。

眼表健康由眼球表面提供稳定泪膜的外源性因素和眼表上皮干细胞微环境、角膜神经功能等内源性因素共同调控。其中任何一个环节发生病变,都有可能引起角、结膜表面或泪膜即眼表的异常。

一、角膜缘干细胞功能障碍

角膜缘干细胞属于单能干细胞,存在于角膜缘基底细胞层中,是角膜上皮增殖和移行的动力来源,对于维持角膜上皮的完整性至关重要。人类角膜缘的 Vogt 栅结构为角膜缘干细胞所在区,即角膜缘干细胞龛(limbal niche)。角膜缘干细胞功能障碍临床上分为两种类型:①损伤造成的角膜缘干细胞缺乏,该类疾病具有明确的致病原因,包括化学伤、Stevens-Johnson 综合征和类天疱疮等。②基质微环境异常导致的角膜缘干细胞缺乏,是以正常角膜上皮被结膜上皮侵犯和替代为特征,表现为角膜缘干细胞缓慢丢失,如先天性无虹膜、边缘性角膜炎或溃疡、翼状胬肉等。

角膜缘干细胞功能障碍可表现为角膜上皮持续缺损乃至角膜溃疡形成,后期发展为角膜新生血管化,角膜表面结膜化上皮覆盖,假性胬肉形成,角膜失去透明性,影响患者的视觉功能和生活质量。

二、结膜上皮功能异常

结膜上皮分泌水液、电解质及泪膜中黏蛋白和抗菌肽成分,是眼表生理防护屏障的重要环节,还可通过调控上皮修复、纤维化及新生血管生成,介导组织再生和瘢痕修复。此外,近年来结膜上皮被认为具有重要的免疫调控功能,是眼表重要的免疫应答中枢。化学伤、热烧伤、免疫相关结膜炎等造成的眼表慢性炎症条件下,杯状细胞密度降低,泪液中黏蛋白的含量减少会严重破坏泪膜稳定性,进一步加剧眼表免疫稳态失衡,形成恶性循环。临床上早期表现为结膜充血、结膜上皮染色阳性,后期可表现为结膜上皮失去黏膜光泽,上皮鳞状化生,结膜下瘢痕纤维化,不同程度的睑球粘连,结膜囊狭窄,甚至眼睑闭锁。

三、眼表疾病的治疗原则

旨在恢复眼表完整性及其上皮细胞正常表型,促进患眼视力恢复的眼表重建手术(ocular surface reconstruction)的原则包括:重建眼表的上皮或干细胞;重建泪液分泌或泪膜稳定性;保护或恢复眼表相关的神经支配;重建眼睑的解剖和功能。异体角膜、亲属或自体角膜缘移植是角膜缘干细胞功能缺乏的有效治疗措施,近年来角膜缘干细胞体外培养技术的发展为角膜缘功能重建提供了新的选择。睑球粘连分离联合羊膜移植或结膜移植重建结膜眼表;自体游离下颌下腺移植或唇腺移植治疗重度干眼,恢复泪液分泌来源是眼表重建的重要环节。

进行眼表重建手术时应正确掌握适应证,尽可能地保留健康的眼表上皮,特别是眼表干细胞的来源部位,避免医源性损伤;同时彻底切除坏死或炎症激烈的病变组织,为上皮细胞提供健康的生长环境。角、结膜重建的另一重要前提条件就是泪膜的大致正常。严重的干眼、泪膜不稳定、眼表上皮干燥脱落、鳞状上皮化、再生延迟,甚至角膜变薄,发生角膜基质溃烂,任何的角、结膜移植性重建手术都将面临失败的命运。所以,应先通过一定的治疗措施改善干眼,以便为后期的角、结膜重建做好准备。

第三节 干　　眼

要点:

1. 干眼是多因素引起的慢性眼表疾病,是由于泪液的质、量及动力学异常导致的泪膜不稳定或眼表微环境失衡。

2. 干眼造成眼部多种不适症状和/或视功能障碍,最常见的症状有疲劳感、异物感、干涩感等,不同程度地影响患者的生活质量。

3. 干眼的诊断包括患者的主观症状和客观检查,常规的检查方法有泪膜破裂时间检查和泪液分泌量检测等。

4. 干眼的治疗原则是根据干眼的类型和程度给予长期及个体化治疗,明确并消除引起干眼的病因是提高干眼治疗效果的关键。

干眼(dry eye)是由多因素引起的慢性眼表疾病,是由泪液的质、量及动力学异常导致的泪膜不稳定或眼表微环境失衡,可伴有眼表炎症反应、组织损伤及神经异常,造成眼部多种不适症状和/或视功能障碍。

【病因与分类】 干眼发生的危险因素可分为全身性因素,尤其是免疫系统疾病及内分泌系统失衡;眼局部性因素,包括局部感染及免疫性眼病;环境性因素,包括空气污染、光污染、高海拔、低湿度等;生活方式相关性因素,如长时间使用视频终端、户外活动少、睡眠不足、使用空调、长期配戴角膜接触镜等;手术相关性因素以及药物相关性因素,包括各种全身及局部手术或用药。泪液渗透压的升高、眼表组织结构的改变、基于免疫的炎症反应、眼表细胞死亡、性激素水平降低是干眼发生的主要病理机制,各因素之间的联系或因果关系仍然需要深入研究。

按照泪液主要成分或功能异常分类,干眼可分为 5 种类型:

1. **水液缺乏型干眼(aqueous tear deficiency)** 因水液性泪液生成不足和/或质的异常而引起的干眼,主要由泪腺功能低下所致,泪腺功能的破坏可以是先天的(如先天性无泪腺等),亦可能是后天因素造成的(如某些自身免疫性疾病、感染、外伤、药物毒性等)。

2. **脂质异常型干眼** 由于脂质层的质或量出现异常而引起,如睑板腺功能障碍、睑缘炎及各种引起泪液蒸发增加等因素造成的干眼。

3. **黏蛋白异常型干眼** 由于各种因素造成眼表上皮细胞(尤其杯状细胞)受损而引起,如Stevens-Johnson 综合征、眼类天疱疮、眼化学伤等。

4. **泪液动力学异常型干眼** 因泪液的动力学异常引起,包括瞬目异常(如瞬目频率降低、不完全瞬目等)、泪液排出异常、结膜松弛及眼睑结构异常等导致的干眼。

5. **混合型干眼** 是临床最常见的干眼类型,为以上两种或两种以上原因所引起的干眼。

【临床表现】 干眼最常见的症状是视疲劳、异物感、干涩感,也可有烧灼感、眼胀感、眼痛、畏光、眼红等。如有上述症状,则应仔细询问病史,寻找可能导致干眼的病因。对于严重的干眼,应询问是否伴有口干、关节痛,以排除干燥综合征。

干眼的体征包括球结膜血管扩张、球结膜干燥皱褶,泪河变窄或中断,睑裂区角膜上皮不同程度点状脱落,角膜上皮缺损区荧光素着染(图 6-3)。干眼早期轻度影响视力,病情发展后,可出现角膜上皮糜烂、丝状角膜炎,症状演变为不能忍受,晚期可出现角膜溃疡、角膜变薄、穿孔,偶有继发细菌感染。角膜瘢痕形成后,严重影响视力。

【检查与诊断】 干眼的常用检查技术及临床意义包括:

1. **干眼问卷量表**　针对干眼发生危险因素和临床特征设计的问卷量表，为干眼提供了简单、易行的评估。临床常用的干眼问卷量表有中国干眼问卷量表、眼表疾病指数（ocular surface disease index，OSDI）量表、干眼五项量表（DEQ-5）等。

2. **泪膜稳定性检测**　主要表现为泪膜破裂时间缩短和泪膜形态改变，常用方法为荧光素染色泪膜破裂时间（fluorescein tear break up time，FBUT），即荧光素钠染料均匀涂布于患者眼表后，钴蓝光下观察末次瞬目至角膜出现首个黑斑的时间，测量 3 次取平均值。FBUT 检查方法便

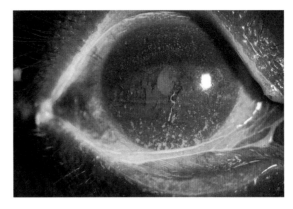

图 6-3　角膜上皮荧光素钠染色

捷，适合临床使用，但属于侵入性检查，一定程度上影响了泪膜的真实状态。近年来非接触式泪膜破裂时间（noninvasive tear break up time，NIBUT）逐渐在临床推广使用，基于新型眼科成像设备结合自动分析软件，无须荧光素染色即可检测泪膜破裂的位点和时间。

3. **泪液分泌量检测**　泪液分泌量反映了泪腺和副泪腺等眼表组织的分泌功能以及泪液产生与清除的动态平衡。检测方法主要包括：①泪河高度测量，通过裂隙灯显微镜或眼表综合分析仪观察泪液与睑缘交界处形成的内凹型弧面，测量泪液潴留高度。②泪液分泌试验：Schirmer Ⅰ试验通过使用 Schirmer 试纸，头端内折置入下眼睑外中 1/3 交接处的结膜囊，测量 5 分钟内泪液浸湿试纸的长度。Schirmer Ⅰ试验是无麻醉测试，反映主泪腺的分泌功能，Schirmer Ⅱ试验是表面麻醉后测试，反映的是副泪腺分泌功能。③酚红棉线检查：将酚红棉线置于下眼睑中外 1/3 交界处的结膜囊，放置 15 秒后测量泪液湿润棉丝后的变色长度，减少了刺激带来的反射性分泌。

4. **眼表细胞染色**　眼表细胞完整性受损时，可被特定染料着色，染色程度与眼表损伤的严重程度具有相关性。因此，眼表细胞染色可评价上皮细胞的屏障功能和完整性，被认为是干眼严重程度的评价指标之一。临床上常用荧光素钠染色法，角膜、结膜上皮缺损在裂隙灯显微镜的钴蓝光下可表现为绿色点状着色、糜烂、片状缺损、溃疡等不同形态。此外，丽丝胺绿染料还可染色缺乏黏蛋白覆盖的上皮细胞，可为黏蛋白缺乏型干眼的诊断提供间接依据。

5. **眼科影像学检查**　激光角膜共焦显微镜可对干眼患者角膜内免疫炎症细胞数量、神经纤维形态和密度进行分析；泪液干涉成像设备可分析患者眨眼频率和完全度，自动测量泪膜脂质层厚度；睑板腺成像通过红外线成像技术，可观察睑板腺有无缺失以及形态变化。

6. **实验室辅助检查**　泪液蕨类试验、结膜印迹细胞学检查、泪液成分检查对明确特殊类型的干眼具有诊断价值，可辅助进行泪液成分异常的分析判断。

7. **睑缘及睑板腺检查**　睑缘及睑板腺是泪膜功能单元的重要组织结构，评估睑缘异常征象、眼睑刷功能、睑板腺形态和功能检查，对于诊断干眼和睑板腺功能障碍具有重要价值。

8. **全身检查**　血清学自身抗体检查，如抗核抗体、干燥综合征抗体 A（anti-Sjögren syndrome A，抗 SS-A）、干燥综合征抗体 B（anti-Sjögren syndrome B，抗 SS-B）、类风湿因子等，对干燥综合征等全身疾病导致的干眼诊断的敏感性较高。

我国的干眼诊断标准：①患者主诉有眼部干涩感、异物感、烧灼感、疲劳感、不适感、眼红、视力波动等主观症状，中国干眼问卷量表≥7 分或 OSDI 量表≥13 分；同时，患者 FBUT≤5 秒或 NIBUT≤10 秒或 Schirmer Ⅰ试验≤5mm/5min，可诊断干眼。②患者有干眼相关症状，中国干眼问卷量表≥7 分或 OSDI 量表≥13 分；同时，患者 FBUT>5 秒且≤10 秒或 NIBUT 为 10~12 秒，Schirmer Ⅰ试验 >5mm/5min 且≤10mm/5min，则需采用荧光素钠染色法检查角结膜，染色阳性（≥5 个点）可诊断为干眼。

根据干眼主要体征可进行严重程度分级①轻度：裂隙灯显微镜下检查无明显眼表损伤体征（角膜荧光素染色点 <5 个，FBUT≥2 秒）；②中度：裂隙灯显微镜下检查角膜损伤范围不超过 2 个象限和/或

NOTES

角膜荧光素染色点 >5 个且 <30 个,FBUT≥2 秒;③重度:裂隙灯显微镜检查角膜损伤范围 2 个象限及以上和/或角膜荧光染色点≥30 个,FBUT<2 秒,角膜荧光素点染融合成粗点、片状或伴有丝状物。

【治疗】 干眼的治疗目标是缓解症状,保护视功能,尽可能去除病因。干眼的治疗原则是根据干眼的类型和程度给予长期和个体化治疗,同时使患者适应慢病管理体系(表 6-1)。

表 6-1　干眼的治疗原则

干眼严重程度	治疗手段
轻度	健康宣教,建立正确生活、工作方式 按需使用人工泪液,局部使用促进泪液分泌剂 眼睑物理治疗
中度	轻度干眼治疗基础上加用湿房镜 局部联合抗炎治疗 水液缺乏型干眼控制眼表炎症后可行泪道栓塞
重度	中度干眼治疗基础上增加全身抗炎治疗 自体血清点眼 治疗性角膜接触镜 睑缘缝合或下颌下腺移植 合并自身免疫性疾病,给予多学科综合治疗

1. **针对病因治疗**　干眼可由多种因素引起,如全身性疾病、生活和工作环境、长期使用某些药物和化妆品等。明确并消除引起干眼的原因是提高干眼治疗效果的关键。

2. **非药物治疗**

(1)患者指导:告知患者干眼的自然病程和治疗目标,帮助患者树立信心,向患者提倡健康生活理念,如保持乐观心态、保证睡眠质量和时间、适当增加运动及改善饮食等。

(2)湿房镜:提供密闭的空间,减少眼表暴露和空气流动所致的泪液蒸发,达到保存泪液、改善泪膜的目的。

(3)治疗性角膜接触镜:适用于伴角膜上皮损伤或非感染性睑缘病变的干眼。

(4)泪道栓塞或泪点封闭:可以暂时或永久性减少泪液引流引起的丢失。主要适用于水液缺乏型干眼。

3. **药物治疗**

(1)泪液成分的替代治疗:最佳替代物是自体血清,但其来源受限,因此人工泪液为治疗干眼的一线临床用药,适用于各种类型的干眼,可根据患者自觉症状、眼表损害情况等选择。需长期使用人工泪液的患者应优先选用不含防腐剂的人工泪液。

(2)促进泪液分泌:P2Y2 受体激动剂可促进眼表上皮细胞分泌黏蛋白,对水样泪液和脂质的分泌也具有一定的促进作用。

(3)抗炎治疗:主要包括糖皮质激素、非甾体抗炎药(nonsteroidal anti-inflammatory drug,NSAID)和免疫抑制剂。首选局部使用的免疫抑制剂,中至重度干眼可短期联合使用皮质类固醇激素,NSAID可辅助减轻眼表炎症。皮质类固醇激素用药期间,必须警惕高眼压、晶状体混浊等不良反应。常用的免疫抑制剂包括 0.05% 他克莫司(FK506)和 0.05%~0.1% 环孢素(cyclosporin,CsA)。

(4)抗菌治疗:蠕形螨或厌氧菌感染相关的睑缘炎及干眼可局部应用甲硝唑;全身应用四环素类、大环内酯类药物可促进睑板腺上皮细胞分化及分泌,改善睑板腺脂质代谢,适用于脂质异常型干眼。

4. **手术治疗**　对于泪液分泌量明显减少,常规治疗方法效果不佳且有可能导致视力受损的严重干眼,可考虑行手术治疗。手术方式主要包括睑缘缝合术、松弛结膜切除术、羊膜移植术、下颌下腺及唇腺移植术等。

第四节　睑板腺功能障碍

要点:

1. 睑板腺功能障碍是一种以睑板腺终末导管阻塞和/或睑脂分泌的质或量异常为重要特征的慢性、弥漫性睑板腺病变。

2. 多种因素可导致睑板腺功能障碍,发病机制未完全阐明。

3. 睑板腺功能障碍诊断主要根据患者症状、体征和相应辅助检查进行综合评估。

4. 眼睑局部物理治疗是睑板腺功能障碍治疗的前提和基础,多采取综合治疗策略。

睑板腺功能障碍(Meibomian gland dysfunction,MGD)是一种多因素导致的慢性弥漫性睑板腺疾病,以睑板腺终末导管阻塞、腺泡萎缩以及睑脂分泌的质和/或量异常为主要病理特征,导致眼表稳态失衡并引起眼表不适症状,常导致脂质异常型干眼,严重时可损伤角膜而影响视功能。

【病因】　发病机制复杂,内部因素主要包括眼部因素如睑缘炎、蠕形螨感染、配戴角膜接触镜以及干眼等眼表长期慢性炎症反应;全身因素如年龄增长、雄激素缺乏、女性停经、干燥综合征、过敏性疾病、红斑痤疮等;药物相关因素如长期使用抗雄激素药物、治疗高血压药、抗组胺药、抗抑郁药等。外部因素主要包括环境因素如长时间注视计算机、手机屏幕;饮食因素如高油、高糖饮食习惯等。

【临床表现】　MGD症状包括眼干涩、眼痛、烧灼感、眼痒、异物感、视物模糊、眼部分泌物增多等。常见典型体征包括睑缘肥厚、圆钝,Marx线(皮肤黏膜交界处)前移或睑板腺开口后退,睑缘充血、新生血管等,睑板腺开口狭窄或闭塞,可见脂帽、脂栓隆起,挤压后分泌物呈泡沫样、颗粒样或牙膏样(图6-4)。

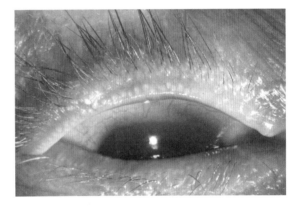

图 6-4　睑板腺开口闭塞

【诊断】　根据MGD的症状、体征和相应辅助检查进行综合评估:①睑缘和睑板腺开口异常;②睑脂分泌异常;③具有眼部症状;④睑板腺腺体缺失;⑤泪膜脂质层厚度异常。

第①和②项中出现任何一项即可诊断睑板腺异常,有眼部症状者可诊断为MGD,无症状者可诊断为睑板腺功能异常。第④和第⑤项为加强诊断指标,单独出现第④或第⑤项,仅说明睑板腺缺失和脂质层厚度变化及其程度,仍需结合其他检查结果进行诊断。

【治疗】　眼睑局部物理治疗是MGD治疗的前提和基础。

1. 睑缘清洁　可使用专业睑缘清洁产品清洁局部睑缘和睫毛根部。

2. 眼局部热敷或冷敷　常用的热敷方式包括热毛巾、热水袋、红外线设备及化学发热眼贴等,使局部温度维持在约40℃,促进睑脂分泌。眼局部冷敷主要适用于睑缘炎较重的患者,待炎症反应消退后可改为热敷。

3. 眼睑按摩　可以指导患者自行按摩眼睑,或在门诊由医务人员使用玻璃棒法、睑板腺垫板法、睑板镊、专用睑板腺按摩设备等进行睑板腺按摩。药物治疗部分参见第六章第三节　干眼。

第五节 视屏终端综合征

要点:

1. 视屏终端综合征的定义。

2. 视屏终端综合征的临床表现包括一系列非特异性的症状,其中以眼部症状出现的概率最高。

视屏终端综合征(visual display terminal syndrome, VDTS)指长时间使用计算机、电视、手机等电子产品,引起视疲劳与眼不适感,出现眼部充血、干涩、异物感、分泌物增多等症状,同时伴有全身不适的一类临床表现。

【临床表现】 VDTS 的临床表现包括一系列非特异性的症状:神经衰弱综合征(头痛、头晕、额头压迫感、恶心、失眠、噩梦、记忆力减退、脱发等)、肩颈腕综合征(颈肩腕部麻木、感觉异常、震颤,有压痛、腰背部酸痛不适等)、眼部症状(视疲劳、眼干、眼痒、烧灼感、异物感、视物模糊、视力下降、眼部胀痛、眶周疼痛等)、食欲减退、便秘、抵抗力下降等,甚至对内分泌系统也会产生一定的影响。其中以眼部症状出现的概率最高,其次是颈肩部、背部和手臂。

【预防与治疗】

1. 预防

(1)正确使用电子产品:适当摆放视频显示器的位置与保持用眼距离是预防眼部不适症状的关键。电子屏幕放置的位置低于眼水平线,保持距离为 50~70cm,引起的眼部不适症状最轻。

(2)增加瞬目频率:通过主动瞬目,可以使泪膜稳定性得到改善。

(3)调整光线:应根据作业性质确定比较适宜的周围照明水平,且所用照明灯光质要好,显色性强,不产生阴影、眩光和频闪。

(4)改善环境:增加环境湿度以减少泪液的蒸发,室内禁止吸烟、喷洒杀虫剂等。

(5)合理安排用眼时间:连续使用屏幕的时间不建议超过 1 小时,可以有效减少视疲劳,减轻或消除持续性眼调节紧张以及全身性固定姿势所致的肌紧张。

2. 治疗

(1)治疗干眼:具体内容参见第六章第三节 干眼。

(2)积极处理屈光不正与双眼视功能异常:屈光不正、屈光参差、双眼视功能异常等均可加重视频终端使用者的视疲劳症状,应积极进行处理。

(3)如出现神经衰弱综合征及肩颈腕综合征,可建议患者于精神科、康复科就诊。

第六节 药源性角膜上皮细胞功能障碍

要点:

1. 患者眼部频繁应用药物时,药物毒性可能对眼表产生影响,特别应避免产生药源性角膜损害。

2. 根据疾病种类、药物特性和毒副作用等综合考虑后选择药品,可以有效避免药源性角、结膜疾病的发生。

目前眼科局部药品制剂种类繁多,不同药物对眼部组织的潜在损害也逐渐受到重视。与其他眼组织相比,局部应用药物可使角膜和结膜出现显著的短时高浓度,更易导致其细胞功能损伤,同时广泛使用的防腐剂和赋形剂也起到协同损害作用。因此,要重视药物毒性对眼表的影响,特别是避免产生药源性角膜损害。

【病因】 眼用药物制剂使用产生的眼表角膜损害常见于以下情况:患者眼表微环境异常如干眼、睑板腺功能障碍、过敏性结膜炎;短期频繁使用眼用药物如抗病毒药物、抗生素等;因眼病需要长期使用药物,如青光眼降眼压药物等。引起眼表损害的机制主要为以下几方面:①破坏泪膜稳定性或直接损害对泪膜稳定起重要作用的角膜上皮细胞微绒毛;②损害角膜上皮细胞对基底膜的黏附能力,导致角膜上皮点状脱失,甚至点状角膜炎;③破坏上皮细胞间紧密连接;④抑制上皮细胞有丝分裂和移行,延迟上皮愈合时间;⑤促使结膜下淋巴细胞向浆细胞转化;⑥作为抗原引起抗原-抗体复合物反应;⑦过敏反应。

【临床表现】 药源性角膜上皮功能障碍发生时,球结膜充血扩张,严重者可出现睫状充血,早期角膜出现弥漫性上皮缺失及或旋涡样角膜上皮糜烂,以中下方显著,中后期睑裂区角膜出现假树枝或裂缝样角膜上皮病变,发展为失代偿期后,可出现片状角膜上皮缺损甚至角膜浅基质溃疡形成。

【治疗】 积极寻找可能的病因或致病因素并加以祛除,如立即停用具有眼表毒性的药物。人工泪液的使用有助于稳定泪膜,保护上皮。可使用小牛血去蛋白提取物滴眼液或凝胶、生长因子类滴眼液或自体血清,促进角膜上皮损伤修复。应同时给予低浓度的糖皮质激素或眼用免疫抑制剂进行抗炎治疗。对于严重上皮糜烂或大范围角膜上皮缺损者,药物治疗无效时,可考虑行羊膜覆盖、睑裂缝合术。

思考题

1. 眼表重建的原则是什么?
2. 干眼的分型和诊断标准是什么?
3. 睑板腺功能障碍的临床表现和诊断标准是什么?

(袁 进)

第七章

结 膜 病

结膜是由眼睑缘部末端开始覆盖于眼睑后和眼球前的一层半透明黏膜组织,由球结膜、睑结膜和穹隆部结膜三部分构成,其大部分表面暴露于外界,易受外界环境的刺激和微生物感染而致病。结膜病中以结膜炎症性疾病最常见,包括细菌性、病毒性、衣原体性及免疫性结膜炎等。结膜炎的主要特点是发病率高,部分临床症状及体征具有非特异性,有时针对病因的鉴别诊断具有一定难度。除此之外,结膜病还包括结膜变性性疾病和结膜肿瘤等类型。本章以结膜炎为重点,就结膜炎总论、各种病因的结膜炎分别进行叙述,并对结膜变性性疾病及各种结膜肿瘤进行简要讲述。

第一节 概 述

要点:

1. 结膜由球结膜、睑结膜和穹隆部结膜三部分构成。结膜不仅具有眼表屏障功能,还可促进调节性免疫应答的发生。

2. 结膜大部分表面暴露于外界,易受外界环境的刺激和微生物感染而致病,最常见的疾病为结膜炎。

结膜是覆盖在上、下眼睑内和眼球前面的一层黏膜。是由复层柱状上皮和少量结缔组织形成的透明薄膜。衬在眼睑内面的为睑结膜,贴在眼球前的为球结膜。两部分相互连续,在眼睑闭合时,由结膜围成的空隙称为"结膜囊"。有保护和便于眼球移动的作用。球结膜与睑结膜的转折处称穹隆结膜。睑结膜与睑板结合紧密,角结膜缘外的球结膜和穹隆部结膜则与眼球结合疏松。结膜从组织学上分为上皮层和黏膜下基质层。结膜富含神经和血管。睑结膜与眼睑有共同的血液供应,球结膜血液供应来源于眼动脉分支的前睫状动脉。结膜感觉由第Ⅴ对脑神经眼支的泪腺、眶上、滑车上和眶下神经分支支配。结膜不仅具有眼表屏障功能,还含有相关的淋巴组织,包含免疫球蛋白、中性粒细胞、淋巴细胞、肥大细胞、浆细胞等,除此之外,结膜基质层本身含有抗原提呈细胞。结膜作为黏膜相关淋巴组织(mucosal-associated lymphoid tissue,MALT),淋巴细胞与黏膜上皮细胞之间通过生长因子、细胞因子和神经肽介导的调节信号相互作用,促进调节性免疫应答的发生。

结膜上皮毗邻于角膜上皮,并延伸至泪道,因此这些部位的疾病容易相互影响。结膜大部分表面暴露于外界,易受外界环境的刺激和微生物感染而致病,最常见的疾病为结膜炎,其次为变性性疾病。结膜上皮细胞的创伤愈合与其他的黏膜细胞相似,上皮细胞损伤通常在1~2天可修复。而结膜基质的修复伴有新生血管的生长,修复过程受血管生成数量、炎症反应程度、组织更新速度等因素影响。结膜基质的浅表层通常由疏松组织构成,在损伤后不能恢复为与原先完全相同的组织,深层的组织(纤维组织层)损伤修复后,成纤维细胞增生,分泌胶原使结膜组织黏附于巩膜,这也是内眼手术后结膜瘢痕形成的原因。

第二节　结膜炎总论

要点:

1. 结膜炎的常见症状及重要体征具有一定的非特异性,正确认识各种典型体征,仔细观察各种体征的特点对鉴别诊断至关重要。

2. 结膜炎的诊疗原则是要针对病因治疗,局部给药为主,必要时全身用药。

3. 传染性结膜炎多为接触传染,必须做好预防,提倡勤洗手,防止交叉感染。

结膜与多种多样的微生物以及外界环境相接触,但眼表的特异性和非特异性防护机制使其具有一定的预防感染和使感染局限的能力。当这些防御能力减弱或外界致病因素增强时,将引起结膜组织的炎症发生,其特征是血管扩张、渗出和细胞浸润,这种炎症统称为结膜炎(conjunctivitis)。

【病因】 致病原因可分为微生物性和非微生物性两大类。最常见的是微生物感染,致病微生物可为细菌(如肺炎球菌、流感嗜血杆菌、金黄色葡萄球菌等)、病毒(如人腺病毒株、单纯疱疹病毒等)或衣原体。偶见真菌、立克次体和寄生虫感染。物理性刺激(如风沙、烟尘、紫外线等)和化学性损伤(如医用药品、酸碱或有毒气体等)也可引起结膜炎。还有部分结膜炎是由免疫性病变(过敏性)、与全身状况相关的内因(肺结核、梅毒、甲状腺病等)、邻近组织炎症蔓延引起。

【分类】 根据结膜炎的发病快慢可分为超急性、急性或亚急性、慢性结膜炎。一般而言,病程少于3周者为急性结膜炎,而超过3周者为慢性结膜炎。根据病因可分为感染性、免疫性、化学性或刺激性、全身疾病相关性、继发性和不明原因性结膜炎。按结膜对病变反应的主要形态,可分为乳头性、滤泡性、膜性/假膜、瘢痕性和肉芽肿性结膜炎。

【临床表现】 结膜炎症状有异物感、烧灼感、痒、畏光、流泪。

常见的体征有结膜充血、分泌物、乳头状增生、滤泡形成、膜和假膜、球结膜水肿、结膜下出血、肉芽肿、结膜瘢痕、假性上睑下垂、耳前淋巴结肿大等。

1. 结膜充血(conjunctival congestion) 是急性结膜炎最常见的体征,其特点是表层血管充血,以穹隆部明显,向角膜缘方向充血减轻,这些表层血管可随结膜机械性移动而移动,并于局部点用肾上腺素后充血消失。

如果出现睫状充血,说明炎症波及角膜或虹膜睫状体。

2. 结膜分泌物(conjunctival secretion) 各种急性结膜炎共有的体征,分泌物可为脓性、黏脓性或浆液性。细菌侵及结膜后可致多形核白细胞反应,起初分泌物呈较稀的浆液状,随着杯状细胞分泌黏液及炎症细胞和坏死上皮细胞的增加,分泌物变成黏液性及脓性。最常引起脓性分泌物的病原体是淋病奈瑟菌和脑膜炎球菌,其他致病菌通常引起黏液脓性分泌物。由于黏液脓性分泌物可粘住睫毛,患者晨间醒来,大量分泌物糊住眼睑,提示可能为细菌性感染或衣原体感染。过敏性结膜炎分泌物呈黏稠丝状。病毒性结膜炎的分泌物呈水样或浆液性。

3. 乳头状增生(papillary hyperplasia) 结膜炎症的一种非特异性体征(图7-1)。多见于睑结膜,外观扁平,乳头较小时,呈现天鹅绒样外观;直径>1mm,称巨大乳头,角结膜缘部的多呈圆顶状。在生理状态下,翻转上眼睑后于睑结膜的上缘可见一些大乳头,可能与此部位膈样固定结构较少有关。乳头由增生肥大的上皮层皱叠或隆凸而成,裂隙灯显微镜下见中心有扩张的毛细血管到达顶端,并呈轮辐样

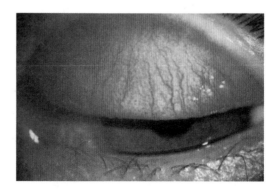

图 7-1　结膜乳头状增生

散开。红色乳头性结膜炎多为细菌性或衣原体性结膜炎。上睑结膜乳头主要见于春季角结膜炎和结膜异物(如缝线、角膜接触镜、人工角膜等)的刺激反应;下睑也出现时多见于过敏性结膜炎。

4. 滤泡形成 (follicles)　由淋巴细胞反应引起,呈外观光滑,半透明隆起的结膜改变。滤泡散在分布,常发生于上睑结膜和下穹隆结膜,也可见于角结膜缘部结膜。滤泡的直径一般为 0.5~2.0mm,也有些超过 2.0mm;和乳头不同,滤泡中央无血管,血管从周边基底部向顶部逐渐消失。滤泡的鉴别非常重要,是某些结膜炎的相对特异的体征。大多数病毒性和衣原体性结膜炎、寄生虫引起的结膜炎、药物性结膜炎都可造成滤泡形成。滤泡位于下穹隆睑板边缘,诊断价值不大,如果位于上睑板,则要考虑衣原体、病毒或药物性结膜炎的可能。儿童和青少年的滤泡增殖并不都意味着病理性改变,正常年轻人的颞侧结膜有时也可见小滤泡,常于穹隆部明显,近睑缘部消失,是一种生理性改变,称为良性淋巴样滤泡增殖症。

5. 膜和假膜 (membrane and pseudomembrane)　某些病原体感染可引起膜或假膜,由脱落的结膜上皮细胞、白细胞、病原体和富含纤维素性的渗出物混合形成。真膜是严重炎症反应渗出物在结膜表面凝结而成,累及整个上皮,强行剥除后创面粗糙,易出血。假膜是上皮表面的凝固物,去除后上皮仍保持完整。腺病毒性结膜炎是最常见病因,其次是原发性单纯疱疹病毒性结膜炎,其他还包括春季角结膜炎、包涵体性结膜炎和念珠菌感染性结膜炎。多形性红斑或 Stevens-Johnson 综合征常累及黏膜和皮肤,导致双侧假膜形成,最终形成严重结膜瘢痕,杯状细胞丢失、睑内翻、倒睫和角膜缘干细胞衰竭。

6. 球结膜水肿 (chemosis)　血管扩张时的渗出液进入到疏松的球结膜下组织,导致结膜水肿,水肿严重时,球结膜可突出于睑裂之外。急性过敏性结膜炎、淋病奈瑟菌或脑膜炎球菌结膜炎、腺病毒性结膜炎都有明显的结膜水肿。结膜水肿的出现可以早于细胞浸润和分泌物等体征。除炎症外,眶静脉受损或淋巴回流受阻、血管内渗透压低等都可引起结膜水肿。

7. 结膜下出血 (subconjunctival hemorrhage)　严重的结膜炎如腺病毒和肠道病毒所致的流行性结膜炎和 Koch-Week 杆菌所致的急性结膜炎等,除可出现结膜充血外,还可出现点状或片状的球结膜下出血。

8. 结膜肉芽肿 (conjunctival granuloma)　肉芽肿一般是由增殖的纤维血管组织和单核细胞、巨噬细胞所构成。常见睑板腺囊肿及一些内源性疾病如梅毒、猫抓病、肉瘤病、Parinaud 眼-腺综合征等。

9. 结膜瘢痕 (conjunctival scarring)　单纯的结膜上皮损伤不会导致瘢痕,只有累及基质层才形成瘢痕。瘢痕早期表现为结膜穹隆变浅,线状或星状、花边状的上皮纤维化,晚期可引起睑内翻和倒睫等并发症。严重的瘢痕化终末期表现为结膜穹隆消失,上皮角质化,睑球粘连。沙眼的瘢痕特异性病理改变是角膜缘滤泡瘢痕化,称之为 "Herbert 小凹"。沙眼的结膜下纤维化可发生于上睑睑板下沟处,称之为 Arlt 线。

10. 假性上睑下垂 (pseudoptosis)　由于细胞浸润或瘢痕形成使上睑组织肥厚,重量增加而造成下垂,多见于沙眼、浆细胞瘤等。轻度上睑下垂也可由炎症细胞浸润 Müller 肌所造成。

11. 耳前淋巴结肿大 (preauricular lymphadenopathy)　为病毒性结膜炎的一个重要体征,是和其他类型结膜炎的重要鉴别点,疾病早期或症状轻者无此表现。还可见于衣原体性、淋病奈瑟菌性和各种可致肉芽肿性结膜炎和泪腺炎的疾病。

【诊断】　临床上可根据结膜炎的基本症状和体征如结膜充血、分泌物增多、眼睑肿胀等,作出诊断,但确诊是何病因所致的结膜炎尚需依靠实验室检查。实验室检查包括细胞学、病原体的培养和鉴定,以及免疫学和血清学检查等。

病史对诊断非常重要。感染性结膜炎多双眼发病,常传染至家人或社区人群。急性病毒性结膜炎的患者多于疾病早期出现一眼发病,数天后对侧眼也受累。病程对诊断很有帮助,也是常用的结膜炎分类标准。另外,渗出物的类型和炎症发生的部位亦是明确诊断的重要依据。

1. 临床检查　临床症状和主要体征出现的部位不同,有助于结膜炎的鉴别诊断。沙眼的炎症上睑结膜较下睑严重,滤泡常出现于上睑结膜边缘部。春季角结膜炎的巨乳头可见于上睑板前结膜。在特发性角结膜炎中,巨乳头增殖性改变主要发生于上眼睑,但也可发生于下眼睑。接触镜、义眼和暴露的缝线可引起上睑结膜继发性巨乳头形成。滤泡性结膜炎上、下眼睑结膜均可受累,包涵体性结膜炎的滤泡更常见于下睑结膜。此外,分泌物的多少及性质、膜/假膜、溃疡、疱疹、角膜炎及血管翳是否存在,耳前淋巴结是否肿大,均有助于诊断。

2. 病原学检查 为了明确病因和正确治疗,有时必须进行病原学检查。结膜分泌物涂片和刮片可确定有无细菌感染,必要时可做细菌和真菌的培养、药敏试验、病原体分离鉴定。另外,还可对病原体的抗原进行检测。检查患者急性期和恢复期血清中血清抗体的效价也有助于诊断病毒性结膜炎。

3. 细胞学检查 不同类型的结膜炎,其细胞反应也不相同,结膜分泌物涂片检查 Gram 染色(鉴别细菌种属),Gimsa 染色(分辨细胞形态、类型)有助于临床诊断。细菌性结膜炎涂片多形核白细胞占多数。病毒性结膜炎则是单核细胞特别是淋巴细胞占多数。假膜形成(流行性角结膜炎)时中性粒细胞增多,提示结膜坏死。衣原体性结膜炎涂片中性粒细胞和淋巴细胞各占一半。

过敏性结膜炎活检标本中见嗜酸和嗜碱性粒细胞,但结膜涂片中数量很少。春季角结膜炎上皮细胞中见大量嗜酸或嗜碱性颗粒。春季角结膜炎和过敏性结膜炎患者泪液中可以检出嗜酸性粒细胞分泌的蛋白产物。各种类型的结膜炎基质中都有浆细胞浸润,通常它们不能通过上皮层,如果上皮层坏死,浆细胞才能到达结膜表面被检出,例如沙眼滤泡破裂后,结膜分泌物涂片和刮片检出浆细胞阳性。结膜刮片找到包涵体也有助于沙眼确诊。

【治疗原则】 针对病因治疗,局部给药为主,必要时全身用药。急性期忌包扎患眼。

1. 滴眼液滴眼 治疗结膜炎最基本的给药途径。对于微生物性结膜炎,应选用敏感的抗生素和/或抗病毒滴眼液。必要时可根据病原体培养和药敏试验选择有效的药物。重症患者在未行药敏试验前,可用几种混合抗生素滴眼液点眼。急性期应频繁点用滴眼液,每 1~2 小时 1 次。病情好转后可减少滴眼次数。

2. 眼药膏涂眼 眼药膏在结膜囊停留的时间较长,宜睡前使用,可发挥持续的治疗作用。

3. 冲洗结膜囊 当结膜囊分泌物较多时,可用无刺激性的冲洗液冲洗,每天 1~2 次,以清除结膜囊内的分泌物。冲洗液勿流入健眼,以免引起交叉感染。

4. 全身治疗 严重的结膜炎如淋病奈瑟菌性结膜炎和衣原体性结膜炎,除了局部用药外,还需全身使用抗生素。

【预后和预防】 大多数类型的结膜炎愈合后不会遗留后遗症,少数可因并发角膜炎症进而损害视力。严重或慢性的结膜炎症可发生永久性改变,如结膜瘢痕导致的睑球粘连、眼睑变形或继发干眼。

传染性结膜炎可造成流行性感染,因此必须做好预防。结膜炎多为接触传染,故提倡勤洗手、洗脸,不用手和衣袖擦眼。传染性结膜炎患者应隔离,患者用过的盥洗用具必须采取隔离并消毒处理。医务人员检查后要洗手消毒,防止交叉感染。

第三节 细菌性结膜炎

要点:

1. 各型细菌性结膜炎因常见致病菌不同,使其发病缓急、病情的轻重及临床表现各不同。

2. 超急性细菌性结膜炎由奈瑟菌属细菌引起,潜伏期短,病情进展迅速,严重者可导致角膜浸润甚至穿孔,需早期、局部及全身同时、足量使用抗生素。

3. 细菌性结膜炎的治疗原则。

正常情况下结膜囊内可存有细菌,大约90%的人结膜囊内可分离出细菌,其中35%的人更可分离出一种以上的细菌,这些正常菌群主要是表皮葡萄球菌(>60%),类白喉杆菌(35%)和厌氧的痤疮丙酸杆菌,这些细菌可通过释放抗生素样物质和代谢产物,减少其他致病菌的侵袭。当致病菌的侵害强于宿主的防御功能或宿主的防御功能受到破坏的情况下,即可发生感染。患者眼部有结膜炎症和脓性渗出物时,应怀疑细菌性结膜炎(bacterial conjunctivitis)。按发病快慢可分为超急性(24小时内)、急性或亚急性(几小时至几天)、慢性(数天至数周)。按病情的严重情况可分为轻、中、重度。急性结膜炎患者均有不同程度的结膜充血和结膜囊脓性、黏液性或黏脓性分泌物。病毒性结膜炎通常有自限性,病程在2周左右,局部有效治疗可以降低发病率和缩短疾病持续时间。慢性结膜炎无自限性,治疗恢复过程缓慢。

【病因】 常见的致病细菌见表7-1。

表 7-1　各型细菌性结膜炎的常见病原体

发病快慢	病情	常见病原菌
慢性(数天至数周)	轻至中度	莫-阿双杆菌、变形杆菌、大肠埃希菌、假单胞菌属
急性或亚急性(几小时至几天)	中至重度	表皮葡萄球菌、金黄色葡萄球菌、流感嗜血杆菌、肺炎链球菌、Koch-Week 杆菌
超急性(24 小时内)	重度	淋病奈瑟菌、脑膜炎奈瑟菌

其他较少见的细菌有结核分枝杆菌、白喉杆菌等。

【临床表现】 急性乳头状结膜炎伴有卡他性或黏脓性渗出物者是多数细菌性结膜炎的特征性表现。起先单眼发病,通过手接触传播后波及双眼。患者眼部刺激感和充血,晨间醒来睑缘有分泌物,起初分泌物呈较稀的浆液性,随病情进展变成黏液性及脓性。偶有眼睑水肿,视力一般不受影响,角膜受累后形成斑点状上皮混浊可引起视力下降。细菌性结膜炎乳头状增生和滤泡形成的严重程度取决于细菌毒力。白喉杆菌和溶血性链球菌可引起睑结膜面膜或假膜形成。

1. 超急性细菌性结膜炎(hyperacute bacterial conjunctivitis) 由奈瑟菌属细菌(淋病奈瑟菌或脑膜炎奈瑟菌)引起。其特征为,潜伏期短(10小时至2~3天),病情进展迅速,结膜充血水肿伴有大量脓性分泌物。15%~40%的患者可迅速引起角膜混浊、浸润,周边或中央角膜溃疡,若治疗不及时则几天后可发生角膜穿孔,严重威胁视力。其他并发症包括前房积脓性虹膜炎、泪腺炎和眼睑脓肿。淋病奈瑟菌性结膜炎成人主要是通过生殖器-眼接触传播而感染。脑膜炎奈瑟菌性结膜炎最常见的患病途径是血源性播散感染,也可通过呼吸道分泌物传播,多见于儿童,通常为双眼性,潜伏期仅为数小时至1天,严重者可发展成化脓性脑膜炎,危及患者的生命。两者在临床上往往难以鉴别,两种致病菌均可引起全身扩散,包括败血症。特异性诊断方法需要培养和糖发酵试验。近年来,奈瑟菌属出现青霉素耐药菌群,因此药敏试验非常重要。

2. 新生儿淋球菌性结膜炎(gonococcal conjunctivitis) 潜伏期2~5天者多为产道感染,出生后7天发病者为产后感染。双眼常同时受累。有畏光、流泪,眼睑高度水肿,重者突出于睑裂之外,可有假膜形成。分泌物由病初的浆液性很快转变为脓性,脓液量多,不断从睑裂流出,故又有"脓漏眼"之称。常有耳前淋巴结肿大和压痛。严重病例可并发角膜溃疡甚至眼内炎。感染的婴儿可能还有并发其他部位的化脓性炎症,如关节炎、脑膜炎、肺炎、败血症等。

3. 急性或亚急性细菌性结膜炎(acute or subacute bacterial conjunctivitis) 又称"急性卡他性结膜炎",俗称"红眼病",传染性强,多见于春秋季节,可散发感染,也可流行于学校、工厂等集体生活场所。发病急,潜伏期1~3天,两眼同时或相隔1~2天发病。发病3~4天时病情达到高潮,以后逐渐减轻,病程多小于3周。最常见的致病菌是表皮葡萄球菌、金黄色葡萄球菌、流感嗜血杆菌及肺炎球菌。

（1）表皮葡萄球菌和金黄色葡萄球菌：通过释放外毒素和激活生物活性物质如溶血素、纤溶酶、凝固酶等引起急性化脓性结膜炎。患者多伴有睑缘炎，晨起由于黏液脓性分泌物糊住眼睑而睁眼困难，较少累及角膜。

（2）肺炎球菌：肺炎球菌性结膜炎有自限性，儿童发病率高于成人。潜伏期大约 2 天，结膜充血、黏脓性分泌物等症状在 2~3 天后达到顶点。上睑结膜和穹隆结膜可有结膜下出血，球结膜水肿。可有上呼吸道症状，但很少引起肺炎。

（3）流感嗜血杆菌：是儿童细菌性结膜炎最常见的病原体，成人中也可见。潜伏期约 24 小时，临床表现为充血、水肿、球结膜下出血，脓性或黏液脓性分泌物，症状 3~4 天达到高峰，在开始抗生素治疗后 7~10 天症状消失，不治疗可复发。流感嗜血杆菌Ⅲ型感染还可并发卡他性边缘性角膜浸润或溃疡。儿童流感嗜血杆菌感染可引起眶周蜂窝织炎，部分患者伴有体温升高、身体不适等全身症状。

（4）其他：白喉杆菌引起的急性膜性或假膜性结膜炎，白喉杆菌性结膜炎偶见于儿童咽白喉患者，最初眼睑红、肿、热、痛，可有耳前淋巴结肿大，严重病例球结膜面可有灰白色-黄色膜和假膜形成，坏死脱落后形成瘢痕。角膜溃疡少见，但一旦累及很容易穿孔。白喉毒素可致眼外肌和调节麻痹，干眼、睑球粘连、倒睫和睑内翻是白喉杆菌性结膜炎的常见并发症。本病有强传染性，需全身使用抗生素。

其他少见的急性化脓性结膜炎有：摩拉克菌结膜炎在免疫力低下和酗酒人群中可见，假单胞菌属、埃希菌属、志贺菌和梭菌属等偶可引起单眼感染。

4. 慢性细菌性结膜炎（chronic bacterial conjunctivitis） 可由急性结膜炎演变而来，或毒力较弱的病原菌感染所致。多见于鼻泪管阻塞或慢性泪囊炎患者，或慢性睑缘炎或睑板腺功能异常者。金黄色葡萄球菌和摩拉克菌是慢性细菌性结膜炎最常见的病原体。

慢性结膜炎进展缓慢，持续时间长，可单侧或双侧发病。症状多种多样，主要表现为眼痒、烧灼感、干涩感、眼刺痛及视疲劳。结膜轻度充血，可有睑结膜增厚、乳头状增生，分泌物为黏液性或白色泡沫样。摩拉克菌可引起眦部结膜炎，伴外眦角皮肤结痂、溃疡形成及睑结膜乳头和滤泡增生。金黄色葡萄球菌引起者常伴有溃疡性睑缘炎或角膜周边点状浸润。

【诊断】 根据临床表现、分泌物涂片或结膜刮片等检查，可以诊断。结膜刮片和分泌物涂片通过 Gram 和 Giemsa 染色，可在显微镜下发现大量多形核白细胞和细菌。为明确病因和指导治疗，对于伴有大量脓性分泌物者、结膜炎严重的儿童和婴儿及治疗无效者，应进行细菌培养和药敏试验，有全身症状者还应进行血培养。

【治疗】 祛除病因，抗感染治疗，在等待实验室结果时首选广谱抗生素，确定致病菌属后给予敏感抗生素。根据病情轻重，可选择局部用药、全身用药或联合用药。切勿包扎患眼，但可配戴太阳镜以减少光线的刺激。超急性细菌性结膜炎治疗应在诊断性标本收集后立即进行，以减少潜在的角膜及全身感染的发生，局部治疗和全身用药并重。慢性细菌性结膜炎治疗基本原则与急性结膜炎相似，需长期治疗，疗效取决于患者对治疗方案的依从性。各类型结膜炎波及角膜时，应按角膜炎治疗原则处理。

1. 局部治疗

（1）当患眼分泌物多时，可用生理盐水冲洗结膜囊。冲洗时要小心操作，避免损伤角膜上皮，冲洗液勿流入健眼，以免造成交叉感染。

（2）局部充分滴用有效的抗生素眼药水和眼药膏。急性阶段每 1~2 小时 1 次。目前常使用广谱氨基糖苷类或喹诺酮类药物，如 0.3% 妥布霉素、1% 阿奇霉素、0.3% 氧氟沙星、0.3% 加替沙星以及 0.3% 左氧氟沙星滴眼液或眼膏。如甲氧西林耐药性葡萄球菌性结膜炎，可使用 5mg/ml 万古霉素滴眼液。慢性葡萄球菌性结膜炎对杆菌肽和红霉素反应良好，还可适当应用收敛剂如 0.25% 硫酸锌盐水。

2. 全身治疗

（1）淋病奈瑟菌性结膜炎应全身及时使用足量的抗生素，肌内注射或静脉给药。淋病奈瑟菌性结膜炎角膜未波及,成人大剂量肌内注射青霉素或头孢曲松钠 1g 即可;如果角膜也被感染,加大剂量,1~2g/d,连续 5 天。青霉素过敏者可用大观霉素(2g/d,肌内注射)。除此之外,还可联合口服 1g 阿奇霉素或 100mg 多西环素,每日 2 次,持续 7 天;或喹诺酮类药物(环丙沙星 0.5g 或氧氟沙星 0.4g,每日 2 次,连续 5 天)。

新生儿用青霉素 G 100 000 万 U/(kg·d),静脉滴注或分 4 次肌内注射,共 7 天。或用头孢曲松钠(0.125g,肌内注射)、头孢噻肟钠(25mg/kg,静脉注射或肌内注射),每 8 小时或 12 小时 1 次,连续 7 天。

大约 1/5 外源性(原发性)脑膜炎球菌性结膜炎可引起脑膜炎球菌血症,单纯局部治疗患者发生菌血症的概率比联合全身用药患者高 20 倍。因此必须联合全身治疗,可静脉注射或肌内注射青霉素。和脑膜炎球菌性结膜炎患者接触者应进行预防性治疗,可口服利福平 2 次/d 持续 2 天,推荐剂量是成人 600mg,儿童 10mg/kg。

(2)流感嗜血杆菌感染而致的急性细菌性结膜炎或伴有咽炎或急性化脓性中耳炎的患者,局部用药的同时应口服头孢类抗生素或利福平。

(3)慢性结膜炎的难治性病例和伴有酒渣鼻患者需口服多西环素 100mg,1~2 次/d,持续数个月。

【预防】

1. 严格注意个人卫生和集体卫生。提倡勤洗手、洗脸,不用手或衣袖拭眼。

2. 急性期患者需隔离,以避免传染,防止流行。一眼患病时应防止另眼感染。

3. 严格消毒患者用过的洗脸用具、手帕及接触的医疗器皿。

4. 医护人员在接触患者后必须洗手消毒以防交叉感染。必要时应戴防护眼镜。

5. 新生儿出生后应常规立即用 1% 硝酸银眼药水滴眼 1 次或涂 0.5% 四环素眼药膏,以预防新生儿淋球菌性结膜炎和衣原体性结膜炎。

第四节　衣原体性结膜炎

要点:

1. 沙眼的临床表现、诊断及沙眼快速评估方法(TRA)。

2. 沙眼的治疗及干预策略(SAFE 战略)。

衣原体是介于细菌与病毒之间的微生物,归于立克次纲,衣原体目。其具有细胞壁和细胞膜,以二分裂方式繁殖,可寄生于细胞内形成包涵体。衣原体目分为 2 属。属 I 为沙眼衣原体,可引起沙眼、包涵体性结膜炎和淋巴肉芽肿;属 II 为鹦鹉热衣原体,可引起鹦鹉热。衣原体性结膜炎包括沙眼、包涵体性结膜炎、性病淋巴肉芽肿性结膜炎等。

一、沙眼

沙眼(trachoma)是由微生物沙眼衣原体(*Chlamydia trachomatis*)感染所致的一种慢性传染性结膜角膜疾病,因其在睑结膜表面形成粗糙不平的外观,形似沙砾,故名沙眼。

中华人民共和国成立初期,我国沙眼平均患病率约 55%,致盲率占盲人比例的 50% 以上,我国政府高度重视并发挥主导作用,1987 年我国沙眼致盲率下降至 10.75%。至 2014 年底:1~9 岁儿童中活动性沙眼低于 5%,成年人中沙眼倒睫低于 1‰,我国作为一个拥有 14 亿人口的大国,为全世界消灭致盲性沙眼工作作出了伟大贡献。政府高度重视,社会各界参与,加上科技的发展推动,是中国防治沙眼取得成功的重要元素。

【病因】　1956 年,沙眼衣原体由我国病毒研究所汤非凡教授、北京市眼科研究所张晓楼教授在世界首次成功分离。沙眼衣原体的发现,明确了沙眼病原学,并促进了敏感药物的研创。1981 年,国际沙眼防治组织授予汤非凡教授和张晓楼教授"国际沙眼金质奖章"予以表彰。

沙眼衣原体种内有 3 个生物变种(或亚种):眼血清型包括 A、B、Ba、C 四个血清型;生殖血清型包括 D、Da、E、F、G、H、I、Ia、J、K 十个血清型;性病性淋巴肉芽肿血清型包括 L1、L2、L2a、L3 四个血清型。沙眼通过直接接触或污染物间接传播,节肢昆虫也是传播媒介。易感危险因素包括不良的卫生条件、营养不良、酷热或沙尘气候。

【临床表现】 沙眼一般起病缓慢,临床症状轻重不等。急性沙眼感染主要发生在学龄前和低年学龄儿童,但在 20 岁左右时,早期的瘢痕并发症才开始变得明显。成年后的各时期均可以出现严重的眼睑和角膜合并症。幼儿患沙眼后,症状隐匿,可自行缓解,不留后遗症。成人沙眼为亚急性或急性发病过程,早期即出现并发症。

沙眼患者早期无自觉症状,或仅有轻微异物感,表现为滤泡性慢性结膜炎。

急性期症状包括畏光、流泪、异物感,较多黏液或黏液脓性分泌物。可出现眼睑红肿,结膜明显充血,乳头状增生,上下穹隆部结膜满布滤泡,可合并弥漫性角膜上皮炎及耳前淋巴结肿大。

慢性期可有眼痒、异物感、干燥和烧灼感。结膜充血减轻、污秽肥厚,同时有乳头及滤泡增生,病变以上穹隆及睑板上缘结膜显著,并可出现垂幕状的角膜血管翳。病变过程中,结膜的病变逐渐为结缔组织所取代,形成瘢痕。最早在上睑结膜的睑板下沟处,称之为 Arlt 线,渐成网状,以后全部变成白色平滑的瘢痕。角膜缘滤泡发生瘢痕化改变,临床上称为 Herbert 小凹。血管翳是发生在角膜上缘,由球结膜经过角膜上缘伸到角膜表面半月形的一排小血管,严重的可成全血管翳。沙眼性角膜血管翳及睑结膜瘢痕为沙眼的特有体征。倒长的睫毛持续地摩擦角膜引起角膜不同程度的混浊,如薄翳、斑翳或白斑。

重复感染或并发细菌感染时,刺激症状可更严重,且可出现视力减退。晚期发生睑内翻与倒睫、上睑下垂、睑球粘连、角膜混浊、实质性结膜干燥症、慢性泪囊炎等并发症。症状更明显,可严重影响视力,甚至失明。

【诊断】 多数沙眼根据乳头、滤泡、上皮下角膜炎、血管翳、角膜缘滤泡、Herbert 小凹等特异性体征,可以作出诊断。WHO 要求诊断沙眼时至少符合下述标准中的 2 条:①上睑结膜 5 个以上滤泡;②典型的睑结膜瘢痕;③角膜缘滤泡或 Herbert 小凹;④广泛的角膜血管翳。

1987 年,WHO 介绍了一种简捷、快速的沙眼快速评估法(trachoma rapid assessment,TRA),来评价沙眼严重程度。标准如下:

沙眼性滤泡(TF):上睑结膜 5 个以上滤泡,滤泡直径≥0.5mm(图 7-2)。

沙眼性剧烈炎症(TI):弥漫性浸润,上睑结膜明显炎症性增厚,遮掩睑结膜深层血管,乳头状增生、血管模糊区 >50%(图 7-3)。

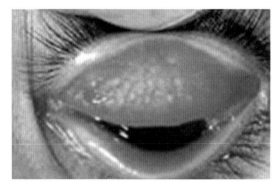

图 7-2　沙眼性滤泡(TF)
上睑结膜 5 个以上滤泡。

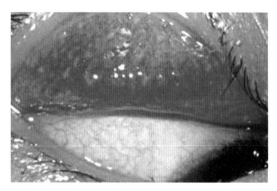

图 7-3　沙眼性剧烈炎症(TI)
上睑结膜明显炎症性增厚,遮掩睑结膜深层血管。

沙眼性瘢痕(TS):典型的睑结膜瘢痕形成(图 7-4)。

沙眼性倒睫(TT):倒睫或睑内翻,至少 1 根倒睫摩擦眼球(图 7-5)。

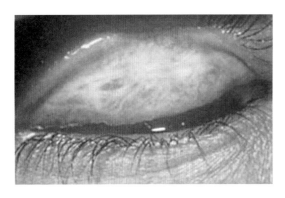

图7-4 沙眼性瘢痕（TS）
上睑结膜白色片状纤维化瘢痕。

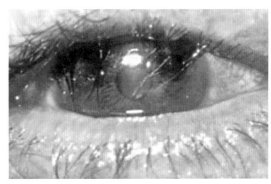

图7-5 沙眼性倒睫（TT）
上眼睑数根倒睫摩擦眼球。

角膜混浊（CO）：角膜混浊,部分瞳孔区角膜变得模糊不清致明显的视力下降（视力<0.3）（图7-6）。

其中TF、TI是活动期沙眼,要给予治疗;TS是患过沙眼的依据,TT有潜在致盲危险,需行眼睑矫正手术。CO是终末期沙眼。

实验室诊断:检测沙眼衣原体的方法除结膜涂片、Giemsa染色、Lugol碘染色光镜下查包涵体外,还可用荧光素标记的抗沙眼衣原体单克隆抗体直接染色,荧光显微镜下检查衣原体颗粒,酶联免疫吸附法（ELISA）检测衣原体抗原,微量免疫荧光技术（MIF）检测血清、泪液、分泌液中衣原体特异抗体型别及水平等。

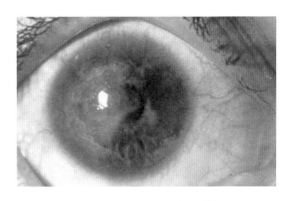

图7-6 角膜混浊（CO）
中央部角膜混浊,并使部分瞳孔缘区角膜变得模糊不清致明显的视力下降。

（1）结膜细胞学检查方法:是实验室检查沙眼衣原体最传统的方法,沙眼细胞学的典型特点是可检出淋巴细胞、浆细胞和多形核白细胞。结膜刮片后行Giemsa染色,可显示位于核周围的蓝色或红色细胞质内的包涵体（图7-7）。

（2）衣原体分离培养:是诊断衣原体感染的"金标准"。用细胞培养分离衣原体是目前分离衣原体最常用的方法。

（3）分子生物学技术:检测衣原体核酸具有高度敏感和高特异性,近年有快速诊断试剂盒等问世,但费用昂贵。

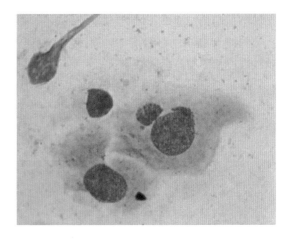

图7-7 沙眼包涵体
Giemsa染色上皮细胞的胞质内沙眼包涵体。

【鉴别诊断】 需和其他滤泡性结膜炎相鉴别:

1. 慢性滤泡性结膜炎（chronic follicular conjunctivitis） 原因不明。常见于儿童及青少年,均为双侧。下穹隆及下睑结膜见大小均匀、排列整齐的滤泡,无融合倾向。结膜充血并有分泌物,但不肥厚,数年后不留痕迹而自愈,无角膜血管翳。无分泌物和结膜充血等炎症症状者,称为结膜滤泡症（conjunctivial folliculosis）。

2. 春季角结膜炎 本病睑结膜增生的乳头大而扁平,上穹隆部无病变,也无角膜血管翳。结膜分泌物涂片中可见大量嗜酸性细胞增多。

3. 包涵体性结膜炎 本病与沙眼的主要不同在于:滤泡以下穹隆部和下睑结膜显著,无角膜血管翳。实验室可通过针对不同衣原体抗原的单克隆抗体进行免疫荧光检测来鉴别其抗原血清型,从而与之鉴别。

4. 巨乳头性结膜炎 本病所致的结膜乳头可与沙眼性滤泡相混淆,但有明确的角膜接触镜配戴史。

【治疗】 包括全身和眼局部药物治疗及对并发症的治疗。

活动期沙眼推荐局部使用 1% 四环素眼膏,每天 2 次,左氧氟沙星滴眼液,每天 4 次,同时口服阿奇霉素 1g,每天 1 次,疗程 8 周;也可局部使用红霉素眼膏,每天 2 次,同时口服四环素每天 1.5~2g,分 3 次口服,疗程 3 周。7 岁以下儿童和孕期妇女忌用四环素,避免产生牙齿和骨骼损害。

手术矫正倒睫及睑内翻,是防止晚期沙眼致盲的关键措施。

【预防及干预策略】 对于沙眼的干预策略,WHO 提出了 SAFE 战略:Surgery(S),手术矫正沙眼倒睫;Antibiotics(A),抗生素治疗活动性沙眼;Facial cleanliness(F)and Environmental improvements(E),面部清洁和环境改善,防止沙眼相互传播。控制沙眼的总原则:在清洁与预防传播的基础上,根据患病情况进行干预,使 SAFE 战略中的面部清洁(F)和环境改善(E)处于实施的优先地位。虽然目前中国已达到 WHO 消灭致盲性沙眼的目标,沙眼已不是一项公共卫生问题,但并不是完全不再有沙眼病例。继续普及沙眼防治知识,深入推广 SAFE 战略,防止散发病例导致的局部流行,仍是今后一段时间内我国的重要工作。

二、包涵体性结膜炎

包涵体性结膜炎(inclusion conjunctivitis)是 D~K 型沙眼衣原体引起的一种通过性接触或产道传播的急性或亚急性滤泡性结膜炎。包涵体性结膜炎好发于性生活频繁的年轻人,多为双侧。由于表现有所不同,临床上又分为新生儿和成人包涵体性结膜炎。

【临床表现】

1. 成人包涵体性结膜炎 接触病原体后 1~2 周,单眼或双眼发病。表现为轻至中度眼红、刺激和黏脓性分泌物,部分患者可无症状。眼睑肿胀,结膜充血显著,睑结膜和穹隆部结膜滤泡形成,并伴有不同程度的乳头状增生,多位于下方。耳前淋巴结肿大。3~4 个月后急性炎症逐渐减轻消退,但结膜肥厚和滤泡持续存在,3~6 个月之后方可恢复正常。有时可见周边部角膜上皮或上皮下浸润,或细小表浅的血管翳(<2mm),无前房炎症反应。成人包涵体性结膜炎可有结膜瘢痕但无角膜瘢痕。可能同时存在其他部位如生殖器、咽部的衣原体感染征象。

2. 新生儿包涵体性结膜炎 潜伏期为出生后 5~14 天,有胎膜早破时可在出生后第 1 天即出现体征。感染多为双侧,新生儿开始有水样或少许黏液样分泌物,随着病程进展,分泌物明显增多并呈脓性。结膜炎持续 2~3 个月后,出现乳白色光泽滤泡,较病毒性结膜炎的滤泡更大。严重病例假膜形成、结膜瘢痕化。大多数新生儿衣原体性结膜炎是轻微自限的,但可能有角膜瘢痕和新生血管出现。衣原体还可引起新生儿其他部位的感染威胁其生命,如衣原体性中耳炎、呼吸道感染、肺炎。沙眼衣原体可以与单纯疱疹病毒共感染,除了注意全身感染外,检查时还应注意眼部合并感染的可能性。

【诊断】 根据临床表现诊断不难。实验室检测手段同沙眼。新生儿包涵体性结膜炎上皮细胞的胞质内容易检出嗜碱性包涵体。血清学的检测对眼部感染的诊断无多大价值,但是检测 IgM 抗体水平对于诊断婴幼儿衣原体肺炎有很大帮助。新生儿包涵体性结膜炎需要和淋病奈瑟菌引起的感染鉴别。

【治疗】 衣原体感染可波及呼吸道、胃肠道,因此口服药物很有必要。婴幼儿可口服红霉素 40mg/(kg·d),分 4 次服,至少用药 14 天。如果有复发,需要再次全程给药。成人口服四环素(1~1.5g/d)或多西环素(100mg,2 次/d)或红霉素(1g/d),治疗 3 周。局部使用抗生素眼药水及眼膏如 15% 磺胺醋酸钠、0.1% 利福平等。

【预后及预防】 未治疗的包涵体性结膜炎持续 3~9 个月,平均 5 个月。采用标准方案治疗后病程缩短,复发率较低。

应加强对年轻人的卫生知识特别是性知识的教育。高质量的产前护理包括生殖道衣原体感染的检测和治疗是成功预防新生儿感染的关键。

三、性病淋巴肉芽肿性结膜炎

性病淋巴肉芽肿性结膜炎（venereal lymphogranulomal conjunctivitis）是一种由衣原体 L1、L2、L3 免疫型性传播的结膜炎症。

起病前多有发热等全身症状。局部淋巴结（耳前淋巴结、下颌下淋巴结等）肿大、触痛。眼部典型症状为急性滤泡性结膜炎以及结膜肉芽肿性炎症，睑结膜充血水肿，滤泡形成，伴有上方浅层角膜上皮炎症，偶见基质性角膜炎，晚期累及全角膜，形成致密角膜血管翳。重症者伴有巩膜炎、葡萄膜炎、视神经炎。淋巴管闭塞时，发生眼睑象皮病。

实验室诊断可用 Frei 试验，皮内注射抗原 0.1ml，48 小时后局部出现丘疹、浸润、水疱甚至坏死。结膜刮片可见细胞内包涵体，并可作衣原体分离。治疗方案参见本节"二、包涵体性结膜炎"。

四、鹦鹉热性结膜炎

鹦鹉热性结膜炎（psittacosis conjunctivitis）少见，鸟类是鹦鹉热衣原体的传染源，人类偶然感染。最常见的感染人群是鸟类爱好者、宠物店店主和店员、家禽行业的工人。感染者最早出现肺部症状，表现为干咳和放射线影像肺部呈斑片状阴影，患者还有严重的头痛、咽炎、肌肉痛和脾大。眼部表现为上睑结膜慢性乳头状增生浸润、伴上皮角膜炎。结膜上皮细胞内见包涵体，衣原体组织培养阳性，治疗同上。

第五节　病毒性结膜炎

要点：

1. 急性病毒性结膜炎根据致病病毒的类型，分为腺病毒性和肠道病毒性两大类，腺病毒性角结膜炎又包括流行性角结膜炎和咽结膜热。

2. 急性病毒性结膜炎多起病急，表现为眼红、畏光、水样分泌物，检查可见结膜充血、滤泡和结膜下出血，可伴有耳前淋巴结肿大及发热等全身表现。

病毒性结膜炎（viral conjunctivitis）是一种常见感染，病变程度因个体免疫状况、病毒毒力大小不同而存在差异，通常有自限性。临床上按病程分为急性和慢性两组，以前者多见，包括流行性角结膜炎、流行性出血性结膜炎、咽结膜热、单纯疱疹病毒性结膜炎和新城鸡瘟结膜炎等。慢性病毒性结膜炎包括传染性软疣性睑结膜炎、水痘-带状疱疹性睑结膜炎、麻疹性角结膜炎等。

一、腺病毒性角结膜炎

腺病毒感染性结膜炎主要表现为急性滤泡性结膜炎，常合并有角膜病变。本病传染性强，可散在或流行性发病。不同型别的腺病毒引起的病毒性结膜炎可有不同的临床表现，同样的临床表现也可由几种不同血清型的腺病毒所引起。腺病毒性角结膜炎主要表现为两大类型，即流行性角结膜炎和咽结膜热。

（一）流行性角结膜炎

流行性角结膜炎（epidemic keratoconjunctivitis）是一种强传染性的接触性传染病，由 8、19、29 和 37 型腺病毒（人腺病毒 D 亚组）引起。潜伏期为 5~7 天。

【临床表现】 起病急、症状重、双眼发病。主要症状有充血、疼痛、畏光，伴有水样分泌物。疾病早期常一眼先发病，数天后对侧眼也受累，但病情相对较轻。急性期眼睑水肿，结膜充血水肿，48 小时内出现滤泡和结膜下出血,色鲜红,量多时呈暗红色。假膜(有时真膜)形成后能导致扁平瘢痕、睑球粘连。发病数天后,角膜可出现弥散的斑点状上皮损害,并于发病7~10天后融合成较大、粗糙的上皮浸润。2周后发展为局部的上皮下浸润,并主要散布于中央角膜,角膜敏感性正常(图7-8)。发病3~4周后,上皮下浸润加剧,形态大小基本一致,数个至数十个不等。上皮下浸润由迟发性过敏反应引起,主要是淋巴细胞在前弹力层和前基质层的浸润,是机体对病毒抗原的免疫反应。这种上皮下浸润可持续数个月甚至数年之久,逐渐吸收,极个别情况下,浸润最终形成瘢痕,造成永久性视力损害。结膜炎症最长持续3~4周。原发症状消退后,角膜混浊数个月后可消失。患者常出现耳前淋巴结肿大和压痛,且于眼部开始受累侧较为明显,是和其他类型结膜炎的重要鉴别点,疾病早期或症状轻者无此表现。儿童可有全身症状,如发热、咽痛、中耳炎、腹泻等。

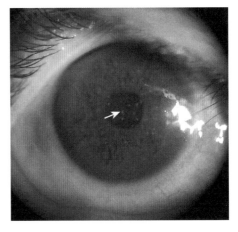

图7-8　流行性角结膜炎
中央角膜区可见大小基本一致,灰白色的上皮下浸润。

　　【诊断】　急性滤泡性结膜炎和炎症晚期出现的角膜上皮下浸润是本病的典型特征,结膜刮片见大量单核细胞,有假膜形成时,中性粒细胞数量增加。病毒培养、PCR检测、血清学检查可协助病原学诊断。

　　【鉴别诊断】

　　1. 流行性出血性结膜炎　70型肠道病毒(偶由A24型柯萨奇病毒)感染引起,潜伏期短(18~48小时),除具有结膜炎一般性症状和体征外,主要特征为结膜下出血呈片状或点状,从上方球结膜开始向下方球结膜蔓延。少数人发生前葡萄膜炎,部分患者还有发热不适及肌肉痛等全身症状。

　　2. 慢性滤泡性结膜炎　原因不明。常见于儿童及青少年,均为双侧。下穹隆及下睑结膜见大小均匀、排列整齐的滤泡,无融合倾向。结膜充血并有分泌物,但不肥厚,数年后不留痕迹而自愈,无角膜血管翳。

　　3. 急性细菌性结膜炎　又称"急性卡他性结膜炎",临床表现为患眼红、烧灼感,或伴有畏光、流泪。结膜充血,中等量黏脓性分泌物,夜晚睡眠后,上下睑睫毛常被分泌物黏合在一起。结膜囊分泌物培养细菌阳性。

　　【治疗】　当出现感染时必须采取措施减少感染传播,尽可能避免人群之间的接触。治疗包括局部冷敷和使用血管收缩剂,急性期可使用抗病毒药物抑制病毒复制,如干扰素滴眼剂、0.1%碘苷、0.1%利巴韦林、4%吗啉胍等,每小时1次。合并细菌感染时加用抗生素治疗。出现严重的膜或假膜、上皮或上皮下角膜炎引起视力下降时,可考虑使用皮质类固醇眼药水,病情控制后应减少皮质类固醇眼药水的点眼频度至每天1次或隔天1次。应用中要注意逐渐减药,不要突然停药,以免复发;另外还要注意激素的副作用。

　　(二) 咽结膜热(pharyngoconjunctival fever)

　　是由腺病毒3、4和7型引起的一种表现为急性滤泡性结膜炎伴有上呼吸道感染和发热的病毒性结膜炎,传播途径主要是呼吸道分泌物。多见于4~9岁儿童和青少年。常于夏冬季节在幼儿园、学校中流行。散发病例可见于成人。

　　【临床表现】　前驱症状为全身乏力,体温上升至38.3~40℃,自觉流泪、眼红和咽痛。患者体征为眼部滤泡性结膜炎、一过性浅层点状角膜炎及上皮下混浊,耳前淋巴结肿大。咽结膜热有时可只表现出1~3个主要体征。病程10天左右,有自限性。

　　【诊断】　根据临床表现可以诊断。结膜刮片中见大量单核细胞,培养无细菌生长。

　　【治疗和预防】　治疗可参考流行性角结膜炎的治疗和预防措施。发病期间勿去公共场所、泳池等,减少传播机会。

二、流行性出血性结膜炎

流行性出血性结膜炎(epidemic hemorrhagic conjunctivitis)是由 70 型肠道病毒(偶由 A24 型柯萨奇病毒)引起的一种暴发流行的自限性眼部传染病,又称"阿波罗Ⅱ号结膜炎"。

【临床表现】 潜伏期短,为 18~48 小时(病程短,7~15 天),常见症状有眼痛、畏光、异物感、流泪、结膜下出血、眼睑水肿等。结膜下出血呈片状或点状,从上方球结膜开始向下方球结膜蔓延。多数患者有滤泡形成,伴有上皮角膜炎和耳前淋巴结肿大。少数人发生前葡萄膜炎,部分患者还有发热不适及肌肉痛等全身症状。

【诊断】 急性滤泡性结膜炎的症状,同时有显著的结膜下出血,耳前淋巴结肿大等为诊断依据。

【治疗和预防】 无特殊治疗,有自限性,加强个人卫生和医院管理,防止传播是预防的关键。

第六节 免疫性结膜炎

要点:

1. 免疫性结膜炎可分为变态反应性结膜炎和自身免疫性结膜炎两大类,前者往往是结膜对外界致敏原的变态反应性炎症,后者是由结膜的自身免疫反应所致。

2. 不同类型免疫性结膜炎因其发病机制不同,主要临床表现各有不同。

3. 免疫性结膜炎常用的药物有抗组胺药、肥大细胞稳定剂、非甾体抗炎药、糖皮质激素,对于顽固病例可局部应用 2% 环孢素;合理、规范用药是关键,避免滥用糖皮质激素及抗生素。

免疫性结膜炎(immunologic conjunctivitis)以前又称变态反应性结膜炎,是结膜对外界致敏原的一种超敏性免疫反应。结膜经常暴露在外,易与空气中的致敏原如花粉、尘埃、动物羽毛等接触,也容易遭受细菌或其他微生物的感染(其蛋白质可致敏),药物的使用也可使结膜组织发生过敏反应。由体液免疫介导的免疫性结膜炎呈速发型,临床上常见的有花粉症、异位性结膜炎和春季角结膜炎;由细胞介导的则呈慢性过程,常见的有泡性结膜炎。眼部的长期用药又可导致医源性结膜接触性或过敏性结膜炎,有速发型和迟发型两种。还有一种自身免疫性疾病,包括干燥性角结膜炎、结膜类天疱疮、Stevens-Johnson 综合征等。

一、春季角结膜炎

春季角结膜炎(vernal keratoconjunctivitis)又名春季卡他性结膜炎、季节性结膜炎等,是一种少见的双侧变态反应性疾病,通常在青春期前起病,持续 5~10 年,男孩发病率高于女孩。春夏季节发病率高于秋冬两季。

【病因】 尚不明确,其免疫发病机制是 I 型和Ⅳ型超敏反应。很难找到特殊的致敏原。通常认为和花粉敏感有关,各种微生物的蛋白质成分、动物皮屑和羽毛等也可能致敏。近来,发现春季角结膜炎患者角膜上皮表达细胞黏附分子 ICAM-1。泪液中可分离出特异性的 IgE、IgG,组胺和类胰蛋白酶升高,血清中组胺酶水平下降。因此发病机制和体液免疫(IgG、IgE)及细胞免疫都有关。春季角结膜炎也见于免疫球蛋白 E 综合征的患者。

【临床表现】 患者眼部奇痒,黏丝状分泌物,夜间症状加重。可有家族过敏史。根据临床体征可分为睑结膜型、角结膜缘型及混合型 3 种(图 7-9)。

1. 睑结膜型 特点是结膜呈粉红色,上睑结膜巨大乳头呈铺路石样排列。乳头形状不一,扁平外观,包含有毛细血管丛。下睑结膜可出现弥散的小乳头。严重者上睑结膜可有假膜形成。一般反复发作后结膜乳头可完全消退,不遗留瘢痕。

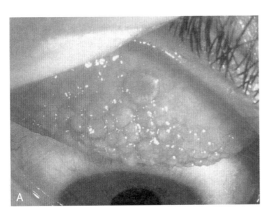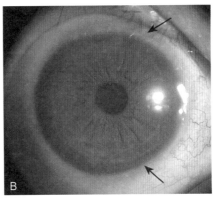

图 7-9　春季角结膜炎
A. 睑结膜型；B. 角结膜缘型（角膜缘污红色胶冻样增生）。

2. 角结膜缘型　更常见于黑色人种。上、下睑结膜均出现小乳头。其重要临床表现是在角膜缘有黄褐色或污红色胶样增生，以上方角膜缘明显。

3. 混合型　睑结膜和角膜同时出现上述两型检查所见。

各种类型春季角结膜炎均可累及角膜，以睑结膜型更为常见，常表现为弥漫性点状上皮角膜炎，甚至形成盾形无菌性上皮损害，多分布于中上 1/3 角膜，称为"春季溃疡"。部分患者急性期可在角膜缘见到白色 Horner-Trantas 结节。结膜分泌物涂片和 Trantas 结节活检行 Giemsa 染色，可见大量嗜酸性粒细胞和嗜酸性颗粒。角膜上方可有微小血管翳，极少全周角膜血管化。

【诊断】　根据儿童和青少年好发，季节性反复发作，奇痒；上睑结膜乳头状增生呈扁平的铺路石样或角膜缘部胶样结节；显微镜下结膜刮片每高倍视野出现超过 2 个嗜酸性粒细胞，即可作出诊断。

【治疗】　春季角结膜炎是一种自限性疾病，短期用药可减轻症状，长期用药则对眼部组织有损害作用。治疗方法的选择需取决于患者的症状和眼表病变严重程度。物理治疗包括冷敷，以及在有空调房间可使患者感觉舒适。

局部使用糖皮质激素具有抑制肥大细胞介质的释放，阻止花生四烯酸及其代谢产物的产生等多种功能。对迟发型超敏反应亦有良好的抑制作用。急性期患者可采用激素间歇疗法，先局部频繁（例如每 2 小时 1 次）应用激素 5~7 天，后迅速减量。但要注意长期使用会产生青光眼、白内障等严重并发症。

非甾体抗炎药可以抑制前列腺素的产生及嗜酸性粒细胞的趋化等，在过敏性疾病发作的急性阶段及间歇阶段均可使用。

肥大细胞稳定剂通过抑制细胞膜钙通道发挥作用，阻止炎症介质的释放。常用的有色甘酸钠及奈多罗米等。最好在接触过敏原之前使用，对于已经发作的患者则治疗效果较差。目前多主张在春季角结膜炎易发季节每日滴用肥大细胞稳定剂 4~5 次，预防病情发作或维持治疗效果，待炎症发作时才短时间使用激素进行冲击治疗。

抗组胺药可拮抗已经释放的炎症介质的生物学活性，减轻患者症状，与肥大细胞稳定剂联合使用治疗效果较好，可减轻眼部不适症状。

对于顽固病例，局部应用 2% 环孢素可以很快控制局部炎症及减少激素的使用量。但是在停药后 2~4 个月后炎症往往复发。0.05% 他克莫司可以抑制 IL-2 基因转录及 IgE 合成信号传递通路，对顽固性春季角结膜炎有良好的治疗效果。

人工泪液可以稀释肥大细胞释放的炎症介质，同时可改善因角膜上皮点状缺损引起的眼部异物感，但需使用不含防腐剂的剂型。

二、过敏性结膜炎

过敏性结膜炎（allergic conjunctivitis）是由于眼部组织对过敏原产生超敏反应所引起的炎症。本节专指那些由于接触药物或其他抗原而过敏的结膜炎。有速发型和迟发型两种。引起速发型的致敏原有花粉、角膜接触镜及其清洗液等；药物一般引起迟发型，如睫状肌麻痹药、氨基糖苷类抗生素、抗病毒药物、防腐剂及缩瞳剂等。

【临床表现】　接触致敏物质数分钟后迅速发生的为Ⅰ型超敏反应，表现为眼部瘙痒、眼睑水肿、结膜充血及水肿。极少数患者可表现为系统性过敏症状。在接触致敏物质后 24~72 小时才发生的为Ⅳ型即迟发型超敏反应，表现为眼睑皮肤急性湿疹、皮革样变，睑结膜乳头状增生、滤泡形成，严重者可引起结膜上皮剥脱，下方角膜可见斑点样上皮糜烂。

【诊断】　根据有较明显过敏原接触史，脱离接触后症状迅速消退；结膜囊分泌物涂片发现嗜酸性粒细胞增多等可以诊断。

【治疗】　查找过敏原，Ⅰ型超敏反应经避免接触过敏原即可得到缓解。局部点皮质类固醇眼药水（如 0.1% 地塞米松）、血管收缩剂（0.1% 肾上腺素或 1% 麻黄碱），伴有睑皮肤红肿、丘疹者，可用 2%~3% 硼酸水湿敷。非甾体抗炎药 0.5% 酮咯酸氨丁三醇、抗组胺药 0.05% 富马酸依美斯汀以及细胞膜稳定剂萘多罗米钠滴眼，可明显减轻症状。严重者可加用全身抗过敏药物。

三、季节性过敏性结膜炎

季节性过敏性结膜炎（seasonal allergic conjunctivitis）又名枯草热性结膜炎（hay-fever conjunctivitis），是眼部过敏性疾病最常见的类型，其致敏原主要为植物的花粉。

【临床表现】　该病主要特征是季节性发作（通常在春季）；通常双眼发病，起病迅速，在接触致敏原时发作，脱离致敏原后症状很快缓解或消失。最常见的症状为眼痒，轻重程度不一，也可有异物感、烧灼感、流泪、畏光及黏液性分泌物等表现，高温环境下症状加重。

主要体征为结膜充血及非特异性睑结膜乳头状增生，有时合并有结膜水肿或眼睑水肿。很少影响角膜，偶有轻微的点状上皮性角膜炎的表现。

许多患者有过敏性鼻炎及支气管哮喘病史。

【治疗】

1. 一般治疗　包括脱离过敏原，眼睑冷敷，生理盐水冲洗结膜囊等。

2. 药物治疗　常用的有抗组胺药、肥大细胞稳定剂、非甾体抗炎药及血管收缩剂，对于病情严重，使用其他药物治疗无效的患者可以考虑短期使用糖皮质激素。多采用局部用药，对于合并有眼外症状者可以全身使用抗组胺药、非甾体抗炎药及糖皮质激素。

【脱敏治疗】　如果致敏原已经明确，可以考虑使用脱敏治疗。对于因植物花粉及杂草引起的过敏性结膜炎其效果相对较佳。但对于许多其他原因引起的过敏性结膜炎患者，其治疗效果往往并不理想。

【预后】　预后良好，多无视力损害，很少出现并发症。

四、常年性过敏性结膜炎

常年性过敏性结膜炎（perennial allergic conjunctivitis）远比季节性过敏性结膜炎少见。致敏原通常为房屋粉尘、虫螨、动物的皮毛、棉麻及羽毛等。

【临床表现】　临床表现与季节性过敏性结膜炎相似，但较其轻微。由于抗原常年均有，故其症状持续存在，一些患者有季节性加重现象。

检查时常发现结膜充血、乳头性结膜炎合并少许滤泡、一过性眼睑水肿等。一些患者可能没有明显的阳性体征。

【治疗】　治疗手段基本同季节性过敏性结膜炎。

由于致敏原常年存在,因此通常需要长期用药。常用的药物为抗组胺药物及肥大细胞稳定剂,糖皮质激素仅在炎症恶化而其他治疗无效时才使用,且不宜长期使用。

脱敏治疗效果往往很不理想,故很少采用。

【预后】　预后良好,多无视力损害,很少出现并发症。

五、巨乳头性结膜炎

巨乳头性结膜炎(macropapillary conjunctivitis)的发生与抗原沉积及微创伤有密切的关系,为机械性刺激与超敏反应共同作用的结果。

【临床表现】　该病多见于配戴角膜接触镜或义眼,也可见于有角膜手术病史(未埋线)或视网膜脱离手术史(填充物暴露)的患者。患者常首先表现为接触镜不耐受及眼痒,也可出现视矇、异物感及分泌物等。

检查最先表现为上睑结膜轻度的乳头状增生,之后被大的乳头(>0.3mm)替代,最终变为巨乳头(>1mm)。

巨乳头性结膜炎很少累及角膜,少数患者可以出现浅点状角膜病变及 Trantas 斑。

【治疗】

1. 一般治疗　更换接触镜,选择高透气性的接触镜或小直径的硬性接触镜,缩短接触镜配戴时间;加强接触镜的护理,避免使用含有防腐剂及汞等具有潜在抗原活性的护理液;炎症恶化期间,最好停戴接触镜。义眼必须每日用肥皂清洗,在清水中浸泡,置于干燥的地方备用。对有缝线及硅胶摩擦者,如情况许可应加以拆除。

2. 药物治疗　常用的药物有肥大细胞稳定剂、糖皮质激素及非甾体抗炎药。糖皮质激素应尽量避免使用,但对于配戴义眼患者可以放宽使用范围。

【预后】　尽管治疗过程中症状及体征消退缓慢,但一般预后良好,很少出现视力受损。

六、泡性结膜炎

泡性结膜炎(phlyctenular conjunctivitis)是由微生物蛋白质引起的迟发型免疫反应性疾病。常见致病微生物包括:结核分枝杆菌、金黄色葡萄球菌、白念珠菌、球孢子菌属,以及沙眼衣原体等。

【临床表现】　多见于女性、青少年及儿童。有轻微的异物感,累及角膜则症状加重。泡性结膜炎初起为实性,隆起的红色小病灶(1~3mm)周围有充血区。角膜缘处三角形病灶,尖端指向角膜,顶端易溃烂形成溃疡,多在 10~12 天愈合,不留瘢痕。病变发生在角膜缘时,有单发或多发的灰白色小结节,结节较泡性结膜炎者为小,病变处局部充血,病变愈合后可留有浅淡的瘢痕,使角膜缘齿状参差不齐。反复发作后疱疹可向中央侵犯,新生血管也随之长入,称为束状角膜炎,痊愈后遗留一带状薄翳,血管则逐渐萎缩。

【诊断】　根据典型的角膜缘或球结膜处实性结节样小泡,其周围充血等症状可正确诊断。

【治疗】　治疗诱发此病的潜在性疾病。局部皮质类固醇激素眼药水如 0.1% 地塞米松眼药水滴眼。伴有相邻组织的细菌感染要给予抗生素治疗。对于反复束状角膜炎引起角膜瘢痕导致视力严重下降的患者,可以考虑行角膜移植进行治疗。

七、特应性角结膜炎

特应性角结膜炎(atopic keratoconjunctivitis)好发于有特应性皮炎病史的患者,在发生 I 型即速发型超敏反应同时还伴有细胞介导的免疫抑制。因此患者容易合并单纯疱疹病毒或金黄色葡萄球菌感染。

【临床表现】　该病患者通常终年患病,好发于老年人。睑结膜中等大小的乳头,伴有上皮下纤维化,晚期形成结膜瘢痕,有时会发展成睑球粘连。慢性上皮病变损害角膜缘干细胞后,形成广泛的角膜新生血管。部分患者伴有晶状体后囊混浊。

【治疗】 避免接触过敏原。药物治疗同春季角结膜炎相似。合并病毒或细菌感染时给予相应治疗。极少数患者局部的药物治疗通常不能有效控制病情,需局部使用免疫抑制剂(如环孢素)。

八、自身免疫性结膜炎

自身免疫性结膜炎(autoimmune conjunctivitis)可引起眼表上皮损害、泪膜稳定性下降,导致眼表泪液疾病的发生,严重影响视力。主要有干燥综合征、结膜类天疱疮、Stevens-Johnson 综合征等疾病。

(一) 干燥综合征

干燥综合征(Sjögren syndrome,SS)是一种累及全身多系统的疾病,该综合征包括:干眼、口干、结缔组织损害(关节炎)。3 个症状中 2 个存在即可诊断。绝经期妇女多发。泪腺有淋巴细胞和浆细胞浸润,造成泪腺增生,结构功能破坏。

【临床表现】 SS 导致干眼症状。睑裂区结膜充血、刺激感,有轻度结膜炎症和黏丝状分泌物,角膜上皮点状缺损,多见于下方角膜,丝状角膜炎也不少见,疼痛有朝轻暮重的特点。泪膜消失,泪液分泌试验异常,结膜和角膜虎红染色及丽丝胺绿染色阳性有助于临床诊断。

【诊断】 唾液腺组织活检有淋巴细胞和浆细胞浸润,结合临床症状可确诊。

【治疗】 主要为对症治疗,缓解症状,治疗措施要有针对性。可采用人工泪液、封闭泪点、湿房镜等措施。

(二) 瘢痕性类天疱疮

瘢痕性类天疱疮(cicatricial pemphigoid)是一种病因未明,治疗效果不佳的非特异性慢性结膜炎,伴有口腔、鼻腔、瓣膜和皮肤的病灶。女性患者严重程度高于男性。部分有自行减轻的趋势。

【临床表现】 常表现为反复发作的中度、非特异性的结膜炎,偶尔出现黏液脓性的改变。特点为结膜病变形成瘢痕,造成睑球粘连,特别是下睑,以及睑内翻、倒睫等。根据病情严重程度可分为 Ⅰ 期结膜下纤维化,Ⅱ 期穹隆部缩窄,Ⅲ 期睑球粘连,Ⅳ 期广泛的睑球粘连而导致眼球运动障碍。

结膜炎症的反复发作可以损伤杯状细胞,结膜瘢痕阻塞泪腺导管的分泌。泪液中水样液和黏蛋白的缺乏最终导致干眼。合并睑内翻和倒睫时,出现角膜损伤,角膜血管化、瘢痕加重、溃疡、眼表上皮鳞状化生。

【诊断】 根据临床表现,结膜活检有嗜酸性粒细胞,基底膜有免疫荧光阳性物质(IgG、IgM、IgA)等可诊断。在某些类天疱疮患者的血清中可以检测到抗基底膜循环抗体。

【治疗】 治疗应在瘢痕形成前就开始,减少组织受损程度。口服氨苯砜和免疫抑制剂环磷酰胺等对部分患者有效。近年有研究认为静脉注射免疫球蛋白可以治疗包括类天疱疮在内的自身免疫性疾病。病程长者多因角膜干燥,完全性睑球粘连等严重并发症失明,可酌情行眼表重建手术。

(三) Stevens-Johnson 综合征

Stevens-Johnson 综合征(Stevens-Johnson syndrome)的发病与免疫复合物沉积在真皮和结膜实质中有关。部分药物如氨苯磺胺、抗惊厥药、水杨酸盐、青霉素、氨苄西林和异烟肼;或单纯疱疹病毒、金黄色葡萄球菌、腺病毒感染可诱发此病。

【临床表现】 该病的特征是黏膜溃疡形成和皮肤的多形性红斑,该病好发于年轻人,35 岁以后很少发病。患者主诉有眼疼刺激,分泌物和畏光等。双眼结膜受累。最初表现为黏液脓性结膜炎和浅层角膜炎,晚期瘢痕形成导致结膜皱缩、倒睫和泪液缺乏。继发角膜血管瘢痕化后影响视力。

【治疗】 全身使用激素可延缓病情进展,局部激素使用对眼部损害治疗无效,还可能致角膜溶解、穿孔。结膜炎分泌物清除后给予人工泪液可减轻不适症状。出现倒睫和睑内翻要手术矫正。

第七节　变性性结膜炎

要点:

1. 翼状胬肉是临床常见疾病,胬肉小而静止时一般不需治疗,胬肉进行性发展,侵及瞳孔区,可以进行手术治疗,但有一定的复发率。

2. 睑裂斑是睑裂区变性的结膜组织,一般无须治疗,严重影响外观可考虑予以切除。

一、翼状胬肉

翼状胬肉(pterygium)是一种慢性炎症性病变,因形状似昆虫翅膀而得名。具体病因不明,可能与紫外线照射、烟尘等有一定关系。局部角膜缘干细胞受损,失去屏障作用可能也是发病基础。近年研究发现可能与 I 型过敏反应有关,也有人认为是结膜组织的增殖变性弹力纤维发育异常而产生的弹力纤维变性所致。

【临床表现】　多双眼发病,以鼻侧多见。一般无明显自觉症状,或仅有轻度异物感,当病变接近角膜瞳孔区时,因引起角膜散光或直接遮挡瞳孔区而引起视力下降。睑裂区肥厚的球结膜及其下纤维血管组织呈三角形向角膜侵入,当胬肉较大时,可妨碍眼球运动(图 7-10)。

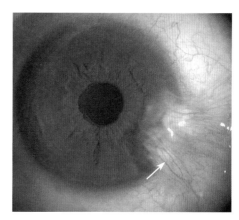

图 7-10　翼状胬肉

按其发展与否,可分为进行性和静止性两型。进行性翼状胬肉头部隆起、其前端有浸润,有时见色素性铁线(Stocker 线),体部充血、肥厚,向角膜内逐渐生长。静止性翼状胬肉头部平坦,体部菲薄,静止不发展。

【诊断与鉴别诊断】　检查见睑裂区呈翼状的纤维血管组织侵入角膜,即可诊断。需与睑裂斑和假性胬肉相鉴别。睑裂斑通常不充血,形态与胬肉不同,底部方向相反,且不向角膜方向发展。假性胬肉通常有角膜溃疡或创伤病史,与附近结膜组织粘连,可在任何方位形成。

【治疗】　减少外界环境的刺激因素对于预防翼状胬肉的发生有一定作用。胬肉小而静止时一般不需治疗,但应尽可能减少风沙、阳光等刺激。胬肉进行性发展,侵及瞳孔区,可以进行手术治疗,但有一定的复发率。手术方式有单纯胬肉切除或结膜瓣转移术,胬肉切除 + 球结膜瓣转移、移植或羊膜移植术。联合角膜缘干细胞移植、自体结膜移植、β 射线照射、局部使用丝裂霉素等,可以减少胬肉的复发率。近期研制出的 TGF-β 抑制剂可以通过抑制细胞增殖、胶原合成及炎症细胞浸润来控制翼状胬肉的发展。

二、睑裂斑

睑裂斑(pinguecula)为睑裂区角巩膜缘连接处水平性的、三角形或椭圆形、隆起的、灰黄色的球结膜结节。鼻侧发生多且早于颞侧,多为双侧性。外观常像脂类渗透至上皮下组织,内含黄色透明弹性组织。一般是由于紫外线(电焊等)或光化学性暴露引起。目前眼睑闭合对睑裂区球结膜造成的重复性损伤也被认为是一个致病因素。

【临床表现】　睑裂部接近角膜缘处的球结膜出现三角形隆起的斑块,三角形基底朝向角膜。睑裂斑通常无症状,偶尔可能会充血、表面变粗糙,发生睑裂斑炎。

【治疗】　一般无须治疗。发生睑裂斑炎时,给予作用较弱的激素或非甾体抗炎药局部点眼即可。严重影响外观、反复慢性炎症或干扰角膜接触镜的成功配戴时可考虑予以切除。

三、结膜结石

结膜结石（conjunctival concretion）是在睑结膜表面出现的黄白色凝结物,常见于慢性结膜炎患者或老年人。结石由脱落的上皮细胞和变性白细胞凝固而成。患者一般无自觉症状,无须治疗。如结石突出于结膜表面引起异物感,导致角膜擦伤,可在表面麻醉下用异物针或尖刀剔除。

第八节 结 膜 肿 瘤

要点:

1. 结膜良性肿瘤,包括结膜色素痣、结膜乳头状瘤、结膜皮样瘤和结膜皮脂瘤、结膜血管瘤等多无须治疗,影响外观时可考虑手术切除。

2. 结膜鳞状细胞癌是一种比较常见的结膜恶性肿瘤。肿瘤生长缓慢,但可向深部组织浸润,彻底切除病灶是最佳的治疗方式。

一、原发结膜良性肿瘤

(一) 结膜色素痣

结膜色素痣（pigmented nervus of conjunctiva）是来源于神经外胚层的先天性良性错构瘤,极少恶变。组织病理学见,结膜色素痣由痣细胞或巢组成。1/3 的结膜黑色素痣缺乏色素,一半以上色素痣可见囊肿样上皮包涵体。

结膜色素痣多发于角膜缘附近及睑裂部的球结膜,呈不规则圆形,大小不等,境界清楚,稍隆起于结膜面。痣一般为黑色,色素深浅不一,有的为棕红色。痣内无血管。如痣体突然变大且表面粗糙、有血管长入者,提示有恶变的可能。

色素性结膜色素痣要和原发性后天性结膜黑变病相鉴别,后者通常为单侧、不规则、扁平而弥散的色素沉着,有恶变趋势。

结膜色素痣一般无须治疗。如影响外观,可予以切除,但要注意切除彻底。切除时必须常规送病理检查,一旦发现有恶变应给予广泛的彻底切除,以免复发。

(二) 结膜乳头状瘤

人乳头状瘤病毒（HPV）6 或 11 亚型,可以诱发眼睑皮肤表皮细胞和血管增殖,形成寻常疣或者带柄的结膜乳头状瘤（conjunctival papilloma）。HPV-16 或者 HPV-18 常常引起基底较宽的结膜病变。病理显示乳头状瘤的中央为结缔组织芯,其上覆盖以增殖上皮,上皮中度角化,偶有不规则生长。

常发生于角膜缘、泪阜及睑缘部位,瘤体色鲜红,呈肉样隆起。带蒂结膜乳头状瘤由多个小叶组成,外观平滑、有很多螺旋状的血管。宽基底部的乳头状瘤,表面不规则,有时会播散及角膜。活检有助于诊断。乳头状瘤手术切除后易复发,博来霉素局部注射可降低复发率。

(三) 结膜皮样瘤和结膜皮脂瘤

结膜皮样瘤（dermoid tumor of conjunctiva）和结膜皮脂瘤（dermolipoma of conjunctiva）是常见的先天性良性肿瘤。皮样瘤常见于颞下角膜缘,表现为圆形、表面光滑的黄色隆起的肿物,其中常见有毛发。结膜皮脂瘤多见于颞上象限近外眦部的球结膜下,呈黄色、质软的光滑肿块。可以手术切除。

(四) 结膜血管瘤

结膜血管瘤（conjunctival angioma）多为先天性,出生时或出生后不久即出现。结膜血管瘤外观可以为孤立的、团块状,或弥漫性扩张的海绵血管瘤。通常和眼睑皮肤、眼眶毛细血管瘤以及静脉血管瘤有广泛联系,应注意和结膜毛细血管扩张相鉴别,如 Rendu-Osler-weber 病或 Louis-Bar

综合征。

化脓性肉芽肿和毛细血管瘤常共生于睑板腺囊肿的睑结膜面，或者新近施行过手术的区域。艾滋病相关的 Kaposi 肉瘤，在结膜上表现为蓝色血管结节，放疗最有效。

二、原发结膜恶性肿瘤

（一）结膜鳞状细胞癌

结膜鳞状细胞癌（squamous cell carcinoma of conjunctiva）是一种比较常见的结膜恶性肿瘤。多发生于睑裂区的角膜缘处、睑缘皮肤和结膜的交界处或内眦部泪阜等部位，很少见于结膜的非暴露区。一些肿瘤外观类似胬肉。大多数肿瘤呈胶质，上皮异常角化。肿瘤生长缓慢，但可向深部组织浸润，很少发生转移。因此，彻底切除病灶是最佳的治疗方式，创面用黏膜、结膜或羊膜移植，角膜创面用板层角膜移植修复。切除不彻底肿瘤可复发，此时需行二次手术。冷冻可降低复发率。若病变已侵犯眼睑或穹隆而无法彻底清除时，应考虑做眼眶内容物摘除术。可以辅以放射治疗。

（二）恶性黑色素瘤

恶性黑色素瘤少见，多数起自后天原发性黑色素瘤，一部分起自结膜色素痣，极少数起自正常结膜。其中一部分是结膜黑色素沉着病。可以手术切除，切除肿瘤后冷冻可以防止病变复发。视情况可以辅以放射治疗。

第九节　球结膜下出血

要点：

1. 球结膜下出血的定义和临床表现。
2. 球结膜下出血首先应寻找出血原因，针对原发病进行治疗。

球结膜下血管破裂或其渗透性增加可引起球结膜下出血。由于球结膜下组织疏松，出血后易积聚成片状。严格地说，结膜下出血只是症状，而不是真正的病种，极少能找到确切的病因。常仅出现于一眼，可发生于任何年龄组。偶尔可有剧烈咳嗽、呕吐等病史。其他可能相关的病史有：外伤（眼外伤或头部挤压伤）、结膜炎症、高血压、动脉硬化、肾炎、血液病（如白血病、紫癜、血友病）、某些传染性疾病（如败血症、伤寒）等。

【临床表现】　初期呈鲜红色，以后逐渐变为棕色。一般 7~12 天可自行吸收。出血量大时可沿眼球全周扩散。如果反复发作，此时应特别注重全身系统疾病的检查。

【治疗】　首先应寻找出血原因，针对原发病进行治疗。出血早期可局部冷敷，2 天后热敷，每天 2 次，可促进出血吸收。向患者做好解释，以消除其顾虑。

结膜病是最常见的眼病之一。普通的结膜炎（除外淋病奈瑟菌性结膜炎、沙眼）并不引起视功能的损害，但是如果治疗不当如滥用抗生素或糖皮质激素则会引起各种并发症，最终影响患者视力。常见的有①滥用抗生素：目前对结膜病的诊断往往根据临床表现进行判断，较少根据实验室检查明确致病原因，从而出现在临床上对许多非感染性结膜炎的治疗滥用抗生素的情况，可扰乱结膜囊的正常菌群，对药物产生耐药性；②滥用糖皮质激素：对过敏性结膜炎、春季卡他性结膜炎治疗常出现滥用糖皮质激素，以致引起角膜溃疡不愈、并发性白内障、皮质类固醇性青光眼，最终导致患者视神经萎缩而致盲。因此，对各种结膜炎的治疗要根据具体病情，合理用药。有条件者应作病原微生物检测，对症治疗，减少并发症。

思考题

1. 如何区分结膜充血和睫状充血?
2. 试述结膜炎的常见体征及临床意义。
3. 试述沙眼的诊断要点、TRA 分期及 SAFE 战略。
4. 试述流行性角结膜炎的临床特点。

（赵桂秋）

第八章

角 膜 病

无血管的角膜犹如眼球的透明窗户,除了和巩膜一起保护眼内容物、维持眼球形状外,角膜的形状和透明度对光线折射至关重要,角膜屈光力占眼球总屈光力的2/3以上。角膜病作为临床常见的眼部疾病,也是主要致盲眼病之一。本章主要就角膜的应用解剖与生理、角膜炎症、肿瘤及先天性异常等疾病进行叙述,期望读者能够掌握这些疾病的诊断要点及治疗原则。

第一节 概 述

要点:

1. 角膜对眼球有重要的保护作用,角膜从前到后分为5层结构,其中角膜上皮层和后弹力层受损后可以再生,角膜基质层损伤后会使角膜不同程度地失去透明性。角膜内皮细胞不能再生,所以内眼手术术前要评估角膜内皮功能。

2. 角膜是重要的屈光间质,占全眼屈光力的2/3,因此屈光手术可以在角膜上进行来矫正眼的屈光状态。

3. 角膜缘丰富的血供、角膜周边部或角膜缘的淋巴细胞、高含量的补体成分,使角膜周边部或角膜缘易发生免疫性角膜病,而感染性角膜病则易发生于角膜中央区。

4. 角膜炎是指外源或内源性致病因素引起的角膜组织的炎症发生,可分为浸润期、溃疡形成期、溃疡消退期和愈合期四个阶段。

5. 角膜溃疡愈合后,会留有不同程度的瘢痕,包括:角膜薄翳、角膜斑翳、角膜白斑,视力也会受到不同程度的影响。

一、角膜解剖及光学特性

1. 角膜的光学特性 角膜和巩膜一起构成眼球最外层的纤维膜,占据了眼球壁的1/6。成年人的角膜横径为11~12mm,纵径10~11mm;中央角膜厚度约0.5mm,向周边逐渐增厚。透明无血管的角膜作为眼重要的屈光间质,角膜表面的曲率中央最大,周边部较扁平,鼻侧扁平较颞侧更明显;中央3mm光学区域的角膜表面接近球面,曲率半径为7.5~8.0mm,角膜的折射率平均为1.337 5,屈光力在40~44D,占全眼屈光力的2/3。因此,通过角膜屈光手术改变角膜的屈光力可矫正眼的屈光状态。

2. 角膜的组织结构 角膜从前到后可分为上皮层、前弹力层、基质层、后弹力层和内皮层等5层结构。在角膜上皮层表面还覆盖有一层约7μm的泪膜。

角膜上皮与结膜上皮相连续,并共同构成眼表,都是由非角化复层鳞状上皮构成。角膜上皮层的厚度为40~50μm,由4~6层不同类型的上皮细胞组成:表皮细胞、翼状细胞和柱状基底细胞。角膜上皮是抵御病原微生物侵袭角膜的第一道屏障,上皮遭受损伤后,极容易发生感染性炎症。相邻的角膜上皮细胞间的连接复合体可以防止外界物质进入角膜的深层,细胞-细胞、细胞-基质之间的相互作用对维持角膜上皮正常的结构层次和生理功能起到重要作用。角膜上皮细胞的不断更新是一个动态平衡的过程,其生命周期为7~14天,眨眼时的机械摩擦、紫外线照射、缺氧导致细胞凋亡使角膜上皮细胞脱落。上皮层损伤后可以再生,不留瘢痕。角膜缘部上皮基底层含有角膜缘干细胞,可逐渐分化为瞬间扩充细胞及终末分化上皮细胞,向角膜中心及表层方向移行,并最终分化成表层细胞以补充正常脱落或损伤的角膜上皮细胞,以此来维持上皮正常的层次结构。角膜上皮的基底细胞被锚定于基底膜,基底膜与下方的前弹力层紧密相连。Ⅳ型胶原蛋白和层粘连蛋白是基底膜的主要成分。

角膜前弹力层(又称 Bowman 层)厚 8~12μm,是一层无细胞的均匀膜状结构,位于角膜上皮基底膜的下方,由角膜基质细胞合成并分泌,与角膜基质层均由Ⅰ型和Ⅲ型胶原纤维组成。角膜前弹力层对机械性损伤的抵抗力较强,而对化学性损害的抵抗力较弱,损伤后不能再生,由上皮细胞或瘢痕组织填充。

角膜基质层(stroma)约占角膜厚度的 9/10,由 200~250 层平行排列的纤维小板构成,前部基质层的纤维小板短且窄并且有广泛的层间交织,基质板层的宽度随着基质深度增加而逐渐增宽,后部基质层的纤维小板宽且厚,从角膜缘的一端延展到对侧,在正常眼压的情况下纤维束仅可在原长度基础上延展 0.25%。角膜胶原有序的排列、胶原纤维持续缓慢的产生和降解是维持角膜透明的必要条件。角膜胶原纤维束间有稀疏的角膜基质细胞,占角膜基质总容积的 2%~3%,2~3 年更新一次。角膜基质在维持角膜物理学特性、形态的稳定及透明性等方面起到了重要作用,损伤后由瘢痕组织修复填补,使角膜失去透明性。

后弹力层(Descemet membrane)是角膜内皮细胞的基底膜,边缘止于房角的 Schwalbe 线。后弹力层由角膜内皮细胞分泌而来,主要为Ⅳ型胶原,其厚度出生时约为 3μm,随着年龄的增长而逐渐变厚,成人 10~12μm。后弹力层受损后可以由内皮细胞分泌再生,修复速度为每个月 10μm。如果增生过度,则形成小丘状,在部分老年人的角膜周边可以见到,称为 Hassell-Henle 小体。后弹力层对机械性损伤的抵抗力较差,但对化学性和病理性损害的抵抗力却较高,这是角膜溃疡时后弹力层膨出的解剖学基础。同时,后弹力层与基质层和角膜内皮层的连接不紧密,在外伤或某些病理状态下,可能发生后弹力层脱离。

角膜内皮层(cornea endothelium)位于角膜最内面,为单层六角形立方上皮细胞层,这些细胞以镶嵌的形式相互交错,紧密地排列在一起。细胞间连接紧密,主要为缝隙连接,具有良好的屏障作用。角膜内皮层的机械屏障,以及特有的离子泵功能(Na^+-K^+-ATP 酶)是维持角膜相对脱水状态(78% 含水量)的关键。人类角膜内皮细胞出生后在体内不能再生,正常的成人角膜内皮细胞密度约 3 500 个/mm^2,并随着年龄的增长细胞密度逐渐降低。由于衰老或病理机制导致角膜内皮细胞受损时,毗邻的内皮细胞通过细胞体积增大和向伤口区迁徙,重新覆盖 Descemet 膜时细胞间形成接触抑制和稳定的细胞连接,重建完整的内皮单层结构。但如果内皮损伤较重,局部的内皮细胞会形成复层及纤维化,引起异常的基底膜样物质沉积。当角膜内皮细胞密度小于临界功能密度(500~800 个/mm^2),将引起角膜内皮失代偿,导致角膜持续水肿失去透明性,形成角膜内皮失代偿。

3. 角膜的血供及神经支配   角膜代谢所需的营养物质主要来源于房水中的葡萄糖和通过泪膜弥散的氧,此外,周边角膜还接受来自角膜缘血管环供应的氧。角膜是机体神经末梢分布密度最高的器官之一,感觉神经纤维从睫状长神经发出分支,穿过前弹力层在上皮下形成上皮下神经丛,释放的神经递质包括乙酰胆碱、儿茶酚胺、P 物质和降钙素基因相关肽等,因而角膜敏感度是结膜的 100 倍。任何深、浅角膜病变(角膜异物、角膜擦伤、角膜炎等)都导致疼痛和畏光、流泪、眼睑痉挛等睫状神经刺激征,但疱疹病毒性角膜炎等使角膜神经受损时除外。

二、角膜的病理生理

1. 角膜的透明性   角膜透明性的维持依赖于泪膜、完整的角膜上皮细胞、基质层胶原纤维束的规则排列、无血管以及"相对脱水状态"的共同维持。紧密排列的上皮细胞和表面覆盖的泪膜形成了光滑的光学界面,使其屈光指数近乎一致,光散射降低。基质中胶原纤维的平均直径及纤维与纤维之间的平均间距并不相同,但都小于可见光波长的一半;这种排列特点对所有散射光线起衍射栅栏作用,通过破坏干涉来减少光散射,而与透射光同方向的光线则相互增强,使角膜组织透明。除上皮的机械性屏障外,内皮间紧密连接及温度依赖性 Na⁺-K⁺ 离子泵对角膜基质层保持"相对脱水状态"非常重要;如果内皮细胞的离子泵功能减退或内皮间紧密连接破坏,水分进入基质的速度超过水分泵出的速度,则过多水分进入角膜基质层,破坏胶原纤维的正常排列结构,从而引起散光和角膜混浊。此外,泪液蒸发的动力和渗透梯度促使角膜浅基质水分排出,对保持角膜的脱水状态也起一定作用。

2. 角膜的免疫机制 在免疫学上,角膜处于相对的"赦免状态",角膜的免疫赦免包含了以下几种因素:①透明角膜内无血管和淋巴管;②表达免疫抑制因子,包括 TGF-β;③表达 Fas 配体,对活化的淋巴细胞可以诱导 Fas 介导的凋亡。但角膜仍存在着参与免疫反应的各种成分,如在周边的上皮层和前基质层内存在少量的淋巴细胞,此外还有朗汉斯巨细胞、免疫球蛋白、补体以及组织相容性抗原等。角膜缘血供丰富,角膜周边部或角膜缘的淋巴细胞以及补体成分含量高于角膜中央部,还含有抗原提呈细胞——树突状细胞(表达 MHC-Ⅱ 和共刺激分子,能有效地活化 T 细胞);当角膜上皮受刺激时,激活的血管黏附分子和细胞因子也可以把血管内不同类别的白细胞吸引到角膜缘。因此,临床上角膜周边部或角膜缘易发生免疫性角膜病(如蚕食性角膜溃疡和边缘性角膜溃疡等),而一些感染性角膜病则易发生于角膜中央区,严重影响视力。

3. 角膜病理 角膜疾病主要有炎症、外伤、先天性异常、变性、营养不良和肿瘤等。角膜防御能力的减弱、外源或内源性致病因素均可能引起角膜组织的炎症发生,统称为角膜炎(keratitis)。角膜炎既可以由外源性致病菌所导致,也可以由一些自身免疫性全身疾病如类风湿关节炎、干燥综合征、维生素 A 缺乏等引起。此外,邻近组织的炎症可波及角膜,如结膜炎(引起周边角膜浸润性炎症)、巩膜炎(可导致硬化性角膜炎)、虹膜睫状体炎(影响角膜内皮)等。目前多按其致病原因分类,如感染性、免疫性、营养不良性、神经营养性及暴露性角膜炎等。

角膜炎的病因虽然不一,但其病理变化过程通常具有共同的特性,可以分为浸润期、溃疡形成期、溃疡消退期和愈合期四个阶段。

第一阶段为浸润期:致病因子直接侵袭角膜、产生的酶和毒素造成角膜组织结构破坏、角膜缘血管网的扩张导致炎性渗出液及炎症细胞侵入,在角膜形成局限性灰白色混浊灶,称为角膜浸润(corneal infiltration)。如病变仅局限于角膜上皮,经治疗后浸润可吸收,角膜能恢复透明。

第二阶段为溃疡形成期:坏死的角膜上皮和基质脱落形成角膜溃疡(corneal ulcer)。溃疡底部灰白污秽,溃疡边缘水肿。如果致病菌向深层侵犯,致使角膜基质进行性溶解变薄引起后弹力层暴露时,在眼压作用下后弹力层膨出(descemetocele)呈透明水珠状,此时患者视力反而可能较前期提高。病变继续发展,后弹力层破裂则发生角膜穿孔,此时房水急剧涌出,虹膜被冲至穿破口脱出并嵌顿形成虹膜前粘连;若穿破口位于角膜中央不能被虹膜覆盖,则常引起房水不断流出,致穿孔区不能完全愈合,可形成角膜瘘(corneal fistula)。角膜穿孔或角膜瘘的患眼极易发生眼内感染,可致全眼球萎缩而失明(图 8-1)。

第三阶段为溃疡消退期:经适当的药物治疗,以及患者自身免疫反应抑制了致病因子对角膜的侵袭,患者症状和体征明显改善,溃疡边缘浸润减轻,可有新生血管进入角膜。

第四阶段为愈合期:溃疡区上皮再生,前弹力层和基质缺损由成纤维细胞产生的瘢痕组织修复。溃疡面愈合后,根据溃疡深浅程度的不同,而遗留厚薄不等的瘢痕。浅层的瘢痕性混浊薄如云雾状,通过混浊部分仍能看清后面虹膜纹理者称角膜薄翳(corneal nebula)。混浊较厚略呈白色,但仍可透见虹膜者称角膜斑翳(corneal macula)。混浊很厚呈瓷白色,不能透见虹膜者称角膜白斑(corneal leukoma)。如果角膜瘢痕组织中嵌有虹膜组织时,便形成粘连性角膜白斑(adherent leukoma of cornea),提示病变角膜有穿破史。若白斑面积大,而虹膜又与之广泛粘连,则可能堵塞房角,房水流出受阻致使眼压升高,引起继发性青光眼。高眼压作用下,混杂有虹膜组织的角膜瘢痕膨出形成紫黑色隆起,称为角膜葡萄肿(corneal staphyloma)(图 8-2)。

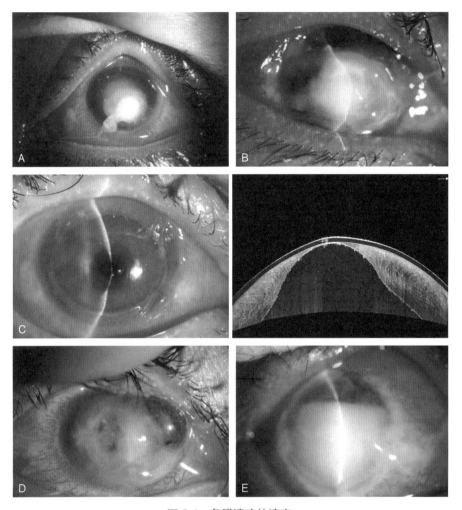

图 8-1 角膜溃疡的演变
A. 角膜溃疡形成;B. 溃疡范围扩大;C. 后弹力层膨出;D. 溃疡穿孔虹膜嵌顿;E. 角膜溃疡合并眼内炎。

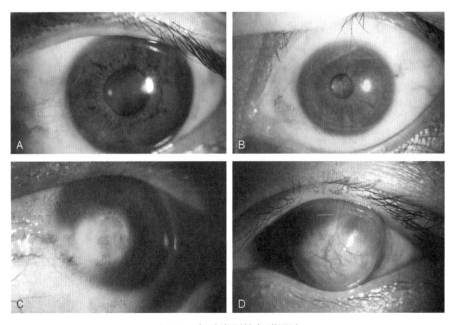

图 8-2 各种类型的角膜混浊
A. 角膜薄翳;B. 角膜斑翳;C. 角膜粘连性白斑;D. 角膜葡萄肿。

内因性角膜炎常发生在角膜基质层,一般不伴有角膜溃疡,修复后瘢痕亦位于角膜深层。但在角膜炎症消散和组织修复的过程中,会有新生血管长入角膜。任何性质的角膜炎,若炎症持续时间长,均可引起角膜新生血管。

严重的角膜炎可引起虹膜睫状体炎,多为毒性所致的反应性、无菌性炎症,也可以为病原体直接感染引起。值得注意的是,真菌性角膜炎即使角膜未发生穿孔,其病原体也可侵入眼内,发生真菌性眼内感染。

第二节　感染性角膜疾病

要点:

1. 感染性角膜炎根据病原微生物可分为细菌性、病毒性、真菌性等,常伴有眼痛、畏光、流泪、眼睑痉挛等睫状神经刺激症状,但疱疹病毒性角膜炎等使角膜神经受损时除外;体征包括睫状充血,角膜浸润、角膜溃疡等。

2. 细菌性角膜炎最常见的致病微生物是金黄色葡萄球菌和铜绿假单胞菌,一般起病急。一些全身性疾病时机体免疫功能低下可造成角膜对细菌易感性增加。细菌培养、细菌药敏试验可指导筛选敏感抗生素。

3. 真菌性角膜炎多有植物性角膜外伤史或长期用激素和抗生素病史,常继发于全身免疫力低下的患者。实验室检查找到真菌或菌丝可以确诊。

4. 单纯疱疹病毒性角膜炎由单纯疱疹病毒引起,反复发作的病史,呈树枝状、地图状溃疡灶或角膜基质炎为其临床特点。

一、感染性角膜疾病总论

微生物感染性角膜炎至今仍是世界性的常见致盲眼病,约20%盲人因眼部感染而失明,初步保守估计全球每年50万人发生感染性角膜炎。

【病因】　主要病原微生物为细菌、真菌、病毒、寄生虫,其他还有衣原体、结核分枝杆菌和梅毒螺旋体等。由于角膜自身有抵抗感染的能力,正常眼部很少会出现角膜溃疡。但配戴角膜接触镜、创伤、角膜手术、眼表疾病、全身性疾病和免疫抑制等诱因均可改变眼表防御机制,从而导致病原微生物侵入角膜。淋球菌等侵袭力强的细菌可以感染正常的角膜上皮。

【分类】　感染性角膜炎又可根据致病微生物的不同,进一步细分为细菌性、病毒性、真菌性、棘阿米巴性、衣原体性等。

【临床表现】　角膜炎最常见症状为眼痛、畏光、流泪、眼睑痉挛等睫状神经刺激症状,可持续存在直到炎症消退。角膜炎常常伴有不同程度的视力下降,若病变位于中央光学区,则视力下降更明显。化脓性角膜炎还伴有不同性状的脓性分泌物。

角膜炎的典型体征为睫状充血,角膜浸润及角膜溃疡形成。裂隙灯显微镜检查时可见角膜上皮有缺损,荧光素染色可使上皮缺损区更加清晰。根据致病菌种类、病变的性质和大小、位置不同,角膜浸润及溃疡的形态和部位也不同。革兰氏阳性细菌性角膜炎通常表现为病变局限的角膜脓肿性病灶,而革兰氏阴性细菌性角膜炎则为进展迅速的广泛角膜基质液化性溶解坏死。真菌性角膜炎通常是羽毛状或牙膏状角膜浸润,伴有卫星病灶或伪足。角膜炎引起的前房反应从轻度的房水闪辉到前房积脓不等。房水混浊、瞳孔缩小以及虹膜后粘连提示患眼并发了虹膜睫状体炎。

【诊断】

1. 病史　详细询问患者的病史对诊断疾病非常重要。

(1)感染性角膜炎易感因素包括角膜异物、角膜擦伤、不正确使用角膜接触镜、眼部接触病原体污染的药物或水源等。

（2）角膜病既往史也非常重要,例如经常复发的病史是诊断单纯疱疹病毒性角膜炎的主要依据之一。患者曾经使用过何种药物也要明确,一些药物如局麻药和皮质类固醇能降低眼局部的防御机制。

（3）应询问患者是否有可能引起角膜炎的全身疾病,如自身免疫性疾病、艾滋病、糖尿病、营养不良、酒精中毒和其他慢性消耗性疾病。

2. 临床表现 根据典型的临床表现,如眼部刺激症状及睫状充血、角膜浸润混浊或角膜溃疡形态特征等,角膜炎的临床诊断通常不困难,但应强调病因诊断及早期诊断。首先应确定病变是感染性或非感染性,典型的感染性角膜炎多有角膜上皮损伤或全身免疫力降低的病史,有基质坏死和浸润,伴有不同程度的黏脓性分泌物增加、前房积脓或角膜内皮斑等。而免疫性角膜炎多位于周边部,常伴有巩膜炎、巩膜外层炎或虹膜炎。医生在初诊角膜炎时应判断疾病的严重程度,认真记录各种体征(溃疡形态、浸润范围),并在治疗过程中注意观察溃疡大小、深度、基质水肿程度等变化,以及是否并发虹膜睫状体炎。这对于临床诊断和治疗方案的调整很重要。

3. 实验室诊断 尽管不同类型的角膜炎有某些典型特征,但由于临床表现的多样性,往往不能单纯根据临床表现作出最后诊断,而需要通过角膜刮片染色、微生物培养、组织活检、角膜共焦显微镜及血液免疫因子等进行检测。

（1）组织刮片染色及培养:溃疡组织刮片检查行 Gram 和 Giemsa 染色有助于早期病因学诊断,同时进行细菌、真菌、棘阿米巴培养,还可为角膜感染性疾病选择合适的治疗方案。在病变发展到角膜深层或经药物治疗后,刮片镜检病原体阳性率明显降低,需多次取材。

（2）组织活检:进展性角膜溃疡反复培养阴性或没有明确结果,必要时需进行角膜病变区组织活检以提高诊断阳性率。可用 2mm 角膜环钻在活动性溃疡边缘采集样本,分别送微生物和病理检查。

（3）角膜共焦显微镜检查:角膜共焦显微镜是一种无创性的检查手段,对于棘阿米巴角膜炎和真菌性角膜炎的早期诊断有较高的价值。并且可在病程的不同阶段多次使用,作为衡量治疗是否有效的一个指标。

（4）其他:怀疑免疫性角膜炎者,需要采集血液进行免疫因子的检测。

【治疗】 微生物感染性角膜炎治疗的原则为积极控制感染,减轻炎症反应,促进溃疡愈合,减少瘢痕形成。

1. 药物治疗 角膜炎局部治疗应用眼药水、眼药膏及结膜下注射药物等。角膜各层对局部使用药物的渗透性不同,脂溶性物质可以迅速通过紧密连接的上皮层,水溶性物质易于通过基质层。因此,为了提高眼部使用药物的生物利用度,理想药物应具备双相溶解性,方能穿透角膜进入眼内。

（1）细菌性角膜炎宜选用敏感的抗生素进行治疗。首先临床医生应根据经验和疾病严重程度,使用对病原体有效的抗生素或广谱抗生素治疗,待实验室检查结果证实病原菌后,再调整给予敏感抗生素进一步治疗。值得注意的是,抗生素滥用会导致细菌对常用抗生素产生不同程度的耐药性及耐药菌株急剧增多。

（2）抗真菌药物仍是治疗真菌性角膜炎的重要手段,但目前缺乏高效、低毒、广谱抗菌的理想药物。临床上多采用联合用药的方法以提高疗效,病情严重者可配合全身用药。

（3）单纯疱疹病毒性角膜炎可使用高选择性抗疱疹病毒药物治疗,联合应用干扰素可提高疗效。防止病毒复发是治疗的重点,但目前尚无特效药物。

（4）皮质类固醇的应用要严格掌握适应证,若使用不当可致病情恶化甚至角膜穿孔致盲。细菌性角膜炎急性期一般不宜使用糖皮质激素,慢性期病灶愈合后可酌情使用。真菌性角膜炎禁用皮质激素。单纯疱疹病毒性角膜炎原则上只能用于非溃疡型的角膜基质炎及内皮炎。

（5）并发虹膜睫状体炎时,轻者可用短效散瞳剂托吡卡胺眼药水滴眼,炎症严重者可用 1% 阿托品眼药水或眼膏散瞳。

（6）胶原酶抑制剂可减轻角膜基质层胶原结构的破坏。

　　医生要对患者的治疗反应进行跟踪并及时调整用药。由于角膜没有血管,修复相对较慢,稳定和不恶化应看成是治疗有效。判断临床改善的指标有上皮缺损修复、浸润和炎症的减轻、溃疡病灶减小,疼痛减轻以及上皮愈合等。此外,还要认识到由于许多抗生素类眼用药物对角膜上皮有毒性作用,可能导致点状角膜上皮病变、基质水肿等,此时应该及时停药。

　　2. 手术治疗　药物治疗无效,溃疡穿孔或行将穿孔者,应采取治疗性角膜移植术清除病灶,术后继续药物治疗。绝大部分患者可保存眼球,还可恢复一定视力。虽然角膜移植是器官移植中成功率最高的一种,但亦出现免疫排斥反应,尤其当病变角膜出现新生血管时。

二、细菌性角膜炎

　　细菌性角膜炎(bacterial keratitis)是由细菌感染引起角膜上皮缺损及缺损区下角膜基质坏死的化脓性角膜炎,又称为细菌性角膜溃疡(bacterial corneal ulcer)。病情多较危重,如果得不到有效的治疗,可发生角膜穿孔、眼内感染,甚至最终眼球萎缩。即使药物能控制,也可能残留广泛的角膜瘢痕、角膜新生血管或角膜葡萄肿及角膜脂质变性等后遗症,严重影响视力甚至失明。

　　【病原学】　可引起角膜炎的细菌种类繁多,包括革兰氏阳性及阴性菌:革兰氏阳性球菌包括金黄色葡萄球菌、凝固酶阴性葡萄球菌、肺炎链球菌、甲型溶血性链球菌群,革兰氏阳性杆菌包括丙酸杆菌属和分枝杆菌属;革兰氏阴性杆菌包括铜绿假单胞菌、黏质沙雷菌、奇异变形杆菌、革兰氏阴性肠道杆菌、莫拉克斯菌属,革兰氏阴性球杆菌包括流感嗜血杆菌及其他嗜血杆菌属等。

　　细菌性角膜炎中最常见的微生物是金黄色葡萄球菌和铜绿假单胞菌。随着抗生素和激素的滥用,一些机会致病菌引起的感染也日渐增多,如甲型溶血性链球菌、克雷伯菌、类白喉杆菌、沙雷菌等。由于环境、气候、人种、就诊人群、医生用药习惯等因素,角膜炎的主要致病菌谱在不同时间段和不同国家及地区始终处于动态的变化之中,因此在掌握总体趋势的情况下,在大范围区域内进行多中心的流行病学调查,将对该地区细菌性角膜炎的治疗带来积极的影响。

　　细菌性角膜炎的诱发因素包括眼局部因素及全身因素。多为角膜外伤或异物后感染所致,需要注意的是剔除角膜异物应严格执行无菌操作,滴用无菌的表面麻醉剂及荧光素以避免感染。其他一些局部乃至全身疾病如干眼、慢性泪囊炎、配戴角膜接触镜、糖尿病、免疫缺陷、酗酒等,也可降低机体对致病菌的抵抗力,使角膜对细菌易感性增加。但淋球菌、脑膜炎双球菌、白喉杆菌、嗜血杆菌和李斯特菌等微生物可侵入未损伤的角膜上皮细胞。

　　【临床表现】　细菌性角膜炎一般起病急骤,常有角膜创伤或配戴接触镜史,淋病奈瑟菌多感染经产道分娩的新生儿。患眼有畏光、流泪、疼痛、眼睑痉挛、视力障碍等症状。非结核分枝杆菌性角膜炎则具有起病隐匿或无痛的特征。

　　体征包括:眼睑、球结膜水肿,睫状或混合性充血,病变早期角膜上出现界线清楚的上皮缺损,其下有边界模糊、致密的浸润灶,周围组织水肿。浸润灶迅速扩大,继而形成溃疡,溃疡表面和结膜囊多有脓性分泌物。前房可有不同程度积脓。

　　不同致病菌由于致病机制的不同,可能表现出不同的临床体征,如革兰氏阳性球菌如葡萄球菌角膜感染多表现为圆形或椭圆形局灶性脓肿病灶,伴有边界明显的灰白色基质浸润(图8-3)。肺炎球菌引起的角膜炎,表现为椭圆形、带匐行性边缘、较深的中央基质溃疡,其后弹力膜有放射性皱褶,常伴前房积脓及角膜后纤维素沉着,也可导致角膜穿孔。革兰氏阴性细菌角膜感染的主要特征是起病迅速、发展迅猛,浓厚的角膜浸润、化脓、液化性坏死,即使进行适当治疗,角膜炎也快速进展为深层基质脓肿并出现基质穿孔;感染如未控制,可导致角膜坏死穿孔、眼内容物脱出或全眼球炎。铜绿假单胞菌产生蛋白分解酶,使角膜呈现迅速扩展的浸润及黏液性坏死,溃疡浸润灶及分泌物略带黄绿色,前房积脓严重(图8-4)。奈瑟菌属的淋病奈瑟菌或脑膜炎球菌感染所致的角膜炎来势凶猛,发展迅速,表现为眼睑高度水肿、球结膜水肿和大量脓性分泌物,伴有角膜基质浸润及角膜上皮溃疡。新生儿患者常致角膜穿孔。

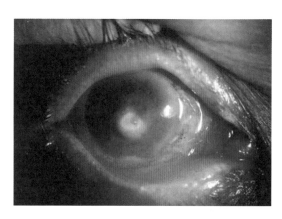

图 8-3　革兰氏阳性菌所致角膜溃疡

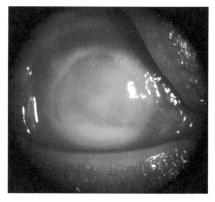

图 8-4　铜绿假单胞菌性角膜溃疡

【诊断】　虽然某些特征性浸润性溃疡可以为确定造成细菌性角膜炎的微生物提供线索,比如铜绿假单胞菌感染性角膜炎的严重化脓性溃疡。但由于角膜炎病情变化多端,不同致病菌所致的角膜炎有不同特征,临床上很难依据临床表现对致病菌作出明确判断。不同病原菌存在毒力、黏附力、侵袭力的差别,患者角膜的健康状况不同及使用局部抗生素、激素等,可使角膜感染的症状和体征失去原有特征性,使临床表现不典型,需要医生根据实际情况仔细分析判断。此外,仍然有很多微生物(如真菌、疱疹病毒、棘阿米巴)能够表现出一些类似细菌性角膜炎的特征。

临床上,可以从浸润灶刮取坏死组织,涂片染色找到细菌,结合临床特作出初步诊断。真正的病原学诊断需要做细菌培养,同时应进行细菌药敏试验以筛选敏感抗生素指导治疗。

【治疗】　细菌性角膜炎对角膜组织可造成严重损害,因此临床上对疑似细菌性角膜炎患者应给予积极治疗。初诊的细菌性角膜炎患者可以给予广谱抗生素治疗,然后再根据细菌培养 + 药敏试验等实验室检查结果,调整使用敏感抗生素,常用抗生素使用浓度见表 8-1。头孢霉素是针对病原体未明的革兰氏阳性菌感染进行治疗的首选药物,50mg/ml 头孢唑林是代表药物。革兰氏阴性菌角膜炎首选抗生素是氨基糖苷类。氟喹诺酮类(fluoroquinolone)药物对革兰氏阴性菌和许多革兰氏阳性菌都有抗菌作用,尤其对耐药葡萄球菌也有作用。链球菌属、淋病奈瑟菌属引起的角膜炎首选青霉素 G(penicillin G)100 000U/ml,对于耐药的淋病奈瑟菌感染可使用头孢曲松钠(ceftriaxone)。万古霉素对革兰氏阳性球菌有良好的杀灭作用,尤其对耐药的表皮葡萄球菌和金黄色葡萄球菌,如耐甲氧西林金黄色葡萄球菌(methicillin resistant *Staphylococcus aureus*,MRSA)和耐甲氧西林表皮葡萄球菌(methicillin resistant *Staphylococcus epidermidis*,MRSE)的敏感性较高,可作为严重的难治性细菌性角膜炎的二线用药。

局部使用抗生素是治疗细菌性角膜炎最有效的途径。局部使用剂型包括滴眼液、眼膏、凝胶剂、缓释剂。急性期用强化的局部抗生素给药模式,即高浓度的抗生素滴眼液频繁滴眼(每 15~30 分钟滴眼 1 次);严重病例可在开始 30 分钟内每 5 分钟滴药 1 次,使角膜基质很快达到抗生素治疗浓度,然后在 24~36 小时内,维持 30 分钟 1 次的点眼频度。局部药液还可以冲走眼表的细菌、抗原及具有潜在破坏性的酶。眼膏剂型和凝胶剂型可增加药物在眼表停留时间,同时保持眼表润滑,特别适合儿童使用。浸泡抗生素溶液的角膜绷带镜可提高抗生素生物利用度,同时还起到治疗性角膜接触镜的作用,促进溃疡区上皮愈合。

结膜下注射药物可提高角膜和前房的药物浓度,但存在局部刺激性,多次注射易造成结膜下出血、瘢痕化。一些研究表明配制强化抗生素滴眼液具有与结膜下注射同样的效果。但在某些特定情况下,如角膜溃疡发展迅速将要穿孔或患者使用滴眼液依从性不佳时,可考虑使用结膜下注射的给药模式(首次 24~48 小时内,每隔 12~24 小时在不同部位注射)。此外,采用脂质体包被、离子透入疗法等均可提高角膜药物浓度。

如果存在以下情况:巩膜化脓、溃疡穿孔、有眼内或全身播散可能的严重角膜炎,角膜或巩膜穿通伤无法给予理想的局部用药,应在局部点眼的同时全身应用抗生素。治疗过程中应根据细菌学检查结果及药敏试验,及时调整使用有效抗生素。需要注意药敏试验结果不能完全等同于实际应用效果,临床实践中发现一些药敏试验筛选出的抗生素实际治疗效果并不理想,这是因为抗生素的药效除了与对细菌的敏感性有关外,药物剂型、使用浓度、组织穿透性、患者使用依从性等也是重要的影响因素。病情控制后,局部维持用药一段时间防止复发,特别是铜绿假单胞菌性角膜溃疡。

并发虹膜睫状体炎者应给予 1% 阿托品滴眼液或眼膏散瞳。局部使用胶原酶抑制剂如依地酸二钠、半胱氨酸等,抑制溃疡发展。口服大剂量维生素 C、维生素 B 有助于溃疡愈合。药物治疗无效、病情急剧发展,可能或已经导致溃疡穿孔、眼内容物脱出者,可考虑行治疗性角膜移植。住院患者应该采取隔离措施,预防医院内交叉感染。

表 8-1　细菌性角膜溃疡的抗生素治疗

病原菌	抗生素	滴眼液浓度	结膜下注射剂量	静脉滴注剂量
革兰氏阳性球菌	头孢唑林	50mg/ml	100mg/0.5ml	1g/6h
	万古霉素	50mg/ml	25mg/0.5ml	
	克林霉素		40mg/0.5ml	3g/d
	青霉素 G	100 000U/ml	500 000U/0.5ml	200 万~600 万 U/4h
革兰氏阴性球菌	头孢他啶	50mg/ml	100mg/0.5ml	1g/8h
	头孢曲松	50mg/ml	100mg/0.5ml	1~2g/d
革兰氏阴性杆菌	妥布霉素	9~14mg/ml	20mg/ml	
	头孢他啶	50mg/ml	100mg/0.5ml	1g/8h
	喹诺酮类	3mg/ml		
	氯霉素	5mg/ml	100mg/0.5ml	1g/6h
	庆大霉素	14mg/ml	20mg/ml	3~7mg/(kg·d)
	多黏菌素 B	1~2mg/ml		
多种微生物	头孢唑林+妥布霉素	同以上浓度	同以上浓度	
	头孢唑林+喹诺酮类	同以上浓度	同以上浓度	
分枝杆菌	阿米卡星	20mg/ml	20mg/0.5ml	5mg/(kg·d)

三、真菌性角膜炎

真菌是自然界中普遍存在的微生物,可分为单细胞(酵母菌)和多细胞(丝状真菌)两类。真菌性角膜炎(fungal keratitis)是一种由致病真菌引起的致盲率极高的感染性角膜病变。真菌很少能穿透完整的角膜组织,感染的危险因素包括外伤史(异物、植物)、眼表疾病、长期使用激素/抗生素、配戴接触镜等。目前抗真菌制剂对角膜的穿透力差、生物利用度低及疗效欠佳等原因,此类疾病常需要手术干预。

【病原学】　由于气候、职业、眼表情况和医疗条件的不同,致病性真菌病原体存在差异。在热带、亚热带地区,丝状真菌(镰孢属、曲霉属)是主要致病菌,而在寒冷地带最常见的是念珠菌属。念珠菌属酵母菌,此型感染多继发于已有眼表疾病(干眼、眼睑闭合不全、病毒性角膜炎)或全身免疫力低下者(糖尿病,免疫抑制)。我国的首位致病真菌已从曲霉菌属替换为镰孢菌属,其原因是农药和化肥的广泛使用,导致土壤中对镰孢菌属起拮抗作用的假单胞菌属减少,从而镰刀菌大量滋生。

【临床表现】 多有植物性角膜外伤史(例如树枝、甘蔗叶、稻草)或长期用激素和抗生素病史。起病缓慢,亚急性经过,刺激症状较轻,伴视力障碍。丝状真菌性角膜炎临床上表现为菌丝苔被(病灶隆起、菌丝苔被呈白色或乳白色、质地干燥、表面欠光泽、呈牙膏样或苔垢样外观)、溃疡周围有胶原溶解形成的浅沟或抗原-抗体反应形成的免疫环(图 8-5)。有时在角膜感染灶旁可见伪足或卫星样浸润灶,角膜后可有斑块状沉着物。前房积脓呈灰白色,黏稠或呈糊状。除了以上共同特征外,部分菌属引起的角膜感染有一定特征性。茄病镰刀菌性角膜炎病程进展迅速,病情严重,易向角膜深部组织浸润,数周内引起角膜穿孔及恶性青光眼等严重并发症。曲霉菌属性角膜炎的症状及进展速度较茄病镰刀菌慢,药物治疗效果较好。弯孢属角膜感染特点为局限于浅基质层的羽毛状浸润,进展缓慢,对那他霉素治疗反应较好,多能治愈,角膜穿孔等并发症发生率低。

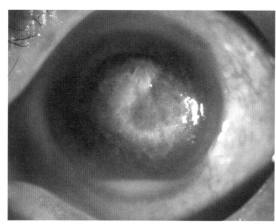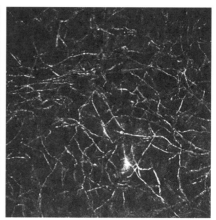

图 8-5 真菌性角膜溃疡及共焦显微镜显示角膜基质内的菌丝

丝状真菌穿透性强,菌丝能穿过深层基质侵犯角膜后弹力层,甚至进入前房侵犯虹膜和眼内组织。一旦进入前房,病情则变得极难控制,其常见病变部位在虹膜与晶状体之间的后房周边部,形成顽固的真菌性虹膜炎及瞳孔膜闭,可继发青光眼。此外,可导致并发性白内障及真菌性眼内炎。

【诊断】 真菌性角膜炎的临床诊断是基于患者病史、危险因素、症状和体征的分析而得出的,实验室检查找到真菌和菌丝可以确诊。常用快速诊断方法有角膜刮片或活组织涂片法(Gram 和 Giemsa 染色、10%~20% 氢氧化钾湿片法、钙荧光白染色)等。真菌培养可使用血琼脂培养基、巧克力培养基、马铃薯葡萄糖琼脂培养基和 Sabouraud 培养基,30~37℃培养 3~4 天即可见真菌生长,培养时间为 4~6 周,培养阳性时可镜检及联合药敏试验。角膜刮片及培养均为阴性而临床又高度怀疑者,可考虑做角膜组织活检。此外,免疫荧光染色、电子显微镜检查和 PCR 技术也用于真菌性角膜炎的诊断,其中 PCR 技术的敏感性高于真菌培养,但是特异性只有 88%。角膜共焦显微镜作为非侵入性检查手段,可在疾病早期阶段直接发现病灶内的丝状真菌病原体,有利于诊断。

【治疗】 局部使用的抗真菌药物包括多烯类(如两性霉素 B 滴眼液、5% 那他霉素)、咪唑类(如咪康唑、氟康唑、伊曲康唑、伏立康唑滴眼液)或嘧啶类(如 1% 氟胞嘧啶滴眼液)。多烯类药物直接与细胞膜甾醇(麦角甾醇)结合,破坏细胞膜导致细胞内电解质和代谢物的渗漏,继而引起细胞死亡。咪唑类药物是通过抑制麦角甾醇形成所必需的细胞色素 P450 酶而发挥作用。目前,两性霉素 B 和那他霉素滴眼液是抗真菌性角膜炎的一线药物。如果实验室检查证实病原菌是丝状菌属,则首选 5% 那他霉素;如果病原菌是酵母菌属,则可选用 0.15% 两性霉素 B、2% 氟康唑、5% 那他霉素或 1% 氟胞嘧啶。抗真菌药物联用有协同作用,可减少药物用量,降低毒副作用。此外,伏立康唑也对眼部真菌感染有治疗作用。

局部滴用抗真菌眼药水每 0.5~1 小时一次,晚上涂抗真菌眼膏。感染明显控制后方逐渐减少使用次数。如果病情较重,可增加其他给药方式,如结膜下注射抗真菌药咪康唑 5~10mg 或两性霉素 B

0.1mg,也可联合全身使用抗真菌药物。抗真菌药物起效慢,因此须仔细观察临床体征评估疗效,药物起效体征包括疼痛减轻、浸润范围缩小、卫星灶消失、溃疡边缘圆钝等。治疗过程中应注意药物的眼表毒性,包括结膜充血水肿、点状上皮脱落等,药物治疗应至少持续6周。并发虹膜睫状体炎者,应使用1%阿托品眼药水或眼膏散瞳。不宜使用糖皮质激素。

即使诊断明确,用药及时,但仍有15%~27%患者的病情不能控制,这可能和致病真菌侵袭性、毒性、耐药性以及患者伴发的炎症反应强烈有关,此时需考虑手术治疗,包括清创术、结膜瓣遮盖术和角膜移植术。早期施行病灶清创术可促进药物进入角膜基质,提高病灶中的药物浓度和清除病原体。结膜瓣遮盖术可清除角膜真菌,同时利用结膜瓣供血充分的特点,提高药物的渗透性,使角膜局部的药物浓度增高,达到杀灭真菌的目的,但会遗留明显的角膜瘢痕。角膜溃疡接近或已经穿孔者,可考虑行治疗性角膜移植术如穿透性角膜移植术,术中应尽量切除感染的角膜病灶,还应包括病灶周围0.5mm的透明组织。板层角膜移植只适用于病灶可以板层切除干净的病例。术后选用敏感、毒性较低的抗真菌药物治疗,以防止术后感染复发。

如本病在早期得到控制,可获得较好的预后;若出现角膜穿孔或真菌已侵入前房引起真菌性眼内炎,则预后非常差,甚至导致摘除眼球。

四、单纯疱疹病毒性角膜炎

病毒性角膜炎包括单纯疱疹病毒性角膜炎、带状疱疹病毒性角膜炎、水痘性角膜炎、EB病毒性角膜炎、腺病毒性角膜炎、微小RNA病毒性角膜炎、麻疹性角膜炎、风疹病毒性角膜炎、腮腺炎性角膜炎等。其中,由单纯疱疹病毒(herpes simplex virus,HSV)引起的角膜感染称为单纯疱疹病毒性角膜炎(herpes simplex keratitis,HSK)。HSK为最常见的角膜溃疡,而且在角膜病中致盲率居第1位,全球可能有超过1 000万HSK患者。本病的临床特点为反复发作,由于目前尚无有效控制复发的药物,多次发作后角膜混浊逐次加重,常最终导致失明。

【病原学及发病机制】 HSV是一种感染人的DNA病毒,根据病毒特异性抗原的不同,将HSV分为两个血清型:1型和2型(HSV-1和HSV-2)。在眼部感染多数为HSV-1型(口唇疱疹也是该型感染)。少数人为HSV-2型致病。HSV引起角膜感染的严重程度和致病病毒株类型相关。

HSV引起感染分为原发和复发两种类型。绝大多数成年人都接触过HSV,人群中HSV-1的血清抗体阳性率为50%~90%。大部分原发性感染可以无症状,仅有1%~6%的病毒感染者出现临床症状,随后形成无病毒复制的潜伏状态;三叉神经任何一支所支配区的皮肤、黏膜等靶组织的原发感染后,均可导致HSV潜伏在三叉神经节。此外,HSK患者角膜中也查出HSV特异性核苷酸序列或培养出HSV,提示人角膜亦是HSV潜伏的场所。口唇或颜面部原发感染的疱疹病毒也可以通过第V对脑神经眼支移行至眼部再次激活。潜伏的病毒能够自发或反复活化,在人体中形成病毒蓄积,当机体抵抗力下降,如患感冒等发热性疾病,全身或局部使用皮质类固醇激素、免疫抑制剂等时,活化的病毒沿神经轴突逆行到眼表或角膜的上皮细胞,引起复发性HSV感染。

体液免疫和细胞免疫都参与了宿主对HSV感染的反应,免疫反应具有双重作用,既限制了病毒传播,但病毒复制及感染诱发的免疫反应又可以导致坏死性角膜基质炎、免疫性角膜基质炎、角膜内皮炎甚至虹膜及小梁网的病理变化。

【临床表现】

1. 原发单纯疱疹病毒感染 常见于幼儿,有全身发热、耳前淋巴结肿大、唇部或皮肤疱疹,有自限性。眼部受累时表现为急性滤泡性结膜炎、角结膜炎、眼睑皮肤疱疹,假膜性结膜炎。早期表现为弥漫性点状角膜病变和角膜水疱,很快进展形成树枝状病变,其特点为末端膨大的短树枝,出现时间晚,持续时间短。不到10%的患者发生角膜基质炎和葡萄膜炎。

2. 复发单纯疱疹病毒感染 发热、疲劳、紫外线照射、外伤、精神压力、月经以及一些免疫缺陷病,可使单纯疱疹病毒感染复发。复发性眼部疱疹可以引起疱疹病毒性睑缘炎、滤泡性结膜炎、角膜炎。复发性 HSV 角膜炎多为单侧发病,也有 4%~6% 为双侧发病。包括感染性角膜上皮炎、神经营养性角膜病变、免疫性(间质性)角膜基质炎、坏死性角膜基质炎和内皮炎。常见症状有畏光、流泪、眼睑痉挛等,中央角膜受累时视力下降明显。也可因角膜敏感性下降,患者早期自觉症状轻微,可能贻误就诊时机。

(1)感染性角膜上皮炎:所有复发性 HSV 都是由病毒再次激活引起,最常见的特征性临床表现是树枝状和地图状角膜炎。最早期是上皮细胞内微小、隆起、透明的角膜水疱,24 小时内小疱融合形成典型的分枝状、线状病变伴末端膨大的树枝状溃疡,周边含有活病毒的上皮细胞肿胀,荧光素染色阳性。进展期或者误用激素治疗的病例,HSV 沿树枝状病灶呈离心性向周边部及基质浅层扩展,形成地图状溃疡。HSV 感染性角膜炎还可以表现为边缘性角膜溃疡,病变位于角膜缘并伴有上皮缺损、新生血管长入,如不治疗则向角膜中央发展。由于角膜神经受累,角膜敏感性下降(图 8-6)。被感染的角膜上皮愈合后可以不留痕迹,或引起上皮下混浊及基质瘢痕。

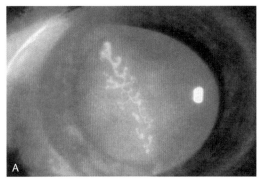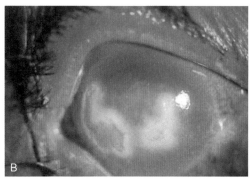

图 8-6　单纯疱疹病毒性角膜炎
A. 树枝状溃疡;B. 地图状溃疡。

(2)神经营养性角膜病变:由于角膜的神经受损而引起神经营养性角膜病变,长期慢性局部用药尤其是抗病毒药物会加重病变。早期表现包括角膜表面不规则并失去正常光泽,随后发展为点状上皮糜烂,继而进展为卵圆形、边界光滑的持续性角膜上皮缺损,因周边上皮堆积而形成肥厚的边界。

(3)角膜基质炎:原发性 HSV 基质炎包括由病毒直接感染角膜基质引起的坏死性角膜基质炎,以及由角膜基质内免疫反应引起的免疫性角膜基质炎。感染性角膜上皮炎、神经营养性角膜病变或内皮炎可以伴发角膜基质炎。角膜基质炎可以引起视力障碍。

1)坏死性角膜基质炎:坏死性角膜基质炎是 HSV 罕见的临床表现,为病毒直接感染基质所致,同时引起严重的宿主炎症反应,共同导致角膜基质破坏,高剂量抗炎及抗病毒药物常常难以控制,严重的炎症可以导致角膜在短时间内变薄和穿孔。临床表现为坏死、溃疡及致密的基质浸润伴上皮缺损。常合并微生物继发感染,因此治疗的同时应该联合抗细菌及真菌治疗。

2)免疫(间质)性角膜基质炎:炎症反应是由基质中残留的病毒抗原触发抗原-抗体-补体级联反应造成的。基质炎症可表现为点状、多发或弥漫性基质浸润、水肿,可伴有前房炎症、睫状充血和明显不适感;此外,新生血管长入部分至全部角膜基质内,新生血管渗漏可以导致角膜的脂质病变。

免疫性角膜基质炎的慢性、复发性炎症病程可持续数年,可能需要长期应用糖皮质激素抑制免疫反应。积极的抗炎治疗使新生血管消退后在基质内遗留空的血管腔称为幻影血管,未经治疗或治疗不完全可以导致基质瘢痕化、变薄、持续新生血管化、脂质沉积和严重的视力受损。

(4)内皮炎:目前认为 HSV 角膜内皮炎是病毒激活及免疫性反应共同导致的。症状为疼痛、畏光、充血和视力下降;临床体征为角膜后沉着物(KP)、病变区域的基质与上皮水肿、虹膜炎。KP 仅存在于角膜水肿区而不是无水肿的区域,如角膜水肿严重则检查时难以发现 KP,随着水肿消退 KP 逐渐可见,并随基质水肿的缓解而消退。HSV 内皮炎可根据 KP 的分布和基质、上皮水肿的形态分为 3

种类型:盘状、弥漫性和线状内皮炎。

1)盘状内皮炎:圆形或盘状的基质水肿可位于角膜中央或旁中央,水肿区与正常角膜之间有明确的分界线,严重水肿基质部位的角膜上皮可有微囊样水肿。所有盘状内皮炎均可见 KP 分布于水肿基质后面,不出现于无水肿区。伴有虹膜炎、小梁网炎等可继发眼压升高。盘状角膜内皮炎对激素十分敏感,早期干预可使水肿和 KP 完全消退不留瘢痕,但严重病例可导致持续性水肿、瘢痕和新生血管(图 8-7)。

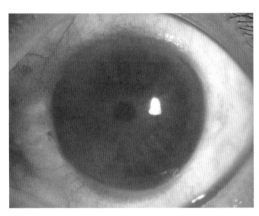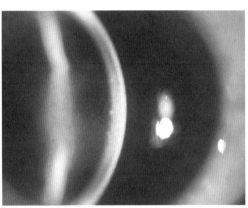

图 8-7　盘状内皮炎

2)弥漫性内皮炎:比较罕见。全角膜基质弥漫性水肿、散在 KP,伴有轻至中度的虹膜炎,严重病例可见炎症细胞聚集形成的角膜后致密斑块,并伴前房积脓。弥漫性角膜内皮炎对激素也十分敏感,且有相对良好的预后,但炎症控制不佳可导致持续性水肿、瘢痕、新生血管和视力下降。

3)线状内皮炎:角膜内皮的 KP 呈线状向角膜中央进展,在 KP 和角膜缘之间伴有周边基质和上皮水肿,角膜水肿和非水肿区常常存在明显的分界线,KP 出现在水肿的进展缘。与盘状和弥漫性角膜内皮炎不同,线状内皮炎很难治疗,如未能正确识别及不适当治疗,将导致角膜内皮失代偿。

【诊断】　根据反复发作的病史,典型的角膜树枝状、地图状溃疡灶,或角膜基质炎,或盘状内皮炎等的体征可以诊断。实验室检查有助于诊断,如角膜上皮刮片发现多核巨细胞、角膜病灶分离到单纯疱疹病毒、单克隆抗体组织化学染色发现病毒抗原。PCR 技术可检测角膜、房水、玻璃体内及泪液中的病毒 DNA,是印证临床诊断的一项快速和敏感的检测方法。近年发展的原位 PCR 技术敏感性和特异性更高。

【治疗】　治疗原则为抑制病毒在角膜内的复制,减轻炎症反应引起的角膜损害。上皮型角膜炎是由于病毒在上皮细胞内复制增殖、破坏细胞功能引起,因而必须给予有效的抗病毒药物。基质型角膜炎以机体的免疫炎症反应为主,因此除抗病毒外,抗炎治疗更为重要。内皮型角膜炎在给予抗病毒、抗炎治疗同时,还应该积极采取保护角膜内皮细胞功能的治疗措施。神经营养性角膜病变多出现于恢复期,治疗见第八章第七节　其他类型角膜病变　一、神经营养性角膜病。

1. **治疗目标**　及时清除角膜中的活病毒。可以行清创术刮除病灶区感染的 HSV 角膜上皮,以减少病毒向角膜基质蔓延。感染的上皮连接疏松,易于刮除。将感染的上皮去除后,联合抗病毒药使用,上皮缺损通常在 72 小时内修复,但要注意药物的毒性。

2. **药物治疗**

(1)抗病毒药物:常用抗病毒药物有碘苷(idoxuridine,IDU)、阿糖腺苷、三氟尿苷(trifluorothymidine)、阿昔洛韦(acyclovir,ACV)、更昔洛韦、伐昔洛韦等。碘苷(疱疹净)和三氟胸腺嘧啶核苷毒性较大,阿糖腺苷仅用于对阿昔洛韦耐药的患者。阿昔洛韦局部滴用角膜穿透性不好,房水浓度低,因此对基质型和内皮型角膜炎治疗效果欠佳。伐昔洛韦是阿昔洛韦的前体药,组织穿透性提高了 5~6 倍,具有较好的临床应用前景。对 HSV 推荐用药是 0.15% 更昔洛韦眼用凝胶每次 1 滴,每天 5 次,5~7

天直到角膜溃疡愈合,然后每天3次每次1滴,再连用7天。对有严重的HSV感染,需口服阿昔洛韦400mg,每天5次。

(2)糖皮质激素:由于HSV角膜炎中既有HSV感染又有免疫反应,可以抗病毒药物治疗同时联用糖皮质激素以最大限度减少炎症所致的瘢痕。但局部或全身应用糖皮质激素可能抑制正常宿主的免疫反应和刺激病毒活化及传播、增加胶原溶解酶的产生使角膜溶解、增加细菌/真菌感染的风险、诱导青光眼和白内障等严重并发症,只有在合并角膜基质炎和内皮炎、合并虹膜炎时,才使用激素治疗,而且必须联合抗病毒药物控制病毒复制。感染性角膜上皮炎禁用激素。

(3)有虹膜睫状体炎时,要及时按虹膜睫状体炎进行治疗,使用阿托品眼药水或眼膏散瞳。

3. 手术治疗　对持续性角膜上皮缺损及溃疡时,如果人工泪液、治疗性角膜接触镜及其他保守治疗方法均失败,可以使用临时性或永久性睑裂缝合术。坏死性疱疹病毒性角膜炎同时予以羊膜移植。对常规治疗失败的慢性溃疡可行结膜瓣遮盖术。已穿孔的病例如穿孔小,可以考虑角膜胶或板层角膜移植。HSV角膜溃疡形成较大穿孔或由于严重的角膜瘢痕影响视力,穿透性角膜移植是复明的有效手段,但手术宜在静止期进行。深板层角膜移植术比穿透性角膜移植对角膜内皮细胞的损伤小、排斥率低,可以用于内皮健康的患者。术后局部使用激素同时应全身使用抗病毒药物。

4. 预防复发　单纯疱疹病毒性角膜炎容易复发,1/3患者在原发感染2年内出现复发。口服阿昔洛韦400mg,2次/d,可减少HSK复发率。控制诱发因素对于降低复发率也很重要。

五、棘阿米巴角膜炎

棘阿米巴角膜炎(acanthamoeba keratitis)由棘阿米巴原虫感染引起,是一种严重威胁视力的角膜炎。该病常表现为一种慢性、进行性的角膜溃疡,病程可持续数个月之久。

【病原学及流行病学】　棘阿米巴原虫以游离生物体形式生活在水和土壤中,以其他微生物为食,有自由活动的滋养体和特有的双壁样包囊两种生存形式。包囊可耐受温度、干燥、辐射、抗生素及环境变化。当环境发生变化时,滋养体可以在几小时内迅速转变为包囊,保持十几年的包囊仍可转变为滋养体。角膜上皮损伤后可促进甘露糖结合蛋白表达,阿米巴原虫附着于角膜上皮并与其结合,导致蛋白激酶的过量表达,降解角膜上皮并促进原虫对角膜基质的侵袭而形成角膜溃疡。阿米巴原虫在角膜基质中利用细菌进行增殖,并存活驻留于角膜细胞中。

棘阿米巴角膜炎是一种罕见的角膜感染,角膜接触镜配戴者是本病发生的主要危险因素,90%以上的棘阿米巴角膜炎患者与角膜接触镜的使用有关,尤其是软性角膜接触镜。但硬性角膜接触镜如角膜塑形镜过夜配戴、重复使用护理液、使用自来水或饮用水清洗,或者角膜创伤、戴角膜接触镜游泳等,都可增加棘阿米巴角膜炎的风险。

【临床表现】　任何年龄的人群都可能感染棘阿米巴原虫,多为单眼发病(7%~11%是双眼发病),多数病程长达数个月。常见的特征包括:慢性病史、隐匿发病、常规药物(抗细菌、病毒、真菌)治疗无效。由于棘阿米巴角膜炎具有多种临床表现,通常与疱疹病毒性角膜炎及其他类型的感染性和非感染性角膜炎的表现极为相似,故诊断困难。

角膜上皮感染是棘阿米巴角膜炎的最早表现,此时患者可有轻度异物感、轻到中度眼痛、轻度视力受损。角膜中央区域平坦、弥漫性角膜上皮微囊样改变;角膜上皮嵴状隆起、旋涡状或假树枝状改变、角膜知觉降低易被误诊为病毒性角膜炎(图8-8)。棘阿米巴角膜基质炎的典型临床表现包括与体征不一致的严重眼痛、角膜基质环形浸润和沿角膜神经走向的放射性角膜炎。角膜基质环形浸润是免疫反应所致,提示预后不良,保守治疗视力较差。14%~16%的棘阿米巴角膜炎可并发角巩膜炎,个别有后巩膜炎、神经炎,需要全身应用非甾体抗炎药或全身免疫抑制剂。

【诊断】　从角膜病灶中取材,涂片染色找到或从角膜刮片培养出棘阿米巴原虫可以诊断棘阿米巴角膜炎。常用的染色方法有Giemsa染色、PAS染色和Gram染色,前两种染色可以显示典型的包囊;有条件者可行荧光钙白染色(荧光显微镜检查)。棘阿米巴培养使用常规的微生物培养基很难培养成

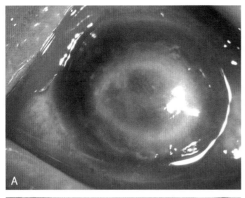
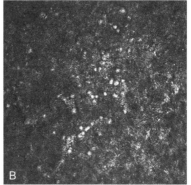
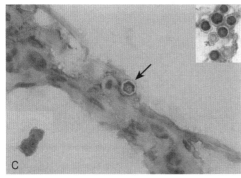

图 8-8　棘阿米巴角膜炎
A. 棘阿米巴角膜炎外观(环形角膜浸润病灶);B. 共焦显微镜示圆形的阿米巴包囊;C.病变组织活检见棘阿米巴包囊(箭头及右上小图)三重染色,棘阿米巴滋养体(左下小图)。

功,需使用大肠埃希菌覆盖的非营养性琼脂培养基。必要时可做角膜活检。角膜共焦显微镜查到滋养体或有双层壁的阿米巴包囊,有助于棘阿米巴角膜炎的活体诊断。

【治疗】 强调早期诊断早期治疗,病变累及角膜的深度是视力预后的重要因素。药物治疗需要数周甚至数年,并且多种手段联合进行。疾病早期,可试行病灶区角膜上皮刮除。药物治疗选用二咪或联咪类药(0.15% 羟乙醛酸双溴丙咪),咪唑类(咪康唑 10mg/ml)或强化新霉素。最近应用的药物治疗包括联合使用 0.02% 聚六亚甲基双胍(PHMB)和 0.02% 双氯苯双胍己烷(氯己定)对抗阿米巴滋养体活性及包囊形成;此外,美国上市的己脒定、联脒也可发挥同样作用。维持治疗期间中断用药,则容易反复使病情恶化。但如感染的虫株发生临床耐药,可能需要积极调整用药方案或选择手术治疗。糖皮质激素在棘阿米巴角膜炎治疗中应该禁用或慎用。

手术治疗包括在药物治疗基础上机械性刮除溃疡坏死组织以去除病原体和提高药物穿透性、睑裂缝合或羊膜移植治疗持续性角膜上皮缺损、角膜交联术、冷冻术等。治疗性角膜移植由于植床边界难以确定,残余病原体引起复发则预后差。术后应继续药物治疗,减少复发。棘阿米巴感染波及巩膜时,药物或手术治疗效果不佳,预后不良。棘阿米巴角膜炎治疗较为棘手,因此预防本病发生也很重要。

第三节　免疫性角膜炎

要点:

1. 不同病因的免疫性角膜炎,如梅毒性角膜基质炎、结核性角膜基质炎、麻风性角膜基质炎、其他的角膜基质炎具有不同的临床表现,临床上应强调多学科联合治疗。

2. 丝状角膜炎于角膜上皮可见丝状物,可机械去除丝状物,寻找病因,针对病因治疗。

3. 蚕食性角膜溃疡呈"潜掘状",常有剧烈眼痛、畏光、流泪及视力下降等症状。

自身免疫性角膜炎临床上常见的有角膜周边部溃疡、角膜基质炎、Thygeson 浅层点状角膜炎、泡性角膜炎、蚕食性角膜溃疡以及与 Stevens-Johnson 综合征、干燥综合征等全身疾病相关的角膜病变。

一、Thygeson 浅层点状角膜炎

Thygeson 浅层点状角膜炎（superficial punctate keratitis of Thygeson）是一种原因不明的浅层点状角膜炎，可能和病毒感染有关。病情时轻时重，可迁延数个月或数年之久，恢复后不遗留任何痕迹。

【临床表现】　患者有畏光、流泪、异物感，其他症状包括视物模糊、眼红和视疲劳等。角膜上皮层可见散在的、轻度隆起的细小颗粒状白色或灰白色点状浸润，荧光素染色阳性。病变可发生于任何部位，但以瞳孔区最为常见。缓解期角膜上皮缺损完全消失，残余的病灶变平，角膜表面光滑。病情时轻时重，新老病灶交替出现，最后彻底消退不留痕迹。角膜知觉一般正常，少数轻微降低。无结膜充血、角膜水肿或眼睑异常。本病应与病毒性角膜炎相鉴别，后者多伴有明显的结膜充血、双眼发病并伴有耳前淋巴结压痛等。

【治疗】　局部使用低浓度肾上腺皮质激素短时间治疗，可以快速缓解临床症状。也可以配戴角膜接触镜缓解症状，恢复期时应加用不含防腐剂的人工泪液和非甾体抗炎药。

二、角膜基质炎

角膜基质炎（interstitial keratitis）是一种以细胞浸润和血管化为特点的角膜基质非化脓性炎症，通常不累及角膜上皮和内皮。虽然致病微生物可以直接侵犯角膜基质，但大多数病变与全身性疾病所致的剧烈免疫反应有关。梅毒为最常见的原因，结核、单纯疱疹、带状疱疹、麻风、腮腺炎等也可引起本病。

【临床表现】　眼部有疼痛、畏光及流泪等症状，伴有水样分泌物和眼睑痉挛。视力下降程度与角膜炎症的部位及炎症的程度有关。眼部体征有睫状充血或混合充血、早期上皮完整，可有弥漫性、扇形基质浸润，伴有灰白色 KP。随着基质内炎症反应的加重，基质和上皮水肿加剧，角膜常呈毛玻璃样外观，新生血管从角膜缘深层呈毛刷状侵入基质层，最终炎症扩展至角膜中央，角膜混浊水肿。有的还可出现前房积脓，角膜病灶区炎性混浊、脂质样变性，呈黄白色外观。经治疗炎症消退后水肿消失，少数患者遗留厚薄不同的瘢痕，萎缩的血管在基质内表现为灰白色纤细丝状物，称为幻影血管。角膜永久性瘢痕形成，伴有深层巩膜炎时形成硬化性角膜基质炎。

由于角膜基质炎发生的病因不同，可见各种各样全身性疾病的临床表现：

1. **梅毒性角膜基质炎**　急性梅毒性角膜基质炎是先天性梅毒的晚期表现之一，多在青少年时期（5~20 岁）发病。父母既往有性病史，母亲有流产及死产史，快速梅毒血清学检查和特异性密螺旋体抗体试验（FTA-ABS 和 MHA-TP）有助于诊断。眼部包括"胡椒盐"状的脉络膜视网膜炎或视神经萎缩。先天性梅毒除角膜基质炎外，还常合并 Hutchinson 齿、马鞍鼻、口角皲裂、马刀胫骨等先天性梅毒体征。后天性梅毒所致的角膜基质炎临床少见，多单眼受累，炎症反应比先天性梅毒引起的角膜基质炎要轻，常侵犯角膜某一象限，伴有前葡萄膜炎。

2. **结核性角膜基质炎**　较少见，多单眼发病，侵犯部分角膜，在基质的中、深层出现灰黄色斑块状或结节状浸润灶，有分支状新生血管侵入。病程缓慢，可反复发作，晚期角膜遗留浓厚瘢痕。有结核菌素试验阳性及全身结核感染的病史。

3. **麻风性角膜基质炎**　面部有典型的"狮样面容"，眼睑皮肤增厚、秃睫，面神经麻痹。

4. **其他的角膜基质炎**　见于 Cogan 综合征（眩晕、耳鸣、听力丧失和角膜基质炎）、水痘-带状疱疹病毒、EB 病毒感染以及腮腺炎、风疹、莱姆病（Lyme disease）、性病淋巴肉芽肿、盘尾丝虫病等疾病。

【治疗】　针对病因全身给予抗梅毒、抗结核、抗病毒等治疗。在炎症急性期，应局部使用睫状肌麻痹剂和皮质类固醇激素，以减轻角膜基质的炎症以及防止并发症如虹膜后粘连、继发性青光眼等。患者畏光强烈，可戴深色眼镜减少光线刺激。角膜瘢痕形成造成视力障碍者，可行角膜移植。

三、丝状角膜炎

各种原因引起角膜表面出现由脱落坏死的角膜上皮细胞包裹黏液组成的丝状物均称为丝状角膜

炎（filamentary keratitis）。多见于干燥综合征、角膜移植术后长期滴药和长期包眼、干眼和病毒感染、神经营养性角膜病变、瘢痕性角膜结膜炎等患者。本病临床症状严重，治疗较困难，易复发。

【临床表现】 自觉症状有异物感、畏光、流泪等。角膜上可见色泽较暗、卷曲的丝状物一端附着于角膜上皮层，另一端游离，可被推动，长度从 0.5mm 到数毫米不等，能被孟加拉红染色。丝状物附着处角膜下方可出现小的灰白色上皮下混浊（图 8-9）。丝状物可在不同位置反复出现。

【治疗】 查找病因，并针对病因治疗。可表面麻醉后用无菌棉签拭去角膜丝状物，然后在结膜囊涂抗生素眼膏预防感染。局部滴用人工泪液和乙酰半胱氨酸滴眼液、1% 环孢素滴眼液治疗。角膜上皮剥脱后，可配戴软性角膜接触镜或者包眼 12~24 小时减轻症状。

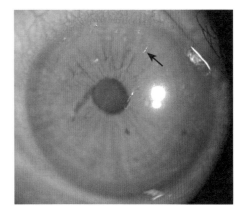

图 8-9　**丝状角膜炎**
角膜上可见色泽较暗、卷曲的丝状物，一端附着于角膜上皮层。

四、蚕食性角膜溃疡

蚕食性角膜溃疡（Mooren ulcer）是一种自发性、慢性、边缘性、进行性、疼痛性角膜溃疡。

【病理及免疫学特点】 确切病因不清，可能的因素包括外伤、手术或感染（寄生虫感染、带状疱疹、梅毒、结核、丙型肝炎等）改变了角膜的抗原性或使隐蔽的角膜抗原释放，激活机体的细胞免疫和体液免疫。蚕食性角膜溃疡患者切除的结膜显示大量的浆细胞、淋巴细胞、肥大细胞、免疫球蛋白和补体等浸润，邻近角膜溃疡灶的结膜组织胶原酶和蛋白水解酶活性增高。

【临床表现】 蚕食性角膜溃疡是一种伴有较重疼痛的从角膜缘开始的慢性角膜溃疡。多发于成年人，也可见于老年人，双眼发病者进展迅速，治疗效果差。患者症状有剧烈眼痛、畏光、流泪及视力下降。体征开始为角膜缘充血和灰色浸润，几周内逐渐向纵深发展为局限性角膜缘溃疡，缺损区与角膜缘之间无正常角膜组织分隔。溃疡沿角膜缘环行发展，浸润缘呈潜掘状，略为隆起，最终累及全角膜（图 8-10）。溃疡向深层发展，引起角膜穿孔。溃疡向中央进展时，周边溃疡区上皮逐渐修复，伴新生血管长入，导致角膜瘢痕化、血管化。侵及巩膜时溃疡周围的结膜和巩膜有炎性水肿、破坏。诊断时应排除其他可引起周边部角膜溃疡、角膜溶解性病变的胶原血管性疾病如类风湿关节炎、Wegener 肉芽肿等，方能诊断此病。

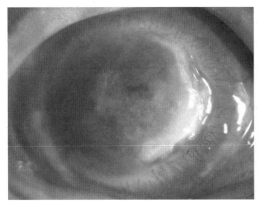 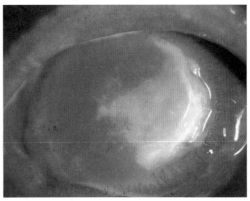

图 8-10　**蚕食性角膜溃疡**

【治疗】 此病治疗相当棘手。局部可用皮质类固醇点眼，或胶原酶抑制剂如 2% 半胱氨酸滴眼液。近年用 1%~2% 环孢素或他克莫司滴眼剂点眼，有一定疗效。为防止混合感染，局部应合并使用抗生素滴眼液及眼膏。适当补充维生素类药物。全身应用免疫抑制剂如环磷酰胺、甲氨蝶呤和环孢素有一定疗效。

病灶局限于周边部且较为表浅,可行相邻的结膜切除,联合病灶区角巩膜病灶浅层清除术,可望控制病变。如病变已侵犯瞳孔区或溃疡深有穿破危险者,可根据病变范围,采用新月形、指环形或全板层角膜移植。如角膜已穿破,可行双板层角膜移植或部分穿透性角膜移植。移植片均应带有角膜缘(干细胞)组织。术后继续使用环孢素或他克莫司,对于预防角膜病变复发有一定疗效。

第四节 角膜变性与营养不良

要点:

1. 角膜环是脂质沉积于周边角膜的一种退行性变,无须治疗。

2. 带状角膜病变是由各种眼部或系统性疾病引起的累及前弹力层的表浅角膜钙化变性,需积极治疗原发病。

3. 边缘性角膜变性可导致散光而使视力下降,是一种非炎症性病变,药物治疗无效,以手术治疗为主。

4. 脂质变性分为原发性和继发性,继发性常与角膜新生血管形成有关,当视力下降明显时可考虑角膜移植。

5. Fuchs角膜内皮营养不良可造成角膜内皮失代偿,保守治疗无效时可采用角膜内皮移植术或穿透性角膜移植术等手术治疗。

角膜变性(corneal degeneration)指由于衰老和各种不良的内部及外部因素引起角膜组织的功能和结构受损而导致的退化性疾病,遗传不是其直接的致病因素。角膜营养不良(corneal dystrophy)则发病较早,双侧发病,遗传因素在营养不良的病理生理机制中起主要作用。

一、角膜老年环

角膜环在40岁以后发生被称为角膜老年环(cornea arcus senilis),40岁之前则被称为青年环或前胚胎环,是脂质沉积于周边角膜的一种退行性变。病理组织学上,类脂质主要沉积于靠近前、后弹力层的部位,起初混浊在角膜上下方,逐渐发展为环形。环呈白色,通常约1mm宽,外侧边界清楚,内侧边界稍模糊,与角膜缘之间有透明角膜带相隔。约2/3的男性在40~60岁,100%的人在80岁以后会出现老年环;40岁以下患者出现时,可能是高脂蛋白血症(尤其为低密度脂蛋白)或血清胆固醇增高的表现,发生冠状动脉疾病的风险增加。

【治疗】 本病无须治疗。

二、带状角膜病变

带状角膜病变(band-shaped keratopathy)是主要累及前弹力层的表浅角膜钙化变性,常继发于各种眼部或系统性疾病。常见于慢性葡萄膜炎如幼年类风湿关节炎、各种原因引起的高钙血症如甲状旁腺功能亢进、血磷增高而血钙正常如慢性肾衰竭等疾病,以及长期使用某些含汞剂滴眼液等。

【临床表现】 早期无症状。当混浊带越过瞳孔区时,视力下降。上皮隆起或破损,可有刺激症状和异物感。病变起始于睑裂区角膜边缘部,在前弹力层出现细点状灰白色钙质沉着。病变外侧与角膜缘之间有透明的角膜分隔,内侧呈火焰状逐渐向中央发展,汇合成一条带状混浊横过角膜的睑裂区,沉着的钙盐最终变成白色斑片状,常高出于上皮表面,可引起角膜上皮缺损。有时伴有新生血管(图8-11)。

【治疗】 积极治疗原发病。病症轻微者局部使用依地酸二钠滴眼液点眼,重症者表面麻醉后刮去角膜上皮,用2.5%依地酸二钠溶液浸洗角膜,通过螯合作用去除钙质。混浊严重者可行板层角膜移植术或准分子激光治疗性角膜切削术（phototherapeutic keratectomy,PTK）。

三、边缘性角膜变性

边缘性角膜变性（marginal degeneration）又称Terrien边缘变性（Terrien marginal degeneration）,是一种非炎症性的角膜边缘变薄的退行性病变。男女发病比例为3:1,常于青年时期（20~30岁）开始,进展缓慢,病程长。多为双眼,但可先后发病,双眼的病程进展也可不同。病因不明,目前认为和免疫性炎症有关。

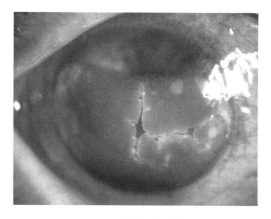

图 8-11 带状角膜病变

【临床表现】 患者通常无症状,但偶尔会有轻微的刺激症状,角膜基质慢性进行性变薄会导致逆规性或斜向散光而使视力下降。病变先从鼻上方角膜开始,在前部基质出现细小的点状混浊,伴细小的表层血管,随后基质变薄形成外缘坡度平缓而内缘陡峭的沟,沟的前进缘可以看到特征性的黄白色脂质沉着区。变薄通常从鼻上象限开始,逐渐沿角膜缘呈圆周状扩展,最薄处仅残留上皮和膨出的后弹力层,部分患者继发轻微创伤而穿孔（图8-12）。

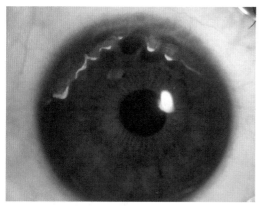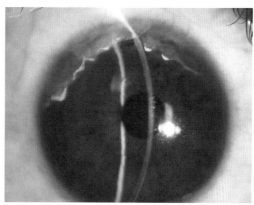

图 8-12 Terrien 边缘变性

【治疗】 药物治疗无效,以手术治疗为主。早期应验光配镜提高视力。对存在大散光、角膜进行性变薄,有自发性穿破或轻微外伤致破裂的危险者,可行周边新月形板层角膜移植术或双板层角膜移植治疗。

四、脂质变性

脂质变性（lipid degeneration）有原发性与继发性两种。原发性脂质变性罕见,病因未明,可能与角膜缘血管通透性增加有关。引起继发性脂质变性的疾病通常有疱疹病毒感染、角膜基质炎、外伤、角膜水肿及角膜溃疡,常发生于出现新生血管的角膜。原发性脂质变性既往无外伤和感染史,无遗传性脂质代谢紊乱的病史。

角膜病灶为灰色或黄白色。脂质变性呈扇形,有羽毛状边缘,常出现于无炎症反应、无活动性的新生血管区域,病灶边缘可见胆固醇结晶。脂质沉着可位于角膜中央或周边部,位于周边部时,外观上像扩大的老年环。除影响美容外,如病变阻挡视轴还可影响视力。原发性脂质变性引起视力明显下降者,可考虑行角膜移植术。但有报道,术后移植片上仍可出现脂质沉着复发。继发于急性炎症者脂质沉着通常逐渐消退,但当视力下降时可考虑行角膜移植术。

五、角膜营养不良

角膜营养不良通常是指一组双侧性、对称性、缓慢进展的并且与环境或全身因素无关的遗传性角膜疾病。不同的基因(*KRT3* 和 *KRT12*)可能导致同一种角膜营养不良表型如 Meesmann 角膜上皮营养不良,而单一基因(*TGFB1*)可导致多重等位基因营养不良表型(颗粒状与格子状 I 和 III 型角膜基质营养不良,Thiel-Behnke)。临床上多采用解剖部位分类法,根据受累及的角膜层次不同而分为角膜前部、实质部及后部角膜营养不良 3 类。本部分各举一种常见的典型病种加以介绍。

(一)上皮基底膜营养不良

上皮基底膜营养不良(epithelial basement membrane dystrophy)是最常见的前部角膜营养不良,表现为双侧性,可能为显性遗传,也称地图-点状-指纹状营养不良(map-dot-finger print dystrophy)。病理组织学检查可见基底膜增厚,并向上皮内延伸;上皮细胞不正常,伴有微小囊肿,内含细胞和细胞核碎屑。

【临床表现】 女性患病较多见,人群中发病率约 2%。主要症状是自发性反复发作的患眼疼痛、刺激症状及暂时的视物模糊。角膜中央的上皮层及基底膜内可见灰白色小点或斑片、地图样和指纹状细小线条。可发生上皮反复性剥脱。

【治疗】 治疗目标主要是缓解患者视物模糊的症状或处理角膜上皮复发性糜烂。局部可使用 5% 氯化钠滴眼液和眼膏、人工泪液等润滑剂。上皮剥脱时可配戴软性角膜接触镜,也可刮除上皮后加压绷带包扎。对角膜复发性糜烂的患者可以行清创或前基质加固(穿刺)治疗,对发生于视轴区的患者采用准分子激光去除糜烂角膜上皮,可促进新上皮愈合,有较满意的效果。适当用刺激性小的抗生素滴眼液和眼膏预防感染。

(二)颗粒状角膜营养不良

颗粒状角膜营养不良(granular corneal dystrophy)是角膜基质营养不良之一,与转化生长因子-β诱导基因的一个保守突变有关。病理组织学具有特征性,角膜颗粒为玻璃样物质,用 Masson 三重染色呈鲜红色,用 PAS 法(过碘酸希夫染色)呈弱染,沉淀物的周围部位被刚果红着染,但通常缺乏典型淀粉特征。颗粒物的确切性质和来源仍然不清。可能是细胞膜蛋白或磷脂异常合成或代谢的产物。

【临床表现】 患者 10~20 岁发病,但可多年无症状。双眼对称性发展,青春期后明显。发病时除视力有不同程度下降外,可不伴随其他症状。当角膜上皮出现糜烂时可出现眼红与畏光。角膜中央前弹力层下可见灰白点状混浊,合成大小不等、界限清楚的圆形或不规则团块,形态各异,逐步向角膜实质深层发展,病灶之间角膜完全正常透明(图 8-13)。

【治疗】 早期中期无须治疗。当视力下降明显影响工作与生活时,考虑进行角膜移植术或对表浅病变行准分子激光治疗性角膜切削术(PTK),一般可获良效。但术后可复发。

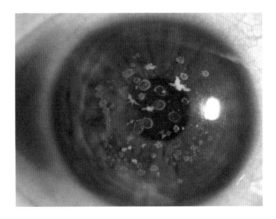

图 8-13　颗粒状角膜营养不良

(三)Fuchs 角膜内皮营养不良

Fuchs 角膜内皮营养不良(Fuchs endothelial dystrophy of cornea)是角膜后部营养不良的典型代表。以角膜内皮的进行性损害,最后发展为角膜内皮失代偿为特征的营养不良性疾病。可能为常染色体显性遗传。病理显示角膜后弹力层散在灶性增厚,形成角膜小滴,凸向前房,其尖端处的内皮细胞变薄,内皮细胞总数减少。HE 染色和 PAS 染色可显示蘑菇状半球形或扁顶砧样的角膜小滴轮廓。

【临床表现】 多见于绝经期妇女,常于 50 岁以后出现症状及加重。双侧性发病。角膜的后弹力层出现滴状赘疣,推压内皮突出于前房,高倍裂隙灯显微镜下可见橘皮样外观,共焦显微镜下可见

"青春痘"样隆起的滴状赘疣;后弹力层可呈弥漫性增厚;有时内皮面有色素沉着。早期病变无自觉症状,当角膜内皮功能失代偿时,基质和上皮出现水肿会导致视力下降,虹视和雾视,发展为大泡性角膜病变时出现疼痛、畏光及流泪(图 8-14)。

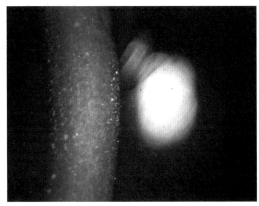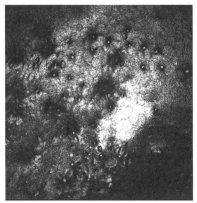

图 8-14 Fuchs 角膜内皮营养不良及共焦显微镜显示内皮面角膜小滴

【治疗】 早期病例无症状,无有效治疗手段,可试用角膜营养药和生长因子。角膜水肿、内皮失代偿者治疗方案参见本章第七节"三、大泡性角膜病变"部分。

第五节 角膜的先天异常

要点:

1. 圆锥角膜常表现为双眼视力进行性下降,裂隙灯检查典型特征为角膜中央或旁中央锥形扩张,角膜基质变薄区在圆锥的顶端最明显,角膜地形图检查有助于明确诊断。

2. 圆锥角膜轻症患者可配戴角膜接触镜提高视力,延缓病情。若圆锥角膜发展较快,可采用角膜胶原交联手术或角膜移植手术,常可获得较满意的效果。

3. 大角膜是指角膜水平径≥13mm 的角膜,应与先天性青光眼鉴别。

一、圆锥角膜

圆锥角膜(keratoconus)是一种局限性角膜变薄和前突的病理状态,常双眼发病。有很多研究报道了圆锥角膜和特应性疾病(如春季角结膜炎)的相关性,此外圆锥角膜还和多种全身疾病(如唐氏综合征、睡眠呼吸暂停综合征等)及眼部疾病(如无虹膜、Leber 先天性黑矇等)相关。圆锥角膜具有基因遗传性,遗传概率大概是 6%,可能是多种基因型引起的。

【临床表现】 一般于青春期前后双眼发病,视力进行性下降,可伴有畏光、闪光感、单眼复视和眼部刺激症状。裂隙灯检查典型特征为角膜中央或旁中央锥形扩张,圆锥可大可小,为圆形或卵圆形,角膜基质变薄区在圆锥的顶端最明显(图 8-15)。角膜地形图或角膜曲率计可以发现严重的不规则散光。此外,用钴蓝光照明时,在圆锥底部可见铁质沉着形成的褐色 Fleischer 环。角膜深层见基质板层皱褶增多而引起的垂直性 Vogt 条纹,平行于圆锥较陡的散光轴,角膜表面轻轻加压可使 Vogt 线纹消失。患眼下转时,可见锥体向前推挤下睑缘使其成三角形即 Munson 征。后弹力层破裂发生急性圆锥角膜时,房水进入角膜基质而引起角膜急性水肿,视力明显下降。一般 6~8 周急性水肿消退,遗留中央区灶性角膜混浊,后弹力层也有不同程度混浊瘢痕。也可因长期戴用接触镜磨损角膜表面,引起圆锥顶端的瘢痕或角膜上皮下组织增生,导致角膜混浊引起视力下降。

【诊断】 晚期明显的圆锥角膜通过以上典型的特征易于确诊。对可疑的变性近视散光的青少年,常规进行早期圆锥角膜的诊断,则要依靠对病情的判断及各种成像设备检测角膜的曲率、高度和

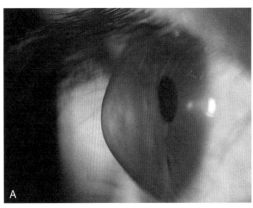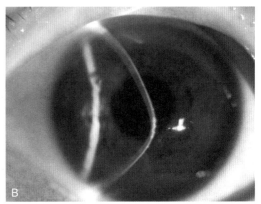

图 8-15　圆锥角膜
A. 侧面观；B. 正面观。

厚度的分析进行仔细评估。当角膜地形图显示角膜中央曲率 >47.2D，上、下表面屈光度不对称性超过 1.2，Sim-K 散光超过 1.5D 和径向轴倾斜超过 21°。其他的检查方法还有 Placido 盘、角膜曲率计、检影法可以观察到剪刀样影动等。

【治疗】　轻症患者可根据验光结果戴框架眼镜或硬性角膜接触镜提高视力，还可以用角膜基质环减少散光。角膜交联术是通过光氧化增加角膜基质的坚固性，以减缓或阻止圆锥角膜的发展进程。如患者配戴接触镜不舒适或仍不能获得满意的矫正视力，或圆锥角膜发展较快，应行角膜移植。对于不伴后弹力层破裂的圆锥角膜，应行板层角膜移植手术。如后弹力层破裂范围较大，可进行穿透性角膜移植。圆锥角膜的角膜移植成功率是所有角膜移植中最高的，精细操作可降低手术源性散光，使患者获得满意视力。

二、扁平角膜

扁平角膜的所有病例均具有一定程度的外周或者中央巩膜化。双侧发病多见，角膜平坦，曲率 <43D，大多数散发，其余为家族聚集发生，家系研究证实其具有常染色体显性遗传和隐性遗传模式。胚胎第 7~10 周，神经嵴细胞的第 2 次迁移形成角膜缘原嵴失败，角膜和巩膜之间的正常界面被破坏，角膜缘缺失同时伴随着角膜弧度形成失败。

硬化性角膜常伴有其他眼部异常的先天性发育异常。各种不同的屈光不正均可出现，因为前房狭小伴有闭角型青光眼，或由于房角畸形而引起开角型青光眼。其他的眼部伴随病变或系统性异常还包括白内障、眼前段和后段组织缺损，或 Ehlers-Danlos 综合征。治疗除了矫正任何类型的屈光不正之外，角膜移植可以用于中央角膜混浊的病例。由于青光眼相关的并发症及其他眼部异常，预后较差。

三、小角膜

小角膜（microcornea）指患者眼球大小正常，角膜直径≤10mm。变小的角膜透明厚度正常，同时常伴有其他眼部异常的先天性发育异常。发生小角膜的原因不明，可能与婴儿生长停滞有关。大多数病例为常染色体显性或隐性遗传。单眼或双眼发病，无性别差异。小角膜常伴浅前房，20% 的患者可由于在发生发育中房角异常发展为闭角型青光眼。

四、大角膜

大角膜（macrocornea）是指角膜水平径≥13mm 的角膜，是非进展性的病变，通常双眼发生且左右对称。主要为 X 连锁隐性遗传，因此 90% 的病例为男性。此病可能与视杯发育过程中视杯增大受阻、视杯前部边沿闭合障碍有关。有的患者可合并眼部其他异常如虹膜及瞳孔异常,或全身先天性异常如 Marfan 综合征。角膜厚度正常或略低于正常,眼压、眼底和视功能在正常范围,应与先天性青光眼鉴别,后者角膜大而混浊,角膜缘扩张而界限不清,伴眼压升高等。

第六节　角膜肿瘤

要点:

1. 角膜皮样瘤以手术切除为主,对于较为表浅的肿物可直接切除,如果累及角膜基质层的肿物,切除联合板层角巩膜移植是最理想的手术方式。

2. 眼表鳞状上皮瘤是睑裂区角膜缘处的血管化肿块,主要通过病理组织学活检确诊,最新无创的诊断方式还包括前节光学相干断层扫描成像(OCT)。

一、角膜皮样瘤

角膜皮样瘤(corneal dermoid tumor)是由纤维组织和脂肪组织构成的迷芽瘤。

【临床表现】 出生就存在的肿物,随年龄增长和眼球发育略有增大。肿物多位于角巩膜颞下方,少数侵犯全角膜。外表色如皮肤,边界清楚,可有纤细的毛发存在。较大皮样瘤常可造成角膜散光,视力下降。中央部位的皮样瘤可造成弱视。Goldenhar 综合征伴有上睑缺损、副耳或眼部其他异常。

【治疗】 角膜皮样瘤治疗以手术切除为主,肿物切除联合板层角巩膜移植是最理想的手术方式。手术前后应及时验光配镜,对矫正视力不良者应配合弱视治疗,以期达到功能治愈。

二、眼表鳞状上皮瘤

眼表鳞状上皮瘤(ocular surface squamous neoplasia,OSSN)是成人中最常见的非色素性眼表肿瘤,包含鳞状乳头状瘤、假性上皮瘤样增生、结膜上皮内瘤变(Ⅰ~Ⅲ级)、原位癌以及鳞状细胞癌等。

OSSN 的潜在危险因素包括紫外线 B(UVB)照射、HIV-1 型/2 型及乙/丙型肝炎病毒感染,吸烟和慢性眼表炎症等。

【临床表现】 OSSN 的典型表现为睑裂区角膜缘处的血管化肿块。肿物形态各异,可呈乳头状、菜花状、结节状、斑块状、凝胶状等外观。本病的诊断"金标准"为病理组织学活检,临床中初步诊断主要通过裂隙灯显微镜检查予以辨认。此外,结膜印迹细胞学和共焦显微镜(IVCM)显示多核细胞、癌巢等也提示本病。眼前节光学相干断层扫描(AS-OCT)可以清晰显示肿物区角膜上皮的增厚及高反射形态,与正常的角结膜上皮有明显的分界线,可为 OSSN 的诊断与鉴别诊断提供"光学活检"(图 8-16)。

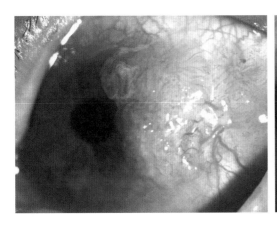
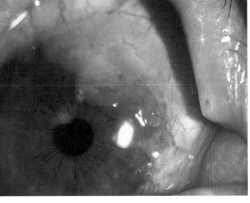

图 8-16　眼表鳞状上皮瘤

【治疗】 OSSN 的治疗手段多样,主要分为手术治疗和非手术治疗。OSSN 的传统治疗方案为手术治疗,经典术式为"无接触"肿物切除联合创缘冷冻技术。局部化疗制剂点眼疗法可完全消退瘤体,有望成为手术治疗的替代方案之一。常用的局部药物包括抗代谢药(丝裂霉素,氟尿嘧啶)、免疫调节剂(干扰素 α-2b)以及全反式维 A 酸类药物(维 A 酸)等。但当肿物有向深部组织浸润的迹象时,仍考虑扩大范围的根治性手术。

第七节　其他类型角膜病变

要点:

1. 神经营养性角膜病变特征是角膜知觉缺失,并最终引起角膜基质溶解和穿孔。治疗原则为防止上皮缺损和促进上皮细胞再生。

2. 眼睑缺损、眼球突出、睑外翻、手术源性上睑滞留或闭合不全等都可导致暴露性角膜炎,祛除暴露因素、保护和维持角膜的湿润状态才可达到治疗目的。

3. 大泡性角膜病变是由于角膜内皮细胞失代偿,引起角膜基质水肿、上皮下大泡而导致眼部刺痛及视力下降等症状。目前没有有效的治疗药物,必要时可用角膜内皮移植术或穿透性角膜移植术治疗。

4. 角膜软化症由维生素 A 缺乏引起,因此补充维生素 A 是治疗的关键。

5. 角膜缘干细胞缺乏症患者,保守治疗无效时需要手术治疗。常规角膜移植手术对此类患者无效,需要进行角膜缘干细胞移植。

一、神经营养性角膜病变

神经营养性角膜病变(neurotrophic keratopathy)为三叉神经遭受外伤、手术、病毒感染、肿瘤等破坏时,失去神经支配的角膜敏感性下降以及营养障碍,使角膜易于受损且延迟愈合,特征是角膜知觉缺失,并最终引起角膜基质溶解和穿孔。遗传性原因包括遗传性感觉神经缺失和家族性自主神经异常;此外,局部如多种滴眼液的长期应用、全身因素如糖尿病等也可以导致神经营养性角膜病变。

【临床表现】 因角膜敏感性下降,即使严重的角膜炎患者仍主观症状轻微,只有出现眼红、视力下降、分泌物增加等症状才来就诊。神经营养性角膜病变通常发生在中央或旁中央下方的角膜,I 期病变为荧光素染色见浅层点状角膜上皮着染,Ⅱ 期病变为急性上皮脱落,典型特征是形成周边隆起、圆形或椭圆形的角膜上皮缺损。可伴有角膜基质水肿、房水细胞和闪辉、无菌性前房积脓。病变进一步进展至 Ⅲ 期则表现为基质溶解甚至穿孔。炎症、继发感染和糖皮质激素滴眼液的不当使用,会促进角膜基质溶解并增加穿孔的风险。

【治疗】 治疗原则为防止上皮缺损和促进上皮细胞再生。具体措施包括使用不含防腐剂的人工泪液和眼膏保持眼表的湿润,用抗生素滴眼液及眼膏等预防感染,自家血清、羊膜遮盖、配戴软性接触镜或包扎患眼等促进角膜缺损灶的愈合。最近的研究发现局部应用神经生长因子可以促进慢性上皮溃疡的愈合。药物治疗无效时,可行睑缘缝合术或用肉毒毒素 A 造成暂时性上睑下垂保护角膜,睑缘缝合还可以减少泪液蒸发,防止眼表干燥。如已演变成化脓性角膜溃疡,则按角膜溃疡的原则处理。另要积极治疗导致三叉神经损害的原发疾病。

二、暴露性角膜炎

暴露性角膜炎(exposure keratitis)是角膜失去眼睑保护而暴露在空气中,引起干燥、上皮脱落进而继发感染的角膜炎症。角膜暴露的常见原因:眼睑缺损、眼球突出、睑外翻、手术源性上睑滞留或闭合不全。此外,面神经麻痹、深麻醉或昏迷也可导致此病。

【临床表现】 病变多位于下 1/3 角膜。初期角膜、结膜上皮干燥、粗糙,暴露部位的结膜充血、肥厚,角膜上皮逐渐由点状糜烂融合成大片的上皮缺损,新生血管形成。继发感染时则出现化脓性角膜溃疡的症状及体征。

【治疗】 治疗目的是祛除暴露因素、保护和维持角膜的湿润状态。具体措施有:根据角膜暴露原因做眼睑缺损修补术、睑植皮术等。上睑下垂矫正术所造成的严重睑闭合不全,应立即手术处理恢复闭睑功能。夜间使用眼膏预防感染,或形成人工湿房保护角膜,其他措施同神经营养性角膜病变。

三、大泡性角膜病变

大泡性角膜病变(bullous keratopathy)是角膜内皮细胞因遗传、机械、物理、化学、生物等各种原因引起细胞数量下降,导致角膜内皮细胞失代偿,使其失去液体屏障和主动液泵功能,引起角膜基质水肿、上皮下大泡、眼部刺痛及视力下降等。常见原因为眼球前段手术尤其是白内障摘除、人工晶状体植入,无晶状体眼的玻璃体疝接触内皮,绝对期青光眼,单纯疱疹病毒或带状疱疹病毒感染损伤内皮,角膜内皮营养不良的晚期阶段等。

【临床表现】 患者多有上述病史。早期患者可表现为晨间视力下降、而下午视力正常。随着角膜内皮数量进一步减少,患者出现持续性视力下降,晚期因角膜大泡,患者异物感加剧、疼痛,当大泡破裂、角膜下神经丛裸露而出现剧烈疼痛。结膜不同程度的混合性充血,裂隙灯显微镜检查见角膜基质增厚水肿,上皮气雾状或有大小不等的水疱,角膜后层切面不清或皱褶混浊。如继发感染则出现角膜溃疡。病程持久者,角膜基质新生血管形成,基质层混浊,视力明显减退(图 8-17)。

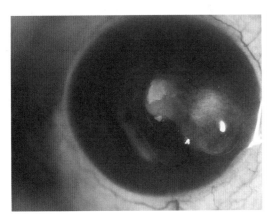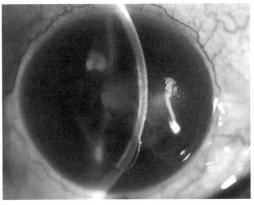

图 8-17 大泡性角膜病变

【治疗】 目前没有对大泡性角膜病变有效的治疗药物。早期可用高渗葡萄糖溶液滴眼减轻水肿,或用软性角膜接触镜以缓解症状,但长期配戴有感染风险。晚期可以用角膜内皮移植术或穿透性角膜移植术治疗。其他的方法有角膜层间烧灼术、角膜层间晶状体囊膜或羊膜植入术等。

四、角膜软化症

角膜软化症(keratomalacia)由维生素 A 缺乏引起,如治疗不及时则发生角膜干燥、溶解、坏死、穿破,最后形成粘连性角膜白斑或角膜葡萄肿。维生素 A 缺乏引起的眼部干燥症每年至少使全球 2 万~10 万名婴幼儿致盲。主要病因为伴有麻疹、肺炎、中毒性消化不良等病程迁延的疾病或慢性消耗性疾病病程中未及时补充维生素 A 等情况。也见于消化道脂类吸收障碍导致维生素 A 吸收率低。

【临床表现】 双眼缓慢起病,早期表现为夜盲症,暗适应功能下降。泪液明显减少。结膜失去正常光泽和弹性,色调污暗,眼球转动时,球结膜产生许多与角膜缘平行的皱褶,睑裂区内外侧结膜上见到典型基底朝向角膜缘的三角形泡沫状上皮角化斑,称 Bitot 斑。角膜上皮干燥、无光泽、感觉迟钝,出现灰白混浊,随后上皮脱落,基质迅速变薄、坏死,合并继发感染、前房积脓。如不及时发现处理,整个角膜软化、坏死、穿破,甚至眼内容物脱出。检查欠合作的幼儿患眼,应滴用表面麻醉剂后,用眼钩拉开眼睑后再滴眼,以免加压使已变薄的角膜穿破。

世界卫生组织将眼表改变分为三个阶段:①结膜干燥,无或有 Bitot 斑;②角膜干燥,点状上皮脱失角膜干凹斑;③角膜溃疡,伴有不同程度角膜软化。维生素 A 缺乏还可致全身多处黏膜上皮角质化如皮肤呈棘皮状,消化道及呼吸道的上皮角化,患儿可能伴有腹泻或咳嗽。维生素 A 缺乏的幼儿还伴有骨骼发育异常。

【治疗】 角膜软化症的治疗原则是改善营养,补充维生素 A,防止发生严重并发症。病因治疗是最关键的措施,纠正营养不良,请儿科或内科会诊,加强原发全身疾病的治疗。大量补充维生素 A,每日肌内注射 2.5 万~5 万 U,治疗 7~10 天。同时注意补充维生素 B₁ 或复合维生素 B 族。眼部滴用鱼肝油滴剂,每日 6 次。适当选用抗生素滴眼液及眼膏,以防止和治疗角膜继发感染。

五、角膜缘干细胞缺乏症

角膜缘干细胞缺乏症(limbal stem cell deficiency,LSCD)的病因常包括原发和继发性两类,其中原发性病因多与患者遗传或发育缺陷相关,而继发性病因较为常见,包括物理/化学烧伤、慢性炎症性疾病、眼表多次手术或冷冻治疗、某些药物或药物中的防腐剂、长期配戴角膜接触镜及免疫原性的损伤如 Stevens-Johnson 综合征等,发病后可导致角膜缘干细胞的密度减少或功能异常。

【临床表现】 根据国际专家共识,基于患者裂隙灯显微镜下的临床表现及角膜缘受累程度(是否累及中央角膜区域 5mm/ 累及视轴区域)不同,可将 LSCD 分为轻、中、重度 3 种类型。其典型的临床体征包括点状上皮缺损、复发性角膜上皮缺损、角膜表层新生血管长入、角膜结膜化、永久性角膜上皮缺损(persistent corneal epithelial defects,PED)、角膜基质瘢痕、角膜溃疡甚至角膜穿孔等。LSCD 患者常见的症状有慢性结膜充血、畏光、流泪、明显的异物感、疼痛反复发作、眼睑痉挛甚至视力下降等(图 8-18)。

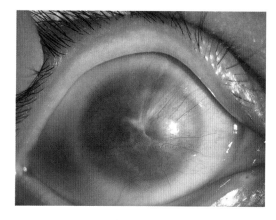

图 8-18　角膜缘干细胞缺乏症

【诊断】 LSCD 的诊断目前主要基于病史、临床表现及辅助检查。辅助检查中的印迹细胞学常作为公认的"金标准"。当发生 LSCD 时,该检查可于角膜表面发现结膜杯状细胞,从而表明角膜表面已被结膜细胞侵袭。有研究表明,当使用 IVCM 诊断 LSCD 时,检测出杯状细胞即可作为其诊断标志物。然而该研究也指出使用 IVCM 检测杯状细胞的灵敏性相对较低,因此近年与 LSCD 相关的 IVCM 研究主要集中于对角膜缘干细胞龛结构方面。随着 OCT 和计算机辅助三维重建技术的发展,OCTA 及光谱域 OCT 可被用于检测角膜缘新生血管并量化其新生血管的范围,评估 LSCD 的严重程度。

【治疗】 准确、及时地诊断 LSCD 是治疗 LSCD 患者最重要的第一步,根据病因不同,治疗方式各有不同。继发性病因所导致的 LSCD 应及时分辨病因并立即干预,可改善此类患者预后。

针对轻度 LSCD 患者的手术治疗,通常选择在视轴区域受到侵袭且视力下降的情况下进行。研究证实,当此类患者视力受损时,可使用羊膜移植术以辅助角膜上皮细胞的生长。

若为单眼发病的中度或重度 LSCD 患者,通过药物治疗改善眼表环境后,可首选自体角膜缘干细胞移植术进行治疗。若为双眼发病的中度或重度 LSCD,可考虑进行同种异体角膜缘干细胞移植以补充角膜缘干细胞数量,同时应注意在移植后需要进行全身及局部免疫抑制治疗,预防排斥反应的发生。若双眼发病的 LSCD 结膜尚未侵入 100% 的角膜缘时,也可以考虑对此类患者进行自体体外扩增培养的角膜缘干细胞移植。另外,口腔黏膜移植和培养口腔黏膜上皮细胞移植也可改善双眼重度 LSCD 患者的眼表情况,当患者情况持续恶化时,也可进行人工角膜移植对视力进行挽救。

第八节　角膜接触镜及相关并发症

要点：

1. 角膜接触镜分为硬性角膜接触镜和软性角膜接触镜，常见的硬性角膜接触镜如角膜塑形镜，对青少年近视防控方面有一定效果。

2. 配戴角膜接触镜可引起一系列并发症，应注意手卫生，减少并发症，必要时停戴接触镜直到症状得以控制。

一、角膜接触镜分类

角膜接触镜（contact lens，CL）包括硬性角膜接触镜和软性角膜接触镜，直接贴附在角膜的泪液层上，达到视力矫正、美容等目的。

硬性角膜接触镜包括：①巩膜接触镜，临床上很少使用。②硬性透氧性角膜接触镜（rigid gas permeable contact lens，RGP），目前广泛应用于高度散光及不规则散光的矫正，对于青少年近视控制及治疗或者配戴软性接触镜出现并发症者也可为首选。角膜塑形镜（orthokeratology lens，OK）是 RGP 的一种，通过对角膜的塑形使患者白天不戴眼镜可具有清晰视力，能改善 500 度以内的近视以及 150 度以内的散光。③硅酮弹性体接触镜：具有高透氧性且不具有亲水性，可用于维持眼表湿润度及角膜水化。但镜片后表面易沉着泪液蛋白及脂质，所以配戴时间通常不超过 1 天。

软性角膜接触镜包括①水凝胶接触镜：具有亲水性及透氧性，主要缺点为长时间配戴后杂质的沉积，此外容易在配戴过程中脱水产生干眼。②硅水凝胶接触镜：材料是最新的角膜接触镜材料，是在相对较软的镜片中加入硅成分增加镜片的弹性及透氧量，还减少了镜片脱水及沉积物聚集于镜片的风险。主要适用于长期需要配戴镜片的患者，是目前较为推荐的角膜绷带镜材料。

二、接触镜引起的并发症

由于角膜的氧气供应来自外界环境，角膜接触镜引起的缺氧和高碳酸血症可引起角膜各层的显著变化，如角膜上皮破损、水肿、角膜知觉减退、角膜变薄等，所以建议使用氧通透性更高的硬性透氧性角膜接触镜、软性角膜接触镜以及组合接触镜材料。

如果职业要求等必须使用角膜接触镜，推荐使用一次性使用型、日抛型接触镜。日戴型接触镜不建议过夜配戴，并每周使用酶清洁。所有配戴接触镜的患者都应定期接受接触镜和护理液的相关培训，包括洗澡或洗脸的注意事项。

角膜接触镜引起并发症包括：角膜擦伤及感染、角膜浸润、干眼、低氧、角膜变形、巨乳头性结膜炎和其他眼部过敏等。

1. 角膜擦伤及感染　角膜上皮为防止病原体的进入提供了重要屏障，然而接触镜配戴者的不当操作可造成角膜擦伤。一旦角膜擦伤出现，增加了角膜感染的机会。危险因素包括过夜配戴、吸烟、不良的接触镜护理卫生习惯（如使用自制的生理盐水消毒），不经常消毒和配戴接触镜在脏水中游泳等。

微生物感染性角膜炎是配戴角膜接触镜相关的最严重的并发症。最常由铜绿假单胞菌和金黄色葡萄球菌引起，近年来，真菌性角膜炎和棘阿米巴角膜炎越来越常见。

2. 角膜浸润　角膜接触镜相关的角膜周边无菌性浸润多是良性的，能自行好转。当浸润呈环形时，应与棘阿米巴角膜炎相鉴别。无菌性的周边上皮下浸润可能与急性和慢性缺氧相关；长期慢性的严重缺氧，可能导致角膜深层新生血管、瘢痕和脂质变性。当患者伴随疼痛、前房反应、黏膜分泌物和上皮缺损，或者浸润灶周边角膜水肿和出现前房炎症反应，即使没有角膜上皮缺损，仍然提示感染病的可能性。

3. **角膜接触镜相关角膜病变**　接触镜引起的上方角膜缘角结膜炎(superior limbic keratoconjunctivitis,SLK)可能是对接触镜护理液中硫柳汞等防腐剂的过敏性和/或毒性反应,停止使用接触镜后角膜病变好转以及恢复配戴接触镜后病情会复发。临床表现为表层点状角膜炎、角膜新生血管和瘢痕,从角膜上方开始,但可能会累及整个角膜。鉴别诊断包括可以引起滤泡性结膜炎、角膜浸润和瘢痕的沙眼和金黄色葡萄球菌引起的过敏性角膜炎。

4. **角膜变形**　长期配戴接触镜可以改变角膜曲率,并可能导致短暂但显著的屈光不正度数的改变。停戴后角膜修复至正常往往需要几周时间,而配戴硬性透氧性角膜接触镜的患者比配戴软性角膜接触镜的患者恢复慢。

5. **干眼及睑板腺功能障碍**　配戴角膜接触镜可以引起或加重干眼的症状,接触镜表面的泪液蒸发更强,此外还可导致睑板腺缺失,睑板腺腺泡单位直径明显下降,睑板腺开口直径增加。继发于睑缘炎和睑板腺疾病的蒸发过强型干眼在配戴接触镜之后会加重。

6. **巨乳头性结膜炎和其他眼部过敏**　巨乳头性结膜炎最常发生在经常配戴软性角膜接触镜及其他角膜接触镜的患者,是一种眼表对涂层异物的病理生理反应。乳头反应局限于上睑板,通常是双眼的,可以双眼不对称。症状包括对接触镜耐受性降低,黏液分泌增多以及瘙痒。结膜上皮组织学与春季角结膜炎相似。由于花粉症、季节性和常年性眼部过敏降低了接触镜的耐受性,对于患有中至重度眼表过敏的接触镜配戴者,应该暂时停戴接触镜直到症状得以控制。

第九节　与角膜病相关的基础研究

要点:

1. 由于角膜捐献材料的缺乏,对角膜替代物的研究是角膜基础研究领域的热点,人工角膜逐渐广泛应用于临床。

2. 研发角膜渗透力强、有效、低毒、使用方便的眼用制剂始终是眼科研究的热点。

随着科学技术的进步,与角膜病相关的基础研究项目也在蓬勃发展。

1. **角膜替代物的研究**　由于角膜捐献材料的缺乏,对角膜替代物的研究是角膜基础研究领域的热点。最早以羊膜为承载物培养角膜缘干细胞并移植治疗严重眼表疾病,后来研究者们通过诱导各类干细胞定向分化为角、结膜上皮细胞,再将角膜种子细胞接种于具有良好生物相容性的支架材料,在体外构建可以用于人体移植的角膜。此外,各种人工角膜也被研发并在临床应用。国内学者研发的脱细胞猪角膜上市并被用于治疗除角膜内皮外的其他角膜各层疾病,国外专家利用聚甲基丙烯酸羟乙酯(PHEMA)水凝胶或PMMA材料制备AlphaCor人工角膜、Dohlman-Doan人工角膜和Osteo-Odonto人工角膜,获得了FDA批准进入临床用于角膜盲的治疗。2019年国产自主研发成功了改良领扣型人工角膜,可以根据患者不同的眼轴长度选择不同的光焦度,更加符合中国国情。

通过生命组学和数据分析技术,构建分子水平与疾病表型之间的调控网络图谱,挖掘疾病发生关键靶点;针对角膜组织微少的特点,通过人工智能深度学习,结合宏基因组测序开发关键靶点辅助检查模型,实现疾病早期诊断及干预。此外,多种通过细胞因子检测进行快速诊断的试剂盒也在研发中。

2. **基因工程技术的应用**　由于角膜具有组织结构相对简单、透明便于观察、位于眼前部容易进行技术操作等特点,基因诊断和治疗作为新的技术,在眼科领域有广泛的应用前景。通过分子生物学方法筛查角膜营养不良等先天性疾病的基因突变位点,并将外源性基因导入以达到治疗目的,可望在角膜病领域首先得到突破。基因治疗的可控性、安全性、更有效的载体以及外源性基因的长期稳定表达等方面还有大量的研究工作等待开展。

3. **新型角膜治疗载药体系的研究**　由于眼表屏障的存在,常用眼用药物的生物利用度极低,研发角膜渗透力强、有效、低毒、使用方便的眼用制剂始终是眼科研究的热点。改进药物剂型,提高生物利用度,也是药物研究的一个方向。高分子材料构成的新型药物缓释系统、纳米技术对药物颗粒微化再处理、可降解生物材料药物载体、药物与特异性单克隆抗体偶联进行导向治疗等方面值得进一步研究。利用基因工程技术构建的 IL-1ra(白细胞介素受体-1 拮抗剂),CTLA4-G(细胞毒性 T 相关抗原与 IgG 的融合蛋白)、IL-2-PE40(白细胞介素-2 和铜绿假单胞菌外毒素的重组蛋白)等,都是具有很大应用前景的创新药物。但实验室环境下具有良好效果的各种新型药物制剂,还需要进行大规模、随机化临床试验研究,验证其临床疗效。

思考题

　　1. 感染性角膜炎和免疫性角膜炎的鉴别要点是什么? 两者治疗原则的异同点是什么?

　　2. 角膜变性与营养不良的鉴别要点是什么?

　　3. 先天性角膜异常包括哪些? 临床改变的异同点有哪些?

(张　弘)

第九章
巩 膜 病

巩膜的组成几乎全是胶原纤维,血管少且仅存在于巩膜表层,几乎无淋巴管;其主要由含有大量血管的上巩膜血管和深层血管膜提供营养,代谢缓慢。巩膜疾病中以炎症最为多见,其次为巩膜葡萄肿、巩膜先天异常等;炎症多与免疫反应有关,容易发生在血管相对较多的表层巩膜,特别是前睫状血管穿过巩膜处。本章主要介绍巩膜应用解剖与生理、不同类型巩膜炎症、先天性巩膜异常、巩膜葡萄肿等疾病,以期读者能够掌握这些疾病的临床表现、诊断及治疗原则。

第一节 概 述

要点:

1. 巩膜是眼球的最外壁,最厚部分在后极,最薄在直肌下,故外伤时直肌下巩膜易出现眼球破裂伤口。

2. 巩膜病以炎症最常见,巩膜炎症有病程长、反复发作、药物治疗反应差等特点。

巩膜是眼球的最外壁,乳白色,质地坚韧。巩膜前部与角膜缘、后部与视神经周围组织相连。巩膜表面为眼球筋膜囊和球结膜所包裹,巩膜的内面为脉络膜,巩膜与脉络膜之间潜在的间隙为脉络膜上腔。巩膜最厚部分在后极约1mm,直肌下最薄0.25~0.3mm。

巩膜的组织结构从外向内分为三层,表面覆盖一层结缔组织,与眼外肌肌鞘和角膜缘的球结膜融合,富含小血管和丰富的感觉神经纤维,称为巩膜表层组织(episcleral tissue)。中间是巩膜基质层,由致密的纤维组织束构成,不含血管,其营养由巩膜上组织和脉络膜供应。内层为巩膜棕黑层,为脉络膜上腔的巩膜内面,富含色素。

巩膜病以炎症最常见,容易发生在血管相对较多的表层,特别是前睫状血管穿过巩膜处。巩膜炎症常可累及邻近组织,出现角膜炎、葡萄膜炎、白内障、继发性青光眼等并发症。巩膜炎症有病程长、反复发作、药物治疗反应差等特点。其次为巩膜变性,主要累及巩膜基质层。巩膜损害程度严重时,巩膜变薄,眼压作用下局部巩膜向外膨出形成巩膜葡萄肿(巩膜和脉络膜)。

巩膜的炎症临床类型按照部位分为巩膜外层炎、巩膜炎,巩膜炎又分为前巩膜炎、后巩膜炎;按病变性质分为单纯性、弥漫性、结节性、坏死穿孔性。其中,弥漫性前巩膜炎最为常见,约占50%,其次为结节性前巩膜炎。

第二节 巩膜外层炎

要点:

1. 巩膜外层炎的定义。

2. 根据临床表现可分为单纯性巩膜外层炎和结节性巩膜外层炎。局部应用糖皮质激素治疗预后好。

巩膜外层炎(episcleritis)即为巩膜表面的薄层血管结缔组织的非特异性炎症,具有复发性和自限性。好发于30~40岁青壮年,女性患病率是男性的3倍,2/3患者单眼受累,1/3患者双眼同时或先后发病。病因不明,1/3患者有局部或全身疾病,如酒渣鼻、痛风、感染、血管胶原性疾病。患者主诉为无痛性的眼红,可持续24~72小时后自然缓解,视力一般不受影响。病变常位于睑裂区即角膜缘至直肌附着线之间的区域内,可在同一部位或其他部位复发。临床上分为单纯性巩膜外层炎和结节性巩膜外层炎两种类型。

1. **单纯性巩膜外层炎(simple episcleritis)**　又称周期性巩膜外层炎(periodic episcleritis),40%单纯性巩膜外层炎表现为双眼发病,其主要特点为急性起病,周期性发作,每次持续1至数天,间隔1~3个月。病变部位表层巩膜和球结膜弥漫性充血水肿,可侵犯一二个象限甚至全周,可伴有神经血管性眼睑水肿(图9-1)。一般不影响视力。妇女月经期发作多见。

2. **结节性巩膜外层炎(nodular episcleritis)**　起病更加隐匿,较单纯性巩膜外层炎症状更重,病程更长。13%的结节性巩膜外层炎为双眼起病,主要表现为急性发生的2~3mm大小的局限性结节样隆起(图9-2),最大可达6mm,可单发或多发,2~3天逐渐增大,持续存在2个月左右,平均4~5周,可自行消退但多有复发。结节不出现坏死。

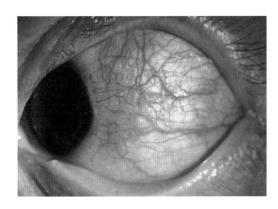
图9-1　单纯性巩膜外层炎
眼前节照相显示表层巩膜和球结膜弥漫性充血水肿。

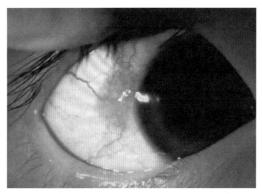
图9-2　结节性巩膜外层炎
眼前节照相显示巩膜局限性结节样隆起。

【诊断和鉴别诊断】　根据上述临床表现一般可作出诊断。本病需与结膜炎和巩膜炎相鉴别。

结膜炎无局限性,充血性质为由角膜缘向穹隆部逐渐明显,其睑结膜也受累。泡性结膜炎易与结节性巩膜外层炎混淆,结节性巩膜外层炎的结膜在结节之上滑动,而泡性结膜炎病变则发生于结膜本身;另外,泡性结膜炎可形成浅表溃疡。

巩膜外层炎可被误诊为巩膜炎,其临床鉴别要点为:巩膜外层炎其下巩膜没有炎症和水肿,结节可移动。自然光线下巩膜外层炎为鲜红色充血,滴肾上腺素后血管迅速收缩变白;而巩膜炎为紫红色充血,滴肾上腺素后不褪色。如果血管走行迂曲,应怀疑巩膜炎的可能。

【治疗】　本病具有自限性,1~2周自愈,一般无须特殊治疗。冷敷、血管收缩剂、人工泪液可减轻眼红症状,1%醋酸泼尼松龙滴眼液或0.1%地塞米松滴眼液短期点眼减轻疼痛。

第三节　巩　膜　炎

要点:

1. 巩膜炎为巩膜基质层的炎症,可对眼的结构和功能造成一定程度的破坏。病因不确定,常与全身免疫性疾病相关。

2. 根据病变部位分为前巩膜炎和后巩膜炎。病因治疗和糖皮质激素治疗是其主要治疗手段。

巩膜炎（scleritis）是巩膜基质层的炎症，其病情和预后较巩膜外层炎严重。由免疫介导的血管炎引起，巩膜炎通常与系统性免疫性疾病有关。多发生于中青年人，女性多见，半数以上累及双眼。局部外伤可诱发炎症，巩膜炎常导致严重的疼痛和眼球结构的破坏，引起视功能损害。

【病因及分类】　可能和免疫或感染有关。巩膜炎多伴有全身胶原性、肉芽肿性或代谢性疾病，免疫反应的类型多为Ⅳ型迟发型或Ⅲ型免疫复合物型超敏反应。少数可由微生物直接感染所致。

临床上常根据巩膜炎受累部位，分为前巩膜炎和后巩膜炎。

1. 前巩膜炎（anterior scleritis）　病变位于赤道前，呈进展性，常沿受累的区域环形发展。大多数患者会出现眼部明显的不适或疼痛，常在夜间加重而使患者难以入睡。眼痛常引起同侧的头痛或面部疼痛。视力轻度下降，眼压轻微升高。深层血管丛扩张，自然光下巩膜充血呈紫红色，巩膜血管充血迂曲，贴附于巩膜表面，不可推动。裂隙灯显微镜检查可见明显的巩膜水肿。阻塞性血管炎发生后形成无血管区，提示预后不良，炎症过后巩膜变薄呈紫色。

（1）弥漫性前巩膜炎（diffuse anterior scleritis）：最常见的临床类型，预后较好。巩膜呈弥漫性紫色、蓝色或者橙红色充血，严重者球结膜严重水肿（图9-3）。炎症可累及一个象限或整个前部巩膜。炎症消退后，病变巩膜变薄呈半透明或者蓝灰色。25%~45%的弥漫性前巩膜炎患者伴有系统性疾病。

（2）结节性前巩膜炎（nodular anterior scleritis）：发病率仅次于弥漫性前巩膜炎，病程缓慢，逐渐进展。表现为病变区巩膜单个或多个暗红色或紫红色充血肿胀的炎症性结节样隆起，质硬，压痛，不能推动（图9-4）。病变部位的巩膜会变薄，但不发生穿孔。在这个类型的病例中，44%~50%的患者合并有系统性疾病，类风湿关节炎最常见，其次是其他的结缔组织疾病。

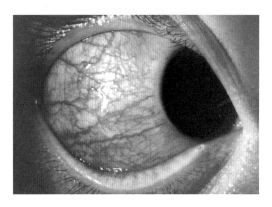

图9-3　弥漫性前巩膜炎

眼前节照相显示巩膜呈弥漫性紫红色充血。

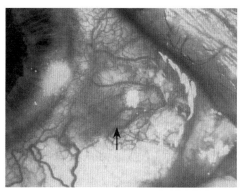

图9-4　结节性前巩膜炎

眼前节照相显示病变区巩膜暗红色炎症性结节样隆起（箭头所示）。

（3）坏死性前巩膜炎（necrotizing anterior scleritis）：较少见，是巩膜炎中最具破坏性的一种。60%的患者出现眼部或全身的并发症；40%患者丧失视力；少数患者发病后5年内因血管炎死亡。本病常单眼发病，发病时眼痛明显，进展迅速，眼痛剧烈与炎症表现不成比例，局部表现为巩膜炎症性斑块，病灶边缘炎症反应重于中央（图9-5）。此后病灶可迅速向周围蔓延扩展，如果得不到治疗，炎症范围可扩至整个眼球前段和周边角膜，产生角膜溃疡、葡萄膜炎和青光眼并发症。严重者可发生巩膜变薄、软化、坏死、葡萄肿形成。50%~81%的患者合并有严重的结缔组织疾病或血管炎，最常见的是Wegener肉芽肿病，类风湿关节炎和复

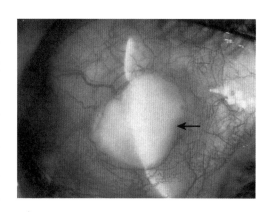

图9-5　坏死性前巩膜炎

眼前节照相显示巩膜炎症性斑块，病灶边缘炎症反应重于中央（箭头所示）。

发性多软骨炎。

炎性征象不明显的坏死性巩膜炎亦称为穿孔性巩膜软化症（scleromalacia perforans），常累及双眼，多见于长期患有类风湿关节炎的老年女性。其主要特点在于几乎没有任何症状，进行性巩膜变薄、软化，许多病例可见葡萄膜上仅覆盖一层薄薄的结缔组织和结膜。异常血管分布于巩膜变薄区，若眼压增高可出现巩膜葡萄肿。自发性穿孔少见，但轻微外伤即可造成巩膜穿孔。

2. **后巩膜炎（posterior scleritis）** 临床少见，为发生于赤道后方巩膜及视神经周围的肉芽肿性炎症，可单独或与前巩膜炎同时出现。多单眼发病，眼前段一般无明显改变，易被误诊或漏诊。患者可出现眼痛、眼球突出、视力下降，偶尔会出现眼球运动受限。眼痛可引起同侧头痛。眼底检查在后巩膜炎的诊断中非常重要，较常见的眼底改变包括视盘和黄斑水肿，渗出性视网膜脱离，脉络膜皱褶等（图 9-6）。眼部 B 超、CT 或 MRI 显示后部巩膜增厚有助于诊断（图 9-7）。

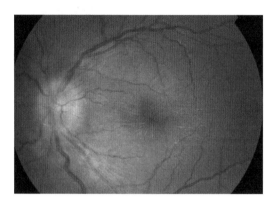

图 9-6　后巩膜炎眼底

眼底照相显示视盘和黄斑水肿，渗出性视网膜脱离，脉络膜皱褶。

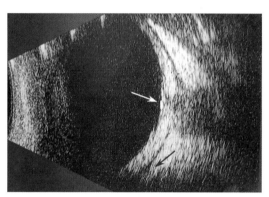

图 9-7　后巩膜炎眼部 B 超

眼部 B 超显示后部巩膜增厚。

【诊断和鉴别诊断】 根据临床表现一般可以诊断。迅速诊断巩膜炎十分重要，因为它多与系统性疾病相关，可导致永久性的视力丧失。除了检查眼部体征外，还应进行详细的全身体检，特别是关节、皮肤、心血管和呼吸道方面的检查，通常需要与风湿科医生和内科医生共同诊断治疗。

根据病史，外眼和裂隙灯显微镜检查可以鉴别诊断巩膜炎与巩膜外层炎。后巩膜炎 B 超/CT 显示后巩膜和脉络膜增厚有助于诊断，但局限性增厚可能被误认为脉络膜肿瘤。后巩膜炎的眼球突出不如眶蜂窝织炎明显，但球结膜水肿比其严重。

【治疗】 ①积极寻找病因，并对其进行有针对性的治疗，加强营养，改善全身情况。②局部使用糖皮质激素滴眼液可减轻炎症反应，但禁用结膜下注射，以防巩膜穿孔。③口服非甾体抗炎药，可减轻疼痛和炎症反应。④全身糖皮质激素治疗：口服泼尼松 0.5~1.0mg/（kg·d）。⑤免疫抑制剂治疗：糖皮质激素效果不佳时，可以选用抗代谢药（如甲氨蝶呤）、免疫调节剂（如环孢素）或细胞毒制剂（如环磷酰胺）治疗。全身应用免疫抑制剂治疗时，应密切注意与药物有关的并发症。眼科医生和风湿科医生应共同合作进行治疗。⑥合并感染者加用抗生素治疗。⑦巩膜穿孔时需手术治疗，可刮除坏死的巩膜组织，用异体巩膜移植片修补及分离带蒂的自体眼球筋膜覆盖，术后局部或全身应用免疫抑制剂。

第四节　先天性巩膜异常

要点：

1. 蓝色巩膜的综合征与基因突变和蛋白质表达异常有关。

2. 巩膜色素斑多见于睫前静脉穿出巩膜处，无特殊治疗。

巩膜的先天性异常比较少见,常与全身结缔组织代谢紊乱有关。临床可见以下表现:

(一) 蓝色巩膜

正常巩膜瓷白色,不透明。在新生儿特别是早产儿,易见到半透明的巩膜下可隐约显露葡萄膜色调,呈均匀的蓝色。但只有在出生后 3 年巩膜仍持续为蓝色时,才被视为病理状态。临床上所见的蓝色巩膜是与巩膜胶原纤维结构改变和变薄有关,从而透出脉络膜色素,使其外观呈蓝白色。多伴有其他全身发育异常,如并发骨异常、神经性耳聋的 Van Der Hoeve 综合征,Marfan 综合征,Ehlers-Danlos 综合征等。目前研究证实,伴有蓝色巩膜(blue sclera)的综合征与基因突变和蛋白质表达异常有关,17 号染色体上的 COL1A1 的"功能型 null"同位基因或者 7 号染色体上的 COL1A2 是导致 I 型胶原减少的主要原因。

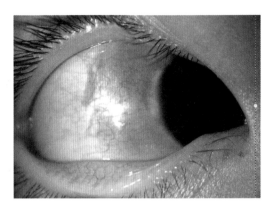

此外,圆锥角膜或球形角膜患者的巩膜也为蓝色。蓝色巩膜必须与眼球黑变病、类风湿关节炎或服用四环素所致的巩膜染色相鉴别。

(二) 巩膜色素斑

巩膜前部表面出现紫灰色或蓝灰色境界清楚的色素斑,推动球结膜色素斑不移动,特别多见于睫前静脉穿出巩膜处(图 9-8)。有时伴有虹膜或眼底色素加深。偶尔前部巩膜表面有边界清楚、形似地图状的片状不规则色素斑,称为巩膜黑变病(scleral melanosis)。临床无特殊意义。

图 9-8 **巩膜色素斑**
眼前节照相显示前部巩膜表面有边界清楚、形似地图状的片状不规则色素斑。

第五节 巩膜葡萄肿

要点:

1. 巩膜葡萄肿是由于巩膜的先天缺陷或病理损害使其变薄,在眼压的作用下,巩膜及深层的葡萄膜向外扩张膨出所致。

2. 根据病变部位分为前巩膜葡萄肿、赤道部巩膜葡萄肿和后巩膜葡萄肿。若患眼已无光感且疼痛时,可行眼球摘除术或眼内容摘除术。

由于巩膜的先天缺陷或病理损害使其抵抗力减弱,在眼压的作用下,巩膜及深层的葡萄膜向外扩张膨出,称为巩膜葡萄肿(scleral staphyloma)。

由于膨出扩展的巩膜变薄,故可显露出葡萄膜的颜色而呈蓝黑色。前巩膜葡萄肿位于睫状体区或睫状体与角膜缘之间区域,多见于深层巩膜炎、巩膜外伤及慢性青光眼(图 9-9)。赤道部巩膜葡萄肿和后巩膜葡萄肿(赤道部以后)也常见。赤道部巩膜葡萄肿多为绝对期青光眼的并发症。后巩膜葡萄肿好发部位在视盘周围,患者多为高度近视眼,视力很差。也有视力正常或接近正常的先天性视盘周围葡萄肿,后巩膜葡萄肿引起脉络膜萎缩和视网膜下新生血管,有时需要和视盘中央缺损相鉴别。

前巩膜葡萄肿早期可行减压术,以缓解病变的发展和扩大。若患眼已无光感且疼痛时,可行眼球摘除

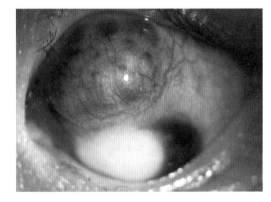

图 9-9 **巩膜葡萄肿**
眼前节照相显示巩膜及深层的葡萄膜向外扩张膨出。

术或眼内容摘除术。

思考题

1. 试述巩膜外层炎的分型和临床表现。
2. 试述巩膜炎的分型、临床表现以及治疗原则。

（周　清）

第十章

晶 状 体 病

晶状体是眼球中重要的屈光结构之一,位于虹膜与玻璃体之间,能将光线准确聚焦于视网膜,并能通过调节作用看清远、近物体。晶状体的病变主要包括晶状体透明性或颜色的改变(白内障)、晶状体位置的异常(晶状体异位和脱位)和晶状体形态的异常(晶状体异形)。晶状体的病变可引起明显的视力障碍,本章主要就晶状体的生物学特性、白内障、晶状体的位置异常、先天性晶状体异常进行叙述,以期读者能够掌握这些疾病的诊断要点及治疗原则。

第一节 概 论

要点:

1. 晶状体为双凸面、有弹性、无血管和神经的透明组织。

2. 晶状体透明度降低或者颜色改变,称为白内障,是全球第一位致盲眼病。晶状体形态及位置的异常也可造成明显的视力障碍。

晶状体为双凸面、有弹性、无血管和神经的透明组织,其营养主要来自房水。晶状体水和离子平衡的维持、晶状体蛋白的有序排列、正常的新陈代谢对晶状体透明性的维持至关重要。晶状体可因遗传、代谢异常、辐射、中毒、外伤、葡萄膜炎等因素的影响,而导致光学质量下降的退行性改变,包括晶状体透明度降低或者颜色改变,称为白内障。白内障是全球第一位致盲眼病,其发病率以及患病人口总数都在不断上升,严重影响人们的生活质量。另外,晶状体形态及位置的异常也可造成明显的视力障碍。

第二节 晶状体的生物学特性

要点:

1. 晶状体是人眼中重要的屈光结构,其水和离子的平衡,蛋白质的含量与排列,以及正常的新陈代谢保持了晶状体的透明性以及良好的屈光状态。

2. 随年龄的增长,晶状体形态、生理、生物物理的改变以及晶状体蛋白的变化可引起老视及白内障等疾病。

一、晶状体的生理学特性

位于晶状体赤道部的上皮细胞在一生中不断地生长、分化,进入晶状体的内部形成晶状体纤维。房水循环带给晶状体生长所需的营养和带走其代谢产物。晶状体内部的细胞则通过细胞间紧密的缝隙连接进行能量和物质交换。

(一) 水和离子平衡的维持

正常人晶状体内含有大约 65% 的水分,水和离子平衡对晶状体维持其透明性十分重要,水和离子平衡的破坏虽然不能导致产生核性白内障,但可以导致典型的皮质性白内障。

生理状态下,晶状体内 Na^+ 浓度维持在 20~25mmol/L,K^+ 浓度维持在 120~150mmol/L,而在房水与玻璃体内,Na^+ 浓度高达 150mmol/L,而 K^+ 浓度仅有 5mmol/L。这种晶状体内外离子的不平衡性是通过 Na^+-K^+-ATP 酶和上皮细胞膜渗透性的共同作用得以实现和维持的。在病理状态下,Na^+-K^+-ATP 酶的活性受到抑制,晶状体上皮细胞膜的通透性增高,晶状体内外离子的平衡遭到破坏,使晶状体内水分增加,造成晶状体皮质的混浊,这也是皮质性白内障的重要发病机制之一。

Ca^{2+} 的平衡对晶状体同样非常重要。房水中的 Ca^{2+} 浓度约为 1mmol/L,晶状体内的 Ca^{2+} 浓度约为房水中的 1/1 000,细胞内外 Ca^{2+} 浓度差依赖于 Ca^{2+}-ATP 酶来维持,Ca^{2+} 平衡的破坏将严重影响晶状体生理功能,包括抑制糖代谢,使大分子量蛋白质聚集,激活具有破坏性的蛋白酶,从而导致晶状体的混浊。

（二）晶状体与外界物质交换的泵-漏系统

在晶状体与外界的物质交换过程中,把通过晶状体前囊膜的物质主动转运和通过晶状体前后囊膜的物质被动扩散统称为晶状体的泵-漏系统（pump-leak system）（图 10-1）。

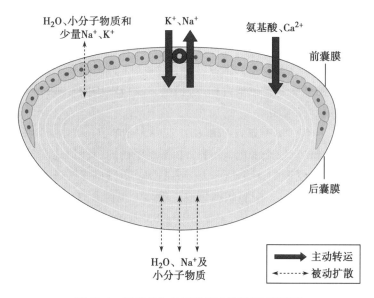

图 10-1 晶状体与外界物质交换的泵-漏系统

根据泵-漏理论,K^+、氨基酸和其他分子在晶状体前囊主要通过主动转运的方式泵入晶状体的前部,然后通过浓度梯度扩散到晶状体的内部,在后囊以被动扩散的方式排出晶状体。Na^+ 通过浓度梯度从晶状体后囊以被动扩散的方式进入晶状体后部,在晶状体前囊通过主动转运的方式被泵出晶状体。Na^+ 和 K^+ 在晶状体前囊的交换是通过 Na^+-K^+-ATP 酶来实现的,每泵入 2 个 K^+,则有 3 个 Na^+ 被泵出。大多数有活性的 Na^+-K^+-ATP 酶存在于晶状体上皮和表层皮质纤维细胞中,是主动转运最主要的部位。泵-漏系统在维持晶状体水和离子平衡中发挥了重要的作用。

二、晶状体的生物物理学特性

晶状体呈双凸透镜状,前表面的曲率半径约 10mm,后表面的曲率半径约 6mm,直径约 9mm,厚 4~5mm。晶状体内相对稳定的离子、水分、pH 水平和晶状体蛋白的有序排列,保证了晶状体的透明性。可见光（波长 400~700nm）透过晶状体达到眼内成像,而波长 <400nm 的紫外线则被角膜以及晶状体吸收,随年龄增长,这一吸收率增大。

（一）折射

当光线从具有某一屈光指数（refractive index）的一种物质进入具不同屈光指数的另一种物质时,光线的传播方向会发生变化,这种现象称为折射（屈光,refraction）。晶状体的前表面是发生折射的重要部位,使外界平行光线能聚焦在视网膜成像。晶状体中不同结构的折射率不同,从皮质到核,蛋白含量逐渐增加,屈光指数逐渐增大(从 1.386 到 1.41),折射率也随之增加。因此,从前极到后极,从中心到赤道,存在折射率梯度。

（二）调节

晶状体具有改变其对光线的聚焦程度,以看清远近不同的物体,这一过程称为调节(accommodation)。视远物时,睫状肌松弛,悬韧带使晶状体囊保持张力,晶状体变得扁平;视近物时,睫状肌向前、向内收缩,悬韧带松弛,晶状体前表面曲度增加(后表面曲度不变),将光线聚焦于视网膜。晶状体的调节能力即调节幅度以屈光度(diopter,D)为单位,睫状体的调节能力以睫状肌屈光度(myodiopter)为单位。

三、晶状体蛋白

人类的晶状体中,蛋白质占了湿重的 60% 和干重的绝大部分。晶状体中的蛋白质可分为水溶性和非水溶性两种,其中水溶性蛋白质占晶状体中总蛋白的 90% 左右。

（一）晶状体蛋白的分类

脊椎动物的晶状体蛋白(crystallin)的主要组成部分包括 α-、β-、γ- 三种蛋白质。从分子量来看,α-蛋白分子量最大(600~900kDa),γ-晶状体蛋白分子量最小(20kDa),β-晶状体蛋白介于二者之间,由单个分子量 23~32kDa 的多肽亚单位聚合而成,轻链片段(βL,50kDa)为二聚体,重链片段(βH,150~210kDa)由 7~38 个亚单位构成。

α-晶状体蛋白亚单位中包含 αA、αA1、αB、αB1 四种大亚单位,αA 和 αB 亚基是 α-晶状体蛋白单拷贝基因表达的产物,脊椎动物来源的 αA 和 αB 基因序列同源性约达 57%。αA 编码基因位于 21 号染色体上,αB 编码基因位于 11 号染色体上。α-晶状体蛋白单拷贝基因经翻译后的修饰可分别形成另外两种亚单位 αA1 和 αB1。β-晶状体蛋白亚单位中包含 βA1、βA2、βA3、βB1、βB2、βB3 和 βA4。βA1 和 βA3 定位于人 17 号染色体,βB1、βB2、βB3 和 βA4 基因均位于人 22 号染色体。βA2 基因尚未被定位。γ-蛋白包括 7 个亚单位:γA~γF 和 γs,γA~γF 基因定位于人 2 号染色体上,而 γs 基因定位于人 3 号染色体上。

在胚胎期时,人眼晶状体中 α-、β-、γ-蛋白三者就已经开始合成,并且在后续发育阶段,上述三者的绝对含量随着发育时间不断增加。α-晶状体蛋白存在于晶状体上皮细胞和晶状体纤维中,伴随人类终身不断合成,随着年龄增长。β- 和 γ-晶状体蛋白只存在于晶状体纤维中。γA~γF 晶状体蛋白停止合成较早,局限于晶状体的核心,而 γs 晶状体蛋白是在生命的晚期才合成的,所以仅存在于晶状体皮质的最外层。

（二）晶状体蛋白的功能

晶状体是眼球屈光系统的重要组成部分,晶状体的透明性和屈光梯度维持需要通过晶状体蛋白有序排列来实现。α-晶状体蛋白与晶状体细胞骨架的装配与解装配有关,α- 和 βB1-晶状体蛋白在主要内源性蛋白(major intrinsic protein,MIP)存在时可以与细胞膜和细胞骨架结合。αB-晶状体蛋白与人体内小热休克蛋白(small heat shock protein,sHSP)结构相似,在氧化的应激状态下,α-晶状体蛋白具有分子伴侣(molecular chaperone)作用,可促使热变性蛋白的溶解,并使蛋白质变性后的复性变得容易,这些都保证了晶状体的透明性。β-晶状体蛋白在晶状体中也可能扮演应激蛋白的角色,而 γ-晶状体蛋白则与晶状体核的硬度有关。

四、晶状体的新陈代谢

晶状体的新陈代谢是一个复杂的过程。腺苷三磷酸(ATP)主要由葡萄糖的无氧酵解而来,是晶状体内许多生理活动的能量来源,糖代谢生成的还原型烟酰胺腺嘌呤二核苷酸磷酸(NADPH)是晶状体内重要的还原性物质,参与许多其他物质的合成,包括脂肪酸和谷胱甘肽等。晶状体也可以自身合成 DNA、RNA、蛋白质等。

（一）糖代谢

晶状体所需的能量主要来源于糖代谢。与大多数组织不同,晶状体内的低氧环境限制了葡萄糖的有氧酵解,仅有 3% 左右的葡萄糖经三羧酸循环产生 25% 的 ATP,70% 的 ATP 来自无氧酵解。葡萄糖可以通过单纯扩散和易化扩散两种途径由房水进入晶状体,90%~95% 的葡萄糖进入晶状体后经己糖激酶催化,变成 6-磷酸葡萄糖,其中 80% 的 6-磷酸葡萄糖被无氧酵解,10% 的 6-磷酸葡萄糖进入磷酸己糖途径生成磷酸戊糖;另一部分进入晶状体的葡萄糖通过山梨醇途径生成果糖(图 10-2)。在糖的代谢过程中有各种酶和辅酶参与维持正常的代谢通路,使晶状体正常生长和保持它的透明性。某些关键酶的活性或含量有改变,会产生代谢紊乱,导致各类晶状体疾病的产生。例如晶状体内醛糖还原酶活性升高,糖代谢异常,晶状体内产生多元醇的积聚可引起糖尿病性白内障。

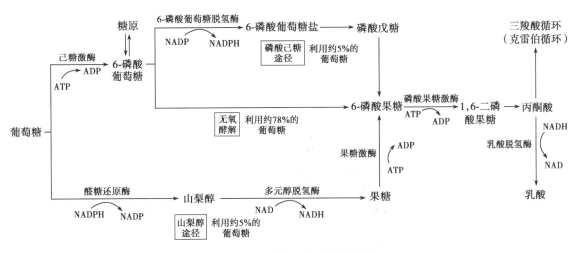

图 10-2 晶状体中糖代谢的途径

（二）蛋白质代谢

晶状体是人体内蛋白质含量最高的组织。晶状体内蛋白质的合成终身进行,主要发生于晶状体的外层,主要合成晶状体蛋白(crystallin)和主要内源性蛋白(major intrinsic protein,MIP)。合成后的蛋白质在很长时间内保持稳定,少量蛋白质在内肽酶类以及外肽酶类作用下降解为氨基酸。

（三）晶状体的抗氧化机制

由于晶状体暴露于光照尤其是紫外线照射中,氧化应激在晶状体内可产生自由基,包括过氧化物、单分子氧等,破坏膜的稳定性及 DNA 双螺旋结构,使蛋白质(如晶状体蛋白)发生交联而形成聚合物等。这些变化都可使晶状体的透明性发生变化。正常晶状体内抗氧化机制的存在,有效阻止了自由基物质在晶状体内的积累。谷胱甘肽是晶状体内重要的抗氧化物质,此外还包括维生素 C 等物质。

五、晶状体随年龄的改变

（一）形态学改变

在人的一生中,晶状体的重量和体积不断增加,前 20 年尤其明显,这种改变是由于晶状体上皮细胞增殖、分化成纤维并向核挤压。从出生时的 65mg,晶状体的重量可增加到 1 岁的 125mg 和 90 岁时的 260mg,而直径可由出生时的 5mm 增加到 20 岁时的 9~10mm。

随着年龄的增长,晶状体上皮细胞变得扁平,胞体内电子致密小体、空泡和细胞骨架成分增多,而晶状体纤维细胞膜和细胞骨架蛋白含量下降。细胞膜胆固醇与磷脂的比例随年龄的增长而增加,因而膜的流动性下降,这种变化在晶状体核中最为明显,与核密度的增加密切相关。

(二) 生理、生物物理改变

随着年龄的增长,晶状体上皮细胞的静息膜电位下降。虽然细胞内的 K^+ 含量不变,但 Na^+ 和 Ca^{2+} 含量却随着年龄的增长而增高。这些离子浓度的改变与细胞膜离子通道活性改变、膜流动性增加等有关。

晶状体对紫外线和可见光的吸收随年龄增长而增加。晶状体中色氨酸吸收光子能量后,裂解为甲酰犬尿氨酸和羟犬尿酸葡糖苷(3-HKG)等产物,晶状体核中 3-HKG 及其代谢衍生物附加到蛋白质上产生含黄色色素的蛋白质,使晶状体核由无色或浅黄色变为成年的深黄色。

晶状体的调节幅度随年龄增长而下降。这种改变与晶状体囊膜弹性下降、晶状体核硬度增加、前囊膜的曲率半径减小、睫状肌对前囊膜曲率改变有限、非调节状态悬韧带张力减小、晶状体前表面至角膜的距离变小等因素有关。而晶状体厚度增加和前表面弯曲度的减小可以引起近视改变。

(三) 抗氧化能力和晶状体蛋白的改变

随年龄增长,晶状体中与代谢相关的酶、抗氧化剂活性和/或水平下降,以晶状体核最为显著。因此,晶状体核中的纤维发生氧化损伤和脂质过氧化是年龄相关性白内障形成的重要机制,并伴有不溶性高分子聚合物的增加。50 岁前,晶状体中仅有 4% 的不溶性蛋白质,到了 80 岁,这一比例增至 40%~50%,这是蛋白水解酶活性受抑制、蛋白之间二硫键(—S—S—)形成的结果。此外,晶状体透明性降低也与晶状体蛋白的非酶糖化、晶状体多肽的部分降解、色氨酸的光敏氧化以及谷氨酰胺和天冬酰胺残基的脱酰胺作用密切相关。

第三节　白　内　障

要点:

1. 白内障是全球首位致盲性眼病,其发病机制复杂,是机体内外各种因素对晶状体长期综合作用的结果。

2. 白内障可按不同方法进行分类,视力下降是白内障最明显、也是最重要的症状。评估晶状体核硬度对手术方式的选择有重要意义。

3. 手术治疗仍然是各种白内障的主要治疗手段。随着医疗技术的不断进步,以"复明"为目标的白内障手术正逐步转变为以"改善功能性视力"为目标的屈光性白内障手术。

白内障(cataract)是指晶状体透明度降低或颜色改变所致的光学质量下降的退行性改变。本节从白内障的病因学、分类、发病机制、临床表现、不同类型的白内障及治疗等方面进行阐述。

一、白内障的病因学及分类

(一) 病因学

晶状体处于眼内液体环境中,任何影响眼内环境的因素,如衰老、物理损伤、化学损伤、手术、肿瘤、炎症、药物(包括中毒)以及某些全身性代谢性或免疫性疾病,都可以直接或间接破坏晶状体的组织结构、干扰其正常代谢而使晶状体混浊。此外,晶状体或眼球的发育异常以及某些先天性全身性综合征,都可以导致晶状体的形成异常而致白内障。

白内障发生的危险因素包括日光照射、严重腹泻、营养不良、糖尿病、吸烟、饮酒、缩瞳剂或皮质类固醇等药物长期应用、性别、青光眼和遗传因素等。

(二) 分类

白内障可按不同方法进行分类:

1. 根据病因　①先天性;②年龄相关性;③并发性;④代谢性;⑤药物及中毒性;⑥外伤性;⑦辐射性;⑧后发性。

2. **根据发生年龄** ①先天性;②后天获得性。

3. **根据晶状体混浊部位** ①皮质性;②核性;③囊下性。

4. **根据晶状体混浊形态** ①点状;②冠状;③板层状等。

5. **根据晶状体混浊程度** ①初发期;②膨胀期或未成熟期;③成熟期;④过熟期。

二、白内障的发病机制

白内障的发病机制较为复杂,与营养、代谢、环境和遗传等多种因素有关,是机体内外各种因素对晶状体长期综合作用的结果。流行病学研究表明,紫外线照射、糖尿病、高血压、心血管疾病、机体外伤、过量饮酒及吸烟等均与白内障的形成有关。一般认为,自由基损伤是各种致白内障因素作用的共同途径,晶状体上皮细胞过度凋亡及晶状体蛋白异常也是白内障发生机制中的重要因素。

(一)晶状体氧化损伤与白内障

尽管不同的损伤因子导致白内障的途径和机制各不相同,但它们大多通过自由基这一共同的中间产物而损伤晶状体。由自由基引起的晶状体氧化损伤及生化改变也是紫外线等因素对晶状体产生损伤的主要机制。

1. **自由基的产生** 正常人的晶状体及房水中均存在一定数量的自由基,同时含有一定量的抗氧化物质保护其免受氧化损伤,生理状态下二者处于动态平衡。当在外界各种诱发因素作用下,晶状体内氧化物质和自由基产生过多或清除能力下降时,晶状体抗氧化屏障被破坏,晶状体将受到氧化损伤,并产生一系列的生化改变,导致晶状体混浊。

2. **氧化损伤的作用机制** 自由基对晶状体的氧化损伤主要表现为对脂类、蛋白质和核酸的作用。

(1)对脂类的作用:晶状体细胞内由脂质组成的生物膜极易受到自由基的攻击而产生过氧化反应,导致脂质过氧化物生成;同时脂质膜上 Na^+、K^+ 泵功能受损,水钠潴留,上皮细胞肿胀,最终导致白内障的发生。

(2)对蛋白质的作用:蛋白质是晶状体的重要组成部分,氧化损伤可引起蛋白质结构和空间构象变化,导致蛋白质的交联、聚合和肽链的断裂,亦可使蛋白质和脂质结合形成聚合物,非水溶性蛋白含量增加,晶状体混浊。

(3)对核酸的作用:自由基可通过多条途径作用于 DNA,包括与碱基发生加成反应而造成对核苷、糖苷的氧化改变,从核酸戊糖中夺取氢离子而引起 DNA 的氢键断裂、碱基解解和主链解旋。这些损伤可引起细胞的生物学活性改变,导致基因突变、细胞凋亡和死亡。H_2O_2 介导的氧化损伤能激活晶状体上皮细胞的氧化敏感性转录因子 NF-κB,从而导致基因表达异常,最终导致白内障。

(二)晶状体蛋白与白内障

任何因素引起的晶状体内水溶性蛋白含量下降和非水溶性蛋白成分增加均可导致产生白内障。自从 1992 年首次观察到 α-晶状体蛋白具有分子伴侣样活性,开辟了白内障发病机制的一个崭新的研究领域。

α-晶状体蛋白既可以和 β-、γ-晶状体蛋白一样作为结构性蛋白存在,又具有保护晶状体蛋白、防止聚集的分子伴侣的作用。随着年龄增长或在紫外线的长期照射下,α-晶状体蛋白分子伴侣作用显著下降,使一些对维持晶状体蛋白的代谢及具有抗氧化作用的酶类活性丧失,进而造成晶状体代谢障碍,使光散射增强,晶状体透明度下降,导致白内障的发生。

(三)晶状体上皮细胞凋亡与白内障

在分别用过氧化氢、钙离子透入及紫外线照射等诱发白内障的晶状体离体试验和白内障患者晶状体前囊膜均可观察到大量凋亡的晶状体上皮细胞,表明晶状体上皮细胞凋亡是除先天性白内障外各种白内障的共同细胞学基础。

DNA 是晶状体上皮细胞最易受到损伤的靶分子,在紫外线辐射、氧化损伤等外界因素刺激下,DNA 单、双链被破坏,激活 DNA 内切酶,加上细胞膜通透性改变使晶状体内钙离子浓度升高,激活上皮细胞内与凋亡相关的原癌基因如 *c-fos*、*caspase-3* 等过度表达,引起晶状体上皮细胞过度凋亡。

晶状体上皮细胞发生凋亡后,晶状体上皮细胞密度降低,最终损害这部分晶状体纤维的透明性和完整性。另外晶状体上皮细胞的片状脱落会破坏晶状体的稳定,引起细胞骨架降解,晶状体蛋白聚集,水和电解质进入,最终导致晶状体皮质和核的混浊。

随着基因组学、蛋白质组学、表观遗传学等多组学研究的发展,研究发现多种微小 RNA(microRNA,miRNA)和长链非编码 RNA(long non-coding RNA,lncRNA)在晶状体的发育过程及白内障的发病机制中发挥着重要作用,为探索白内障的致病机制提供新的思路和方向。若 miRNA 或 lncRNA 表达异常,可导致晶状体上皮细胞发生细胞凋亡、焦亡以及自噬异常,使得晶状体透明度下降,从而导致白内障的发生。其中,可诱导白内障发生的 miRNA 和 lncRNA 包括 let-7、miRNA-16、miRNA-34a 及 lncRNA-MIAT 等;而抑制白内障发生的 miRNA 包括 miRNA-204、miRNA-29、miRNA-125b 及 miRNA-181a 等。

三、白内障的临床表现

(一)症状

1. 视力下降 白内障最明显也是最重要的症状。晶状体周边部的轻度混浊可不影响视力,而在中央部的混浊,即使可能范围较小、程度较轻,也可以严重影响视力。在强光下,瞳孔收缩,进入眼内的光线减少,此时视力反而不如弱光下。晶状体混浊明显时,视力可下降到仅有光感。

2. 对比敏感度下降 白内障患者在高空间频率上的对比敏感度下降尤为明显。

3. 屈光改变 核性白内障因晶状体核屈光指数增加,晶状体屈光力增强,产生核性近视,原有的老视减轻。若晶状体内部混浊程度不一,尚可产生晶状体性散光。

4. 单眼复视或多视 由于晶状体内混浊或水隙形成,导致晶状体各部分屈光力不均一,类似棱镜的作用,产生单眼复视或多视。

5. 色觉改变 混浊晶状体对光谱中位于蓝光端的光线吸收增强,使患者对这些光的色觉敏感度下降。晶状体核颜色的改变也可使患眼产生相同的色觉改变。

6. 眩光 由于晶状体混浊,使进入眼内的光线散射所致。

7. 视野缺损 晶状体混浊使白内障患者产生不同程度的视野缺损。

(二)体征

晶状体混浊可在肉眼、聚光灯或裂隙灯显微镜下观察并定量。不同类型的白内障可呈现其特征性的混浊表现。如晶状体混浊局限于周边,需散瞳后才能观察到。

(三)晶状体混浊的描述

临床上通常应用裂隙灯显微镜检查并评估晶状体混浊程度。晶状体混浊分类系统(lens opacities classification system,LOCS)是美国国立眼科研究所组织确立的一项分类方法,用于判断并描述晶状体混浊的范围和程度,广泛应用于白内障研究、流行病学调查和药物疗效评价等。LOCS Ⅱ 和 LOCS Ⅲ 分类方法是目前常用的方法。该方法是将瞳孔充分散大,采用裂隙灯照相和后照法,区别晶状体混浊的类型,即核性(N)、皮质性(C)和后囊下(P)以及核的颜色(NC)。通过与相应一组标准照片的比较,记录相应的等级(表 10-1)。

表 10-1 LOCS Ⅱ晶状体混浊评分标准

晶状体部位	混浊情况	LOCS Ⅱ分类
核(N)	透明,胚胎核清晰可见	N_0
	早期混浊	N_1
	中等程度混浊	N_2
	严重混浊	N_3

续表

晶状体部位	混浊情况	LOCS II分类
皮质（C）	透明	C_0
	少量点状混浊	C_{tr}
	点状混浊扩大，瞳孔区内出现少量点状混浊	C_1
	轮辐状混浊，超过 2 个象限	C_2
	轮辐状混浊扩大，瞳孔区约 50% 混浊	C_3
	瞳孔区约 90% 混浊	C_4
	混浊超过 C_4	C_5
后囊下（P）	透明	P_0
	约 3% 混浊	P_1
	约 30% 混浊	P_2
	约 50% 混浊	P_3
	混浊超过 P_3	P_4

（四）晶状体核硬度分级标准

晶状体核硬度的准确评价对超声乳化吸除术选择适应证和手术方式有重要意义。临床上最常用的为 Emery-Little 核硬度分级标准。该标准根据核的颜色将核硬度分为以下 5 级：

Ⅰ度：透明，无核，软性。

Ⅱ度：核呈黄白色或黄色，软核。

Ⅲ度：核呈深黄色，中等硬度核。

Ⅳ度：核呈棕色或琥珀色，硬核。

Ⅴ度：核呈棕褐色或黑色，极硬核。

四、年龄相关性白内障

年龄相关性白内障（age-related cataract）是最为常见的白内障类型，多见于 50 岁以上的中老年人，发病率随年龄增长而明显升高，80 岁以上老年人白内障的患病率为 100%。年龄相关性白内障是晶状体老化后的退行性变，是多种因素作用的结果。年龄、职业、性别、紫外线辐射以及糖尿病、高血压、阳性家族史和营养状况等均是年龄相关性白内障的危险因素。在我国西藏地区，因紫外线辐射较多，发病率最高。

通常双眼发病，但发病先后、严重程度不一致。根据晶状体开始出现混浊的部位，年龄相关性白内障分为 3 种类型：皮质性、核性以及后囊下性。

（一）皮质性白内障

皮质性白内障（cortical cataract）是最常见的年龄相关性白内障类型，典型的皮质性白内障按其病变发展可分为 4 期：

1. 初发期（incipient stage） 在裂隙灯显微镜下，晶状体皮质中可见到空泡和水隙形成。水隙从周边向中央扩大，晶状体周边前、后皮质出现楔形混浊，呈羽毛状，多从鼻下开始，尖端指向中央。前、后皮质混浊可在赤道部汇合，最后形成轮辐状混浊。也可在某一象限融合形成小片或大片混浊（图 10-3）。散瞳后检眼镜检查可见红光反射中有轮

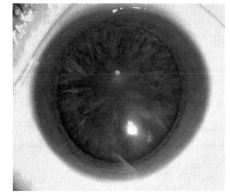

图 10-3 初发期白内障

辐状或片状阴影。早期较周边的混浊并不影响视力,病程发展缓慢。

2. 膨胀期(intumescent stage)或未成熟期(immature stage) 晶状体混浊加重,皮质吸水肿胀,晶状体体积增大,前房变浅,有闭角型青光眼体质的患者此时可诱发青光眼急性发作。以斜照法检查时,投照侧虹膜在深层混浊皮质上形成新月形阴影,称为虹膜投影,为此期的特点(图 10-4)。患者视力明显下降,眼底难以清楚观察。

3. 成熟期(mature stage) 晶状体内水分溢出,肿胀消退,体积变小,前房深度恢复正常。此时晶状体完全混浊,呈乳白色(图 10-5),部分患者的前囊膜上还可以看到钙化点。患者视力可降至手动或光感,眼底不能窥入。

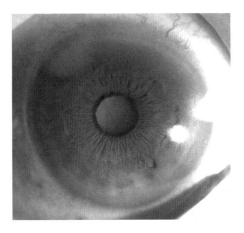

图 10-4　膨胀期白内障(虹膜投影)

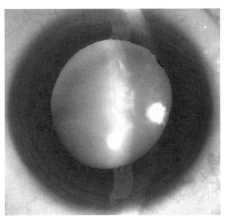

图 10-5　成熟期白内障

4. 过熟期(hypermature stage) 若成熟期白内障未及时手术,则白内障进一步发展进入过熟期(图 10-6)。晶状体因水分继续丢失而体积变小,囊膜皱缩,表面有钙化点或胆固醇结晶,前房加深。晶状体纤维分解、液化成乳白色颗粒(Morgagnian 小体),棕黄色的核因重力而下沉,称为 Morgagnian 白内障,晶状体核下沉后视力可突然提高。

因为囊膜的变性或晶状体核的撞击,囊膜通透性增加甚至破裂,导致液化的皮质渗漏进入房水诱发自身免疫反应,产生葡萄膜炎——晶状体过敏性葡萄膜炎(phacoanaphylactic uveitis)。此外,晶状体皮质颗粒或吞噬了晶状体皮质的巨噬细胞容易在前房角积聚,堵塞小梁

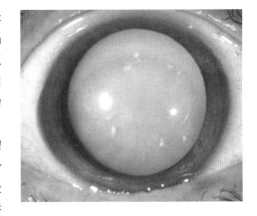

图 10-6　过熟期白内障

网,产生继发性青光眼,称为晶状体溶解性青光眼(phacolytic glaucoma)。由于晶状体悬韧带变性,晶状体容易出现脱位或移位,囊膜破裂也可使核脱出,若脱位的晶状体或晶状体核堵塞瞳孔区,可引起继发性青光眼。上述情况引起的葡萄膜炎和青光眼均须立即手术治疗。

（二）核性白内障

核性白内障(nuclear cataract)发病较早,一般 40 岁左右开始,进展缓慢。核的混浊从胎儿核或成人核开始,初期核为黄色,与正常人的核硬化不易区别。随病程进展,核的颜色逐渐加深而呈黄褐色、棕色、棕黑色甚至黑色(图 10-7)。早期由于核屈光力的增强,患者可出现晶状体性近视,远视力下降缓慢。后期因晶状体核的严重混浊,眼底不能窥见,视力极度减退。

（三）后囊下白内障

后囊下白内障(posterior subcapsular cataract)可单独发生,也可与其他类型白内障合并存在。在裂隙灯显微镜下检查,可以看到后囊下由许多黄色小点、小空泡、结晶样颗粒构成的盘状混浊(图 10-8)。

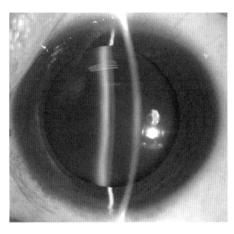
图 10-7 核性白内障

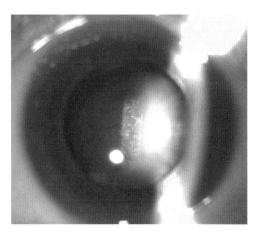
图 10-8 后囊下白内障

因为混浊区位于视轴上,所以早期即可表现出明显的视力障碍。后囊下白内障可进一步发展,合并皮质和核混浊,最后发展为完全性白内障。

五、先天性白内障

先天性白内障(congenital cataract)指出生前后即存在或出生后才逐渐形成的先天遗传或发育障碍导致的白内障。国外亦有将先天性白内障定义为在婴儿出生时即存在的白内障,而将婴儿出生后1年内形成的白内障定义为婴儿白内障(infantile cataract)。但由于先天性白内障在婴儿刚出生时往往很难被发现并及时诊断,因此二者很难区别。先天性白内障是一种较常见的儿童眼病,是造成儿童失明和弱视的重要原因。在天津、上海和北京盲童致盲原因的调查提示,22%~30% 盲童由先天性白内障致盲,占失明原因的第 2 位。

新生儿中先天性白内障的患病率为 0.5% 左右。先天性白内障可为家族性,也可散发;可单眼或双眼发病;可以伴发眼部或全身其他先天性异常,也可以只表现为晶状体混浊的单一异常。

【病因】 先天性白内障的发病机制可分为遗传因素、环境因素、表观遗传学因素以及原因不明四大类。

1. 遗传因素 遗传性先天性白内障有 3 种不同遗传方式:常染色体显性遗传(autosomal dominant inheritance,AD)、常染色体隐性遗传(autosomal recessive inheritance,AR)和 X 连锁隐性遗传(X-linked recessive inheritance,XR)。其中以 AD 型最多见,这是由于遗传性先天性白内障疾病相关基因不会致命,不影响生育,因此外显率很高,并可连续传代。遗传性白内障多数为基因突变所造成,少数由染色体异常或线粒体疾病所致。遗传性先天性白内障有着明显的遗传异质性,即同一基因突变可有不同的临床表现,而同一临床表现可源于不同致病基因突变。

目前对先天性白内障相关基因研究工作主要从两方面开展:一方面依据白内障形成有关的功能蛋白,寻找其染色体编码位点作为突变研究中的重要候选基因,测序并发现突变位点;另一方面对先天性白内障的大样本家系资料进行连锁分析、全基因组扫描确定染色体定位,再对定位区域内候选基因筛选测序发现突变点。Cat-Map 是一个基于网络并实时更新的遗传性和年龄相关性白内障基因突变谱数据库,为探索先天性白内障发病机制和治疗提供重要的依据。

迄今为止,已基本明确定位的先天性白内障疾病相关基因主要包括四大类(表 10-2):

(1)晶状体蛋白基因突变:突变后的晶状体蛋白结构改变,导致晶状体纤维结构和排列异常引起晶状体混浊,包括 α-晶状体蛋白(CRYA)、β-晶状体蛋白(CRYB)和 γ-晶状体蛋白(CRYG)。

(2)膜蛋白基因突变:晶状体内膜蛋白结构改变,导致细胞间营养物质运输和细胞间通信受到影响,晶状体内代谢平衡、离子平衡紊乱,渗透压改变,引起晶状体混浊,包括缝隙连接蛋白 α3(GJA3)、

表 10-2　遗传性先天性白内障疾病相关候选基因和定位

晶状体混浊特征	染色体定位	疾病相关候选基因
表型多样性、Volkmann 型白内障	1pter-p36.13	
白内障表型多样	1p36.13	EPH 受体 A2（EPHA2）
后极性白内障	1p36.32	P21 激活激酶 4（PAK4）
带状粉末状白内障	1q21	缝隙连接蛋白 α8（GJA8）
进展性核性白内障	2p12	
多形态、Coppock 样白内障、刺状混浊白内障、带状粉尘状白内障	2q33-35	γ-晶状体蛋白（CRYG）
白内障表型多样	3p21.31	FYVE 和卷曲螺旋结构域包含蛋白 1（FYCO1）
灰白色点状混浊白内障表型多样,核性、缝性、星型皮质混浊、刺状、前极性或后囊下皮质混浊	3q21.2-22.3	念珠状纤维蛋白（BFSP2）
白内障表型多样	4p16.1	Wolframin ER 跨膜糖蛋白（WFS1）
先天性白内障	6p24p23	glucosaminyl（N-乙酰基）转移酶（GCNT2）
眼前段畸形合并先天性白内障	8q13.3	眼球缺如基因 EYA1
进展性粉末状混浊	9q13-22	
后极性白内障	9q22.33	Tudor domain containing 7（TDRD7）
间叶细胞发育不全伴白内障	10q25	同源盒基因 3 PITX3
合并先天性白内障的眼球发育障碍综合征	11p13	同源盒基因 6 PAX6
后极性白内障	11q22.3-23.1	αB 晶状体蛋白（CRYAB）
胚胎核及粉尘状皮质混浊	12q13	晶状体纤维主要内源性蛋白（MIP）
带状粉末状混浊	13q11-12	缝隙连接蛋白 α3（GJA3）
前极性白内障	14q24-qter,17p13	
中央袋形混浊伴 Y 缝性混浊	15q21-22	
先天性白内障伴小眼球	16p13.3	
绕核性、Marner 型白内障	16q21	热休克蛋白转录因子 4（HSF4）
粉末状青少年进展性白内障	16q23	碱性-亮氨酸拉链转录因子（MAF）
带状缝隙状白内障	17q11-12	βA 晶状体蛋白（CRYBA）
蓝色白内障	17q24	
先天性白内障,半乳糖激酶缺乏症	17q25.1	半乳糖激酶 1（GALK1）
先天性白内障、面部畸形伴神经病	18q23-qter	
核性白内障	19p13.2	线粒体 Lon 蛋白酶同源物 1（LONP1）
晚期进行性粉末状皮质白内障	19q13.4	晶状体内源性膜蛋白 2（LIM2）
高铁蛋白血症伴白内障	19q13.3-q13.4	铁蛋白轻链（FTL）
白内障表型多样,核性白内障和进行性皮质混浊	20p11.23-p12.1	珠丝结构蛋白 1（BFSP1）
后极部囊下混浊	20p12-q12	
中央带状核性混浊,部分伴小角膜白内障	21q22.3	αA 晶状体蛋白（CRYAA）
先天性白内障	21q22.3	羊毛甾醇合酶（LSS）
蓝色白内障	22q11.2-12.2	βB 晶状体蛋白（CRYBB）
白内障表型多样,多为核性白内障	Xp22.13	NHS actin remodeling regulator（NHS）
男性核性混浊,女性携带者缝性混浊,可伴小角膜	Xp22.3-21.1	

缝隙连接蛋白 α8（GJA8）、水通道蛋白 MIP 和内源性膜蛋白 2（LIM2）等。

（3）晶状体发育过程中的转录调节因子基因突变：转录调节因子影响晶状体发育过程中蛋白质的正常表达，突变后可导致晶状体发育异常从而引起晶状体混浊，包括同源盒基因 3（PITX3）、同源盒基因 6（PAX6）和热休克蛋白转录因子 4（HSF4）等。

（4）细胞骨架蛋白基因突变：念珠状纤维蛋白（BFSP）是在晶状体内表达的细胞骨架蛋白结构，突变后的念珠状纤维蛋白异常表达可造成纤维细胞延长不全，使晶状体混浊而导致先天性白内障。

2. **环境因素**　环境因素的影响是引起先天性白内障的另一重要原因。在母亲妊娠前 3 个月，胎儿晶状体囊膜尚未发育完全，不能抵御病毒的侵犯，而此时晶状体蛋白合成活跃。此时期的病毒感染既影响了胎儿晶状体上皮细胞的生长发育，同时又使晶状体代谢受干扰和破坏，晶状体蛋白合成异常致晶状体混浊。众多致病病毒中，风疹病毒感染致胎儿先天性白内障最常见。1964—1965 年美国风疹大流行期间，2 万名风疹综合征婴儿中 50% 伴发先天性白内障。此外，水痘病毒、单纯疱疹病毒、麻疹病毒、带状疱疹病毒和流感病毒等感染也可导致先天性白内障。

妊娠期营养不良、盆腔受放射线照射、服用某些药物（大剂量四环素、激素、水杨酸制剂、抗凝剂等）、患系统疾病（心脏病、肾炎、糖尿病、贫血、甲状腺功能亢进、手足搐搦症等）、缺乏维生素 D 等，都可导致胎儿晶状体发育不良。此外，早产儿、胎儿宫内缺氧等也可引起先天性白内障。

3. **表观遗传学因素**　近年来，随着表观遗传学的研究深入，基因转录调控如 DNA 修饰、组蛋白修饰水平的改变、基因转录后调控如非编码 RNA 诱导 mRNA 降解导致基因沉默等，也可引起可遗传的基因表达或细胞表现型的变化，导致先天性白内障的发生。

4. **原因不明**　多为散发病例，难以确定是否受遗传因素或环境因素影响。在这组病例中可能有一部分是遗传性的，但由于是第一代新的染色体显性基因突变而家族史阴性，或隐性遗传的单发病例，均难以确诊为遗传性。

【临床表现】　可单眼或双眼发生，多为静止性，少数出生后继续进展。先天性白内障因晶状体混浊的部位、形态和程度不同，形态学表现各异。常见的有膜性、核性、绕核性、前极、后极、粉尘状、点状、盘状（Coppock 样白内障）、缝状、珊瑚状、花冠状以及全白内障等（图 10-9、图 10-10）。

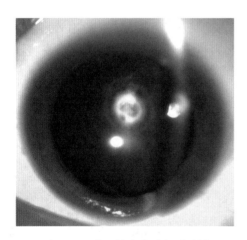
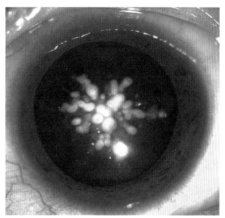

图 10-9　先天性白内障（后极性）　　　图 10-10　先天性白内障（珊瑚状）

【治疗】　婴幼儿患先天性白内障后，影响了视觉的正常发育，易产生形觉剥夺性弱视，因此治疗先天性白内障的目标是恢复视力，减少弱视和盲目的发生。

1. **对视力影响不大者**　如前极白内障、花冠状白内障和点状白内障，一般不需治疗，宜定期随诊观察。

2. **明显影响视力者**　需行手术治疗。目前眼科界大多数学者采用的手术指征如下：①单眼或双眼晶状体完全性混浊；②位于晶状体中央，直径≥3mm 的致密性混浊（包括致密的核性混浊和后囊下混浊);③位置接近眼球屈光系统结点的后极性混浊,即使直径 <3mm 也需手术治疗;④白内障患眼出现斜视、中心固视能力丧失或眼球震颤,提示存在显著的形觉剥夺,应及时手术;⑤排除影响手术麻醉的全身情况。手术愈早,患儿获得良好视力的机会愈大。对于单、双眼全白内障或位于视轴中心、混浊程度明显的白内障,应在出生后全身麻醉许可的前提下及早手术。双眼白内障者在完成一眼手术后,应在较短的时间间隔后完成另一眼手术。对于因风疹病毒引起的先天性白内障不宜过早手术,这是因为在感染后早期,晶状体内还存在风疹病毒,手术可使这些潜伏的病毒释放而引起虹膜睫状体炎,严重者引起眼球萎缩。

3. 无晶状体眼　需进行屈光矫正和视力训练,防治弱视,促进融合功能的发育。常用的矫正方法有:

(1)眼镜矫正:简单易行,容易调整更换。

(2)角膜接触镜:适用于大多数单眼的无晶状体患儿,但经常取戴比较麻烦,容易发生角膜上皮损伤和感染。

(3)人工晶状体植入:婴幼儿的视觉系统具有一定的特殊性,包括眼球仍在发育、屈光状态不稳定、可能伴有弱视、术后炎症反应相对较重等。这些特点增加了先天性白内障术后人工晶状体植入的复杂性和风险性。在植入人工晶状体手术时机方面,目前较多的学者建议 2 周岁后植入较为合适。2周岁前即植入人工晶状体是否安全有效尚存在较大的争议,需要进一步的临床实践和时间检验。

六、并发性白内障

并发性白内障(complicated cataract)是指由于眼部疾病引起的白内障。

【病因】　眼前节、后节的许多疾病引起眼内环境的改变,使晶状体营养或代谢发生障碍,产生混浊。角膜溃疡、青光眼、葡萄膜炎、视网膜脱离、视网膜色素变性、眼内肿瘤、高度近视等都可引起白内障。

【临床表现】　眼前节疾病所致的并发性白内障多由前囊膜或前皮质开始。由眼后节疾病引起者,早期在晶状体后极部囊膜及囊膜下皮质出现颗粒状灰黄色混浊,并有较多空泡形成,密集成簇,形成类似蜂窝状的疏松结构,逐渐向晶状体核中心部及周边部扩展,呈放射状,形成玫瑰花样混浊,继之向前皮质蔓延,逐渐使晶状体全混浊。以后水分吸收,囊膜增厚,晶状体皱缩,并有钙化等变化。由青光眼引起者多由前皮质和核开始。高度近视所致者多为核性白内障。正确地诊断原发病对于并发性白内障的诊断和治疗至关重要。

七、代谢性白内障

代谢性白内障指因代谢障碍引起的晶状体混浊。

(一)糖尿病性白内障

糖尿病性白内障(diabetic cataract)是糖尿病的并发症之一,分为两种类型:真性糖尿病性白内障、合并年龄相关性白内障。

【病因】　糖尿病时血糖升高,进入晶状体内的葡萄糖增多,己糖激酶被饱和醛糖还原酶活化,将葡萄糖转化为山梨醇在晶状体内蓄积,细胞内渗透压升高,晶状体纤维吸水肿胀而混浊。

【临床表现】

1. 真性糖尿病性白内障　多见于 1 型的青少年糖尿病患者。多为双眼发病,发展迅速,短时间内可发展为完全性白内障(图 10-11)。常伴有屈光改变:血糖升高时,血液

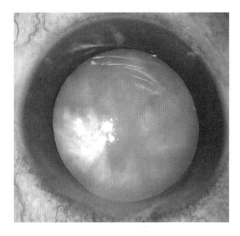

图 10-11　真性糖尿病性白内障

中无机盐含量下降,房水渗入晶状体使之变凸,出现近视;血糖降低时,晶状体内水分渗出,晶状体变扁平而出现远视。

2. 合并年龄相关性白内障　此型较多见。临床表现与年龄相关性白内障相似,只是发病更早,进展更快。

（二）半乳糖性白内障

半乳糖性白内障(galactose cataract)多见于儿童,是由于与半乳糖代谢有关的酶缺陷所致,为常染色体隐性遗传病。患儿缺乏半乳糖激酶(基因位点在 17q24)、半乳糖-1-磷酸尿苷转移酶等,半乳糖在体内积聚,经房水渗入晶状体,使晶状体纤维水肿、肿胀而变混浊。

（三）低血钙性白内障

低血钙性白内障(hypocalcemic cataract)是因血清钙过低引起的白内障。多由于在甲状腺切除时误切了甲状旁腺,或先天性甲状旁腺功能不足,或营养障碍致血钙过低所致。因低钙血症患者常有手足搐搦而得名。

（四）Wilson 病

Wilson 病又称肝豆状核变性(hepatolenticular degeneration),是一种常染色体隐性遗传的铜代谢障碍性疾病。角膜色素环(Kayser-Fleischer ring,KF 环)为特征性眼部表现。晶状体混浊呈典型的葵花形,是由于棕黄色的铜氧化物颗粒沉积在晶状体的前囊和后皮质,形状如葵花花瓣所致,一般不引起严重视力障碍。

对于代谢性白内障,除药物或手术治疗白内障外,治疗全身代谢性疾病也十分重要。糖尿病患者应积极治疗糖尿病,控制血糖;对半乳糖性白内障患者给予无乳糖和无半乳糖饮食;对血钙过低者予维生素 D、钙剂,必要时应用甲状旁腺制剂;对 Wilson 病,排除体内过多的铜,阻止铜在组织内的再沉淀,可减轻临床症状。

八、药物与中毒性白内障

长期应用或接触对晶状体有毒性的药物或化学物质可导致晶状体混浊,称药物与中毒性白内障。

【病因】　迄今为止已发现 50 余种结构不同的此类物质。常见引起白内障的药物包括皮质类固醇、氯丙嗪、抗肿瘤药物、缩瞳剂和避孕药等,化学物质包括苯及其化合物、萘、金属等。

【临床表现】

1. 皮质类固醇性白内障(corticosteroid cataract)　长期口服或滴用糖皮质激素药物可致白内障,白内障的发生与用药量和时间密切相关。用药剂量大和时间越久,发生白内障的可能性越大。早期晶状体后囊下出现小点状混浊、空泡和结晶等,停药后混浊可逐渐消退。随着混浊的发展形成后囊膜下淡棕色的盘状混浊,最终可发展成为完全性白内障。

2. 氯丙嗪性白内障(chlorpromazine cataract)　氯丙嗪为抗精神病药,长期大量服用后可引起角膜和晶状体毒性。如果用药累积量超过 2 500g,95% 以上的患者将出现白内障。表现为晶状体表面有星形点状混浊,伴有瞳孔区色素沉着。

3. 缩瞳剂性白内障(miotic cataract)　缩瞳剂如毛果芸香碱等所致的晶状体混浊位于前囊膜下,呈玫瑰花或苔藓状,有彩色反光。随着病情进展,混浊可扩散到后囊膜下和晶状体核,停药后混浊不易消失,但可停止发展。

4. 三硝基甲苯性白内障(trinitrotoluene cataract)　三硝基甲苯(TNT)是制造黄色炸药的原料。长期接触 TNT 的工人,晶状体周边部出现密集的小点混浊,逐渐进展为楔形并相互连接,构成花瓣状或盘状混浊。

5. 金属　铜、铁、汞、银、锌等对晶状体有毒性作用,长期接触这类金属或含金属的药物,容易发生白内障。

九、外伤性白内障

眼球钝挫伤、穿通伤、化学伤和电击伤等外伤引起的白内障称为外伤性白内障（traumatic cataract）。

（一）钝挫伤白内障

挫伤时瞳孔缘部色素上皮细胞脱落，晶状体前囊出现环形混浊，称为 Vossius 环状混浊，其下可有浅层皮质混浊。挫伤严重时晶状体囊膜破裂，房水进入晶状体而形成白内障。可单独发生，也可合并晶状体半脱位或全脱位。

（二）穿通伤白内障

眼球穿通伤时往往有晶状体囊膜破裂，水分渗入晶状体而致混浊（图 10-12）。若囊膜破口小，可自闭而形成局限性的混浊；若破口大，则晶状体完全混浊，且晶状体皮质可溢出至前房引起继发性青光眼或葡萄膜炎。若合并有眼内异物，也可因异物引起的炎症反应或铜质沉着症、铁质沉着症等导致白内障的发生。

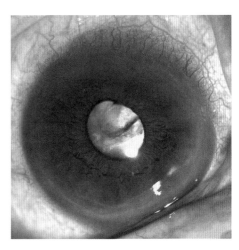

图 10-12　外伤性白内障

（三）化学伤白内障

碱烧伤不仅可以损伤结膜、角膜和虹膜，而且可导致白内障。碱性化合物可以快速渗透到眼球内部，引起房水 pH 升高和糖及维生素 C 水平降低，迅速导致产生皮质性白内障。由于酸性物质的穿透性相对较弱，酸烧伤一般不易产生白内障。

（四）电击性白内障

触电或雷电均可引起晶状体局限性或完全性混浊。由于晶状体含有大量蛋白质，电阻较大。当电流到达晶状体前囊膜时，遇到较大电阻而产生热能，引起晶状体囊膜通透性改变和晶状体纤维蛋白变性凝固。形态学上的变化首先是前囊膜下液泡形成，以后形成点状或线状混浊，逐渐发展为全白内障。有的电击性白内障可静止，混浊逐渐吸收消散。

十、辐射性白内障

电离辐射（包括 X 射线、γ 射线和中子辐射等）、红外线、微波辐射等都可导致辐射性白内障（radiational cataract）。此外，大剂量紫外线辐射可诱发急性白内障。

1. 电离辐射性白内障　晶状体对电离辐射异常敏感，由于年轻人的晶状体细胞生长更加旺盛，因此更易受到电离辐射损伤。一次 X 射线辐射强度在 0.2Gy 以上即可能产生白内障，表现为后囊斑点状混浊或前囊下朝向赤道部的羽毛状混浊。

2. 红外线性白内障　是一种工业性眼病，常发生在玻璃工人和炼钢工人中，主要因为晶状体和色素虹膜大量吸收热量而引起。强烈的热辐射可导致晶状体前囊剥脱，混浊从前极部或后极部皮质外层开始，呈金黄色结晶样光泽，逐渐向皮质发展为板层混浊。

3. 微波性白内障　在电磁波频谱中，微波的波长介于红外线和短波之间，属于非电离辐射。微波强度较高时，晶状体通过吸收微波辐射能量使自身温度升高，通过致热效应使晶状体蛋白直接变性热凝固，导致晶状体混浊。在形态学上，微波性白内障最初产生特征性的后囊下液泡，逐渐发展为后皮质蜂窝状、片状混浊。

近年来陆续有研究者提出，微波除了具有热效应以外，还具有在细胞和分子水平上的非热效应。目前不断有低强度微波辐射（<10mW/cm²）对细胞损伤的研究报道。低强度微波辐射是否可损伤晶状体并导致白内障尚需进一步深入研究。

十一、后发性白内障

白内障囊外摘出（包括超声乳化摘出）术后或晶状体外伤后，残留的皮质或晶状体上皮细胞增生，形成混浊，称为后发性白内障（after-cataract），白内障术后发生的又称后囊膜混浊（posterior capsular opacification）。它是白内障囊外摘出术后最常见的并发症，在成人术后发生率为30%~50%，在儿童则为100%。随着白内障囊外摘出术的日益开展，后发性白内障已成为影响白内障患者术后视力恢复的重要因素。

【发病机制】 组织病理学已证实残留的前囊膜或赤道部晶状体上皮细胞增殖、向后囊移行并化生是后发性白内障发生的主要原因，多种生长因子、细胞外基质以及细胞凋亡是目前已知的主要分子生物学机制。此外，手术方式、人工晶状体的设计和手术后的炎症反应等也是后发性白内障发生的影响因素。儿童晶状体上皮细胞增殖能力强，因而后发性白内障的发生概率高。

【临床表现】 后发性白内障的主要症状是白内障术后的视力下降。后囊混浊的形态有多种，包括①再生型：晶状体周边部皮质残留，前囊膜、后囊膜粘连包裹皮质而变混浊，形成一个周边混浊、中央透明的环，称为 Soemmering 环；白内障术后囊袋内残留或新生的上皮细胞增殖，聚集成簇，形成透明的珍珠样小体——Elschnig 珠（Elschnig pearl，见图 10-13）。②纤维化型：白内障术后残留的晶状体上皮细胞过度增殖、移行，细胞外基质聚集和沉淀，促使上皮细胞向肌成纤维细胞转化，形成纤维化型后发性白内障。③混合型：再生型和纤维化型同时存在。

【防治】 目前尚无防止后囊混浊发生的有效措施。白内障手术方式的改进、术中尽可能清除晶状体皮质和上皮细胞、人工晶状体材料和设计的改良、抗上皮细胞增殖药物的预防性应用以及细胞凋亡的调控等，是预防后发性白内障的研究方向。临床上后发性白内障的治疗不同于其他类型的白内障，后囊膜切开是行之有效的治疗方法，包括手术或应用 Nd:YAG 激光治疗。

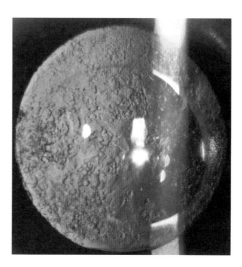

图 10-13　后发性白内障（Elschnig 珠）

十二、白内障的治疗

（一）药物治疗

多年来，人们对白内障的病因和发生机制进行了大量研究，针对不同的病因学说应用不同的药物治疗白内障。尽管目前在世界范围内有 40 多种治疗白内障的药物在临床上广泛使用，但其疗效均不十分确切。

1. **辅助营养类药物**　发生白内障的晶状体多有游离氨基酸，某些微量元素如钙、镁、钾、硒等以及多种维生素营养障碍。治疗药物包括一些无机盐配方、游离氨基酸配方和维生素 C、维生素 E 等。

2. **醌型学说相关药物**　年龄相关性白内障患者晶状体内色氨酸、酪氨酸等代谢异常，产生醌型（quinone）物质，可氧化损伤晶状体蛋白巯基（—SH）而使晶状体混浊。吡诺克辛可阻止醌型物质的氧化作用，临床上用于治疗早期白内障。

3. **抗氧化损伤药物**　包括谷胱甘肽等。

4. **醛糖还原酶抑制剂**　如苄达赖氨酸滴眼液，可用于治疗糖尿病性白内障和半乳糖性白内障。

5. **中医中药**　包括麝珠明目滴眼液、石斛夜光丸、障翳散和障眼明等。

（二）手术治疗

至今药物治疗尚不能有效阻止或逆转晶状体混浊，因此，手术治疗仍然是各种白内障的主要治疗手段。

1. 手术适应证 既往认为白内障成熟期为手术最佳时期,现在由于手术技术及设备的进步,一般认为当视功能不再满足患者的需要,而且白内障手术有理由提供改善视力的可能时即可手术。白内障摘除也适用于晶状体混浊妨碍眼后节疾病的最佳治疗时,以及晶状体引起炎症(晶状体溶解、晶状体过敏反应)、前房角关闭和药物不能控制的闭角型青光眼。另外医生在确定手术前,必须考虑以下问题:①晶状体混浊程度是否与患者视力下降程度相一致;②晶状体混浊是否继发于其他系统或眼部疾病;③若手术成功,患者是否可以获得理想的视力。要回答上述问题,必须通过详细的术前检查和准备。

2. 联合手术的适应证

(1)白内障青光眼联合手术:需做滤过手术的青光眼患者合并有白内障,且白内障具有手术指征,可选择青光眼白内障联合手术。

(2)白内障角膜联合手术:角膜移植手术可加速白内障的进展,对需要穿透性角膜移植手术同时合并白内障的患者,可施行白内障角膜移植联合手术。

(3)白内障联合玻璃体视网膜手术:玻璃体视网膜手术使用眼内注气或硅油填充时,常常会导致白内障迅速进展,因此白内障和玻璃体视网膜疾病同时发生的患者,如果玻璃体视网膜手术是必需的,即使白内障没有显著降低视功能,也可考虑联合白内障手术。联合手术的优点在于仅行一次手术和麻醉,可降低费用,缩短术后恢复时间。

3. 术前检查和评估

(1)眼部检查:包括①检查患者的视力、光感及光定位、红绿色觉;②裂隙灯、检眼镜检查,记录角膜、虹膜、前房以及晶状体混浊程度,散瞳后检查玻璃体、视网膜、黄斑及视神经,排除眼部活动性炎症及眼底病变。

(2)特殊检查:包括①眼压;②角膜曲率以及眼轴长度测量,计算人工晶状体度数;③角膜地形图、角膜内皮细胞和眼部B超等检查。

(3)全身检查:包括①心、肺、肝、肾等脏器功能检查,确保可耐受手术,必要时请内科会诊;②对高血压、糖尿病患者控制血压、血糖;③凝血功能检查;④乙肝、梅毒等传染性疾病检查。

(4)白内障术后视力预测:视力下降是白内障患者就医的主要原因,因此白内障手术前进行术后视力预测是非常重要的。由于混浊的晶状体影响了对视网膜的直接观察,因此必须采取一些检查方法对视网膜和黄斑的功能进行评估:

1)光定位检查:是判断视网膜是否正常的一种简单、有效的检查。其方法是:要求患者向前直视,检查者在距患者约1m处的9个不同方位闪亮光源(一般为手电筒),要求患者指出光源的所在处,以观察患眼的光定位是否准确,当光定位不准确时,提示患眼的视网膜功能可能不正常。

2)视觉电生理检查:电生理检查包括视网膜电图(ERG)检查和视觉诱发电位(VEP)检查。ERG检查可反映视网膜视锥细胞、视杆细胞功能和混合功能,视网膜色素变性、视网膜循环障碍、视网膜脱离等患者ERG可见明显异常。VEP是由大脑皮质枕区对视觉刺激发生的一簇电信号,代表视神经节细胞以上的视信息传递状况,一般认为可作为客观视力检查方法。黄斑病变、青光眼和视神经疾病患者,VEP可见明显异常。

3)激光干涉仪检查:激光干涉仪能够穿过混浊的晶状体在视网膜上形成二维单色干涉条纹,可测出人眼视力的分离值,患者能够分辨出条纹的能力与黄斑视功能密切相关。视网膜视力在0.06以下或仅有红光感预示术后视力不佳。

4)内视性图像检查:在一定的特殊条件下,眼睛也能看到眼本身的一些内部结构,临床上把这种在活体上看到的眼自身内部结构所成的图像,称为内视性图像,又称为内视现象。

浦肯野现象(Purkinje phenomenon)又称为浦肯野血管影检查,是一种用于检查内视性图像的方法。检查时患眼向内注视,检查者在颞侧透过眼睑皮肤用一小型光源作平行于角膜缘的上下移动。

这时患者可以看到围绕中心注视区域周围的许多血管影和中心区域的许多小点,看到的小点越多,说明手术后患眼的视力越好。这种检查方法较为粗略,有一定的主观性。

4. 术前准备 术前冲洗结膜囊和泪道,散瞳剂扩大瞳孔。

5. 手术方法 一千多年以前,我国以及印度等国家就有针拨术治疗白内障的记载。近200多年来,白内障的手术技术得到了快速发展。尤其近几十年内,显微手术和人工晶状体植入技术的开展应用,使白内障手术有了质的飞跃,成为现代眼科学中发展最新、最快的领域之一。

(1)晶状体针拨术(couching of lens):用器械将混浊晶状体的悬韧带离断,使晶状体脱入玻璃体腔。因术后并发症较多,此手术方式已被淘汰。

(2)白内障囊内摘出术(intracapsular cataract extraction, ICCE):是将混浊晶状体完整摘出的手术,操作简单,肉眼下可完成,手术设备及技巧要求不高。术后瞳孔区透明,不发生后发性白内障。但手术切口大,玻璃体脱出发生率高,易造成玻璃体疝而引起青光眼、角膜内皮损伤、黄斑囊样水肿和视网膜脱离等并发症。目前该手术方式在临床上已极少使用。

(3)白内障囊外摘出术(extracapsular cataract extraction, ECCE):是将混浊的晶状体核和皮质摘出而保留后囊膜的术式,目前是我国基层医院白内障的主导手术方式。手术需在显微镜下完成,对术者手术技巧要求较高。因为完整保留了后囊膜,减少了对眼内结构的干扰和破坏,防止了玻璃体脱出及其引起的并发症,同时为顺利植入后房型人工晶状体创造了条件(图10-14)。术中保留的后囊膜术后易发生混浊,形成后发性白内障。

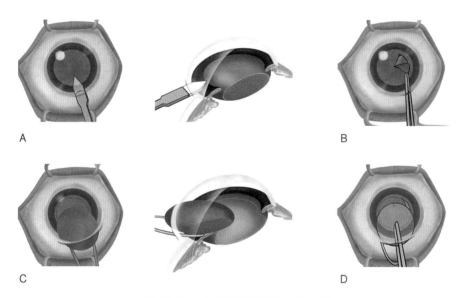

图 10-14 白内障囊外摘出术示意图
A. 角巩膜缘切口;B. 撕除前囊膜;C. 娩出晶状体核;D. 人工晶状体植入。

(4)超声乳化白内障吸除术(phacoemulsification):是应用超声能量将混浊晶状体核和皮质乳化后吸除、保留晶状体后囊的手术方法。超声乳化技术自20世纪60年代问世以来,发展迅速,配合折叠式人工晶状体的应用,技术趋于成熟。2020年,我国百万人口白内障手术率已超过3 000,在30年间上涨了近38倍,其中,超声乳化白内障吸除术占比不断提高。超声乳化技术将白内障手术切口缩小到3mm甚至更小,术中植入折叠式人工晶状体,具有组织损伤小、切口不用缝合、手术时间短、视力恢复快、角膜散光小等优点,并可在表面麻醉下完成手术。

常规的超声乳化手术是指单手法超声乳化术或经典的双手配合劈核的超声乳化术。即超声乳化头由钛金属乳化针头和软性硅胶套管组成,集灌注、乳化和抽吸功能于一体,左手在操作过程中不起作用或仅在劈核过程中起辅助作用。随着超声乳化技术的发展,近年来出现了微切口双手超声乳化术,该技术将白内障手术切口缩小至 1~1.2mm,自微小主切口伸入无套管乳化针头,完成晶状体核的超声乳化吸除,自侧切口伸入灌注式晶状体核劈开器,在提供眼内灌注液的同时辅助劈核、碎核及乳化抽吸。微切口双手超声乳化术的最大优点是进一步缩小了手术切口,大大减少了术后角膜散光。但微切口同时使进入前房灌注液体的量受到限制,易影响术中前房的稳定性。

（5）飞秒激光辅助白内障摘除手术（femtosecond laser-assisted cataract surgery）:飞秒激光是一种以短脉冲形式运转的红外线激光,具有穿透性强、瞬时功率大、精密度高等优势,最早应用于准分子激光原位角膜磨镶术（LASIK）中角膜瓣的制作。2009 年,美国首次报道将飞秒激光系统应用于临床白内障手术,成为近年来白内障手术最重要的技术变革。飞秒激光辅助的白内障手术步骤主要包括:制作透明角膜切口、晶状体前囊膜切开、预劈核以及制作角膜缘松解切口。

同传统的手术方式比较,飞秒激光辅助白内障手术具有良好的可预测性、精确度高、可重复性好。另外,飞秒激光在制作透明角膜切口的同时,可通过在角膜缘或角巩膜缘构建松解切口来精确纠正最高达 3.5D 的角膜散光,从而改善术后屈光状态,优化术后视力。但这种新型手术方式也存在其局限性,包括不能应用于角膜瘢痕、虹膜粘连、眼球震颤以及致密硬核的白内障患者等。

（6）人工晶状体植入术（intraocular lens implantation）:人工晶状体可在 I 期（白内障摘除后立即进行）或 II 期植入,用于矫正无晶状体眼的屈光不正。按植入眼内的位置主要可分为前房型和后房型两种（图 10-15、图 10-16）;按其制造材料可分为硬质和软性（可折叠）两种,均为高分子聚合物,具有良好的光学物理性能和组织相容性。折叠式人工晶状体可通过 3mm 左右切口或 1.6mm 的微切口植入眼内,通过“记忆”恢复形状,因此手术切口较植入硬质人工晶状体减小一半。

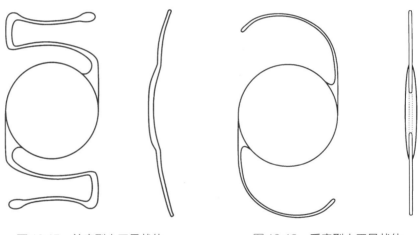

图 10-15　前房型人工晶状体　　　　　图 10-16　后房型人工晶状体

6. 手术并发症　白内障手术并发症可发生在术中或术后的任何阶段,术后第 1 天对患者进行仔细检查是非常必要的,复查时间通常为术后 1 周、1 个月和 3 个月。近 20 年来,随着显微手术的普遍开展和手术方式的改进,白内障手术并发症明显减少。表 10-3 总结了近年来白内障手术并发症的研究报道及其发生率。

（1）术中并发症

1）浅前房或无前房:在白内障囊外摘出或超声乳化吸除术中,由于前房灌注量不足、切口过大而漏水、眼球受外力积压或玻璃体内压升高,都可能使前房变浅甚至消失。前房变浅使眼内手术操作十分困难,并极易损伤角膜内皮等眼内组织。

2）眼内组织损伤:因眼内前房空间有限,操作不慎易损伤眼内其他组织。角膜内皮可被器械、晶状体或人工晶状体进出眼内时直接损伤,也可因灌注过猛或灌注液成分不合适而损伤;器械或人工晶状体进入角膜基质层与后弹力层之间会导致角膜后弹力层脱离。这两种损伤均会引起角膜混浊,严重者可导致大泡性角膜病变。虹膜损伤可引起前房积血。

表 10-3　白内障手术相关并发症的发生率(引自美国眼科学会教材《晶状体与白内障》)

并发症	总结文献数	总手术眼数	发生率/%	平均发生率/%
后囊混浊	41	14 677	0.7~47.6	19.7
后囊膜破裂	38	19 052	0~9.9	3.1
葡萄膜炎	30	11 339	0~13.3	1.8
黄斑囊样水肿	43	20 671	0~7.6	1.4
虹膜损伤	8	5 147	0~9.1	1.3
眼压升高(开角)	34	11 376	0~19.7	1.2
人工晶状体脱位	40	17 944	0~7.8	1.1
玻璃体脱出	26	14 622	0~4.0	0.8
视网膜脱离	42	33 603	0~2.0	0.7
切口破裂虹膜脱出	17	7 499	0~3.0	0.6
前房积血	19	7 765	0~4.0	0.5
大泡性角膜病变	27	15 971	0~6.0	0.3
玻璃体积血	5	4 386	0~8.0	0.3
驱逐性出血	3	3 638	0~2.0	0.3
前房积脓	10	3 864	0~2.0	0.2
眼压升高(闭角)	11	4 391	0~1.6	0.2
眼内炎	16	30 656	0~1.9	0.13

3)出血:术中的前房积血常为切口处血液的渗入、虹膜根部断离等。视网膜血管也可能破裂出血引起玻璃体积血,可见于视网膜裂孔形成而使横越裂孔表面的血管断裂,或由于视网膜血管的异常或病变。暴发性出血主要是因为睫后短动脉或睫后长动脉、脉络膜静脉的破裂,大量而迅猛的出血可导致眼内容物包括虹膜、晶状体、玻璃体甚至视网膜和脉络膜脱出到眼外,这是白内障术中最严重的并发症。

4)后囊膜破裂:菲薄的后囊膜在术中易破裂。裂口大者易致玻璃体脱出,或晶状体核、皮质经裂口坠入玻璃体腔。

(2)术后并发症

1)出血:术后前房积血多发生于术后1周内,大多来源于切口或虹膜血管出血。玻璃体积血常因糖尿病、视网膜裂孔或继发于低眼压。迟发性脉络膜出血较少见。

2)眼压升高:白内障术后一般有短暂的眼压升高,24小时可下降至正常。若眼压持续升高,则形成青光眼。眼压升高的原因包括:出血、晶状体皮质残留、炎症反应、瞳孔阻滞、黏弹剂残留或术前业已存在的青光眼。特殊情况下,由于房水向后倒流并阻滞于玻璃体内,虹膜隔前移导致前房角关闭,引起恶性青光眼(又名睫状环阻滞性青光眼)。

3)眼内炎:是白内障术后最严重的并发症,最常见的感染源为手术野和手术器械、术后滴眼液等。根据病原体的致病性不同及病程长短,眼内炎可呈现急性或慢性表现。一般的临床表现包括眼痛、视力下降、球结膜水肿、睫状充血、前房积脓和玻璃体混浊等。

4)慢性葡萄膜炎:与毒力较低的细菌如痤疮丙酸杆菌、表皮葡萄球菌等感染或术前即存在的慢性葡萄膜炎有关。部分患者尚可由对人工晶状体的反应所致。

5)后囊膜混浊:即后发性白内障,术后数个月即可发生。

6)角膜散光:角巩膜缘的切开和缝合不可避免地使角膜的表面完整性受到破坏,引起散光。手术切口的位置、形态、长度、缝合的类型和缝线的松紧等都影响散光的大小。

NOTES

7）视网膜光毒性损伤：手术显微镜强光的长时间照射会导致视网膜色素上皮细胞的光损伤。患者术后出现视力下降、中心暗点或旁中心暗点。

8）黄斑囊样水肿（cystoid macular edema，CME）：又称 Irvine-Gass 综合征。发病机制尚不确切，相关因素包括伴有前列腺素释放的炎症、玻璃体黄斑牵引、暂时性或长期的术后低眼压等。

9）后弹力层脱离：角膜后弹力层与基质层之间附着疏松，损伤撕裂较小时可由内皮细胞修复，撕裂较大时裂口边缘向后卷曲进入前房，房水进入角膜基质内引起角膜水肿。主要表现为局限性或弥漫性角膜水肿，如不仔细检查易漏诊。

10）球结膜下出血：飞秒激光辅助的超声乳化白内障吸除术中，负压吸引和负压环挤压结膜小血管导致破裂，引起球结膜下出血。

（3）人工晶状体植入术后并发症

1）瞳孔纤维蛋白渗出：术后的葡萄膜炎症反应致纤维蛋白渗出，沉积于人工晶状体表面，可引起视力下降、瞳孔阻滞，后者尚可致眼压升高。

2）人工晶状体位置异常：包括瞳孔夹持、偏位等。

3）前房型人工晶状体植入后，可因损伤前房角和角膜内皮，引起继发性青光眼和角膜内皮失代偿。

4）人工晶状体屈光度误差：由人工晶状体制造、术前患眼测量和计算中的误差或错误所致。

（三）新型人工晶状体的设计与应用

白内障摘除术后或晶状体脱位、先天缺如等致无晶状体眼，外界平行光线只能聚焦于角膜顶点后 31mm，成为高度远视。矫正的方法包括：人工晶状体植入、配戴角膜接触镜以及高度数远视眼镜等，其中人工晶状体植入是最理想和常用的方法。

随着医疗技术的不断进步，以往以"复明"为目标的白内障手术正逐步转变为以"改善功能性视力"为目标的屈光性白内障手术。对白内障手术前后的客观评价除视力外，还扩展到包括散光矫正及对比敏感度、眩光敏感度、调节能力、双眼视觉和波前像差等一系列视觉质量的评估。因此，基于各种需求的新型人工晶状体应运而生。

1. 非球面人工晶状体 人眼屈光系统并非一个理想光学系统，存在着像差。年轻时晶状体为负性球差，随着年龄增长，晶状体负性球差减少，正性球差增加，但角膜正性球差很少随年龄增长而改变。因此，晶状体负性球差与角膜正性球差的中和关系被打破，导致全眼球差增大，对比敏感度下降。球差是植入球面人工晶状体后影响白内障术后患者功能性视力的主要原因。非球面人工晶状体在光学设计上更接近自然的晶状体，将通过晶状体不同部位的光线聚集在中轴线同一点上，能够提高视网膜成像质量，消除像差和提高白内障术后视觉质量。非球面人工晶状体分为负球差和零球差设计，前者的目的是使全眼球差趋近于零，从而提高成像质量；后者则是不增加眼球原有正性球差，术后具有一定的焦深，可保留较好的表现调节力。根据每个患者的角膜球差来进行个性化设计植入非球面人工晶状体是未来的发展趋势。

2. 多焦点人工晶状体 多焦点人工晶状体是利用衍射或折射原理，将入射光线按比例分配到远处、中距离和近处不同焦点，从而聚焦不同距离的物体，如果双眼远处和近处光线聚焦于视网膜的屈光力差≥3.00D，则两者在视网膜上产生的物像差别过大，大脑皮质将无法融合两个物像，而是选择与被注视物体更接近、更清晰的物像，从而抑制另一个物像，保证患者术后远近距离视物均清晰（图10-17 至图 10-20）。根据其设计原理，可分为折射型、衍射型和折射衍射混合型。多焦点人工晶状体由于其独特的设计，可重建全程视力，显著提高脱镜率、恢复双眼近距离立体视觉并提升拟调节力。但目前多焦点人工晶状体植入术后存在着以下几个问题：①对比敏感度下降；②不良视觉症状：主要包括夜间视物出现光晕及眩光等；③衍射条纹对眼底激光治疗的干扰等。因此在其使用上，需严格掌握植入适应证。

3. 焦深延长（extended depth of focus，EDOF）型人工晶状体 在焦点前后，光线聚集和扩散，

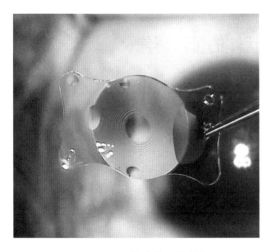

图 10-17　双焦点人工晶状体

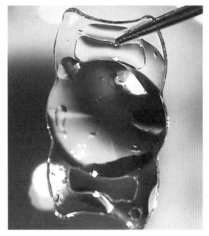

图 10-18　区域折射多焦点人工晶状体

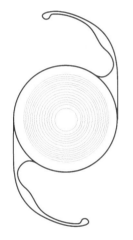

图 10-19　三焦点人工晶状体

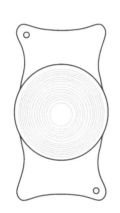

图 10-20　三焦点人工晶状体

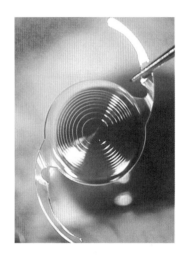

图 10-21　焦深延长型人工晶状体

点的影像形成扩大的弥散圆,而焦点前后的弥散圆之间的距离即为景深。由于人眼屈光系统不完美,像差和色差会加大弥散圆,从而引起景深的减小。焦深延长型人工晶状体(图 10-21)通过形成一个延长的焦点使得视觉范围/景深得以增强,由于不存在多个焦点的干扰,其对比敏感度会提高,理论上在一定范围内可提供连续视程,眩光亦相对减少,但其缺点是相较多焦点人工晶状体,视近效果欠佳。

4. 散光矫正型人工晶状体　对于合并角膜散光的白内障患者,术中植入球面或非球面人工晶状体,虽然术后球镜可以为平光,但仍可能因残留的散光导致术后视觉质量不佳。散光矫正型人工晶状体(图 10-22)在人工晶状体光学部加上一定的柱镜度数,光学部上的两个定位标志即是散光的轴向。人工晶状体植入后,将标志旋转到术前测定的

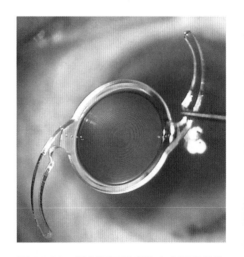

图 10-22　散光矫正型多焦点人工晶状体

散光轴向上,用于矫正角膜源性散光。按照焦点数量,可分为单焦点和多焦点两大类。散光矫正型人工晶状体为白内障合并散光的患者带来了更佳的术后视觉质量,但其缺点是植入术后仍可能存在人工晶状体不同程度的旋转,使矫正作用消失。

第四节　晶状体的位置异常

要点：

1. 晶状体位置异常可合并多种体征，详细的病史询问和全面的检查可帮助诊断。
2. 晶状体位置异常首先要明确病因和脱位范围，以采取不同的治疗方式。

正常情况下，晶状体由悬韧带悬挂于瞳孔区正后方，其轴与视轴几乎一致。由于先天性、外伤性或其他病变使悬韧带发育异常或断裂，可使晶状体位置异常，产生晶状体异位（ectopia lentis）或脱位（dislocation）。若出生后即有晶状体位置异常，称为异位；若在出生后因先天或后天因素造成晶状体位置异常，称为脱位。事实上，先天性晶状体位置异常往往很难确定晶状体位置异常发生的时间，因此晶状体异位和脱位两术语常通用。

【病因】

1. 先天性晶状体异位或脱位　多为双眼发病，有遗传倾向。

（1）单纯性晶状体异位：为悬韧带发育不良所致，可能与中胚叶发育紊乱有关。

（2）伴晶状体或眼部异常：合并晶状体异位的眼部先天性异常包括小球形晶状体（microsphero-phakia）、晶状体缺损（coloboma of lens）和无虹膜（aniridia）等。

（3）全身性综合征：常见的综合征包括

1）马方综合征（Marfan syndrome）：为常染色体显性遗传病，系中胚叶发育异常所致，患者四肢细长，身材高，以眼、心血管和全身骨骼的异常为特征。50%~80% 的 Marfan 综合征患者眼部表现主要为晶状体脱位，多见于向上方和颞侧移位，易发生视网膜脱离。

2）同型胱氨酸尿症（homocystinuria）：为常染色体隐性遗传病。30% 出现在婴儿期，80% 出现在15 岁以前。实验室检查可检出血、尿中含同型胱氨酸，晶状体多向鼻下移位，易发生视网膜脱离。

3）球形晶状体-短矮畸形综合征（Marchesani syndrome）：为常染色体隐性遗传病。患者四肢粗短，身材矮小，晶状体呈球形，小于正常，常向鼻下方脱位。可伴有高度近视和瞳孔阻滞性青光眼。

4）埃勒斯-当洛综合征（Ehlers-Danlos syndrome）：眼部主要表现为晶状体不全脱位，可伴有因眼睑皮肤弹性纤维增加所致的睑外翻等。全身尚有皮肤变薄、关节松弛而易脱臼等表现。

2. 外伤性晶状体脱位　眼外伤是晶状体脱位的最常见原因，常伴其他眼部损伤，如外伤性白内障和前房角后退继发性青光眼等。

3. 自发性晶状体脱位　由于眼内病变引起悬韧带机械性伸长，如牛眼、葡萄肿、玻璃体条索牵引或眼内肿瘤推挤等；或由于眼内炎症或变性所致。

【临床表现】

1. 晶状体不全脱位　亦称半脱位（subluxation），瞳孔区仍可见到部分晶状体，散瞳后可见到部分晶状体的赤道部及部分断裂的悬韧带（图 10-23A），可伴局部前房加深、虹膜震颤和玻璃体疝。检眼镜下可见到双影，系部分光线通过晶状体、部分未通过晶状体所致。患者可出现高度近视和单眼复视，也可继发青光眼。

2. 晶状体全脱位　晶状体完全离开了瞳孔区，可脱位到以下部位：

（1）瞳孔嵌顿：晶状体一部分进入前房。

（2）晶状体脱入前房：多沉在前房下方，呈油滴状（图 10-23B）。

（3）晶状体脱入玻璃体腔：早期可在下方玻璃体腔见到可活动的透明晶状体，后期晶状体变混浊，并与视网膜粘连而固定。

（4）严重外伤可使晶状体脱位于球结膜下，甚至眼外。

3. 晶状体脱位的并发症　晶状体脱位不仅产生严重的屈光不正，尚可引起下述并发症：

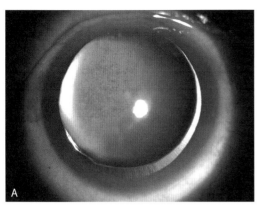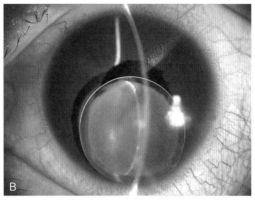

图 10-23　晶状体脱位
A.晶状体半脱位；B.晶状体全脱位（脱入前房）。

（1）葡萄膜炎：葡萄膜组织受脱位晶状体的机械刺激可引起炎症反应；若晶状体皮质溢出，则引起顽固的晶状体过敏性葡萄膜炎。

（2）继发性青光眼：晶状体瞳孔嵌顿影响房水循环而致急性眼压升高；晶状体溶解、破裂可致晶状体溶解性青光眼。

（3）视网膜脱离：是最常见的并发症，尤其见于先天性异常如 Marfan 综合征以及外伤所致的晶状体脱位。

（4）角膜混浊：脱位的晶状体损伤角膜内皮，或引起继发性青光眼而致角膜混浊。

【治疗】

1. 非手术治疗　对晶状体尚透明、未引起严重并发症的晶状体不全脱位或玻璃体腔脱位者，可密切随访。部分患者用凸透镜或角膜接触镜矫正以获得部分有用视力。

2. 手术治疗　随着现代玻璃体视网膜显微手术技术的发展，晶状体脱位手术治疗的适应证范围日益扩大。脱位的晶状体发生溶解、混浊者，引起严重并发症者，以及脱位于前房和瞳孔嵌顿的晶状体均需及时手术治疗。

（1）脱入前房的晶状体：可从角巩膜缘作切口摘出。

（2）瞳孔嵌顿晶状体：可经睫状体平坦部以玻璃体切割仪切除。

（3）晶状体半脱位：可经睫状体平坦部晶状体切除（pars plana lentectomy），或在晶状体囊袋内植入张力环并固定后行囊外摘出或超声乳化吸除。

（4）脱入玻璃体腔的晶状体：可经睫状体平坦部切除；核较硬者可以应用超声乳化粉碎吸除，或者以器械或全氟化碳（perfluorocarbon）液体将晶状体浮至瞳孔区而从角巩膜缘切口取出。

第五节　先天性晶状体异常

要点：

先天性晶状体异常可伴随眼部其他结构的异常，可能导致视力发育不良，需引起重视。

先天性晶状体异常包括晶状体形成异常、形态异常、透明度异常和位置异常，它可发生于胚胎晶状体泡形成至出生的不同阶段。后两者已在白内障及晶状体位置异常中进行了介绍。本节只简要介绍晶状体形成异常和形态异常。

（一）晶状体形成异常

包括先天性无晶状体、晶状体形成不全和双晶状体等。

1. 先天性无晶状体　胚胎早期未形成晶状体板，为原发性无晶状体，临床上较为罕见。晶状体形成后发生退行性变致晶状体消失仅留其痕迹者,称为继发性无晶状体,多合并小眼球以及眼部其他结构发育不良。

2. 晶状体形成不全 胚胎期晶状体泡未与表面外胚叶分离或分离延迟所致,可发生角膜混浊和后部角膜圆锥,以及晶状体的前部圆锥畸形。晶状体纤维发育不全可导致晶状体双核、无核或晶状体内异常裂隙。

3. 双晶状体 双晶状体指的是一只眼内有两个晶状体,可同时伴有眼部其他结构如角膜、虹膜和玻璃体等的畸形,影响视力的发育。双晶状体十分罕见,根据个案报道中的描述,两个晶状体可相连也可分离,体积可相似也可存在差异。双晶状体的发病机制目前尚不清楚,有推测异常的发生可能是由于晶状体板在两个位置向内凹陷,形成两个晶状体囊泡,或者是单个晶状体囊泡被劈裂形成两个分离的晶状体,其确切机制有待进一步研究。

(二)晶状体形态异常

1. 球形晶状体(spherophakia) 晶状体呈球形,体积较小而前后径较长,常有高度近视。充分散瞳后晶状体赤道部和悬韧带可完全暴露。由于悬韧带松弛使晶状体变凸,前房浅,致瞳孔阻滞而发生青光眼。缩瞳剂使睫状肌收缩而使悬韧带更松弛,可加重瞳孔阻滞。

2. 圆锥晶状体(lenticonus) 晶状体前极或后极突出呈圆锥形,为皮质突出,多发于胎儿后期或出生后。常伴白内障和高度近视,故视力差。

3. 晶状体缺损(coloboma of lens) 晶状体下方偏内赤道部切迹样缺损,缺损处悬韧带减少或缺如(图10-24)。因晶状体各方向屈光力不等而产生散光。晶状体表面脐状缺损较少见,表现为晶状体表面小凹陷样缺损,常见于晶状体后表面。

【治疗】 无症状的晶状体异形可随访。球形晶状体者忌用缩瞳剂,以免导致瞳孔阻滞而发生急性闭角型青光眼。合并晶状体脱位、白内障者可手术治疗,无晶状体眼的矫正如前述,有弱视者积极治疗弱视。

晶状体的发生发育过程、生理功能及病理状态决定了其在眼科学领域中占有重要的地位。随着基因工程、组织工程学及激光技术等的迅速发展,晶状体

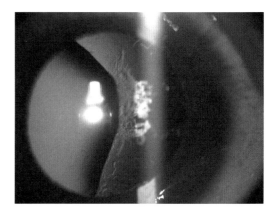

图10-24 晶状体缺损

病的研究及治疗将不断取得突破:①晶状体发育调控的深入研究,将为白内障的预防及药物治疗提供新的思路;②飞秒激光辅助的白内障超声乳化技术已应用于临床,白内障激光乳化吸出术、晶状体囊袋内涡流乳化吸出术等新型白内障手术的研制,将为白内障手术治疗树立新的里程碑;③组织工程学的迅猛发展为晶状体再生研究提供了新技术和新方法,再生的晶状体是自身组织,相容性好,与人工晶状体比较有着大量的优点。这项研究的进一步发展必将被眼科界所关注和期待。

 思考题

1. 叙述年龄相关性皮质性白内障的临床分期及各期主要表现。
2. 叙述先天性白内障的常见形态学表现及其发生机制。
3. 各类新型人工晶状体的设计原理是什么?
4. 通过对本节的学习,对晶状体脱位的手术指征有什么认识?
5. 通过对本节的学习,对球形晶状体的特点进行总结归纳,能考虑到哪些鉴别诊断?

(夏晓波 李朝辉)

第十一章

青 光 眼

青光眼是全世界范围内第二大的致盲眼病,但同时也是第一大的不可逆性致盲眼病。青光眼的受累人群广、年龄跨度大、治疗困难,虽然可以控制,但无法治愈,对视觉健康的危害极大。本章就青光眼的分类、流行病学、病理生理机制、各种类型青光眼的临床特征做了相应介绍,期望读者能够掌握常见类型青光眼的诊断要点和治疗原则。

第一节 概 论

要点:

1. 青光眼是一组发生特征性视神经损伤和视功能(视野)损害的眼部疾病,眼压升高是青光眼最重要的危险因素。

2. 青光眼病理机制中最核心的问题是青光眼性视神经病变,视网膜神经节细胞的轴突变性和凋亡是各类青光眼共同的病理生理过程。

3. 青光眼主要分为原发性青光眼、继发性青光眼和儿童青光眼三大类。

一、定义及流行病学

青光眼(glaucoma)包含了一大类疾病,随着研究认识的不断深入,其内涵不断丰富。原先只是将具有眼压(IOP)升高为共同特点的一组疾病定义为青光眼,后来又将发生特征性视神经损伤和视功能损害的这类疾病定义为青光眼。然而在亚洲,青光眼除了上述范畴外,还包括具有异常的眼部解剖特征、可能发生眼压升高的处于临床前期的原发性闭角型青光眼。因此,我们认为青光眼是一组威胁和损害视神经及其视觉通路,最终导致视觉功能损害,主要与病理性眼压升高有关的临床征群或眼病。同时原发性青光眼还是眼科最重要的心身疾病之一。也就是说,某些具备易感因素的患者,在一些体内外不良因素的诱导或刺激下,出现眼压的升高或大幅度波动,如果眼压的变化超过了眼球内组织,尤其是视神经视网膜所能承受的限度,将给视神经和其视觉通路,以及包括角膜、虹膜和晶状体在内的眼球内各组织带来损害,最典型和最突出的表现是视盘的凹陷性萎缩和视野的特征性缺损。如不及时采取有效的治疗,视野可全部丧失,终至失明。而这种青光眼性的失明,就目前的医学治疗手段来说是无法使其逆转而恢复的,但却是可避免的。

"glaucoma"来源于希腊语"glaukos",意思为"淡蓝""蓝灰",早在公元前400年的希波克拉底誓言中就被提及。视神经凹陷作为青光眼的一个体征,在19世纪50年代后期由解剖学家Heinrich Müller确认,青光眼的视野缩小和旁中心缺损则是在1856年由Von Graefe首先描述。我国早在秦汉时期(约公元前1世纪)的《神农本草经》中就有青盲眼病记载,但包含其他一些眼底病在内,直到元明时代才将青盲肯定地区别开来,称绿风内障。现代医学根据患病和失明的特征表现,将"glaucoma"译为"青光眼"。

流行病学研究资料表明,青光眼在全球是仅次于白内障的导致视力丧失的主要病因。世界卫生组织(WHO)2019年发布资料估计:全球40~80岁人群中原发性青光眼平均患病率为3.54%,到2030年全球原发性青光眼患者将达到9 540万,其中约有10.9%的患者将导致中重度的视觉损伤或者失明。我国原发性青光眼总体患病率与世界平均相近,但由于人口基数巨大和人口老龄化,青光眼患者的绝对数量居世界首位。目前在发达国家和高收入人群中青光眼得到及时诊断治疗的患者也只有40%~50%,并且即使给予确诊青光眼的患者目前标准的治疗,一部分患眼视功能仍将继续恶化,预计在 20 年内 27% 的患者至少一眼、9% 的患者双眼最终失明。因此,广泛、深入地开展青光眼的流行病学研究,对找寻可能的发病因素,包括遗传学规律、致病基因筛查、环境、代谢、心身等因素的影响,以及视神经、视功能损害的相关危险因素等,均有重要的现实意义。青光眼的防盲工作也必须建立在科学地掌握其发生发展规律,早期诊断和早期治疗的基础上。此外,就我国首诊时约 2/3 的青光眼患者已经是视觉功能损害中、晚期的现实,稳定控制青光眼不再进展,并对残存的视觉功能进行有效康复治疗也显得尤为必要。

二、青光眼性视神经病变及其防治

青光眼中最核心的问题是青光眼性视神经病变(glaucomatous optic neuropathy),无论是哪一类型的青光眼,都具有视网膜视神经损害这一共同的病理结局。青光眼视神经损害临床上表现为特征性的视神经凹陷萎缩,是视网膜神经节细胞(RGC)轴突变性的直接表现。研究发现,青光眼发生发展过程中各种病理因素导致了 RGC 的损伤、变性和凋亡,同时青光眼性视神经病变还伴有视网膜微循环、胶质细胞等微环境改变,以及视觉通路上一定程度外侧膝状体、初级视皮层的跨突触神经元变性。

RGC 的轴突由星形胶质细胞分隔成束状,以水平线为界,呈弓形排列,分别从上、下方汇集入视盘(图 11-1)。

青光眼视野损害的形态与神经节细胞轴突的排列相对应。组织病理研究表明,早期青光眼的改变主要是筛板层的神经轴突、血管和胶原细胞丧失,形成青光眼性杯凹,伴筛板板片结构的压缩和融合,尤其在视盘的颞侧上、下极更为明显,因为该处的神经纤维最密集,是青光眼的易损部位。临床上视网膜和视盘的改变可早于目前已有的阈值视野检查设备所能检出的视野异常。随着病程进展,组织结构的改变扩张到筛板后区,筛板弓状后凹,视盘最终呈盂状凹陷。儿童青光眼的杯凹伴有整个巩膜环的扩张,同时在眼压控制后具有一定的可逆性,因此,其视盘杯凹的形态变化较大。

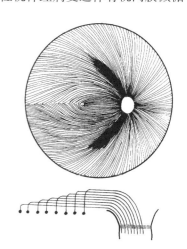

图 11-1　视网膜神经纤维汇入视盘

造成青光眼视神经损害主要因素是升高的眼压,同时也存在一些自身易感因素如近视眼、代谢性疾病和心血管疾病等。传统上有两种理论:机械压力学说和血管缺血学说。机械学说强调眼压作用于筛板直接压迫视神经纤维,阻碍了 RGC 轴浆流运转代谢和脑源性神经营养因子(brain-derived neurotrophic factor,BDNF)的获取。血管学说则强调视网膜视神经血管调节以及相关代谢障碍的影响作用,使得视网膜视神经对眼压的耐受力降低。目前认为是机械压迫和血供障碍共同参与了青光眼视神经损害,眼压的升高伴随着视网膜视神经血管的自我调节机制障碍,促成了视神经的特征性损害。近年来又提出了青光眼视神经损害的自身免疫病理机制学说等。此外,还存在青光眼类型(如闭角型青光眼、发育性青光眼主要是高眼压造成视神经损害)和个体间的易感差异(如高眼压性开角型青光眼与正常眼压性青光眼)。

参与青光眼性组织损伤发生发展的因素可以简要地概括如下:①眼压对神经元、筛板、结缔组织、血管和角膜内皮细胞等的机械性压迫损伤;②代谢物质的剥夺,表现为继发于轴浆流的机械性阻断和/或遗传因素使神经生长因子不足等导致的神经营养因子缺乏,以及视网膜和脉络膜血管自身调节异常、循环灌注减少、氧运输异常等造成的缺血和缺氧;③异常活跃的胶质细胞、神经元、结缔组织等自身免疫病理机制;④一氧化氮合成酶不足或被抑制、热休克蛋白异常等保护措施的缺陷;⑤过量的谷氨酸对 RGC 和其他组织的毒性作用;⑥遗传易感性,包括大筛孔、异常结缔组织和异常血管等视神经结构,以及小梁网细胞外间质通透性降低、内皮细胞异常等房水外流系统病理改变;⑦分子生物学方面的异常,如*MYOC*、*OPTIN*基因变异等。

青光眼视神经病变的发生大多数与眼压的病理性升高有关。眼压是眼球内容物作用于眼球壁的压力。统计学上的正常眼压值(均值±2个标准差)是11~21mmHg,代表95%正常人群的生理性眼压范围。正常眼压的生理作用在于保持眼球固有形态、恒定角膜曲率、保证眼内液体正常循环以及维持屈光间质的透明性,这对视觉功能有着重要的意义。由于眼球容量是固定的,因此构成眼球内容物的晶状体、玻璃体、眼内血液量及房水的改变必然伴随眼压的变化。传统上认为前三者的变化不大(近期有提出葡萄膜尤其是脉络膜血液容量变化与原发性闭角型青光眼发生可能相关),唯有房水循环的动态平衡最直接影响到眼压的稳定性。房水循环途径中任何一个环节发生障碍,都会影响到房水生成与排出之间的平衡,表现为眼压的高低变化。青光眼中眼压升高的病理生理过程主要有3方面:睫状突生成房水的速率增加,房水通过小梁网路径流出的阻力增加,以及表层巩膜的静脉压增加。临床上绝大部分青光眼是因房水外流阻力增加所致。

针对青光眼的上述可能病因机制,目前临床上的有效措施就是采用各种方法,使被扰乱的房水循环重新恢复平衡,控制病理性升高的眼压,达到每个个体的安全眼压(靶眼压,target IOP)水平,阻止和预防视网膜视神经的损害,保护视功能。降低眼压是唯一一经严格证实的青光眼有效治疗方法。至于其他相关因素,相信随着研究认识的不断深入,复杂的青光眼视神经损伤病理过程将会逐渐明了,针对性的防治措施也将应运而生。

三、青光眼的相关基因研究

青光眼的家族聚集性早已被临床所关注,大量的家系调查发现青光眼是具有遗传倾向的复杂眼病,这已得到国内外学者的公认。目前青光眼的分子遗传学研究成为眼科学和遗传学领域的一个热点。近年来,随着分子生物学的迅猛发展以及人类基因组计划的顺利实施,青光眼相关致病基因的研究也取得了较大的进展,通过对家系病例的连锁分析先后定位和克隆了不少相关基因;近年来,通过对散发病例的关联分析又找到了一些与青光眼发病风险相关的基因和遗传标记(表11-1)。但青光眼的发病和遗传方式非常复杂,涉及多种基因之间的相互作用以及基因与环境之间的相互作用,尽管目前已经得到一些青光眼相关致病基因,但还有许多问题亟待解决,如易感基因的变异,如何影响相应编码的蛋白质空间结构及相应的功能,如何与其他基因相互作用,又如何引起青光眼相关的病理生理改变等。青光眼相关致病基因的研究,使我们能够从基因水平重新认识青光眼的发病机制,有可能在临床出现青光眼特征性损害前,从分子水平作出更早的临床前诊断,对防止青光眼的发生,实现早期干预,判断疾病预后作出相应评价,并为进一步的青光眼治疗方法革新如基因治疗等,以达到根治青光眼的目的奠定基础。

表 11-1　已知的青光眼相关基因

疾病	基因名	染色体位置
开角型青光眼	*MYOC*(myocilin)/*TIGR*(trabecular meshwork inducible glucocorticoid response)	1q24.3
	TGFBR3(transforming growth factor beta receptor 3)	1p22.1
	TMCO1(transmembrane and coiled-coil domains 1)	1q24.1
	WDR36(WD40-repeat36)	5q22.1
	ASB10(ankyrin repeat and SOCS box containing 10)	7q36.1
	CAV1/CAV2(caveolin 1/caveolin 2)	7q31.2
	CDKN2B-AS1(CDKN2B antisense RNA 1)	9p21.3
	ABCA1(ATP binding cassette subfamily A member 1)	9q31.1

续表

疾病	基因名	染色体位置
开角型青光眼	*OPTN*（optineurin）	10p13
	TBK1（TANK binding kinase 1）	12q14.2
	SIX1/SIX6（SIX homeobox 1/SIX homeobox 6）	14q23.1
	NTF4（neurotrophin 4）	19q13.3
闭角型青光眼	*COL11A1*（collagen type XI alpha 1 chain）	1p21.1
	PLEKHA7（pleckstrin homology domain containing A7）	11p15.1
先天性青光眼及眼前段发育不良	*CYP1B1*（cytochrome P450，family 1，subfamily B，polypeptide 1）	2p22.2
	PITX2（paired-like homeodomain transcription factor 2）	4q25
	FOXC1（Forkhead box C1）	6p25.3
	PAX6（paired box transcription factor 6）	11p13
	LTBP2（latent transforming growth factor beta binding protein 2）	14q24.3
剥脱综合征	*LOXL1*（lysyl oxidase-like 1）	15q24.1

四、青光眼的分类

根据病因学、解剖学和发病机制等，青光眼有许多种分类方法，临床上通常将青光眼分为原发性、继发性和儿童（发育）性三大类：

1. 原发性青光眼（primary glaucoma） 这类青光眼的病因机制经过长期的研究，逐步了解但尚未完全阐明，是典型的眼科心身疾病。为与继发性青光眼相区别，习惯上仍称为原发性青光眼，是主要的青光眼类型，在我国约占 86.7%，发生在成年以后人群。

2. 继发性青光眼（secondary glaucoma） 由眼部其他疾病或全身疾病等明确病因所致的一类青光眼，可见于各年龄人群。

3. 儿童（发育）性青光眼（childhood glaucoma，即以前的 developmental glaucoma） 为眼球在胚胎期和发育期内房角结构发育不良或发育异常所致的一类青光眼，于出生前后和婴幼儿期以及少年儿童期发病。

第二节　原发性青光眼

要点：

1. 原发性青光眼是青光眼的临床主要类型，双眼发病但严重程度可以不同，依据前房角状况分为闭角型和开角型两大类。

2. 原发性闭角型青光眼是前房角关闭引起眼压升高，继而造成视神经损害的青光眼，我国常见。临床有急性和慢性表现，如能解除前房角关闭，可预防青光眼的发生发展。

3. 原发性开角型青光眼发病隐匿，临床慢性表现，有高眼压性与正常眼压性，诊断需有视神经损害和/或视野损害依据。

4. 原发性青光眼的特殊类型介绍了高褶虹膜性、恶性、正常眼压性、色素性、剥脱性青光眼。

5. 青光眼的治疗包括降低眼压，改善微循环和神经保护。目前最主要的有效治疗手段是控制眼压，有药物、激光、超声和手术等方法。

原发性青光眼是主要的青光眼类型,见于 18 岁及以上人群,一般系双侧性,但双眼的发病可有先后,严重程度也常不相同。依据引流房水的前房角解剖结构是否被周边虹膜堵塞,将原发性青光眼分为闭角型和开角型青光眼两大类,虽然最终都表现为典型的青光眼性视神经病变和视功能损害,但其易感因素、发病机制、临床表现过程、早期筛查及治疗原则均明显不同。

一、原发性闭角型青光眼

(一)定义与概况

原发性闭角型青光眼(primary angle-closure glaucoma,PACG)是因原先就存在的虹膜构型而发生的前房角被周边虹膜组织机械性阻塞,导致房水流出受阻,造成眼压升高的一类青光眼。PACG 的发病有地域、种族、性别、年龄上的差异:主要分布在亚洲地区,尤其是在我国(占 47.5%)最多见,印度(占 23.7%)次之,东南亚(占 13.6%)及欧美(占 8.7%)较少,非洲(占 1.6%)和中东地区(占 1.1%)最少;女性多见,约占 69.5%,与正常女性的前房角偏窄的解剖结构有关;多发生在 40 岁以上,50~70 岁者最多,30 岁以下很少发病。我国 PACG 患病率约为 1.4%,在 85~89 岁中国人群中,男性 PACG 患病率为 3.44%,女性 PACG 患病率为 6.33%,是我国最常见的青光眼类型。

西方国家对 PACG 的认识与我国现有的概念不同,主要在于青光眼的诊断标准有差异。他们认为诊断青光眼必须有视神经和/或视野的损害,将原发性房角关闭性疾病(primary angle-closure disease,PACD)的自然病程分为 3 个阶段:①原发性房角关闭可疑状态,即周边虹膜与小梁网接触范围至少 180° 而眼压正常,没有形成周边虹膜前粘连,也没有视神经结构或视野的改变;②原发性房角关闭,即在上述基础上出现这 3 种情况之一:眼压升高、周边虹膜前粘连、有急性眼压升高的提示征(虹膜萎缩、瞳孔变形或晶状体的青光眼斑),且没有视神经结构或视野的损害;③PACG,即同时具有至少 180° 的房角关闭和视神经结构或视野的损害,但不一定要有眼压升高或周边虹膜前粘连的表现。因此,从西方学者的流行病学资料中所得到的我国 PACG 患病率与国内学者的就有差异。这个定义将急性大发作但通过药物、激光或手术及时控制而无视神经和视野损害的患眼称为急性房角关闭,并将我国临床表现分类中的临床前期眼、间歇期眼、发作期眼、慢性进展期早期阶段眼等也完全排除在外了。最新《中国青光眼指南(2020 年)》对 PACG 的定义仍然是:房角关闭所导致的急性或慢性眼压升高,伴有或不伴有青光眼性视盘改变和视野损伤的一类青光眼。

目前,我国邯郸眼病研究发现原发性青光眼的发病率为 1.6%。自 20 世纪 60 年代起,我国就已对 PACG 临床表现进行了系统的观察,总结了其临床病程的演变规律,归纳出 PACG 的临床分期,并提出根据不同分期进行不同方式的干预治疗。国内大量临床文献报道了遵照这些原则对临床前期和间歇缓解期,甚至急性发作的 PACG 进行的预防性、治疗性周边虹膜切除(开)术,能有效地阻止青光眼的发作、发生和发展。由此可见,与原发性开角型青光眼不同的是,PACG 是可以预防和阻止视神经视野损害的一类青光眼。当然我们需要按照国际规则进行全国多中心、随机对照的前瞻性临床研究来获取更深入的科学评价。

(二)病理生理与发病机制

房水生成进入后房,同时前房内的房水经由前房角处的小梁网向眼外引流,造成前后房之间出现压力差,生理情况下就会顶推虹膜的瞳孔缘离开晶状体表面使得房水流入前房,压差得到平衡,瞳孔与晶状体的这种相对位置关系被称为生理性瞳孔阻滞(pupillary block)。如果虹膜与晶状体前囊膜密切接触,就有可能形成病理性瞳孔阻滞,使得生理状况下生成的房水从后房经由瞳孔流向前房的阻力增加,造成虹膜后面压力异常增高,在易感个体就会顶推相对组织薄弱的周边虹膜向前膨隆关闭房角,阻塞小梁网,造成房水外流的阻断,导致眼压升高。PACG 的发生须具备 2 个因素:眼球解剖结构的异常以及促发机制的存在。

1. 眼球解剖结构的异常 PACG 的眼球有着其特征性的解剖结构(图 11-2),即前房较浅(尤其周边前房),角膜(相对)较小,晶状体相对较大较厚(随着年龄的增长尤其明显),房角入口狭窄;加之眼球轴长较短,形成晶状体位置相对偏前,使得相对狭小的眼前段更为拥挤。晶状体的前表面与虹膜紧贴的面积增大,增加了瞳孔阻滞力,因此容易使已狭窄的房角发生关闭堵塞。

此外,少数病例存在高褶虹膜、睫状突肥厚前旋、晶状体韧带松弛等因素(见本节"三、特殊类型青光眼"部分)。

2. 促发机制的存在　PACG 的发生往往有内在的或外在的促发因素,包括眼局部的、全身性的;生理性的或病理性的。临床上最多见的是情绪波动,亦见于过度疲劳、近距离用眼过度、暗室环境、全身疾病等。可能机

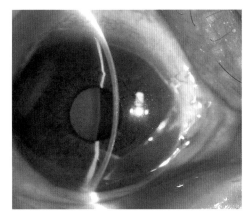

图 11-2　原发性闭角型青光眼浅前房

制是这些刺激直接或间接引起眼部自主神经功能的紊乱,交感-副交感系统失去平衡,使得瞳孔扩大并加重瞳孔阻滞;或睫状肌调节痉挛,顶推根部虹膜向前;或因瞳孔大小变化使周边虹膜末卷不断触碰摩擦小梁组织,加之眼局部血管舒缩功能失调,共同导致了狭窄的前房角关闭、粘连和堵塞,促使青光眼发病。

PACG 的解剖结构因素已被众多越来越精确的研究手段如前节光学相干断层扫描成像(OCT)和超声生物显微镜(UBM)等生物测量所证实;在促发因素方面,也见有越来越多的关于神经血管调节功能、内分泌因子乃至精神心理因素的定量分析等研究。随着更广泛深入的探索,其分子生物学的发病机制也在逐步被揭示。

(三)临床表现

PACG 的临床表现比较复杂,随着认识的不断深入,更多地将临床发展规律与其病理发展过程相结合,分为急性和慢性两种临床表现型。

1. 急性闭角型青光眼(acute angle-closure glaucoma)　临床上大多见于虹膜膨隆明显的窄房角眼,相对性瞳孔阻滞较重,也见于少数完全性的高褶虹膜眼。房角呈"全"或"无"的方式关闭,可伴有程度上的不同。由于房角关闭突然且范围较大,因此一般有眼压升高的明显症状表现。我国临床工作中,根据其临床发展规律,仍然传统地分为四个阶段。

(1)临床前期:指具有闭角型青光眼的解剖结构特征如浅前房、窄房角、短眼轴等,但尚未发生青光眼的患眼。这里有两种情况:一类是具有明确的另一眼急性闭角型青光眼发作病史,而该眼却从未发作过,临床资料表明两眼发作间隔多在 1~2 年,最长者可达数十年;另一类是没有闭角型青光眼发作史,但眼部检查显示具备一定的急性闭角型青光眼的解剖特征,暗室激发试验可呈阳性表现,部分患者有明确的急性闭角型青光眼家族史。这些情况均被认为是处于临床前期,存在着急性发作的潜在危险。

(2)发作期:一旦周边虹膜堵塞了房角,房水不能外引流,眼压就立即上升,随之出现一系列临床症状,即为闭角型青光眼的发作。开始时,患者感到有些轻微的眼胀和头痛,或有恶心感,白天视物呈蒙雾状,夜晚看灯光则有虹视。根据发作的临床表现,可分为两类:

1)先兆期:亦称小发作、不典型发作。其临床特点是患者自觉症状轻微,仅有轻度眼部酸胀、头痛。视力影响不明显,但有雾视、虹视的现象。眼前部没有明显充血,角膜透明度稍有减退,只有在裂隙灯显微镜检查下才可能看到轻度角膜上皮水肿。瞳孔形态正常,反应略显迟钝,虹膜则大多呈膨隆现象,前房较浅。眼底可见视盘正常,偶可见到视网膜中央动脉搏动。眼压一般在 30~50mmHg。发作时间短暂,经休息后可能自行缓解。

由于眼内组织特别是虹膜没有因这种发作而发生明显的充血水肿,虹膜与小梁网组织虽然紧贴,但不会很快形成粘连性关闭,只要及时缩小瞳孔,房角仍可重新开放,眼压比较容易控制。但如不解除瞳孔阻滞因素,则再度发作仍难避免,而每次发作都可产生部分房角损伤和/或粘连性关闭。在大

部分房角形成粘连性关闭后,就进入慢性进展期。

2）急性大发作:即典型的大发作。起病急和明显的眼部体征是其特征。绝大多数为一眼,极少有双眼同时发作。由于房角突然大部分或全部关闭,眼压急剧上升,出现明显的眼痛、头痛,甚至恶心、呕吐等症状;视力高度减退,可仅存光感。眼部检查可见球结膜水肿,睫状充血或混合充血,角膜水肿呈雾状混浊,瞳孔扩大,多呈竖椭圆形或偏向一侧,对光反射消失,前房很浅,以及眼部刺激征等,眼底则常因角膜水肿混浊而难以窥见。眼球坚硬如石,测量眼压多在 50mmHg 以上,可超过 80mmHg。进一步裂隙灯检查见到角膜水肿,角膜后可有虹膜色素颗粒沉着(色素性 KP),房水闪辉,虹膜水肿、隐窝消失。发病略久的急性闭角型青光眼,还可见虹膜色素脱落和/或扇形萎缩。晶状体前囊下可呈现灰白色斑点状、粥斑样的混浊,称为青光眼斑(图 11-3)。虹膜萎缩、瞳孔变形和晶状体的青光眼斑这些征象一般出现在眼压急剧升高且持续时间较长的情况下,即使眼压下降后也不会消失,作为急性大发作的标志而遗留下来。其中角膜后色素性 KP、虹膜节段性萎缩及青光眼斑被称为急性闭角型青光眼"三联征"。

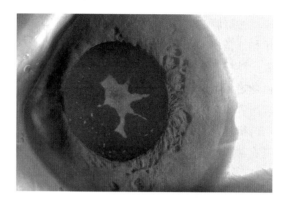

图 11-3　原发性闭角型青光眼急性大发作青光眼斑

在控制眼压、角膜恢复透明后,应行房角检查。房角有可能重新开放或有局部粘连,小梁网上有色素黏着,甚或纤维素性渗出等。如房角大部分已经粘连,则眼压必将回升。角膜水肿消退后的眼底检查可见到静脉轻度充盈,视网膜上偶可见到出血斑点。如高眼压持续时间较短,视盘可正常或略充血;如高眼压持续较长,则可见视盘充血、视网膜轻度水肿(回流障碍);如高眼压持续过久,则可出现视盘苍白(缺血),甚或视网膜中央静脉阻塞性出血。

急性发作如持续时间短,眼压控制及时,一般视力可以逐渐恢复,视野也能保持正常。如未能及时得到控制,眼压水平过高,可在短期甚至数日内完全失明。但多数患者可得到不同程度的缓解,从而转入慢性进展期。

上述两种不同的临床表现与房角关闭的速度和范围、眼压升高的程度和持续时间,以及个体易感性、血管神经反应性等因素有关。

（3）间歇缓解期:闭角型青光眼的发作,特别是小发作,如果通过及时治疗(亦有自行缓解的)使关闭的房角又重新开放,眼压下降,则病情可得到暂时缓解或稳定相当长的时间,这阶段称为间歇缓解期。此期的时间可长可短,长者可达 1~2 年或更长,短者 1~2 个月即可再次发作,个别甚至数日内再发作。反复的小发作,可以形成局部小范围的房角粘连,但并不影响其余大部分重新开放的房角房水引流功能,因而临床上眼压仍正常,房水流畅系数(C 值)亦正常。只是当这种粘连的范围逐渐扩展到一定程度时,才表现出渐进性的眼压升高,从而进入慢性进展期。如果是药物控制下的眼压正常而房水 C 值未改善,房角大部分仍粘连关闭,不能算是间歇缓解期。

（4）慢性进展期:房角关闭过久,周边部虹膜与小梁网组织产生了永久性粘连,眼压就会逐渐持续升高,病程转入慢性期而继续发展,这种状况称为慢性进展期。

如果是发生在急性发作未能控制的基础上,则在早期仍保留着急性期的症状和体征,但程度减轻。到后期则仅留下虹膜、瞳孔以及晶状体方面的体征。如果是通过小发作而来,则除了房角大部分或全部粘连外,亦可无其他症状或体征。另一种情况也可进入慢性进展期,即在一些间歇缓解期甚至临床前期的患者,因不愿手术治疗而长期滴用缩瞳剂,虽然避免了急性发作,但房角关闭粘连却在逐步缓慢地进行着,当达到一定范围(往往超过 180°圆周时)则表现出眼压的持续升高。

慢性进展期的早期,眼压虽然持续升高,但视盘和视野尚正常。如不干预,到一定阶段时,视盘就逐渐凹陷和萎缩,视野也开始受损并逐渐缩小,最后完全失明(即绝对期)。确定病程已进入慢性进展期的主要依据是眼压升高,相应范围的房角粘连,房水 C 值低于正常。如果视盘已有凹陷扩大,慢性进展期的诊断更可确定。

急性闭角型青光眼的慢性进展期与慢性闭角型青光眼是两个不同的概念,虽然在处理原则上基本相同,但其发病机制和临床过程是不同的,有必要认识和区别。

2. 慢性闭角型青光眼(chronic angle-closure glaucoma) 这类青光眼的眼压升高,同样也是由于周边虹膜与小梁网发生粘连性关闭所致,但其房角粘连是由点到面逐步发展的,眼压水平也随着房角粘连范围的缓慢扩展而逐步上升。所以临床上没有眼压急剧升高的相应症状,眼前段组织也没有虹膜萎缩、瞳孔变形等急性发作的表现,而视盘则在高眼压的持续作用下逐渐形成凹陷性萎缩,视野也随之发生进行性损害。这种状况往往不易引起患者的警觉,只是在做常规眼科检查时,或于病程晚期患者感觉到有视野缺损时才被发现,因此更具有潜在的危害性。慢性闭角型青光眼多见于 50 岁左右的男性,临床表现类似原发性开角型青光眼,但其周边前房浅,中央前房深度可以正常或接近正常,虹膜膨隆现象不明显,房角为中等狭窄,可呈多中心地发生点状周边虹膜前粘连。由于其病程的慢性特征,临床难以做出像急性闭角型青光眼那样的明确分期,通常分为早期、进展期和晚期。在病程的早期,尽管眼压、眼底和视野均正常,但存在房角狭窄,或可见到局限性的周边虹膜前粘连。随着房角粘连的扩展,眼压升高多为中等程度,可达 40~50mmHg。处于进展期和晚期的患者眼底有典型的青光眼性视盘损害征象,相应地伴有程度不等的青光眼性视野损害。

为什么 PACG 有慢性与急性两种不同的表现?这是因为慢性闭角型青光眼的眼球虽然亦有眼轴短、前房浅、房角窄、晶状体厚等解剖变异,但其眼前段的解剖变异程度较急性闭角型青光眼的要轻,瞳孔阻滞因素较轻,多以非瞳孔阻滞因素为主。临床观察到其房角的粘连最早出现在虹膜周边部末卷的表面突起处(称嵴突,crest)。慢性闭角型青光眼的虹膜根部常可见到较多的嵴突,可能与该处较靠近小梁网,更容易与小梁网接触有关。粘连以点状开始,逐渐向两侧延伸扩展,随着房角关闭范围的增加,眼压也就逐步升高。在这样一个漫长的过程中,患者可以逐渐适应高眼压的病理状况,因此临床表现得非常"安静"而无自觉症状。当然导致周边虹膜逐步与小梁网发生粘连的因素可能是多方面的,但房角狭窄是最基本的条件。

(四)诊断与鉴别诊断

对急性闭角型青光眼发作时所表现出的典型症状,一般诊断并不困难。但如果症状不够典型,检查又不仔细,有时亦会将急性青光眼发作误诊为急性虹膜睫状体炎,尤其是伴有前房纤维素性渗出并且眼压已降低时,通过相反的扩瞳治疗而使病情恶化。这时的诊断检查有几点很重要:闭角型青光眼发作后瞳孔常常扩大,前房浅,房角窄;还可以从另一未发作眼也存在的闭角型青光眼解剖结构特征来协助诊断;如原发病为急性虹膜睫状体炎,则瞳孔常是缩小的,前房深度和房角均正常,对侧眼的正常解剖结构也有利于鉴别诊断。此外,急性发作患者因剧烈的头痛、恶心、呕吐等全身症状而忽视了眼部的表现和检查,以致将青光眼误诊为脑血管意外、偏头痛、急性胃肠炎等疾病,甚至给予解痉药如山莨菪碱、阿托品等治疗反而加剧病情的情况,也偶有发生。

慢性闭角型青光眼除了视物模糊、视野缺损外,常缺乏自觉症状,如果检查不细致,可被漏诊或误诊为年龄相关性白内障、开角型青光眼等而贻误有效的治疗。强调细致、认真的眼部检查,尤其前房角的检查非常必要。

处在间歇缓解期的闭角型青光眼,一切似乎都"正常",诊断也较困难,主要依靠病史。凡是年龄在 40 岁以上,特别是女性患者具有浅前房、窄房角的解剖特点,并有发作性的虹视、雾视、头痛或鼻根部酸胀不适等病史,均应怀疑其可能,进行细致检查和严密随访,必要时可考虑暗室或暗室俯卧激发试验以明确诊断。临床前期眼主要根据另一眼的发作史和房角狭窄的特征,以及激发试验的阳性来诊断。激发试验是协助诊断的手段,但试验阴性结果并不一定就能排除闭角型青光眼的诊断。

对 PACG 应详细询问病史,并进行全面细致的检查,尤其强调房角检查,才能作出准确的诊断和分期,以利于治疗。前房角的检查方法有坐位的前房角镜、前节 OCT 以及仰卧位的 UBM。前房角镜检查是最基本、也是最直观的,可以观察到房角内的各种细节如功能小梁网、小梁网色素沉着、Schlemm 管充血、周边虹膜前粘连的程度等,但技术要求高。前节 OCT 是非接触式光学扫描,患者易于配合,能够观察到扫描层面房角的宽窄和虹膜的形态轮廓,但分辨不清小梁网等细节,也无法观察虹膜后的结构。UBM 具有前节 OCT 同样的功用,而且还能够观察到虹膜后的后房、睫状体、晶状体甚至前部玻璃体,以及它们相互之间的关系,但操作技术要求较高。UBM 和前节 OCT 都替代不了前房角镜检查。

目前我国临床上,闭角型青光眼的分期都是基于上述临床表现。但在国际上,国际地域性和眼科流行病学学组(ISGEO)于 2002 年推出 PAC 分类体系,其目的在于协调 POAG 与 PACG 在传统诊断标准中的差异。该分类体系将整个原发性房角关闭性疾病的自然病程分为 3 个阶段,即可疑原发性房角关闭(primary angle-closure suspect,PACS)、原发性房角关闭(primary angle closure,PAC)和 PACG。

除此之外,中华医学会眼科学分会青光眼学组还将 PACG 依照发生机制,分为以下 5 种类型:

(1)单纯性瞳孔阻滞型:瞳孔缘位置相对靠前,瞳孔阻滞力增大,当瞳孔阻滞力大于后房房水压力,房水经由瞳孔到达前房受阻,后房压力增高,周边虹膜向前膨隆,导致房角狭窄甚至关闭。

(2)虹膜高褶型:中央前房深度正常,房角入口处虹膜肥厚转折形成狭窄,甚至关闭房角,周边虹膜平坦,无向前膨隆状态。

(3)睫状体前位型:有明显前位的睫状体,将周边虹膜顶推向房角,造成房角狭窄甚至关闭。

(4)晶状体位置异常型:晶状体及其悬韧带前移,前房容积减小,导致房角关闭。

(5)脉络膜膨胀型:各种原因导致的脉络膜血管内血液容量增加,玻璃体腔压力大于前房压力,晶状体虹膜隔前移,造成房角狭窄甚至关闭。

但目前闭角型青光眼的发病机制仍在不断探索当中,机制分类还可能有待进一步完善。目前临床分期、疾病自然病程和发病机制 3 种分类分期方法在我国临床上都在使用。

(五)治疗

PACG 一旦确诊,就应根据其所处的不同阶段及时给予相应的治疗。

1. 临床前期眼　治疗目的是预防发作,主张及时做周边虹膜切除术(peripheral iridectomy)或激光周边虹膜切除术(laser peripheral iridotomy)解除瞳孔阻滞(图 11-4)。对于暂时不愿手术者应给予预防性滴用缩瞳剂,常用的是 0.5%~1% 的毛果芸香碱(pilocarpine,匹罗卡品)2~3 次/d,并定期随访。

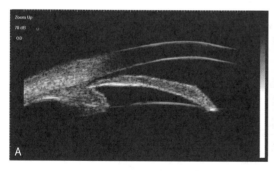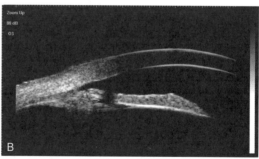

图 11-4　UBM 显示周边虹膜切除术解除瞳孔阻滞
A. 术前;B. 术后。

2. 急性发作眼　挽救视功能和保护房角功能是治疗的两个主要目的。应做急诊全力抢救,以期在最短时间内控制高眼压,减少对视功能的损害并防止房角形成粘连性关闭。

挽救视功能方面,首先是降低眼压,常常是促进房水引流、减少房水生成和高渗脱水 3 种手段联合应用;其次是及时应用改善微循环和保护视神经的药物。

　　保护房角方面,常用缩瞳剂和抗炎药物。对急性发作患者的处理,首先眼局部频滴缩瞳剂,常用 1% 毛果芸香碱,可每 15 分钟 1 次,眼压下降后或瞳孔恢复正常大小时逐步减少用药次数,最后维持在 3 次/d。缩瞳剂能够将根部虹膜拉离小梁网,开放房角,既促进了房水引流,又保护了房角免于粘连损坏。

　　如果发作眼充血明显,甚至有前房纤维素性渗出,可局部或全身应用皮质类固醇制剂,一则有利于患眼反应性炎症消退,二则减轻房角组织的炎症水肿从而有利于房水引流和减少粘连性关闭的发生。

　　对于急性高眼压状况,同时合并应用高渗脱水剂和抑制房水生成的药物,一是有利于眼压的快速控制,二是利于缩瞳剂更好地发挥收缩瞳孔的作用。高渗脱水剂有甘油、山梨醇、甘露醇等,常用 20% 甘露醇溶液,1.0~1.5g/(kg·d),快速静脉滴注。临床使用时应注意老年患者,尤其是有高血压和心功能、肾功能不全,以及电解质紊乱患者的全身状况,以免发生意外。有时脱水太多可加重头痛症状,应引起注意。房水生成抑制剂有眼局部用和全身用两类。全身应用的主要是碳酸酐酶抑制剂,常用的有乙酰唑胺(醋氮酰胺),250mg/次,或醋甲唑胺,25~50mg/次,2 次/d 口服,眼压控制后可停用。眼局部用的主要有碳酸酐酶抑制剂和 α 肾上腺素受体激动剂滴眼液,前者为 2% 杜塞酰胺或 1% 布林佐胺,后者为 0.2% 或 0.15% 溴莫尼定,均 3 次/d;以及 β 肾上腺素受体阻滞剂如 0.5% 噻吗洛尔、0.25% 倍他洛尔、2% 卡替洛尔、0.3% 美替洛尔、0.5% 左布诺洛尔等滴眼液,可选用其中一种,2 次/d。这三类滴眼液可以联合使用,能有效地协助高眼压的控制。

　　急性发作的患眼,如果采取上述治疗措施后高眼压仍无法控制或无下降趋势,可急诊施行激光周边虹膜成形术(laser peripheral iridoplasty)开放房角降低眼压,或前房穿刺术以临时降低眼压。若 3 天内眼压仍持续在 50~60mmHg 或以上,则应考虑及时手术治疗。手术方式可以选择滤过性手术(filtering surgery)如小梁切除术,或者晶状体摘除联合房角分离术。但在眼部组织水肿,充血剧烈的情况下施行手术,组织炎症反应大,易发生手术并发症,滤过泡也容易纤维瘢痕化,往往效果较差。术前、术后加强皮质类固醇的应用,可减少手术并发症并提高手术的成功率。对于眼压升高的青光眼,尤其是急性发作的青光眼,及时给予全身应用自由基清除剂、抗氧化剂如维生素 E、维生素 C 等,可对受损的视网膜视神经组织起到一定的保护作用。

　　闭角型青光眼的小发作,一般能较快控制,常常缩瞳剂、α 受体激动剂、β 受体阻滞剂、碳酸酐酶抑制剂联合应用。无论是大发作还是小发作,眼压下降后可逐步减少至只用缩瞳剂,观察眼压水平和房角开放程度,判断患者进入到间歇缓解期还是慢性进展期;如眼压不再升高,房角大部分或完全开放,则进入间歇缓解期;如眼压再度回升,则表示房角的房水引流功能明显受损,进入慢性进展期。根据患者转归的不同分期给予不同的处理,选作眼内或眼外引流手术。

　　3. 间歇缓解期眼　治疗目的是阻止病程进展。因房角完全或大部分开放,眼压正常,施行激光周边虹膜切开术或周边虹膜切除术,解除瞳孔阻滞,防止房角的再关闭。暂时不愿手术者,则应在滴用缩瞳剂的情况下加强随访。

　　4. 慢性进展期眼　治疗目的是控制眼压。因房角已大部分粘连或全部粘连关闭,引流房水的功能严重受损或已丧失,眼压升高,手术方式可以选择小梁切除术或者晶状体摘除联合房角分离术。术前眼压应尽可能用药物控制到正常范围,如果控制在 30mmHg 以下施行青光眼手术也比较安全。

　　5. 慢性闭角型青光眼　早期病例及相对"正常"的眼,处理原则上同急性闭角型青光眼的间歇缓解期和临床前期眼。根据其特殊的房角解剖特征——较多嵴突,对这些患眼施行周边虹膜切除/切开术的同时进行激光周边虹膜成形术可能效果更好,但其加宽和开放房角的作用会随时间而减弱或消失,需要定期随访。对于进展期和晚期的病例,因房角大多数失去正常引流房水功能,眼压已升高,则需行滤过性手术(图 11-5),或晶状体摘除联合房角分离术。同时因已存在高眼压对视网膜视神经的损害,应给予神经保护治疗。

　　6. 伴有白内障的闭角型青光眼　原发性闭角型青光眼常常存在晶状体较大造成的眼前部拥挤,

如系伴有明显白内障且有手术指征的病例,可行白内障摘除手术。在急性闭角型青光眼的临床前期眼、间歇缓解期眼以及慢性闭角型青光眼的早期眼,仅只需做白内障摘除和人工晶状体植入手术即可完全解除其病理解剖结构的异常,达到加深前房、开放房角的效果。在慢性进展期的早期病例眼也可单独行白内障摘除和人工晶状体植入手术,并在术中施行房角周边虹膜前粘连机械分离术,以期开放房角。部分病例可以获得较为满意的效果,但对于房角粘连已久的病例,术后往往需要加用局部降眼压药,或联合青光眼滤过性手术才能较好地控制眼压。

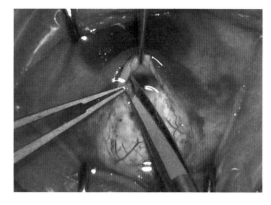

图 11-5　青光眼小梁切除术

7. 绝对期的青光眼　治疗目的仅在于解除症状。如果是高眼压性不适症状局部降眼压滴眼液不能解除,可以施行眼外引流的滤过性手术或减少房水生成的睫状体手术来降低眼压,应尽量避免眼球摘除给患者带来的精神痛苦。如果仅仅是大泡性角膜病变引起的症状,只需配戴软性角膜接触镜即可。

二、原发性开角型青光眼

(一)定义与概况

原发性开角型青光眼(primary open-angle glaucoma,POAG),以前又称慢性开角型青光眼,慢性单纯性青光眼等。这类青光眼的病程进展较为缓慢,而且多数没有明显症状,因此不易早期发现,危险性更大。POAG 具有以下特征:①病理性高眼压,一般认为 24 小时眼压峰值超过 21mmHg;②眼压升高时房角始终保持开放,具有正常外观;③存在青光眼特征性视网膜视神经损害和/或视野损害;④没有与眼压升高相关的眼部或全身的其他异常。

目前,对 POAG 的定义依然在发展之中。出于对病理性眼压的界定和发生视神经损害及视野缺损的考虑,其包括了"正常眼压性青光眼"和"高眼压性青光眼",这一特定的疾病综合征群可能是多种未被区别开的、各自独立的病理生理过程的最后共同阶段。随着对遗传学和病理生理学的认识逐渐加深,相信最终将能区别那些有着相同特征性视神经和视野缺损的不同病症。

同样,由于对 POAG 的定义和检查方法不同,因此存在患病率估计的较大差异,大多数资料表明POAG 的患病率为 1.5%~3%,WHO 资料(2009 年)显示其全球平均患病率是(2.6±0.2)%,非洲裔的患病率(4.16%)最高,视神经损害较重;欧裔的患者人数最多,占全球的 23.9%。在我国的原发性青光眼中,虽然开角型少于闭角型,但近年来临床上所占的比例有所上升,可能与我国代谢性疾病、近视眼等的发病率增加,以及卫生保健和诊断水平的提高有关。年龄多分布在 20~60 岁,随年龄增长,发病率增高。POAG 具有家族倾向性,一级血缘亲属中的发病率要比普通人群高 10%。代谢性疾病如糖尿病、甲状腺功能减退,心血管疾病如血压异常、血液流变学异常、微血管调节异常、视网膜静脉阻塞,精神紧张和焦虑、抑郁,以及中高度近视眼等可能是其高危人群。

(二)病理生理与发病机制

不同于闭角型青光眼房水引流受阻部位是在瞳孔和/或小梁前的房角处(机械性相贴和病理性粘连),开角型青光眼的前房角外观正常并且是开放的,其眼压升高是小梁途径的房水外流排出系统发生病变,房水流出阻力增加所致。主要学说有:①小梁组织局部的病变,小梁内皮细胞活性改变,细胞密度降低,小梁束的胶原变性,小梁板片增厚融合,小梁内间隙尤其是近小管组织的细胞外基质异常积蓄,Schlemm 管壁的内皮细胞吞饮泡减少;②小梁后阻滞,即房水流经小梁组织后的 Schlemm 管到集液管和房水静脉部位的病变,包括巩膜内集液管周围细胞外基质异常和表层巩膜静脉压升高等;③血管-神经-内分泌或大脑中枢对眼压的调节失控所引起。目前,大多数的临床和基础研究表明,小梁组织尤其近 Schlemm 管区的组织(近小管部)是主要病变所在部位。分子生物学研究表明开角型青光眼具有多基因或多因素的基因致病倾向性,确切的发病机制尚未阐明。

(三)临床表现

1. **症状** 开角型青光眼在早期几乎没有症状。只有在病变进展到一定程度时,患者方有视物模糊、眼胀和头痛等感觉。当眼压波动较大或眼压水平较高时,也可出现眼胀、鼻根部酸痛,甚至类似闭角型青光眼那样的虹视和雾视。到了晚期双眼视野都缩小时,则可有行动不便和夜盲等现象出现。中心视力多数病例在短期内可不受影响,甚至到了晚期管状视野时也可保持良好。部分患者的病史回顾存在进行性近视加深为早期主要表现,常有视疲劳。

2. **眼部体征** 早期病例眼前部可无任何改变。前房深度正常或较深,虹膜平坦,眼前部表现很"安静",前房角开放,房角的形态并不会随眼压的升降而有所改变。房角镜检查一般看不到房角结构包括小梁网的明显异常,有时可见较多的虹膜突(梳状韧带)、虹膜根部附着偏前、小梁网色素偏多等,较少见 Schlemm 管血液充盈。眼压较高时可有角膜水肿,在患眼视神经损害较重时可有瞳孔轻度散大,对光反应迟钝(相对性传入性瞳孔障碍)。

眼底特征性视网膜视神经损害是诊断开角型青光眼必需的指标。典型表现为视盘凹陷的进行性扩大和加深,这是所有青光眼发展到一定阶段后的共同特征。在开角型青光眼的早期,眼底特征性的形态改变有眼底颞上、颞下象限的视网膜神经纤维层缺损(retinal nerve fiber layer defect,RNFLD),无赤光检眼镜检查或黑白眼底照相表现为尖端朝向视盘或与视盘边缘接触的暗色楔形缺损(图 11-6A)、视盘上下方局限性的盘沿(rim)变窄以及视盘杯凹的切迹(notch,视杯内缘的局限性小缺损)(图 11-6B)。有些患者可出现视盘表面或其附近小线状或片状的出血。病程的继续进展,视盘的杯凹逐步扩展,最终导致杯/盘比(C/D 比)的增大。开角型青光眼的晚期,视神经乳头呈盂状凹陷,整个乳头色泽淡白,凹陷直达乳头的边缘,视网膜中央血管在越过视盘边缘处呈屈膝或爬坡状,类似"中断"一样。

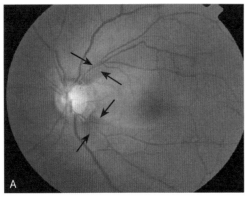
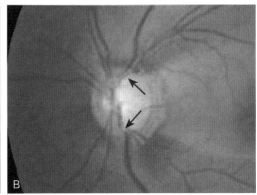

图 11-6 青光眼眼底体征
A. 视网膜神经纤维层缺损;B. 盘沿及视杯切迹。

3. **眼压** 开角型青光眼的最早期表现为眼压的不稳定性升高,眼压波动幅度增大。眼压可有昼夜波动和季节波动,24 小时眼压监测显示其波动规律不同于生理性的眼压波动,50% 以上患者的眼压峰值是在非上班时间段,甚至下半夜。季节中冬天的眼压较夏天的要高些。随着病程发展,眼压水平逐步稳定升高,多在中等度水平,少有超过 60mmHg 的。

4. **视功能** 青光眼的视功能改变主要表现为视野损害/缺损(visual field damage/defect)(图 11-7),往往伴有对比敏感度的变化。一般说来,视野改变与视网膜神经纤维层缺损、视盘的盘沿变窄、杯凹切迹等体征的损害程度相对应,但目前临床上检测到功能的变化往往要迟于形态的变化。视野检测是评价青光眼病变的严重程度和治疗效果的最重要指标。典型的青光眼视野损害如下:

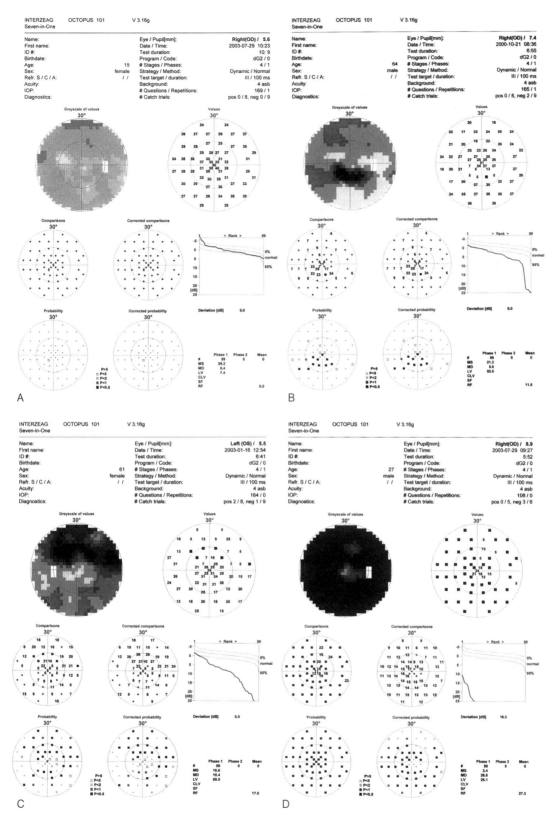

图 11-7 青光眼视野及其损害

A. 中心视野（Octopus）正常；B. 中心视野（Octopus）旁中心暗点；C. 中心视野（Octopus）弓形缺损；D. 中心视野（Octopus）管状；

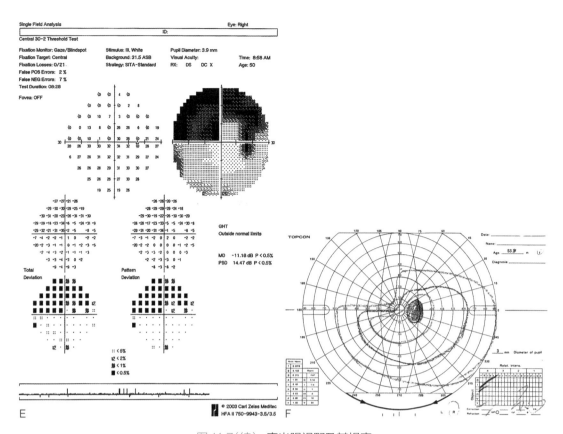

图 11-7(续)　青光眼视野及其损害
E. 中心视野（Humphrey）弓形缺损；F. 周边视野（Goldmann）鼻侧阶梯及上方缺损。

（1）中心视野的损害：中心视野通常指固视点 30°以内所能看到的范围。早期改变最常见的是旁中心暗点，出现率可高达 80%，在注视点周围 10°以内范围，以鼻上方为最多见，可单独或与其他早期损害伴存。鼻侧阶梯也是一种视野损害的早期表现，出现率可高达 70%，是指鼻侧视野水平分界线附近等视线的上、下错位或压陷。随着病程进展，旁中心暗点逐渐扩大，多个暗点相互融合形成典型的弓形暗点（Bjerrum 暗点）。这种视野损害可以延伸至鼻侧的中央水平分界线，形成大的鼻侧阶梯，如有上方和下方的弓形暗点相接则形成环形暗点。

（2）周边视野的损害：在中心视野出现暗点损害的同时或稍后，周边视野（固视点 30°以外）可开始出现变化。通常先是鼻侧周边缩小，且常在鼻上方开始，然后是鼻下方，最后是颞侧。颞侧视野的改变，可表现为周边部的楔形或扇形的等视线压陷缺损。随后，开始进行性缩小，与鼻侧缺损共同形成向心性缩小，最后可仅剩中央部 5°~10°的一小块视野，称管状视野。管状视野可保留较好的中心视力。视野损害在鼻侧进展速度较快，可最终在颞侧留下一小片岛状视野，称颞侧视岛，视力往往较差。青光眼晚期的颞侧视岛与管状视野可以单独存在，也可以相连或孤立并存，这些残存视野的进一步缩小或丧失，就导致完全失明。

早期视野损害的概念，随着视野检查手段的不断发展而改变。Goldmann 视野计动态视野检查完全正常的青光眼，其病理解剖学上已有 48% 的视神经纤维丧失。即使是电子计算机辅助的标准静态阈值视野检查，临床病理和实验证据显示其可检测到的最早视野缺损也相当于有 40% 的神经节细胞丢失。蓝黄视野、倍频视野、对比敏感度等是基于青光眼早期视网膜视神经损害特点而设计的更敏感的视功能检测，可比标准的静态阈值视野检测更早地发现视功能异常。但真正意义上的早期视野损害应该是光阈值的增高，是发生在局部暗点出现之前的可逆性变化。临床上青光眼的视野检查策略是早期病例做静态阈值视野为主，而晚期病例由于视功能损害严重，对静态光标不敏感，以做动态视野检测为佳。

（四）诊断与鉴别诊断

具有眼压升高、视盘的青光眼性特征改变和相应的视野损害，加之房角开放，则开角型青光眼的诊断明确。但在疾病的早期往往特征不明显，诊断要基于上述指标的综合分析判断。

1. 眼压　开角型青光眼的早期眼压可呈波动性升高，随着病情的进展，眼压会逐渐地稳定上升。应根据具体情况进行细致的阶段性观察，必要时作 24 小时眼压测量。如果最高眼压水平超过 30mmHg，波动又大于 10mmHg，则基本可以作出诊断。如果波动大于 6mmHg，最高水平略超过正常，则青光眼可疑，要定期随访观察，并结合其他指标来分析判断。诊断时需注意高眼压症（ocular hypertension），即眼压超过正常水平上限，但长期随访观察并不出现视神经和视野的损害，通常眼压在 21~30mmHg。如果疑为高眼压症，应作中央角膜厚度测量，以明确是否为厚角膜造成的高眼压假象。当实际角膜厚度显著高于标准眼压测量的设定值 520μm 时，最多可高估眼压 7~14mmHg。此外，如果角膜的曲率半径小、眼眶压力高等，也会导致测量眼压的高估。对于没有原因可解释的高眼压症，也有将其视为可疑青光眼的，尤其是在同时伴存有青光眼高危因素时，如青光眼家族史、高度近视眼、代谢性疾病等。长期随访（5~8 年）提示少部分（5%~10%）高眼压症最终发展为 POAG。

眼压的正常范围是 95% 的正常人群生理眼压数值 11~21mmHg，不能机械地将超出这一统计学正常值的眼压都视为病理值，要综合分析判断。此外，眼压测量方法上的差异，也会造成对实际眼压的偏差错误，压陷式 Schiötz 眼压计、非接触式眼压计（NCT）、回弹式眼压计（iCare）等都不如 Goldmann 压平式眼压计准确、可靠，但后者操作的技术要求较高。诊断时，尤其对可疑病例的眼压判断应该作压平式眼压计测量。

过去比较强调眼压描记测定房水流畅系数（C 值）以及压畅比（眼压和房水流畅系数的比值，P_0/C）来分析判断小梁途径房水外流阻力变化，辅助 POAG 的诊断。目前不再强调其作为临床诊断的指标，多用于基础研究。临床上没有公认的、也不推荐 POAG 激发试验辅助诊断。

2. 眼底　主要是视盘及其盘周的形态学改变。视盘的大小对于评价青光眼性视神经病变非常重要。视盘大小与视杯大小、盘沿宽窄相关：视盘越大，视杯就越大，盘沿就越宽。大的视盘伴有大视杯可以是正常的，而小的视盘伴有较小的视杯有可能是病理性的。正常眼底的杯/盘比（C/D 比）大多不超过 0.4，两眼的 C/D 差值也多不超过 0.2。注意盘沿的形态改变，正常视盘的盘沿宽度一般遵循"ISNT"规律，即下方（inferior）最宽，上方（superior）、鼻侧（nasal）次之，颞侧（temporal）最窄。定期随访，发现视盘盘沿选择性丢失更有早期诊断意义。在视盘凹陷明显改变之前，细致的检查如发现有 RNFLD，相应处的视盘盘沿变窄，特别是颞上、颞下象限处，视杯凹陷也在相对应处出现切迹，均是青光眼性视神经损害的特征。这些形态学的改变可以早于阈值视野检测出异常之前，具有早期诊断价值。除了检眼镜下直接观察外，有条件者可以借助视神经乳头立体照相或计算机辅助的眼底视网膜视神经乳头影像分析仪（目前主要是频域 OCT，其他如偏振光或激光共焦扫描等已较少应用）作定量分析，判断细微的形态结构变化，更早期地作出正确诊断。

临床上，易于混淆的眼底体征是生理性大杯凹（图 11-8）和近视眼性视盘改变。人群中视盘的生理性大杯凹比率 5%~10%，50% 以上可以有家族性的生理性大杯凹倾向。通常是两眼对称的，盘沿宽窄符合"ISNT"规律，没有视盘盘沿变窄、杯凹切迹和 RNFLD 改变，其眼压和视野均正常，随访也无进行性改变，均有助于鉴别诊断。近视性眼底改变，尤其在高度近视/病理性近视，其视盘形态由于眼球后极部的扩张和近视弧的扩大而变形，色泽较淡，加之视

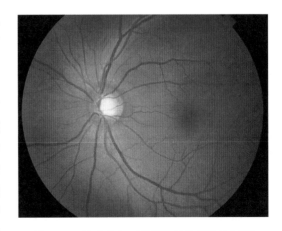

图 11-8　符合"ISNT"规律的生理性大杯凹
即下方（inferior）最宽，上方（superior）、鼻侧（nasal）次之，颞侧（temporal）最窄。

盘周围的脉络膜萎缩灶,视野检查常伴有生理盲点扩大和/或中心暗点(黄斑变性),易与青光眼相混淆。当高度近视眼伴有青光眼时,由于巩膜后葡萄肿的过度牵引,使得颞侧视网膜血管被拉直,视盘上的血管屈膝和移位不明显,杯凹浅而倾斜,也易误认为仅仅是近视眼的改变。临床上对高度近视眼发生青光眼的病例,常常难以在早期作出较明确的判断。

3. 视功能 青光眼具有特征性的视野损害,但视野检查属于一种主观检查,即心理物理学检查,反映了整个视觉通路和视觉认知的状况,可受多种因素的干扰,有时可靠性欠佳。因此,分析结果时应综合眼压、眼底的视网膜视神经形态状况来作出判断。视野损害也可见于其他眼病和神经系统、血管系统等疾病。当一时难以判断视野损害是否由青光眼造成时,可作定期的随访检查,对比分析视野变化。因此,不要单独依据一次视野检查就排除或确定早期青光眼的诊断。

青光眼除了视野损害以外,也有其他视功能的异常,包括:①空间/时间对比敏感度下降;②辨色力下降,尤其是蓝黄色受累较早较重;③视觉电生理中图形视网膜电图(pattern electroretinogram,PERG)、明视负波反应(photopic negative response,PhNR)、图形视觉诱发电位(pattern visual evoked potential,PVEP)、多焦视觉诱发电位(multifocal visual evoked potential,mfVEP)等。针对这些视功能的检测仪器设备有的已经投入临床研究应用,如倍频视野、蓝黄视野检查,有的正研发临床运用如"客观视野"的 mfVEP 等,期望能够更早地发现特征性的青光眼性视功能损害。但目前还是以中心静态阈值视野检测作为青光眼视功能评价的"金标准"。

4. 房角 POAG 的房角大多较宽,当眼压升高时房角仍开放,即使到了病程晚期,也无关闭粘连。少部分病例,房角入口可以较窄,眼压升高时并不关闭,也不会发生房角粘连,这是一类窄角性的POAG 眼。房角的宽窄和开放是两个不同的概念。POAG 的前房角中可以见到残留的中胚叶组织(梳状韧带)附着在睫状体带、巩膜突,甚至小梁网上,易将其误认为虹膜周边前粘连,其特点是呈丝状突起,表面光滑,边界清晰。而真正的粘连则多是呈不规则小片状前粘,边界模糊,表面纹理不清,结合虹膜根部膨隆与否也有助于区别。与慢性闭角型青光眼鉴别的关键在于前房角镜检查是否有房角粘连关闭。

POAG 的诊断是一个综合眼压、眼底、视野、房角等多因素的分析判断过程,对诊断有怀疑时,最好的策略是经过一段时间的定期随访、观察、对比,直至有充分证据才作出青光眼的诊断。POAG 的高危因素如青光眼阳性家族史、近视眼、代谢性疾病、视网膜静脉阻塞等,对其早期诊断也有一定的参考价值。基于相关突变基因的分子生物学诊断,可以更早地筛查出 POAG 的易感者,并作为重点的监测对象。

(五)治疗

目的是尽可能地阻止青光眼的病程进展,最终目标是减少 RGC 的丧失至正常年龄的相应水平,以保持有生之年视觉功能(视野)的生理需要。治疗策略的制订应以青光眼患者全面检查为基础,包括准确掌握眼压的高度和波动的规律,视野的定量阈值变化及其进展速率,视盘形态的细致改变以及视网膜视神经血供状况的异常与否,并且结合全身心血管、呼吸、代谢等系统有无疾病,患者的经济状况和期望寿命等因素来综合考虑选择。治疗的手段为降低眼压达到安全靶眼压、改善视网膜视神经血液循环以及直接的 RGC 保护,主要方法有药物、激光和手术治疗,可以联合采用。对已有明显视神经和视野损害的病例多主张积极的手术治疗,并给予相应的神经保护治疗。

1. 药物降眼压治疗 若局部滴用 1~2 种药物即可使眼压控制在安全水平,视野和眼底改变不再进展,患者能耐受,并配合定期复查,则可长期选用药物治疗。

(1)眼局部应用的降眼压药物:目前应用的相关药物作用机制有 3 方面,即增加小梁网途径、葡萄膜巩膜途径的房水引流,以及减少睫状体的房水产生。

1)拟胆碱作用药物:常用毛果芸香碱,其降眼压机制是增加小梁网途径的房水外流,多为 β 受体阻滞剂不能较好控制眼压时的一种联合用药。

2)β 肾上腺素受体激动剂:常用肾上腺素前体药地匹福林(dipivefrin),利用其与 β_2 肾上腺素受体兴奋作用,使小梁网房水流出阻力降低以及增加葡萄膜巩膜途径房水外流,可单独和联合用药。

3)β肾上腺素受体阻滞剂:是最常用的降眼压滴眼液,有噻吗洛尔(timolol)、倍他洛尔(betaxolol)、美替洛尔(metipranolol)、左布诺洛尔(levobunolol)、卡替洛尔(carteolol)等滴眼液,通过阻滞位于睫状体非色素上皮细胞上的β₂肾上腺素受体来减少房水生成。主要有心血管系统和呼吸系统的不良反应,因此对有较重心血管疾病如心力衰竭、窦性心动过缓、二或三度房室传导阻滞,较重呼吸系统疾病如支气管哮喘、严重阻塞性呼吸道疾病者,应避免使用。

4)碳酸酐酶抑制剂:通过抑制睫状体非色素上皮细胞内的碳酸酐酶来减少房水生成,有杜塞酰胺(dorzolamide)和布林佐胺(brinzolamide),避免了全身应用碳酸酐酶抑制剂的众多不良反应。

5)α肾上腺素受体激动剂:常用选择性α₂受体激动剂溴莫尼定(brimonidine),其降眼压作用除了直接抑制房水生成外,还可能与其增强了葡萄膜巩膜途径房水外流有关。

6)前列腺素衍生物:主要是通过增加葡萄膜巩膜途径房水引流、也有证据表明其可增加小梁途经房水外流来降眼压,常用拉坦前列素(latanoprost)、曲伏前列素(travoprost)、贝美前列素(bimatoprost)和他氟前列素(tafluprost),是目前最有效(降眼压幅度最大、作用维持时间最长)的一类眼局部降眼压药。

7)NO(一氧化氮)供体,Rho激酶抑制剂:这些都是促进小梁网路径房水外引流的最新降眼压滴眼液,但并未显示出超越上述各类药物的降眼压作用。

8)复方固定制剂:将2种或2种以上的降眼压药物混合制成一种滴眼液,加强了降眼压疗效,减少了防腐剂对眼表的损伤,提高了患者的用药依从性。可以是上述几类不同作用机制的降眼压药物之间的组合,目前主要有前列腺素衍生物+β肾上腺素受体阻滞剂,β肾上腺素受体阻滞剂+碳酸酐酶抑制剂,β肾上腺素受体阻滞剂+α肾上腺素受体激动剂等。

应用于开角型青光眼降眼压治疗最早的是增加小梁网途径房水引流药物如拟胆碱作用药、肾上腺素受体激动剂等,最广泛的是减少房水生成的药物如β肾上腺素受体阻滞剂,最新的是增加葡萄膜巩膜途径房水引流的药物如前列腺素衍生物,最方便的联合用药是复方固定制剂。

(2)全身应用的降眼压药:多作为局部用药不能良好控制眼压时的补充,或手术治疗前的术前用药,剂量不宜过大,时间不宜过长,以免引起全身更多的不良反应。目前主要有两大类。

1)碳酸酐酶抑制剂:通过抑制睫状上皮的碳酸酐酶来减少房水的生成,降低眼压。以乙酰唑胺(acetazolamide)为代表,口服,每次125~250mg,每日1~3次。该药系磺胺类制剂,过敏者禁用。常见的不良反应有唇面部及手指、脚趾麻木感,胃肠道刺激症状,尿液混浊等,如果长期服用,可诱发尿路结石、肾绞痛、代谢性酸中毒、低钾血症等不良反应。因此,临床上常在服用乙酰唑胺的同时给予氯化钾和碳酸氢钠,以减少不良反应的发生。对伴有肝、肾功能不全,呼吸性酸中毒者应谨慎使用,最好不用。个别病例服用该药后可产生再生障碍性贫血,认为是与剂量无关的特异性反应。醋甲唑胺(methazolamide),口服,每次25~50mg,每日2次。其不良反应同乙酰唑胺,相对较少,但临床上偶可见到严重的剥脱性皮炎的并发症。

2)高渗脱水剂:通过提高血浆渗透压使眼球内脱水来降低眼压。以甘露醇(mannitol)为代表,常用量为1g/(kg·d),每天20%甘露醇250ml(快速静脉滴注)为宜,降眼压作用起效快,但维持时间短(6小时)。在高血压、心功能不全、肾功能不全患者,要注意全身状况,以防意外。过于频繁地应用或过长时间的使用易引起全身脱水、电解质紊乱,颅内脱水严重时引起头痛,血液脱水严重时可引起血栓形成,尤其在儿童和老年人更应注意。其他高渗脱水剂有高渗的山梨醇、葡萄糖、甘油(口服)等。

2. 激光降眼压治疗　目前推荐选择性激光小梁成形术(selective laser trabeculoplasty,SLT),是利用激光在小梁网上产生的生物效应改善房水流出易度,降低眼压。欧美地区将SLT作为首选治疗的手段之一,并可以延缓手术时间和减少抗青光眼药物的使用。还可作为怀孕、哺乳等不适合或因药物不良反应不能耐受药物治疗而又不愿意手术治疗患者的替代治疗方法,也可以作为药物的联合治疗或手术后眼压控制不理想时的补充治疗。SLT治疗对小梁组织几乎没有损伤,也不影响药物治疗和手术治疗的疗效。

3. 手术降眼压治疗　最常用的手术方式是眼外引流的滤过性手术,包括经典的小梁切除术及其改良术式等,即人为地开创一条滤过通道,将房水引流到巩膜瓣和结膜瓣下,以控制升高的眼压。年轻患者为减少滤过通道的过度纤维瘢痕化,可在术中或术后恰当应用抗代谢药,常选丝裂霉素(MMC)和氟尿嘧啶(5-FU),但要特别注意防止该类药物的毒性作用和可能的并发症。眼局部使用干扰素对减轻滤过泡的血管瘢痕化也有一定的作用,相对安全。对于不适于小梁切除术的,或多次滤过性手术失败、角结膜缘区域难以形成有效滤过泡的患眼,采用传统的人工植入物如青光眼引流阀(如 Ahmed valve)植入手术。近年来微小切口的青光眼引流手术(micro-incisional glaucoma surgery,MIGS)应用于临床,分为两类:一类是切除(如 Kahook Dual Blade,KDB)/切开(如 Gonioscopy-Assisted Transluminal Trabeculotomy,GATT)小梁网,或将微小植入物穿透小梁网,使房水直接进入 Schlemm 管的内引流;另一类是从前房角内植入微管到球结膜下(如 Xen 微管)的外引流,各有其特点,安全性提高,但远期降眼压疗效均未超过经典的小梁切除术,且均需有附加的设备和/或耗品,因此目前小梁切除术仍是青光眼滤过性手术的主流术式。

4. 视神经保护治疗　神经保护(neuroprotection)概念的提出,主要是基于对青光眼视神经损伤机制和病理生理过程的深入研究及认识。除了降眼压这一最有效的神经保护措施外,目前强调更直接的神经保护治疗。由于青光眼疾病的慢性、进行性临床特征,在组织病理上同时存在已经损失(死亡)、正在损害(受伤)和受到威胁(尚正常)的不同视神经(轴突)和/或神经元(神经节细胞等)。对于已经死亡的神经,我们无能为力。即便是控制了导致青光眼病变的高眼压因素后,这种死亡及濒临死亡的神经组织形成的病理微环境,还将对其周围受损的以及尚正常的神经组织造成继发损害,唯有及时采取恰当的治疗措施,才能保护和拯救邻近的正常及受损神经组织。临床和基础研究提示青光眼视神经损害的原发因素不仅是眼压,如神经营养因子缺乏、代谢障碍、毒性产物、自身免疫损伤等也可能直接或间接作用于视网膜视神经。因此,有必要强调青光眼的神经保护治疗。目前,临床上已应用的主要是钙离子通道阻滞剂如倍他洛尔、尼莫地平、硝苯地平,抗氧化剂如维生素 C 和维生素 E,α_2 肾上腺素受体激动剂如溴莫尼定,神经保护剂如甲钴胺、胞磷胆碱,植物药如银杏叶提取物,中药提取物如葛根素、当归素、黄芩苷及灯盏细辛方剂等;正在研究的有兴奋毒性神经递质谷氨酸的 NMDA 受体阻滞剂,神经营养因子如脑源性神经营养因子(BDNF),神经保护因子热休克蛋白,神经免疫 Cop-1 疫苗,神经干细胞诱导、移植及视神经再生等。上述神经保护治疗措施还需要随机、双盲的大样本、多中心、长期临床研究来加以证实。目前随着对青光眼视网膜视神经微循环障碍的认识深入,有效改善其微循环的各类研究也在积极开展中。

完善的青光眼治疗应该是将达到靶眼压的降眼压治疗与阻止视网膜神经节细胞(RGC)凋亡的神经保护治疗,以及视网膜视神经微循环改善相结合,才能使更多的神经节细胞从受创的病理困境中解脱出来并得到完全恢复。

三、特殊类型青光眼

这类独特的青光眼仍属原发性的,但与前述的闭角型和开角型青光眼不同。

(一)高褶虹膜性青光眼

高褶虹膜(plateau iris)是指虹膜根部前插在睫状体上,虹膜周边部呈角状高褶、向前再转向瞳孔区的解剖结构,其特征是形成的房角窄,但虹膜平坦、前房并不浅(图 11-9)。较少见,女性患者较多,常有闭角型青光眼家族史,也较瞳孔阻滞性闭角型青光眼年轻,多在 30~50 岁。其房角可自发关闭,或瞳孔扩大

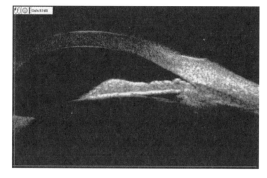

图 11-9　高褶虹膜(UBM)

后关闭,尤其是周边虹膜切除(开)术后瞳孔扩大仍会发生房角关闭,有时呈急性闭角型青光眼样发作。这说明相对瞳孔阻滞因素在虹膜高褶的房角关闭中所起的作用远较在虹膜膨隆的房角关闭中要小。依据虹膜褶的高度和范围可分完全性和不完全性2种。完全性虹膜高褶即虹膜褶较高并且整个房角360°圆周均有,临床多为急性眼压升高的表现,同前述的急性闭角型青光眼发作;不完全性虹膜高褶则虹膜褶较低并且不完整,不至于造成整个房角的突然全部关闭,因此临床上多表现为慢性过程,同前述的慢性闭角型青光眼表现。

高褶虹膜引起的眼压升高,可用虹膜周边切除术后的暗室试验阳性结果来明确诊断,房角检查在暗光下呈关闭状,亮光下呈开放状。UBM检查对高褶虹膜的构型判断具有独特的诊断价值。

高褶虹膜性青光眼的治疗需用缩瞳剂,也可施行激光周边虹膜成形术来拉平高褶加宽房角。对于已有白内障手术指征的患者,单纯白内障摘除术可以改善这种高褶虹膜造成的窄房角。如果已发生较广泛周边虹膜前粘连,房水引流功能破坏,则施行滤过性手术治疗。

(二) 恶性青光眼

闭角型青光眼药物或手术治疗后眼压不但不下降反而升高,病情更重,眼胀眼痛明显,视功能更差,临床上称为恶性青光眼(malignant glaucoma),从发病机制上又称为睫状环阻塞性青光眼(ciliary block glaucoma),房水引流错向性青光眼(aqueous misdirection glaucoma)。这是一种多因素的难治性青光眼,可为原发性,也可以是继发性的。多见于眼前段手术(青光眼、白内障等)后,亦见于缩瞳剂治疗以及自发性的。好发于小眼球、短眼轴、大晶状体的闭角型青光眼患眼。其病理机制是睫状体的肿胀、肥大、前旋,或晶状体悬韧带松弛,导致晶状体虹膜隔前移,瞳孔缘被晶状体前部紧紧顶住,并且将虹膜整个推向小梁网和角膜,关闭房角,前房极浅或消失(图11-10)。房水在睫状突、晶状体赤道部和前玻璃体界面的附近向前流动受阻(睫状环阻滞),向后反流进入玻璃体腔或玻璃体后间隙积聚(房水引流错向),玻璃体内压力增高,又进一步顶推晶状体虹膜隔向前,产生恶性循环,形成其特殊的临床表现:前房消失,眼压不断升高。

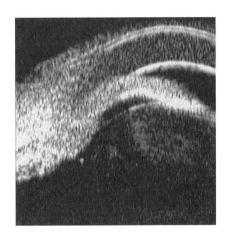

图 11-10　恶性青光眼(UBM)

需要鉴别的类似病理状况主要有:①瞳孔阻滞性青光眼,可以通过周边虹膜切除(开)术后前房加深来加以区别;②脉络膜上腔出血,可发生在手术中(暴发性)或手术后数天内(迟发性),如量多可造成浅前房和高眼压,眼底和B超检查可明确;③脉络膜脱离,一般为伴有低眼压的浅前房,易于识别;但如果恢复较慢,时间较长,眼外引流的滤过泡消失,瘢痕化后眼压可升高,应注意分析辨别。

恶性青光眼一旦确诊,应立即采取积极措施,以恢复前房,降低眼压。

药物治疗主要有:①睫状肌麻痹剂,松弛睫状肌,加强晶状体悬韧带的张力,使晶状体后移,常选用1%~4%阿托品滴眼液,4~5次/d,夜间加用阿托品眼膏;②降眼压药物,用高渗脱水剂和减少房水生成药物,可以使玻璃体脱水浓缩,降低眼压;③皮质类固醇抗炎治疗,局部或全身应用,减少组织水肿和炎症反应,减轻组织细胞损伤,可以促进睫状环阻滞的解除。

激光治疗,在无晶状体眼、人工晶状体眼可用Nd:YAG激光做晶状体后囊膜及玻璃体前界膜的切开治疗,利于玻璃体内积液的向前引流。也可直视或经房角镜或经眼内镜做睫状突的氩激光光凝,使其皱缩而解除睫状环阻滞。

如上述治疗无效,则需施行手术治疗:①简单的睫状体扁平部穿刺抽吸玻璃体积液手术。②前段晶状体玻璃体切割术,同时切除一个钟点的周边虹膜、晶状体悬韧带、周边玻璃体以及玻璃体前界膜,这是根治的方法。单纯的晶状体囊外摘除手术往往无效。术后继续滴用阿托品睫状肌麻痹、皮质类固醇抗炎等治疗。

(三)正常眼压性青光眼

具有与其他类型青光眼类似的视盘凹陷扩大和视野缺损但缺乏明显眼压升高的证据,一般认为与高眼压性开角型青光眼同属于 POAG 的不同表现型,有称低压性青光眼,但眼压实际上是在统计学正常值范围内,所以用正常眼压性青光眼(normal tension glaucoma,NTG)更为确切。国外报道 NTG 占开角型青光眼的 20%~50%,尤以亚洲,特别是日本、韩国最多。流行病学调查以 40~60 岁年龄组最多,女性患者明显多于男性患者。NTG 的致病因素不明,目前普遍认为与相关易感基因、眼局部血液循环障碍、自身免疫等可能有关。

临床特征:就诊主诉为视力减退和视野模糊、缺损,早期往往由于无症状和中心视力尚好而延误,主要是眼底视神经乳头的改变。与高眼压性青光眼比较,NTG 的杯凹较浅,颞侧和颞下象限的盘沿更窄,视盘周围的晕轮(halo)和萎缩征较多,视网膜视盘出血发生率较高。视盘杯凹与视野损害不成比例,即同样的视野缺损,NTG 的 C/D 比较高眼压性青光眼的 C/D 比要大。NTG 的视野损害具有以下特征:视野缺损靠近固视点的比例较大,上半缺损较多,局限性缺损较多,且损害较深,边界较陡。虽然这类青光眼的眼压在正常范围内,但部分患者存在较大的日夜波动,平均眼压偏于正常范围的高限一侧(18~20mmHg),说明这类青光眼的视神经损害阈值降低,不能承受相对"正常"的眼压。研究认为还可能与视网膜和脉络膜血管自身调节异常所致缺血缺氧、视神经和 RGC 的自身免疫损伤等有关。

NTG 的易患危险因素有:近视眼,血压异常(低血压或高血压),血流动力学危象(如失血、休克),血液流变学改变(如高血黏度等),自身免疫疾病,心血管疾病尤其是周围血管痉挛(如雷诺征,偏头痛),低颅内压等,低颅内压可导致眼颅压力梯度的增高进而导致视神经损害,目前低颅内压被认为是青光眼新的危险因素。

NTG 的诊断需综合眼部和全身检查以及完整、细致的病史,一般认为峰值眼压不应超过 21mmHg,但要除外因角膜较薄、角膜曲率较小所致测得眼压较低的影响,可通过角膜厚度、角膜曲率测量来识别。需与下列情况鉴别:①具有较大日夜眼压波动的高眼压性开角型青光眼,可进行 24 小时眼压监测,尤其是夜间眼压的监测来明确;②已经缓解的高眼压性青光眼遗留有扩大的视盘杯凹和视野损害,如皮质类固醇性青光眼、青光眼睫状体炎综合征等,了解详细的既往相关病史很重要;③非青光眼性视神经病变,如各类视神经萎缩(尤其是视交叉处颅内占位性病变所致),缺血性视神经病变,先天性视盘小凹等,这些疾病均有各自的视神经损伤和视野损害特点。

NTG 一般进展较慢,视野损害常以年计,影响其预后的因素有:在正常范围内相对较高的眼压;较薄的角膜厚度;较深的局部性视杯切迹;视网膜视盘的小出血;全身低血压和血液循环不足;血液流变学异常;微循环障碍;自身免疫疾病;吸烟等。治疗主要是持续、平稳地降低眼压,达到病情不再继续进展的安全靶眼压范围,改善微循环,以及神经保护。通常以降低原先基础眼压峰值水平的 1/3 幅度为目标,并在随访过程中根据视神经损伤和视野损害是否得到稳定控制来动态调整。药物宜选择不影响血管收缩或降压幅度大的降眼压药,如前列腺素类衍生物、碳酸酐酶抑制剂、α_2 肾上腺素受体激动剂和有扩张血管作用的倍他洛尔。并依据 24 小时眼压曲线,结合降眼压药物的药动学、药理学参数来制订个体化的用药方案。亦可采用选择性激光小梁成形术(SLT)治疗,或与降眼压药物联合治疗。一般来说,当药物和激光治疗难以控制眼压达到目标要求或病情仍在继续进展时,才考虑手术治疗。可采用较薄(1/3~1/4 厚)巩膜瓣的小梁切除术等滤过性手术来获得较低的眼压。鉴于 NTG 的致病多因素,建议在有效降眼压的基础上积极改善眼局部血供治疗,常选用钙离子通道阻滞剂、5-羟色胺拮抗剂和活血化瘀中药等,有利于病情的控制和减缓进展。同时应用视神经保护剂如抗自由基药物、阻断谷氨酸神经毒性药物和神经营养药物等,但这方面的治疗效果尚待临床评价。

(四)色素性青光眼

以色素颗粒沉积于房角为特征的一种青光眼,有色素播散综合征(pigment dispersion syndrome)

与色素性青光眼（pigmentary glaucoma）之分。色素播散综合征的发病机制是反向瞳孔阻滞：中周边部虹膜后凹，与晶状体悬韧带接触、摩擦，导致虹膜色素上皮内的色素颗粒释放，尚无青光眼发生。色素性青光眼的小梁网房水外流受阻并非色素颗粒的单纯性阻塞，还与小梁网吞噬功能异常等有关。

临床特征：色素性青光眼常累及双眼，在西方国家占青光眼的1%~1.5%，我国少见。在白种人群中，不伴有眼压升高的色素播散综合征患者占人群的2.45%，男女相同，而色素性青光眼多累及年轻男性，近视眼是其危险因素。

裂隙灯显微镜下可见到位于角膜后中下部的角膜内皮上，呈垂直向梭形色素沉着，下端稍宽，称为Krukenberg梭。虹膜的前表面也可有色素沉着，多在轮沟内，中周部虹膜透光缺损征早期较少，随着病程进展可逐步增加，呈典型的环形轮辐状散在分布，为80~90条，与后面的晶状体悬韧带数目一致。整个前房角较宽，尤其是功能性小梁网有明显的深棕色、黑色色素沉着，小梁网呈现浓密的色素沉着带，程度通常为3~4级（图11-11）。色素播散过程有活动期（出现突发的大量色素颗粒播散，多与跑、跳等震动性运动有关）和静止期（色素颗粒逐

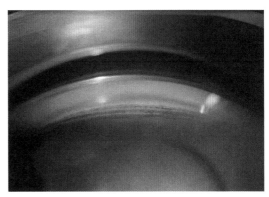

图11-11 前房角小梁网明显色素沉着

步吸收减少）。如果眼压正常，称色素播散综合征；如眼压超过21mmHg，未发生视神经损伤时，称色素性高眼压；如伴有视神经损害改变时则诊断为色素性青光眼，眼压多在30~40mmHg，可有较大波动，整个色素播散综合征中有1/3~1/2发生青光眼。

临床上根据其特征性表现，尤其是裂隙灯显微镜下观察到典型的虹膜虫蚀样透光体征和房角镜下见到小梁网上大量的色素沉着，易于作出诊断。中国人和非洲人由于虹膜基质中有黑色素细胞存在，因此很少见虹膜透照现象。用UBM可提供纵切面观察周边虹膜后凹的形态及其与晶状体悬韧带的关系，有助于诊断。需要与其他小梁网色素异常病理状况如剥脱综合征、眼内手术或钝挫伤所致色素脱落沉着、年龄相关的色素沉着等进行鉴别。

色素性青光眼的治疗有：

（1）药物治疗：降眼压选用β肾上腺素受体阻滞剂，碳酸酐酶抑制剂，α₂肾上腺素受体激动剂，前列腺素衍生物等；缩瞳剂理论上可以拉紧虹膜来避免与晶状体悬韧带接触、解除瞳孔的反向阻滞和减少色素颗粒的释放，但临床实际应用效果并不理想。

（2）激光治疗：有2方面的作用，周边虹膜切开术可以解除其反向瞳孔阻滞；SLT针对升高的眼压治疗，通常需要分别低能量、多次施行。

（3）手术：周边虹膜切除术术后见到虹膜变得平坦，其效果需长期随访验证，但不能解除已经升高的眼压；滤过性手术适用于眼压不能控制且已有明显视神经或视功能损害的患眼。

（五）剥脱性青光眼

剥脱综合征（exfoliation syndrome）为一类常伴发青光眼的系统性、特发性疾病。在剥脱性青光眼（exfoliative glaucoma）患眼内见到灰白色斑片样物质，曾有囊膜性青光眼（glaucoma capsulare）和假性剥脱（pseudoexfoliation）等名称。剥脱综合征多见于50岁以上高加索人种，无明显遗传性，发病率为0.4%~38%，与白内障呈正相关。剥脱综合征患者中青光眼的发病率为7%~63%。男女比为1:3，但男性患者发生青光眼的概率约比女性多1倍。欧洲地区多累及双眼，美洲地区多累及单眼。虽有发现剥脱综合征相关的基因变异，但其发生机制目前尚未完全明了，普遍认为是一种与细胞表面相关物质过多产生或异常破损相关的细胞外间质疾病。

临床特征：灰白色物质沉积在晶状体前表面是重要的诊断体征（图11-12）。典型分3个区带：相

对匀质的中央盘区;周边的颗粒层带;分隔二者的洁净区。剥脱物质可呈现于虹膜、瞳孔缘、角膜内皮、前房角、晶状体悬韧带和睫状体,白内障摘除术后可见于晶状体后囊膜、人工晶状体、玻璃体前界面以及玻璃体条索上。此外,剥脱物质也存在于眼球外的眼部组织以及眶外组织器官中,主要局限在结缔组织或筋膜部分。晶状体表面的剥脱物质也引起虹膜色素上皮的破损和释放色素颗粒。其房角小梁网上的色素沉着往往不均匀,同时可见有少量散在的碎屑样剥脱物质。

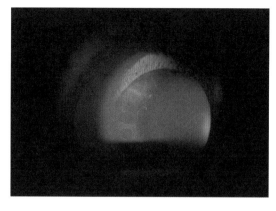

图 11-12　晶状体前表面剥脱物质

剥脱性青光眼典型地表现为开角型青光眼,系剥脱物质和色素颗粒共同阻塞小梁网,以及小梁网内皮细胞功能异常所致。25% 可呈急性眼压升高,超过 50mmHg,部分病例可伴发闭角型青光眼。

需鉴别囊膜剥离疾病(capsular delamination,也称真性剥脱),见于高温作业者,伴白内障但少有青光眼,其剥脱物系热源性白内障中卷起的透明膜。另外虹膜睫状体炎或铜异物等引起的毒性剥脱,外伤所致的损伤性剥脱,依据有关病史和体征可资鉴别。

剥脱性青光眼平均眼压较高,视功能损害进展较快,对药物治疗的反应也差。药物治疗降眼压可选用 β 肾上腺素受体阻滞剂、碳酸酐酶抑制剂、α_2 肾上腺素受体激动剂,前列腺素衍生物等。缩瞳剂虽然能减少瞳孔运动,减少剥脱物质和色素播散,又改善房水引流,但易于形成后粘连,有的病例会加重病情,甚至因晶状体悬韧带松弛而诱发闭角型青光眼。欧洲报道 SLT 治疗剥脱性开角型青光眼可获得较好眼压控制,延缓病情的发展。如上述治疗无效,则只能施行小梁切除等滤过性手术,要注意避免因晶状体悬韧带松弛导致的浅前房等相关并发症,并加强术后的抗炎治疗。

(孙兴怀)

第三节　继发性青光眼

要点:

1. 继发性青光眼是指某些眼部或全身疾病,或某些药物的不合理应用导致眼压升高的眼部综合征群。

2. 炎症相关性青光眼的病因、临床表现及治疗原则。

3. 眼钝挫伤相关性青光眼的发生机制、临床表现及处置原则。

4. 晶状体相关性青光眼的病因、发生机制及临床的诊治要点。

5. 新生血管性青光眼是由于眼部缺氧的血管性疾病,导致虹膜和房角出现新生血管的一类难治性青光眼。

继发性青光眼(secondary glaucoma)是以眼压升高为特征的眼部综合征群,其病理生理是某些眼部或全身疾病,或某些药物的不合理应用,干扰了正常的房水循环,或阻碍了房水外流,或增加房水生成。根据高眼压状态下房角的开放或关闭,继发性青光眼也可分为开角型和闭角型 2 类,但有些病例在病变过程中可由开角转为闭角,有些病例则可两种机制共存。继发性青光眼常见的原发病变主要有炎症、外伤、出血、血管疾病、相关综合征、相关药物、眼部手术以及眼部占位性病变等,使病情更为复杂和严重,预后往往也较差,其诊断和治疗要同时考虑眼压和原发病变。

一、炎症相关性青光眼

各种累及眼部（包括眼球内和眼眶）的炎症，都可能破坏正常的房水循环而引起眼压升高，可表现为暂时性或慢性顽固性。临床上往往多见于眼前部的炎症，尤其是虹膜和睫状体的炎症。葡萄膜炎导致眼压进行性升高，造成视神经损伤和/或视野损害的继发性青光眼总体约为18%。

（一）继发于虹膜睫状体炎的青光眼

眼前段葡萄膜炎（虹膜睫状体炎，iridocyclitis）可导致严重的急、慢性青光眼发生，慢性葡萄膜炎发生青光眼要比急性葡萄膜炎（<3个月病程）至少高1倍以上。其眼压升高可继发于活动性炎症、炎症后遗症或过量的糖皮质激素治疗。

导致开角型青光眼的病理生理状况有炎症细胞、纤维素、血清蛋白及受损的组织细胞碎片等阻塞小梁网，炎症介质和毒性物质导致的小梁网炎症、水肿、Schlemm管内皮损害、硬化，房水外流障碍。还有炎症刺激造成的房水分泌过多，以及长期用皮质类固醇治疗诱导的眼压升高。

继发性闭角型青光眼的病理状况可以是非瞳孔阻滞性的周边虹膜前粘连，也可以是瞳孔阻滞性的瞳孔后粘连（瞳孔闭锁或瞳孔膜闭，图11-13），阻断后房向前的房水交通，并引起虹膜膨隆，以及炎症造成的睫状体前旋，都可加重或促使周边虹膜前粘连。

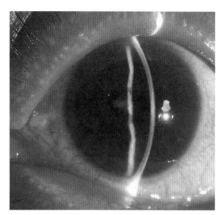

图11-13　虹膜睫状体炎导致的瞳孔闭锁

【临床表现】 急性虹膜睫状体炎伴发青光眼时，前房的炎性渗出物多较浓厚，原有的急性炎症表现往往将继发青光眼的症状和体征掩盖起来或混杂在一起，易被忽略。如果角膜上皮出现水肿现象，应该做眼压测量。慢性或陈旧性虹膜睫状体炎所引起的继发性青光眼，如有完全的瞳孔后粘连和虹膜膨隆现象，多不难识别，但如果不伴虹膜膨隆体征（很可能是整个虹膜与晶状体发生了后粘连），应做细致的前房角检查，多可见到广泛的周边虹膜前粘连。

【治疗处理】 急性虹膜睫状体炎合并高眼压时，以控制炎症为主，充分扩瞳和足量的皮质类固醇（局部和全身）应用，配合降眼压药（减少房水生成）治疗，多能较快地控制高眼压状况。慢性虹膜睫状体炎尤其需要系统、规范的抗炎治疗，同时注意继发性青光眼的随访。陈旧性虹膜睫状体炎合并青光眼时，多需手术治疗。大多数继发性青光眼需施行眼外引流手术加用适量的抗代谢药，防止滤过通道瘢痕化，手术前后应给予适量的皮质类固醇治疗，以防手术干扰引起虹膜睫状体炎症的活动。

（二）青光眼睫状体炎危象

青光眼睫状体炎危象（glaucomatocyclitic crisis）又称Posner-Schlossman综合征，是前部葡萄膜炎伴青光眼的一种特殊形式，主要见于20~50岁的青壮年，以非肉芽肿性睫状体炎伴明显眼压升高为特征，发生机制不明。发作期内房水中前列腺素E的浓度较高，间歇期又恢复正常，曾认为是前列腺素介导的炎症反应。近年来，活动期的房水检测发现与病毒感染密切相关，主要是疱疹类病毒感染，其中巨细胞病毒约占一半。可有发作性视物模糊、虹视、雾视等症状。起病甚急，单眼居多，可反复发作，似乎与劳累，尤其是脑力疲劳、精神紧张、工作生活压力大、作息规律紊乱、女性生理周期、感冒等身体免疫力下降有关。

【临床表现】 炎症轻微，局部充血轻，眼压升高可达40~60mmHg，可引起角膜水肿，但通常对视力影响较小。房水闪辉轻微，一般在发作3天内出现KP，多为粗大的羊脂状KP，也可见细小灰白色KP，通常数目不多，为1~10颗，大多沉积在角膜下方1/3区域，有些甚至隐藏在下方的房角内。房角开放，无周边虹膜前粘连，也不发生瞳孔后粘连。炎症发作和眼压升高可持续数小时到数周，多在1~2周内，也能自行缓解。临床上见到青壮年不明原因的单眼发作性视物模糊伴眼压升高而前房又不浅时,应考虑到青光眼睫状体炎危象的可能,找到典型的 KP 是诊断关键(图 11-14)。

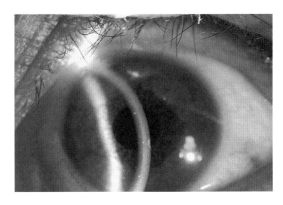

图 11-14　青光眼睫状体炎危象的典型 KP 征

大多数预后较好,部分反复发作的顽固病例可呈开角型青光眼的表现,即使在间歇期眼压也持续升高,视神经乳头可出现凹陷性萎缩,视野损害。反复发作的顽固性病例还可伴有后囊下的并发性白内障,对视力影响大。

【治疗处理】　青光眼睫状体炎危象大多是一自限性疾病,给予表面滴用皮质类固醇有利于控制炎症,但长期使用可升高眼压,应尽量缩短使用时间。也可使用非甾体抗炎药来控制炎症。反复发作的病例,还可加用睫状肌麻痹剂、干扰素和抗病毒药治疗。高眼压时需用降眼压药物治疗,如发生视神经和视功能损害,应考虑眼外引流手术治疗。

二、眼钝挫伤相关性青光眼

眼球钝挫伤伴发的眼压升高可在损伤后立即发生,也可迟至数个月、数年才表现出,眼压升高可以是暂时性,也可以是持续性;可以是轻度的,也可以是显著的,依据钝挫伤的程度和引起眼压升高的原因而不同,常见有以下几种情况。

(一) 眼内出血

最常见的是前房积血,其次是玻璃体积血。引起眼压升高的原因主要有:

1. **前房积血(hyphema)**　眼压升高多为暂时性的,与积血量的多少有关。最常见的原因是红细胞等血液成分机械性阻塞小梁网。大量出血者血凝块可引起瞳孔阻滞,造成眼压的升高。其继发青光眼的处理主要是通过限制活动以减少再出血,药物治疗促进积血吸收和降眼压。一般都能较快控制眼压,前房积血也完全吸收。如伤后眼压很高(常因多种原因导致),伴较多前房积血,或有角膜血染可能时,应行前房穿刺放血冲洗。如果眼压仍不能被控制,可能除出血外合并有其他眼压升高继发因素。

2. **血影细胞性青光眼(ghost cell glaucoma)**　眼内出血后红细胞变性形成影细胞(ghost cell),不能通过小梁网,阻碍了房水外流,引起眼压升高。其临床特征是多见于玻璃体积血后约 2 周,变性的红细胞通过破损的玻璃体前界面进入前房,前房内有许多小的土黄色影细胞在慢慢地循环,后期可沉积于下方房角内如同前房积脓,房角是开放的。对这类病例,应通过前房冲洗联合玻璃体陈旧积血的切除手术才能完全解除。

3. **溶血性青光眼(hemolytic glaucoma)**　为大量眼内出血后数天到数周内发生的一种开角型青光眼,系含血红蛋白的巨噬细胞、红细胞碎片阻塞小梁网,小梁细胞因吞噬过多的血细胞后发生暂时功能障碍,造成房水引流受阻。临床特征是前房内红棕色的血细胞,房角检查见红棕色色素,房水细胞学检查含棕色色素的巨噬细胞。这种继发的高眼压多为自限性,主要用药物控制眼压和伴发的炎症,待小梁细胞功能恢复后可逐渐清除这些阻塞物,使青光眼缓解。对于顽固性的病例,需手术前房冲洗以及滤过性手术降眼压。

4. **血铁质沉着性青光眼(hemosiderotic glaucoma)**　少见,发生在长期眼内出血者,系血红蛋白从变性的红细胞内释放出,小梁细胞吞噬该血红蛋白,血红蛋白中的铁离子释出,过多的铁离子可造成小梁网组织的铁质沉着症,使小梁组织变性,失去房水引流作用。一旦发生这种青光眼,小梁网的功能已失代偿,需行滤过性手术治疗。一般也可见到眼部其他组织存在程度不同的铁质沉着症。

(二) 房角后退

钝挫伤常可致房角后退(recession of anterior chamber angle),伤后早期眼压升高发生的原因是小梁组织水肿、炎症介质释放和组织细胞碎片阻塞等,主要用皮质类固醇抗炎和减少房水生成的降眼压治疗。伤后数个月到数年发生的慢性眼压升高,多见于房角后退范围≥180°的患眼。房角镜检查可见程度不同、宽窄不一的房角后退征(图11-15),也可伴有损伤后导致的局部周边虹膜前粘连。多认为是小梁组织损伤后,瘢痕修复阻碍了房水外流。通常较难用药物控制,需滤过性手术治疗。

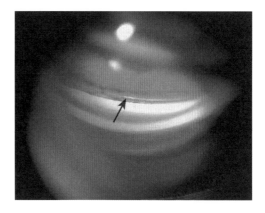

图 11-15　房角镜检查见房角后退征

（三）其他原因

钝挫性眼外伤也可造成晶状体和玻璃体解剖位置异常,或葡萄膜炎症等引起继发性青光眼。

钝挫伤所伴发的青光眼往往是上述多种因素共同作用所致,应注意分析观察,抓住主要的病因,施行治疗时有所侧重,但又要全面。对于钝挫伤后急性期的眼压升高,尽量应用抗炎药物和降眼压药物治疗,只要眼压能够逐步下降,就不要过早施行青光眼外引流手术,临床观察到在伤后1个月内施行青光眼滤过性手术的患眼,约90%都因伤后的炎症反应致使滤过通道瘢痕化而失败。

三、晶状体相关性青光眼

包括晶状体自身物质诱致的青光眼(主要是开角型)和晶状体位置异常所致的青光眼(主要是闭角型)。这里主要阐述晶状体自身物质诱致的青光眼。

（一）晶状体溶解性青光眼

晶状体溶解性青光眼(phacolytic glaucoma)为过熟或成熟的白内障中高分子量的可溶性晶状体蛋白大量逸出,阻塞了小梁网房水外流通道所致的继发性开角型青光眼。

【临床表现】　急性眼压升高,类似急性闭角型青光眼发作,眼红、痛,角膜水肿,视力变化因原先的完全性白内障而不明显。大多数病例的眼压呈进行性升高,病情严重。前房房水明显闪辉(可溶性晶状体蛋白为主),中等量的较大透明细胞(巨噬细胞)现象,常见有小颗粒物在房水内循环,房水中有呈彩虹样或明显折射的胆固醇结晶颗粒(图11-16)。晶状体完全混浊,皮质液化,核漂浮,囊膜上有软性白色斑点。房角镜检查除见到房水中的小颗粒物沉积外常无明显异常,呈开角。

【治疗处理】　难以用药物治疗控制,需针对病因摘除白内障。根据不同状况可选择白内障囊内摘出术、囊外摘出术及人工晶状体植入,并充分冲洗干净前后房及房角内的小颗粒物,一般在白内障手术后,青光眼可得到缓解和控制而不需施行抗青光眼手术。

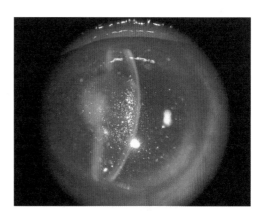

图 11-16　过熟白内障房水中呈彩虹样结晶颗粒

（二）晶状体残留皮质性青光眼

又称晶状体颗粒性青光眼(lens particle glaucoma),大多数见于白内障手术后,残留的晶状体皮质、囊膜碎片等阻塞房水外流通道,以及这些残留物诱发的眼内炎症反应所致。主要是由可以在房水中自由移动的颗粒状、碎屑状晶状体残留物质逐步阻塞较大范围的小梁网引起,但也可有以下因素的参与:手术后的炎症反应,手术中使用的黏弹剂残留,炎症所致虹膜周边前粘连或瞳孔后粘连,以及治疗使用的皮质类固醇药等,常在术后数天到数周发病。后发性膜性白内障 Nd:YAG 激光切开术后的眼压升高可能与晶状体囊膜碎片特别细小,易于完全填充阻塞小梁网间隙以及可能的玻璃体内物质进入前房角、损伤性炎症反应等相关。

【临床表现】　房水中有白色晶状体皮质和/或透明、半透明的囊膜碎片循环,也可沉积在角膜内皮上,房水闪辉严重,细胞游动(巨噬细胞和白细胞)明显,严重的可伴前房积脓。房角开放,可见上述物质,炎症反应明显时或慢性迁延性炎症会有周边虹膜前粘连的形成。

【治疗处理】　首先是药物降眼压,同时给予睫状肌麻痹剂和皮质类固醇抗炎治疗。如果药物治疗不能很快控制,或存在多量的晶状体残留物质,则应及时手术灌注冲洗出,一般能较快控制高眼压而无须施行抗青光眼手术。

(三) 晶状体过敏性青光眼

晶状体过敏性青光眼(phacoanaphylactic glaucoma)系晶状体损伤后机体对晶状体物质(蛋白)产生过敏性反应所致。很少发生,可见于白内障手术(囊外或乳化术)后,晶状体外伤性或自发性囊膜破裂,成熟或过熟的白内障晶状体蛋白漏出等状况。目前认为晶状体过敏性反应是一种免疫复合性疾病,即当对晶状体蛋白的正常耐受丧失时才发生,而不是细胞介导的对异体组织的排斥反应。组织病理上,晶状体过敏以典型的带状、肉芽肿性炎症反应为特征。其青光眼的发生有多种机制:晶状体颗粒性物质、晶状体蛋白均能阻塞小梁网,导致眼压升高;炎症反应累及小梁网也可引起或加重青光眼;应用皮质类固醇治疗也可致眼压升高;虹膜周边前粘连和瞳孔后粘连可造成闭角型青光眼。

【临床表现】　多样化,炎症反应可在数小时或数天内发生,也可迟至数个月,葡萄膜炎可以轻微,也可以很剧烈,大量前房积脓,前房内可见晶状体碎片。当临床征象怀疑是晶状体过敏性炎症或存在剧烈的葡萄膜炎时,诊断性前房穿刺可见到泡沫状的巨噬细胞,也可通过诊断性玻璃体晶状体切除术获得病理依据来明确。需要与下列主要病理状况鉴别,包括手术中带入眼内的或与人工晶状体相关的异物毒性反应,由低毒的细菌或真菌所致的感染性眼内炎,晶状体溶解性青光眼,交感性眼炎,伴存的葡萄膜炎加剧等。

【治疗处理】　晶状体过敏性炎症通常对皮质类固醇治疗(局部或全身)的反应较差,需要手术彻底清除残余的晶状体包括囊膜,如有人工晶状体也须取出,以经睫状体扁平部玻璃体晶状体切除术为最佳。取出物应送病理检查以明确诊断。青光眼的处理依据正确诊断,针对不同原因治疗。

四、血管疾病相关性青光眼

血管疾病相关性青光眼是一组最终以虹膜和房角新生血管为特征表现的青光眼,主要与引起眼部缺氧(尤其眼后节缺氧为主)的血管性疾病相关,统称新生血管性青光眼(neovascular glaucoma),极其顽固。在组织病理学上,眼内纤维血管膜是由增生的肌纤维母细胞(成纤维细胞平滑肌分化)和新生血管组成,膜的纤维部分透明,平滑肌成分可收缩;新生血管由内皮细胞组成,薄壁,血屏障功能不完整,易于漏出荧光素和其他物质。导致新生血管性青光眼的病因有多达40余种不同疾病,主要有视网膜静脉阻塞(中央静脉或分支静脉)、糖尿病性视网膜病变及其他疾病,各约占1/3。临床病理过程分为3期,即青光眼前期、开角型青光眼期和闭角型青光眼期。

【临床特征】　最初可见瞳孔缘有细小的新生血管芽,随着病程进展,新生血管从瞳孔周围延伸开蜿蜒走行在虹膜的表面,晚期这些新生血管可以完全遮盖原来虹膜的表面结构(图11-17)。新生血管延及房角时,穿过睫状带和巩膜突呈树枝状布于小梁网上。房角新生血管伴有的纤维组织膜可阻塞小梁网引起开角型青光眼,最终纤维血管膜收缩,形成周边前粘连,房角黏闭。虹膜前表面的纤维血管膜收缩,造成瞳孔领的色素外翻,瞳孔固定扩大。眼压升高可达60mmHg以上,伴眼痛、畏光、角膜水肿,中到重度充血,视力常为数指(counting fingers,CF)或手动(hand

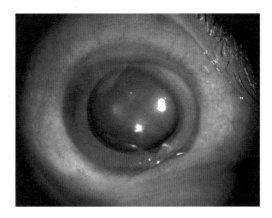

图 11-17　虹膜表面新生血管及瞳孔领色素外翻

movement,HM)检查。

缺血型视网膜中央静脉阻塞中有18%~60%发生新生血管性青光眼,多在静脉阻塞后2~3个月时发现,80%的病例在6个月内发生。增殖性糖尿病性视网膜病变中约22%发生新生血管性青光眼,成人双眼新生血管性青光眼或虹膜新生血管化几乎均为糖尿病性视网膜病变所致。对糖尿病性视网膜病变患者,施行白内障手术、玻璃体视网膜手术后更易发生新生血管性青光眼。其他较多见的伴发新生血管性青光眼的眼部疾病有:视网膜中央动脉阻塞,眼内肿瘤如恶性黑色素瘤和视网膜母细胞瘤,视网膜脱离手术后。

【治疗处理】 发生虹膜新生血管时,可采用全视网膜激光光凝术或冷凝术,药物治疗可选用血管内皮生长因子(VEGF)拮抗剂如贝伐珠单抗(bevacizumab)、雷珠单抗(ranibizumab)、康柏西普(conbercept)和阿柏西普(aflibercept)眼内注射,新生血管很快消退,但如果原发病因未消除,新生血管则不久又会出现。当发生新生血管性青光眼时,即使眼内注射抗VEGF类药物能够使新生血管消退,但其依附的肌纤维(血管)膜依然存在,房角仍无引流房水的功能,需加用减少房水生成的降眼压药治疗,只是为进一步的青光眼引流手术赢得宝贵的时间窗,但并不能治疗青光眼本身。手术以外滤过手术(外引流手术)为首选。对于眼压不能控制且已无有用视力的终末期或绝对期新生血管性青光眼,以减缓眼痛等症状为主要治疗目的,有大泡性角膜病变时可选戴软性角膜接触镜治疗;亦可选用睫状体功能减弱手术,对不能或不愿接受这些手术的可行球后乙醇注射解痛,最终可行眼球摘除术。

五、综合征相关性青光眼

(一)虹膜角膜内皮综合征

虹膜角膜内皮综合征(iridocorneal endothelial syndrome,ICE综合征)是一组伴有继发性青光眼的疾病,包括Chandler综合征、原发性或进行性虹膜萎缩(essential or progressive iris atrophy)和Cogan-Reese虹膜痣综合征(iris nevus syndrome)。虽为三种不同的眼病,实际上代表同一疾病的变异而表现出不同类型。共同的特点是角膜内皮细胞的特征性异常,导致不同程度角膜水肿,前房角进行性关闭伴青光眼,以及一系列虹膜改变(图11-18)。确切病因不明,多认为可能是获得性的炎症或病毒感染所致。其组织病理显示角膜内皮细胞异常是最根本的改变,房角内见到一层细胞样膜,延续到虹膜前表面。活体共聚焦显微镜检查显示ICE综合征的角膜内皮细胞为多形性上皮样的内皮细胞。

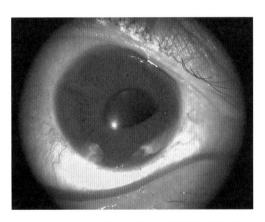

图11-18　虹膜角膜内皮综合征虹膜、瞳孔及角膜改变

【临床特征】 中青年女性多见,很少有家族史,最常见的主诉是虹膜异常、瞳孔形状和位置异常、视力减退和眼痛。临床上大多数为单眼性表现,对侧眼通常有亚临床的角膜内皮异常。病程早期,角膜水肿、视物模糊,常发生在早晨觉醒后,下午症状减轻或消失。前房角见周边前粘连,常延伸至或超过Schwalbe线。虹膜则表现为不同程度的萎缩,伴瞳孔移位和色素外翻,并形成虹膜裂洞。后期发生青光眼,约见于一半的ICE综合征患眼,原发性虹膜萎缩和Cogan-Reese虹膜痣综合征伴发的青光眼程度较重。

ICE综合征中均以角膜内皮细胞退行性变为基本表现,三者间的区别主要是虹膜改变。各自的特征是:Chandler综合征的角膜水肿发生早且重,而虹膜改变轻微或缺乏;原发性虹膜萎缩以虹膜异常为主,有明显的瞳孔移位、虹膜萎缩和裂洞形成,常进行性发展;Cogan-Reese虹膜痣综合征以虹膜结节或较弥漫、平坦的虹膜痣为主,伴不同程度的虹膜萎缩和角膜水肿。在ICE综合征中,Chandler

综合征约占 50%,原发性虹膜萎缩和 Cogan-Reese 虹膜痣综合征各占 25%。

需要与 ICE 综合征鉴别的疾病有:①角膜内皮疾病,如后部多形性营养不良,Fuchs 内皮营养不良,这些一般没有虹膜的异常;②虹膜溶解萎缩,如 Axenfeld-Rieger 综合征,为先天发育异常;③虹膜结节如虹膜黑变病(没有角膜的异常),神经纤维瘤病(多系统多部位累及)及炎性结节(多有炎症且累及后部葡萄膜)。

【治疗处理】 目前对 ICE 综合征尚无理想的治疗。角膜水肿可应用高渗盐水滴眼,或戴软性角膜接触镜,最终可以施行角膜移植或内皮移植手术。伴发青光眼的早期,可用抑制房水生成的药物治疗,如不能控制,则需施行滤过性手术。常规小梁切除术往往因细胞样膜长入滤过通道而失败,可选择青光眼引流阀等植入手术。

(二) Sturge-Weber 综合征

Sturge-Weber 综合征是一种先天性胚胎早期血管发育畸形,涉及软脑膜、眼和颜面,属于斑痣性错构瘤病,又称脑三叉神经颜面血管瘤病、颜面血管瘤综合征、眼-神经-皮肤血管瘤病。无家族遗传和性别倾向,病理为呈瘤样异常扩张的薄壁毛细血管。有 50% 的病例可累及颅内和发生青光眼。青光眼可发生在任何年龄,60% 见于儿童时期,可有"牛眼"表现,40% 到成年发病,多为开角型。青光眼发生机制主要是血管畸形造成动-静脉短路,表层巩膜静脉压升高,以及房角发育不良(畸形)或血管瘤造成的浅前房和房角关闭因素等,导致房水引流障碍;或因脉络膜或睫状体血管瘤引起房水生成增加所致。

【临床表现】 颜面部沿三叉神经第一和第二分支区域见葡萄样紫红色皮肤血管瘤,常为单侧,眶上区几乎均累及,血管瘤区域的面部外观常常肥大。脑膜蔓状血管瘤通常在面部血管瘤的同侧,可导致癫痫发作、精神发育迟缓。眼部血管瘤可累及眼睑、结膜、表层巩膜、虹膜、睫状体和脉络膜。几乎所有发生青光眼的患者都有表层巩膜血管瘤,表现为患眼有不同程度的表层巩膜血管及球结膜血管扩张迂曲(图 11-19)。

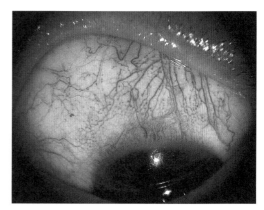

图 11-19　Sturge-Weber 综合征
表层巩膜血管及球结膜血管扩张迂曲。

有的患眼仅仅在手术中打开球筋膜后才见到弥漫的巩膜血管瘤。同时存在房角和脉络膜血管瘤,房角镜检查常能见到 Schlemm 管充血的现象。此外,受累及处的虹膜色深黑,偶见眼底血管曲张伴视网膜水肿,甚至渗出性视网膜脱离。眼压可明显升高,卧位时更明显。

【治疗处理】 减少房水生成和改善房水流出易度的药物治疗均能起到一定的降眼压效果,但由于升高了的表层巩膜静脉压常常限制了眼压的下降幅度,即眼压往往不会低于已增高的表层巩膜静脉压。促进非压力依赖性途径房水流出的降眼压药,如前列腺素衍生物滴眼液可能更适合这一类的青光眼。药物治疗难以达到阻止青光眼性损害时应考虑手术,可以获得较低的眼压。婴幼儿患者可施行小梁切开术并获得较好效果,但常规的滤过性手术并发症较多。

六、药物相关性青光眼

主要是皮质类固醇性青光眼(corticosteroid glaucoma),通常与眼局部应用皮质类固醇制剂有关,也可见于全身用药者如口服、肌内注射、吸入、静脉滴注及皮肤用药等,近年来有逐步增多的趋势。常见的用药途径有眼局部表面给药、眼周组织内给药(球后、球旁、结膜下注射)和眼内给药(玻璃体腔注射),药物剂型可以是水溶液、混悬液、霜、膏等。具有潜在升眼压效应的皮质类固醇是倍他米松、地塞米松、曲安奈德和泼尼松龙,而眼内穿透性相对较差的氟甲松龙和氯替泼诺较少有眼压升高危险。易感人群有原发性开角型青光眼及其一级亲属,高度近视,糖尿病,结缔组织病尤其是类风湿关节炎等患者。病理生理学研究表明,皮质类固醇诱致的眼压升高是小梁细胞功能和细胞外基质改变,房水外流通道阻力增加之故。

【临床表现】 眼压升高可发生在开始治疗后数天到数年内,除个别患者有类似急性青光眼的症状外,大部分病例的眼压都是逐步上升的。临床征象在婴幼儿类似先天性青光眼表现,年纪较大的儿童类似少年儿童型青光眼,在成人类似原发性开角型青光眼。其发生时间及程度与所用药物的剂量、用法、给药途径、用药时间长短,以及药物导致眼压升高的潜在可能性等相关,也与个体反应、存在的其他眼病和全身性疾病有关。多数易感者常在表面滴用皮质类固醇后 2~6 周内表现出眼压升高。临床上多见于春季卡他性结膜炎和近视眼手术(PRK、LASIK、LASEK 等)后的皮质类固醇滴眼液治疗。近年来因玻璃体腔注射曲安奈德治疗黄斑水肿所导致的眼压升高较多见,因为聚集在玻璃体腔内的药物代谢缓慢,所以这类继发性青光眼往往很顽固。此外,也见于一些内眼手术后、非感染性眼部炎症的不合理长期使用皮质类固醇滴眼液治疗。

皮质类固醇性青光眼诊断的主要根据:①较长期使用皮质类固醇药物的病史,或近期有皮质类固醇药物眼周/眼内注射史;②没有其他继发青光眼的证据;③存在皮质类固醇性青光眼的高危因素;④停用或去除药物后,眼压可能逐步下降;⑤可伴有晶状体后皮质混浊的并发性白内障。但病情后期难以与原发性开角型青光眼鉴别,有些患者可能伴有潜在的原发性开角型青光眼,经皮质类固醇治疗后被诱发出来。

【治疗处理】 对于这类青光眼,应以预防为主,尽量少用或不用皮质类固醇。如必须使用则选择低浓度和较少可能升高眼压的皮质类固醇,并加强随访,告知患者可能的并发症。已发生青光眼者,首先停用或去除皮质类固醇药物,多数病例眼压在数周内会逐步下降,如小梁功能正常,则可完全恢复。如果小梁功能部分损害,则需用降眼压药维持治疗,一些患者在足够长的降眼压药物治疗过程中可逐步恢复(修复)小梁的房水引流功能。降眼压药物以促进房水引流的药物为主,选择性激光小梁成形术(SLT)对这类青光眼具有较好的降眼压效果。如果降眼压药物和激光治疗都难以控制高眼压,尤其是伴有严重视功能损害,以及原发疾病不能停用皮质类固醇药物治疗时,则需施行眼外引流手术。

第四节 儿童青光眼

要点:

1. 掌握儿童青光眼的分类及发生机制。
2. 掌握儿童青光眼的临床表现、鉴别诊断及治疗原则。

一、简述

儿童青光眼(pediatric glaucoma)是胚胎期和发育期内眼球房角组织发育异常所引起的一类青光眼,多数在出生时异常已存在,但可以到少年儿童甚至青年期才发病表现出症状和体征。儿童青光眼的发病率在出生活婴中约为万分之一,有 65%~75% 属原发性。

二、病理生理与发病机制

目前关于青光眼发生机制的综合理论学说是:源于神经嵴细胞的前房角发育过程受阻,造成了小梁网的不同平面发育异常、睫状体和虹膜向前附着到小梁网上以及 Schlemm 管的异常,通过某种或多种机制导致房水外流阻力增加。儿童青光眼的遗传性尚不清楚,有明确家族遗传史的为 10%~12%,遗传方式分别为多因子、隐性、显性等,甚至还可能包括一些性连锁隐性遗传在内。虽然发现了相关突变基因,但在不同人群患者中的突变率和突变模式相差很大。

三、临床分类及表现

儿童青光眼分为两类,分为原发性儿童青光眼和继发性儿童青光眼。原发性儿童青光眼包含原发性先天性青光眼(即先天性婴幼儿型青光眼)及青少年性开角型青光眼。继发性儿童青光眼包含白内障术后继发青光眼、青光眼合并非获得性全身疾病或综合征、青光眼合并非获得性眼部异常、青光眼合并获得性疾病(表 11-2)。

表 11-2　儿童青光眼分类

分类		包含内容
原发性儿童青光眼	原发性先天性青光眼(primary congenital glaucoma,PCG)	
	青少年性开角型青光眼(juvenile open-angle glaucoma,JOAG)	
继发性儿童青光眼	白内障术后继发青光眼(glaucoma following cataract surgery)	先天性特发性白内障、伴有全身疾病或综合征或眼部异常的先天性白内障、获得性白内障
	青光眼合并非获得性全身疾病或综合征(glaucoma associated with non-acquired systemic disease or syndrome)	21-三体综合征、马方综合征、Weill-Marchesani 综合征、Stickler 综合征、高胱氨酸尿症、眼脑肾综合征、黏多糖贮积症、神经纤维瘤病、Sturge-Weber 综合征、Rubinstein-Taybi 综合征、先天性风疹综合征
	青光眼合并非获得性眼部异常(glaucoma associated with non-acquired ocular anomalies)	Axenfeld-Rieger 综合征、Peter 异常、先天性无虹膜、先天性葡萄膜外翻、虹膜发育不全、真性小眼球、先天性晶状体发育异常
	青光眼合并获得性疾病(glaucoma associated with acquired conditions)	继发于手术、早产儿视网膜病变、激素、外伤、肿瘤、炎症等

(一)原发性先天性青光眼

原发性先天性青光眼(PCG)是因单纯房角发育异常(可合并轻度虹膜异常)而导致房水外流受阻、眼压升高所致的青光眼。发病率约为 3 万分之一,80% 以上在出生后 1 年内发病,双眼累及者 60%~75%,男性较多。儿童眼球胶原纤维富于弹性,如在 2~3 岁以前(包括出生前)发病,眼压升高常导致眼球增大,尤其是角膜和角巩膜缘部(图 11-20)。单眼患者则表现为两眼明显的大小不等。由于高眼压引起角膜上皮水肿刺激,婴幼儿患眼常常出现畏光、流泪和眼睑痉

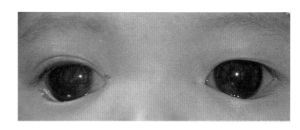

图 11-20　双眼婴幼儿型青光眼

挛等症状。初始角膜云雾状混浊,随着角膜和角巩膜缘的不断增大,Descemet 膜和内皮层被伸展,最终导致破裂形成 Haab 纹。此时,患儿烦躁闹吵,角膜水肿、畏光、流泪均突然加重,喜欢埋头以避免畏光的疼痛刺激。长期持续的眼压升高将导致角膜薄翳样瘢痕,上皮缺损甚至溃疡;角膜或角巩膜缘葡萄肿;晶状体悬韧带被伸展而断裂发生晶状体半脱位。视杯凹陷在婴幼儿患者中发生较迅速,往往短时期的眼压升高就造成明显的视杯均匀性扩大且较深,当眼压控制正常后视杯的凹陷可能会缩小,早期病例(尤其是 1 岁以内的婴儿)甚至完全恢复正常。

(二)青少年性开角型青光眼

青少年性开角型青光眼(JOAG)患者的房角结构基本正常,不伴有其他先天性异常或综合征,大多在少年儿童期发病,有的甚至是 30 岁时才发现。由于眼压升高开始在 3 岁以后,JOAG 患者通常无

眼球增大征,但巩膜仍富弹性,可以表现为进行性近视。当发展至一定程度时可出现虹视、眼胀、头痛甚至恶心症状。

(三)伴其他先天异常的青光眼

许多累及眼部的先天异常疾病可伴发青光眼,尤其是累及眼前节的发育异常更容易发生青光眼。合并的青光眼可以发生在出生前、出生时、婴幼儿期、儿童期,甚至更大年龄阶段。这类青光眼均有明显的眼部和/或全身发育异常,常常是以综合征的形式表现。常见的有:

1. Axenfeld-Rieger 综合征 是一组发育异常性疾病,可呈家族性,由胎儿发育过程中神经嵴细胞发育缺陷引起,为常染色体显性遗传,双眼发病,无性别差异。约 50% 的患者发生青光眼,较多见于儿童或少年期(图 11-21)。

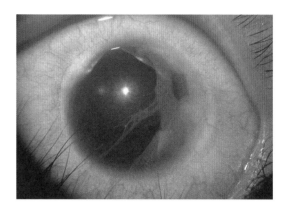

图 11-21 Axenfeld-Rieger 综合征

(1) Axenfeld 异常:裂隙灯显微镜检查见角膜后部近角膜缘处有白线样结构,房角镜或 UBM 检查主要特征是 Schwalbe 线明显增粗和前移,又称"后胚环"。

(2) Rieger 异常:除了上述改变外,还存在虹膜的异常。虹膜从轻微基质变薄到显著萎缩伴裂洞形成不等,瞳孔移位,色素外翻。

综合征的眼外异常包括牙齿和颌面骨的发育缺陷、脸尖长、脐旁皮肤过长、尿道下裂、听力丧失、脑积水、心脏肾脏异常、先天性髋部移位等。

2. Peter 异常 其临床特征是角膜中央先天性白斑、角膜后基质和 Descemet 膜缺损,伴或不伴中央虹膜粘连到白斑的周边部,前房常较浅,80% 的病例为双侧。全身异常表现为颅面部异常、中枢神经系统异常、"Peter plus"综合征。Peter 异常大多数为散发性病例,50%~70% 可发生青光眼。

Peter 异常可能与神经嵴细胞在胚胎发育的第 6~8 周发生的迁移相关。

四、诊断与鉴别诊断

应对疑有青光眼的儿童进行常规眼科检查及必要的特殊检查。不合作的患儿,可给予镇静剂如水合氯醛糖浆口服(25~50mg/kg),或全身麻醉后检查。

伴有其他眼部先天异常的患眼,如有眼压升高即可诊断。眼压的测量最好用 Icare 或 Tonopen 眼压计测定,减少或避免角膜白斑等的影响。

青少年性开角型青光眼较易误诊及漏诊,主要是这类青光眼的隐匿表现,并且大多数患者为近视多发的在校学生,易将青光眼造成的视功能损害和症状误认为是近视眼。因此,对于近视加深较快(如每年加深 1.0D 以上)或易有视疲劳表现者,应做眼科的系统检查以排除青光眼的可能。

原发性先天性青光眼,单眼患者易于发现和及时就诊,而双眼患者在早期则往往被忽略。至少满足以下 2 项者可诊断为儿童青光眼:

(1)眼压 >21mmHg。

(2)视杯扩大或凹陷(盘沿变窄):当双眼视盘大小相似时,杯/盘比值不对称(比值差≥0.2)或出现盘沿局部变窄;杯/盘比值进行性增大(弥漫性盘沿变窄)。

(3)角膜改变:Haab 纹、角膜水肿或新生儿角膜直径≥11mm、年龄 <1 岁婴儿的角膜直径 >12mm、任何年龄儿童角膜直径 >13mm。

(4)进展性近视或近视性漂移合并眼球的增大速度超过正常生长速度。

(5)与青光眼性视神经病变相对应、可重复检测到的视野缺损,并排除其他引起视野缺损的病变。如不能明确时,可间隔 4~6 周再复查。需与下列常见儿童眼部病变鉴别:①单纯大角膜,无其他青光眼体征;②产伤性 Descemet 膜破裂,常为垂直纹,但无角膜增大和视神经改变;③视神经异常,如先天性小凹(pits)、发育不全或缺损、生理性大杯凹和高度近视等。

五、治疗

儿童青光眼原则上一旦诊断应尽早手术治疗。除了拉坦前列素在欧洲专门做过儿童青光眼的多中心临床试验外,其他降眼压药物在儿童均没有明确的临床试验应用有效性和安全性研究资料,且多数患儿无法配合局部用药,故药物治疗仅作为手术治疗前临时降眼压和术后辅助降眼压的手段。

对年龄在 3 岁以下的患儿,首选小梁切开术(trabeculotomy)或房角切开术(goniotomy);3 岁以上及所有伴角膜混浊而影响前房角观察的病例也适于小梁切开术(图 11-22)。其特点是术后不需滤过泡引流,其房水循环仍为生理性的外流途径。从手术效果来看,首次手术成功率高,患儿在 1~24 月龄,尤其 1~12 月龄时手术成功率更高,术后畏光、流泪、睑痉挛症状多数很快解除。如果术后眼压在 30mmHg 以下,不应立即判断为手术失败,应有 3 个月的继续随访观察期。小梁切开术和房角切开术可多次施行,如仍失败则选择小梁切除等其他滤过性手术。对于角膜混浊患者,可选择外路 360° 小梁切开术。对于角膜透明患者,可选择内路 360° 小梁切开术。少年儿童型青光眼的任何方式手术降眼压效果均较差,主要是其机体代谢和组织修复能力强。

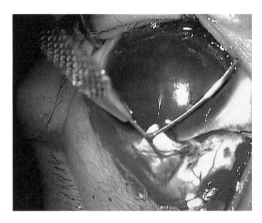

图 11-22　原发性婴幼儿型青光眼小梁切开术

对青光眼控制的评价有症状、体征两方面。观察婴幼儿型青光眼的症状改善尤其重要。眼压是一重要因素,但有时干扰因素较多,对比眼底 C/D 比的变化更有价值,C/D 比不变或减小说明控制良好,如 C/D 比增大则说明病情仍在进展。对儿童青光眼的完整处理,还应注意到眼压控制后视功能的恢复治疗,如屈光不正、弱视、斜视等。儿童青光眼眼压控制后的视功能康复及相关并发症的治疗,是提高患儿视功能,保护视功能的重要内容。

 思考题

　1. 眼压在原发性开角型青光眼的诊断中扮演怎样的角色?

　2. 原发性闭角型青光眼的临床分期是什么? 每个分期的临床表现和治疗原则是什么?

　3. 原发性闭角型青光眼发病因素有哪些?

　4. 原发性开角型青光眼的诊断依据有哪些? 如何治疗?

(王宁利　孙兴怀)

第十二章
葡萄膜疾病

扫码获取
数字内容

葡萄膜是眼球壁的第二层膜,由虹膜、睫状体和脉络膜组成。葡萄膜富含血管和色素,尤其是脉络膜主要由血管构成,血容量大,流速慢,因此全身血液循环中的致病微生物、炎性物质、免疫介质、肿瘤细胞等致病因子容易滞留,从而导致葡萄膜疾病。葡萄膜疾病主要包括葡萄膜炎、葡萄膜肿瘤、先天异常等。

第一节 概 述

要点:

1. 鉴于葡萄膜自身的解剖生理学特点,它有利于保障视网膜的营养和代谢产物的集散,同时也极易受到全身性疾病的影响。

2. 葡萄膜含有丰富的色素组织,而色素组织具有抗原特异性,故导致葡萄膜组织容易产生自身免疫性病变。

一、葡萄膜的解剖生理特点

葡萄膜为眼球壁的第二层膜,位于巩膜和视网膜之间,由前部的虹膜、中间的睫状体和后部的脉络膜 3 部分组成。葡萄膜富含血管,它的主要功能是提供眼球的营养。睫状体分泌房水,维持眼压并滋养晶状体,房水与角膜之间的溶质交换在维持角膜的正常代谢中发挥着重要的作用。脉络膜的功能主要是营养视网膜的外层,另外具有隔热、遮光和暗房作用。脉络膜的血管丰富,血容量大,毛细血管口径粗、管壁薄,壁的内侧有窗孔结构,这些特点有利于发挥脉络膜毛细血管的功能,保障视网膜的营养和代谢产物的集散,但是极易受全身性疾病的影响。来自全身血液循环中的各种有害物质,特别是一些较大分子的细菌、寄生虫、肿瘤细胞等致病因子容易在此滞留,引起葡萄膜病变。同时,全身免疫反应的介质容易在脉络膜沉积,导致免疫相关性葡萄膜炎。另外,葡萄膜含有丰富的色素组织,能遮光,形成暗房,保证眼睛视物成像,但色素组织具有抗原特异性,容易产生自身免疫反应而发病。由于脉络膜与视网膜相邻,故脉络膜炎症常影响视网膜形成脉络膜视网膜炎。

葡萄膜的血液供应源于同一系统,病变时会相互影响。在前部,睫后长动脉行至睫状体时构成虹膜大动脉环,再经分支形成虹膜小动脉环,共同营养睫状体及虹膜,因此炎症时虹膜与睫状体常同时受累。在后部,睫后短动脉主要供应脉络膜,并与虹膜、睫状体间相互有交通支连通,一旦有炎症常向前或向后蔓延,表现为全葡萄膜炎。脉络膜血管的特征为终末血管,由外向内分为大血管、中血管和毛细血管 3 层,各级分支呈区域状分布,任何分支阻塞都出现相应区域的脉络膜缺血。

二、葡萄膜基本病变

葡萄膜基本的病理损害包括葡萄膜的炎症、肿瘤及先天异常,而以葡萄膜炎最为常见。葡萄膜炎是一种主要的致盲性疾病,是由于感染或非感染因素导致的免疫相关性疾病。葡萄膜炎是虹膜、睫状体和脉络膜的炎症反应,炎症时前房或玻璃体内代谢改变,可导致各种并发症,如白内障、虹膜前后粘连、玻璃体混浊、继发性眼压升高、黄斑水肿等,不同程度引起视力损害,甚至失明和眼球萎缩。

葡萄膜常见的肿瘤包括虹膜或睫状体囊肿、脉络膜血管瘤、脉络膜骨瘤、脉络膜黑色素瘤（良性的黑色素痣和恶性黑色素瘤）、脉络膜转移性肿瘤等。

葡萄膜的先天异常主要是葡萄膜胚胎发育中产生的异常或不同组织的缺损，包括永存瞳孔膜、先天性无虹膜、虹膜缺损、睫状体缺损和脉络膜缺损等。

第二节　葡萄膜炎免疫学基础

要点：

1. 葡萄膜组织存在抗原性物质，可以产生抗体，容易发生自身免疫性葡萄膜炎。

2. 葡萄膜组织是循环免疫复合物沉积的好发部位，免疫复合物沉积是内源性葡萄膜炎发生的重要机制之一。

葡萄膜炎（uveitis）病因不明，发生机制复杂。迄今为止，自身免疫的眼组织抗原、免疫调节、免疫病理以及免疫遗传等一直是眼科领域重要的研究课题。

一、葡萄膜组织具有相关的免疫学特性

（一）葡萄膜是眼免疫反应的好发部位

葡萄膜富有血管和色素，分布有较多的免疫活性物质，血管内有较多的网状内皮细胞，血管周围含有较多的肥大细胞、浆细胞和淋巴细胞等。葡萄膜血管面积广、容量大、血流缓慢、小血管密集、通透性强，容易使血流中各种免疫介质和抗原、抗体成分包括免疫复合物、记忆细胞以及微生物等在此沉积，且不易被排出，从而引发各种免疫应答反应，以至于形成长期的反复过程。

（二）葡萄膜构成血-眼屏障的一部分

血-房水屏障的部位位于睫状体毛细血管的基质层，脉络膜视网膜屏障的部位为视网膜色素上皮的表面突起，这些天然的屏障对来自血液中的病原体起阻挡作用，一旦这些屏障功能受到损害，必然引起眼内组织的严重反应。

（三）葡萄膜组织存在抗原性物质

葡萄膜的色素细胞、基质及 Bruch 膜都有抗原成分，已经证明色素细胞内的蛋白质为葡萄膜组织特异性抗原，当色素细胞受到侵袭时，会改变其抗原性质成为异己抗原，眼内其他抗原物质如晶状体抗原、视网膜抗原等都容易诱发自身免疫性葡萄膜炎。

（四）葡萄膜可以产生抗体

葡萄膜具有类似外周免疫器官淋巴结的功能，它的组织内除含有免疫活性细胞外，还可以产生抗体。实验证明，注入眼内的抗原同样可以经过外周免疫淋巴系统，在葡萄膜形成致敏的淋巴细胞或抗体。抗体是机体免疫反应的重要物质基础，在葡萄膜中抗体含量最多的是脉络膜，其次为睫状体的睫状突，最少的是虹膜组织。

（五）葡萄膜组织中存在免疫复合物

葡萄膜组织是循环免疫复合物沉积的好发部位，正常情况下，免疫复合物的产生和清除是生理的需要，但在形成后如不能被清除则会发生免疫复合物病。目前认为它是内因性葡萄膜炎的重要机制之一。

二、葡萄膜组织免疫结构和功能的异常

葡萄膜组织免疫结构和功能的异常，主要表现为免疫耐受性损害、超敏反应和自身免疫反应。

（一）葡萄膜免疫耐受性损害

免疫耐受（immunological tolerance）是指对某一特定抗原的免疫无应答状态。对自身组织的耐受

性是健康免疫系统的标志,这种功能体现生理的需要,使机体的自身成分不引发免疫反应。抑制性 T 淋巴细胞的活化可以诱导免疫耐受,免疫耐受的产生与抗原的性质、剂量和免疫系统的健全情况有关。免疫耐受性损害的原因主要是正常被隔离的蛋白抗原从组织中游离出来,也可以是某一种异种抗原的交叉反应、新抗原的形成、物理化学因素的刺激以及免疫系统的某些缺陷等所造成。免疫耐受的损害可以引起各种疾病,晶状体蛋白诱发的葡萄膜炎就是机体对晶状体蛋白免疫耐受遭受损坏的结果。

(二)葡萄膜超敏反应

超敏反应(hypersensitivity)又称变态反应(allergic reaction),是过强的免疫反应导致组织损伤的免疫病理反应。葡萄膜炎主要由 4 种超敏反应引起:

Ⅰ型超敏反应是由反应性抗体 IgE 与抗原作用,引起肥大细胞脱颗粒并释放出活性物质(如组胺等),引起一系列生物效应反应。本型葡萄膜炎并不多见。

Ⅱ型超敏反应又称细胞毒性反应(cytotoxic reaction),是抗体 IgG 和 IgM 等与细胞膜表面抗原结合,激活补体而损伤细胞。葡萄膜炎患者有对葡萄膜抗原的补体结合抗体。脉络膜黑色素瘤的自身破坏反应与此型有关,色素细胞既是抗原又是靶细胞。

Ⅲ型超敏反应又称免疫复合物反应(immune complex reaction),是因机体对免疫复合物清除发生障碍时,使其沉积而导致组织损伤,在受损的组织间隙和血管壁上发生免疫复合物性炎症,形成局限性血管炎,即 Arthus 反应,这种反应被认为是葡萄膜炎发病机制的重要因素。

Ⅳ型超敏反应又称细胞免疫反应(cellular immune reaction)或迟发型超敏反应(delayed type hypersensitivity),是致敏的淋巴细胞接触抗原后转化为淋巴母细胞并分泌淋巴因子,吸引巨噬细胞等引发以单核细胞浸润为主的炎症反应。一般认为此型依赖于 T 淋巴细胞的活动。

(三)葡萄膜自身免疫反应

自身免疫反应是指机体对自身抗原形成抗体和致敏的淋巴细胞,正常情况下它有协助清除体内退变成分的作用,为自然防御性的免疫功能。当这种免疫反应超常,以致破坏自身的正常组织引起临床症状时,则形成自身免疫疾病。自身免疫疾病的发病原因,目前认为主要是自身抗原的出现和免疫机制的紊乱。其发病机制主要涉及超敏反应的Ⅱ型、Ⅲ型和Ⅳ型。自身免疫性葡萄膜炎目前认为有晶状体过敏性葡萄膜炎和交感性眼炎,伴发葡萄膜炎的自身免疫疾病有类风湿关节炎和风湿性关节炎、系统性红斑狼疮等,近来的研究认为结节病、Behcet 病和 Vogt-小柳原田病也可能与自身免疫性反应有关。

三、自身免疫相关眼组织抗原及免疫复合物

(一)相关眼组织抗原

葡萄膜组织抗原引起自身免疫性葡萄膜炎。葡萄膜抗原成分是非常复杂的,早期认为葡萄膜中的抗原来自色素组织,葡萄膜细胞内或间质中的某些成分如黑色素相关抗原等可能是葡萄膜组织的主要抗原物质。目前认为其抗原性不限于色素。

视网膜抗原组织中至少有 2 种相关的抗原成分,即可溶性的 S 抗原(soluble antigen)和非溶性的 P 抗原(particular antigen)。S 抗原不仅存在于视细胞,也存在于脉络膜毛细血管的内皮细胞,S 抗原可诱发脉络膜炎。视网膜 S 抗原已广泛应用于诱发自身免疫性葡萄膜炎的实验研究。属于视网膜抗原的还有光感受器间维生素 A 类结合蛋白(IRBP),它是存在于视网膜光感受器间基质中的一种糖蛋白,具有维生素 A 转运载体功能。IRBP 具有更强烈的抗原性,微量(0.3μg)即可诱发敏感动物的葡萄膜炎反应。

晶状体抗原由于胚胎发育的关系,不仅在晶状体内、而且在其他组织包括虹膜、视网膜、玻璃体以及眼外组织如脑、皮肤、肾等,也发现一些类似晶状体蛋白的抗原,构成晶状体的多种蛋白的抗原性。现已知晶状体内含有 α、β、γ 等几种可溶性抗原性蛋白,一般认为 α-晶状体蛋白的抗原性强,γ-晶状

体蛋白的抗原性最弱。

（二）自身免疫复合物

免疫复合物（immune complex, IC）是由于内源性或外源性抗原及其有关抗体相互作用而产生的，它可以沉积于组织内，或在循环中沉积于敏感的血管床中，引起组织损害，许多疾病与此相关。葡萄膜组织是循环免疫复合物沉积的好发部位，免疫复合物是内因性葡萄膜炎的重要机制之一。

四、葡萄膜炎与人类白细胞抗原

人类白细胞抗原（human leukocyte antigen, HLA）是组织细胞上具有个体特异性的抗原，又称为组织相容性抗原。HLA是由复杂基因位点控制（HLA位点），位于人第6号染色体短臂上，主要由A、B、C、D四个位点邻近相互连接构成一个紧密连锁基因，每个位点有不同的等位基因，以数字表示。HLA系统编码的细胞膜糖蛋白按其结构和功能的不同可以分为Ⅰ类和Ⅱ类抗原。前者主要与移植排斥反应有关，后者不仅与移植排斥反应有关，而且还具有重要的免疫调节作用。眼组织内某些细胞在体外合适条件下可被诱导表达出HLA-Ⅱ类抗原，由此而影响眼内正常免疫反应的稳定性，使之引发自身免疫反应和病理损害。已经证明色素上皮细胞、视网膜血管内皮细胞以及Müller细胞均可被诱导表达出HLA-Ⅱ类抗原。已发现有多种眼病与HLA有关，不同类型的葡萄膜炎有不同的HLA表现，如强直性脊柱炎前葡萄膜炎患者HLA-B27增高、Behcet病患者HLA-B5增高、交感性眼炎患者HLA-A11增高等。因此，探明HLA与各种葡萄膜炎的关系，对其发病机制、诊断与治疗有重要意义。

第三节　葡萄膜炎临床特点及诊治原则

要点：

1. 葡萄膜炎可按照炎症累及的解剖部位、病程、病因以及组织病理进行分类。

2. 葡萄膜炎的主要治疗原则是散瞳、热敷、抗炎。

3. 葡萄膜炎的并发症主要包括：并发性白内障、继发性高眼压或继发性青光眼、低眼压和眼球萎缩、黄斑水肿及黄斑退行性病变、视网膜下新生血管、视网膜脱离。

一、病因、发病机制及临床类型

葡萄膜炎是葡萄膜的炎症性疾病，其病因繁多，发病机制复杂，感染、自身免疫以及各种理化和机械损伤因素等均可引起。

（一）病因及发病机制

1. 感染因素　感染可分为内源性和外源性（外伤和手术）感染两大类。细菌、真菌、病毒、寄生虫等可通过直接侵犯葡萄膜、视网膜、视网膜血管或玻璃体等引起炎症，也可以毒素刺激诱发而引起葡萄膜炎，还可通过病原体与人体或眼组织的交叉反应而引起免疫反应和炎症。常见的感染性葡萄膜炎包括结核性、梅毒性、单纯疱疹病毒性、带状疱疹病毒性、弓形体性、巨细胞病毒性、Lyme病性葡萄膜炎等。

2. 自身免疫因素　各种原因引起的机体自身免疫功能紊乱可导致机体对自身抗原（具有致葡萄膜炎活性的自身抗原）的免疫应答，从而引起葡萄膜炎。正常眼组织中的抗原，如视网膜S抗原、光感受器间维生素A类结合蛋白、黑素相关抗原等，在机体免疫功能紊乱时被免疫系统识别，并引起免疫反应，通过Th17细胞（白介素-23/白介素-17）和/或Th1细胞及其产生的细胞因子而引起葡萄膜炎，调节性T细胞功能紊乱或数量降低，不能有效地抑制免疫反应，也是重要机制之一。

3. 创伤及理化损伤　创伤及理化损伤主要通过激活花生四烯酸代谢产物而引起葡萄膜炎，花生四烯酸在环氧合酶作用下形成前列腺素和血栓烷A_2，在脂氧酶作用下形成白三烯等炎症介质，这些介质可引起葡萄膜炎。组织的损伤或组织损伤所致的炎症又可导致葡萄膜视网膜组织结构的破坏，造成抗原暴露,从而引起自身免疫反应性炎症。

4. 免疫遗传机制　已发现多种类型的葡萄膜炎与特定的 HLA 抗原相关,如强直性脊柱炎伴发的葡萄膜炎与 HLA-B27 抗原密切相关。Vogt-小柳原田病可能与 *HLA-DR4*、*HLA-DRw53*、*CTLA4*、*OPN*、*IL-17*、*STAT3*、*PDCD* 等基因相关,Behcet 病与 *IL-10*、*IL-23R/IL-12RB2*、*STAT4*、*STAT3*、*CCR1/CCR3*、*PDGFRL* 等 70 余种基因有关。

（二）临床类型

葡萄膜炎有多种分类方法,如按照炎症累及的解剖部位分类,可分为前葡萄膜炎、中间葡萄膜炎、后葡萄膜炎和全葡萄膜炎;按照病程分类,可分为急性、慢性和复发性;按照病因分类,可分为感染性和非感染性;按照组织病理分类,可分为肉芽肿性和非肉芽肿性。

目前普遍采用葡萄膜炎命名标准(SUN)工作组确定的依据炎症的解剖部位为基础进行临床分类,分为前葡萄膜炎、中间葡萄膜炎、后葡萄膜炎和全葡萄膜炎。前葡萄膜炎是指炎症主要在前房,包括虹膜炎、虹膜睫状体炎、前睫状体炎。中间葡萄膜炎是指炎症主要部位在玻璃体,包括睫状体平坦部炎、后睫状体炎、玻璃体炎。后葡萄膜炎是指炎症累及视网膜或脉络膜,包括脉络膜视网膜炎、视网膜脉络膜炎、视网膜炎、神经视网膜炎。全葡萄膜炎是指炎症累及前房、玻璃体、视网膜或脉络膜。

二、临床表现

（一）前葡萄膜炎

前葡萄膜炎(anterior uveitis)是指炎症部位在前部葡萄膜,表现为前房炎症反应,包括虹膜炎、虹膜睫状体炎和前部睫状体炎 3 种主要类型,是葡萄膜炎中最常见的一种类型,约占葡萄膜炎总数的 50%。

1. 症状　主要症状为疼痛、畏光、流泪和视力下降。

（1）眼部疼痛:疼痛是由于睫状肌受刺激收缩引起的痉挛性睫状神经痛,虹膜和睫状体组织肿胀、充血、水肿,以及毒性物质刺激睫状神经末梢所引起。眼红、畏光、流泪,常和疼痛相伴,是三叉神经受刺激的反射作用所致。

（2）视力下降

1）屈光间质不清:前房水或玻璃体内炎症细胞或纤维素渗出物,角膜后壁沉着物和晶状体表面渗出物所致。

2）睫状肌反射性痉挛造成暂时性近视。

3）并发症:如角膜变性、继发性青光眼、并发性白内障、黄斑囊样水肿等导致视力下降。

2. 体征

（1）睫状充血(ciliary congestion):是以睫状血管为主的角膜周围血管网的充血和上巩膜血管扩张。炎症刺激角膜缘周围的表层巩膜血管充血,外观表现为深紫色,若结膜受累时则出现混合性充血,并伴有结膜水肿。慢性前葡萄膜炎反应迟缓,可无或有轻度睫状充血。

（2）角膜后沉着物(keratic precipitates,KP):正常房水的对流是由温差引起的,即角膜与外界空气接触和泪液蒸发致角膜侧房水温度较虹膜侧低,造成近角膜的房水向下流,近虹膜侧的房水向上流。房水中的炎症细胞、渗出物随房水的这种对流方向运动,在角膜下方沉着而称为角膜后沉着物。典型的角膜后沉着物呈尖向上的三角形分布。根据炎症性质、轻重和时间长短,角膜后沉着物的大小、形态、数量各不相同(图 12-1)。KP 的形态可见于下面类型:

1）中等或细小灰白色尘状 KP:主要含有多核中性粒细胞、淋巴细胞或浆细胞。见于非肉芽肿性葡萄膜炎。

2）羊脂状 KP:主要由单核巨噬细胞和类上皮细胞组成,相互融合形成较大略圆形灰白或灰黄色 KP。见于肉芽肿性葡萄膜炎。

3）多形性 KP:成分与尘状 KP 相似,多见于 Fuchs 虹膜异色性前葡萄膜炎,遍布全角膜后壁。

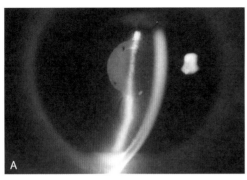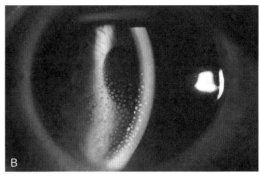

图 12-1　前葡萄膜炎角膜后 KP 和前房积脓
A. 尘状 KP 和前房积脓;B. 羊脂状 KP,呈三角形分布于下方角膜后。

4）色素性 KP:由葡萄膜的色素细胞或含有黑色素的残留细胞构成,为陈旧性 KP,提示曾患过葡萄膜炎。

（3）房水混浊:葡萄膜炎时虹膜、睫状体血管扩张,通透性增强,前房水中蛋白和细胞增加,使房水混浊。

1）房水闪辉（aqueous flare）:是由于血-房水屏障（blood-aqueous barrier）破坏,使房水蛋白含量增加,裂隙灯光带下房水内的蛋白使透明的光束形成灰白色半透明带,这种现象称为 Tyndall 征,称为房水闪光或闪辉;活动性前葡萄膜炎常引起前房闪辉,前葡萄膜炎消退后,血-房水屏障功能的破坏可能需要一段时间才能恢复,所以仍可有前房闪辉。急性闭角型青光眼、眼钝挫伤也可有前房闪辉,因此轻度的前房闪辉并不一定代表活动性炎症,也不是需要治疗的指征。

2）房水细胞（aqueous cell）或浮游物:混浊的房水中可见浮游的炎症细胞,按照房水循环的方向浮动,是活动性炎症的重要体征。细小浮游物多为多核白细胞、淋巴细胞和浆细胞,活动性强;较大的浮游物为上皮样细胞、巨噬细胞集合而成,活动性差。当房水中大量炎症细胞沉积于前房下方,可见到液平面,称为前房积脓（hypopyon）（图 12-1A）。在炎症严重时尚可出现大量纤维蛋白性渗出,房水处于相对凝固状态。

（4）虹膜改变:炎症时虹膜充血、组织水肿、细胞浸润而致虹膜纹理不清,色泽晦暗。长期慢性炎症可导致虹膜萎缩。

由于炎症渗出使虹膜与周围组织发生粘连,如与角膜粘连称虹膜前粘连（anterior synechia of iris）,与晶状体粘连称虹膜后粘连（posterior synechia of iris）,若瞳孔缘完全后粘连,则称为瞳孔闭锁（seclusion of pupil）。由此还会形成虹膜膨隆（iris bombe）,继而形成虹膜周边前粘连（peripheral anterior synechia of iris）或房角粘连（goniosynechia）。

炎症时虹膜表面会出现结节,呈灰白色小绒球状,位于瞳孔缘者称 Koeppe 结节,位于卷缩轮附近则称 Busacca 结节。炎症反复发作,常致虹膜萎缩,其表面可形成机化膜及新生血管。

（5）瞳孔改变:炎症时瞳孔括约肌收缩,故常表现为瞳孔缩小、瞳孔对光反射迟钝。由于炎症导致渗出物沉积在瞳孔区,形成渗出膜覆盖在瞳孔及晶状体前表面上,称瞳孔膜闭（occlusion of pupil）。瞳孔膜闭使光线进入眼内受阻,导致视力下降。虹膜发生后粘连时,用阿托品散瞳后,未粘连处散开,而粘连处不能散开,使瞳孔呈梅花状、梨状或不规则外观（图 12-2）。

（6）晶状体改变:炎症致虹膜脱色素,可沉积于晶状体前囊表面。

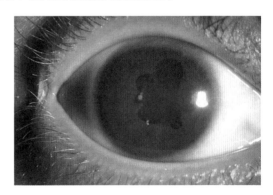

图 12-2　瞳孔后粘连,散瞳后呈"梅花状"外观

（7）玻璃体及眼底改变:前葡萄膜炎可伴或不

伴玻璃体前部少量的细小尘埃状及絮状混浊,一般眼底正常,少数会出现反应性黄斑水肿及视盘水肿。

(二) 中间葡萄膜炎

中间葡萄膜炎(intermediate uveitis)又名睫状体扁平部炎(pars planitis)或周边葡萄膜炎(peripheral uveitis)等,是一组炎症表现主要位于玻璃体,累及睫状体扁平部、玻璃体基底部、周边视网膜和脉络膜的炎症性疾病。中间葡萄膜炎多见于年轻人,男女发病率相似,多双眼同时发病或先后发病,呈慢性过程。

1. **症状**　可以无症状或很轻,常有眼前黑影、视物模糊。如有明显的玻璃体混浊或发生并发性白内障或黄斑水肿,则可有明显的视力减退。

2. **体征**　眼前节一般正常,少数可有轻微前葡萄膜炎表现,有 KP 或房水闪辉。典型表现为晶状体后间隙混浊,闪辉和浮游细胞。

玻璃体前部及基底部有小白雪球样混浊(snow-ball opacity),多在眼球下部,融合后呈黄白色棉球状外观,也有表现为尘埃状或小粒状混浊。锯齿缘及周边视网膜前有灰黄色球形或大块样渗出,融合呈堤状遮蔽锯齿缘,称雪堤状渗出物(snow bank exudation)。睫状体扁平部的机化膜可伸入玻璃体内,并包绕晶状体后面形成睫状膜。

视网膜改变:周边视网膜血管异常,表现为视网膜血管炎、视网膜血管周围炎。眼底周边部血管有白鞘,沿静脉走行有渗出,静脉常扩张弯曲,有时可有新生血管形成,严重的迁延性炎症的血管炎从周边向后极部进行性血管闭塞。

(三) 后葡萄膜炎

后葡萄膜炎(posterior uveitis)是指累及脉络膜和/或视网膜的炎症。因脉络膜血管源于睫后短动脉,临床上可单独发病。因此,后葡萄膜炎包括脉络膜炎(choroiditis)、视网膜炎(retinitis)、脉络膜视网膜炎(chorioretinitis)、视网膜脉络膜炎(retinochoroiditis)和视神经视网膜炎(neuroretinitis)。

1. **症状**　无眼红、流泪、眼痛等症状,主要表现为视力减退和视功能障碍、眼前黑影飘动等,症状取决于炎症的类型及受损害部位。早期病变未波及黄斑时,多无症状或仅有眼前闪光感。当炎症渗出造成玻璃体混浊时则出现眼前黑影飘动,严重者出现雾视。波及黄斑时视力会锐减,并出现中心视野实性暗点。当炎症引起视网膜水肿或脱离时,视力会出现严重下降并有视野缺损、视物变形等症状。

2. **体征**　多表现有玻璃体混浊,主要是中后部玻璃体混浊,为粗大不规则或散在较大混浊。眼底表现为视盘及视网膜水肿,可有局灶性或散在性大小不等的浸润病灶,或有出血,视网膜血管变细,并有白鞘形成,多数黄斑部损害,有水肿及渗出,或形成视网膜脱离。病灶晚期多有视网膜及脉络膜萎缩,广泛的渗出病变会形成增生性玻璃体视网膜病变,引起牵拉性视网膜脱离。

(四) 全葡萄膜炎的临床表现

全葡萄膜炎(panuveitis)是指累及整个葡萄膜的炎症,常伴有视网膜和玻璃体的炎症(图 12-3)。

三、诊断

初步根据典型的临床表现,以及炎症所在的主要解剖部位,诊断前、中、后或全葡萄膜炎并不困难,还需要判断感染性或非感染性,并除外伪装综合征,进一步进行病因诊断。病因诊断依赖详细的病史询问,包括全身病史,眼科的详尽检查,包括视力、裂隙灯、散瞳眼底检查,以及充分和针对性的影像学检查:荧光素眼底血管造影(FFA)、吲哚菁绿血管造影(ICGA)、光学相干断层成像(OCT)、光学相干血管成像(OCTA)、A/B 超、超声生物显微镜(UBM)等。

实验室检查:针对可疑的病因进行个性化实验室检查。只有在感染性眼内炎或可疑眼内肿瘤临床判断具体病原体或肿瘤困难,影响治疗方案时,才考虑抽取房水或玻璃体液做涂片查找细菌或真菌、病毒分离及细菌培养或肿瘤标志物等检查。

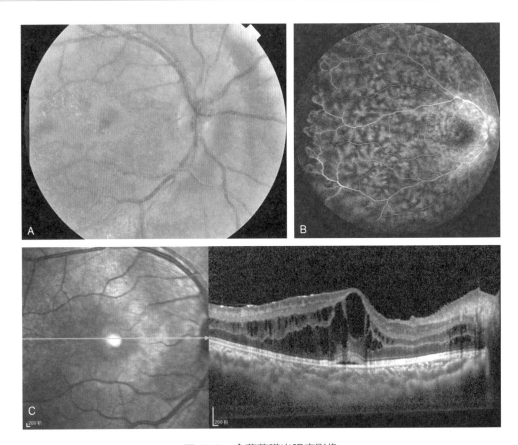

图 12-3   全葡萄膜炎眼底影像

A. 眼底照相；B. 广角 FFA 显示视盘、黄斑及整个眼底炎性渗漏；C. OCT 显示黄斑囊样水肿。

四、治疗原则

治疗是针对病因进行治疗，对于眼部炎症，主要原则是散瞳、热敷、抗炎。抗炎主要是抑制炎症反应的免疫调节治疗：糖皮质激素、免疫抑制剂、生物制剂，以及非甾体抗炎药，针对感染性病因的葡萄膜炎，需要针对病原体进行抗感染治疗。

1. **睫状肌麻痹剂**   一旦临床诊断确定应立即应用散瞳药物，使瞳孔散大，这是治疗的关键措施，其目的在于解除睫状肌及瞳孔括约肌的痉挛，以减轻充血、水肿及疼痛，缓解临床症状，同时防止或拉开已形成的虹膜后粘连。

2. **热敷**   可扩张血管，改善眼内血液循环，促进炎症物质吸收，抗体增加，并有缓解疼痛的作用。

3. **糖皮质激素**   炎症仅局限于前葡萄膜时，局部用糖皮质激素滴眼剂即可，但需要注意角膜情况，若有上皮损伤容易引发感染。前葡萄膜炎病情严重者，或诊断中间葡萄膜炎、后葡萄膜炎、全葡萄膜炎者，可全身口服糖皮质激素，对于单眼炎症，全身禁忌，可以考虑局部应用糖皮质激素制剂球周、球后或眼内缓释给药。

4. **免疫抑制剂（或称免疫调节剂）**   免疫反应是葡萄膜炎重要的发病机制之一，免疫抑制剂能够抑制炎症反应。非感染性葡萄膜炎反复发作者，特别是伴有全身病变者或炎症难以控制时，可考虑给予糖皮质激素联合其他传统免疫抑制剂治疗，常用的免疫抑制剂有苯丁酸氮芥、环孢素、环磷酰胺、甲氨蝶呤、硫唑嘌呤、吗替麦考酚酯、秋水仙碱等，在使用此类药物过程中应注意全身的毒副作用。

5. **生物制剂**   非感染性葡萄膜炎在免疫抑制剂治疗不足以控制炎症或难以减停糖皮质激素时，可加用生物制剂。比如 TNF-α 抑制剂、干扰素是最常用于治疗葡萄膜炎的生物制剂。

6. **非甾体抗炎药**   前列腺素为葡萄膜炎重要的炎症介质，其拮抗剂以及其他相关炎症介质抑制剂均可应用，起抗炎作用。因此可给予双氯芬酸钠、吲哚美辛等滴眼液治疗，一般不需要口服治疗。

7. **抗感染**　确定由感染因素引起的感染性葡萄膜炎,针对感染源是细菌、病毒、真菌或其他病原体,选用敏感的抗生素、抗病毒药物或抗真菌药物全身或局部应用。

五、并发症及其处理

1. **并发性白内障**　为前葡萄膜炎及中间葡萄膜炎常见的并发症,多从晶状体后囊下开始,逐渐向周围扩大。由于炎症性房水的毒素作用,使晶状体正常的生理代谢紊乱,导致白内障发生。

并发性白内障,可在充分控制炎症,并且炎症静止3个月以上方可行白内障摘除和人工晶状体植入术。

2. **继发性高眼压或继发性青光眼**　继发性青光眼是指由于葡萄膜炎造成了青光眼性的视盘改变或视野缺损方可诊断。如果只是由于葡萄膜炎造成了眼压升高,应该描述为继发性高眼压或炎性眼压升高。

可由虹膜周边前粘连、炎性渗出物堵塞房角、葡萄膜炎引起小梁网的炎症导致引流阻力加大,或是瞳孔闭锁、瞳孔膜闭,前后房交通受阻,房水在后房积聚,而发生眼压增高。

继发性高眼压首先在充分抗炎基础上,用降眼压药物治疗使眼压下降。虹膜膨隆可行虹膜穿刺或激光虹膜切除术,以疏通前后房。因瞳孔闭锁或膜闭、虹膜周边粘连而引起的高眼压,可行周边虹膜切除或滤过性手术。

3. **低眼压和眼球萎缩**　炎症长期得不到控制,使睫状体分泌房水功能下降,甚至丧失,引起眼压下降,严重者可致眼球萎缩。对眼压较低者要注意持续炎症的存在,加强控制炎症。

4. **黄斑水肿及黄斑退行性病变**　黄斑水肿常发生于中间、后或全葡萄膜炎,也可以发生于严重的前葡萄膜炎。需要充分控制炎症,可有助于黄斑水肿消退。

5. **视网膜下新生血管**　由于炎症破坏了血-视网膜屏障,来自脉络膜的新生血管进入视网膜下。患者突然视力减退,视物变形或出现中心暗点,特别好发于黄斑部。FFA、ICGA 或 OCTA 可用于确定视网膜下新生血管诊断。治疗可以在控制炎症的基础上,玻璃体腔注射抗血管内皮生成因子制剂(抗VEGF)。

6. **视网膜脱离**　由于严重的葡萄膜炎 RPE 受损,炎症渗出,液体由脉络膜向视网膜下漏出,引起渗出性视网膜脱离;玻璃体炎症形成索条,牵引视网膜脱离;由于炎症致视网膜萎缩病灶边缘或视网膜坏死变薄区出现裂孔而引起视网膜脱离,如急性视网膜坏死;由病原体引起的视网膜脱离。治疗主要是充分抗炎,有助于渗出性视网膜脱离的恢复。对于牵拉或视网膜裂孔导致的视网膜脱离,需要手术治疗。

第四节　感染性葡萄膜炎

要点:

1. 化脓性葡萄膜炎发病急剧,进程迅速,常导致失明、眼球萎缩。该病预后不良,应尽早明确诊断,确定病原体,针对细菌或真菌选择有效的抗生素或抗真菌药物迅速全身或局部应用,包括眼内注射、玻璃体切割术、眼内灌注敏感的抗生素等。

2. 急性视网膜坏死是由疱疹病毒感染造成的,表现为重度全葡萄膜炎伴有视网膜动脉炎,周边大量渗出,视网膜坏死,玻璃体高度混浊,后期可出现裂孔及视网膜脱离。治疗需积极局部和全身应用抗病毒药物,视力预后较差。

一、化脓性葡萄膜炎

化脓性葡萄膜炎(suppurative uveitis)即眼内炎(endophthalmitis),为葡萄膜与视网膜的急性化脓性炎症,发病急剧,进程迅速,常导致失明、眼球萎缩。感染源主要是外因性,由于开放性眼外伤、角膜溃疡穿孔、内眼手术等,病原体直接侵入,常见病原体为葡萄球菌、链球菌、真菌等。内因性眼内炎即转移性眼内炎,起源于体内其他部位的化脓性炎症,经血流入眼而引起,相对少见。

【临床表现】　细菌性眼内炎起病急剧,进展迅速,一般在外伤或手术后 24~48 小时突然出现患眼疼痛、畏光、流泪、视力严重下降,或仅有光感。眼部检查可见眼睑和球结膜水肿,混合性充血,角膜可有不同程度的混浊水肿,前房水混浊,可有积脓,玻璃体混浊呈黄色反光,视网膜片状坏死,常呈多发性,可伴有视网膜出血,视力可迅速下降至光感。

真菌性眼内炎起病迟缓,潜伏期稍长,早期症状较轻,可有轻度的疼痛和视力下降。数日后病情进展,出现眼内化脓性改变,前房积脓,瞳孔周围及玻璃体有灰白色黏性纤维素样渗出,随后玻璃体严重混浊,最后波及视网膜,引起视力下降或丧失。

【诊断】　根据病史,结合临床表现即可初步诊断。如需进一步病因诊断,可抽取房水或玻璃体液做涂片及微生物培养检查。

【治疗】　眼内炎预后不良,应尽早明确诊断,确定病原体,选择有效的抗生素迅速全身或局部应用,包括眼内注射。对药物控制不良者,选择玻璃体手术切除受感染的玻璃体组织,眼内灌注敏感的抗生素。对于真菌感染,目前有效的药物还很少,可用两性霉素 B 静脉注射或玻璃体注射,结合抗真菌药物口服治疗。

二、急性视网膜坏死

急性视网膜坏死(acute retinal necrosis,ARN),又名桐泽型(Kirisawa)葡萄膜炎,是由疱疹病毒感染造成的,包括单纯疱疹病毒(HSV)和水痘-带状疱疹病毒(VZV)。其特征是重度全葡萄膜炎伴有视网膜动脉炎,周边大量渗出,视网膜坏死,玻璃体高度混浊,后期出现裂孔及视网膜脱离。本病可发生于任何年龄,以成人多见,男女发病率无差异,常单眼患病,治疗困难,视力预后差。

【临床表现】　临床过程分为 4 期:

1. 初发期　包括前驱期和视网膜坏死期。患者主诉视物模糊,轻度或中度眼痛,或眶周痛和刺激症状。常有轻度至中度睫状充血,前节炎症多为羊脂状 KP,前房有轻度或中度细胞反应,严重者也可发生前房积脓、虹膜后粘连和虹膜结节。常伴眼压升高。也有少数病例前节无炎症表现。

后节炎症表现为三联征:视网膜脉络膜血管炎、视网膜坏死、玻璃体炎。视网膜血管炎主要累及动脉,动脉变细,血管壁有多少不等的淡黄色散在的斑点状浸润或伴有白鞘。有时可见少许视网膜出血。视盘边界模糊,视网膜广泛水肿,周边部有散在的较大黄白色渗出斑,继而融合成大片浓密灰白色或略呈黄白色病变(图 12-4)。

2. 缓解期　又称视网膜完全坏死和玻璃体混浊期。发病后 20~30 天进入缓解期,自觉症状好转,前节炎症减轻或消失,视网膜血管浸润逐渐消退,视盘颜色变淡,但玻璃体混浊明显加重。

3. 晚期　也称视网膜坏死消退期。发病后 1.5~3 个月前节炎症完全消退,眼底周边部视网膜坏死炎症逐渐消退,视网膜萎缩变薄,玻璃体混浊逐渐减轻,玻璃体机化,视网膜血管闭塞。

4. 视网膜脱离期　在坏死变薄的视网膜边缘部发生裂孔,可为多发裂孔,视网膜似破布状,引起全视网膜脱离。预后不佳,可最终引起视网膜脱离,眼球萎缩。

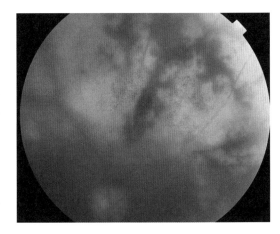

图 12-4　急性视网膜坏死
玻璃体混浊,视盘充血水肿,上方视网膜广泛水肿坏死,融合呈大片黄白色病灶,合并出血

【诊断】　根据临床表现即可确诊。尽早诊断并立刻开始治疗,对于阻断疾病进展、保存视功能至

关重要。必要时可以行血清、房水和玻璃体液检查,有助于明确病因。

【治疗】

1. 抗病毒　针对 HSV 或 VZV,经典治疗是阿昔洛韦 10mg/(kg·d),分 3 次静脉滴注,疗程 10~14 天,之后继续阿昔洛韦口服,也可以直接口服伐昔洛韦或泛昔洛韦,需要维持 3 个月。玻璃体腔注射可以选择更昔洛韦(0.2~2mg/0.1ml)或膦甲酸(1.2~2.4mg/0.1ml)。

2. 抗凝剂　可选用肝素,也可选用小剂量阿司匹林(100~400mg/d)口服,减轻血管闭塞。

3. 糖皮质激素　在抗病毒药物有效治疗的基础上,可用糖皮质激素局部或全身应用减轻炎症反应。一般选用泼尼松 30~50mg/d 口服治疗,1 周后逐渐减量。

4. 激光光凝　缓解期对视网膜缺血坏死、萎缩部位做激光光凝,防止视网膜脱离及增殖性病变的发生。

5. 玻璃体手术　对视网膜脱离或玻璃体混浊有牵引形成时,应进行玻璃体切割术治疗。

三、其他感染性葡萄膜炎

1. 结核性葡萄膜炎(tuberculous uveitis)　由结核分枝杆菌直接侵犯葡萄膜组织,或间接对结核分枝杆菌的超敏反应而发生肉芽肿性炎症。临床可表现为结核性前葡萄膜炎或结核性脉络膜炎,各自又有粟粒型、团球型、弥漫型等不同表现。检查结核病灶,PPD 试验或 T-spot 可协助诊断。治疗主要选用抗结核药物全身应用,一般需要治疗 6~9 个月。

2. 梅毒性葡萄膜炎(syphilitic uveitis)　致病菌为梅毒螺旋体,可以是获得性的,也可以是先天性的,直接感染或间接由免疫因素引起。获得性梅毒性葡萄膜炎临床可表现为虹膜蔷薇疹、前葡萄膜炎、脉络膜视网膜炎和梅毒瘤。先天性梅毒性葡萄膜炎常表现为急性前葡萄膜炎或脉络膜视网膜炎。需要了解梅毒性葡萄膜炎可以有多种炎症表现。血清学病原体检查可以确定诊断。治疗主要用青霉素。

3. 弓形体性葡萄膜炎(toxoplasmic uveitis)　是由人畜共患的弓形体病原体感染所引起的,猫科动物为重要传染源,多为隐性感染。先天性弓形体病多伴有视网膜脉络膜炎,表现为局限性肉芽肿性坏死灶,呈青白色或灰黄色,伴有视网膜水肿和出血。严重的常有视网膜血管炎、节段性视网膜动脉炎以及前部葡萄膜炎征象。弓形体相关血清学检测可以帮助诊断,治疗主要用抗弓形体药物。

第五节　非感染性葡萄膜炎

要点:

1. Vogt-小柳原田病分为四期:前驱期、急性葡萄膜炎期、恢复期、慢性复发期,可出现晚霞样眼底改变。糖皮质激素治疗有效。

2. Behcet 病是一种累及眼、口腔、皮肤和生殖系统等多系统的血管闭塞性疾病,主要表现为葡萄膜炎、多形性皮肤损害、口腔和生殖器溃疡等。应熟悉其诊断标准。

3. 交感性眼炎是指一只眼(诱发眼)穿通性外伤或内眼手术后,另一只眼(交感眼)发生葡萄膜炎。

一、Vogt-小柳原田病

Vogt-小柳原田病(Vogt-Koyanagi-Harada disease,VKH),原名 Vogt-小柳原田综合征(Vogt-Koyanagi-Harada syndrome,VKH),又名特发性葡萄膜大脑炎(idiopathic uveoencephalitis),是一种伴有皮肤、毛发改变,听力障碍和脑膜刺激征的双眼弥漫性肉芽肿性葡萄膜炎。VKH 病因不清,是一种自身免疫反应,尤其是机体针对黑色素细胞的自身免疫,另有学说认为可能与病毒感染诱发有关。主要在有色人种发病。

【临床表现】

VKH 好发于青壮年,20~50 岁,男女性别无显著性差异,多为双眼发病。伴多发局限性浆液性视网膜脱离;中枢神经系统表现假性脑膜炎、头痛、脑脊液淋巴细胞增多;听觉异常:耳鸣(tinnitus)、耳聋(deafness);皮肤改变:白癜风(vitiligo)、斑秃、白发(poliosis)。临床表现分为四期:

1. 前驱期　葡萄膜炎发病前往往有感冒症状,如头痛、头晕、恶心、呕吐、发热、眼眶疼痛、畏光流泪、耳鸣、听力下降等,严重者有脑膜刺激症状,如颈强直。脑脊液细胞增多。该期持续时间短,一般 3~5 天。

2. 急性葡萄膜炎期　双眼同时或先后出现弥漫性渗出性葡萄膜炎,可持续 2~3 个月。表现为双眼视力突然减退,视盘水肿边界模糊,其附近视网膜和黄斑部水肿,双眼渗出性视网膜脱离,多呈球状隆起。FFA 早期出现特征性的多发性细小荧光素渗漏点,以后扩大融合形成片状多灶性荧光素渗漏区,呈多湖状荧光素积存(图 12-5)。前节炎症可轻可重,以渗出性前葡萄膜炎为主,也伴有弥漫性脉络膜视网膜炎,此期可出现羊脂状 KP,虹膜有 Koeppe 结节和 Busacca 结节。前节炎症发展迅速,有大量渗出,严重者遮盖瞳孔区,发生虹膜后粘连,玻璃体混浊,眼底看不清。

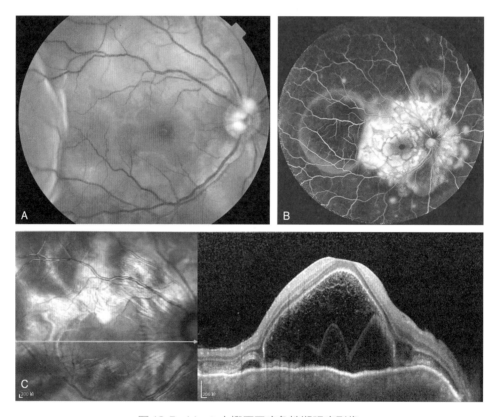

图 12-5　Vogt-小柳原田病急性期眼底影像

A. 眼底照相,显示多灶性渗出性视网膜脱离;B. 广角 FFA 显示眼底荧光素遮蔽和积存;C. OCT 显示黄斑高度水肿和渗出性视网膜脱离。

皮肤毛发的改变主要表现为脱发、白发、白癜风,可以出现在急性葡萄膜炎期之后几周或几个月,也可以同时出现。

3. 恢复期　常持续数个月。炎症逐渐好转,皮肤和脉络膜出现脱色素改变。在发病 2~3 个月后,脉络膜脱色素,眼底出现典型的橘红色调,称"晚霞样眼底",常常伴有视盘周围白色萎缩环,并有散在的大小不一的色素斑和 Dalen-Fuchs 结节(图 12-6)。

4. 慢性复发期　主要表现为前葡萄膜炎的复发。也可以有脉络膜炎的复发,可见脉络膜毛细血管损伤。

本病容易复发,往往呈慢性进程,迁延不愈。常见的并发症有并发性白内障、继发性青光眼和渗出性视网膜脱离。

【诊断】　根据病史及临床表现,结合全身症状即可诊断。急性炎症期 FFA 表现的色素上皮损害、成簇的点状强荧光,后期有多湖状荧光素积存特征:OCT 显示黄斑囊样水肿和渗出性视网膜脱离,脉络膜增厚,RPE 波浪状改变,有助于明确诊断。交感性眼炎也可以出现"晚霞样眼底"改变,所以鉴别诊断需要排除眼外伤和内眼手术史,方可做出 VKH 诊断。

【治疗】　VKH 糖皮质激素治疗有效,治疗原则是早期、足量、足够长疗程,可以有较好的视力预后。应遵循一般葡萄膜炎的治疗常规,采用局部和全身糖皮质激素、睫状肌麻痹剂治疗,全身糖皮质激素治疗不能控制或减药困难者,需加用免疫抑制剂。

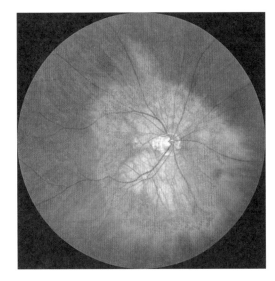

图 12-6　Vogt-小柳原田病恢复期
超广角眼底照相显示晚霞样眼底改变伴周边视网膜色素改变。

1. **全身糖皮质激素**　一般选用泼尼松口服,开始剂量为 1~1.2mg/(kg·d),于 10~14 天开始减量,维持剂量为 10mg/d(成人剂量),治疗多需 8 个月以上。

2. **睫状肌麻痹剂**　根据炎症的严重程度和虹膜后粘连的情况选用睫状肌麻痹剂。轻度炎症宜选用短效散瞳药如托吡卡胺滴眼液,急性严重的炎症宜选用 1% 或 2% 阿托品滴眼液或眼膏短时间应用,同时加用短效散瞳药,活动性散瞳。

3. **免疫抑制剂**　对炎症严重及复发的患者,糖皮质激素治疗难以奏效时,可考虑加用免疫抑制剂,但注意其副作用和毒性。

二、Behcet 病

Behcet 病是一种累及眼、口腔、皮肤和生殖系统等多系统的血管闭塞性疾病,主要表现为葡萄膜炎、多形性皮肤损害、口腔和生殖器溃疡等。病因不清,可能是一种自身免疫疾病,或是由病毒感染诱发自身免疫反应致病。HLA-B51 可能与眼部表现的 Behcet 病有关。

【临床表现】

1. **眼部病变**　患者有畏光、流泪、疼痛、视力下降等症状。表现为反复发作的非肉芽肿性全葡萄膜炎。眼部检查可见睫状充血、细小 KP、房水混浊,容易形成前房积脓、虹膜后粘连等改变(图 12-7)。眼底主要表现为脉络膜视网膜炎和视网膜血管炎,玻璃体混浊、视网膜脉络膜渗出灶、血管迂曲并有出血等,后期多出现视网膜血管闭塞,可见血管白鞘和白线。

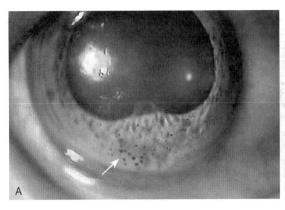
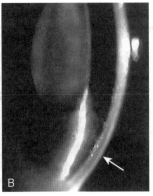

图 12-7　Behcet 病虹膜后粘连、房水混浊及 KP
A. 正面观可见下方虹膜后粘连;B. 裂隙光切面观可见角膜下方后壁细小 KP。

2. 口腔溃疡　反复发作的口腔溃疡,可发生于口腔各部,7~10 天自愈,不留瘢痕。

3. 生殖器溃疡　男性多发生在阴囊,女性发生在阴唇、阴道,溃疡常较深。

4. 皮肤改变　可有结节红斑、皮下栓塞性静脉炎、皮肤超敏感,针刺后皮肤出现脓疮,其中结节性红斑最为常见。

5. 其他改变　关节炎、胃肠道病变、附睾炎、血管病变(血管阻塞、动脉瘤)、中枢神经病变等。

【诊断】　诊断主要根据眼部特征及全身并发症的表现。国际葡萄膜炎研究组推荐以下诊断标准:

1. 复发性口腔溃疡　1 年内至少复发 3 次。

2. 下面 4 项中出现 2 项即可确诊　①复发性生殖器溃疡或瘢痕;②眼葡萄膜炎改变;③皮肤结节性红斑、假毛囊炎或脓丘疹、非发育期的痤疮样结节;④皮肤过敏反应试验阳性。

【治疗】　应遵循一般葡萄膜炎的治疗常规,采用局部和全身糖皮质激素、睫状肌麻痹剂治疗,急性期全身糖皮质激素,常需要加用免疫抑制剂。

1. 前节炎症　局部糖皮质激素、睫状肌麻痹剂、非甾体抗炎药、热敷等治疗。

2. 全身糖皮质激素　累及眼底的炎症常需要大剂量短期全身使用糖皮质激素,病情缓解后递减渐停。若伴有全身特别是神经系统损害时,主要全身应用糖皮质激素,病情缓解后可改为维持量。

3. 免疫抑制剂　环孢素 3~5mg/(kg·d),待病情稳定后逐渐减量,一般治疗时间在 1 年以上。此外尚可选用秋水仙碱(0.5mg,2 次/d)、硫唑嘌呤[1~2mg/(kg·d)]、苯丁酸氮芥[0.1mg/(kg·d)]、环磷酰胺(50~100mg/d)。在治疗过程中,应每 2 周行肝肾功能、血常规和血糖等检查,如发现异常应减药或停药。

4. 生物制剂　目前肿瘤坏死因子(TNF-α)抑制剂阿达木单抗已获批为 Behcet 病治疗一线药物,可与糖皮质激素同时应用。

三、其他非感染性葡萄膜炎

1. Fuchs 虹膜异色性葡萄膜炎(Fuchs heterochromic uveitis)　又称 Fuchs 虹膜异色性虹膜睫状体炎、Fuchs 葡萄膜炎综合征,是一种慢性非肉芽肿性前葡萄膜炎,好发于青年,多单眼发病,病程缓慢,常无自觉症状。眼部表现患眼角膜后中等大小无色素的白色 KP,呈多角形,弥漫散在分布,轻度房水闪光,虹膜异色,颜色变浅,呈虫蚀状萎缩(图 12-8),中国人由于虹膜色素较多,虹膜脱色素和颜色变浅常不明显。不发生虹膜后粘连;晶状体后囊下混浊,逐渐发展为全白内障;玻璃体点状混浊;眼底多正常,也有少数眼底受累。

本病多角形 KP 可一直存在,不代表活动炎症,但前房有浮游物时代表有炎症,需局部给予糖皮质激素点眼治疗。对并发性白内障可在炎症控制稳定 3 个月后进行手术。

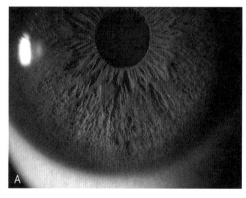
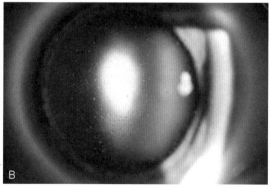

图 12-8　Fuchs 综合征
A. 虹膜虫蚀状萎缩;B. 角膜后弥漫分布多角形 KP。

2. 交感性眼炎（sympathetic ophthalmia） 是指一只眼（诱发眼）穿通性外伤或内眼手术后,经过一段时间的慢性葡萄膜炎或一定时间的潜伏期后,另一只眼（交感眼）发生葡萄膜炎。传统的观点认为交感性眼炎的病因可能与眼部抗原暴露而引起的免疫反应有关,可能由于外伤或手术后严重的反应,破坏了葡萄膜的正常结构,经过免疫识别,将退变的葡萄膜组织当成抗原从而引起自身免疫反应而导致。自身免疫的抗原也可能包括视网膜S抗原、黑色素相关蛋白等,也可能有遗传因素参与。

【临床表现】 一只眼穿通伤史,潜伏期可以2~3天,长者50多年,发生在2周~1年约占90%。诱发眼:穿通伤或内眼手术后葡萄膜炎持续加剧或复发。交感眼:开始轻微葡萄膜炎症表现,调节近点变远或屈光改变,之后炎症可加重。

葡萄膜炎表现为弥漫性肉芽肿性炎症,没有特异表现,可以表现为前节和后节的炎症,晚期可以表现为晚霞样眼底,需要与小Vogt-小柳原田病鉴别（交感性眼炎的临床特点及其防治研究详见本书第十九章"眼外伤"）。

第六节　葡萄膜肿瘤

要点:

1. 葡萄膜常见的肿瘤包括虹膜或睫状体囊肿,脉络膜血管瘤、脉络膜骨瘤、脉络膜黑色素瘤、脉络膜转移癌等。

2. 葡萄膜黑色素瘤是成年人较常见的眼内恶性肿瘤,治疗方面应采取个体化综合性治疗。

葡萄膜组织含有大量血管、黑色素细胞、疏松结缔组织,可以发生血管瘤、黑色素瘤等,加上脉络膜血流缓慢,全身肿瘤细胞通过血行转移容易停滞在脉络膜而发生转移性肿瘤。常见的肿瘤包括虹膜或睫状体囊肿,脉络膜血管瘤、脉络膜骨瘤、葡萄膜黑色素瘤、脉络膜转移癌等。

一、虹膜睫状体囊肿

虹膜或睫状体囊肿属于葡萄膜良性肿物。

虹膜囊肿（iris cyst）是由于虹膜隐窝封闭液体贮积形成。其病因有多种,包括原发性和继发性两大类。原发性虹膜囊肿为先天胚胎发育异常所致,包括后部虹膜色素上皮囊肿、虹膜基质囊肿和游离囊肿。继发性虹膜囊肿更为常见,由于外伤或手术植入、炎症渗出、药物、肿瘤和寄生虫导致,其中以外伤或手术植入多见,结膜或角膜上皮细胞通过伤口进入前房植入虹膜而形成,也可能由于外伤或手术时创口对合不良或有组织嵌入而成（图12-9）。

睫状体部囊肿（ciliary body cyst）多为无色素上皮囊肿,囊壁由无色素上皮细胞组成,外观呈半透明灰白色泡状,多数囊肿为单房性,少数囊肿被分隔成多房。

原发性虹膜睫状体囊肿发生部位隐蔽,不易被发现,临床诊断主要是依靠UBM检查,可见囊肿呈圆形或椭圆形、球形或半球形、单个或多个,囊壁光滑纤薄、密度均匀,囊内为无回声区或低回声区,这是临床诊断的重要依据（图12-10）。

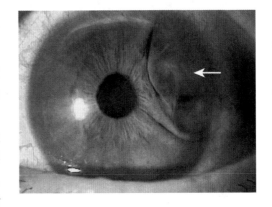

图12-9　虹膜囊肿

除原发性虹膜基质囊肿以外,绝大多数原发性虹膜睫状体囊肿为静止、良性的自然过程。如果囊肿较大,推顶虹膜根部向前隆起,或在睫状沟及睫状突内有多发性囊肿,使得周边虹膜具有高褶虹膜的形态,会导致房角狭窄或关闭而继发青光眼。大部分囊肿仅需随访观察,无须治疗,但如果囊肿诱发青光眼,则应考虑激光或手术治疗。

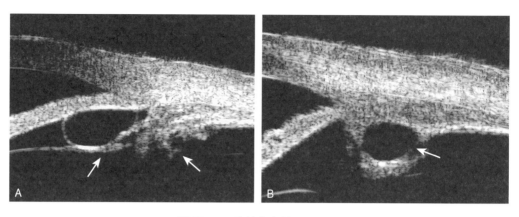

图 12-10　睫状体囊肿 UBM 图
A. 虹膜后及睫状体多发性囊肿；B. 睫状体部圆形巨大囊肿。

二、脉络膜血管瘤

脉络膜血管瘤（choroidal angioma）为先天性血管发育畸形所形成，为良性肿瘤，临床上可分为孤立性和弥漫性两种类型，常合并渗出性视网膜脱离、视网膜变性、青光眼等并发症。

【临床表现】　多见于 30~40 岁青壮年，单眼发病。因为本病一般无明显生长倾向，因此大多数患者早期无明显临床症状，晚期可出现视力减退、视物变形或伴有继发性青光眼症状。孤立性脉络膜血管瘤多位于后极部，大小不等，表现为一个境界清楚、橘红色、圆形或近似球形隆起（图 12-11），瘤体表面视网膜可有色素沉着及黄白色纤维组织增生，常并发视网膜脱离。弥漫性脉络膜血管瘤伴发脑及颜面皮肤血管瘤者，称为 Sturge-Weber 综合征，眼底呈明亮的红黄色反光，瘤体表现为扁平形、边界不清楚的深红色增厚区，并有广泛的视网膜渗出性浅脱离、视网膜血管扩张迂曲。

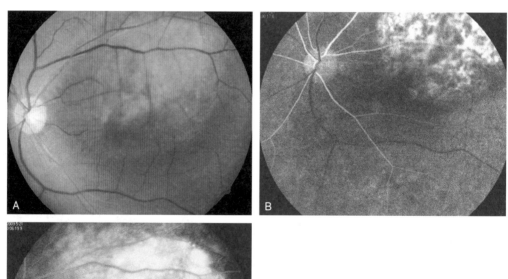

图 12-11　脉络膜血管瘤
A. 眼底像；B. 早期 FFA 瘤体血管出现条状荧光；
C. 后期 FFA 瘤体呈强荧光。

【诊断】 脉络膜血管瘤可根据临床症状及眼底表现作出初步临床诊断,超声、CT、MRI 和 FFA/ICGA、OCT/OCTA 检查有助于诊断。FFA 典型表现为动脉前期肿瘤区域粗大的血管快速充盈,整个造影过程均呈现强荧光。ICGA 检查有重要意义,可以直接看到肿瘤的供应血管,早期整个瘤体表现为强荧光,体内血管清晰可见,后期染料快速清除呈斑驳状荧光表现。临床上应与黑色素瘤区别,超声、CT、MRI 检查有助于鉴别诊断。

【治疗】 无症状者可定期观察。对于弥漫性脉络膜血管瘤,出现视网膜脱离时,可行光凝和巩膜外冷冻治疗。对局限性孤立的血管瘤可应用激光光凝封闭瘤体表面的渗漏血管。对于位于视盘周围和黄斑区的瘤体,经瞳孔温热疗法(transpupillary thermotherapy,TTT)和光动力治疗(PDT)可使瘤体萎缩。近年来有报道应用玻璃体腔注射抗 VEGF 联合 PDT 治疗脉络膜血管瘤,可取得一定效果。

三、脉络膜骨瘤

脉络膜骨瘤(choroidal osteoma)为发生在脉络膜的良性骨性肿瘤,以在视盘周围出现海绵状骨质为特征,多认为是一种先天性原始中胚叶残留的骨性迷芽瘤。

【临床表现】 多见于青年健康女性,单眼发病,发展缓慢,多无自觉症状,常不易被发现,瘤体较大或波及黄斑时出现症状,表现为视力下降、视物变形和视野缺损等。眼底检查见肿瘤主要位于视盘边缘或视盘附近,呈扇形或环绕视盘形,少数单独出现在黄斑及其他部位,近似圆形或椭圆形。肿瘤呈扁平状生长,边界清楚并常有圆钝的伪足状突出,瘤体呈黄白色或橙红色,表面可见散在的色素斑块。视网膜血管除随肿瘤表面形状起伏走行以外,无其他异常表现(图 12-12)。

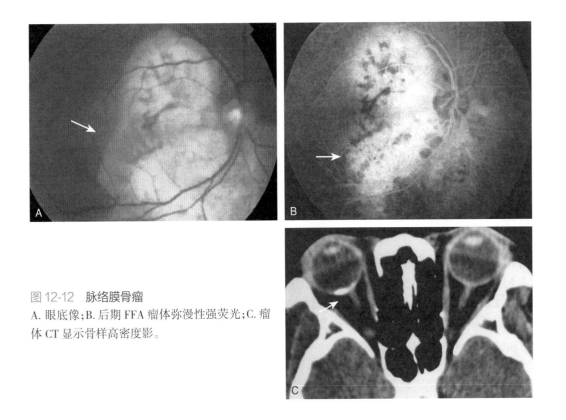

图 12-12　脉络膜骨瘤
A. 眼底像;B. 后期 FFA 瘤体弥漫性强荧光;C. 瘤体 CT 显示骨样高密度影。

主要的并发症是部分病例可发生脉络膜新生血管,多位于黄斑中心凹附近,可引起视网膜下出血及渗出。

【诊断】 临床可根据眼底表现及 CT 检查对脉络膜骨瘤进行诊断,CT 扫描脉络膜骨瘤呈现与眶骨一致的高密度影像为其典型特征。其他辅助检查如 A 超、B 超、FFA、ICGA 等有助于鉴别诊断。FFA 早期病变处呈斑片状强荧光,晚期为弥漫性荧光染色。

【治疗】　脉络膜骨瘤是一种发展缓慢的良性肿瘤,目前尚无较好的治疗方法。无症状的脉络膜骨瘤以临床观察为主,若发现继发性视网膜下新生血管形成,应考虑给予抗 VEGF 注射、光凝或 PDT 治疗。

四、葡萄膜黑色素瘤

葡萄膜黑色素瘤(uveal melanoma,UM)是成年人较常见的眼内恶性肿瘤,约 90% 为脉络膜黑色素瘤(melanoma of choroid),10% 为睫状体和虹膜黑色素瘤。在世界范围内以欧美及白种人居多,男性多于女性。

【临床表现】

1. **虹膜黑色素瘤**　较为少见,病变为孤立的褐色结节,富于血管,前房内可有色素弥散;无色素的肿瘤为黄白色。肿瘤继续增大,可触及角膜,把虹膜根部推向后方,从而导致前方出血、青光眼等并发症。

2. **睫状体黑色素瘤**　比较少见,但恶性比虹膜者为高,早期不易发现。病变为局限性,开始呈球形,位于睫状体后部者容易突入玻璃体内并扩展到脉络膜;位于前部者可能推挤虹膜、晶状体,引起白内障和青光眼,或在肿瘤相应部位的巩膜表面有局限性充血。睫状体肿瘤呈弥漫性发展者称睫状环黑色素瘤,一般进展缓慢,无自觉症状,侵犯晶状体或睫状肌时,则出现屈光不正和调节障碍,有时早期即发生青光眼。

3. **脉络膜黑色素瘤**　根据肿瘤增大的形式及其发展性不同而有不同表现,主要可分为结节型和弥漫型。

结节型多见,最初呈椭圆形或半球形位于脉络膜外层,由于巩膜和玻璃膜的阻挡,最初只能沿脉络膜平面向周围生长,一旦玻璃膜被破坏,肿瘤在视网膜下迅速扩大,形成一个头大、颈窄、底部宽广的蘑菇状肿物。晚期因肿瘤坏死,瘤体或表面的血管破裂而致视网膜或玻璃体内渗出或出血。瘤体周围常有渗出性视网膜脱离(图 12-13)。

弥漫型者较少见,肿瘤沿脉络膜水平面发展,呈普遍性增厚而隆起不明显,橘红色或稍暗的广泛性浆液性视网膜脱离,或仅有病变部位色泽暗淡,色素紊乱,类似脉络膜视网膜炎改变。其恶性程度较高,相对预后更差。可穿破巩膜转移至眼眶、视神经,常发生全身转移至肝、肺、脊髓和肾等。预后险恶。可因渗出物、色素及肿瘤细胞阻塞房角,肿瘤压迫涡静脉,或肿瘤坏死大出血等引起继发性青光眼。多数肿瘤因血供不足而坏死,引起严重葡萄膜炎、眼内炎或全眼球炎。

【诊断】　应根据临床病史及眼底特征综合分析,以下检查有利于诊断。

1. **虹膜黑色素瘤**　根据临床表现和裂隙灯显微镜检查较容易确诊,必要时可以行 UBM 检查有助于诊断虹膜后的肿瘤。

2. **睫状体黑色素瘤**　因位置隐蔽,早期常不容易发现,由于肿瘤向前生长推挤虹膜,或出现房角占位,或影响晶状体移位引发白内障或青光眼,需警惕,可借助 UBM 帮助诊断。

3. **脉络膜黑色素瘤**　根据典型的眼底表现,结合 FFA、ICGA、B 超、MRI、CT 可以明确诊断。

(1)FFA 检查:由于瘤体内大量黑色素颗粒引起荧光遮蔽,造影早期局部表现为弱荧光,动-静脉期瘤体内荧光斑逐渐增强,与弱荧光区形成强弱相间的斑驳状荧光,部分肿瘤可见走形迂曲、螺旋状的肿瘤血管与视网膜血管同时显像的双循环现象,造影后期表现为弥漫性荧光。

(2)ICGA 检查:脉络膜黑色素瘤的 ICGA 图像变异最大。造影全过程中肿物处出现遮蔽荧光,晚期可有较弱荧光或点状荧光。

(3)眼超声检查:B 型超声检查对脉络膜黑色素瘤的诊断具有很大价值。典型的 B 型超声特点为:①与球壁相连的半球状或蘑菇状实性肿物,边界清楚,周围伴有不同程度视网膜脱离或玻璃体混浊;②瘤体内有"挖空"显像;③瘤体的基底部缺乏回声,与周围球壁强回声对比,形成无回声的球壁凹陷。

(4)MRI 检查:由于黑色素顺磁作用形成其独特的 MR 表现,T_1WI 显示较高信号,T_2WI 显示低信号,在相应的加权像上对比度明显。

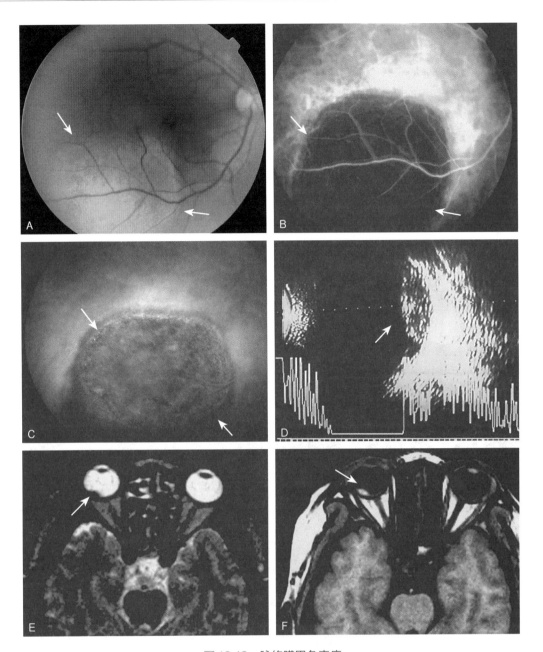

图 12-13 脉络膜黑色素瘤

A. 眼底像；B. ICGA 早期：瘤体呈遮蔽荧光；C. ICGA 后期：瘤体呈斑驳状荧光；D. 超声图瘤体呈实性隆起；E. 瘤体 MRI T_2WI 显示低信号；F. 瘤体 MRI T_1WI 为高信号。

（5）CT 检查：表现为与球壁相连的边界清楚、等密度或略高密度半球形肿块，增强扫描为中度强化。

（6）眼内活检：用 25 号细针通过玻璃体或巩膜至肿瘤内吸取组织进行细胞学检查，有助于明确诊断；但此操作易引起肿瘤扩散和转移，且活检的阳性率有待提高。

【鉴别诊断】 主要应与脉络膜血管瘤相鉴别。间接检眼镜、眼超声、FFA 和 ICGA 检查非常有助于脉络膜血管瘤的诊断。其 ICGA 的特点为早期瘤体处呈现蜘蛛网状荧光、中期呈桑葚状高强荧光、晚期呈现冲洗现象。ICGA 的特征性改变有助于与脉络膜黑色素瘤的鉴别。MRI 扫描在鉴别诊断中具有重要价值。

【治疗】 个体化综合性治疗，应根据肿瘤大小、位置、形态、生长速度、患眼及对侧眼的视力、年龄、全身情况、心理因素等，选用合适、不同的治疗方法，或多种方法联合治疗。

1. 虹膜黑色素瘤少数可疑病例可切除虹膜肿瘤并做组织病理检查,特别当其伴有继发性青光眼时,切除虹膜肿瘤可使青光眼缓解。当房角小梁有肿瘤蔓延,则应施行虹膜及小梁切除术;如果累及睫状体则行虹膜睫状体切除术;当肿瘤累及眼内组织则应作眼球摘除。

2. 睫状体黑色素瘤的瘤体较小时,可以做局部切除。

3. 对于脉络膜恶性黑色素瘤,肿瘤较小且表现为静止状态者,可定期观察。赤道部或赤道前的脉络膜黑色素瘤,直径<15mm,无眼部及全身转移表现,仍有一定视力的患眼,可行肿瘤局部切除术。激光光凝治疗、经瞳孔温热疗法(TTT)和光动力治疗(PDT)适用于高度小的视盘或黄斑周围肿瘤。巩膜表面敷贴放疗适用于肿瘤高度 10mm 以内的患者。对于发展速度快、瘤体较大的肿瘤或患者强烈要求摘除病变眼球者,一般做眼球摘除术,手术时要避免挤压眼球,防止肿瘤扩散转移。如果发现肿瘤已到眼球外,应立刻做眼眶内容摘除术。一般术后放射治疗。

五、脉络膜转移癌

脉络膜转移癌(metastatic carcinoma of choroid)由于脉络膜血流丰富,血液中的瘤栓多由睫后短动脉进入脉络膜而导致。最常见的转移瘤原发癌是肺癌和乳腺癌。男性患者的原发癌主要为肺癌、支气管癌,其次为肾癌、前列腺癌。女性患者以乳腺癌转移为最多见,其次是肺及支气管癌的转移。

【临床表现】 早期患者主诉有视力下降、中心暗点或闪光感等。病变累及黄斑常有视力突然下降。由于转移性癌生长较快,可压迫睫状神经,早期就有剧烈眼痛和头痛。眼底表现为后极部视网膜下 1 个或几个、灰黄色或黄白色、结节状的扁平实性隆起,晚期可发生广泛渗出性视网膜脱离(图 12-14)。

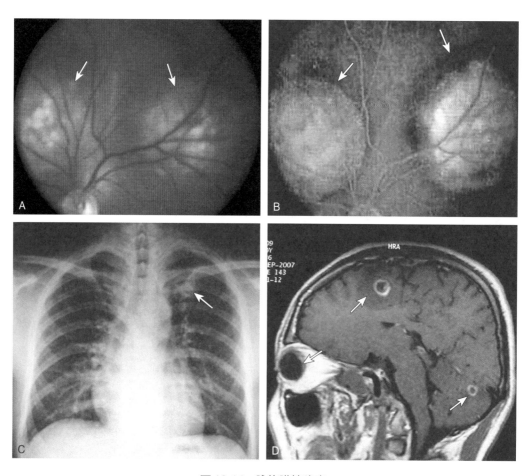

图 12-14　脉络膜转移癌

A. 眼底像上方两处隆起转移灶;B. 眼底 FFA 像肿瘤斑驳状荧光着染及渗漏;C. 肺部原发性肿瘤灶;
D. 颅内 MRI 小脑半球及额叶 T2 有结节样转移灶。

【诊断】　应依据全身肿瘤病史及眼底特征作出初步临床诊断,同时做全身脏器包括肝、肺、肾、乳腺及头颅部 CT 或 MRI 检查,眼部可作 A 超、B 超及 FFA、ICGA、OCT 等检查进行综合判断。

【治疗】　可根据原发肿瘤情况选用放疗或化疗。脉络膜转移癌多为癌症晚期,对于全身化疗反应良好者,无须联合局部治疗。若化疗期间瘤体不断增大,或仅为眼部孤立的转移癌,可考虑眼局部治疗,包括放射治疗、激光或冷凝治疗或局部肿瘤切除术。除非为解除患者痛苦,眼球摘除术已无治疗意义。

第七节　葡萄膜先天异常

要点:

1. 葡萄膜缺损包括先天性无虹膜、虹膜缺损、睫状体缺损和脉络膜缺损。

2. 永存瞳孔膜不影响视力和瞳孔活动,无须治疗。影响视力者,可行手术或激光治疗。

一、永存瞳孔膜

永存瞳孔膜(peisistent pupillary membrane)又称瞳孔残膜(residual membrane of pupil),为常见的眼内先天性异常,是胚胎时期晶状体表面的血管膜吸收不全所遗留的残迹。残膜的形状有丝状和膜状两种,附着点全位于虹膜者,一端始于虹膜小环,另一端附着在对侧的虹膜小环外或晶状体前囊(图 12-15)。另有完全附着在晶状体前表面的星状色素团。永存瞳孔膜通常不影响视力和瞳孔活动,不需要治疗。但对于厚的永存瞳孔膜影响视力的,可行手术或激光治疗。

二、葡萄膜缺损

葡萄膜缺损(coloboma of the uvea)是由于胚胎发育过程中视杯下方胚裂闭合不全所致的先天异常,包括先天性无虹膜、虹膜缺损、睫状体缺损和脉络膜缺损。每种可单独发生,也可 2~3 种缺损同时存在。

1. 先天性无虹膜(congenital aniridia)　是一种少见的眼内先天异常,常双眼受累,虹膜完全缺失,临床症状可有畏光及视力低下。裂隙灯显微镜可直接看到晶状体赤道部边缘、悬韧带及睫状突。在前房角镜下可见卷缩状宽窄不等的虹膜残根,残根阻塞房角者可发生继发性青光眼。常合并其他先天异常,如小角膜、角膜混浊、晶状体混浊、晶状体脱位、永存玻璃体动脉、视网膜和视神经异常、眼球震颤等。

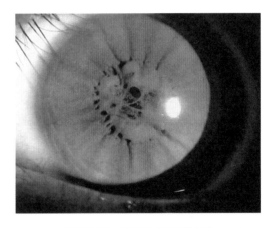

图 12-15　先天性永存瞳孔膜

2. 虹膜缺损(coloboma of iris)　典型性虹膜缺损是位于下方偏内的完全性虹膜缺损,瞳孔呈梨形,尖端向下,边缘为色素上皮所覆盖,常伴有其他眼部先天畸形如睫状体和脉络膜缺损等(图 12-16)。单纯性虹膜缺损可表现为瞳孔缘切迹、虹膜孔洞、虹膜周边缺损、虹膜基质和色素上皮缺损等,常不影响视力。

3. 睫状体缺损(coloboma of ciliary body)　睫状体缺损部位两侧常有睫状突增生,两层外胚叶组织折叠并突入玻璃体腔呈息肉状,有时可形成较大的上

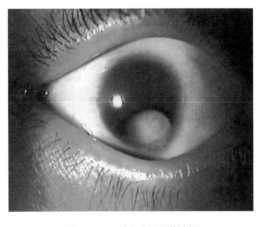

图 12-16　先天性虹膜缺损

皮性囊肿。缺损区底部有疏松血管性结缔组织，有的可突起成嵴。

4. 脉络膜缺损（coloboma of choroid）　脉络膜缺损为较常见的先天性异常。典型的脉络膜缺损多位于视盘鼻下方，缺损处呈白色或灰白色，是为暴露的巩膜，边缘整齐，有色素沉着，表面可见浅层的视网膜血管，有些可累及部分或全部视盘（图 12-17）。脉络膜缺损患者容易并发视网膜脱离。脉络膜缺损常伴有其他发育异常，如小眼球、虹膜异常、视神经异常、晶状体缺损以及黄斑部发育异常等。本病无特殊治疗方法，若发生视网膜脱离可行手术治疗。

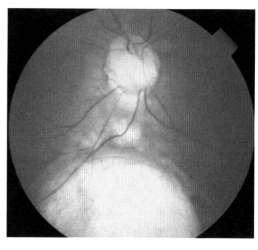

图 12-17　下方脉络膜缺损

 思考题

1. 葡萄膜炎的主要分类和各自典型表现有哪些？
2. 如何鉴别感染性和非感染性葡萄膜炎？
3. Vogt-小柳原田病的典型临床表现是什么？

（杨　柳）

第十三章

玻璃体疾病

扫码获取
数字内容

随着对玻璃体组织结构认识的加深，以及在视网膜玻璃体疾病的发病机制、药物和手术治疗等方面取得进展，目前临床上对此类疾病的诊治效果有了明显的提高，同时也出现了一些新术语或新概念。

第一节 玻璃体的解剖和生理

要点：

1. 理解玻璃体的解剖生理特点，对于掌握玻璃体疾病的发生、发展规律，临床诊治和预后评估十分重要。

2. 玻璃体是透明的凝胶体，与视网膜附着最紧的部位是玻璃体基底部，是眼内屈光间质的主要组成部分。

3. 玻璃体构成视网膜玻璃体屏障，能阻止视网膜血管内的大分子进入玻璃体凝胶；正常玻璃体抑制多种细胞的增生，维持玻璃体内环境的稳定。

4. 玻璃体是细菌等微生物极好的生长基，容易发生感染性疾病，应积极预防。

一、玻璃体的解剖

玻璃体是透明的凝胶体，主要由纤细的胶原结构、亲水的透明质酸和很少的细胞成分组成。呈球体的玻璃体容积约 4ml，构成眼内最大容积。玻璃体周围由视网膜内界膜构成的基底层（basal lamina）包裹。玻璃体表面与视网膜相连的称皮层玻璃体，厚 $100\sim200\mu m$。一些细胞外基质"胶"把皮层玻璃体和视网膜的内界膜胶联在一起。晶状体后的玻璃体前面有一膝状凹，又称"环形膈（annular gap）"。

玻璃体与视网膜附着最紧的部位是玻璃体基底部（vitreous base），其次是视盘周围、中心凹和视网膜的主干血管处。玻璃体膝状凹前有一腔，玻璃体通过 Wieger 韧带附着到晶状体上。Wieger 韧带断裂可导致玻璃体前脱离，使膝状凹的玻璃体凝胶与房水接触。

Cloquet 管是原始玻璃体的残余，它从视盘延伸到晶状体后极的鼻下方，位于膝状凹内。覆盖Cloquet 管的凝胶极薄，因此容易受损，在玻璃体前脱离、晶状体囊内摘除术或 Nd：YAG 后囊切开术时，Cloquet 管很容易断裂。Cloquet 管宽 1~2mm，如果它缩聚在晶状体后，可以在裂隙灯显微镜下看到，称Mittendorf 斑（Mittendorf dot），另一端附着在视盘边缘的胶质上。如果玻璃体动脉退化不完全，持续存在视盘上，称 Bergmeister 视乳头（Bergmeister papilla）（图 13-1）。

玻璃体内细胞较少，主要有玻璃体细胞（hyalocyte）和成纤维细胞。玻璃体细胞位于皮层玻璃体，与透明质酸和胶原的合成有关；成纤维细胞也可参与胶原合成。

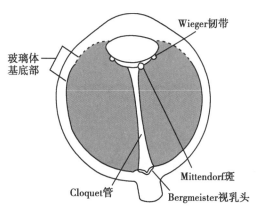

图 13-1 玻璃体的解剖标志示意图

二、玻璃体的生理

玻璃体是眼内屈光间质的主要组成部分,具有导光作用;玻璃体为黏弹性胶质,具有支撑视网膜、缓冲外力及抗振动作用;玻璃体构成血-玻璃体屏障,又称视网膜玻璃体屏障,能阻止视网膜血管内的大分子进入玻璃体凝胶;正常玻璃体能抑制多种细胞的增生,维持玻璃体内环境的稳定。

三、玻璃体分子组成

玻璃体内有Ⅱ型、Ⅳ型、Ⅴ型和Ⅵ型胶原,80%为Ⅱ型胶原,Ⅳ型胶原交联于胶原纤维的表面,Ⅴ/Ⅺ型胶原组成玻璃体胶原纤维的核心部分。玻璃体不同部位的胶原密度不同,玻璃体皮层胶原较致密,基底部的玻璃体皮层更加致密(图13-2)。透明质酸是由D-葡糖醛酸和N-乙酰氨基葡萄糖组成的黏多糖,玻璃体凝胶是由带负电荷的双螺旋透明质酸分子和胶原纤维相互作用形成的网状结构。严重的炎症、热(>50℃)、pH下降、胶原酶可破坏胶原纤维,导致透明质酸溶解和胶原塌陷,最终导致凝胶液化。

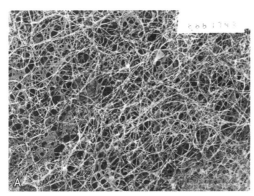
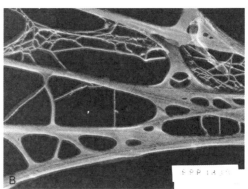
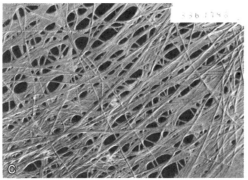

图13-2　猪眼玻璃体胶原扫描电镜图
A. 玻璃体基底部胶原;B. 中央部玻璃体胶原;
C. 玻璃体皮层胶原。

第二节　玻璃体的增龄性改变

要点:

1. 玻璃体增龄性改变是影响视觉质量的重要原因,明确发生规律,了解潜在风险,有助于更好地开展临床诊疗。

2. 玻璃体组织的增龄性改变主要有透明质酸溶解、胶原网状结构塌陷,形成液化池,玻璃体劈裂和玻璃体后脱离。

3. 玻璃体后脱离可能引起玻璃体积血、视网膜裂孔和视网膜脱离等。

人出生时玻璃体呈凝胶状,4岁时玻璃体内开始出现液化迹象。液化(liquifaction)指凝胶状的玻璃体逐渐脱水收缩,水与胶原分离。14~18岁时,20%的玻璃体腔为液体。45~50岁时,玻璃体内水的成分明显增多,同时凝胶状成分减少。80~90 岁时,50% 以上的玻璃体液化。老年人玻璃体进一步液化导致玻璃体脱离,玻璃体和晶状体囊的分开称玻璃体前脱离(anterior vitreous detachment,AVD),玻璃体和视网膜内界膜的分离称玻璃体后脱离(posterior vitreous detachment,PVD)。PVD 在 50 岁以上人群中发生率约 58%,65 岁以上人群中为 65%~75%。

一、玻璃体组织的增龄性改变

组织的增龄性改变主要有透明质酸溶解、胶原网状结构塌陷,形成液化池,进一步导致玻璃体劈裂和 PVD。

随着年龄增长,玻璃体会出现如下的组织学变化(图 13-3):

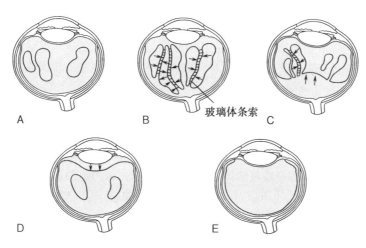

图 13-3　玻璃体增龄性改变的示意图

A. 玻璃体液化腔形成;B. 液化和纤维的出现;C. 玻璃体后脱离;D. 玻璃体前脱离;E. 基底层增厚。

1. **玻璃体凝缩**　透明质酸逐渐溶解耗竭,胶原的稳定性被破坏,玻璃体内部分胶原网状结构塌陷,产生液化池,周围包绕胶原纤维,称玻璃体凝缩。

2. **玻璃体劈裂**　液化池伸入玻璃体皮层,导致玻璃体皮层内结构的分离。

3. **玻璃体后脱离**　液化的玻璃体通过皮层孔进入玻璃体后腔,开始仅部分玻璃体和视网膜分离,逐渐导致玻璃体完整的后脱离。

4. **基底层增厚**　基底层增厚,与后部视网膜粘连变松。

除增龄外,无晶状体眼、眼内炎症、玻璃体积血、长眼轴等多种状态都会引起 PVD。

二、玻璃体后脱离

有玻璃体后脱离(PVD)症状时要详查眼底,警惕视网膜裂孔形成和视网膜脱离。

【症状】　当发生 PVD 时,患者会注意到眼前有漂浮物,如点状物、飞蝇、环形物等,这是浓缩凝胶体漂浮到视野内造成的。如果脱离的玻璃体对视网膜构成牵引时,患者会有"闪电样"感觉。牵引导致血管的破裂,产生玻璃体积血,患者会出现"红色的烟雾"。过强的牵引导致视网膜裂孔形成和视网膜脱离时,视物有遮挡。

【合并症】

1. **玻璃体积血**　视网膜血管的破裂导致玻璃体积血。

2. **视网膜裂孔**　视网膜马蹄孔形成,可导致视网膜脱离。

3. **玻璃体黄斑牵引**　黄斑部的玻璃体与视网膜紧密粘连,可导致玻璃体黄斑牵引。

4. **黄斑裂孔**　不完全的 PVD 可导致特发性黄斑裂孔的形成。

5. **黄斑前膜**　PVD 形成过程损伤黄斑区视网膜内界膜可刺激产生黄斑前膜。

第三节　玻璃体黄斑交界面疾病

要点:

1. 玻璃体黄斑交界面疾病可直接导致不同程度的视功能损害,掌握其产生机制及临床分类,有助于明确手术干预的时机。

2. 玻璃体黄斑交界面疾病包括:黄斑裂孔、黄斑前膜和玻璃体黄斑牵引等。

3. 根据玻璃体黄斑牵引程度,分为玻璃体黄斑粘连、玻璃体黄斑牵引,玻璃体切割术能够缓解对黄斑的牵引。

玻璃体视网膜交界面的玻璃体纤维和内界膜组成基底层,二者均由 Müller 细胞在胚胎第 5 周合成,随年龄增长逐渐增厚。玻璃体胶原锚定在视网膜内界膜上。玻璃体与视网膜的紧密粘连程度依次为玻璃体基底部、视盘周围和黄斑中心凹、视网膜主干血管部。后天获得的格子样变性区和视网膜脉络膜的瘢痕处玻璃体也与视网膜粘连紧密。

随着光学相干断层扫描术(OCT)在临床广泛应用,对玻璃体黄斑交界面(vitreomacular interface)疾病的认识更加精准。此类疾病主要包括黄斑裂孔(macular hole)、黄斑前膜(macular epiretinal membrane)和玻璃体黄斑牵引(vitreomacular traction,VMT)等。

1. 黄斑前膜　不完全的 PVD 或玻璃体劈裂后残留在视网膜内界膜表面的玻璃体增殖被认为是黄斑前膜的起因,可以是特发性,也可以是继发性(详见第十四章"视网膜病")。

2. 黄斑裂孔　可分为全层裂孔和板层裂孔两种,主要发生在 60 岁以上屈光正常的老年人,女性多见。大多认为在玻璃体发生液化后脱离的增龄性改变过程中,后部玻璃体皮层与视盘和黄斑的粘连比较紧。中心凹部玻璃体对视网膜产生的垂直方向和切线方向的牵引力是其发生原因(详见第十四章"视网膜病")。

3. 玻璃体黄斑牵引　由于玻璃体不完全后脱离,部分玻璃体与黄斑中心凹附着紧密,从而对中心凹垂直方向产生牵引的病症,病因不清。这种牵引导致中心凹变平,甚至出现囊腔、黄斑异位,使患者视力下降、视物变形或复视。根据牵引程度分为玻璃体黄斑粘连(vitreomacular adhesion,VMA)和玻璃体黄斑牵引(VMT)。VMA 定义为中心凹周围玻璃体分离,但距中心凹 3mm 半径范围内的玻璃体皮质与黄斑附着,视网膜形态尚正常(图 13-4A)。如果中心凹周围玻璃体分离,但距中心凹 3mm半径范围内的玻璃体皮质与黄斑附着且视网膜形态出现异常,包括中心凹表面变形、视网膜内结构改变或中心凹隆起等,则称为 VMT(图 13-4B)。病程长的患者玻璃体黄斑牵引可以产生囊性改变(图 13-4C)。玻璃体切割术能够缓解对黄斑的牵引,可不同程度地提高或稳定视力。

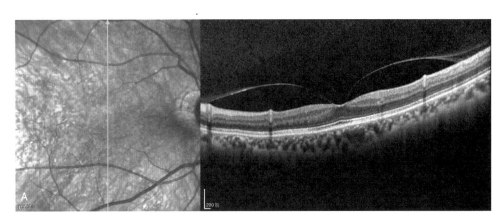

图 13-4　**玻璃体黄斑牵引的 OCT 表现**
A. 玻璃体黄斑粘连;

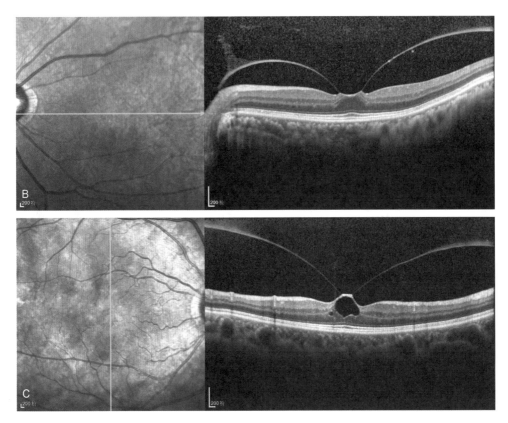

图 13-4（续）　玻璃体黄斑牵引的 OCT 表现

B. 玻璃体黄斑牵引；C. 玻璃体黄斑牵引晚期出现囊性改变。

第四节　玻璃体发育异常

要点：

1. 永存原始玻璃体增生症为原始玻璃体退化不完全所致，轻者不影响外观和视功能，严重者经手术可以保留部分视力。

2. 视盘前血管襻无明显临床症状，目前无特殊治疗方法。

一、永存原始玻璃体增生症

永存原始玻璃体增生症（persistent hyperplasia of primary vitreous，PHPV）又称永存胎儿血管（persistent fetal vasculature，PFV），为原始玻璃体退化不完全所致。90% 的患者单眼发病。临床上可分为前部型、后部型和混合型。

【临床表现】

1. **前部型 PHPV**　表现为前部原始永存玻璃体动脉、晶状体后血管化的纤维膜、小眼球、浅前房、晶状体小或合并白内障，围绕小晶状体可见被拉长的睫状突（图 13-5）。严重者出生时即可看到白瞳征，还可合并青光眼。

2. **后部型 PHPV 和混合型 PHPV**　后部型 PHPV 可单独存在，表现为小眼球、前房正常、晶状体透明等，不合并晶状体后纤维增殖膜，玻璃体腔

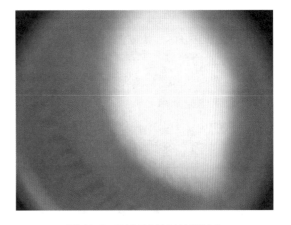

图 13-5　PHPV 拉长的睫状突

内花梗样组织从视盘发出,向前伸延。若与前部型 PHPV 共同存在,则称为混合型 PHPV。

PHPV 轻者不影响外观和视功能,严重者有黑矇或呈白瞳征,少数患者经手术可以保留部分视力。

【鉴别诊断】   本病需与引起白瞳征的疾病鉴别。视网膜母细胞瘤几乎不出现小眼球,眼部超声和 MR 发现钙化物质有助于诊断。早产儿视网膜病变具有早产、低出生体重和吸氧史;家族渗出性玻璃体视网膜病变多数有家族史,很少有小眼球,基因检测有助于鉴别。

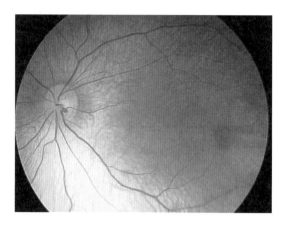

图 13-6   视盘前血管襻

二、视盘前血管襻

视盘前血管襻(prepapillary vascular loops)是正常的视网膜血管在返回视网膜前长入了 Bergmeister 视乳头。典型的襻伸入玻璃体不过 5mm,大多数为动脉性质(图 13-6)。通常无明显临床症状,当发生视网膜分支动脉阻塞和玻璃体积血等并发症时可引起视功能障碍。目前无特殊治疗方法。

第五节   遗传性玻璃体视网膜疾病

要点:

1. 掌握遗传性玻璃体视网膜变性的遗传及临床特点,结合遗传咨询和产前诊断,对预防疾病发生具有积极意义。

2. 家族性渗出性玻璃体视网膜病变是一种遗传性血管发育异常所致的玻璃体视网膜疾病,轻者可定期随访,必要时行预防性激光光凝术或冷凝术治疗,严重者影响视力,合并视网膜脱离等应手术治疗。

许多遗传性变性疾病可同时累及玻璃体、视网膜和脉络膜,晚期眼底表现为严重的色素性改变。由于很难分清哪种组织先受累,通常将这类疾病统称为遗传性玻璃体视网膜变性。遗传咨询及产前诊断对预防疾病的发生有意义。

一、X-连锁青少年视网膜劈裂症

X-连锁青少年视网膜劈裂症(X-linked juvenile retinoschisis)又称遗传性视网膜劈裂症,为性连锁隐性遗传,发生在男性,常为双眼发病。自然病程进展缓慢,部分病例可自行退化。

【临床表现】

1. 症状   可无症状或仅有视力减退。

2. 眼底检查

(1)黄斑区劈裂初期表现中心凹反光消失,随病程进展出现典型的"轮辐样结构"或称"射线样结构"改变(图 13-7A)。

(2)50% 以上的患者合并周边部视网膜劈裂,典型者表现为视网膜纱膜样改变。劈裂的视网膜内层隆起,通常在颞下象限,劈裂视网膜前界很少达锯齿缘,而后界可蔓延到视盘。常合并内层裂孔(图 13-7B)。如果视网膜内层和外层都出现裂孔,将会发生视网膜脱离。

(3)部分病例发生反复的玻璃体积血。

3. OCT   可清晰显示劈裂腔及其范围(图 13-7C)。

4. 视网膜电图   a 波振幅正常,b 波振幅下降(b/a 倒置)。

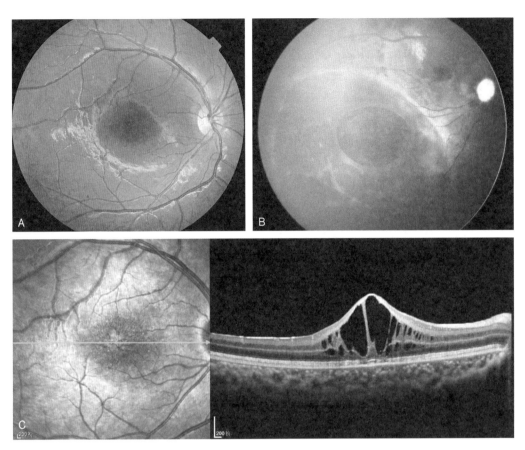

图 13-7　X-连锁青少年视网膜劈裂症

A. 黄斑劈裂彩照；B. 黄斑劈裂伴合并内层裂孔的周边劈裂；C. 黄斑劈裂 OCT。

【诊断】　依据眼底改变和视网膜电图即可诊断。

【治疗】　当周边部劈裂危及黄斑并影响视力、合并难以吸收的玻璃体积血或视网膜脱离时,应手术治疗。

二、Wagner 病

Wagner 病(Wagner disease)为一种主要累及视网膜、玻璃体和晶状体的常染色体显性遗传性变性疾病。

【临床特点】

1. **症状**　一般双眼患病,无临床症状,当合并视网膜脱离时可有相应症状。

2. **眼部体征**　早年发生白内障,绝大多数合并近视。眼底特点包括玻璃体液化致巨大的透明空腔(图 13-8),赤道部和血管周围子午线方向的格子样变性,视网膜前玻璃体有致密的无血管膜牵引视网膜,少数患者可引发视网膜脱离。

3. **视网膜电图**　a 波和 b 波轻度下降。

【治疗】　应行眼底追踪,发现视网膜裂孔或格子样变性应及时进行预防性激光治疗;合并视网膜脱离,应尽早进行手术治疗。

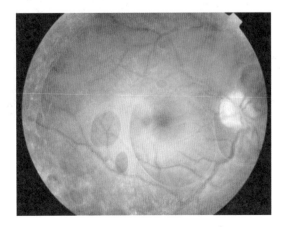

图 13-8　Wagner 病

三、Stickler 综合征

Stickler 综合征（Stickler syndrome）又称遗传性进行性关节-眼病变，多为常染色显性遗传病。

【临床特点】

1. 眼部表现　与 Wagner 病相似，但视网膜脱离的发生率高。此外，白内障、高度近视、散光和斜视等也常见。

2. 全身异常　眼部以外的全身异常发生早，可进展。常见的有腭裂、小颌和舌下垂及听力丧失等。约 60% 的患者有肌肉骨骼异常，如关节松弛、Marfan 征样体型、蜘蛛脚样指（趾）和脊柱侧弯等。

【治疗】　同 Wagner 病，但对患者和高危人群应更加密切监视眼底变化，必要时多学科会诊全身病变。

四、家族性渗出性玻璃体视网膜病变

家族性渗出性玻璃体视网膜病变（familial exudative vitreoretinopathy，FEVR）是一种遗传性血管发育异常所致的玻璃体视网膜疾病，可通过常染色体显性或隐性、X-连锁隐性等方式遗传。明确的致病基因有 6 种，与 Wnt 通路等对眼部发育和血管生成的调控有关（表 13-1）。

表 13-1　家族性渗出性玻璃体视网膜病变的致病基因

基因	定位	遗传方式
FZD4	11q14.2	常染色体显性
NDP	Xp11.3	X-连锁隐性
LRP5	11q13.2	常染色体显性，常染色体隐性
TSPAN12	7q31.31	常染色体显性
ZNF408	11p11.2	常染色体显性
KIF11	10q23.33	常染色体显性

【临床特征】　通常双眼病变对称，轻症者可无症状。早期主要表现为视网膜血管分支增多和僵直，周边血管异常吻合、无血管区及新生血管形成。随病情进展，玻璃体及纤维增殖产生的牵拉力可引起黄斑异位、视网膜皱襞及视网膜脱离（图 13-9）。晚期可累及眼前节，甚至出现眼球萎缩。

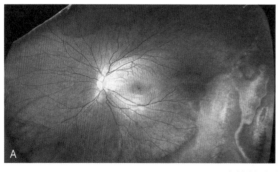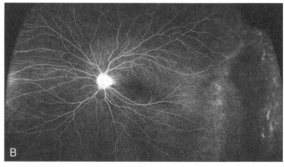

图 13-9　家族性渗出性玻璃体视网膜病变

A. 广角眼底彩照示左眼底血管多且直，颞侧周边部视网膜呈灰白色，少许色素沉着，并可见变性区；B. 荧光素眼底血管造影（FFA）更加清晰地显示视网膜血管分支增多，走行直，末梢异常吻合，并可见颞侧周边无血管区。

【鉴别诊断】　FEVR 发生在新生儿中的眼底改变与早产儿视网膜病变的相似，但前者发生在足月产婴儿或较大胎龄、较高体重的早产儿中，多无吸氧史，有家族史，基因检测有助于诊断。

【治疗原则】 轻者可定期随访,必要时行预防性激光光凝术或冷凝术治疗,出现视网膜脱离时可选择巩膜扣带术和玻璃体切割术。如伴有视网膜血管扩张、渗出、新生血管形成或视网膜出血等活动性病变,可考虑玻璃体腔注射抗血管内皮生长因子治疗。对视力损害的儿童及青少年,应重视视觉功能训练和心理康复干预。

第六节 玻璃体混浊

要点:

1. 玻璃体混浊是由多种原因造成的一种常见的临床体征,依据临床表现和辅助检查进行病因诊断,有利于选择合理的治疗策略。轻症者一般观察,无须治疗。

2. 玻璃体积血多继发于眼内疾病,也可由全身性疾病引起。出血量少,不需特殊处理,等待自行吸收。大量出血难以吸收或合并牵拉性视网膜脱离等并发症时,应及时行玻璃体切割术。

3. 眼内炎病因可分为内源性和外源性,外源性常见于手术后眼内炎和外伤后眼内炎。眼内炎可导致视力严重下降,甚至失明,所以一旦发生眼内炎,应严密观察,积极药物治疗,如果病情进展需急诊玻璃体切割术,同时辅助药物治疗。

玻璃体混浊(vitreous opacity)是由多种原因造成的一种常见的临床体征,以下介绍几种可引起玻璃体混浊的疾病。

一、星状玻璃体变性

星状玻璃体变性(asteroid hyalosis)又名Benson病(Benson disease),人群患病率平均为0.75%,随年龄增长发病明显增多;单眼患病者约占78.7%,男性多于女性。糖尿病患者的该病发生率高于非糖尿病患者。混浊物的主要成分是脂肪酸和磷酸钙盐。

【临床特点】 无明显症状,视力不受影响,眼底检查见玻璃体内散在白色、大小不等的卵圆形小体,重者可影响眼底观察(图13-10)。

【鉴别诊断】 星状玻璃体变性多为单眼发病,无玻璃体液化。当眼球突然停止转动时,白色小点轻微移动回到原位,而不沉于玻璃体下方,从而与闪光性玻璃体液化鉴别。

【治疗】 一般无须治疗。

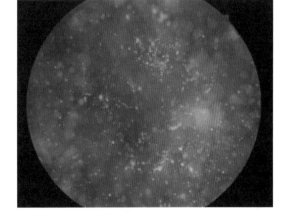

图13-10 星状玻璃体病变的右眼底像

二、闪光性玻璃体液化

闪光性玻璃体液化(synchysis scintillans)又名眼胆固醇沉着症(cholesterolosis bulbi),较星状玻璃体变性少见。多为双侧。玻璃体内混浊物为胆固醇结晶,病因不清,多发生在40岁以前,与玻璃体外伤或炎症性损害有关。

【临床特点】 无明显症状,视力无明显改变。裂隙灯或检眼镜检查混浊物为金黄色结晶小体。眼球转动时,混浊物自由漂动在液化的玻璃体腔内;眼球静止时,混浊物沉于玻璃体下方。常合并PVD。

【鉴别诊断】 需与星状玻璃体变性鉴别。

【治疗】 无须治疗。

三、玻璃体积血

玻璃体本身无血管,不发生出血。玻璃体积血(vitreous hemorrhage)多继发于眼内疾病,也可由全身性疾病引起。

【病因】

1. 视网膜血管性疾病伴缺血性改变　糖尿病性视网膜病变最常见,占玻璃体积血病因的39%~54%;其次为视网膜中央/分支静脉阻塞(CRVO/BRVO),也可见于 Eales 病和早产儿视网膜病变等。

2. 视网膜裂孔和视网膜脱离

3. 玻璃体后脱离

4. 眼外伤

5. 视网膜血管瘤

6. 炎性疾病伴可能的缺血性改变　如视网膜血管炎和葡萄膜炎。

7. 黄斑部视网膜下出血　多见于息肉样脉络膜血管病变。

8. 其他引起周边视网膜新生血管的疾病　如 FEVR、视网膜劈裂症和视网膜毛细血管扩张症等。

9. Terson 综合征　蛛网膜下腔出血合并玻璃体积血。

【临床特点】　出血量少时患者眼前飘动红色烟雾,眼底检查可见视盘或部分视网膜;出血量大时患者视物发黑,眼底不能窥见。陈旧性玻璃体积血可机化变白。

【诊断】　依据症状和眼底检查进行诊断。进行双眼眼底检查,以寻找病因。眼底不能窥见时应进行超声检查,排除视网膜脱离和眼内肿瘤。也可令患者头高位卧床休息 2 天以后再行眼底检查。

【治疗原则】

1. 出血量少　无须特殊处理,等待自行吸收。

2. 存在可疑视网膜裂孔　令患者卧床休息,待血下沉后明确并及时行视网膜光凝或冷冻封孔。

3. 大量出血　未合并视网膜脱离和纤维血管膜时可等候 1~2 个月,如玻璃体积血仍不吸收则考虑行玻璃体切割术;合并牵拉性视网膜脱离时,应及时行玻璃体切割术。

四、玻璃体炎症

玻璃体是细菌等微生物极好的生长基,病原微生物进入玻璃体可导致玻璃体炎,又称眼内炎(endophthalmitis)。

【病因】

1. 内源性

(1)细菌性感染:病原微生物由血流或淋巴进入眼内,或由于免疫功能抑制、免疫功能缺损而感染。如细菌性心内膜炎、肾盂肾炎等。

(2)真菌性感染:器官移植或肿瘤患者化疗后或大量使用广谱抗生素后常发生,常见致病菌为白念珠菌。

2. 外源性

(1)手术后眼内炎:可发生在任何内眼手术以后,如白内障摘除、角膜移植、玻璃体切割和眼穿通伤修复术等。最常见致病菌为表皮葡萄球菌。病原菌可来自眼睑、睫毛、泪道内,手术缝线、人工晶状体等也可成为感染源。

(2)外伤后眼内炎:可见于开放性眼球外伤,包括眼球破裂伤、穿通伤、贯通伤和眼内异物。

【临床特点】

1. 内源性眼内炎症状为视物模糊;手术后细菌性眼内炎通常发生在术后 1~7 天,突发眼痛和视力丧失;真菌性感染常发生在手术 3 周后。

2. 体征

(1)内源性感染:通常从眼后部开始,可同时存在视网膜炎症性疾病。病灶发白,边界清楚。最初散在分布,后逐渐增大、蔓延至视网膜前产生玻璃体混浊(图 13-11)。也可发生前房积脓。

（2）手术后细菌感染:常有眼睑红肿,球结膜混合充血。伤口有脓性渗出,前房积脓或玻璃体积脓,虹膜充血。不治疗视力会很快丧失。

（3）手术后真菌感染:常侵犯前部玻璃体,形成表面积脓或膜,治疗不及时感染可向后部玻璃体腔和前房蔓延。

【治疗原则】 拟诊患者应严密观察,根据病情变化与细菌培养、药敏试验结果及时调整治疗方案。轻症患者可采用局部滴用、结膜下注射、静脉滴注和口服抗生素或抗真菌药物;如病情较重,则予以玻璃体腔注射抗生素或抗真菌药物,并可联合激素药物,有助于控制感染进展;当玻璃体出现炎性混浊或积脓,患者视力

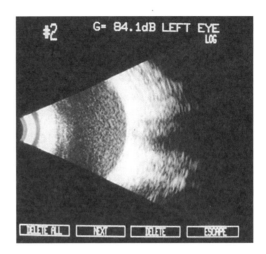

图 13-11　眼内炎患者的眼 B 超图像
显示玻璃体内密集的点状混浊

进行性下降或玻璃体腔注药无法控制病情时,可采用玻璃体切割术,能够清除玻璃体腔积脓,恢复其透明度,并有助于明确致病菌,辅助药物治疗。

五、玻璃体寄生虫

最常见的为玻璃体猪囊尾蚴病(cysticercosis cellulosae),多见于我国北方地区。绦虫的卵和头节穿过小肠黏膜,经血液进入眼内。猪囊尾蚴首先停留在脉络膜,然后进入视网膜下腔,再穿透视网膜进入玻璃体。

【临床特点】

1. 症状　虫体存活时炎症反应较轻,患者可偶尔看到其变形蠕动的阴影;虫体死亡后则可并发中毒性眼内炎,导致视力严重下降。

2. 眼底检查　可见视网膜下或玻璃体内黄白色半透明圆形猪囊尾蚴,大小约 1.5~6 视盘直径(PD),强光照射可引起囊尾蚴的头部产生伸缩动作,头缩入囊内时可见有致密的黄白色圆点。虫体可引起周围组织的炎症,位于视网膜下时可导致视网膜脱离,进入玻璃体后引起玻璃体混浊。

【诊断】 依据眼内虫体典型表现诊断,无法确定时行 ELISA 绦虫抗体检查。

【治疗】 周边部视网膜下的猪囊尾蚴可通过巩膜外取出,进入玻璃体腔的猪囊尾蚴可采用玻璃体切割术取出(图 13-12)。

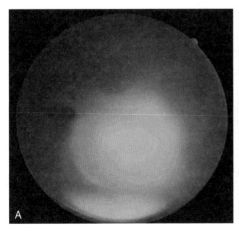
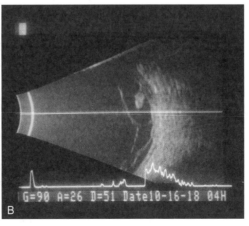

图 13-12　**玻璃体猪囊尾蚴病**
A. 眼底彩照示玻璃体内黄白色半透明圆形囊尾蚴;B. 同一患者的眼 A/B 超像。

NOTES

第七节　白内障手术的玻璃体并发症

要点:

1. 白内障手术数量巨大,掌握其玻璃体并发症的发生原因,制订针对性的干预方案,将会提高患者的治疗获益。

2. 白内障手术常见的玻璃体并发症有晶状体半脱位或全脱位、人工晶状体脱位、出血性脉络膜脱离、玻璃体积血和术后眼内炎等。

3. 白内障手术的玻璃体并发症应根据不同的情况采取相应的治疗方法,常会涉及玻璃体切割手术。

尽管白内障手术的成功率很高,仍可出现一些并发症,导致患者视力下降。常见的玻璃体并发症有:①晶状体半脱位或全脱位,晶状体核或皮质碎片坠入玻璃体腔内;②人工晶状体脱位;③出血性脉络膜脱离和玻璃体积血;④术后眼内炎;⑤注射器针头误穿眼球或误把抗生素、激素、麻醉药注入玻璃体。此外,一种较常见的术中并发症,即晶状体后囊膜破裂致玻璃体由手术切口疝出,若处置不当,切口玻璃体的嵌顿除增加了感染性眼内炎风险外,还可发生上皮内生、低眼压、浅前房、周边前粘连和继发性青光眼等;玻璃体与虹膜粘连可引起慢性炎症、黄斑囊样水肿和视乳头水肿;若玻璃体条索收缩,可引起孔源性或牵拉性视网膜脱离。

【临床特点】

1. 晶状体脱位和晶状体核或碎片坠入玻璃体腔　引起玻璃体的炎症反应,表现为玻璃体轻微混浊;若并发高眼压,处理不及时可导致青光眼。

2. 人工晶状体脱位　一般无明显症状,但存在视网膜脱离的潜在危险,也可并发黄斑前膜。

3. 出血性脉络膜脱离　表现为视力明显下降和眼压升高,处理不及时可以导致永久的视力损伤。

4. 眼内炎　临床特点见相应章节。

5. 注射针头致穿通伤　单纯注射针头误穿,未注入眼内的药物可以在眼底相应部位看到穿通口,周围可以有少量出血。误注入药物会立刻引起眼压升高,患者眼痛、头痛、视力下降,也可出现药物毒性作用。

【治疗】　采用玻璃体切割手术的方法清除晶状体碎片或脱位的晶状体,人工晶状体脱位可用异物镊从角巩膜缘取出,或在眼内操作将其复位固定;眼内炎作相应处理;出血性脉络膜脱离可予以玻璃体腔增压,同时引流脉络膜上腔的积血;单纯的玻璃体腔的针头穿通伤,可以通过激光治疗,误注药物应根据药物的毒性进行判断。如为毒性较大的庆大霉素或妥布霉素,应立即行玻璃体切割手术和玻璃体腔灌洗。通过仔细的前部玻璃体切割术和伤口闭合,可明显降低术中玻璃体脱出所引起并发症的风险。一旦发生视网膜脱离,可能需要玻璃体切割术或巩膜扣带术治疗。

思考题

1. 玻璃体积血的常见原因有哪些?

2. 哪些玻璃体疾病可表现为白瞳征?

3. 玻璃体黄斑牵引的分类和临床特征是什么?

4. 需要与家族性渗出性玻璃体视网膜病变鉴别的常见疾病有哪些?

5. 星状玻璃体变性与闪光性玻璃体液化如何鉴别?

6. 眼内炎的治疗原则是什么?

7. 猪囊尾蚴是如何进入玻璃体腔的?

(王雨生)

第十四章

视网膜病

视网膜是最重要的眼内结构之一,且不可替换,同时也是视觉信号产生的起源,各种视网膜疾病都可以严重影响视力。目前对于视网膜结构和功能的检查手段越来越多,让我们可以更准确地了解视网膜各结构的生理,以及疾病状态下的病理生理改变,治疗的手段也在不断更新,以得到更佳的治疗效果。

第一节 概　述

要点:

1. 视网膜内层为视网膜感觉层,外层形成视网膜色素上皮层,两者存在潜在的视网膜下腔,为发生视网膜脱离提供了解剖基础。

2. 视网膜的主要感光功能在视网膜神经上皮层内完成,视网膜光感受器包括视锥细胞和/或视杆细胞。

3. 视网膜色素上皮细胞之间存在紧密连接,构成血-视网膜外屏障,阻挡脉络膜来源的异常成分进入视网膜;视网膜毛细血管管壁的内皮细胞之间形成血-视网膜内屏障,阻挡血液成分进入视网膜。

4. 视网膜出血是眼科常见的一种疾病,视网膜不同部位/层面的出血病灶呈现不同的样式,不同疾病引起的出血有其不同的特点。

视网膜是视觉形成的初始部位,也是多种致盲性眼病的病变部位。视网膜是全身唯一可在活体下观察神经和血管的组织,是了解眼和某些全身疾病病情的重要窗口。

一、视网膜结构和功能的特点

视网膜起源于胚胎早期视泡内陷形成的视杯,后部视杯分为内层和外层,内层演变为由多层细胞组成的视网膜感觉层(sensory retina)或称神经上皮层(neuroepithelial layer),外层形成视网膜色素上皮层。由于这两层组织的胚胎来源不同而存在潜在的视网膜下腔,这为临床上发生视网膜脱离提供了解剖基础。

视网膜的主要感光功能在视网膜神经上皮层内完成,工作模式与神经系统相似。视网膜光感受器——视锥细胞(cone cell)和/或视杆细胞(rod cell)将所接受的光刺激转变为电信号,形成神经冲动,经突触联系双极细胞(bipolar cell)、水平细胞(horizontal cell)至神经节细胞(ganglion cell),再经神经节细胞的轴突形成神经纤维层(nerve fiber layer)和视神经(optic nerve)(图 14-1),传递至外侧膝状体,最终达到

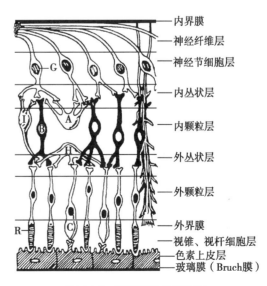

内界膜
神经纤维层
神经节细胞层

内丛状层

内颗粒层

外丛状层

外颗粒层

外界膜
视锥、视杆细胞层
色素上皮层
玻璃膜(Bruch膜)

图 14-1　视网膜结构示意图

枕叶视皮层（occipital lobe cortex），经大脑加工、翻译形成视觉。视觉并非对视网膜神经冲动的直译，而是经过多级视皮层的整合形成的视觉感知觉。

视网膜具有透明性，为高质量的视觉形成提供基础。视网膜内细胞的规则排列和干燥保证了视网膜的透明性，而干燥则由视网膜内、外屏障的完整和视网膜中部分细胞的水转运功能等来保持。视网膜色素上皮（RPE）细胞之间存在紧密连接（tight junction），构成血-视网膜外屏障（blood-retinal outer barrier）（图14-2），阻挡脉络膜来源的异常成分进入视网膜；视网膜毛细血管管壁的内皮细胞之间有紧密连接和壁内周细胞（intramural pericyte），形成血-视网膜内屏障（blood-retinal inner barrier）（图14-3），阻挡血液成分进入视网膜。此外，Müller细胞和RPE细胞均参与视网膜内水的转运过程，在维护视网膜透明性方面起重要作用。

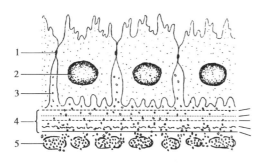

图 14-2　血-视网膜外屏障

1. 紧密连接；2. RPE 细胞核；3. 荧光素分子；4. Bruch 膜；5. 脉络膜毛细血管。

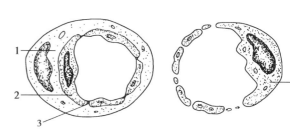

图 14-3　血-视网膜内屏障

1. 周细胞；2. 视网膜毛细血管内皮细胞；3. 紧密连接；4. 脉络膜毛细血管及内皮细胞。

三层神经细胞的聚集使得视网膜具有高代谢性。视网膜需要视网膜中央血管系统和睫状血管系统所形成的 4 层毛细血管网供养，以满足其高代谢，它们是神经纤维层表面的视盘周围放射状血管网，内核层内、外的浅层和深层毛细血管网及脉络膜毛细血管网。

黄斑区为视盘颞侧上、下血管弓之间直径 5.5mm 的视网膜特殊区域。黄斑中心 1.5mm 的区域为中心凹，形态恰如凹形，此处视锥细胞与双极细胞等形成的外丛状层向周边斜行，使得中心凹区域光线直达紧密排列的视锥细胞，同时为减少血管的干扰，中心凹内有一个缺乏视网膜血管的区域，称为中心凹无血管区（foveal avascular zone，FAZ），以上结构特征使得黄斑中心凹处视网膜具有特别高的空间视力和色觉。

二、视网膜病变的眼底表现

视网膜病变多种多样，但其眼底表现却有许多相似之处。为便于从眼底形态特征认识病变，我们依据参与反应的细胞和组织分为 4 类：①血管组织的反应；②神经细胞的反应；③RPE 的反应；④神经胶质细胞的反应。

（一）血管组织的反应

血管是功能活跃的组织，任何损害均可引起其反应性改变。因此，视网膜血管的任何改变在结构透明的视网膜神经上皮内都非常醒目。受血-视网膜内、外屏障的保护，血液中的成分不能进入透明的视网膜，当两种屏障的任意一种出现异常时，均可在视网膜内出现血管性异常改变。主要分为以下三类：

1. 视网膜血管管径、形态、分支、走行、分布等改变　视网膜血管的管径可以增粗、变细，前者常见于静脉，后者多见于动脉；血管的形态可以变得迂曲或僵直；分支可以增多或减少；视网膜的某些区域可以出现无视网膜血管分布的情况。

2. 视网膜内异常血管的增生　位于视盘表面及其周围一个视盘直径内的新生血管被定义为视盘新生血管；其余部位自视网膜内向玻璃体腔生长的，或黄斑区向外层视网膜生长的新生血管为视网膜新生血管;来自脉络膜突破 Bruch 膜向视网膜内生长的血管为脉络膜新生血管。

3. 血-视网膜屏障功能的异常

（1）视网膜细胞外水肿:视网膜血管屏障破坏后,血管内的液体进入视网膜组织中,视网膜厚度增加、透明性降低,呈云雾状。这种细胞外水肿通常可逆(reversible)。

（2）视网膜出血(retinal hemorrhage):视网膜出血的发生是一动态过程,发生出血的血管部位(视网膜、脉络膜、深层、浅层)、性质(动脉、静脉、毛细血管、新生血管)和当时血管内的压力决定了出血波及的层次和范围。进行眼底检查所见的视网膜出血实际为一结局的静态展现,此时,视网膜内出血主要因所在部位的组织结构特征而表现为不同的形态。

1）浅层视网膜出血:来自视网膜表浅毛细血管丛,出血沿神经纤维层走向分布,故呈线状或火焰状,新鲜出血颜色较鲜红,日久则渐变为暗红色(图 14-4)。

2）深层视网膜出血:来源于视网膜内核层(inner nuclear layer)附近的深层毛细血管丛,出血沿细胞走向在垂直的空隙内延伸,呈现类圆点状,色暗红(图 14-5)。

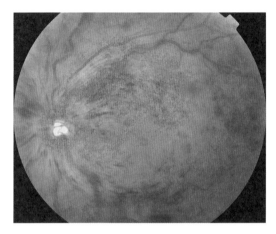

图 14-4　视网膜中央静脉阻塞
示浅层视网膜出血。

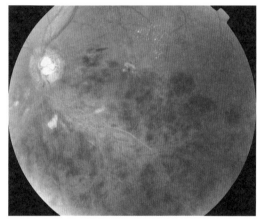

图 14-5　视网膜分支静脉阻塞
示深层视网膜出血,棉绒斑,星芒状硬性渗出。

3）视网膜内界膜下出血:出血位于视网膜内界膜与神经纤维层之间,多在黄斑区,此处内界膜较厚,可以承载集聚的血液,内界膜发生圆拱形脱离。坐位下脱离区内红细胞下沉呈水平液面,其上方半透明液体为血清(图 14-6)。

4）视网膜前出血:位于内界膜与玻璃体后界膜之间,形态与内界膜下出血相似,可以呈"舟状"位于视网膜任何部位。位于黄斑区处的视网膜内界膜下出血和视网膜前出血在检眼镜下常难以区分,需要 OCT 检查辅助诊断。

5）视网膜神经上皮下出血:出血多来自破裂的脉络膜血管或脉络膜新生血管。出血位于神经上皮层与 RPE 之间,颜色常鲜红,当出血量较大时也可呈暗红,陈旧性出血呈灰褐色块状,甚至形成视网膜脱离(图 14-7)。

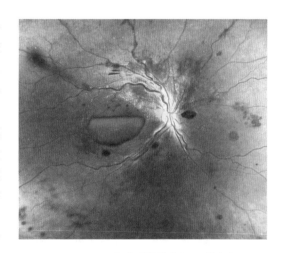

图 14-6　再生障碍性贫血视网膜病变
示视网膜内界膜下出血,红细胞下沉形成水平液面,上方半透明液体为血清。

6）视网膜色素上皮下出血:出血来自脉络膜,位于 RPE 下,局限隆起,呈黑灰色或黑红色。

7）玻璃体积血:玻璃体本身无血管,视网膜血管破裂或眼内新生血管破裂出血进入玻璃体内。

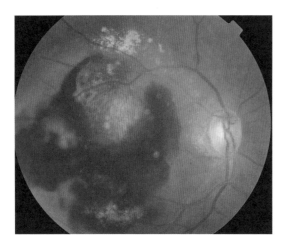

图 14-7   新生血管性年龄相关性黄斑变性
示视网膜神经上皮下出血。

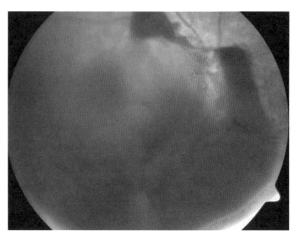

图 14-8   玻璃体积血

新鲜出血呈鲜红色,弥散或凝集成块,渐变暗红,呈大量棕色尘埃状颗粒浮于玻璃体内,后期形成乳白色乳糜状沉积于后下方,可吸收或最终机化(图 14-8)。

（3）视网膜渗出:血-视网膜内屏障受损时,血浆内的脂质或脂蛋白从血管内溢出,沉积在视网膜内称为渗出。它常位于后极部,呈黄白色颗粒状,称为硬性渗出。在黄斑区渗出物沿后极部外丛状层（Henle 纤维）走行分布,可呈星芒状排列。

（二）神经细胞的反应

神经细胞具有原位性,不在组织内移行,故病变定位明确。以动脉性损害导致的神经细胞急性缺血改变为例,病变区内缺血的神经细胞发生细胞内水肿、坏死,失去透明性,表现为与病变血管分布相一致的视网膜灰白色混浊区。当病变血管为毛细血管前小动脉时,眼底所见为片状、边缘呈绒毛状的白色混浊,常称为棉绒斑（cotton-wool spot）（见图 14-5）。这种棉绒斑经过数周可逐渐消退,视网膜重新恢复透明,但神经细胞的损害已不可逆转。

（三）RPE 的反应

RPE 对损伤的反应主要表现为脱色素和色素增殖、移行和化生。脱色素表现为淡黄色外观。色素增殖可形成黑色的斑块,移行的色素可进入视网膜层间。RPE 还可化生为其他细胞参与炎症修复反应。几种色素上皮的改变可以同时出现,如炎症病灶中心 RPE 受损色素脱失,毗邻的 RPE 增生而形成色素沉着。

（四）神经胶质细胞的反应

视网膜内含有 3 种胶质细胞:Müller 细胞、星形胶质细胞、小胶质细胞。当视网膜神经元受到威胁和损害时（如出血、外伤、炎症以及视网膜裂孔形成）,这些胶质细胞会发生一系列的防御式反应。其中,最典型的为细胞发生移行和增殖,在眼底表现为不同层次和不同形态的非透明膜状结构形成,如在玻璃体、视网膜前、视网膜下发生增生性病变,形成视网膜前膜（preretinal membrane）、视网膜下膜（subretinal membrane）等。增生的膜可伴或不伴新生血管（图 14-9）。

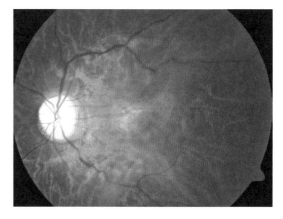

图 14-9   视网膜前增殖膜

第二节 当前研究的热点

要点:

1. 通过对视网膜新生血管发病机制的研究深入,抗血管内皮生长因子(anti-VEGF)药物已经成功地广泛应用于临床并获得很好效果。

2. 通过对遗传性视网膜疾病相关基因的了解,基因治疗技术不断获得新的进展,基因编辑技术在遗传性视网膜疾病治疗研究中成为一种有前景的治疗手段。

3. 利用视网膜干细胞达到视网膜再生和视网膜视神经保护、人工视网膜的研究正在进行中,期待为眼盲患者带来希望。

虽然多模态、高分辨率和高穿透力的检查设备的广泛应用,让我们对眼底病的形态学有了更深的认识,但是对于众多疾病的发生、发展和治疗仍在探索之中。近年来,受到广泛关注的有以下几方面。

一、视网膜、脉络膜新生血管的发病机制和治疗

常见的致盲眼底病如糖尿病性视网膜病变、年龄相关性黄斑变性、视网膜静脉阻塞(RVO)等,均与病理性血管生长有关。关于血管生长的促进和抑制因子已有大量研究,除了已经应用于临床并获得成功的抗血管内皮生长因子(anti-VEGF)药物外,其他抑制血管新生或减少血管渗漏性的靶点如补体、血管生成素、白介素-6/8、色素上皮衍生因子、转化生长因子等也得到了充分的研究。此外,为进一步增强疗效,延长给药间隔和提高安全性,人们就给药的方式、部位和装置也做出了许多尝试,目前的 anti-VEGF 基因治疗就试图达到终身只给药一次的目的。

二、遗传性视网膜疾病的基因治疗

遗传性视网膜疾病(inherited retinal diseases,IRDs)是一组具有高度异质性的疾病,可造成不可逆的视力损伤,以光感受器和/或 RPE 的退化为特征,有超过 250 个基因与其相关。虽然 2017 年针对 *RPE65* 突变引起的 Leber 先天性黑朦的基因治疗药物 Luxturna®(通用名 voretigene neparvovec)的上市是 IRDs 治疗的里程碑,但是大多数 IRDs 仍然缺乏有效治疗手段。

腺相关病毒是目前最常用的基因治疗的载体,而其载量为 5kb 以下,这使得很多较大的基因无法包装到单载体中。另外,常染色体显性突变中的功能获得性突变,突变蛋白质不与野生型蛋白质竞争,而是获得一种新的功能而致病,所以增加野生型蛋白质表达并不能治疗疾病;常染色体显性突变中的显性负效应突变产生的蛋白质使野生型蛋白质失活,增加野生型蛋白质表达只能降低突变蛋白质的影响,并不足以治疗疾病。可见基因治疗无法满足所有 IRDs 的治疗,基因编辑则可以弥补基因治疗的这些欠缺。基于 CRISPR-Cas9 的基因编辑技术,包括传统的 CRISPR-Cas9、碱基编辑器和先导编辑系统,在 IRDs 治疗研究中成为一种有前景的治疗手段。

三、视网膜、视功能再形成的研究

许多视网膜病严重损害视力,目前已有的药物或手术方法均不能阻止其进展、恶化。随着各项技术的迅速发展,对于如何再形成视觉,近年来有大量眼科和各相关学科人员进行研究。主要通过两个途径:一个途径是通过生物材料即视网膜干细胞达到视网膜再生和视网膜视神经保护的目的;另一个途径是人工替代装置或称为人工视网膜的研究。目前,无论是细胞治疗还是人工视网膜,已有包括中国在内的多项基础和临床试验正在进行中,期待为眼盲患者带来希望。

第三节　视网膜血管病

要点:

1. 了解不同的视网膜血管病的临床表现、诊断及治疗方法。

2. 视网膜动脉阻塞属于眼科急症,需要急诊处理。

3. 视网膜静脉阻塞可通过抗 VEGF 药物、激光光凝术、玻璃体切割术等方法治疗,不同阶段的治疗方法不同。

4. 糖尿病性视网膜病变分为非增殖期和增殖期糖尿病性视网膜病变,掌握其分期标准和治疗方法。

视网膜的血管系统是全身循环系统的组成部分,视网膜血管性疾病与全身状态特别是循环系统的状态紧密相关,因此,在视网膜血管性疾病的诊断、治疗和预防等多个重要环节均需保持全身系统观念。

一、视网膜动脉阻塞

视网膜动脉阻塞(retinal artery occlusion,RAO)是急性发作、严重损害视力的眼底疾病。其可分为视网膜中央动脉阻塞(central retinal artery occlusion,CRAO)、视网膜分支动脉阻塞(branch retinal artery occlusion,BRAO)、视网膜睫状动脉(retinociliary artery)和视网膜毛细血管前小动脉的阻塞。

【病因及发病机制】 视网膜动脉阻塞多见于患有高脂血症、高血压、颈动脉粥样硬化、心脑血管相关疾病或具有相关危险因素的老年人,以及全身性血管炎、凝血相关性疾病者,较少见于年轻患者。亦可见于术中或术后的高眼压、眶内高压等情况。阻塞的原因多为各类栓子。栓子的来源最常见于颈动脉或主动脉源性,其次为心源性,偶见药物性栓子如下鼻甲或球后注射泼尼松龙等。而眶鼻部注射美容及介入手术也有发生动脉阻塞的报道。筛板(cribriform plate)是视网膜中央动脉阻塞的好发部位。

【临床表现】 因发生阻塞的部位不同,临床表现各异。视网膜中央动脉阻塞(CRAO)发病突然,表现为单眼无痛性急剧视力下降至数指甚至无光感,发病前可以有阵发性黑矇史。如为视网膜分支动脉阻塞(BRAO),则阻塞相应区域呈固定暗影。

CRAO 患眼瞳孔中等散大,直接对光反射明显迟钝或消失,间接对光反射存在。眼底典型表现为后极部视网膜灰白、水肿,黄斑呈"樱桃红斑(cherry-red spot)"(图 14-10),这是由于黄斑中心神经上皮薄,视网膜水肿较轻,可以透见脉络膜而形成。视盘颜色较淡,动脉明显变细且管径不均匀,偶见红细胞在狭窄的管腔内滚动。如有栓子,在视盘表面或在动脉分叉处可见管腔内有白色斑块。一般视网膜动脉阻塞较少出血。

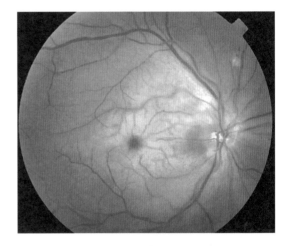

图 14-10　视网膜中央动脉阻塞

视网膜分支动脉阻塞者,受累动脉供血区呈视网膜灰白色水肿。睫状视网膜动脉阻塞单独发生者较少见,表现为后极部呈舌形视网膜水肿,中心视力严重受损。相反,如果视网膜中央动脉阻塞,而有睫状视网膜动脉存在,则黄斑区可能保留舌形的视网膜红润区,视功能往往有一定的保留。

视网膜动脉阻塞数周后,视网膜水肿消退,逐渐呈正常色泽,但管径仍细,黄斑区可见色素沉着或色素紊乱,视盘颜色明显变淡或苍白(图 14-11)。

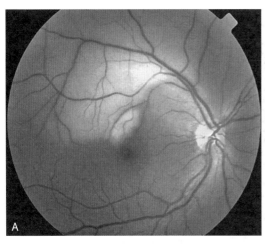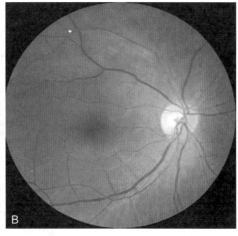

图 14-11 视网膜分支动脉阻塞
A. 视网膜分支动脉阻塞;B. 视网膜分支动脉栓塞。

毛细血管前小动脉阻塞则表现为小片状灰白斑,即棉绒斑(图 14-12),发生于全身疾病如糖尿病、高血压动脉硬化、系统性红斑狼疮、白血病、肾病性视网膜病变等情况,数周或数个月后可以消退。

荧光素眼底血管造影(FFA)在视网膜动脉阻塞的急性期显示阻塞的视网膜动脉和静脉充盈时间均延长,动、静脉血流变细,视网膜循环时间亦延长(图 14-13)。在疾病的恢复期,视网膜的功能可能已经明显损害,但血液灌注可以恢复,此时在 FFA 中可无明显的异常发现。

光学相干断层扫描成像(OCT)在视网膜动脉阻塞的早期典型改变为受累区的内层视网膜水肿

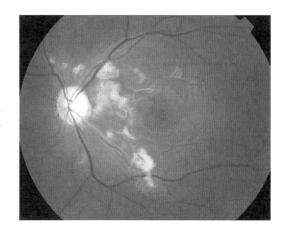

图 14-12 视盘附近多片棉绒斑

增厚、反射增强,下方组织发射信号减弱;疾病后期缺血区域内层视网膜萎缩变薄,外层结构反射正常。

【诊断与鉴别诊断】 根据典型的病史和眼底改变,诊断并不困难。分支动脉阻塞需与前部缺血性视神经病变(anterior ischemic optic neuropathy,AION)相鉴别。通常 AION 的视力损害较视网膜中央动脉阻塞稍轻,但也有视力损伤严重的病例。黄斑无樱桃红改变,病变早期多数视盘水肿,部分视野缺损,且缺损区与生理盲点相连。FFA 视盘充盈不均匀,早期视盘节段性弱荧光,可资鉴别。

【治疗】 因视网膜耐受缺血的时间短,较短时间内光感受器细胞即可死亡且不能逆转,故视网膜动脉阻塞需要急诊处理。可立即给予球后注射阿托品或山莨菪碱(654-2),舌下含服硝酸甘油(nitroglycerin)或吸入亚硝酸异戊酯(amyl nitrite),静脉滴注血管扩张剂。发病数小时以内就诊者,可行前房穿刺术(paracentesis of anterior chamber),以增加眼灌注压。亦可进行眼球按摩或体外反搏,改善灌注,驱逐栓子。其他的治疗方法还有高流量吸氧即在大气压下吸入 95%O_2+5%CO_2 或高压氧治疗,用于改善脉络膜缺氧状态,从而缓解视网膜缺氧;如有血管炎者可给予糖皮质激素。同时,注意检查和治疗内科病如高血压、动脉硬化,给予神经营养药物。溶栓治疗、血液稀释及介入治疗的疗效有待进一步的临床实践评估。

视网膜动脉阻塞的预后与阻塞的部位、程度、血管状况关系密切,特别重要的是开始治疗的时间,发病后 1 小时以内阻塞得到缓解者,有可能恢复部分视力,发病时间长则很难恢复。

NOTES

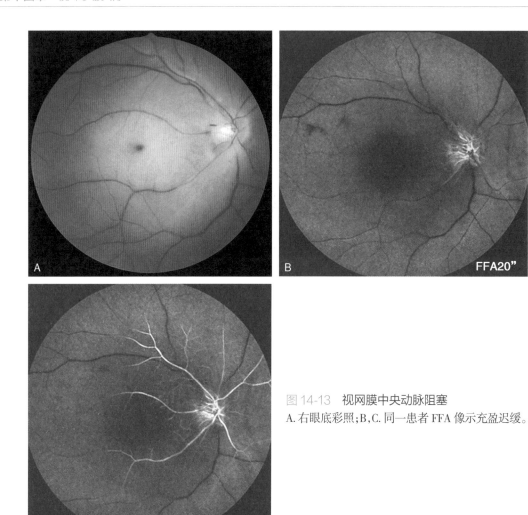

图 14-13　视网膜中央动脉阻塞
A.右眼底彩照;B,C.同一患者 FFA 像示充盈迟缓。

对于已经发生 CRAO 的患者应积极查找病因,高龄者应进行颈动脉多普勒超声检查,了解是否存在颈动脉硬化斑块,相对年轻的患者应注意排查心脏瓣膜病变,另外,还需注意进行系统性血管炎的问询和检查。

【预防】　视网膜动脉阻塞的发病与全身血管性疾病有关,特别是老年人应控制高血压、动脉硬化,避免紧张、情绪波动等。眼科手术中和术后应提高警惕,随时监测,防止发生高眼压。

二、视网膜静脉阻塞

视网膜静脉阻塞(retinal vein occlusion,RVO)是仅次于糖尿病性视网膜病变的常见视网膜血管疾病。患眼视力易于受损甚至因并发症而致盲。多见于年龄较大的患者,但亦有年轻患者发病。根据静脉阻塞发生的部位分为视网膜中央静脉阻塞(central retinal vein occlusion,CRVO)、半侧中央静脉阻塞、分支静脉阻塞(branch retinal vein occlusion,BRVO)。

【病因及发病机制】　各种原因所致血管壁内皮受损,血液流变学、血流动力学的改变,以及眼压和眼局部受压等多种因素均可致静脉阻塞。老年人群发病多与心脑血管疾病、动脉硬化、高血压、糖尿病等全身危险因素关系密切,局部因素与视网膜血管炎症、开角型青光眼、高眼压及远视眼有关。根据阻塞部位的不同,发病原因也有差异,总干阻塞多与高血压、动脉硬化、血黏度增高、眼压增高、血管炎症等因素有关;而分支阻塞多与高脂血症、视网膜动脉硬化有关。高血压患者视网膜动脉管径变窄,静脉血流变缓,易于淤滞或阻塞。由于解剖原因,在筛板处视网膜中央动、静脉紧邻,且视网膜动脉和静脉交叉处有共同的鞘膜,在动脉硬化时,邻近或交叉的动脉压迫管壁较薄弱的静脉,使静脉管腔变窄,内皮细胞水肿、增生,管腔进一步变窄,促进阻塞发生。炎症也是临床上常见的 CRVO 发病机制,其可以继发于全身性炎症包括感染性或自身免疫性,也可继发于眼局部的葡萄膜炎,血管炎症时管壁水肿、内壁粗糙、管腔变窄、血流受阻,易形成血栓而发病。关于 RVO 的发病机制尚未完全明了,已有大量关于血栓形成相关因子的研究,如缺乏 C 蛋白、S 蛋白及抗凝血酶Ⅲ等,易形成血栓。但对于上述因子是否确定为致病的病因仍存在争议,特别是在无高危因素的患者中,目前较一致的观点是:高同型半胱氨酸血症和抗磷脂综合征可能与视网膜静脉阻塞相关。

【临床表现】 发病初期患者的症状多为突然出现的不同程度视力障碍,但轻者可无自觉症状或仅有少许黑影。

1. 视网膜中央静脉阻塞 多分为两型,即非缺血型和缺血型,此外,尚有青年型 CRVO 和半侧型 CRVO。缺血型 CRVO 预后较非缺血型差。

(1)非缺血型(non-ischemia type)CRVO:病变较轻,未累及黄斑时患者无明显视力下降或有轻至中度视力下降,眼底见静脉充盈、迂曲,沿血管呈浅层线状或片状散在出血,直至周边部(图 14-14)。但病程较长者可出现黄斑水肿(macular edema)或黄白色星芒状硬性渗出,近中心凹可见暗红色花瓣状的黄斑囊样水肿,此时视力明显下降伴有视物变形。非缺血型病例出血多在数个月吸收,血管形态逐渐恢复,但可遗留黄斑囊样水肿或色素沉着,视力常不能恢复。约 1/3 的非缺血型患者可能发展为缺血型,故应密切随诊观察。

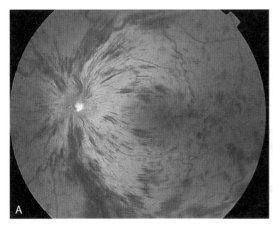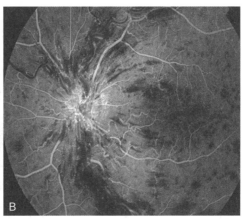

图 14-14　**非缺血型 CRVO**
A. 眼底彩照;B. FFA 示静脉未充盈,多处荧光遮蔽(出血)。

(2)缺血型(ischemia type)CRVO:患眼视力下降显著,可达 0.1 以下。严重者可表现为相对性传入性瞳孔障碍(relative afferent pupillary defect,RAPD),视网膜见大量浅层出血,多呈火焰状或片状,多沿静脉分布。后极部较多,常累及黄斑,周边部出血较少。大血管旁可见棉绒斑,后极部视网膜水肿,视盘边界不清,视网膜静脉显著迂曲、扩张,呈腊肠状,色暗,部分视网膜及血管被出血掩蔽,出血甚至突破入视网膜前或玻璃体腔。青年型 CRVO 一般症状较轻,预后较好,但亦有症状严重的个案,多与免疫有关。由于视网膜中央静脉本身即分为两支所致,故其一支阻塞仍属于 CRVO,即半侧型 CRVO,以上半侧或下半侧多见(图 14-15)。

2. 视网膜分支静脉阻塞 多见于动脉硬化的患者,阻塞多见于静脉第一分支至第三分支的动静脉交叉处,常见于颞侧分支特别是颞上分支,鼻侧支少见。黄斑小分支静脉亦可发生阻塞。沿阻塞血管分布区的视网膜呈火焰状出血,该支静脉较其他支明显扩张、迂曲,亦可见棉绒斑(图 14-16)。

并发症:随着病程发展,黄斑持续缺血导致黄斑水肿,视力下降,久之可出现黄白色星芒状硬性渗出,或暗红色花瓣状的黄斑囊样水肿,患眼视物变形、视力明显下降。晚期,阻塞的血管可呈白线状,但荧光素血管造影显示仍有血流通过。长期的黄斑水肿和/或黄斑缺血是 CRVO 患者视力损害的重要原因。

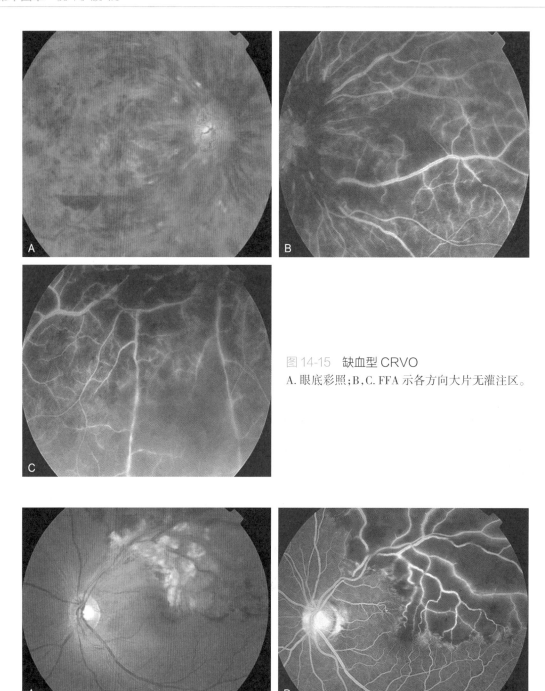

图 14-15　缺血型 CRVO
A. 眼底彩照；B，C. FFA 示各方向大片无灌注区。

图 14-16　缺血型 BRVO
A. 眼底彩照；B. FFA 示该支静脉未充盈，病变区大片无灌注区。

　　视网膜毛细血管无灌注区可以产生大量的促血管生成因子，导致眼内新生血管形成。CRVO 患者的眼内新生血管多出现在虹膜和房角处；而分支静脉阻塞引发的眼内新生血管多见于视网膜和视盘处。一旦前房角和虹膜出现新生血管，可呈现虹膜红变（rubeosis），房角的新生血管收缩时会继发房角关闭，最终演变为难治性新生血管性青光眼（图 14-17）。一般最早可于发病后 3~4 个月出现，年轻患者亦可在 1 个月内出现。此外，眼内任何部位的新生血管管壁结构均不成熟、易于反复出血，当大量出血进入玻璃体腔时，则形成玻璃体积血，久之机化牵拉视网膜，最终造成牵拉性/牵拉孔源性视网膜脱离（tractional detachment of retina）。视网膜脱离和新生血管性青光眼均为视网膜静脉阻塞患者致盲的重要原因。

NOTES

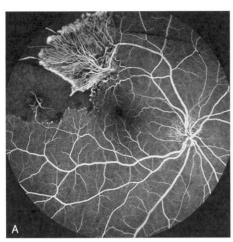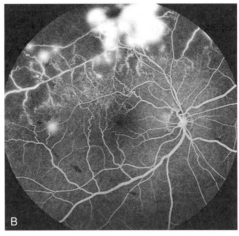

图 14-17　视网膜新生血管
A. FFA 造影早期；B. 晚期像。

　　不同类型的视网膜静脉阻塞预后有较明显的差异,应行荧光素眼底血管造影(FFA)检查,以便发现视网膜毛细血管无灌注区(capillary nonperfusion area),有助于分型和指导治疗。FFA 显示静脉充盈时间延迟,血管管壁渗漏,毛细血管扩张、迂曲,部分病例出现大片毛细血管无灌注区,并可见由于缺血、缺氧而产生的微动脉瘤(microaneurysm,MA),视盘荧光素渗漏。晚期可见视网膜或视盘有侧支循环建立,视盘和/或视网膜新生血管形成时,可见明显荧光渗漏。中央静脉阻塞研究和分支静脉阻塞研究把在标准 55°眼底检查范围内,FFA 显示视网膜无灌注区分别超过 10 个和 5 个视盘面积作为缺血型 CRVO 和缺血型 BRVO 的判断标准,这一标准沿用至今。

　　RVO 晚期视力障碍的常见原因是黄斑萎缩、黄斑前膜或裂孔及视神经萎缩。

　　【诊断】　对于年龄较大的患者,特别是患有高血压、动脉硬化和心脑血管等疾病者,有或无视力障碍,眼底检查发现中央或分支静脉扩张、迂曲,沿血管浅层出血,结合临床表现及 FFA 结果即可作出视网膜静脉阻塞的诊断。对于突然出现的视力障碍、玻璃体腔大量积血的具有高危因素的患者,特别是曾有视力减退并反复者,亦应考虑有缺血性视网膜静脉阻塞的可能。

　　【鉴别诊断】

　　1. 视网膜静脉周围炎(periphlebitis of retina,Eales disease)　患者多为青年男性,双眼先后发病,早期表现为视物模糊和眼前漂浮感,极易反复发生玻璃体积血。病变多位于周边部,病变视网膜小静脉迂曲扩张,管周白鞘,伴浅层视网膜出血,需与 RVO 进行鉴别。

　　2. 糖尿病性视网膜病变　因糖尿病亦是静脉阻塞的危险因素,应予鉴别。糖尿病性视网膜病变一般为双眼眼底病变,程度可不同,多以深层出血和微血管瘤为特点。

　　【治疗】　目前尚无具有确定疗效的药物用于治疗血管内的血栓,系统性抗凝药物存在加重视网膜出血的风险,不推荐使用。所有 CRVO 的患者应查找病因,如高血压、动脉硬化或炎症等,针对病因治疗。如有血管炎症者,可给予糖皮质激素治疗。目前眼科临床上常用的一些治疗方法主要用于预防和治疗并发症。

　　1. 药物治疗　抗 VEGF 药物(单克隆抗体、融合蛋白类等)玻璃体内注射,可以作为 RVO 黄斑水肿的重要治疗方法之一,促进水肿消退,抑制病理性新生血管。近年的研究显示玻璃体腔内注射长效激素或留置缓释皮质激素对 RVO 性黄斑水肿的治疗亦有效,如曲安奈德(triamcinolone acetonide,TA)和地塞米松缓释植入物,可持续、稳定地维持眼内药物浓度,但有高眼压、白内障等并发症发展可能。

　　2. 激光光凝术(laser photocoagulation)　对于 CRVO 的患者,出现虹膜或房角新生血管,全视网膜光凝术(panretinal photocoagulation,PRP)也是推荐的治疗方法。存在广泛无灌注区的患者须每周或隔周随访,无条件接受随访的患者,应早期进行预防性 PRP,可有效预防缺血型 CRVO 虹膜新生血管的发生。

NOTES

对于 BRVO 的患者,可在 FFA 的指导下,对缺血型 BRVO 的无灌注区进行播散式光凝,降低耗氧,改善视网膜缺氧状态,防止新生血管形成或促进新生血管消退。分支静脉阻塞研究表明,在抗 VEGF 药物疗效较好的情况下,局部激光光凝术目前可作为 BRVO 继发黄斑水肿的二线治疗方案。对于 RVO 合并难治性黄斑水肿时,可考虑在抗 VEGF 的保护下联合激光光凝治疗,以减轻激光源性炎性损伤反应,降低黄斑水肿程度,尽量减少单一用药剂量及注射次数,降低并发症的风险。

3. 玻璃体切割术 严重玻璃体积血或积血持续不吸收、视网膜脱离影响或威胁黄斑区以及牵拉合并孔源性视网膜脱离等情况是玻璃体切割术的适应证。

以上治疗方法有时需要联合应用。

【预防】 治疗心脑血管疾病,控制高血压、高脂血症、糖尿病等危险因素。

三、糖尿病性视网膜病变

糖尿病性视网膜病变(diabetic retinopathy,DR)是与持续高血糖相关的一种慢性、进行性、潜在危害视力的视网膜血管疾病。目前认为 DR 的发生可能与多元醇代谢通路的异常、蛋白质非酶糖基化产物的堆积、蛋白激酶 C(PKC)的活化、血管紧张素转换酶系统等作用有关。近年来的研究表明,在糖尿病性视网膜病变发生发展中,神经血管单元(NVU)(由血管成分、基底膜、胶质细胞、小胶质细胞和神经元组成)的病理变化发挥重要作用,糖尿病性视网膜病变是神经退行性变和血管因素共同作用的结果。神经血管单元在高糖环境中受损,导致视网膜血液供应和神经细胞代谢失衡,继而出现选择性周细胞丧失、基底膜增厚、毛细血管闭塞和因内皮屏障功能失代偿而出现的血浆成分渗漏等。晚期则出现视网膜新生血管。

在糖尿病人群中,影响 DR 发生、发展的主要因素为病程和血糖控制水平。另外,高血压、高脂血症是重要的危险因素,很多血液学和生物化学指标的异常,如血小板的黏附性、红细胞的集聚性和血脂水平等与视网膜病变的患病率及严重程度相关。需要注意妊娠期 DR。

【临床表现】 早期可无自觉症状,病变累及黄斑后有不同程度的视力减退。按病变严重程度将糖尿病性视网膜病变分为非增生期糖尿病性视网膜病变(nonproliferative diabetic retinopathy,NPDR,or background diabetic retinopathy,BDR)和增生期糖尿病性视网膜病变(proliferative diabetic retinopathy, PDR),有利于了解该患者的预后并确定治疗方案。

1. 非增生期糖尿病性视网膜病变(NPDR)的眼底表现 主要有视网膜微血管瘤、点状和斑状视网膜出血、硬性渗出、棉绒斑、视网膜水肿、毛细血管闭塞、视网膜小动脉异常、视网膜静脉扩张呈串珠、视网膜内异常血管。黄斑区水肿可引起视力下降。特别是形成黄斑囊样水肿(CME)后视力可明显下降(图 14-18)。

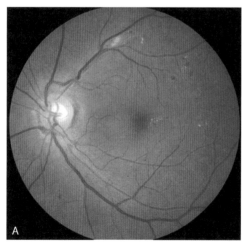
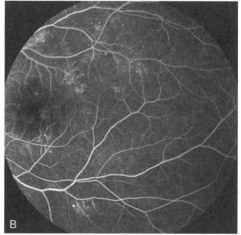

图 14-18 **非增生期糖尿病性视网膜病变**
A. 示深层出血,多处微血管瘤,硬性渗出,棉绒斑;B. 示较多微血管瘤及晚期渗漏。

2. 增生期糖尿病性视网膜病变（PDR）的眼底表现 增生期视网膜病变最核心的、与非增生期相区别的是视网膜新生血管的形成。临床表现包括在非增生性视网膜病变的基础上,可见视网膜和/或视盘新生血管、玻璃体积血、增生性新生血管纤维膜、牵拉性视网膜脱离等(图 14-19)。缺血严重的病例还可出现虹膜、房角新生血管,最终演变为新生血管性青光眼。

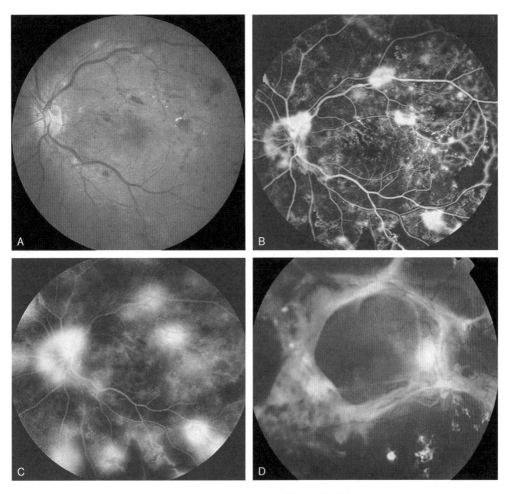

图 14-19　增生期糖尿病性视网膜病变

A,B,C. 彩图和 FFA 示视盘和视网膜多处新生血管形成,荧光素渗漏;D. 后极部环形视网膜前增生膜形成。

为准确反映眼底病变的严重程度并采取相应治疗,我国眼科界于 1984 年制定了 DR 的分期标准,但该分期标准未涉及黄斑病变。国际通用的临床分级标准公布于 2002 年,该标准便于推广、利于普查且包含了黄斑水肿的分级。见表 14-1,表 14-2。

表 14-1　糖尿病性视网膜病变分期标准

疾病严重程度	散瞳眼底检查所见
无明显视网膜病变	无异常
轻度 NPDR	仅有微动脉瘤
中度 NPDR	有微动脉瘤,轻于重度 NPDR 表现
重度 NPDR	无 PDR 表现,出现下列任一表现 1. 任一象限有多于 20 处的视网膜内出血 2. >2 个象限静脉串珠样改变 3. >1 个象限显著的视网膜微血管异常
增生期糖尿病性视网膜病变	出现以下任一改变:新生血管形成、玻璃体积血或视网膜前出血

NOTES

表 14-2　黄斑水肿的临床分级

轻度糖尿病性黄斑水肿	远离黄斑中心的后极部视网膜增厚和硬性渗出
中度糖尿病性黄斑水肿	视网膜增厚和硬性渗出接近黄斑但未涉及黄斑中心
重度糖尿病性黄斑水肿	视网膜增厚和硬性渗出累及黄斑中心

眼部其他的糖尿病并发症在本书第二十章第一节　内科病的眼部表现　九、糖尿病详述。

【治疗】　严格控制血糖,治疗高血压、高脂血症,定期检查眼底及必要时行荧光素眼底血管造影。根据 DR 所处的阶段采取相应的治疗。

1. 抗 VEGF 药物　近年采用玻璃体腔内注射抗 VEGF 药物(单克隆抗体或多靶点融合蛋白类药物)治疗糖尿病性黄斑水肿和新生血管,取得了较好的疗效。

2. 激光光凝术治疗　对于重度 NPDR 和 PDR,可采用全视网膜光凝术(PRP),通过破坏高耗氧外层视网膜结构,使视网膜组织变薄,便于氧气、营养物质能够更加快速到达视网膜内层,从而改善视网膜微循环,消退病理性新生血管,减少相关并发症的发生。对于 DR 相关黄斑水肿和黄斑囊样水肿,可行氪黄(krypton yellow)激光局灶或格栅样光凝术(grid pattern laser photocoagulation),使视网膜微血管瘤、扩张的毛细血管闭塞,减轻组织水肿及渗出。

3. 玻璃体切割术(vitrectomy)　玻璃体积血长时间不吸收、纤维增殖、牵拉性视网膜脱离合并黄斑受累,应行玻璃体切割术,主要目的是清除玻璃体腔积血、恢复其透明度、清除纤维血管膜并复位脱离的视网膜,提高或保留视功能。围手术期联合抗 VEGF 药物注射治疗的作用在于:使新生血管闭缩,新生血管纤维化,新生血管膜发生玻璃样变性,术中易于处理,缩短手术时间、减少术中并发症、降低术后再出血并改善术后视力等。术中可同时行全视网膜光凝术,防止复发出血。

4. 全身使用改善微循环药物　可作为辅助治疗。

【预防】　由于糖尿病性视网膜病变晚期造成严重的不可逆性视力损害,所以及时防治十分重要。发现糖尿病后,在内科医生指导下严格控制血糖、血压、血脂,定期检查眼底。一旦出现增生性病变,及时采取相应治疗,防止新生血管生成等一系列并发症的发生。鉴于糖尿病性视网膜病变及由此致盲者与日俱增,因此,加强科普宣传,早筛查、早诊断、早治疗已成为防盲工作中的重要任务。

四、高血压和动脉硬化的眼底改变

1. 动脉硬化性视网膜病变(arteriosclerotic retinopathy)　动脉粥样硬化的主要病变是血管内膜硬化斑形成、中层肌纤维和弹力层被破坏,其病变主要累及主动脉、冠状动脉和脑动脉,而眼部动脉较少受累。少数情况下,在视盘附近可以观察到粥样硬化的白色斑块。视网膜中央动脉若存在动脉粥样硬化斑块,可以引发视网膜中央动脉和静脉阻塞。

视网膜中央动脉在视盘边缘发出分支后,直径均小于 $100\mu m$,属于小动脉的范畴,因此,眼底所见的动脉改变主要反映系统的小动脉硬化状态。正常的视网膜小动脉管壁无肌层,透明而不可见,仅见其血柱。动脉硬化时,动脉变细,走行变直,分支呈锐角,血管壁变厚、变硬,透明度降低,血柱欠清晰,动脉中心反光增强、变宽,呈铜丝状,进一步发展呈银丝状。不透明的动脉与静脉相交叉处出现"交叉压迫现象"(crossing sign),即当动脉位于静脉前,静脉受压部分变细,远端呈锥形扩张。而动脉位于静脉后时,则可见交叉部静脉呈"驼背"状。严重的动脉硬化眼底亦可出现出血、渗出等病变,与高血压性视网膜病变相似(图 14-20)。

2. 高血压性视网膜病变(hypertensive retinopathy)　高血压分为原发性高血压和继发性高血压,大约 90% 的患者为原发性高血压,继发性高血压见于肾性高血压、妊娠高血压等。动脉随血压升高发生改变,伴有其原发病的特点(见本书第二十章)。依据国际统一的高血压标准,我国确定的高血压标准为:收缩压≥140mmHg,舒张压≥90mmHg。高血压患者全身小动脉持续收缩、张力增加,长期的高血压即可引起动脉管腔狭窄,进而形成高血压性小动脉硬化(hypertensive arteriolosclerosis)。高

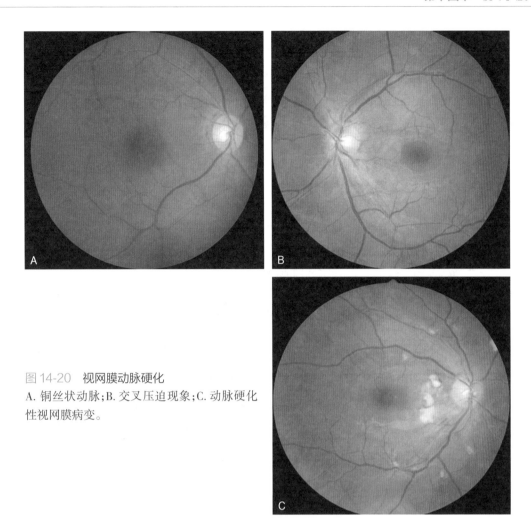

图 14-20　视网膜动脉硬化
A. 铜丝状动脉；B. 交叉压迫现象；C. 动脉硬化性视网膜病变。

血压临床多进展缓慢，但少数可呈急进型发展。高血压早期患者眼底可正常，当全身动脉压升高时，眼底的改变有：

（1）视网膜动脉管径的改变：正常视网膜动脉、静脉管径比为 2∶3，高血压时视网膜动脉收缩、痉挛而狭窄变细，管径比可达到 1∶2 或 1∶3，管径粗细不均匀，血管扭曲，特别是黄斑区小血管变化明显。

（2）长期高血压导致高血压性视网膜动脉硬化，眼底可见视网膜动脉反光增宽、血柱颜色变浅、动静脉交叉压迫征等动脉硬化征。

（3）视网膜的内屏障受到破坏，液体和有形成分自血管内溢出，出现视网膜水肿、出血，黄斑区可见脂质性硬性渗出，呈星芒状排列，末梢小动脉痉挛性收缩，产生棉绒斑（图 14-21）。

（4）急性高血压或称恶性高血压（malignant hypertension）主要出现在突发的急性高血压情况下，如先兆子痫、子痫、嗜铬细胞瘤，也可见于慢性高血压突然急性升高。除视网膜出血、水肿、渗出外，视盘水肿对恶性高血压具有诊断意义。严重时脉络膜血管亦受损，大量血浆漏出，发生渗出性视网膜脱离（exudative retinal detachment）。

以上眼底变化有助于全身疾病的诊断和治疗参考。

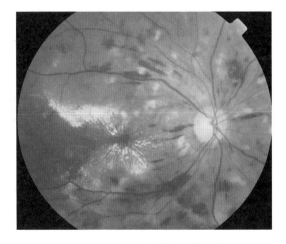

图 14-21　高血压性视网膜病变

【治疗】　内科治疗全身疾病。

五、视网膜静脉周围炎

视网膜静脉周围炎（periphlebitis of retina），主要因为静脉病变而得名，首先由 Eales 描述，又名 Eales 病。静脉周围炎的患者多为健康男性青年，常双眼患病，但双眼病变的发病时间和严重程度可不一致。

本病的特点是反复发生玻璃体积血。现认为是一种小动脉和小静脉均受累的特发性闭塞性血管病变。主要累及视网膜周边部，病变视网膜小静脉迂曲扩张，血管旁白鞘形成，伴浅层视网膜出血，广泛周边部无灌注区及新生血管，病因不明。曾认为与结核病史有关，部分患者结核菌素皮肤试验阳性。也有研究认为与自身免疫反应（autoimmunity reaction）增强有关。

【临床表现】　双眼多先后发病，病变程度不等。患眼无痛性急剧视力减退，可因发生大量玻璃体积血仅存光感或数指。透照法检查眼底时可无红光反射，或仅有微弱红光，但出血可快速吸收，视力部分恢复，此时检查眼底除玻璃体混浊外，视网膜静脉较充盈，病变主要位于周边部，受累的视网膜小静脉扩张、迂曲，甚至扭曲，血管旁伴白鞘。该区视网膜有浅层出血，如出血进入玻璃体腔可致玻璃体积血（图 14-22）。若缺血区累及黄斑则可形成黄斑囊样水肿，视力明显减退。大量或反复多次出血，形成机化条索或片状机化膜，可发生牵拉性视网膜脱离。久之可导致并发性白内障，亦可出现虹膜新生血管，继发新生血管性青光眼而致盲。

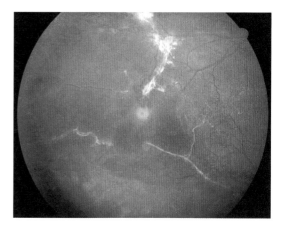

图 14-22　视网膜静脉周围炎
部分周边血管扭曲、形成白线伴浅层视网膜出血。

荧光素血管造影示受累的视网膜小静脉管壁染色，荧光素渗漏，毛细血管扩张，可见微血管瘤，周边可见大片毛细血管无灌注区和渗漏荧光素的新生血管。

【诊断与鉴别诊断】　患者多为青年男性，突然单眼或双眼先后发生眼底出血，出血量大则玻璃体明显混浊，眼底不能窥入。应同时散大另一眼瞳孔，仔细检查周边部视网膜，可能存在周边视网膜血管旁白鞘或呈白线状，伴有浅层出血，则可确诊。双眼严重玻璃体混浊的年轻患者，也应拟诊本病，行眼部 B 超检查，了解有无牵拉性视网膜脱离。应注意排除全身疾病所致眼底出血，如糖尿病等。特别需要与视网膜静脉阻塞相鉴别。

【治疗】　无确切疗效的药物。首先行病因检查，患结核病或有结核病史者，应行抗结核或结核菌素脱敏治疗，有其他免疫学异常者应予治疗。新鲜出血时需安静休息。活血化瘀中药可能有助于积血吸收。

1. **激光治疗**　如果检查发现周边视网膜出血、血管异常如血管白鞘等，FFA 发现大片无灌注区或新生血管，可行激光治疗。如果发生玻璃体积血，可待出血基本吸收后，行 FFA 检查的基础上，早期行光凝治疗无灌注区，加速视网膜出血、软性渗出及水肿的吸收，对于减少新生血管和复发性出血具有一定的疗效。

2. **玻璃体手术**　屈光介质混浊的患者应行 B 超检查，了解视网膜情况。若超过 3 个月积血仍不吸收，或一旦发生牵拉性视网膜脱离，则行玻璃体切割术并对病变区行光凝治疗。

3. **如果有视网膜新生血管**　可行抗新生血管内皮生长因子玻璃体腔注射治疗。

六、早产儿视网膜病变

(一)概述

早产儿视网膜病变(retinopathy of prematurity,ROP),曾称为晶状体后纤维增生症(retrolental fibroplasia)。患儿多为胎龄 32 周以下,出生体重不足 1 500g,有高浓度吸氧史的早产儿或发育迟缓的低体重儿。随着低体重新生儿的成活率提高,ROP 的患儿亦日益增多。ROP 是婴幼儿致盲的重要原因之一,也是导致白瞳征的重要眼病之一。早产、出生低体重和高浓度吸氧史为已知的发病因素。

人胚视网膜的血管发育在胚胎 6~7 个月时血管增生显著,约 36 周时到达鼻侧锯齿缘,40 周达到颞侧边缘。所以早产儿的视网膜血管尚未发育完全,需要在出生后继续发育。若吸入高浓度氧,则抑制了视网膜毛细血管的生长,停止供氧后,进入较低氧分压的空气中,无血管区纤维血管组织迅速增生,产生不同程度的眼底病变。妊娠期越短、体重越轻,ROP 的发生率越高。

(二)临床表现

因不同病程表现各异。1984 年国际 ROP 会议制定的分类标准如下(图 14-23)。

1. 分区

(1)Ⅰ区:以视盘为中心,以视盘至黄斑的 2 倍长度为半径,约 60°圆周内。

(2)Ⅱ区:以视盘为中心,至鼻侧锯齿缘为半径的圆周内。

(3)Ⅲ区:其余颞侧部分。

2. 范围 以累及眼底的钟点数计。

3. 严重程度

(1)1 期:有和无血管区之间出现分界线。

(2)2 期:分界线处嵴样隆起。

(3)3 期:嵴处纤维血管膜增生伸向玻璃体。

(4)4 期:纤维血管膜牵拉部分视网膜脱离,以累及黄斑与否分别称 4A 期及 4B 期。

(5)5 期:全视网膜脱离,呈不同程度的漏斗状。

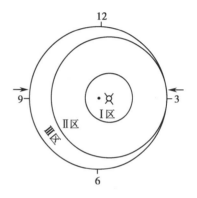

图 14-23 ROP 的分区示意图

"附加(plus)"病变:如存在后极部视网膜血管扩张、扭曲,称"附加"病变,在 2 期、3 期出现,预示病变在进展。

(三)治疗和预防

2003 年 ROP 早期治疗研究将 ROP 治疗指征调整为高危阈值前病变,定义包括 3 点:1 区伴有 plus 病变的各期 ROP;1 区不伴 plus 病变的 3 期 ROP;2 区伴 plus 病变的 2 期或 3 期 ROP。ROP 早期可选择激光光凝术,主要治疗视网膜无血管区,以防止新生血管形成,对视网膜和脉络膜损伤小,操作时间短,是目前治疗 ROP 的主要方式。4 期 ROP 有严重纤维血管增生和视网膜局限性脱离而激光难以完成时,可进行冷凝联合巩膜扣带术,以消除视网膜周边的牵拉及视网膜周边血管的活动。大范围视网膜脱离须行玻璃体切割术,解除玻璃体对视网膜的牵引、清除纤维增殖膜。最新专家共识指出,抗 VEGF 药物在促进 ROP 新生血管消退和减轻渗漏等方面具有重要作用。故早期发现、早期治疗,避免严重后果,需要眼科医生与产科、新生儿科医生密切协作,追踪观察并采取相应治疗。

七、Coats 病

Coats 病以视网膜血管异常扩张和视网膜内层及外层渗出为特征,又称为外层渗出性视网膜病变(external exudative retinopathy),或视网膜毛细血管扩张症(retinal telangiectasis)。好发于健康男童,2/3 的患者于 10 岁前发病。多单眼受累,病因不明。但其他年龄段的患者亦可发生成年型 Coats 病。

【临床表现】 婴幼儿患者常在家长发现患眼斜视(strabismus)或学龄儿体格检查时发现一只眼

视力低下方来就诊。因此,眼底改变常为晚期。病变区视网膜的毛细血管异常是本病的特点。病变大多位于视网膜血管第二分支后,呈现扭曲、囊样扩张或串珠样,新生血管膜可见。视网膜血管下可见深层黄白色渗出,间有发亮的胆固醇结晶、点状/片状出血,因大量液性渗出可致渗出性视网膜脱离。累及黄斑可见星状或环形硬性渗出(图14-24),时间久者黄斑区形成致密的机化斑块,黑色素样改变。可继发虹膜睫状体炎、新生血管性青光眼、并发性白内障,最终导致眼球萎缩。荧光素眼底血管造影有助于发现血管的异常扩张、扭曲、视网膜无灌注区和新生血管。

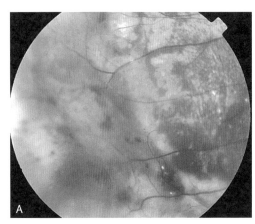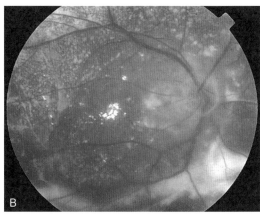

图 14-24 Coats 病

眼底后极部(B)和周边部(A)大量的视网膜下渗出,周边异常扩张血管和渗出性视网膜脱离。

【诊断与鉴别诊断】 根据出现原因不明的异常血管扩张、扭曲、微血管瘤或血管呈串珠样改变,FFA 显示异常血管明显渗漏,即可诊断为 Coats 病。需要与白瞳征和其他血管病相鉴别。

1. 视网膜母细胞瘤 是常见的白瞳征。在间接检眼镜下视网膜母细胞瘤呈实性隆起,B 超显示其内为弱回声或中强回声,60%~80% 有强光斑回声(钙化斑),彩色多普勒超声成像(CDI)显示,在实性隆起强光斑内可见与视网膜血管相延续的、红蓝相伴行的血流。而 Coats 病在间接检眼镜下可见隆起的视网膜多无实性肿块,B 超检查显示脱离的视网膜下有细弱、均匀、可移动的点状回声。这是二者重要的鉴别点。

2. 其他血管病 成年患者需与 Eales 病、视网膜分支静脉阻塞、糖尿病性视网膜病变等血管性疾病相鉴别。

【治疗】 早期行血管病变区和无灌注区的光凝术或冷凝术治疗,防止渗出性视网膜脱离和新生血管形成。已发生广泛渗出性视网膜脱离的患眼,可行玻璃体视网膜手术结合术中视网膜下放液及冷冻,可能挽救部分患眼免于致盲。近年来抗 VEGF 治疗/长效地塞米松缓释剂眼内注射联合视网膜激光光凝/冷冻术,对治疗晚期 Coats 病取得良好疗效,极大程度减少了新生血管性青光眼、眼球萎缩等严重并发症发生的可能。

第四节 黄 斑 病 变

要点:

1. 中心性浆液性脉络膜视网膜病变以浆液性视网膜脱离伴或不伴视网膜色素上皮脱离为特征,好发于中青年患者。本病原因不明,具有自限性,预后良好,但可复发。

2. 年龄相关性黄斑变性分为萎缩型、渗出型两种,掌握这两种类型的临床表现及诊断标准,萎缩型无特效药物,渗出型可通过激光光凝、光动力学疗法、抗 VEGF 药物治疗等方法进行治疗。

3. 黄斑囊样水肿多继发于视网膜血管病变、葡萄膜炎、眼外伤以及眼内手术后等,不同病因的囊样水肿治疗方法不同。

4. 掌握黄斑裂孔的分期和临床表现；症状明显者可通过玻璃体切割术治疗。

5. 特发性息肉状脉络膜血管病变发病机制不明，依据特征性眼底改变（橘红色结节样病灶）和吲哚菁绿血管造影可见血管瘤样扩张的结构以及光学相干断层扫描，可以作出诊断，治疗上目前主要是玻璃体腔内注射抗血管内皮生长因子以及光动力学疗法联合或单独治疗。病情易反复迁延，远期预后不佳。

一、中心性浆液性脉络膜视网膜病变

中心性浆液性脉络膜视网膜病变（central serous chorioretinopathy, CSC）以浆液性视网膜脱离伴或不伴视网膜色素上皮脱离为特征，与脉络膜血管通透性增高有关。其特点为：后极部类圆形区视网膜神经上皮下透明液体积聚。好发于 20~50 岁的中青年人，男性多于女性。一般认为，本病为自限性疾病，预后良好，但可复发。

【病因及发病机制】　原因不明。近来研究表明除血清中儿茶酚胺浓度升高外，还与外源性和内源性糖皮质激素等有关。常在有诱发因素如睡眠不足、压力大、情绪波动等情况时发病。近年来，CSC 被认为是一种厚脉络膜谱系性疾病，通过吲哚菁绿血管造影进一步提示可能原发病变部位在脉络膜毛细血管，RPE 病变可能是继发于脉络膜病变的结果。

【临床表现】　患者突然出现单眼中心视力轻度下降、视物变暗或色调发黄、变形或变小，并有中央相对暗区。眼前节无炎症表现，眼底黄斑部可见圆形或类圆形扁平盘状的 1~3 视盘直径（PD）大小的浆液性脱离区，边缘可见弧形光晕，中心凹反光消失。后期积液吸收，视功能恢复，但黄斑部仍可遗留细小色素斑点，慢性者可有视网膜色素上皮广泛色素改变。大多数病例经 3~6 个月自愈，但视物变形和变小可持续 1 年以上，也有患者造成永久性视力损害。研究表明，多次复发或慢性迁延不愈的患者，尤其存在肥厚脉络膜者，有向隐匿性脉络膜新生血管或息肉状脉络膜血管病变发展的可能。

FFA 检查：活动病变时，荧光素眼底血管造影可见病变区内强荧光点随造影时间的延长而渗漏，强荧光点逐渐扩大呈墨渍弥散型或炊烟状（图 14-25）。

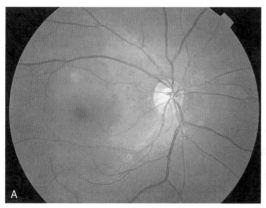

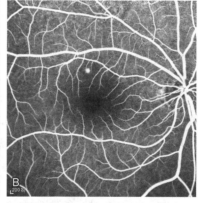

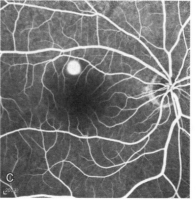

图 14-25　中心性浆液性脉络膜视网膜病变
A. 彩色眼底像；B. FFA 早期，中心凹上方强荧光点；C. FFA 晚期，荧光渗漏呈墨渍样扩大。

OCT 检查：显示黄斑神经上皮与色素上皮间出现液化腔，即视网膜浅脱离，而非视网膜水肿（图 14-26）。

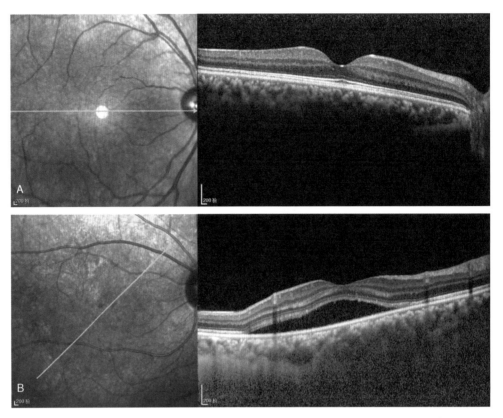

图 14-26　OCT 扫描
A. 正常黄斑图像；B. 中心性浆液性脉络膜视网膜病变黄斑图像：神经上皮脱离。

【诊断与鉴别诊断】　根据中青年患者，典型的病史和眼底变化，即可诊断。应注意与中心性渗出性脉络膜视网膜病变（central exudative chorioretinopathy）、下方视网膜脱离合并黄斑部受累、葡萄膜炎引起的渗出性视网膜脱离、黄斑水肿等疾病相鉴别。

【治疗】　缺乏特异性药物治疗。向初次发病者说明本病为自限性，强调应消除可能的诱因，通常有较好的视功能预后，但是仍有 33%~50% 的患者因为持续的神经上皮脱离而导致永久性视力损害。禁用糖皮质激素，否则可加重 RPE 损害，增加液体渗漏，演变为后极部色素上皮病变，造成大泡状视网膜脱离（bullous detachment of retina）。长时期未愈或多次复发者，可行光动力学疗法封闭渗漏点，有助于液体吸收，缩短神经上皮脱离的时间，有助于提高视力。距中心凹 500μm 以外的旁中心渗漏点方可行光凝术治疗，但须正确掌握激光治疗技术，可作为处理本病的首选。近年来，阈值下能量微脉冲模式激光为急慢性中心性浆液性脉络膜视网膜病变的治疗提供了新的选择。

二、年龄相关性黄斑变性

年龄相关性黄斑变性（age-related macular degeneration，ARMD）又称为老年性黄斑变性（senile macular degeneration，SMD），患者多为 50 岁以上，双眼先后或同时发病，并且进行性损害视力，严重影响老年人的生存质量，是发达国家老年人致盲最主要的原因。临床上本病以玻璃膜疣形成、RPE 层异常、RPE 和脉络膜毛细血管地图样萎缩、新生血管性黄斑病变为特征，其发病与年龄、性别、种族、家族史等相关。根据临床表现和病理改变的不同分为两型：①萎缩型老年性黄斑变性，或称为非渗出型老年性黄斑变性（nonexudative senile macular degeneration），或干性型老年性黄斑变性；②渗出型老年性黄斑变性（exudative senile macular degeneration）或称为湿性型老年性黄斑变性。临床上，两型病变的病程、眼底表现、预后和治疗各异。

【病因及发病机制】 确切的病因尚不明确,可能与遗传因素、环境影响、视网膜慢性光损伤、营养失调、代谢障碍等有关。老年性黄斑变性累及视网膜色素上皮、感光细胞层和脉络膜多层组织。随着年龄增长,RPE 功能障碍,细胞外基质及细胞代谢产物异常聚集于基底膜,在 RPE 与 Bruch 膜之间许多嗜伊红物质集聚形成玻璃膜疣(drusen)。玻璃膜疣处的色素上皮、Bruch 膜及视细胞发生不同程度的变性、增生或萎缩。Bruch 膜对营养物的通透能力改变,从而使 RPE 对代谢障碍作出反应,导致 RPE、Bruch 膜和脉络膜毛细血管的萎缩,缓慢发展为萎缩型 SMD(或干性型 SMD);亦可以引起 Bruch 膜内胶原增厚,以及后弹力层断裂,致使脉络膜毛细血管通过 Bruch 膜的裂隙进入色素上皮下或神经上皮下,形成脉络膜新生血管(CNV)。由于新生血管的结构特点决定必然发生渗漏和出血,形成渗出型 SMD 或湿性型 SMD,继而结缔组织增生,晚期形成瘢痕组织。目前已发现多种与脉络膜新生血管形成相关的细胞生长因子和作用于细胞基质的物质。例如:血管内皮生长因子(VEGF)、血管生成素(angiogenin, Ang)、成纤维细胞生长因子(FGF)、表皮生长因子(epidermal growth factor, EGF)、血小板源性血管内皮生长因子(platelet derived-vascular endothelial growth factor, PD-VEGF)、转化生长因子(transforming growth factor, TGF)等,均能不同程度地促进病理性新生血管形成。

【临床表现】

1. 萎缩型年龄相关性黄斑变性 多发生于 50 岁以上的老年人,起病缓慢,患者视力缓慢减退,可有视物变形,双眼可同时发病。由于视网膜外层、色素上皮层、Bruch 膜、脉络膜毛细血管等各层逐步萎缩、变性,病程早期眼底后极部可见大小不一的黄白色类圆形玻璃膜疣,可以融合,色素上皮增生或萎缩,中心凹光反射消失,后极部色素紊乱,进一步出现边界清晰的地图样萎缩区(图 14-27)。发展至晚期,该区内脉络膜毛细血管萎缩,即可见到裸露的脉络膜大血管。

2. 渗出型年龄相关性黄斑变性 临床表现为突然患眼视力下降、视物变形或出现中央暗点。眼底可见后极部视网膜感觉层下或 RPE 下暗红甚至暗黑

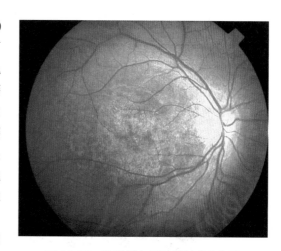

图 14-27　萎缩型年龄相关性黄斑变性

色出血,同时可有浅层鲜红色出血,病变区内或边缘可见黄白色硬性渗出及玻璃膜疣,病变区可隆起。大量出血时,出血可突破视网膜进入玻璃体腔形成玻璃体积血。渗出和出血反复发作,病程长者黄斑病变瘢痕化,可呈不规则或类圆形黄色瘢痕,中心视力完全丧失。荧光素眼底血管造影在早期出现边界清楚的强荧光新生血管形态,称为典型性新生血管(classic CNV)。部分病例则没有清晰的新生血管境界,造影早期不显荧光,称为隐匿性新生血管(occult CNV)(图 14-28)。吲哚菁绿血管造影更有利于显示脉络膜新生血管的形态,对于确定隐匿性新生血管的部位、边界、范围,鉴别息肉状脉络膜视网膜病变(PCV)和渗出型 AMD 有重要价值。近年来,血管成像 OCT(OCTA)作为一种新型的无创检查,因其不受造影剂渗漏的影响,被广泛用于脉络膜新生血管的形态观察、分类诊断和随访对比。

【诊断与鉴别诊断】 45 岁以上患者双眼渐进性视力减退,眼底散在玻璃膜疣,或后极部视网膜脉络膜萎缩病灶,可诊断为萎缩型老年性黄斑变性。突然严重视力障碍,后极部深、浅层出血伴有新生血管和玻璃膜疣或黄斑区盘状瘢痕者,即可诊断为渗出型老年性黄斑变性。应与中心性渗出性脉络膜视网膜病变、中心性浆液性脉络膜视网膜病变、高度近视性黄斑 CNV 出血、外伤性脉络膜视网膜病变、脉络膜黑色素瘤和特发性息肉状脉络膜血管病变相鉴别。中心性渗出性脉络膜视网膜病变多发生于年轻女性,单眼发病,病变范围小,为 1/3~1/2 的视盘直径(PD)大小;高度近视性黄斑 CNV 发生在高度近视眼,可同时观察到豹纹状眼底,后巩膜葡萄肿等眼底改变;当出现大量深层出血致视网

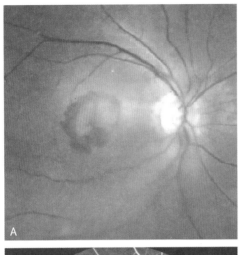

图 14-28　渗出型年龄相关性黄斑变性
A. 眼底彩照；B. FFA；C. ICGA；D. OCTA。

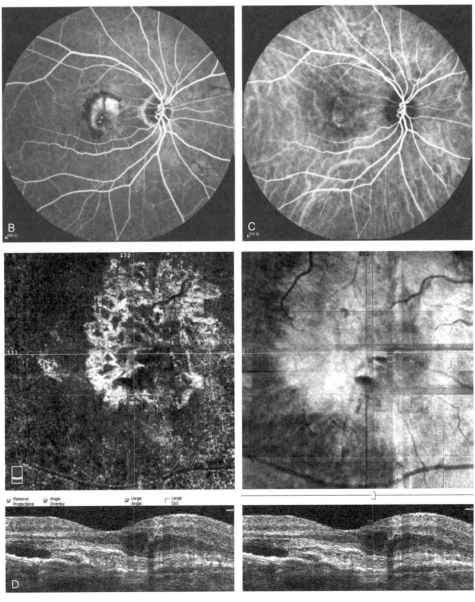

膜隆起时,需要与脉络膜黑色素瘤相鉴别,应用 B 超及荧光素眼底血管造影、吲哚菁绿血管造影检查可协助鉴别诊断。息肉状脉络膜血管病变(PCV)在 ICGA 中表现出异常的脉络膜血管网和血管网末端血管瘤样扩张的影像特征。

【治疗】

1. 萎缩型年龄相关性黄斑变性　无特效药物治疗,支持疗法包括维生素、矿物质、胡萝卜素、叶黄素和玉米黄素及 ω-3 长链不饱和多脂肪酸等,可能有助于减缓 AMD 的进展。

2. 渗出型年龄相关性黄斑变性的治疗　随着新型抗新生血管药物的不断涌现及多项前瞻性、随机、对照、双盲临床试验的结果,渗出型年龄相关性黄斑变性的治疗理念也不断更新。

(1)激光光凝(热激光):激光治疗目前仅为一种对症治疗,治疗后有中心视力下降和 CNV 残留及复发的风险,且对隐匿型 CNV 疗效欠佳。可用于边界清楚的中心凹 200μm 外或旁中心凹的典型性 CNV。

(2)光动力学疗法(photodynamic therapy,PDT):基本原理在于当机体内注射特定的光敏剂后,CNV 的内皮细胞可以特异结合光敏剂,且在受一定波长光照射后激活光敏剂,产生光氧化反应,杀伤内皮细胞,从而达到破坏 CNV 的作用。对中心凹 200μm 以内的典型性 CNV 疗效较好,但无法解决 CNV 复发问题。

(3)抗 VEGF 药物治疗:目前,抗 VEGF 药物玻璃体腔注射治疗湿性 AMD 已逐渐成为主流的治疗手段。多项大型临床试验证实:连续的玻璃体腔内给予抗 VEGF 药物可使部分患者获得明显的视力提高。目前治疗 CNV 的抗 VEGF 药物包括单克隆抗体及多靶点融合蛋白等。

(4)其他治疗方法:经瞳孔温热疗法(TTT)、放射治疗、玻璃体手术取视网膜下 CNV 等治疗方法均被尝试用于治疗渗出型 AMD,也各有成功的病例报道,但缺乏大样本的临床试验证实。

由于上述各种治疗方法各有局限之处,临床上常需结合患者的具体情况综合治疗,如联合使用抗 VEGF 药物和 PDT,减少玻璃体腔注射次数,降低 PDT 引起的炎症反应。

【预防】　AMD 的发生可能与光的毒性蓄积作用有关,故应避免光损伤,在强光下活动应配戴遮光眼镜。

三、近视性黄斑病变

单纯性近视通常无眼底改变。屈光度 >-6D 的近视称为高度近视(high myopia),高度近视的眼底改变(图 14-29)比率增加。屈光度 >-8D 或眼轴轴长超过 26.5mm 的近视称为病理性近视,病理性近视的眼底常出现多种异常改变。这些改变出现的根本原因在于:病理性近视眼的眼轴进行性增长,眼底出现退行性变化。眼底表现包括:视盘斜入、视盘颞侧萎缩弧或视盘周围萎缩环、后巩膜葡萄肿(posterior scleral staphyloma)、豹纹状眼底(leopard fundus)等。当视网膜色素上皮和脉络膜毛细血管层萎缩明显加重时,后极部特别是黄斑区可出现斑块状脉络膜大血管裸露区,严重影响患者的视力;另外,眼球向后扩张明显时,Bruch 膜可出现多条线样破裂形成黄白色条纹,称之为漆裂纹(lacquer crack),跨越黄斑中心的漆裂纹可致黄斑中心凹出血而影响视力;黄斑中心凹下的漆裂纹还为 CNV 的生长创造了条件,中心凹下的 CNV 引起患者出现突然的视力下降、视物变形,这种 CNV 可诱发视网膜色素上皮增生,形成黑色近圆形微隆起斑(Fuchs 斑)。病理性近视的黄斑区还可因视网膜劈

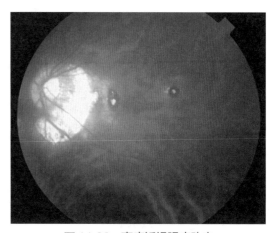

图 14-29　高度近视眼底改变

视盘斜入颞侧脉络膜萎缩弧,豹纹状眼底后巩膜葡萄肿,黄斑区 Fuchs 斑。

裂和视网膜裂孔等原因引起视力障碍。OCT 及血管成像 OCT 有助于诊断视网膜下 CNV 的存在,FFA 检查有助于确定 CNV 渗漏情况。此外,OCT 检查还有助于发现黄斑区视网膜劈裂、裂孔、出血等改变。由于病理性近视眼存在黄斑区视网膜和脉络膜的萎缩变性改变、玻璃体液化、玻璃体后脱离、视网膜格子样变性(lattice degeneration of retina)、视网膜劈裂等,因此容易发生黄斑或视网膜裂孔甚至视网膜脱离,若未及时治疗或治疗失败均可导致失明。

根据典型的病史和眼底表现即可诊断。新发生的黄斑区新生血管可进行玻璃体腔内抗 VEGF 治疗。出现严重影响患者视觉质量的视网膜劈裂或发生视网膜脱离可选择玻璃体切割术。后巩膜加固术治疗病理性近视尚待大样本的临床研究结果。

四、黄斑囊样水肿

黄斑囊样水肿(cystoid macular edema,CME)并非独立的一种眼病,多继发于视网膜静脉阻塞、糖尿病性视网膜病变、慢性葡萄膜炎、眼外伤以及眼内手术后等。其发病机制主要是由于黄斑区毛细血管受损,白内障术后的病例可能因玻璃体向前移位对视网膜有牵引,累及黄斑区毛细血管,使管壁受损发生渗漏。视网膜渗漏液积聚于外丛状层,黄斑区该层 Henle 纤维呈放射状排列,将积液分隔成数个小的液化腔。患者自觉视力下降、视物变形,但眼底检查时仅见黄斑组织模糊不清,只有少数典型病例在检眼镜或三面镜下可查见分叶状的 CME,如行荧光素眼底血管造影,于造影晚期(10~30 分钟)可显示放射状排列的花瓣状强荧光,可以与其他黄斑病变鉴别。OCT 可以更为敏感和准确地检出 CME 及其严重程度(图 14-30)。

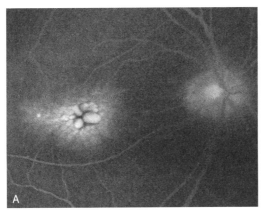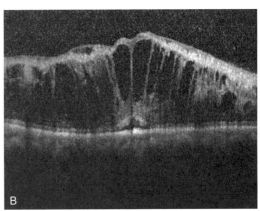

图 14-30　黄斑囊样水肿
A. FFA 晚期黄斑花瓣状强荧光;B. CME 的 OCT 图:神经上皮层内多数液化腔。

黄斑囊样水肿的治疗因其发生的病因不同而异。由于炎症所致者应进行抗炎治疗;如因白内障术后的玻璃体牵引而发生,有可能自行恢复,亦有主张行玻璃体切割术,切除玻璃体后皮质分离牵引;DR 和 BRVO 黄斑水肿可行氪黄或氩绿格栅样或局灶光凝黄斑区,光凝的能量要适宜,以减少对神经纤维层的损伤。近年来,抗 VEGF 药物或长效糖皮质激素(曲安奈德和地塞米松缓释剂)玻璃体腔内注射治疗各种原因的黄斑水肿取得了较好效果,但仍有复发可能。

五、黄斑裂孔

黄斑裂孔(macular hole)是指黄斑神经上皮层的局限性全层缺损,可分为特发性和继发性。特发性黄斑裂孔(idiopathic macular hole)较常见于 60 岁以上老年女性,其发病原因尚不明确,目前认为与玻璃体后皮质收缩对黄斑切线方向牵拉有关。此外,还可见到由于眼外伤、黄斑变性、高度近视、长期黄斑囊样水肿引起的继发性黄斑裂孔。继发性黄斑裂孔的临床改变与其原发病有关。

特发性黄斑裂孔按病变发展过程分为四期(Gass):

1期:又称孔前期(impending hole),中心凹消失变平,即将发生裂孔,中心凹部出现黄色小点或环,无玻璃体后脱离。

2期:早期孔形成,呈新月形裂孔,裂孔瓣被玻璃体牵引,视力逐渐下降而出现视物变形。

3期:完全的黄斑裂孔合并中心凹部的玻璃体后脱离,有或无盖膜,常在3~6个月内发生。多数患者裂孔继续扩大,一般>400μm。可持续数个月或数年。孔缘的视网膜前膜收缩使内界膜起皱,以及孔缘的视网膜脱离。荧光素眼底血管造影显示裂孔处为透见荧光,OCT显示黄斑裂孔前有一盖膜(图14-31)。

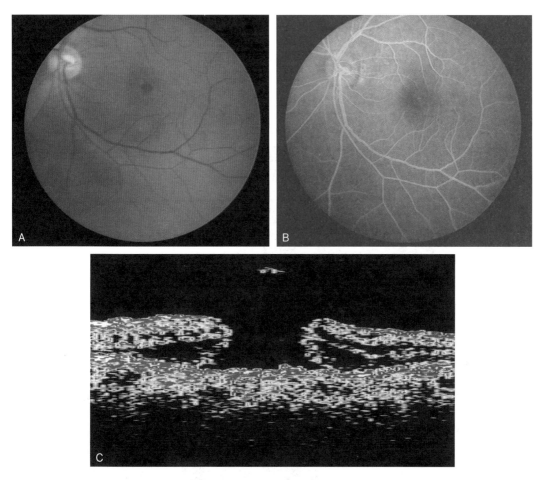

图14-31　老年特发性黄斑裂孔
A.眼底像;B.荧光素眼底血管造影;C.同一患者的OCT改变。

4期:玻璃体不仅与黄斑区分离,而且与视盘分离,此时OCT上只见到孔,看不到盖。患者通常主诉视物变形和中央区的视力下降,随病程进展逐渐出现中央暗点,视物变形加重。多数患者在形成全层孔后视力下降到0.1,少数病例继续下降到0.05。

患者视力不同程度地下降,视物变形,其中央注视点为暗点。眼底表现为黄斑区中心呈圆形或椭圆形的红斑,为1/4~1/2视盘直径(PD)大小。前置镜或间接检眼镜下可见视网膜窄光带中断现象,孔区裸露视网膜色素上皮,孔周有淡灰色的环,系浅的神经上皮水肿或脱离所致,孔内可有黄色颗粒,有时孔前可见漂浮的盖膜。

玻璃体手术的干预目的是减少玻璃体的纵向和切线方向的牵拉,可能有利于裂孔闭合,阻止病变的进展。近年来多联合黄斑区内界膜剥除术,获得较好的封闭裂孔的效果。视力改善的程度受到术前病程和视力水平的影响。手术适应证选择2~4期的黄斑裂孔,视力标准尽可能选择视力低于0.5的患者,但也要根据术者的经验和患者的要求。

六、黄斑视网膜前膜

根据发生的原因不同分为两类:特发性视网膜前膜和继发性视网膜前膜。特发性视网膜前膜发生在无其他眼病的患者中,老年人较多;一般认为,不完全的玻璃体后脱离刺激了视网膜内界膜,致某些细胞在视网膜内表面增生并形成纤维细胞膜(fibrocellular membrane)。继发性黄斑前膜则可发生在眼部外伤、玻璃体炎症、血管病变、眼内手术或视网膜冷凝术、光凝术后。视网膜前膜可以在视网膜的任何部位发生,位于黄斑及其附近的膜称黄斑视网膜前膜,简称黄斑前膜。患眼的视力不同程度地减退,并有视物变形等症状。发病初期黄斑区视网膜表面反光强、乱,似玻璃纸(cellophane)样,进一步发展牵拉视网膜,出现黄斑皱褶(macular pucker)、黄斑水肿、血管弓被牵引向中央移位,小血管迂曲,纤维逐渐增殖形成灰白色纤维膜。OCT 检查可见黄斑前线状高反射信号,中心凹不同程度的牵拉变形、水肿(图 14-32);严重增生者可牵拉形成黄斑裂孔乃至神经上皮脱离。FFA 可见明显扭曲的血管,血管渗漏等。该病尚无有效药物治疗,如仅有轻度视力下降或变形且比较稳定,可暂时观察。如视力进行性下降,且明显视物变形,则可行玻璃体切割术剥除黄斑前膜。

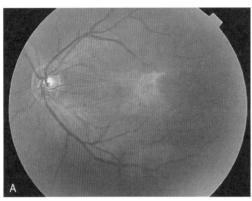

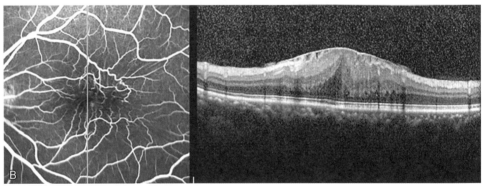

图 14-32　特发性黄斑前膜
A. 黄斑区血管受牵引并迂曲;B. OCT 图示黄斑前膜和黄斑水肿。

七、息肉状脉络膜血管病变

【概述】　息肉状脉络膜血管病变(polypoidal choroidal vasculopathy,PCV)是一种以眼底后部的橘红色结节样病灶,通常伴反复性出血,并有浆液性或出血性色素上皮脱离为其特征的眼底病变。曾称为"多灶复发性浆液血清样视网膜色素上皮脱离""后部葡萄膜出血综合征"。1982 年首次由 Yannuzzi 在学术会议上报告,1990 年正式报道并命名为"特发性息肉状脉络膜血管病变",后又简化为"息肉状脉络膜血管病变",近年有专家建议将该病称为"动脉瘤 1 型新生血管(aneurysmal type 1 neovascularization)"。

【病因及病理机制】　本病原因不明。目前的共识认为本病是年龄相关性黄斑变性的一种亚型,其异常血管是 1 型脉络膜新生血管的一种亚型。推测这种息肉状结构可能系血管生成过程中动脉瘤性扩张或血管内皮细胞增生所致。对 PCV 患者的标本进行组织学研究,发现 Bruch 膜内有息肉状血管病变,局部血管膨隆、扩张,血管壁变薄呈簇状分布,周细胞消失,周围有巨噬细胞及纤维成分浸润。也有免疫组化研究发现,异常血管上 VEGF 表达阴性,因此认为其不是一般的新生血管。另外发现 PCV 患者的脉络膜静脉扩张、渗透性增加,提示本病患者存在涡静脉血流淤滞、血管阻力增加的倾向。

【临床表现】

1. **流行病学** 本病好发于有色人种,亚洲人群报道较多,男女均有发生,50 岁以上的老年人多见,双眼患病较为普遍。

2. **症状** 出现病变时患者多有视物逐渐模糊、中心暗点或黑影及视物变形,少数患者视力可突然急剧下降,提示患者有突然的黄斑区大量出血。

3. **眼底** 典型患者眼底表现后极部、视乳头周围的不规则隆起,可见黄白色渗出及呈橘红色色调的结节样改变。发病时多可看到后部位视盘周围、黄斑附近以及中周部眼底有浆液性或血液性色素上皮脱离,视网膜下范围大小不等的出血,少数可发生玻璃体积血。少部分反复发作的患者晚期表现为广泛的色素上皮变性和萎缩及瘢痕组织形成(图 14-33)。

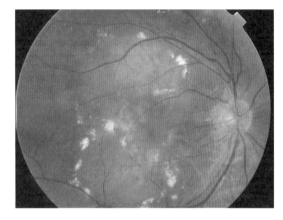

图 14-33 息肉状脉络膜血管病变眼底彩照

4. **眼底造影特征**

（1）FFA 检查:若无明显遮盖荧光时,典型的息肉状扩张血管病变表现类似隐匿性 CNV,造影早期病变血管呈不连续的斑块状强荧光,晚期可有不同程度的荧光渗漏,如有出血可见荧光遮蔽,常见浆液血液性视网膜色素上皮脱离所致的典型的上方强荧光,下方荧光遮蔽的图像。

（2）ICGA 检查:典型的表现为 ICGA 早期相显示内层脉络膜的分支状血管网,随之在其末端呈息肉状或呈动脉瘤样簇状扩张的强荧光。活动性病变随造影时间的延长,局部可有荧光渗漏,晚期可呈荧光着染,而静止型者造影晚期表现为荧光减弱或出现血管负影。ICGA 的这种特征性改变对诊断本病有重要意义,因此,ICGA 目前仍然是 PCV 诊断的"金标准"。

5. **光学相干断层扫描成像特征** 视网膜下橘红色结节性隆起 OCT 表现为色素上皮高反射层呈陡峭的穹隆状隆起,即所谓"指状突起",还可以见到在 Bruch 膜与 RPE 之间形成双线的间隙,即所谓"双程征"。OCT 血管成像检查,可见典型的异常脉络膜血管网,少数可以见到血管瘤样扩张的结构(图 14-34)。

【诊断】 符合该病的流行病学特征,眼底出现反复发作的出血性及浆液性色素上皮脱离,视网膜下有橘红色的结节样改变,特别是 ICGA 见结节样血管瘤样扩张结构的影像学表现,即可诊断。

【鉴别诊断】 本病最主要应与 AMD 的湿性病变相鉴别。尽管目前本病的病因及病变性质不明,但与 AMD 的自然病程、流行病学及预后有显著不同。AMD 在白种人中发病率较高,眼底多可见明显的玻璃膜疣,并可见后极部有渗出、出血及纤维化瘢痕形成,视力迅速下降,PCV 常可见眼底橘红色结节样病变和大片眼底出血,而玻璃膜疣则相对较少见。FFA 及 ICGA 脉络膜血管以及 OCT 上的特征性改变是鉴别的重要依据。

PCV 还应与中心性浆液性脉络膜视网膜病变及其他表现为视网膜下橘红色结节样病变或引起出血和/或浆液性视网膜色素上皮及神经上皮脱离的疾病鉴别。包括变性:Best 病、病理性近视(pathologic myopia,PM)、血管样条纹等;炎症:中心性渗出性脉络膜视网膜病变、弓形虫病、地图状脉络膜炎等;外伤及医源性(激光损伤、过度光凝脉络膜);肿瘤:脉络膜骨瘤、脉络膜血管瘤/转移癌等。

【治疗】 PCV 的长期预后不佳,需要长期随诊观察,及时治疗。

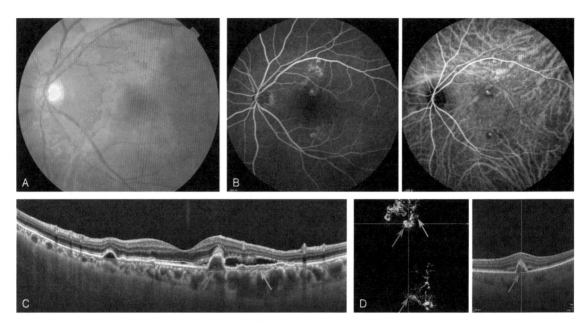

图 14-34   息肉状脉络膜血管病变眼底影像检查

1. 激光治疗   对于黄斑中心凹外的息肉样病灶行 ICGA 检查,仔细确定息肉状病灶的眼底位置,用激光光凝治疗。一般拟激光的边缘应在距黄斑中心 500μm 以上,眼底出现 3 级光斑为限。激光后 3~4 周再次行 ICGA,了解激光的效果。如仍有渗漏,需补激光,直至息肉状病灶完全没有渗漏为止。

2. 光动力学疗法(photodynamic therapy,PDT)   光动力学疗法是采用光敏剂注入体内,当循环到病变部位被异常血管吸收后,用一定波长的低能量激光照射靶部位,从而封闭异常血管结构的一种方法。由于 PDT 可以选择性破坏异常血管结构,而对正常结构没有更多的破坏,因此可以用于位于黄斑中心或距黄斑中心 500μm 以内者,或异常的脉络膜分支血管网位于黄斑中心或范围较大的病例的治疗。PDT 消除 PCV 患者血管瘤样病变结构的比例较高,随着异常血管的消失,渗出减轻,出血吸收,患者视力逐渐提高。

3. 抗血管内皮生长因子(VEGF)玻璃体腔注射治疗   是 PCV 的主要治疗方法,目前主要有单克隆抗体类和融合蛋白类的抗 VEGF 制剂。主要的治疗方案是前 3 个月,每个月一次玻璃体腔注射,后面根据每个月眼底检查评估是否需要再次注射;另外一种方法也是前 3 个月每个月注射,后面则根据患者的具体情况逐渐延长随诊和治疗时间间隔。

目前,新型的抗 VEGF 治疗药物或装置正在研发中,目的是达到更长的治疗间隔和更好的疗效及安全性。

光动力学疗法、激光与抗 VEGF 药物联合使用,对提高治疗效益、降低成本也是有益的。

4. 手术治疗

(1)对于局限的较为新鲜的黄斑部出血,可以尝试使用膨胀气体眼内注射,以驱赶黄斑区的积血到较为周边的视网膜下,保护黄斑的视功能。

(2)对于已经发生玻璃体积血的病例,则先行玻璃体切割术,再根据 ICGA 结果行激光光凝或 PDT 治疗。

(3)对于大量的黄斑下出血,可行玻璃体腔或视网膜下注射纤溶酶原激活剂联合玻璃体腔内注射膨胀气体,融解凝固的血液,并将融解的血液成分推挤到视网膜周边,最大程度地保护黄斑视功能。

(4)如果视网膜下出血多,范围广,可采取视网膜切开,清除视网膜积血或联合异常血管膜取出、视网膜色素上皮移植等手段进行治疗。

第五节　视网膜脱离

要点:

1. 视网膜脱离是视网膜神经上皮与色素上皮分离的一种视网膜疾病,按病因不同分为孔源性视网膜脱离、牵拉性视网膜脱离和渗出性视网膜脱离。

2. 行检眼镜、超声等相关检查明确诊断,并针对不同病因采用相应治疗方案是视网膜脱离治疗的关键。

视网膜脱离(retinal detachment)是指视网膜神经上皮与色素上皮分离,按病因不同分为孔源性视网膜脱离、牵拉性视网膜脱离和渗出性视网膜脱离。

一、孔源性视网膜脱离

【病因及发病机制】　孔源性视网膜脱离(rhegmatogenous retinal detachment,RRD)是由于视网膜萎缩变性或玻璃体牵引形成视网膜神经上皮全层裂孔,变性液化的玻璃体经视网膜裂孔进入神经上皮下而形成视网膜脱离。仅有视网膜裂孔而无玻璃体牵引,不发生视网膜脱离,称为干孔。

【临床表现】　高度近视、无晶状体眼、视网膜格子样变性等变性以及有眼外伤史等易患孔源性视网膜脱离。患者发病初期眼前多有漂浮物、闪光感(photopsia)或幕样遮挡等症状,随着脱离范围扩大及累及黄斑部,则视力不同程度下降,甚至仅存光感。脱离的范围可由局限性脱离至视网膜全脱离不等,脱离的视网膜呈灰白色隆起,起伏不平,均有视网膜裂孔存在(图14-35)。格子样变性区后缘及两端和玻璃体基底部受后脱离的玻璃体牵拉,可形成马蹄形裂孔(horse-shoe retinal tear);格子样变性区内则好发生圆形萎缩孔(atrophic hole),受钝伤的眼容易出现锯齿缘断离(dialysis of ora serrata)。

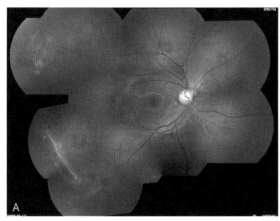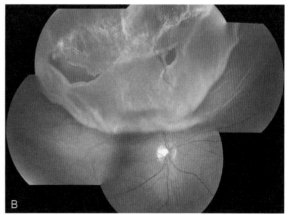

图14-35　视网膜格子样变性和脱离
A.视网膜格子样变性;B.孔源性视网膜脱离。

【诊断与鉴别诊断】　根据患者症状、眼底视网膜灰白色隆起、脱离区存在视网膜裂孔,即可诊断孔源性视网膜脱离。经反复检查未能查到裂孔的病例,应注意与各种牵拉及渗出性视网膜脱离相鉴别。

【治疗】　应尽早施行视网膜复位手术。部分病例可选择巩膜扣带术(scleral buckling),直视下行定位、冷凝或光凝封闭全部裂孔,做巩膜扣带促进视网膜神经上皮与色素上皮的贴附;部分病例适于行玻璃体切割术,有少数严重视网膜脱离的患者需采用两种术式联合治疗。视力预后与术前黄斑是否脱离、脱离时间长短密切相关。

二、牵拉性视网膜脱离

眼外伤、视网膜血管病变、眼内炎症和手术等导致玻璃体混浊,并形成视网膜前或视网膜下机化条带,造成牵拉性视网膜脱离;也可在机化牵拉处造成牵拉性视网膜裂孔,形成牵拉合并孔源性视网膜脱离。眼底检查可见玻璃体及视网膜增生,视网膜脱离高点与玻璃体牵拉有关,呈帐篷状外观。眼底还可见其原发病变,如糖尿病性视网膜病变、血管炎症、视网膜静脉血管阻塞等。常因玻璃体严重混浊,需借助超声检查进行诊断。

【治疗】　无有效药物,需行玻璃体切割术联合视网膜复位术。

三、渗出性视网膜脱离

渗出性视网膜脱离又分为浆液性视网膜脱离和出血性视网膜脱离,是由于病变累及视网膜或脉络膜血液循环,引起液体集聚在视网膜神经上皮下造成的。眼组织炎症如原田病(Harada disease)、交感性眼炎、后葡萄膜炎、葡萄膜渗漏综合征,眼内寄生虫如视网膜下囊尾蚴,视网膜脉络膜肿瘤以及全身疾病如严重的恶性高血压、妊娠期高血压疾病等均可导致渗出性视网膜脱离。眼底检查可见表面较光滑的视网膜隆起,无视网膜裂孔,且视网膜下液具有移动性。根据原发病的不同,眼底还可出现相应改变。荧光素眼底血管造影或超声等影像检查方法有助于查找渗出性视网膜脱离的原因。

【治疗】　主要是针对原发病进行治疗。

第六节　遗传性视网膜营养不良

要点:

1. 视网膜色素变性是一组以进行性感光细胞及色素上皮功能丧失为共同表现的营养不良性退行性疾病,临床表型及基因型多样,目前暂无有效疗法。

2. Stargardt 病是以进行性中心视力减退为特征的遗传性视网膜疾病,病变位于黄斑区,尚无有效的治疗方法。

遗传性视网膜营养不良(hereditary retinal dystrophy)包括多种视网膜营养不良性疾病。

这些疾病均具有遗传性,存在遗传异质性。临床特征多为双眼对称性、慢性、进行性、变性病变。累及全视网膜的营养不良性疾病主要有视网膜色素变性、结晶样视网膜营养不良、视锥细胞营养不良等;而主要累及黄斑区的视网膜营养不良包括 Stargardt 病、卵黄样黄斑营养不良等。

一、视网膜色素变性

视网膜色素变性(retinitis pigmentosa,RP)是一组以进行性视杆、视锥细胞及视网膜色素上皮变性与功能丧失为共同表现的遗传性视网膜变性疾病。本病可以仅表现为眼部异常,也可以为系统病变的一部分。临床上以夜盲(nyctalopia)、进行性视野缺损、眼底特征性改变和光感受器功能不良(ERG 检查)为特征。世界范围内发病率为 1/3 000~1/5 000,是最常见的遗传性致盲眼病。

【病因】　视网膜色素变性系遗传眼病,有多种遗传方式,可为常染色体隐性遗传、常染色体显性遗传、X 连锁隐性遗传,大约 1/3 为散发病例。

【临床表现】　绝大多数为双眼发病。夜盲为早期表现,呈进行性加重,晚期中心视力障碍,最终致盲。发病年龄越小,病程进展越迅速和病变越重。眼底可出现视盘颜色蜡黄(wax yellow),视网膜血管变细,赤道部附近视网膜色素沉着常见,呈典型的骨细胞(osteocyte)样改变(图 14-36)。患眼常有晶状体后囊下锅巴样混浊。病变早期视野可有环形暗点(ring scotoma),逐步向心及向周边

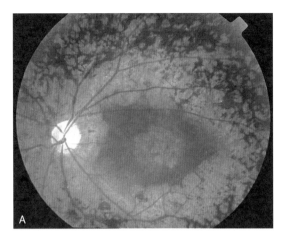

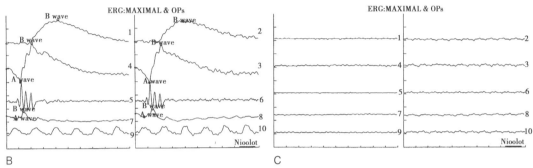

图 14-36 原发性视网膜色素变性
A. 左眼底彩照；B. 正常 ERG；C. 视网膜色素变性患者 ERG 呈无波形。

扩展，晚期仅残留中央管状视野（tubular visual field）。视网膜电图在病变早期即显著异常，甚至呈无波形。

【诊断与鉴别诊断】 有进行性夜盲病史、家族史和眼底典型的表现，诊断并不困难。不典型的病例，有时需与某些继发性视网膜变性相鉴别。视网膜电图改变是最重要的鉴别诊断依据之一，基因检测亦可用于诊断及鉴别诊断。

【治疗】 至今尚无有效疗法。对于低视力者可试配戴助视器（typoscope）。不少学者进行视网膜色素上皮细胞、视网膜感光细胞、虹膜色素上皮细胞移植手术治疗，以及相关基因治疗及研究，均取得了令人鼓舞的进展。视网膜前体细胞（retinal precursor cells）、视网膜干细胞（retinal stem cells）移植、基因治疗和视网膜假体移植临床研究已在数个中心进行，可能为患者带来光明的前景。关于 RP 的基因治疗，目前根据 RP 不同的遗传方式，采用了腺相关病毒介导的基因治疗，在国内国际多个中心进行，并取得了进展。

二、Stargardt 病

Stargardt 病又称眼底黄色斑点症（fundus flavimaculatus）。本病为常染色体隐性遗传，主要致病基因为腺苷三磷酸结合盒转运体 A4（Abca4）基因突变，也有散发病例。多于青少年期发病，进行性中心视力减退，最终保存较低的周边视力。眼底改变为双眼对称性发生的、位于色素上皮水平的多发黄色病灶，黄斑部呈圆形或椭圆形色素紊乱，由于组织萎缩，检眼镜下呈金箔样反光。荧光素眼底血管造影在暗的脉络膜背景荧光下，黄斑呈强荧光（透见荧光或窗样缺损，transmitted fluorescence or window defect）或"牛眼（buphthalmos）"状强荧光。OCT 表现为黄斑中心凹神经上皮变薄。根据临床眼底表现和荧光素血管造影征象，可作出诊断。尚无有效的治疗方法。

第七节　视网膜肿瘤

要点:

1. 视网膜血管瘤最常见的类型是视网膜周边毛细血管瘤,均有滋养血管,可合并全身内脏器官病变,激光是主要治疗手段。

2. 视网膜母细胞瘤是婴幼儿最常见的眼内恶性肿瘤,可向眼球周围组织浸润及远处转移,B 型超声、CT 和 MRI 检查对临床诊断具有重要意义,并根据肿瘤进展的不同阶段采取个体化治疗方案。

视网膜发生的肿瘤较少,包括良性的视网膜血管瘤、星状细胞错构瘤,恶性的视网膜母细胞瘤、视网膜脉络膜淋巴瘤及视网膜转移癌等。视网膜血管瘤是较多见的良性肿瘤,视网膜母细胞瘤则是最常见的儿童眼内恶性肿瘤。

一、视网膜血管瘤

视网膜血管瘤依据病理组织类型分为 2 种:毛细血管瘤和海绵状血管瘤,依据肿瘤所在的部位分为周边血管瘤和盘周血管瘤。在临床上最为常见的是视网膜周边的毛细血管瘤,也常被简称为视网膜血管瘤(retinal hemangioma)。单独发生的视网膜毛细血管瘤(包括盘周和周边型)被称为 von Hippel 病,合并脑或全身内脏器官病变,称为 von Hippel-Lindau 病。

视网膜血管瘤单眼或双眼患病,多见于青年人。视网膜血管瘤多位于周边部,表面因增生组织亦可呈白色,均有异常扩张、迂曲的滋养血管(nourishing vessel)与其相连。患者常因继发渗出性视网膜脱离累及黄斑,出现视力障碍而就诊(图 14-37)。

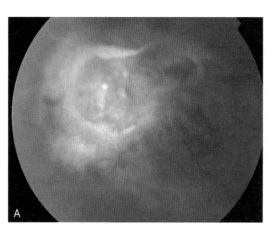
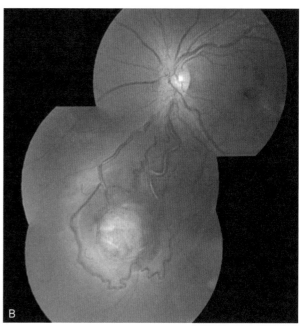

图 14-37　**视网膜血管瘤**
粗大迂曲的滋养血管与周边部血管瘤相连。

【治疗】　可采取光凝术、冷凝术或电凝术。但术后可复发,故应长期观察。出现视网膜血管瘤时应检查全身,特别是神经系统,排除颅内和全身病变。

二、视网膜母细胞瘤

视网膜母细胞瘤（retinoblastoma，RB）是最常见的儿童眼内恶性肿瘤。2/3 的患儿在 3 岁前发病，约 30% 的患儿为双眼受累。发病率为 1/15 000~1/28 000，无种族、地域或性别的差异。RB 有较高的自发退化率，达 1.8%~3.2%，是其他肿瘤的 1 000 倍。RB 经治疗后可以发生其他部位的原发第二恶性肿瘤。

【病因及发病机制】 有遗传型视网膜母细胞瘤和非遗传型视网膜母细胞瘤两种，35%~45% 的病例属于遗传型，为常染色体显性遗传；另外 55%~65% 的为非遗传型。有家族遗传史及双眼发病的患者，比散发或单眼发病的患者发生早，成年人发病罕见。目前已准确证实 RB 基因突变的位置和类型，Rb 基因位于 13 号染色体长臂 1 区 4 带（13q14），全长 200kb，含有 27 个外显子、26 个内含子，是第一个分离出的人类抑癌基因。Rb 基因具有抗癌性，其抗癌性主要与细胞周期在 G_1 期（DNA 合成前期）停滞有关。Rb 基因两次突变而失活，被公认为 RB 发生的重要机制。RB 模型已成为研究遗传学、分子生物学、肿瘤发生学的良好模型。

【临床表现】 按 RB 的临床过程将其分为眼内期、青光眼期、眼外期和全身转移期 4 期。由于绝大多数系婴幼儿患者，早期不被家长注意，往往肿瘤发展到眼底后极部，经瞳孔可见黄白色反光，即白瞳征（leucocoria），或患眼因肿瘤位于后极部，视力低下，发生失用性斜视（disuse strabismus），甚至直到继发青光眼，因高眼压疼痛，患儿哭闹时被发现才就医。往往因严重的一眼有上述症状，就医时才发现双眼患病。早期表现为眼底单个或多个灰白色实性隆起的病灶，可向玻璃体隆起，亦有时沿脉络膜扁平生长。有时可见肿瘤表面的视网膜血管扩张、出血，渗出性视网膜脱离，有时肿瘤组织突破视网膜进入玻璃体，如大量雪球状漂浮，甚至沉积于前房下方形成假性前房积脓（pseudo-hypopyon）或积血。肿瘤可以侵及眼球外、眶内，以致眼球被挤压前突，亦可沿视神经向颅内蔓延或转移，还可经淋巴管向附近淋巴结及通过血液循环向其他脏器转移，最终导致患儿死亡（图 14-38）。

B 型超声检查对于临床诊断具有重要意义。显示玻璃体内弱回声或中强回声，与眼底光带相连。60%~80% 有强光斑状回声（钙化斑）。彩色多普勒超声成像（color Doppler imaging，CDI）检查可见瘤体内出现红、蓝相伴行的血流信号，且与视网膜中央动脉、静脉相延续（图 14-38）。计算机断层成像（CT）、磁共振成像（MRI）均可显示肿瘤的位置、形状、大小及眼外蔓延情况。CT 对钙化斑和眶骨受侵袭更为敏感，MRI 对于不同软组织对比分辨率较高。如前所述，视网膜母细胞瘤存在自行消退（spontaneous regression）、三侧性视网膜母细胞瘤（trilateral retinoblastoma）以及第二恶性肿瘤（second malignant neoplasm）的特殊改变。

【诊断与鉴别诊断】 根据病史、体征、B 型超声或 CDI 检查结果一般即可明确诊断，CT 或 MRI 辅助检查有助于确诊，因儿童对放射线更为敏感，故更多选用 MRI 检查。同时还应确定是否有转移，以便正确处理。需与其他原因所致的白瞳征相鉴别。

1. **转移性眼内炎（metastatic endophthalmitis）** 患儿通常于高热病后发病，病原体经血液循环达到眼内，发生转移性眼内炎。患眼前房、玻璃体内大量渗出，前房积脓或积血，亦可表现为白瞳征。除病史外，眼内炎的眼压一般低于正常，RB 眼压不低或升高。B 超、CDI、CT 或 MRI 等表现可资鉴别。

2. **Coats 病（Coats disease）** 患者多为男性儿童或青少年，单眼发病，眼底的特点为存在视网膜血管异常的扩张，常见微血管瘤，视网膜下大量黄白色渗出，伴有出血和胆固醇结晶（cholesterol crystal），可继发渗出性视网膜脱离，亦可呈白瞳征，且发病年龄越低视网膜脱离程度越严重，可通过裂隙灯和双目间接检眼镜检查眼底无实性隆起肿块。辅以 B 超、CDI，必要时进行 CT/MRI 检查即可鉴别。

3. **早产儿视网膜病变（ROP）** 低孕周及低出生体重的患儿，可有高浓度吸氧史。由于周边视网膜血管发育不全导致缺血、缺氧，双眼发生增生性病变，重者发生牵拉性视网膜脱离，增生病变收缩至晶状体后，呈白瞳征表现，眼底无实性占位病变。

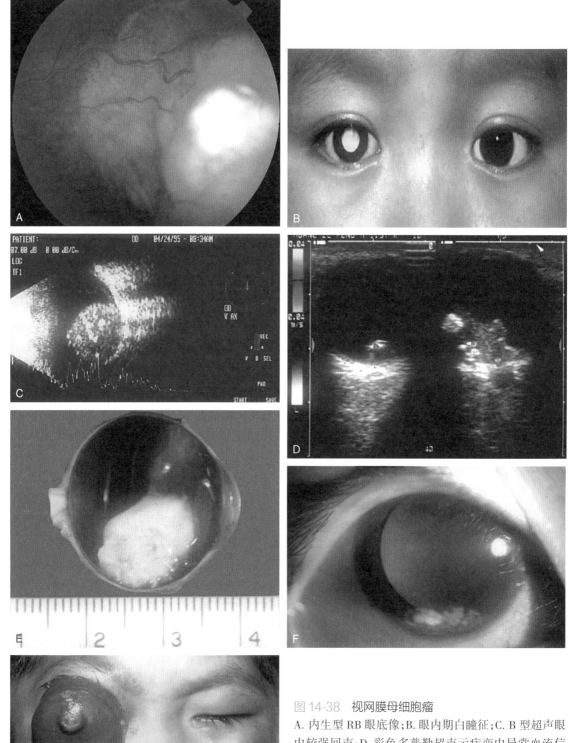

图 14-38 视网膜母细胞瘤

A. 内生型 RB 眼底像;B. 眼内期白瞳征;C. B 型超声眼内较强回声;D. 彩色多普勒超声示病变内异常血流信号;E. 肿瘤大体标本;F. 眼外期;RB 向眼眶扩大,眼球受挤压向前突出;G. 假性前房积脓。

4. 永存原始玻璃体增生症(PHPV) 是原始玻璃体未完全退化,患儿多单眼发病,可表现为白瞳征,B超和CT无占位病变,无钙化斑。

【治疗】 近20年来,对RB的治疗有了长足发展,根据肿瘤进展的不同阶段采取个体化治疗方案,摒弃了传统的患眼均行眼球摘除术。选择治疗方法时首先应考虑保存和挽救患儿生命,然后根据肿瘤发展的程度,进一步保存患眼和保留视力,以提高患儿的生活质量。

1. 手术治疗

(1)眼球摘除术(enucleation of eyeball):眼内期,肿瘤已占眼内容积的50%以上,保存眼球疗法失败等,应行眼球摘除术。

(2)眶内容摘除术(exenteration of orbit):肿瘤已穿破眼球向眶内生长、视神经管扩大等,应行眶内容摘除术,术后联合放射治疗,但大多预后不良。此手术影响外观,应严格掌握适应证。

2. 保守治疗

(1)冷凝术(cryocoagulation):早期周边较小的肿瘤可采取直视下经巩膜冷凝,可使肿瘤消退,形成脉络膜萎缩病灶。

(2)经瞳孔温热疗法(TTT):以波长为810nm的半导体激光,对较小的RB进行照射以达到治疗目的。主要用于综合治疗,如化疗前使用,可增加瘤体内的药物浓度,增强化疗效果,特别适合黄斑及眼球后极部的肿瘤。

(3)巩膜敷贴放射治疗(episcleral plaque radiotherapy):对于较小肿瘤,包括位于后极部肿瘤均适用,目前常用放射性核素有钴-60(^{60}Co)、碘-125(^{125}I)、钌-106(^{106}Ru)和铱-192(^{192}Ir)等。局部放疗较外部放疗放射量小,因而更安全。

(4)外部放射治疗:适用于肿瘤较大或分散,不愿行眼球摘除术者。用带电粒子束放射治疗(charged particle radiotherapy),使肿瘤萎缩。

(5)光动力学疗法(PDT):利用光照激活特异性光敏药物并在靶组织中产生活性氧,达到治疗肿瘤的目的。

(6)化学疗法:化学减容法(chemoreduction),采取合理的方式及药物进行化疗使肿瘤体积缩小,再进行局部治疗,已成为现代RB临床治疗的趋势。传统静脉化疗以及玻璃体腔注射局部化疗以减小肿瘤为目的,但仍存在全身化疗毒副作用大、肿瘤易复发和远期新肿瘤形成的危险。因此目前发展出更精准、更高效、全身毒副作用更小的选择性眼动脉化疗,采用微导管技术将化疗药物选择性输送至眼动脉内,使肿瘤区域药物浓度达到较高水平且局限于局部,以发挥最大抗肿瘤效应的疗法。

此外,按照抗癌基因学说,*Rb*基因对抑制RB产生是不可缺少的,*Rb*基因经2次突变而失活,公认为是发生RB的重要分子机制。因此,利用*Rb*基因转导技术进行治疗可能成为新的途径。

【预防】 由于RB具有遗传性,进行广泛科普教育、遗传咨询、优生优育、减少患儿出生,是预防RB的积极措施。

思考题

1. 视网膜内屏障异常导致的病理生理改变有哪些,是何临床表现?
2. 什么是棉绒斑,是如何形成的?
3. 正常的视网膜是如何保持干燥的?
4. 遗传性视网膜病变有哪些可能的治疗方式?
5. 血管内皮生长因子在眼内的主要作用是什么?
6. 视网膜中央动脉阻塞的临床表现及治疗原则是什么?
7. 简述糖尿病性视网膜病变的分期标准。

8. 简述渗出型年龄相关性黄斑变性的治疗。

9. 特发性黄斑裂孔的分期是什么？视网膜脱离定义,根据病因分类以及相应诊疗要点？

10. 血-视网膜屏障的类型有几种？各自破坏时将发生何种病理改变？

11. 视网膜"硬性渗出"和"软性渗出"的临床特点和意义是什么？

12. 缺血型 CRVO 和非缺血型 CRVO 的临床表现和预后有何不同？

13. 视网膜脱离有几种类型？孔源性视网膜脱离发生的必要条件是什么？

14. 增殖性糖尿病性视网膜病变的标志性病理改变是什么？会发生哪些并发症？

15. 简述特发性黄斑裂孔分期及治疗方法。

16. 视网膜色素变性的临床特征有哪些？

17. 简述 Stargardt 病的临床表现及荧光素眼底血管造影表现。

18. 简述视网膜母细胞瘤的临床表现、诊断依据、鉴别诊断及治疗。

19. 简述息肉状脉络膜血管病变的基本临床特征。

20. 简述息肉状脉络膜血管病变与年龄相关性黄斑病变的异同。

（陆 方 蒋 沁 陈有信 马 翔 王雨生）

第十五章

神经眼科学

神经眼科学是一门涉及神经科学与眼科学领域的临床交叉学科。神经系统疾病可累及视觉系统,出现眼部症状和体征。视神经作为中枢神经系统的一部分,与大脑密切相关,常能为中枢神经系统疾病的诊断提供重要的线索。

分子生物学的迅猛发展与人类基因组计划的成果为神经眼科学提供理论依据;影像学技术如头颅 CT、MRI、PET、脑功能成像等的推广应用已为神经眼科的诊断带来诸多信息;基因治疗、干细胞治疗等为神经眼科的治疗带来了新的突破;计算机技术引入眼球运动的检测和观察、瞳孔检测的开展、前庭功能障碍检查、大脑视觉功能与眼球运动研究等,极大丰富了神经眼科学内容。

第一节 神经眼科相关解剖

要点:

1. 视神经为第Ⅱ对脑神经,视盘为其起始部。视神经、视交叉、视束、外侧膝状体、视放射、皮质视中枢共同组成视路。视路作为视觉信息传导的神经通路,不同部位受损将分别表现出不同的症状和体征。

2. 视盘有双重血供。视神经球后段由 Zinn-Haller 动脉环供血,视神经眶内段则依靠眼动脉或其分支供血。视交叉、视放射、视皮层均由其所在的脑循环供血,当发生缺血、栓塞、出血等病理变化时,可累及相应区域导致视觉损害。

视神经(optic nerve)为第Ⅱ对脑神经,为大脑纤维束白质向外延伸部分。它起源于眼球后,向后穿过肌锥,通过视神经管进入颅腔。视盘是视神经的起始部:约 100 万根视网膜神经节细胞(RGC)轴突经过视网膜神经纤维层在视盘处汇集和转折,形成约 500 束神经纤维束穿过筛板,汇集成视神经。视神经纤维穿过筛板后,被少突胶质细胞形成的髓鞘包绕。当髓鞘生长超过筛板时,可呈现于视网膜上,称之为有髓鞘视神经纤维。

球后段视神经由三层脑膜覆盖,为颅内三层鞘膜直接延伸而来,从外到内依次为硬脑膜、蛛网膜、软脑膜。在三层鞘膜间有 2 个间隙,即硬脑膜下腔和蛛网膜下腔,两间隙的前端终止于眼球后面形成盲管,向后直接与大脑各间隙沟通,内中充满脑脊液。

在颅内,两条视神经聚集形成视交叉。视交叉中视网膜鼻侧的纤维交叉到对侧并与对侧未交叉的颞侧纤维一起形成视束,到达外侧膝状体形成突触。视束中 20% 的纤维在外侧膝状体核前离开视束,通过上丘脑臂到达中脑顶盖前核,支配瞳孔功能。余下的纤维穿过内囊后肢加入视放射,途中横过部分颞叶和顶叶到达枕叶视皮层,组成视路(visual pathway)(图 15-1)。

视盘的血供由睫后短动脉和视网膜中央动脉反流支双重供应(图 15-2),视神经(包括鞘膜)接近眼球处由 Zinn-Haller 动脉环供血,眶内段则依靠眼动脉或其分支供血。视交叉、视放射、视皮层均由其所在的脑循环(大脑前动脉、前交通动脉分支、眼动脉颅内段、颈内动脉、大脑后动脉和后交通动脉分支等)供血,发生缺血、栓塞、出血等病理变化时可累及相应区域导致视觉损害。需要注意的是,由于枕叶有来自中部和后部脑循环的双重血供,枕部梗死可以不伴有枕叶损伤,出现偏盲侧的中心视野保留,表现为黄斑回避。

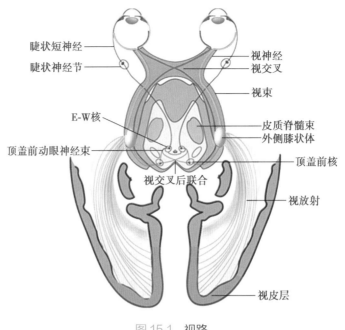

图 15-1 视路

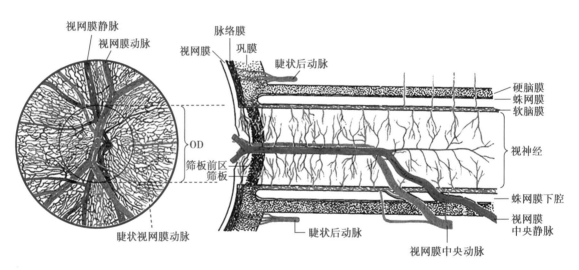

图 15-2 视神经血液供应

　　视路是视觉信息传导的神经通路,从视神经开始,经视交叉、视束、外侧膝状体、视放射至皮质视中枢。视网膜神经节细胞接受光的视觉信息,转换为神经冲动并由轴突向后传递。轴突内充满着轴浆,轴浆液的运输有赖于眼压和视神经内压两者所形成的生理性压力差,当运输阻滞时会导致视盘肿胀。视神经纤维在视路中的排列走行有一定的规律性,乳斑束在视盘颞侧,具有维持敏锐的中心视力的生理功能,对病理损害具有较高的敏感性,在视神经损害中常最先受累。

　　从解剖上来看,12 对脑神经有一半(Ⅱ、Ⅲ、Ⅳ、Ⅴ、Ⅵ、Ⅶ)与眼部直接相关。中枢神经系统中有38% 的神经纤维与视觉有联系,65% 的颅内疾病有眼征,从而可见神经科和眼科之间的密切关系。掌握好相关的解剖基础,有利于理解神经眼科疾病的发病机制和临床表现。

第二节　视盘发育先天异常

要点：

1. 视盘发育先天异常种类繁多，常见的有视盘发育不全、视盘小凹、视盘倾斜综合征、牵牛花综合征和有髓鞘神经纤维。

2. 视盘发育先天异常表现各异，常伴发全身异常，应注意与后天获得性疾病进行鉴别，避免漏诊误诊。

视盘发育先天异常比较罕见，但临床表现各异，极易误诊，且常伴发全身异常，今简要分述如下。

一、视盘发育不全

一般认为视盘发育不全（optic disc hypoplasia）系在胚胎发育至 13~17mm 时视网膜神经节细胞层分化障碍所致，与妊娠期胎儿在宫内视神经轴索过度退化有关。眼底呈部分性或完全性视盘发育不全。视盘或视神经内神经纤维数量减少，并伴有不同程度的视神经萎缩（图 15-3）。视力减退与其发育不全或弱视有关，视野呈双眼下半部等视线缺损或有颞侧偏盲、同侧偏盲等，可合并无虹膜、脉络膜缺损。该症可伴有明显内分泌或中枢神经系统异常，如发育迟缓、身材矮小、大脑发育不全、尖头畸形、癫痫、尿崩症等。无特殊治疗，若伴有弱视斜视，需进行治疗。

二、视盘小凹

视盘小凹（pit of optic disc）是一种常见的视盘先天发育异常，是神经外胚叶发育缺陷所致。小凹大小、深浅不一，常被白色或灰白色纤维胶质膜覆盖。多单眼发病，视力一般正常，如合并黄斑部视网膜脱离时则出现视力障碍。典型视野缺损呈弓形、束状缺损或中心暗点。若出现黄斑区多见于视盘颞侧或颞下方（图 15-4）。神经上皮下脱离需与中心性浆液性脉络膜视网膜病变鉴别。无须特殊治疗。

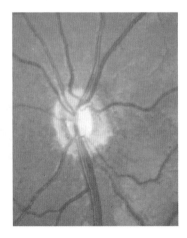

图 15-3　视盘发育不全
视盘小而色淡，呈双环征，视盘内
视神经萎缩。

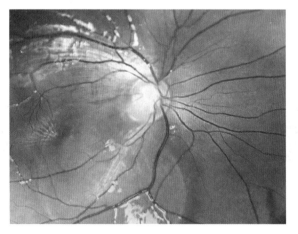

图 15-4　视盘小凹
视盘颞下方见一凹陷，上有白色纤维胶质覆盖

三、视盘倾斜综合征

视盘倾斜综合征（tilted disc syndrome）是一种典型的先天性视盘缺损，病因不明确，遗传被认为是其主要因素。视盘倾斜呈 D 形或半月形，视盘变小，内上方稍隆起，外下方稍低，视盘向外下方倾

斜。视盘下方可见先天性弧形斑,单侧或双颞侧偏盲。当出现单侧或双颞侧偏盲时应与垂体腺瘤相鉴别。无须特殊治疗。

四、牵牛花综合征

牵牛花综合征(morning glory syndrome)眼底表现酷似一朵盛开的牵牛花,故而得此名。可能与胚裂上端闭合不全、中胚层的异常有关。可伴有中枢神经系统及正中颅面骨发育异常,如腭裂及唇裂等。头颅 CT、MRI 可见颅底脑膨出、胼胝体发育不全等。多累及单眼,自幼视力严重下降。视盘比正常的扩大 3~5 倍,中央呈漏斗形深凹陷,底部被白色绒毛样组织填充(图 15-5)。视盘及其边缘可见异常的毛细血管,为 20~30 支,动、静脉分不清,呈放射状径直走向周边部。可同时伴有小眼球、脉络膜缺损、斜视等。B 超表现为球后视乳头沿视神经有杯状暗区与玻璃体相连,边缘及底部回声增强。眼部最常见的合并症为视网膜脱离,早期诊断有助于及时进行全身合并症的排查与干预,发现和治疗眼部并发症,最大程度地保留患眼残存的视功能。

五、有髓鞘神经纤维

有髓鞘神经纤维(medullated retinal nerve)指出现在视盘或视网膜上的羽毛状有髓鞘神经纤维(图 15-6)。神经纤维髓鞘的少突细胞从视神经异位至视网膜上,并越过筛板水平,达到视网膜甚至更周边的眼底。临床上常双眼出现,位于视盘附近或视网膜上,呈银白色,甚至整个视盘均被包绕。视力一般无影响,视野可出现生理盲点扩大和弓形暗点。大面积的视网膜有髓神经纤维或病变累及黄斑的患者,多伴发高度近视、弱视甚至斜视等缺陷。无须特殊治疗。

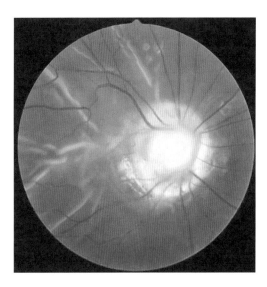

图 15-5　牵牛花综合征合并视网膜脱离
视盘较大,形似盛开的牵牛花,呈粉红色,中央呈漏斗形深凹陷,底部被白色绒毛样组织填充。

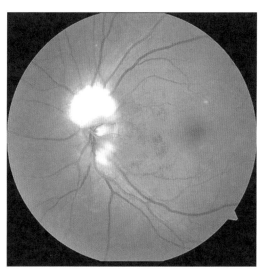

图 15-6　有髓鞘神经纤维

第三节　视神经疾病

要点:

1. 视神经炎按病因分为特发性视神经炎、感染性和感染相关性视神经炎、自身免疫性视神经病以及其他类型,是中青年最常见的致盲性视神经病变。

2. 视乳头水肿最常见的原因为颅内压增高,双侧多见,应积极寻找病因,排查颅内占位性病变,及时治疗。

3. 缺血性视神经病变按发病部位及病因可分为 5 种类型,非动脉炎性前部缺血性视神经病变最为多见,典型视野改变为绕过中心注视点的象限性视野缺损。

4. 外伤性视神经病变主要表现为伤后视力不同程度下降及瞳孔对光反射异常,VEP 及眼眶 CT 检查有助于诊断,应强调在头颅或眼眶外伤后早期进行眼科相关检查,以判断是否存在外伤性视神经病变。

5. Leber 遗传性视神经病变是常见的影响青少年视力的线粒体基因突变眼病。该病早期易与视神经炎相混淆,须及时进行基因检测,避免漏诊误诊。

6. 视神经萎缩可由炎症、退变、缺血、压迫、外伤及遗传等多种病因引起,最终可致盲。根据眼底表现及视神经损害的部位可分为原发性、继发性及上行性三种。

7. 视神经肿瘤主要有视神经胶质瘤及视神经脑膜瘤,二者均可表现为视力障碍、眼球突出、眼球运动障碍等,但前者多发生于儿童,通常更早出现视力障碍;后者多发生于中老年人,突眼往往更早出现。CT 及 MRI 检查有助于视神经肿瘤的诊断及鉴别诊断。

一、视神经炎

视神经炎(optic neuritis,ON)泛指累及视神经的各种炎性病变,是青中年人最易罹患的致盲性视神经疾病。以往按受累部位分为 4 型:球后视神经炎、视盘炎、视神经周围炎及视神经网膜炎。目前国际上较为通用的分型方法是根据病因分型,有利于选择针对性治疗措施。

【病因】

1. 特发性视神经炎　①特发性脱髓鞘性视神经炎(idiopathic demyelinating optic neuritis,IDON),亦称经典多发性硬化相关性视神经炎(multiple sclerosis related optic neuritis,MS-ON);②视神经脊髓炎谱系疾病相关性视神经炎(neuromyelitis optica spectrum disorder related optic neuritis,NMOSD-ON);③髓鞘少突胶质细胞糖蛋白(myelin oligodendrocyte glycoprotein,MOG)抗体相关性视神经炎(MOG-ON);④其他中枢神经系统脱髓鞘疾病相关性视神经炎。

2. 感染　感染性和感染相关性视神经炎。

3. 自身免疫　自身免疫性视神经病。

4. 其他　其他无法归类的视神经炎。

【临床表现】　各类型视神经炎临床表现各有不同,具体如下:

1. 特发性视神经炎

(1) IDON:是欧美研究报道中最常见的视神经炎类型,20~50 岁多见,男女患病比例约为 1:3。多急性或亚急性起病。典型表现为单眼视力下降,色觉障碍及对比敏感度降低。部分患者有眼痛或眼球转痛。视野损害表现为各种形式的神经纤维束型视野缺损。VEP 检查表现为潜伏期延长和/或波幅降低。单侧或 2 次以上发作后,双侧病变程度不对称的视神经炎患者可见相对性传入性瞳孔功能障碍。约 1/3 存在视盘水肿,其余 2/3 为球后视神经炎。IDON 有自愈性,欧美报道 80%~90% 的患者视力恢复至 0.5 以上。1/3 甚至半数以上患者会进展为多发性硬化(MS),特别是伴脑白质脱髓鞘病灶的 IDON 患者转化为 MS 的概率更可高达 70% 以上。

(2) NMO-ON:视神经脊髓炎(neuromyelitis optica,NMO)是一种不同于 MS 的主要选择性累及视神经和脊髓的中枢神经系统炎性脱髓鞘疾病。经典的 NMO 又称为 Devic 病,近十年来由于水通道蛋白 4 抗体(AQP4-Ab,以往称为视神经脊髓炎抗体)的发现,提出了复发性 NMO 的概念。NMO 以及 NMO 谱系疾病相关视神经炎(NMOSD-ON)在亚洲国家比欧美更高发。经典 NMOSD-ON 主要表现为双眼同时或相继(双眼相隔数小时、数天甚至数周发病)出现迅速而严重的视力下降,眼痛相对少见;部分患者出现视盘水肿,视网膜静脉迂曲、扩张及视盘周围渗出;视功能恢复较差,多数患者会遗留双眼或至少一眼的严重视力障碍。复发性 NMOSD-ON 多为单眼发病,易复发,视功能损害重且恢复差。

NMO 的急性脊髓损害可于视力下降之前、之后甚至同时发生,二者可间隔数天、数周、数个月甚至数年,表现为截瘫、感觉及括约肌功能障碍,重者可致呼吸肌麻痹。

(3)MOG-ON:是 MOG 抗体阳性的视神经炎,在儿童和复发性视神经炎患者中多见,部分具有慢性复发性炎性视神经病变的特点。糖皮质激素治疗反应较好但糖皮质激素依赖、易复发。

(4)其他中枢神经系统脱髓鞘病相关的视神经炎。

2. **感染性和感染相关性视神经炎** 与视神经炎相关的病原体种类繁多,包括细菌感染、梅毒、结核、各种病毒(图 15-7)等。局部感染如眼内、眶内、鼻窦、乳突、口腔和颅内感染等,以及全身性感染均可能成为视神经炎的病因。病原体可以通过直接蔓延、血行播散等途径侵犯视神经,也可通过触发免疫机制导致视神经炎症。感染性或感染相关性视神经炎可单眼或双眼急性、亚急性起病。临床可表现为视盘炎、球后视神经炎、视神经网膜炎或者视神经周围炎。因病原体及感染程度不同,预后差异较大。感染相关性视神经炎多数视力恢复程度较好。

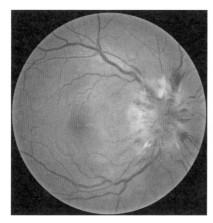
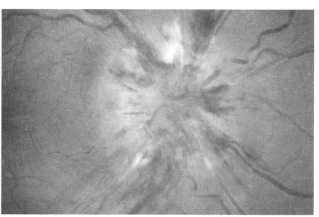

图 15-7 艾滋病引起的视神经炎
眼底照相可见视盘水肿,视盘周围火焰状出血。

3. **自身免疫性视神经病** 可以是系统性自身免疫性疾病(如系统性红斑狼疮、干燥综合征等)的一部分,也可作为系统性自身免疫病的首发表现。多见于青中年女性,单眼或双眼均可累及。与 IDON 相比,视力损害程度多较严重,且恢复较差;多数有视盘水肿,部分伴有少量小片状盘周出血;可合并多系统和器官损害以及自身免疫抗体阳性;易复发,部分患者有糖皮质激素依赖现象。

【诊断】 各型视神经炎主要根据典型的发病年龄、方式、症状体征、病程演变等进行临床诊断,符合如下简化条件者可考虑相应诊断(表 15-1)。

表 15-1 不同类型视神经炎诊断标准

疾病名称	诊断标准
ON	① 急性视力下降,伴或不伴眼痛及视盘水肿 ② 视神经损害相关性视野异常 ③ 存在相对性传入性瞳孔功能障碍、VEP 异常 2 项中至少 1 项 ④ 除外其他视神经疾病:如缺血性、压迫性及浸润性、外伤性、中毒性及营养代谢性、遗传性视神经病等 ⑤ 除外视交叉及交叉后的视路和视中枢病变 ⑥ 除外其他眼科疾病:如眼前节病变、视网膜病变、黄斑病变、屈光不正、青光眼等 ⑦ 除外非器质性视力下降

续表

疾病名称	诊断标准
IDON（MS-ON）	① 符合上述 ON 诊断条件,并具备 MS-ON 的临床特点 ② 除外感染性视神经炎或自身免疫性视神经病 ③ 可作为 MS 的首发表现,或在 MS 病程中发生的 ON
NMOSD-ON	① 符合上述 ON 诊断条件,并具备 NMOSD-ON 的临床特点 ② 除外感染性视神经炎或自身免疫性视神经病 ③ 可作为 NMO 的首发表现,或在 NMO 病程中发生的 ON
MOG-ON	① 符合上述 ON 诊断条件 ② MOG 抗体阳性
感染性视神经炎	① 符合上述 ON 诊断条件 ② 具有明确的感染性疾病的临床及实验室[血清和/或脑脊液]证据:如梅毒、结核、莱姆病、艾滋病等
自身免疫性视神经病	① 符合上述 ON 诊断条件 ② 已合并系统性自身免疫性疾病,或至少一项自身免疫性抗体阳性 ③ 排除感染性视神经炎

【鉴别诊断】　需要与其他类型的视神经疾病鉴别,包括:非动脉炎性缺血性视神经病,压迫性及浸润性、外伤性、中毒性及营养代谢性、遗传性视神经病等。与其他眼科疾病(屈光不正、青光眼、视网膜病变、眼眶炎症等)甚至癔症或伪盲进行鉴别。

【治疗】　针对病因治疗,最大程度挽救视功能。如发现潜在全身可能相关病症,应及时转诊至神经科、风湿免疫科等相关专科进行综合治疗。

1. **糖皮质激素**　是非感染性 ON 急性期治疗的首选用药。常用用法包括静脉滴注和/或口服,不推荐球后或球周注射糖皮质激素治疗。应用时应注意药物副作用。推荐急性期使用甲泼尼龙冲击治疗,随后逐渐减量,并根据病因及病情变化维持不同时间,减少激素依赖及复发。

2. **免疫抑制剂**　主要用于降低 ON 患者的复发率,以及防止或降低脊髓和脑损害发生。适用于:NMOSD-ON 以及自身免疫性视神经病患者的恢复期及慢性期治疗。因药物起效较慢,需与口服糖皮质激素有 2~3 个月叠加期。需注意其肝肾功能损伤、骨髓抑制、重症感染、生育致畸等副作用,必要时停药或换药;合并系统性自身免疫病的患者应及时转诊至相关科室治疗。

3. **多发性硬化疾病修正药物**　主要用于治疗多发性硬化。推荐适应证:颅脑 MRI 中可见脱髓鞘病灶的典型 IDON 患者。

4. **其他治疗**　血浆置换、免疫球蛋白、抗生素(对明确病原体的感染性 ON 应尽早给予正规、足疗程、足量抗生素治疗)、中医中药以及营养神经药物。

二、视乳头水肿

视乳头水肿(papilledema)特指颅内压升高引起的视盘肿胀(swollen optic disc),系视盘非炎症性肿胀,几乎均为双侧性。而视盘水肿(optic disc edema)则是指视神经疾病及其他眼部病变,或少数全身疾病引起的视盘肿胀,或仅用于描述肿胀隆起的视盘,多为单侧,也可以是双侧。由于临床上根据水肿的视盘判断是否有颅内压增高极为重要,因此本节主要阐述视乳头水肿。视乳头水肿双侧程度可不对称,早期无视功能障碍,确诊后应进一步明确病因,及时治疗。

【病因】　目前多认为系颅内压增高导致轴浆流的运输阻滞,引起筛板前轴突肿胀,导致视乳头水肿。引起颅内压增高的原因有脑肿瘤、硬脑膜静脉窦血栓形成、动静脉畸形、药物及代谢性疾病及特发性颅内高压等。

【临床表现】　常见症状有一过性黑矇,第Ⅵ对脑神经麻痹者可出现水平复视,早期视力无影响。颅内压增高患者还可伴有头痛、双侧搏动性耳鸣等。早期眼底可见视盘轻度充血,视盘边界模糊,当颅内压高达 200mmH$_2$O 以上时视网膜静脉搏动消失。急性期视盘表面高度隆起,可达 3~4D,常呈蘑菇样形态,边缘可见放射状或不规则出血、渗出,严重者视盘周围可出现 Paton 线(环形视网膜皱襞)(图 15-8)。经历数个月后视乳头水肿逐渐减轻进入慢性期,晚期视神经萎缩,视盘苍白,视网膜神经纤维层丢失。视野表现为生理盲点扩大,鼻侧阶梯,视神经萎缩时视野可呈向心性缩小。FFA 检查早期视盘表面及周围毛细血管扩张,晚期明显荧光渗漏,范围扩大。

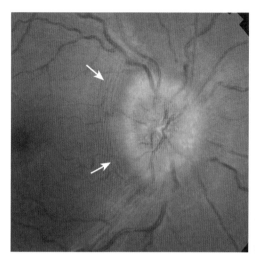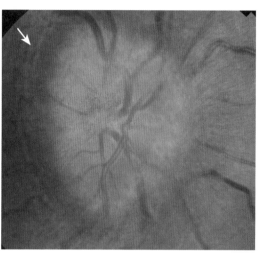

图 15-8　视乳头水肿

视盘显著肿胀,伴脉络膜皱褶(箭头示);左、右图为低倍和高倍放大图。

【诊断】　根据典型眼底改变,结合辅助检查可诊断。

通过腰椎穿刺可以明确患者是否存在颅内压增高。侧卧位脑脊液(cerebrospinal fluid,CSF)的正常压力为 80~180mmH$_2$O,当腰椎穿刺测得 CSF>200mmH$_2$O 时提示颅内压增高。通过 MRI、MRV 及 DSA 等影像学检查可进一步明确病因,排查脑部肿瘤、脑室系统梗阻或硬脑膜静脉窦血栓形成等疾病。

【鉴别诊断】　此疾病与视神经炎、缺血性视神经病变、葡萄膜炎、假性视乳头水肿等相鉴别。见表 15-2。

表 15-2　视乳头水肿的鉴别诊断

	视乳头水肿	视神经炎	前部缺血性视神经病变	葡萄膜炎	假性视乳头水肿
原因	颅内压增高,常系颅内肿瘤所致	脱髓鞘、感染、自身免疫等	睫后短动脉供血不足、巨细胞性动脉炎	感染、自身免疫异常等	先天性发育异常
眼别	多双眼	单眼多见	多单眼,双眼可先后发病	多双眼	双眼或单眼
视力	早期正常	急剧减退	正常到严重不等	正常到严重不等	多正常
视盘形态	3D 以上,视盘周围动脉较细、小静脉高度怒张,可伴出血渗出	低于 3D,可正常或动、静脉轻度扩张	低于 3D,扇形或节段状,视乳头附近视网膜线状出血	低于 3D,可出现视网膜血管迂曲扩张乃至白鞘,广泛视网膜水肿	轻微隆起或边界模糊,动静脉均可有轻度扩张、弯曲
视野	早期生理盲点扩大,晚期周边部视野向心性缩小	视野损害多样,可表现为中心暗点	与视乳头相连的弓形缺损	与眼底受累部位有关	多正常
视神经萎缩	数个月或 1~2 年	发生较早(1~2 个月)	发生较早(6~12 周)	数个月至数年	无

注:D 代表屈光度(diopter)。

【治疗】　颅内压增高所致的视乳头水肿,应寻找病因及时治疗。对于颅内、眶内肿瘤者需手术治疗。对于特发性颅内高压伴有轻度视力损伤患者,可通过减轻体重、低盐饮食联合口服乙酰唑胺治疗。对于无明确病因、保守治疗无效且视力进行性损害者,可采用视神经鞘减压术和脑脊液分流术治疗。

三、缺血性视神经病变

缺血性视神经病变(ischemic optic neuropathy,ION)是一组严重危害视功能的常见视神经疾病,包括多种类型,按病变部位分为前部缺血性视神经病变(anterior ischemic optic neuropathy,AION)和后部缺血性视神经病变(posterior ischemic optic neuropathy,PION)。按发病原因分为:动脉炎性前部缺血性视神经病变(arteritic AION,A-AION)、非动脉炎性前部缺血性视神经病变(non-arteritic AION,NA-AION)、动脉炎性后部缺血性视神经病变(arteritic PION,A-PION)、非动脉炎性后部缺血性视神经病变(non-arteritic PION,NA-PION)和手术源性PION。

【病因】　高血压、糖尿病、高脂血症、夜间低血压、其他原因(休克、心肺旁路手术等)导致的动脉低血压、睡眠呼吸暂停、血液透析等为非动脉炎性ION常见全身危险因素;无视杯、小视杯、拥挤视盘、青光眼或其他引起眼压显著升高的原因、睫后短动脉分水岭与视盘相对位置异常等为NA-AION的眼局部危险因素;动脉炎性ION与巨细胞性动脉炎相关。

【临床表现】　NA-AION为最常见ION类型,任何年龄均可发病,45岁以上人群更为多见。根据ION发病部位及发病原因,临床表现也不尽相同。

1. **非动脉炎性ION**　突发无痛性视力下降和/或象限性视野缺损,初为单眼发病,也可累及双眼,多在清晨醒来时发现;NA-AION:相对性瞳孔传入障碍(RAPD),早期视盘局限性或弥漫性水肿(图15-9),可伴有视盘充血和视盘周围线状出血;因视神经纤维的缺血损害是从视盘开始(图15-10),视野缺损具有特征性,常为与生理盲点相连的绕过中心注视点的象限性视野缺损(图15-11),多见于鼻侧和下方视野缺损。由于视野缺损绕过注视区,故无中心暗点或偶见。NA-AION发病初期(通常4周内),荧光眼底血管造影早期可见循环受损及其部位,表现为视盘局限性或弥漫性充盈延迟,视盘周围脉络膜和/或脉络膜分水岭区充盈缺损和延迟,晚期可见视盘荧光素渗漏,视神经萎缩者则视盘呈弱荧光。视觉诱发电位检查通常表现为振幅下降、潜伏期延长;OCT显示神经纤维的改变和视网膜浆液性脱离;NA-PION:RAPD阳性,初期视盘外观正常,晚期视神经萎缩可呈明显的视盘颜色变淡,最后部分或全部苍白。

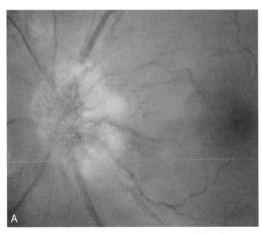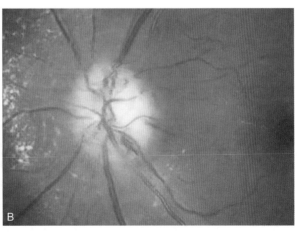

图15-9　前部缺血性视神经病变
A. 发病第15天,视盘水肿伴线状出血;B. 发病第40天,视盘水肿减轻,周围伴点状渗出。

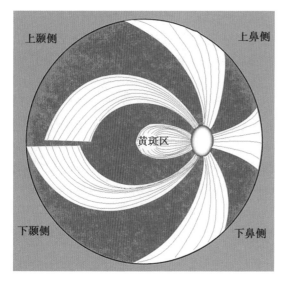

图15-10　视网膜神经纤维分布

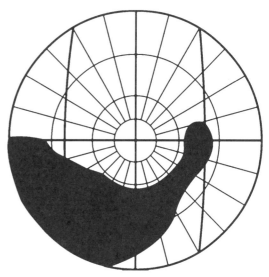

图15-11　前部缺血性视神经病变视野缺损
左眼表现为典型的与生理盲点相连弓形视野缺损。

　　2. 动脉炎性ION　突发视力下降和/或象限性视野缺损,初为单眼,后迅速发展为双眼。视力下降前或发病期间常伴有头痛、咀嚼痛、头皮压痛(尤其颞动脉分布区表面皮肤表现明显)、近端肌肉和关节疼痛;RAPD阳性,视盘色淡、水肿,常伴有火焰状出血,随病情进展,视盘水肿消退,出现视神经萎缩和视杯加深;视野缺损(水平视野缺损更常见或累及中心视野);颞浅动脉可有压痛、无法触及搏动感;红细胞沉降率、C反应蛋白和血小板数量明显增加;颞动脉活检是"金标准"。

　　【诊断】　根据典型的临床表现,结合ION的危险因素以及除外其他视神经病变,可初步明确诊断。

　　【鉴别诊断】　需与其他视神经疾病鉴别,包括视神经炎、其他原因引起的视乳头水肿、压迫性、浸润性、外伤性、中毒性、营养代谢性及遗传性视神经病等。

　　【治疗】　动脉炎性ION一经临床诊断,应立即进行大剂量全身激素治疗,激素治疗应维持至患者全身症状消失、红细胞沉降率正常,而后缓慢减量。若整个治疗过程中病情无反复,可在6个月后停药。30%患者需长期激素治疗。

　　非动脉炎性ION目前治疗包括:①控制全身疾病及其他危险因素,防控夜间低血压的发生;②病程在2周内患者,全身使用糖皮质激素可改善视力和视野;③其他辅助治疗:改善微循环和营养神经药物。

四、外伤性视神经病变

　　外伤性视神经病变(traumatic optic neuropathy,TON)是指外力对视神经的冲击性损伤,可导致部分或全部视力的丧失。损伤可发生于视神经的任何部位,约95%发生于管内段视神经,一般是由于外力通过骨质传递至视神经造成间接损伤。视力减退常与损伤同时发生,亦有延缓发生者。眉弓外侧部及颞侧外伤,尤其需注意是否存在外伤性视神经病变可能。

　　【病因】　从解剖学分析,视神经管段视神经鞘膜与骨膜紧密融合是其易于受伤的主要原因;从病理学分析,视神经管骨折、出血所致血肿压迫等可造成视神经原发性和继发性损伤。

　　【临床表现】　视力可不同程度减退,甚至无光感,直接对光反射迟钝或消失,间接对光反射存在,RAPD(+),早期眼底可无变化,也可出现视盘水肿,伴或不伴盘周出血,晚期表现为视盘苍白。伤后早期可能由于患者昏迷、神志不清,或眼睑肿胀而忽略眼科检查,直至患者醒后发现伤眼或双眼视力

NOTES

减退,甚至无光感。因此,应强调伤后早期即行眼科检查,重点检查瞳孔大小及对光反射。

【诊断】 必要条件:①存在颅、眶、颌面部,尤其额、颞部外伤史;②伤后急性视功能受损,排除其他原因及既往疾病所致。支持条件:①单眼受累或双眼受累程度不一时,出现单眼 RAPD(+);②F-VEP 显示波形消失或 P-VEP 显示 P100 波潜伏期延长,波幅降低。此外,眼眶 CT 检查发现视神经管骨折,则多存在 TON;若无骨折改变,具备上述诊断标准,亦可诊断 TON。

【鉴别诊断】 受伤当时即发生视力下降的外伤性视神经病变诊断往往并不困难,但须排除视网膜震荡或视网膜脉络膜钝挫伤,后二者通过眼底检查可排除。而受伤一段时间后发现的视力下降,怀疑外伤性视神经萎缩者,需与其他原因所致视神经萎缩相鉴别,重点询问患者受伤具体情况、视力下降发生急缓,结合视野检查、VEP、头颅影像学等检查有助于鉴别诊断。

【治疗】 治疗目的是尽可能保护视神经元和轴突,挽救视功能。治疗方法主要包括糖皮质激素治疗(早期大剂量冲击)、营养神经、改善微循环及视神经管减压手术治疗等。

五、Leber 遗传性视神经病变

Leber 遗传性视神经病变(Leber hereditary optic neuropathy,LHON)系由德国学者 Leber 于 1871 年首次报告,又称为 Leber 病。

【病因】 该病遗传方式为线粒体遗传。1988 年 Wallace 等首先发现该病是由于线粒体 DNA(mtDNA)第 11 778 核苷酸发生突变引起的,即鸟嘌呤(G)变为腺嘌呤(A),此突变使呼吸链上 NADH 脱氢酶亚单位 4(ND4)基因编码的第 340 位氨基酸由精氨酸(Arg)变为组氨酸(His),后称其为 Wallace 突变。现公认的常见原发性突变位点为 11 778(G>A)、3 460(G>A)及 14 484(T>C),另外还有 50 多个新位点,多为继发位点。

【临床表现】 双眼同时或先后急性或亚急性无痛性视力下降,单眼发病或双眼病变不对称者可出现 RAPD 阳性。患者发病年龄多在青少年时期,男性发病率高于女性,发病呈母系遗传特点。2016 年国际专家共识将 LHON 分为临床四期:0 期,无症状期(突变携带者);1 期,亚急性期(发病 6 个月);2 期,动态期(6~12 个月);3 期,慢性期(12 个月以上)。眼底表现分为急性期、慢性期(图 15-12)和萎缩期。急性期视盘充血、水肿,视盘表面毛细血管扩张、迂曲,但 FFA 检查无荧光素渗漏,视野表现为中心暗点,伴有色觉障碍;随病情发展,视盘充血、水肿逐渐减退,变得苍白。

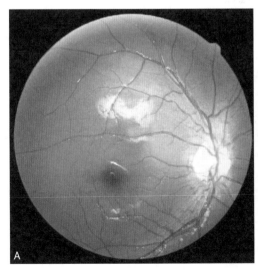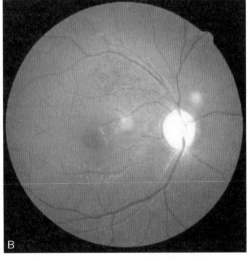

图 15-12　LHON 眼底照相
A. 急性期;B. 慢性期。

【诊断】　根据病史、体征及家族史可初步诊断本病。眼部检查如视力、视野、视神经纤维层厚度、眼底照相和电生理检查等都有典型特征,可协助诊断。目前随着基因检测技术的普及,对怀疑LHON者均可进行线粒体DNA的检测,包括3个常见位点的检查和全线粒体基因测序。

【鉴别诊断】　临床上易误诊为视神经炎。

【治疗】　目前临床主要使用艾地苯醌、中医中药和营养神经治疗。近年来,临床试验显示出基因治疗的安全性和有效性。

六、视神经萎缩

视神经萎缩(optic atrophy)指外侧膝状体以前的视神经纤维、视网膜神经节细胞及其轴索因各种疾病引起的传导功能障碍所致。

【病因】　由多种原因引起,如炎症、退变、缺血、压迫、外伤、中毒、脱髓鞘及遗传性疾病等。根据眼底表现及视神经损害的部位可分为原发性、继发性及上行性3种。原发性视神经萎缩(primary optic atrophy)又称下行性视神经萎缩(descending optic atrophy),即由筛板后的视神经、视交叉、视束及外侧膝状体的视路损害所致,如球后视神经炎、垂体肿瘤所致的视神经萎缩;继发性视神经萎缩(secondary optic atrophy)系由于长期的视盘肿胀或炎症而引起。原发性视盘色苍白,境界清晰,筛板可见,继发性则境界不清,筛板不可见。上行性视神经萎缩(ascending optic atrophy)系由于视网膜或脉络膜的广泛病变引起视网膜神经节细胞的损害而引起,如视网膜色素变性。

【临床表现】　临床主要表现为视力减退、视野缺损和视盘呈灰白色或苍白(图15-13),上行性则多呈蜡黄色。正常视盘色泽有多种因素影响,一般视盘颞侧大多数较鼻侧为淡,而颞侧色淡的程度又与生理杯的大小有关。视野损害多样,如中心暗点、鼻侧缺损、颞侧岛状视野,向心性视野缩小以至管状视野等。

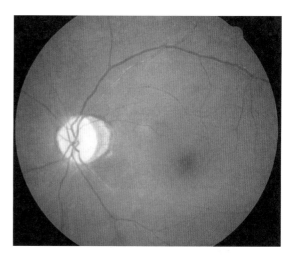

【诊断】　正常视盘颞侧较鼻侧颜色淡,婴儿视盘颜色较淡,因此不能单凭视盘色调诊断视神经萎缩,必须结合视力、视野及OCT等综合分析。学会观察视网膜神经纤维层的情况,有助于早期发现视神经萎缩。

【鉴别诊断】　应与生理性视盘颜色较淡鉴别。婴儿视盘颜色通常较淡,因此也应注意鉴别。

图15-13　视神经萎缩
视盘色苍白,颞侧较鼻侧为淡,边界清楚。

【治疗】　目前无特效疗法。积极治疗其原发病。绝大多数脑垂体肿瘤压迫所致的部分视神经萎缩,术后常可获得一定的视力恢复。视神经管骨折如能及时手术,也可收到较好的效果。其他原因所致的视神经萎缩可试用神经营养及血管扩张等药物治疗。

七、视神经肿瘤

视神经肿瘤较罕见,其中相对较常见的有视神经胶质瘤(optic glioma)和视神经脑膜瘤(meningioma of optic nerve)两种。

（一）视神经胶质瘤

【病因】　视神经胶质瘤是由于视神经内部神经胶质细胞异常增殖所致,多属于良性或低度恶性肿瘤。

【临床表现】　多发生在10岁以下儿童,无性别差异,如发生在成年则其恶性程度较高。约1/2

患者伴有多发性神经纤维瘤病,可有家族史。

肿瘤起于眶尖者,可早期引起视力障碍和视神经孔扩大,易向颅内蔓延。位于眶内者,可由于肿瘤逐渐增大而使眼球突出,但因视神经纤维最先被增生的胶质细胞压迫破坏,故视力障碍和眼球运动障碍多早于突眼发生,与其他肌圆锥内肿瘤不同。肿瘤较大者,可见视网膜脉络膜皱褶,亦可引起视网膜缺血性改变。位于视神经管附近者,可向眶内和颅内发展呈纺锤形,肿瘤亦可沿视交叉发展,进而导致双眼视力下降及视野缺损。

【诊断】 根据眼部症状和体征,结合影像学检查,有助于诊断。CT 上瘤体表现为与脑实质密度一致的软组织影,呈"纺锤"形或"梨"形。MRI 显示病变范围优于 CT,典型表现为视神经呈梭形或椭圆形膨大,边界清晰,T_1WI 呈低信号或等信号,T_2WI 呈等信号或高信号,增强后肿瘤可无强化至明显强化。

【鉴别诊断】 需与视神经脑膜瘤及视神经炎相鉴别。

【治疗】 对于初诊患者,多采用密切随访观察;对于严重视力下降或明显病情进展的患者,考虑积极干预。主要干预方法有化疗、放疗及手术治疗。化疗是首选手段。当化疗不敏感或耐药时可考虑放疗,但仅推荐用于 7 岁以上患者。当视力损伤严重、突眼显著时,可考虑手术。

(二)视神经脑膜瘤

【病因】 视神经脑膜瘤系起源于视神经外蛛网膜成纤维细胞或硬脑膜内的内皮细胞的一种中胚叶性肿瘤,又名蛛网膜成纤维细胞瘤或硬脑膜内皮细胞瘤,属良性肿瘤。

【临床表现】 根据其发生部位不同进行分类,来源于眶内段视神经鞘者称为视神经鞘脑膜瘤,来自蝶骨大翼或颅内者称为蝶骨脑膜瘤或颅内脑膜瘤。一般无包膜,生长缓慢,相对隐蔽,容易延误诊断。多见于 40 岁以上女性,年龄越小,恶性程度越高,恶性变者发病迅速。

患者多表现为突眼及渐进性视力下降,突眼往往发生于视力障碍前。位于眼眶部脑膜瘤易侵犯肌锥内的神经组织,可早期出现眼球运动障碍。位于视神经管内的脑膜瘤常首先有视神经孔扩大,向心性视野缩小。起源于颅内者可有头痛、呕吐、颅内压增高等,向前扩展可蔓延至眶部。一般认为突眼、视力丧失、慢性水肿性视神经萎缩及视神经睫状静脉是视神经鞘脑膜瘤的四联征。

【诊断】 根据临床症状和体征,结合影像学检查有助于诊断。因肿瘤包绕视神经生长,CT 可显示视神经增粗,形状可呈梭形、圆锥形或管状,边界清晰,部分可见肿瘤内钙化。MRI 检查肿瘤 T_1WI 和 T_2WI 多呈低信号或等信号,增强后明显强化,部分可见"双轨征"。

【鉴别诊断】 需与视神经胶质瘤、视神经炎相鉴别。

【治疗】 对于视功能无明显损害或保持稳定者,可定期随访观察。对于需治疗的患者,可考虑放疗或手术。

第四节 视路及视中枢病变

要点:

1. 视交叉病变主要由肿瘤引起,可引起双眼视力下降和视野缺损,常为双颞侧偏盲。

2. 视交叉以上视路病变大多数由脑血管疾病和肿瘤引起,表现为同侧视野缺损。

一、视交叉病变

视交叉位于鞍膈上方,其后缘为第三脑室漏斗隐窝,下方为垂体,位于颅底的蝶鞍内。

【病因】 大部分影响视交叉的疾病都是肿瘤性的(如脑垂体腺瘤、鞍结节脑膜瘤、颅咽管瘤),其次为血管性(如前交通动脉瘤),炎症性(如视交叉蛛网膜炎)会偶尔产生视交叉性视野损害,垂体卒中、空蝶鞍综合征等也可引起视交叉损害。鞍区肿瘤可从不同方向直接压迫视交叉,或因肿瘤导致视交叉腹面中央区供血障碍而致病。

【临床表现】　可引起双眼视力下降和视野缺损，典型体征为双颞侧偏盲。早期视交叉损害可不典型且不对称，但随病情进展，可发展为完全性颞侧偏盲，进一步累及鼻下和鼻上视野，中心视力下降。由于视交叉远离脑组织和脑室系统，视交叉病变早期可仅有眼征而无全身神经系统症状和体征。早期眼底可无异常，易被误诊为球后视神经炎。

视网膜神经纤维在视交叉中排列有一定规律，故视交叉病变的视野缺损也有一定顺序。如发生在视交叉下方的脑垂体瘤，首先压迫视交叉鼻下纤维，引起双眼颞上象限视野缺损；随后依次出现颞下、鼻下象限视野缺损。而位于视交叉最外侧的视网膜颞下象限的纤维最不易遭到压迫，所以鼻上象限视野可保留至最后才丧失。因此脑垂体瘤患者右眼视野缺损的顺序按顺时针方向发展，左眼则呈逆时针方向（图 15-14）。脑垂体瘤引起视交叉综合征（视力障碍、视野缺损及原发性视神经萎缩）外，还可伴有肥

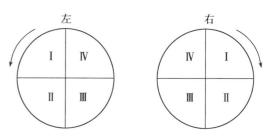

图 15-14　脑垂体瘤引起视野缺损的顺序
箭头示发生在视交叉下方的脑垂体瘤，视野缺损依次发生在颞上、颞下、鼻下、鼻上象限。

胖、性功能减退，男性无须、阳痿，女性月经失调等内分泌功能障碍的表现。

来自视交叉上方的肿瘤，如鞍结节脑膜瘤、颅咽管瘤等，因自上而下压迫视交叉，其视野损害的顺序则不同。鞍结节脑膜瘤早期眼底无变化，极易误诊为球后视神经炎。由于肿瘤位置可偏向一侧，因而视力障碍常由一眼开始而后波及另一眼，临床表现单眼或双眼视力减退，视野改变不规则，以不典型双颞侧偏盲最多见。由于肿瘤的直接压迫可出现一眼视神经萎缩，另一眼因颅内高压致视乳头水肿而形成 Foster-Kennedy 综合征改变。颅咽管瘤常发生在鞍上部使视交叉后上方被压，颞下象限视野常最先受累，视野可呈象限性缺损、同向性偏盲型暗点等，无规律性；如双眼颞下象限性偏盲，说明压迫由下而上，鞍上型颅咽管瘤可能性大；鞍上型肿瘤向鞍上压迫视交叉，致视野缺损与垂体瘤类似，以双眼颞侧缺损开始较多见；鞍旁型肿瘤压迫一侧，视野可出现双眼同向偏盲。

【诊断】　根据患者临床表现、影像学检查结果，结合眼科常规检查（包括视力、视野、眼底等）、内分泌改变，一般可作出诊断。

【鉴别诊断】　需与其他导致视力下降、视野缺损的视神经疾病相鉴别，如球后视神经炎、缺血性视神经病变等。

【治疗】　眼科医师应尽早对视交叉疾病作出诊断，该病以神经外科、内分泌科专科治疗为主。

二、视交叉以上的视路病变

视交叉以上视路病变包括视束、外侧膝状体、视放射和枕叶皮质的病变。

【病因】　本病大多数由脑血管疾病和肿瘤引起。

【临床表现】　本病典型体征为同侧视野缺损。根据视交叉以上病变累及的视路部位不同，临床表现也不尽相同（图 15-15）。

（一）视束病变

常由于邻近组织的肿瘤（鞍区或鞍旁肿瘤）、血管病变（Willis 环动脉瘤特别是后交通动脉瘤）或脱髓鞘疾病引起。表现为病变对侧同向性偏盲和下行性视神经萎缩，如左侧视束病变引起左眼鼻侧、右眼颞侧视野缺损。由于视束中交叉和不交叉的视神经纤维在两侧排列不是十分对称，同时视束的纤维紧密聚集在一起，视网膜周围纤维及黄斑纤维常同时受损。因此当一侧视束全部受累时即引起非完全一致性的同向偏盲，伴有黄斑分裂（macular sparing；垂直分界线将黄斑中心注视区一分为二）。双眼视盘患侧苍白也是视束病变的特征，视神经病变越靠近前部，视盘萎缩出现越早。视束的前 2/3 与瞳孔光反射纤维并行，视束后 1/3 段即在入外侧膝状体前瞳孔光反射纤维与视觉纤维分开。因此

NOTES

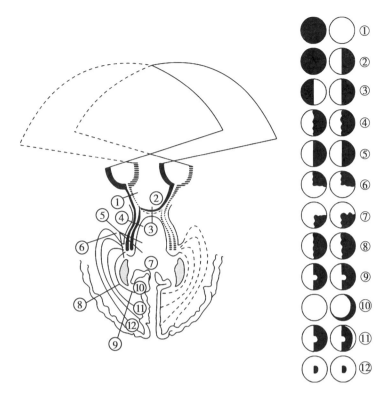

图 15-15　不同部位视路病变引起的视野缺损示意图

实线:左眼颞侧、右眼鼻侧视网膜部;左眼不交叉的颞侧视神经纤维、右眼交叉的鼻侧视神经纤维;左侧视束;左侧视放射区。虚线表示:右眼颞侧、左眼鼻侧视网膜部;右眼不交叉的颞侧视神经纤维、左眼交叉的鼻侧视神经纤维;右侧视束;右侧视放射区。①视神经→同侧眼失明;②视神经与视交叉交接处→同侧眼失明与对侧眼颞侧偏盲;③视交叉正中部位→双眼颞侧偏盲;④视束→不对称的同侧性偏盲;⑤视束的后段、外侧膝状体或视放射区下部→明显的同侧偏盲,不伴有黄斑回避;⑥视放射区的前环→不对称的上象限盲;⑦视放射区的内部→轻度不对称的下象限盲;⑧视放射区的中部→轻度不对称的同侧性偏盲;⑨视放射区的后部→对称的同侧性偏盲,伴有黄斑回避;⑩距状裂的前部→对侧眼新月形区盲;⑪距状裂的中部→对称的同侧性偏盲,伴有黄斑回避和对侧颞侧新月形区回避;⑫枕极部→对称的同侧性中心偏盲。

在视束前 2/3 段病变时可致 Wernicke 偏盲性瞳孔强直,即光线照射视网膜偏盲侧,不引起瞳孔收缩,只有照射有功能一侧的视网膜时,瞳孔才有反应。

（二）外侧膝状体病

外侧膝状体病罕见,多由血管性疾病引起,其中以大脑中动脉及其分支的动脉瘤出血最多见。视野改变为病变对侧的一致性同向性偏盲,无 Wernicke 偏盲性瞳孔强直。如病变影响右侧外膝状体内侧时,临床表现左侧同侧下象限的偏盲性缺损;如累及外侧即表现左侧同侧上象限偏盲;如两侧外膝状体的内侧同时遭受损害,则表现下半侧视野缺损,同时伴有黄斑回避(在同侧偏盲的患者中其视野内的中央注视区可保留 1°~3° 或更大一些视觉功能区),因其与视丘锥体束相邻,故常伴有锥体束征。

（三）视放射病变

因双眼视放射前纤维未充分地彼此混合并列,该部受累时双侧视野缺损可不一致。病变越靠近视放射后部,双眼同侧偏盲一致性越明显。有黄斑回避、颞侧半月视野缺损和视动眼颤,无视神经萎缩和 Wernicke 偏盲性瞳孔强直。可伴有附近大脑病变的症状和体征:如对侧偏身感觉障碍以及伴有面、舌及肢体中枢性偏瘫称为三偏征、失读、视觉性认识不能。

（四）枕叶皮质病变

最常见原因为血管性病变,其次为肿瘤及外伤。视皮层损害引起病灶对侧一致性同向偏盲并伴有黄斑回避。如同侧偏盲先有黄斑分裂，其后出现黄斑回避则提示为血管性病变。当视皮层受损时，即使引起的视野缺损很小也是双眼一致性。无视神经萎缩和 Wernicke 偏盲性瞳孔强直，一般不伴有其他神经症状。

皮质盲（cortical blindness）临床上又称为大脑盲，是由枕叶病变引起的双眼全盲。其特征为双眼视觉完全丧失，瞳孔光反射正常，眼底正常，VEP 检查异常。本病多数由血管障碍引起，其他可见脑膜炎、中毒性菌痢、头部外伤等。由血管痉挛可引起不同程度视力下降，可完全恢复，其他原因引起则预后较差。

【诊断】 根据患者的临床表现及影像学检查，一般可作出初步定位诊断。

【鉴别诊断】 视交叉以上视路病变需与伪盲、癔症等相鉴别。

【治疗】 视交叉以上病变以神经外科、神经内科等专科治疗为主，眼科医师应对视交叉以上疾病早期作出诊断，尽早转专科治疗。

第五节 神经眼科相关的血管性眼病

要点：

1. 颈内动脉狭窄及椎-基底动脉狭窄均可表现眼部相关症状，前者轻可表现短暂低灌注，一过性黑矇，重者可引起 CRAO、眼缺血综合征等，而后者眼部表现相对较轻，以一过性黑矇及视物模糊为主要表现。

2. 颅内动脉瘤相关眼病的临床表现主要与动脉瘤大小、所在位置、是否破裂相关，对于突然发生的单侧动眼神经麻痹，需考虑到颅内动脉瘤的可能。及时准确发现颅内动脉瘤并积极治疗，对于降低患者致残率及致死率非常重要。

3. 颅内静脉窦血栓形成的眼部表现主要与颅内压增高、双眼视乳头水肿有关，可表现为一过性黑矇，视野缺损逐渐加重等，治疗以降颅内压为主。

常见的神经眼科相关的血管性眼病包括颈内动脉狭窄相关眼病、椎-基底动脉狭窄相关眼病、颅内动脉瘤相关眼病和颅内静脉窦血栓形成相关眼病。此类疾病不仅是一种能够引起偏瘫、危及生命的神经科与介入医学科疾病，同时也可能引起一过性黑矇、视力下降、视野缺损、视神经萎缩、动眼神经麻痹等眼部表现，因此部分患者首诊于眼科。如果不重视这些疾病的临床特点及潜在危害，会使患者丧失早期治疗的时机，最终致盲，甚至致命。

一、颈内动脉狭窄相关眼病

【病因】 颈内动脉狭窄相关眼病主要为颈内动脉狭窄（internal carotid artery stenosis）所致眼部缺血性改变。从粥样硬化颈动脉来源的血栓栓塞可引起眼短暂性低灌注，导致一过性黑矇，若血流完全中断，则会引起视网膜中央动脉阻塞（CRAO）。

【临床表现】 急性期表现为一过性黑矇、视网膜动脉阻塞；慢性期主要有静脉淤滞性视网膜病变、慢性眼缺血综合征，严重时发生新生血管性青光眼而致盲。短暂性缺血发作时，常见单眼或双眼一过性黑矇，可伴视力下降、视野缺损；缺血严重而持续时，可出现永久性视力损伤。

【诊断】 ①单眼一过性黑矇或视网膜动脉阻塞、眼缺血综合征临床表现；②FFA 臂-视网膜循环时间延长；③颈动脉彩色多普勒发现粥样斑块；④DSA 检查发现颈动脉狭窄 70% 以上。

【鉴别诊断】 需与其他因素（如炎症、免疫等）所致的眼缺血性疾病相鉴别。

【治疗】 可手术疏通狭窄段血管。

二、椎-基底动脉狭窄相关眼病

【病因】 椎-基底动脉狭窄相关眼病主要是各种病因导致的椎-基底动脉狭窄（vertebral-basal

artery stenosis），一过性血流量减少，从而引起相应眼部症状。

【临床表现】 以眩晕为主的临床症状，一般持续数小时至数天，神经功能可完全恢复。其他常见的全身症状包括共济失调、言语不清、吞咽困难、面部麻木、肢体麻木瘫痪、猝倒发作及意识障碍等。部分患者因眼部表现突出而首诊于眼科，常见眼部症状为视物模糊、一过性黑矇、复视、眼球运动障碍等。

【诊断】 ①双眼一过性黑矇、视物模糊、复视等；②经颅多普勒超声是目前诊断椎-基底动脉狭窄的首选检查手段，准确率高达 90% 以上；③椎动脉造影能够准确地发现椎动脉狭窄、扭曲的部位、范围及原因，明确其与周围组织的关系，是诊断的"金标准"。

【鉴别诊断】 需与其他原因所致视物模糊、一过性黑矇相鉴别，如双眼视乳头水肿者亦可出现一过性黑矇，通过眼底检查可鉴别。

【治疗】 主要针对病因治疗，如为血管自身狭窄引起，应给予扩张血管和改善脑部血供等治疗；若为颈椎病引起则应至骨科治疗。

三、颅内动脉瘤相关眼病

颅内动脉瘤（intracranial aneurysm）是引起自发性蛛网膜下腔出血的首位原因，致死率及致残率均较高。

【病因】 颅内血管与支配眼部的神经以及神经核团等位置关系密切，可因颅内动脉瘤的占位效应引起相应的眼部改变。

【临床表现】 因动脉瘤在颅内的位置、大小及其是否继发瘤体破裂出血、血肿压迫脑组织等而出现不同的神经眼科临床表现。与眼部症状相关的动脉瘤多位于颈内动脉和后交通动脉的连接处，最常见表现为动眼神经麻痹，还可累及视路，出现视力下降、视野缺损等眼部表现，部分颅内动脉瘤破裂者可出现玻璃体积血或视网膜出血。

【诊断】 ①一侧动眼神经、展神经或其他眼部神经麻痹；②头痛、呕吐、眼痛、视力下降、视野缺损；③突发蛛网膜下腔出血；④DSA、CTA 或 MRA 发现颅内动脉瘤瘤体。

【鉴别诊断】 需与其他原因所致动眼神经麻痹相鉴别，如：糖尿病性动眼神经麻痹常表现为不全麻痹，瞳孔豁免，3 个月至半年可逐渐好转，影像学检查多无特殊发现。

【治疗】 除少部分患者可保守治疗外，大多数患者均需手术处理。

四、颅内静脉窦血栓形成相关眼病

【病因】 颅内静脉窦血栓形成（cerebral venous sinus thrombosis，CVST），可影响脑脊液循环，导致颅内压增高，出现视乳头水肿、视力下降等眼部表现。

【临床表现】 早期临床表现不具有特征性，易漏诊。较常见症状有头痛、呕吐、视乳头水肿、癫痫发作等。视乳头水肿多为双侧，早期可无任何症状。随视盘肿胀逐渐加重，患者可出现短暂视物模糊，一过性黑矇，持续数秒即可恢复，经常发生在弯腰或从卧位迅速站立时，可能是由于视盘供血发生暂时变化所致。视野检查表现为生理盲点扩大或正常，若视盘长期水肿，可表现为进行性不规则向心性视野缩小，最终因视神经萎缩而完全视野缺损。

【诊断】 ①头痛、呕吐、一过性黑矇、视力下降或视野缺损，双眼视乳头水肿；②腰椎穿刺显示颅内压升高；③DSA 是诊断的"金标准"，MRV 有助于诊断。

【鉴别诊断】 需与特发性颅内高压所致的双眼视乳头水肿相鉴别，后者常发生于中年肥胖女性，头颅影像学检查可排除 CVST。

【治疗】 可口服乙酰唑胺抑制脑脊液分泌、全身溶栓治疗、导管介入溶栓治疗、抗凝治疗及抗血小板治疗。必要时还可以采用脑室引流术、腰腹膜分流术等降颅内压。

第六节　瞳孔反射异常与瞳孔通路疾病

要点：

1. 瞳孔括约肌受副交感神经支配，瞳孔开大肌受交感神经支配。
2. 单眼瞳孔散大常见于 Adie 瞳孔、动眼神经麻痹等，单眼瞳孔缩小常见于 Horner 综合征等。
3. 单眼传入通路异常可表现为 RAPD 阳性，传出通路异常可表现为双眼瞳孔不等大。

瞳孔异常是神经眼科疾病诊断中的重要体征。瞳孔大小的调节涉及传入及传出通路、中脑、自主神经系统等复杂结构通路，瞳孔的评估对于排查瞳孔通路疾病尤为重要。

一、瞳孔的正常状态

正常情况下，瞳孔直径为 3~4mm，双侧相等，直径 <2mm 者称为瞳孔缩小，超过 5mm 称瞳孔散大，双瞳孔大小可差别 1mm，>1mm 属异常，正常人群中亦有 3% 不等。婴幼儿及老年人瞳孔较小，儿童瞳孔较大；近视眼瞳孔比正视眼大，而远视眼瞳孔比正视眼小。

瞳孔括约肌受副交感神经支配，瞳孔副交感神经纤维起源于中脑 E-W 核，加入动眼神经核群发出的其他神经束、穿过中脑背侧被盖核、从大脑脚间窝穿出脑干，形成动眼神经，作用于瞳孔括约肌引起瞳孔缩小。瞳孔开大肌受交感神经支配，交感链的第一级神经元起源于下丘脑后外侧，轴突经过脑干下行至脊髓在 C_8~T_2 处换元。第二级神经元从 T_1 水平在胸腔离开脊髓，呈弓形跨过肺尖，与颈交感丛一起伴随颈内动脉走行，在 C_{3-4} 水平、颈动脉分叉处换元。第三级神经元经过海绵窦、眶上裂进入眼眶，通过睫长神经进入眼球支配瞳孔开大肌引起瞳孔散大。

瞳孔正常反射包括对光反射和近反射（详见第二章第二节　视路及瞳孔反射路及第十五章第一节　神经眼科相关解剖）。

二、瞳孔反射异常与瞳孔通路疾病

瞳孔异常可表现于形态、大小、反射等方面，常可合并存在，瞳孔异常对于诊断瞳孔通路上的疾病尤为重要。

（一）传入通路疾病

传入通路疾病包括相对性瞳孔传入障碍和完全性瞳孔传入障碍。相对性瞳孔传入障碍（relative papillary defect afferent defect，RAPD），即 Marcus-Gunn 瞳孔（图 15-16）。检查时应在暗室中进行，嘱患者双眼平视，用聚光手电或弥散光线来回检查双眼，从一眼至另一眼来回数次分别检查，间隔 1~2 秒。如发现一眼瞳孔较大和/或瞳孔收缩幅度小、速度慢，即遮盖健眼，患眼瞳孔扩大，遮盖患眼，健眼瞳孔无变化；或持续光照患眼，瞳孔开始缩小继之散大，则说明该侧眼 RAPD 阳性，RAPD 阳性提示单侧或双侧不对称性视神经或视网膜病变；相反，双瞳孔大小相等，则称为阴性。也可通过不同透光率的滤光片评估 RAPD 的严重程度。完全性瞳孔传入障碍，即黑朦性瞳孔强直，由完全性视网膜或视神经病变引起，患眼瞳孔散大、无直接对光反应，健眼无间接对光反应，昏迷状态下颅脑损伤患者如有此征，提示该患者有严重视神经受损，且可能有颅底骨折。双瞳孔的集合反应及闭睑反射等其他各种瞳孔反应可均存在。

（二）传出通路疾病

传出通路疾病主要包含副交感通路和交感通路的异常。有临床意义的双眼瞳孔不等大常见于传出通路疾病，检查者须先明确哪一侧为患侧瞳孔然后进行合适的辅助检查，当大瞳孔异常时，在明亮光线下瞳孔不等大明显，常提示副交感通路病变；当小瞳孔异常时，瞳孔不等大在黑暗中更为明显，常提示交感通路病变。

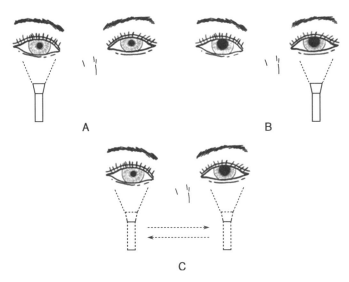

图 15-16　相对性瞳孔传入障碍（左眼为患眼）
A. 手电筒照射右眼，双眼瞳孔缩小；B. 手电筒照射左眼，双眼瞳孔
不缩小；C. 交替照射双眼，患眼瞳孔扩大。

Adie 瞳孔（强直性瞳孔）和 Adie 综合征（又称 Holmes-Adie 综合征），系一组以瞳孔散大为特征的良性疾病，可能由于睫状神经节或节后病变导致，近年来有增多趋势，多见于 20~40 岁女性，80% 单眼受累，左眼多于右眼。临床表现为瞳孔散大、直接对光反射和间接对光反射迟钝或消失（图 15-17），瞳孔缘可见虫蠕样运动，部分患者可存在光-近反射分离，合并腱反射消失者被称为 Adie 综合征。低浓度毛果

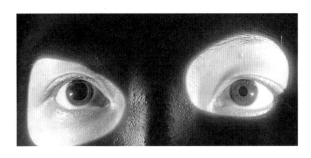

图 15-17　Adie 瞳孔（右眼为患眼）

芸香碱试验可以用于辅助诊断，低浓度毛果芸香碱（0.1% 或 0.062 5%）点双眼，Adie 瞳孔因去神经超敏而缩小，而健眼瞳孔无变化。近年研究发现，Adie 瞳孔与一些全身系统性疾病有关，如自主神经系统病变、干燥综合征、梅毒感染、Miller-Fisher 综合征及副肿瘤综合征等。

动眼神经麻痹，由于瞳孔运动纤维位于动眼神经内上方表面，动脉瘤膨胀、破裂或外伤等压迫性病变易损害走行表浅的瞳孔运动纤维，表现为瞳孔散大，同时多伴有同侧上睑下垂，眼球上转、下转、内转障碍。但糖尿病所致的缺血性神经病变位于动眼神经内部的滋养动脉分水岭区，不影响瞳孔运动纤维，可表现为瞳孔正常。因此，伴有瞳孔受累的动眼神经麻痹更可能为压迫性病变所致，不伴瞳孔受累的动眼神经麻痹更可能是缺血病变所致。

交感神经麻痹，Horner 综合征也称颈交感神经麻痹综合征，凡交感神经链自下丘脑至眼球之间任何部位受损，均可引起该综合征。临床表现为瞳孔缩小，上睑下垂（1~2mm）和同侧面部无汗三大症状，其中以瞳孔缩小为最重要的体征。瞳孔虽缩小，但直接、间接对光反应尚存在。Horner 综合征患者须警惕脑梗死、肺部肿瘤、颈动脉夹层等高风险疾病。

出现双眼瞳孔不等大还须考虑到虹膜病变，任何导致虹膜机械损伤或顺应性降低的病变均可导致瞳孔异常，如外伤、手术导致瞳孔撕裂或变形，药物产生的瞳孔反应，炎症刺激导致瞳孔缩小或瞳孔粘连，眼缺血病变继发虹膜新生血管导致的瞳孔僵化，急性青光眼所导致的虹膜脱色素和虹膜萎缩等。

（三）影响中脑的疾病

阿罗瞳孔（Argyll-Robertson pupil）是神经梅毒的表现之一，表现为双眼瞳孔小而不规则（图 15-18）及光-近反射分离（图 15-19），即瞳孔对光反射减弱或消失，但近反射存在。出现光-近反射分离的原因是梅毒损害了顶盖前核与 E-W 核之间的联系而影响位于背侧的瞳孔光反射通路，而相对位于腹侧的近反射通路不受影响。对于表现为光-近反射分离的患者应行梅毒血清学检查，光-近反射分离还可见于背侧丘脑综合征、Adie 瞳孔、动眼神经错向再生、失明、自主神经病变等。

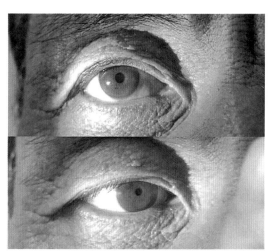

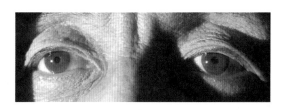

图 15-18　Argyll-Robertson 瞳孔

图 15-19　光-近反射分离
光反射微弱（上）而近反射正常（下）。

（四）其他

双侧瞳孔缩小可见于药物中毒（有机磷、吗啡、氯丙嗪等）及代谢性昏迷。低血糖、尿毒症、酸中毒等代谢性疾病可引起网状激活系统抑制，缩瞳中枢的抑制被去除，故瞳孔小，但反射存在。双侧瞳孔散大可见于药物中毒（阿托品、安眠药、氰化物、酒精、麻醉剂等）、代谢性脑病晚期及急性颅内高压晚期，提示病情严重，预后不良。

思考题

1. 简述视神经炎的分类及临床表现。如何与缺血性视神经病变相鉴别？
2. 简述视交叉以上视路病变定义、病因及典型视野缺损特点。

（陈长征）

第十六章
眼 视 光 学

眼球的重要特征之一就是光学属性,眼是以光作为适宜刺激的视觉器官,因此从光学角度可将眼看作一种光学器具,即一种复合光学系统。眼球光学系统的主要成分由外向里依次为:角膜、房水、晶状体和玻璃体。从角膜到眼底视网膜前的每一界面都是该复合光学系统的组成部分,如同一件精密的光学仪器,包含着复杂的光学原理。当光从一种介质进入另一种不同折射率的介质时,光线将在界面发生偏折现象,该现象在眼球光学中称为屈光。外界所要注视的物体,通过眼的光学系统折射后聚焦在视网膜上,这是人们获得清晰视觉的前提。若在眼调节放松的状态下,无穷远处物体所成的像没有准确聚焦在视网膜上,即称为"屈光不正";而此时若正好聚焦在视网膜上,则称为"正视"。随着时代的发展,眼科的疾病谱正在悄然发生改变。近年来,功能性眼病在光学领域逐渐得到关注,屈光不正在功能性眼病中占有重要地位。通过本章的学习,需要掌握眼球光学和成像的基本原理,近视、远视和散光等的各自特征、检查及矫治方法。

第一节 概 述

要点:

1. 眼视光学已成为具现代科技特征的医学专业,由于该专业设计的特性,眼视光学的发展基于多学科的交叉和融合。

2. 视觉质量已成为人类健康主题的重要部分,对眼睛健康的认知,从原来的看得见,到逐步追求更高的视觉质量。

一、基本概念

视光学(optometry)一词来源于古希腊词"Optos"和"metron",分别是"看"和"测量"的意思,即将其定义为与"眼睛"和"视觉"紧密相关。在 20 世纪初,人们将视光学定义为:"研究光与视的哲学",对其"光"和"视觉"关系的内涵有了更深的理解;20 世纪中期,人们又将视光学理解为:"确定正常人眼视觉状态或通过眼镜来矫正异常状态的一门艺术",对视觉的理解和矫正更具体化。

据考证,最早的视光学职业者起源于玻璃吹塑工,逐渐演变为以光学镜片作为主要矫正手段的职业;而传统眼科起源于外科,而外科又可溯源于理发师,逐渐演变成以手术和药物为主要治疗方式的职业。经过数百年的演变和发展,眼镜科学及视觉科学的发展,使视光学和眼科学都有了迅猛的发展,两个原先分离的学科逐步开始有交叉和融合。在美国,虽然两个学科均隶属于医疗领域,从事这两项专业的人员均需获得医师资格和执照,但视光学和眼科学仍然属于相对独立的学科,其资格认定也存在一些差别。在中国,眼视光学的设计比较理智和科学,避免了西方传统视光学和传统眼科学发展历史中的矛盾。

中国的眼视光学是将传统的视光学和眼科有机整合、并具现代科技特征的医学专业。"眼"为该专业的工作对象;"视"是该专业的目的,即将提高或改进视力和视觉功能为医疗目的;"光"为该专业的工作和治疗主要手段,即光学器具、光学药物、激光、化学药物和手术等。由于该专业设计的特性,其学科的发展基于多学科的交叉和融合,它包括基础医学、临床医学、物理光学、几何光学、材料学、器械学、眼科学和视觉科学等。

二、眼视光学的发展

一个新专业的出现、生存和发展一定是以社会的发展需求作为基础和背景的,眼视光学专业的兴起符合这样的发展趋势。虽然人们可以不同的方式来接受信息,但视觉信息的传入通路是所有感知传入中最直接、传递信息最多的渠道。信息和健康成为 21 世纪两大主题,信息离不开眼睛和视觉,健康又与眼睛和视觉密不可分,眼睛和视觉质量之优劣是人类健康主题的重要部分。同时现代文明和科学的发展,使得疾病谱和健康概念也发生了变化,因感染、外伤、眼病等"红眼病"就诊的患病人数逐步趋于稳定,而视功能问题,如青少年近视等屈光不正、儿童斜视弱视、中老年人"老花"、各年龄段"干眼"、双眼不平衡和视疲劳等则大量增加。糖尿病和心血管疾病已成为发达国家的主要疾病,糖尿病性视网膜病变已经成为发达国家工作年龄段人群盲的首位病因;面对各种视屏,如计算机、电视、掌上多功能手机等,高速行驶和驾车等,人们开始对眼睛和视觉有更深层次的需求,对眼健康的认知,从原来的"看得见",到"看得清",到"看得舒服"和"看得持久"。

第二节　相关基础研究

要点:

1. 眼视光学的基础研究包含视觉形成、视觉发展、视觉异常矫正、视觉功能异常治疗等方面的研究。

2. 近视作为世界范围内最常见的屈光不正,近视眼研究的焦点在于其发病机制及有效的防治方法。

眼视光学的基础研究包含视觉形成、视觉发展、视觉异常矫正、视觉功能异常治疗等方面的研究,也包括视觉感知生理、病理及心理的研究。研究方式和水平已经涉及眼球光学和生理的结合、分子生物学和现代计算机技术的结合。根据《2014 年中国学生体质与健康调研报告》显示,各学龄段学生视力不良率较 2010 年明显上升并呈低龄化倾向,小学、初中、高中、大学分别为 45.71%、74.36%、83.28%、86.36%。我国 2020 年全国儿童青少年近视情况调查报告显示,儿童青少年总体近视率为 52.7%;其中 6 岁儿童为 14.3%,小学生为 35.6%,初中生为 71.1%,高中生为 80.5%,近视低龄化问题突出。2020 年,国家卫生健康委员会发布的《中国眼健康白皮书》指出,目前在我国各视力损伤因素中,屈光不正(包括近视、远视、视疲劳和散光)占比最大,为 44.19%。根据全球疾病负担估计,未矫正屈光不正是失明的第二大因素,也是中度和重度视力损害的首要原因。世界卫生组织预计,到 2050 年,全球将有超过 50% 人口患有近视(约合 49.49 亿人),约 10% 人口受高度近视影响(约合 9.25 亿人)。全球与眼健康相关的产业总值已经高达 2 200 亿美金,在中国则高达 2 000 亿人民币。由此可见,社会文明、经济发展对现代眼视光学专业服务提出了新要求,相关研究也势在必行。

一、视觉发育和发展的研究

动物模型为人眼视觉发育和发展的研究提供了很多有价值的资料。结合人眼屈光发育正视化的研究结果,通过动物模型进行干预研究,为视觉发育畸形、先天性眼疾、弱视、低视力等研究均提供了大量基础研究资料。目前,研究者多选用鸡、豚鼠、树鼩等灵长类动物模型。

二、屈光异常和矫治研究

目前该领域的研究内容主要集中在近视和老视。近视是世界范围内最常见的屈光不正,近视眼研究的焦点在于其发病机制及有效的防治方法。有关近视发生和发展的调节理论、离焦理论和眼球光学像差理论、视网膜生物活性物质的分子水平变化、近视基因等方面已有了很大的发展和有临床意义的研究结果。

针对近视矫治的技术和方法的发展非常迅速,如眼镜的材料和设计,包括树脂材料、高折射率树脂材料、非球面设计、软性或硬性角膜接触镜材料等,准分子激光技术、人工晶状体的材料和设计等。

（一）近视的种类

1. 病理性近视　指近视度数高,并有典型眼底病变及其他眼部并发症的近视。病理性近视眼主要是由遗传决定的,为单基因遗传,具有遗传异质性。根据大规模家系调查和人群流行病学研究,我国病理性近视最常见的遗传方式为常染色体隐性遗传,也有较少数为常染色体显性遗传,或更少见的性连锁隐性遗传。

2. 单纯性近视　通过人群流行病学研究和动物实验研究,目前认为其发生与遗传和环境均有关系,已知的环境因素主要是近距离工作。遗传方式为多基因遗传(polygenic inheritance),即每组基因均为微效,等效和相加的。根据双生子研究算出的单纯性近视遗传指数为 60%~65%,即在决定单纯性近视发生与否的个体差异中,遗传与环境各起一半作用。

（二）发病机制

近视的发病机制是指病因作用于分子、细胞、组织与器官不同层次,引起生化、生物物理、病理、细胞生物学和分子生物学等改变,从而导致近视发生的过程。按研究方法可分为临床研究、动物实验研究与体外研究三大类。目前在近视研究中,有动物实验研究一枝独秀的倾向。

1. 临床研究　人类近视眼的器质性改变主要为眼轴延长,较少表现为角膜曲率变化。眼轴延长过程中多伴有后极部巩膜变薄及巩膜中细胞基质的病理改变。

（1）持续视近引起的暂时性近视:20 世纪 60 年代,研究者们根据对近视学生的观察,提出了调节紧张假说。近年来国际研究证实了持续视近工作后会出现暂时性近视现象。相比静止性近视眼和早发性近视眼,该现象在进行性近视眼和迟发性近视眼更为明显。这些都是调节因素诱发人类近视眼的直接证据,也提示有些个体可能对调节负荷较敏感,即易于发生近视眼。

（2）周边屈光与近视:通过大量动物实验,研究者们认为正常的屈光状态依赖正常的视觉刺激,中央及周边屈光状态均对视觉质量及眼球形态产生影响,其中周边屈光状态的影响更为重要。周边远视离焦可能促进近视的发生发展,而周边近视离焦可能减缓近视的发展。在重复性临床试验中,研究者们发现,当使用角膜接触镜来矫正近视时,周边屈光度数从相对远视转为相对近视,使用普通框架镜进行矫正后,周边屈光度转为相对远视。目前认为,周边屈光可能通过改变眼球形态、调节及遗传机制对近视的发生发展产生影响,但其作用机制尚不明确。

（3）户外活动和近视:大量流行病学研究发现,近视儿童的户外活动时间明显少于非近视儿童。2008 年,Rose 等发现长时间的户外活动不仅可以减缓近视进展,还可减少由于持续视近和父母近视所带来的近视进展风险,室内活动则与近视进展无相关性,因此提出了户外活动对近视的保护作用是"户外"而不是"活动"本身。之后的临床干预研究也肯定了户外运动可延缓近视进展的作用。研究者们提出了多种假说来解释户外活动对近视的保护作用:由于室外视野宽广,对眼调节要求低;室外光照强,瞳孔缩小,焦深增大,减少视物模糊;阳光促进维生素 D 的生成,等。目前研究最多的是"光-多巴胺"假说,即光照刺激视网膜组织释放多巴胺,其可阻止视轴延长。该假说已获得了多个动物实验证据支撑。

（4）脉络膜血流与近视:脉络膜在眼球生长和屈光发育过程中的作用正备受关注。譬如:在近视性屈光参差人群中,近视度数较高眼的脉络膜和视网膜血流相对较少,脉络膜血管容量、血流灌注及基质组织含量减少与高近视度数存在明显相关性,提示脉络膜血流减少可能是近视发展的潜在危险因素。

2. 动物实验研究　20 世纪 30 年代后,近视的动物实验研究取得了很大进展,确立了两种近视的实验动物模型,即:①形觉剥夺性近视(form deprivation myopia)模型,指用缝合眼睑或戴弥散镜片严重破坏眼形体觉,造成的近视动物模型;②离焦性近视(defocus-induced myopia)模型,指强迫动物视近或戴负球镜片,使物体聚焦于视网膜后方,造成的近视模型。应用的实验动物主要为鸟类(常用鸡)和哺乳类(常用树鼩及猿猴等灵长类动物)。动物实验研究内容从早期的器官物理性指标(屈光度、眼轴长等)逐步拓展到组织(视网膜、巩膜等)形态及生化指标。动物实验研究已发现了一些可能影响近视发生发展的生化物质,目前已开始被应用于临床。

21世纪对近视的研究已从器官层次进入组织层次(视网膜、巩膜等),从生化手段扩展到分子生物学手段。尤其对造成近视和眼轴延长的最直接的组织(巩膜)研究较多,也较有收获。更多动物实验研究比较了动物与人类近视的异同:

(1)进一步确定形觉剥夺性近视与离焦性近视:这是两类本质上完全不同的近视,不能单用视网膜上影像模糊来解释。20世纪,研究者们已注意到形觉剥夺性近视在视神经切断后仍能发生,可为持续光照及羟多巴胺等药物抑制,因此认为这种近视与视觉中枢关系不大,是视网膜源性的局部变化。离焦性近视在视神经切断后不会发生,不能为持续光照及羟多巴胺等药物抑制,因此认为其发生与视觉中枢有关。让动物戴正球镜片,同样造成视网膜上影像模糊,能引起远视,这说明动物能根据影像聚焦在视网膜前方或后方,而改变轴长使影像聚焦到视网膜上,称为正视化过程。

(2)进一步重视哺乳类动物实验:因为鸡生长周期短,易于饲养及进行实验,在近视动物实验研究中应用较多。但鸡的眼球结构与哺乳类有根本上的区别,例如鸡眼的巩膜有软骨层,近视的发生主要是由于软骨层的增厚引起眼轴主动扩展。哺乳类动物眼的巩膜无软骨层,近视的发生是由于巩膜薄弱引起的眼轴被动扩展,两者正好相反。此外,鸡眼的调节肌不是平滑肌而是横纹肌,没有毒蕈碱受体,却有烟碱受体,这些与哺乳类动物眼的调节机制和神经支配也完全不同。因此如果将鸡模型眼的研究结果机械推演到人眼,必然会得出许多错误结论。哺乳类动物与人类较接近,其研究结果较接近临床,比较有价值。近年来,哺乳类动物在近视研究中的应用得到加强,除原已常用的树鼩,也有较多应用恒河猴、短尾猴、绒猴的研究报道。小鼠价廉,易于饲养及进行实验,且已建立了各种基因工程改造小鼠模型,因此小鼠实验性近视模型较有前途。

(3)发现了调节影响动物实验研究的直接证据:Wildsoet(2001)发现实验动物如只有单一视觉平面,则屈光变化取决于离焦影像在视网膜的前方或后方;如有两个不同视觉平面,则屈光可向第二视觉平面方向转化。但在切断睫状神经阻断调节后,第二视觉平面对屈光的影响即告消失,提示调节在近视模型形成中是起作用的。

(4)临床现象在动物模型中机制得到验证:Huang(2012)通过形觉剥夺以及光学离焦两种干预手段,来促进恒河猴近视的发生。当恒河猴重建清晰视觉后,其中央及周边屈光均恢复正视,眼球形态也恢复球形,且两者的恢复呈一致性。因此认为视觉能校准灵长目动物的眼球形态以及中央与周边的屈光状态,为近视与周边屈光的联系提供证据。在小鸡、树鼩、恒河猴的动物模型研究中,均发现暴露于高光照水平能显著减缓形觉剥夺性近视的进展速度,为"光-多巴胺"假说提供了证据。

(5)近视形成的"巩膜缺氧假说":近距离工作等诱导近视的视觉信息可通过破坏视网膜多巴胺受体内稳态,引起脉络膜血流减少使巩膜缺氧,导致巩膜细胞外基质重塑,最终形成近视。

(6)近视遗传和环境因素互作:目前,利用人类遗传学分析,结合小鼠近视模型及体外实验,研究者提出了一种人类近视遗传与环境因素的互作模式:①普通高度近视(-6D~-10D):遗传上存在近视微效基因的改变(富集/互作于肌动蛋白细胞骨架调控及细胞外基质受体互作信号通路),在环境因素(近距离工作等)诱导下共同导致;②超高度近视(超过-10D):遗传上存在HIF-1α信号通路改变,可能不需要或仅需较少的诱导,即可引起巩膜细胞外基质重塑,导致超高度近视。

3. 体外研究　指用培养的细胞、组织或重组组织研究各种生物活性物质对有关细胞生长和功能调控影响的研究,具有精确、快速、重复性好、实验条件易控制等优点,可将研究水平推向分子及细胞水平。如用人体细胞,则更能排除不同物种的影响。有关眼部细胞,如人类巩膜成纤维细胞、视网膜色素上皮细胞、葡萄膜黑色素细胞等的培养及体外研究方法在 20 世纪均已基本建立,但目前应用培养细胞做近视的体外研究仍接近空白。

三、视觉功能研究

视觉功能研究不仅有望解决双眼视觉平衡异常带来的相关问题,如视频视觉、照明视觉、运动视觉等,而且也涉及社会和环境有关的视觉问题,如阅读困难和视觉认知关系、建筑视觉、视觉与行为、视觉与艺术鉴赏等。其研究包括从视网膜神经生理、视神经发育和发展等多层次研究,眼电生理、细胞膜电位、心理方法等方法,其许多成果已经应用于现代社会,如儿童阅读困难及其治疗等。

第三节　视力与视力表

要点:

1. 视力是眼睛最主要的功能,视力是眼睛所能够分辨的外界两个点间的最小距离的能力。

2. 掌握不同视力记录的方法,临床上常用的方法有小数记录法和 5 分记录法。

3. 视力表不仅应用于远近视力的检测,还可以针对不同人群、不同需求进行设计。针对儿童常采用图形视力表。

一、视角和视力

外界物体通过眼睛引起的大小感觉,取决于外物在视网膜上所成物像的大小。根据几何光学原理:

视网膜像大小 =(物体大小/物体至第一结点距离)× 视网膜至第二结点距离

由于视网膜至第二结点的距离对某一特定眼睛来说是个常数,所以外界物体引起主观上的大小感觉决定于物体大小/物体至第一结点距离这个比值,即物体两端与眼第一结点所成的夹角(视角)的正切值。一般视力表的视标在眼前所成的夹角都很小,其正切值可认为等于角度(以弧度为单位),因此感觉上的外物大小就取决于外物所对应的视角大小(图 16-1)。

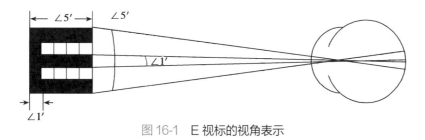

图 16-1　E 视标的视角表示

视力(visual acuity),即视觉分辨力,就是眼睛所能够分辨的外界两个点间的最小距离的能力,通常以视角的倒数来表示。视角越小,视力越好。在正常情况下,人眼对外界物体的分辨力是有一定限度的,该理论被称为视觉分辨力极限理论,主要有感受器理论(receptor theory of resolution)和光的波动理论(wave theory of resolution)两大理论。

1. 感受器理论　感受器理论认为,只有当相隔一个未受刺激视锥细胞的两个视锥细胞受到视觉刺激时,人眼才能区别开两个物点。一般来说,一个视锥细胞的直径约为 1.5μm,两个视锥细胞的间距为 0.5μm,所以两个细胞中心之间的距离约为 2μm,那么中间相隔一个视锥细胞的相邻两个视锥细胞中心的距离约为 4μm(图 16-2)。如果眼结点离视网膜中心凹的距离为 $16\frac{2}{3}$ mm,则相隔一个未受刺激视锥细胞的这两个细胞中心对应结点的夹角为 49″。需注意的是,视觉分辨力极限由于个体间视锥细胞的直径不同而存在差异。

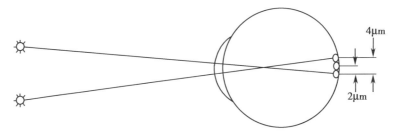

图 16-2　感受器理论

2. 光的波动理论　光波动学说中的衍射现象表明,即使一个完美无缺的光学系统,点光源经过该系统形成的像也不是一个点像,而是一个衍射斑,称之为 Airy 斑,Airy 斑的直径对眼结点所成的夹角为:$\omega=2.44\lambda/g$ (其中 λ 为光的波长,g 为瞳孔的直径)。

图 16-3 表明两个 Airy 斑之间的重叠情况,Rayleigh 认为当第一个斑的波峰与第二个斑的边缘重叠后,两个斑的峰间凹陷处的照度是峰值照度的 74% 左右,这是人眼可分辨的最小距离,它相当于 Airy 斑直径的一半。这个理论标准称为 Rayleigh 标准。根据标准,人眼最小分辨角 $\theta=\omega/2$,即 $\theta=1.22\lambda/g$,设 $\lambda=555nm$,$g=3mm$,则 $\theta=47''$。光的波动理论

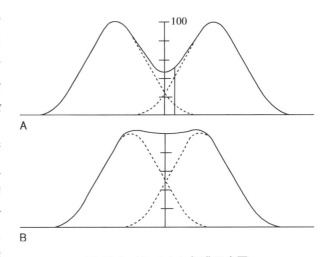

图 16-3　Rayleigh 标准示意图
图 A 的波峰间凹陷处照度达到波峰的 74% 可见;图 B 不可见。

分析视觉分辨力理论极限时,不涉及受视觉刺激的两个视锥细胞之间要有一个未受刺激的视锥细胞的问题。

二、视力表设计原理

(一) 基本视标设计

因为视觉大小不仅与物理大小有关,还与注视的距离有关。所以将视角作为视标设计的基础和单位。视标设计的基本单位为"1 分视角",即物体两端与眼第一结点所成的夹角为 1 弧分。

笔画宽度为 1 分视角,高度为 5 分视角的视标称作基本视标(basic target),理论上远视力的检查距离应为无限远,但是实际应用中常把标准检查距离定为 5m(美国 20 feet,欧洲的一些国家为 6m)。根据不同的检查距离,基本视标的实际高度也不同。如图 16-4 所示,以 5m 的检查距离为例,视标对眼形成的张角为 5 分时,视标的高度 h' 为:$h'=\mathrm{tg}\dfrac{5}{60}\times5\,000=7.27mm$。同理,若检查距离为 1m,则基本视标的高度就为 0.29mm。现常见视力表的视标设计均是在基本视标的基础上进行一定比率的增

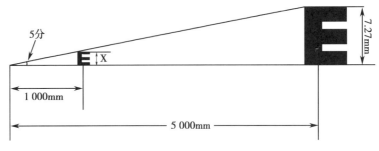

图 16-4　基本视标高度的计算

减得到的。常见的视标有 Landolt 环、字母视标、翻滚、图形、数字及文字视标等。

（二）视标增率的设计

看似简单的视力检查却涉及复杂的视觉心理物理学原理,因为光学的刺激是个物理过程,视觉系统的应答是个心理过程,为了准确反映这一过程,视力的检查需遵循韦伯-费希纳定律（Weber-Fechner law）:在绝对阈限之上,主观的感觉强度与刺激强度的改变,两者间呈对数的关系,亦即,刺激强度如果按几何级数增加,而引起的感觉强度却只按算术级数增加。所以,视力表的视标大小是按几何级数增加的,而记录的数值却是以算术级数增加的。

理想的视标增率需同时满足 2 个条件:比值恒定和间隔适宜。早期视力表的视标增率是不一致的,导致了视力的不均匀表达。1959 年 9 月,我国缪天荣教授在 1′ 和 10′ 视标之间均匀地插入 8 行,得出$\sqrt[10]{10}$增率（图 16-5）。包括国际标准视力表在内的常见视力表,均采用$\sqrt[10]{10}$的增率。1959 年 12 月,LouiseL.Sloan 也提出了相同的增率。

（三）视力记录法

1. **分数记录法** 以检查距离和设计距离的比值来表达视力,设计距离是指视标高度对应的视角为 5 弧分时的距离。以 "Snellen 分数" 为代表,例如 20/200 代表检查距离为 20 英尺,设计距离为 200 英尺。

2. **小数记录法** 以视角的倒数表达视力,数值上等于分数记录法。

3. **logMAR 记录法** 以最小分辨角的对数（logMAR）表达视力。视力是 20/200,MAR=10 弧分,则 logMAR=log（10.0）=1.0。当视力好于 1.0 时,logMAR 为负数。

4. **5 分记录法** 是对数记录法的一种,以 5 分减去最小分辨角的对数值表达视力,公式表达为:VA=5–logMAR。该记录方式避免了 logMAR 法中视力越好,数字越小,甚至为负数的问题。

以上四种记录法数值上可互相转化（表 16-1）,临床上常用的为小数记录法（1.0）和 5 分记录法（5.0）。建议科研人员使用 logMAR 或 5 分记录法（均属于对数记录法）记录视力,以便统计。

三、视力表的特殊应用

研究者可以针对不同人群、不同需求设计和研发视力表,但必须遵循科学的 "视角" 和 "增率" 原则。

（一）阅读视力检查

在实际应用中,近距离的视力测量不仅仅局限于检

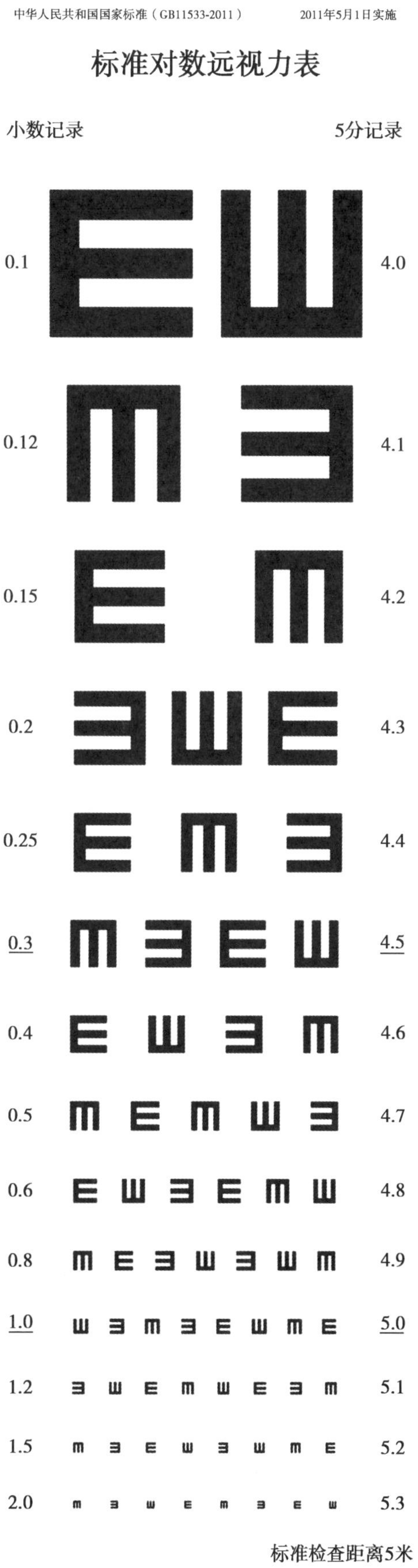

中华人民共和国国家标准（GB11533-2011） 2011年5月1日实施

标准对数远视力表

小数记录		5分记录
0.1		4.0
0.12		4.1
0.15		4.2
0.2		4.3
0.25		4.4
0.3		4.5
0.4		4.6
0.5		4.7
0.6		4.8
0.8		4.9
1.0		5.0
1.2		5.1
1.5		5.2
2.0		5.3

标准检查距离5米

图 16-5 标准对数视力表（国家标准 2011 年版）

表 16-1　各种视力记录换算表

最小分辨角 MAR（′）	5 分记录	小数记录	logMAR 记录	分数记录
10.0	4.0	0.1	1.0	20/200
7.9	4.1	0.12	0.9	20/160
6.3	4.2	0.15	0.8	20/125
5.0	4.3	0.2	0.7	20/100
4.0	4.4	0.25	0.6	20/80
3.2	4.5	0.3	0.5	20/63
2.5	4.6	0.4	0.4	20/50
2.0	4.7	0.5	0.3	20/40
1.6	4.8	0.6	0.2	20/32
1.3	4.9	0.8	0.1	20/25
1.0	5.0	1.0	0	20/20
0.8	5.1	1.2	–0.1	20/16
0.6	5.2	1.5	–0.2	20/13
—	5–logMAR	1/MAR	logMAR	10/20MAR

测视觉分辨力，更多时候需要测定视觉状态能否胜任特定的注视需求或阅读需求。基于以上的需求，各种以文字为视标的视力表先后问世，目前已经出现了中文、英文、德文、日文、西班牙语和意大利文等多个版本（图 16-6）。

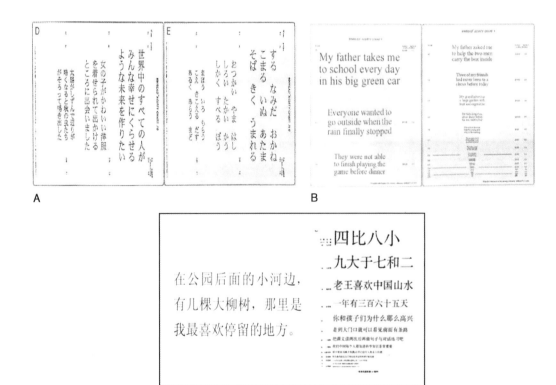

图 16-6　文字视力表

A. 日文版本的 MNREAD 视力表；B. 英文版本的 MNREAD 视力表；C. 中文阅读视力表（2011）。

（二）儿童视力检查

儿童期是视觉发育的关键期,对于儿童视力的检测很重要。儿童认知水平有限,配合度差,普通的文字视力表常不能准确反映儿童的视力水平。研究者们因此发明了多种针对儿童的图形视力表,如 Hyvrinen 等设计的 Lea Symbols 视力表(图 16-7A),孙葆忱设计的儿童图形视力表(图 16-7B),王晨晓等设计的儿童图形视力表(图 16-7C)等。

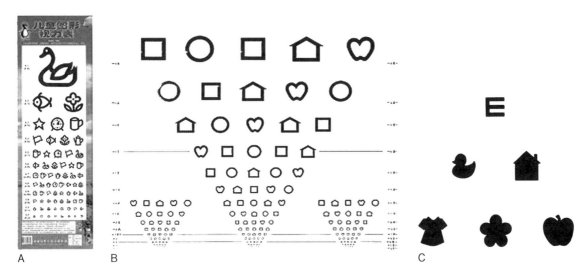

图 16-7　儿童图形视力表

A. Lea Symbols 视力表;B. 孙葆忱设计的儿童图形视力表;C. 王晨晓等设计的儿童图形视力表。

第四节　眼球光学

要点:

1. 眼球光学系统的主要成分:角膜、房水、晶状体、玻璃体。

2. 调节产生的机制是当看远目标时,睫状肌处于松弛状态,使晶状体形状相对扁平;当看近目标时,环形睫状肌收缩,晶状体悬韧带松弛、晶状体变凸。

3. 调节时还将引起瞳孔缩小,因此调节、集合和瞳孔缩小为眼的三联动现象。

一、光与眼的屈光

眼是感受适宜光刺激的视觉生物器官,因此从光学角度可将眼看作一种光学器具,即一种复合光学系统。眼球光学系统的主要成分由外向里为:角膜、房水、晶状体和玻璃体。从角膜到视网膜前的每一界面都是该复合光学系统的组成部分,如同一件精密的光学仪器。

当光从一种介质进入另一种不同折射率的介质时,光线将在界面上发生偏折现象,该现象在光学中称为屈光。光线在界面的偏折程度,可用屈光力的概念来表达,屈光力取决于两介质的折射率和界面的曲率半径。屈光力大小可以用焦距(f)来表达,即平行光线经某透镜后聚焦为一点,该点至透镜中心的距离为焦距。在眼球光学中,用屈光度(D)作为屈光力的单位。屈光度为焦距(以 m 为单位)的倒数,即屈光度(D)=1/f。如一透镜的焦距为 0.5m,则该透镜的屈光力为:1/0.5=2.00D。

视觉信息的获得首先取决于眼球光学系统能否将外部入射光线清晰聚焦在视网膜上,即眼的屈光状态是否正常。眼的屈光力与眼轴长度匹配与否是决定屈光状态的关键。

为了便于分析眼的成像和计算,人们常用 Gullstrand 精密模型眼(Gullstrand exact model eye)(图 16-8)和简易模型眼(Gullstrand simplified eye),后者将眼球复杂的多个光学界面简化,其特点是将角膜和晶状体分别简化为单一球面,其参数见表16-2。为了便于理解,还可将模型眼进一步简化为单一光学面,这种简化的眼球称为简化眼(reduced eye)(图16-9),即将眼球总屈光力(非调节状态下)定为60D,眼球屈光介质的折射率为1.336,前焦距为−16.67mm,后焦距为22.27mm。

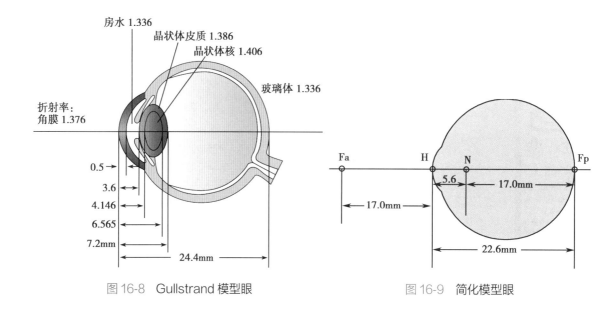

图 16-8 Gullstrand 模型眼   图 16-9 简化模型眼

表 16-2 Gullstrand 模型眼的基本参数

		Gullstrand 精密模型眼	Gullstrand 简易模型眼
折射率	角膜	1.376	—
	房水	1.336	1.336
	晶状体皮质	1.386	—
	晶状体核	1.406	1.413
	玻璃体	1.336	1.336
位置	角膜前顶点	0	0
	角膜后顶点	0.5mm	—
	晶状体前顶点	3.6mm	3.6mm
	晶状体后顶点	7.2mm	7.2mm
曲率半径	角膜前表面	7.7mm	7.8mm
	角膜后表面	6.8mm	—
	晶状体前表面	10.0mm	10.0mm
	晶状体后表面	−6.0mm	−6.0mm
屈光力	角膜	43.05D	42.74D
	晶状体	19.11D	21.76D
	总屈光力	58.64D	60.48D
焦距	前焦距	−15.70mm	−14.99mm
	后焦距	24.38mm	23.90mm
眼轴		24.00mm	23.90mm

根据 Gullstrand 精密模型眼,眼球总屈光力在调节静止状态下为 58.64D,最大调节时为 70.57D。眼屈光系统中最主要的屈光成分是角膜和晶状体,角膜的屈光力约为 43D,晶状体约为 19D。眼轴长度为 24mm。

二、眼的调节与集合

(一)调节

在无任何屈光不正的情况下,平行光线通过眼的屈光介质后,聚集成一个焦点并准确落在视网膜黄斑中心凹。为了近距离目标也能聚焦在黄斑中心凹,需增加晶状体的曲率,从而增强眼的屈光力,这种为看清近物而改变眼的屈光力的功能称为调节(accommodation)。调节产生的机制是:当看远目标时,睫状肌处于松弛状态,晶状体悬韧带保持一定的张力,晶状体在悬韧带的牵引下,其形状相对扁平;当看近目标时,环形睫状肌收缩,睫状冠所形成的环缩小,晶状体悬韧带松弛,晶状体由于弹性而变凸。调节主要使晶状体前表面的曲率增加而使眼的屈光力增强。调节力也以屈光度为单位。如一正视者阅读 40cm 处目标,则此时所需调节力为 1/0.4m=2.50D。

(二)调节幅度、调节与年龄

眼所能产生的最大调节力称为调节幅度。调节幅度与年龄密切相关,青少年调节力强,随着年龄增长,调节力逐渐减退而出现老视。最小调节幅度与年龄的关系如下:

最小调节幅度 =15-0.25× 年龄(Hoffstetter 最小调节幅度公式)。

(三)调节范围

眼在调节放松(静止)状态下所能看清的最远一点称为远点,眼在极度(最大)调节时所能看清的最近一点称为近点。远点与近点间距的倒数为调节范围。

(四)集合

当眼在松弛状态下注视远处物体时,两眼的视轴是平行的。当要看清近处物体时,眼不但要调节,而且两眼的视轴也要转向被注视物体,这样才能使物像落在双眼视网膜黄斑中心凹,经过视中枢合二为一,形成双眼单视,这种运动称为集合(convergence)。物体慢慢移近,集合的程度也逐渐增加,最后集合达到极限时,两眼就放弃集合,向外转动。在放弃集合之前,两眼能保持集合的最近点,称为集合近点(near point of convergence)。

调节的同时双眼内转,该现象称为调节性集合(accommodative convergence)。调节越大集合也越大,调节和集合是一个联动过程,两者保持协同关系。集合程度常用棱镜度(prismatic diopter)表达。如:某正视者双眼瞳距为 60mm,阅读 40cm 的目标,其集合量为 $6cm/0.4m=15^{\triangle}$。

调节时还将引起瞳孔缩小。因此调节、集合和瞳孔缩小为眼的三联动现象。

第五节 双眼视觉基础

要点:

1. 双眼视觉可扩大视野,消除单眼的生理盲点,具有三维的立体视觉。

2. 双眼视功能在出生后逐渐发育,5~6 个月时能迅速达到类似成人的 1 分视角的立体视觉。

3. 眼运动包括扫视运动、跟随运动、前庭眼反射和视动眼颤等。了解各种眼运动的含义。

4. 复视是指双眼视物时产生两个物像的感觉,多种眼部局部疾病和全身疾病可引起复视。

视觉功能用于识别外物,确定外物的方位,并确立自身在外界的方位。双眼视觉优于单眼视觉之处,不仅有两眼叠加的作用,包括降低视感觉阈值,扩大视野,消除单眼的生理盲点,更重要的是具有三维的立体视觉。

倘若双眼视觉缺陷障碍,则可能会引发诸多问题,如复视、弱视、斜视、抑制、异常视网膜对应、立体视觉丧失、视觉空间弯曲和视疲劳等。双眼视觉问题的发生、诊断和处理是一门涉及基础和临床的相对独立课程。本节将主要阐述双眼视觉基础和正常双眼视觉。

一、基本概况

（一）双眼视野和立体视觉

1. 双眼视野（binocular visual field）　人的单眼视野在水平位上颞侧约90°，鼻侧约60°，总共约为150°，双眼视野约为180°，中间120°为双眼所共有，是双眼视觉功能之所在。颞侧30°为各眼单独所有，呈半月形，称为颞侧半月（temporal crescents）。

2. 立体视觉　人的两眼间距（interocular distance）为60~65mm，两眼看同一外物的角度稍有不同，导致外物在两眼的视网膜像稍有差异，经大脑的处理，产生双眼的深径知觉，即立体视觉。立体视觉能准确地作外物定位（localization）和在外界环境中的自身定位（orientation）。

Worth（1921）最早提出双眼视觉分为三级：第一级为同时视（simultaneous perception），各眼能同时感知物像；第二级为平面融像（flat fusion），两眼物像融合为一，但不具深度觉；第三级为立体视觉，产生三维空间的深度觉。

（二）双眼叠加作用

双眼叠加作用（binocular summations）是指各眼所获取的信息相加而产生超越单眼的双眼视觉功能。日常的视物（包括阅读）过程中，无论涉及深度与否，双眼均能增进其功能。

双眼叠加作用可有如下几种程度：①双眼相辅相成作用（binocular facilitation），即双眼功能优于两眼各自功能的总和；②双眼完全或线性叠加作用（complete or linear binocular summation），即双眼功能等于两眼功能的总和；③双眼部分叠加作用（partial binocular summation），即双眼功能优于两眼中的任一眼，但低于两眼的总和；④双眼无叠加作用（no binocular summation），即双眼功能等于两眼的任一眼；⑤双眼抑制作用（binocular inhibition），即双眼功能低于两眼的任一眼。

（三）视网膜对应点

1. 视网膜对应点（corresponding retinal points）　在一眼视网膜上的每一点都与对侧眼视网膜上的某一点相对应（生理盲点除外），具有相同的视觉方向。这是Hering第2法则（图16-10），即相同视觉方向法则（law of identical visual direction），当物像成于各眼视网膜上互相配对的视网膜对应点

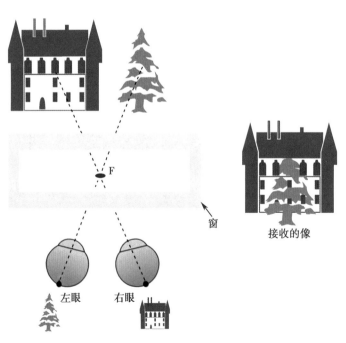

图16-10　Hering法则图示

时,则物体看起来位于单一的共同主观视觉方向(common subjective visual direction)。

2. Vieth-Müller 圆(Vieth-Müller circle)　假如视网膜对应点是严格的几何对称点,则它们在外界空间投射的位置就组成了 Vieth-Müller 圆。Vieth-Müller 圆为通过注视点和两眼入瞳中心的几何圆,也称为理论单视圆(theoretical horopter)或几何单视圆(geometric horopter),如图 16-11 所示。在该圆上的任何一点至两眼的夹角均相等,均成像于两眼的视网膜对应点上,看起来为单个物体。

3. 双眼视差(binocular disparity)　在两眼的物像与对应点的相对位置之差称为双眼视差,又称视网膜视差(retinal disparity)或生理性视差(physiological disparity)。在垂直位上视差为垂直视差(vertical disparity),在水平位上视差为水平视差(horizontal disparity)。视网膜对应点具有双眼零视差(zero binocular disparity)。垂直视差不能引起深度觉,而水平视差可以。水平视差分为交叉性视差(crossed disparity)和非交叉性视差(uncrossed disparity)。前者为物点位于 Vieth-Müller 圆之内,看起来近于注视点;后者为物点位于 Vieth-Müller 圆之外,看起来远于注视点。

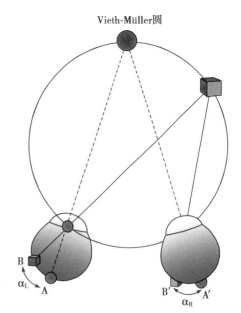

图 16-11　理论单视圆

(四)复视

复视(diplopia)是指具有正常视网膜对应的双眼,当同一个物像分别落在双眼视网膜的非对应点上,产生两个物像的感觉。复视分为生理性复视和病理性复视。

(五)双眼融像

双眼融像(binocular fusion)是将两眼的像融合成单一物像的过程。

运动融像(motor fusion)是指两眼的集散运动,以使物像落在两眼的对应点上。

感觉融像(sensory fusion)是视皮层的神经生理和心理过程,联合两眼各自获得的图像而对视觉空间形成统一的感知。感觉融像需要各单眼图像具有相似性,包括大小、清晰度和亮度。

二、双眼视觉的神经解剖和视觉神经生理

(一)视网膜对应点和视交叉

两眼的中心凹作为主视觉方向,在三维空间包括单视圆在内的其他方位,都由视觉系统以双眼中心凹注视点的相对位置来计算。

一旦双眼对准同一目标,从两眼来的信息必须联合成单一的影像。在视觉系统中联合双眼信息的第一个构造是视交叉。当节细胞神经轴突即视神经纤维离开眼球到达视交叉时,来自两眼的信息发生重新排列。

在视交叉处,从两眼颞侧视网膜来的神经纤维不交叉而终止于同侧外侧膝状体核(lateral geniculate nucleus,LGN),从鼻侧视网膜来的神经纤维交叉而终止于对侧外侧膝状体。53%~57% 视神经纤维交叉,称为部分交叉(hemidecussation)。视神经纤维在视交叉处重新改组,带着来自两眼视网膜对应点的信息,重新输至视皮层的同一位置,形成双眼视觉。

(二)外侧膝状体

外物若在视野的左边,则成像于双眼的右半视网膜上,其信息由视神经经视交叉传至右外侧膝状体,再达大脑右半球;右边视野的物体信息则经左外侧膝状体至大脑左半球。

外侧膝状体背侧部(dorsal part of nucleus of lateral geniculate body):如图 16-12 所示,背侧外侧膝状体由 6 层构成,各层之间隔有薄的层间区。1、2 层在腹侧最深处,由较大的大细胞神经元

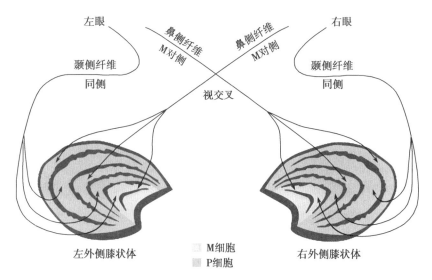

图 16-12　外侧膝状体背侧部

（magnocellular neurons，M）组成，它们对低空间频谱、高时频和高速运动最敏感，基本上无色觉。其余 4 层由较小的小细胞神经元（parvocellular neurons，P）组成。P 细胞对高空间频谱、稳定或低时频、慢速运动和有色刺激较为敏感。在视觉系统中，M 通道确定外物在"何处"，而 P 通道确定其为"何物"。

视觉空间的视网膜像以相同次序直接标位于外侧膝状体上。视野中的相邻区在外侧膝状体也有相邻的接受野。在 LGN 的标位如下：从外侧膝状体的内侧向外，其接受野的标位从视野中心窝区逐渐移至周边；从外侧膝状体的前部向后，其接受野则从下方视野逐渐移至上方视野；从外侧膝状体的最腹侧 1 层向最背侧 6 层，与视野的方位无关，但与两眼中的哪一眼有关。LGN 的每一层仅接受一眼的输入，2、3、5 层接受同侧眼的输入，而 1、4、6 层接受对侧眼的输入。

（三）视皮层

从双眼来的信息输入经 LGN 达视觉条纹皮层第 4 层突触连接。第 4 层的细胞仍是单眼性的。下一级的突触连接发生于上 3 层（第 1、2、3 层）和下 2 层（第 5、6 层）。在第 4 层之外层次的细胞才是真正的双眼细胞（binocular cells）。它们对两眼对应接受野的刺激反应强于单眼的刺激，为两眼叠加作用甚至强于两眼反应的总和，为双眼相辅相成作用。在临床上，婴儿的双眼叠加作用可由 VEP 测量，临床上较佳的测量方法为双眼峰值 VEP。

三、双眼视觉的发育

大多数视觉功能在出生后发育，并非与生俱来。视觉系统的结构和功能的发育有一段关键时期（critical period of development）（图 16-13）。

视皮层的发育迟于眼的发育。在出生时，视网膜已发育，但眼运动系统还不成熟。双眼视功能在出生后 2 个月才开始，在 3~4 个月后发育出较佳的立体视觉，至 5~6 个月，迅速达到类似成人 1 分视角的立体视觉。此后，婴儿显示出类似成人的双眼叠加作用。

在出生时，两眼到皮层 4C 层的输入在外侧膝状体核（LGN）几乎全部重叠，这阻止了双眼性能和立体视觉。至少在 3~4 周后，4C 层的树突删减，减少两眼至 4C 层的输入，至完全分开输至独立的眼优势纵列，这时开始发育立体视觉。随之，双眼神经元逐渐变成对专定的视差量反应，使婴儿能辨别越来越细的视差。

在关键时期，异常的视觉经验，如高度屈光不正、屈光参差、形觉剥夺、斜视等，容易破坏正常的视觉发育，导致弱视和斜视。

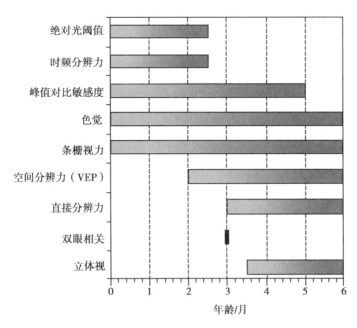

图 16-13　视觉功能的发育时期

四、正常眼运动

正常双眼视必须由正常眼运动维持。广义的眼运动包括眼球转动、聚散、调节、眼睑运动、注视、扫视运动、跟随运动、前庭眼反射和视动眼颤。

（一）扫视运动

扫视运动（saccade）是骤发、急速的眼位转动，能使视线快速对准目标。它分为：①随意性扫视运动，如阅读时"从左向右看"等；②反射性扫视运动；③非随意性扫视运动。扫视运动的潜伏期极短，为 100~200 毫秒，预设的随意性扫视运动甚至为 0。扫视运动的速度极快，达 700°/s。扫视运动的幅度一般小于 15° 角，其准确高，差错性低于 10%，对于视觉性目标为 ±15 分角，对于非视觉性目标为 ±3° 角。疲劳时，准确性下降。

引起扫视运动的刺激有：①视觉目标；②听觉的；③本体觉的；④想象性目标。所有上述刺激的方向都转移成头位中心方向。

（二）跟随运动

跟随运动（smooth pursuit）使得受注意的外界运动物体持续成像于黄斑中心凹，以维持清晰的图像。跟随运动仅与运动物体有关，而声响、运动感和想象运动均为无效刺激。跟随运动受年龄、注意力和目的性的影响。其潜伏期极短，可与扫视运动相比，约为 100ms，但速度慢于扫视运动，约为 100°/s。速度 >100°/s 时，准确性下降。由于随意运动仅与运动物体有关，所以它不同于扫视运动，与阅读学习关系不大，而在体育运动和驾驶等活动中却起到了重要的作用。

（三）前庭眼反射

前庭系统在头两侧各有 3 个半规管，它们排成对角线平面，当这些半规管受到头转动刺激时，引起反射性反向而等量的眼转动，称为前庭眼反射（vestibulo-ocular reflex，VOR）。

当头转动时，要维持稳定的视网膜像，仅靠视觉系统的视网膜处理则太慢，因其潜伏期为 70ms，故须依赖快速的前庭眼反射来维持，其潜伏期为 10ms，转动频率可达 5Hz，增益几乎可达 1。假若没有前庭眼反射，人们在步行或坐车时将认不出路标和行人的面目。

前庭眼反射纯属反射性、前馈性控制的无预测行为，头转动速度为其刺激。当增益为 1 时，眼速度等于头速度；自发的头眼运动时将增益降为 0。

前庭眼反射适应出现于视觉运动不等于头运动时，例如当戴上新的眼镜，因眼镜放大率改变了运动感,故前庭眼反射须作适应,在适应过程中可能出现眩晕和恶心。

（四）视动眼颤

视动眼颤（optokinetic nystagmus,OKN）是由视网膜像的视觉流动引起的急促的眼球震颤,由快相和慢相组成。视动眼颤分为主动视动眼颤和被动视动眼颤。前者由平滑的跟随运动(慢相)和自发性的扫视运动(快相)组成,受大或小的中心像运动刺激而产生。后者为真正的视动眼颤,如同前庭性眼震颤,纯属反射性的,受大的运动物体尤其是周边运动刺激而产生。视动眼颤慢相速度可达 40° /s。

（五）注视性眼运动

注视性眼运动（fixational eye movement）是指眼在注视时出现持续不断的运动,一般约 ±5 分角,可达 ±30 分角。

注视性眼运动分为三类:①微动（tremor）,频率高（30~100Hz）,幅度小（<30″）,两眼不协调;②缓慢漂移（slow drift）,速度约 5 分角/s,幅度 1~5 分角,两眼不协调;③微小扫视运动（micro saccade）,频率为 1~2Hz,幅度为 1~25 分角,两眼协调。

（六）眼运动与阅读

在阅读时有 3 种重要的眼运动:扫视运动、注视和返回运动（regression）。扫视运动约占 10% 阅读时间,每次扫视 8~9 字距,即 2° 视角。所需时间与扫视距离成比例,2° 需 25~30 毫秒,5° 需 35~40 毫秒。在扫视运动之间,眼相对静止,为注视性中止。正常阅读者需 200~250 毫秒。扫视运动可从 2~18 字距,注视时间可从 100~500 毫秒。返回运动是指从右至左的运动(若阅读顺序为从右至左,则返回运动是指从左至右的运动),其占熟练阅读者 10%~20% 阅读时间,返回运动也是一种扫视运动。

第六节　屈光检查

要点:

1. 屈光检查主要内容是验光,包括初始阶段、精确阶段和终结阶段,了解不同阶段的内容。

2. 主观验光分为单眼分别验光、双眼平衡。单眼主观验光法分为三个阶段:找到初步有效的球镜矫正度数、用交叉柱镜精确确定柱镜的轴向和度数、确定最后球镜读数。

3. 某些特殊的受检者也必须行睫状肌麻痹验光,如首次进行屈光检查的儿童、需要全矫的远视者、有内斜视的远视儿童等。

屈光检查主要内容是验光,验光是一个动态、多程序的临床诊断过程。从光学角度来看,验光是让位于无穷远的物体像通过被检眼前的矫正镜片后恰在视网膜上产生共轭像。但是仅达到这样的目标是远远不够的,因为验光的对象是人,而不只是眼球,要为患者找到既看清物体而又使眼睛舒适的矫正处方。

完整的验光过程包括三个阶段,即初始阶段、精确阶段和终结阶段。

在验光的第一阶段(初始阶段),验光人员要收集有关患者眼部屈光状况的基本资料,根据这些资料预测验光的可能结果。该阶段的具体内容有:①收集病史、全身一般情况分析和常规眼部检查;②角膜曲率计检查;③检影验光或计算机验光;④镜片测度仪检测。检影验光是该阶段的关键步骤。

在验光的第二阶段(精确阶段),对初始阶段所获得的预测结果进行检验。精确阶段使用的主要仪器为综合验光仪,让患者对验光的每一微小变化作出反应。由于这一步特别强调患者主观反应的作用,所以一般又称为主观验光。

验光的第三阶段(终结阶段),包括双眼平衡和试镜架测试。终结阶段并不仅仅是一种检查或测量技能,而是经验和科学判断的有机结合。

一、检影验光

检影是一种客观测量眼球屈光状态的方法,利用检影镜将眼球内部照亮,光线从视网膜反射回来,这些反射光线经过眼球的屈光成分后发生了改变,通过检查反射光线的变化可以判断眼球的屈光状态。

检影法是通过对反射光线的主观理解而达到客观判断的结果,其结果提供了一个有价值的验光起始参考数据,但不能直接用于开具镜片处方,因为检影镜的结果并不能表达被检者的主观感觉。一个规范的验光必须是先客观判断,后主观方法验证。有经验的验光师通常也要花几分钟时间做检影,再花较长的时间做主观验光。

检影镜可为两种类型:点状光检影镜和带状光检影镜。目前临床上常用的为带状光检影镜,由投影系统和观察系统两部分构成。检影时,验光师手持检影镜将发散光斑投射在被检眼眼底,并沿一定方向来回移动该发散光斑,同时观察通过被检眼折射后的光斑移动方向,从而判断出被检眼是恰好聚焦在检影者眼平面或聚焦在检影者的眼前或眼后;然后在被检者眼前放置具有一定屈光度数的镜片,当放置的镜片使被检眼眼底恰好聚焦在检影者眼平面时,就可以获得被检眼的屈光不正度数。图16-14从光学角度表达了当入射光线为平行光时,检影镜位置与眼球光学系统远点位置所形成的眼底影动与检影镜移动的关系。

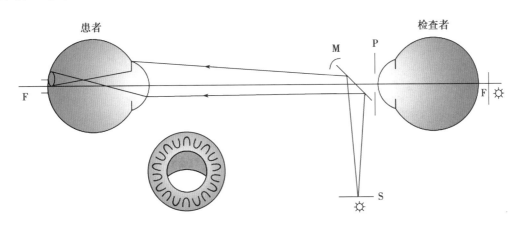

图 16-14 检影原理

观察反射光时,首先需要判断影动为逆动或顺动,由此判断被检眼的远点在检影者的眼前或眼后。此外,还可以通过观察其反光的亮度、影动速度、映带宽度等辅助判断。

验光师一般距离被检眼的一定距离进行检影,因此检影中判断屈光不正度数,一定不能忘记工作镜的作用和计算,如在50cm达到检影中和的度数为+3.00D,则该被检眼的屈光不正度数为(+3.00D)−(+2.00D)=+1.00D。

二、主观验光

验光的目的是为患者找到既能看清物体又使眼睛舒服的矫正镜片,这体现出主观验光的重要性和科学性。使用综合验光仪可以使患者对验光的每一微小变化都做出反应。主观验光分为两部分:①单眼分别验光;②双眼平衡。

（一）单眼远距主观验光

单眼主观验光法分为三个阶段:

1. 找到初步有效的球镜矫正度数 称为初步最正之最佳视力（maximum plus to maximum visual acuity,MPMVA）。MPMVA 主要目的是在控制被检眼调节的前提下,获得尽可能高的正度数镜片或尽可能低的负度数镜片,从而使被检眼获得最佳视力。最常用的方法是将视力"雾视",一般选用雾视

度数为 +0.50~+2.00D。雾视镜在被检者视网膜上产生模糊斑,诱发调节机制,促使调节放松。

一般用初步双色视标结束初步 MPMVA。双色试验又称"红绿试验",采用两组视标,一组视标背景为红色(长波),一组视标背景为绿色(短波)。红光折射率稍小,绿光折射率稍大,因此在正视状态下,绿视标成像在视网膜前,红视标成像在视网膜后,白视标成像在视网膜上。利用红绿试验可以发现微量的欠矫和过矫。如,近视微欠矫,表现为红视标比绿视标清晰;近视微过矫,表现为绿视标比红视标清晰。

2. 用交叉柱镜精确确定柱镜的轴向和度数   通过角膜曲率计和检影验光获得初步柱镜读数后,交叉柱镜(Jackson cross cylinder,JCC)是用于精确确定柱镜的简单、标准的方法。JCC 在相互垂直的主子午线上有度数相同但符号相反的屈光力,一般为 ±0.25D(或 ±0.50D)。主子午线用红白点来表示:红点表示负柱镜轴位置,白点表示正柱镜轴位置,两轴之间为平光等同镜。一般将交叉柱镜的手柄或手轮设计在平光度数的子午线上,JCC 的两条主子午线可以快速转换。交叉柱镜是基于柱镜可以矢量相加的原理来精确确定散光轴位和散光度数的(图 16-15)。

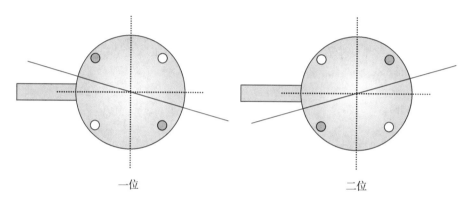

一位   二位

图 16-15   交叉柱镜与眼矫正柱镜的矢量相加

3. 确定最后球镜读数   称为"再次 MPMVA"。再次 MPMVA 的操作步骤同初步 MPMVA,只是结束时的终点标准不一样。再次 MPMVA 的第一步是利用雾视方法来控制调节,雾视镜为 +1.00D 或更多,以使被检眼的视力雾视至 0.5 以下,随后以 0.25D 级率减去雾视镜度数至仍有最佳视力为终点。再次 MPMVA 时一定要考虑景深因素。

(二)双眼调节均衡

双眼调节均衡的目的是将"双眼调节刺激等同起来",通过双眼的视觉均衡进一步将调节反应降为零。理论上讲,单眼主观验光已分别将左、右眼的调节变为零,但实际上仍有可能未达到理想的地步。单眼主观验光过程中有两种因素可能刺激调节:首先是大脑总是感知综合验光仪就在眼前,这种意念性近物会刺激调节的产生,即"器械性调节"。其次,在单眼验光时,系统不容易将调节反应调整到零,当双眼注视时整个系统的调节才比较容易放松。因此,有单眼调节或双眼调节差异存在时,双眼调节均衡将有助于减少或消除这些潜在的误差。

双眼调节均衡只能在双眼视力均已在单眼验光中达到同样清晰的情况下才能使用。

三、睫状肌麻痹验光

人眼的调节状况直接影响屈光的检测,在验光过程中必须注意调节的放松。临床上有许多方法可以防止在验光过程中调节的发生,如加雾视镜、双眼调节均衡等。为了准确获得人眼调节静止状态下的屈光不正度数,有时需做睫状肌麻痹后验光。由于麻痹睫状肌的药物如阿托品等,同时具有散大瞳孔的作用,睫状肌麻痹验光过去常被称为"散瞳验光"。

某些特殊的受检者必须行睫状肌麻痹验光,如首次进行屈光检查的儿童、需要全矫的远视者、有内斜的远视儿童、有视疲劳症状的远视成人等。

常用于睫状肌麻痹验光的药物(用法)包括:1% 环喷托酯(cyclopentolate)滴眼液(验光 30 分钟前滴 2 滴),0.5%~1% 阿托品(atropine)眼膏(3 次/d×3 天)等。使用阿托品药物后,睫状肌的恢复时间较长。

睫状肌麻痹的验光结果提供了眼屈光状态的大量信息,但其结果不能作为最后处方。

四、老视的检查

在屈光矫正的基础上,确定老视被测眼的近附加度数。

检查方法:

1. 试验性附加度数　首先根据下面的几种方法之一确定试验性附加度数:①选择性试验性阅读镜附加;②根据年龄和屈光不正关系选择试验性阅读附加;③融合性交叉柱镜法(fused cross cylinder, FCC)。

常用"调节幅度的一半原则",即将被测者的习惯阅读距离换算成屈光度,减去被测者最大调节幅度的一半,求出试验性阅读附加度数。举例而言,某被测者阅读距离为 40cm(2.50D),最大调节幅度为 2.00D,则该被测者的试验性阅读附加为 +1.50D。

2. 精确测量度数　在试验性附加的基础上,作负相对性调节(NRA)/正相对性调节(PRA),将 NRA 和 PRA 检测结果相加后除以 2,其结果加入试验性附加度数。举例而言,试验性阅读附加为 +1.50D,NRA/PRA 为 -1.50D/+2.00D,则确定附加度数为 +1.75D。

3. 最后确定度数　若以上测量在标准阅读距离(40cm)进行,可再根据被测者的身高和阅读习惯距离,对阅读附加进行补偿调整,一般增加 +0.25D 或 -0.25D。

第七节　正视、屈光不正和老视

要点:

1. 正视是睫状肌松弛无调节状态下,平行光线经眼的屈光系统后在视网膜黄斑中心凹成像。

2. 了解近视、远视、散光、老视的概念。

一、正视

当睫状肌松弛无调节状态下,平行光线(一般认为来自 5m 以外)经眼的屈光系统后在视网膜黄斑中心凹成像,这种屈光状态称为正视(emmetropia),即正视眼的远点为无限远(图 16-16)。若不能在视网膜黄斑中心凹成像,则物像不清晰,称为非正视(ametropia)或屈光不正(refraction error)。

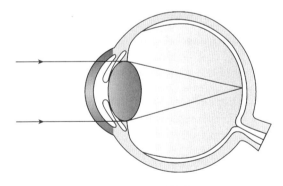

图 16-16　正视眼

二、近视

无调节状态下,平行光线经眼球屈光系统后成像在视网膜之前,称为近视(myopia),如图 16-17。近视眼的远点在 5m 以内到眼前的某一点。

（一）近视分类

1. 根据屈光特性分类　①屈光性近视:主要由于角膜或晶状体曲率过大,屈光力超出正常范围,而眼轴长度在正常范围;②轴性近视:眼轴长度超出正常范围,角膜和晶状体曲率在正常范围。近视的本质是屈光介质的屈光力相对过强或眼轴相对过长。

2. 根据度数分类　①低度近视:-3.00D 及以内的近视;②中度近视:-3.00D 至 -6.00D;③高度近视:-6.00D 以上近视。

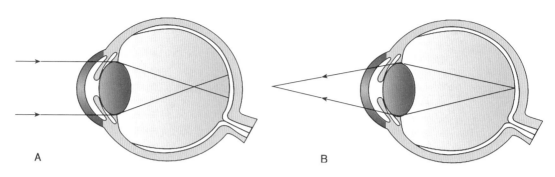

图 16-17　近视

A.近视眼（无调节）;B.近视眼的远点。

（二）与近视有关的临床表现

近视的临床表现分为两方面:一是物像在视网膜前成像而引起的远视力下降,近视力好,视力下降程度与近视程度、瞳孔大小等因素有关。早期常有远视力波动,注视远处物体时眯眼。因近视者看近时少用或不用调节,产生调节和集合平衡失调,易引起外隐斜或外斜视。临床上常见为单纯性近视,眼底一般正常,或可见豹纹状眼底、细窄的视盘颞侧弧形斑。

另一方面是眼球结构改变相关的表现,与眼球壁扩张、眼轴延长引起的球壁组织和眼内容退行性改变有关。近视度数较高者,可发生程度不等的眼底改变,如近视弧形斑、豹纹状眼底,漆裂纹样病变、视网膜下新生血管、黄斑部病变包括黄斑出血或有色素沉着呈圆形黑色斑（Fuchs 斑）、视网膜周边部格子样变性、囊样变性等;由于视网膜牵拉的关系,在年龄较轻时易出现玻璃体液化、混浊和玻璃体后脱离等,常伴有飞蚊症、漂浮物、闪光感等症状。由于眼轴延长,眼球后极部扩张,形成后巩膜葡萄肿,表现为眼球较突出。与正常人相比,发生视网膜裂孔、视网膜脱离、黄斑新生血管的风险明显增加。近视同时伴有视网膜病理改变或后巩膜葡萄肿时,称为病理性近视。

（三）近视的矫治

近视的矫治一般须先经规范且精准的验光确定近视度数,随后应用合适的凹透镜（包括框架眼镜或角膜接触镜）使光线发散后进入眼屈光系统,准确聚焦在视网膜上。近视的矫治也可在医师指导下,有条件地选择屈光手术（具体参见第十六章　第八节　屈光不正矫治　三、屈光手术）。

三、远视

无调节状态下,平行光线经过眼的屈光系统后成像在视网膜之后,称为远视（hypermetropia, hyperopia）。远视眼的远点在眼后,为虚焦点（图 16-18）。远视的本质是屈光力不足或眼轴过短,因此典型的远视者视远不清、视近更不清。

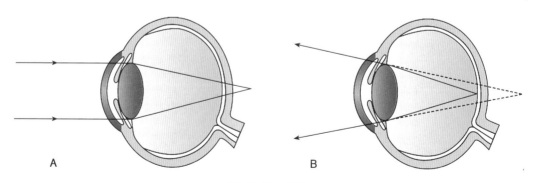

图 16-18　远视

A.远视（无调节）;B.远视（调节）。

当远视度数较低时,患眼可以利用调节增加眼的屈光力,将光线聚焦在视网膜上,从而获得清晰视力。但由于频繁并持久使用调节,远视者视疲劳症状比较明显。

（一）远视分类

根据度数分类如下。①低度远视:<+3.00D,在年轻时能在视远时使用调节进行代偿,大部分人40岁以前不影响视力;②中度远视:+3.00~+5.00D,视力受影响,并伴有不适感或视疲劳症状,过度使用调节还会出现内斜视;③高度远视:>+5.00D,视力受影响严重,视物非常模糊,但视疲劳或不适感反而不明显。这是因为远视度数太高,患眼无法使用调节来代偿。能被调节所代偿的那一部分远视,称为隐性远视。随着年龄的增长,调节幅度或调节能力下降,被调节所代偿的隐性远视将逐渐暴露出来。

（二）远视与年龄

屈光系统、眼轴和视功能的发育是一个相互作用的过程。人眼在婴幼儿期多为中度远视状态,随着年龄增长,屈光系统和眼轴的发育均呈现正视化进程。

1. <6岁时　低至中度远视者无任何症状,这是因为此时期可调节幅度很大,近距阅读的需求也较少。高度远视者通常是在体检时,或出现调节性内斜后被发现。调节性内斜表现为近距内斜大于远距内斜,由高调节性集合/调节比例（AC/A）引起。远视的正确矫正可以减少调节,从而减少调节性集合,消除或减少内斜。

2. 6~20岁　此时期近距阅读需求增大,特别在10岁左右时阅读量迅速增加,阅读字体变小,因此开始出现视觉不适症状。

3. 20~40岁　此时期近距阅读时出现眼酸、头痛等视疲劳症状,部分患眼老视提前出现,原因是随着年龄增长,调节幅度减少,隐性远视减少,显性远视增加。

4. >40岁　此时期调节幅度进一步下降,隐性远视转为显性远视,这时患眼不仅需要近距阅读附加,而且还需要远距附加矫正。

（三）与远视有关的临床表现

远视的临床表现分为2方面:

一方面是视功能问题,如发现以下情况应予以关注:

1. **屈光性弱视**　一般发生在6岁前未给予适当矫正的高度远视儿童。这类弱视可以通过检查早期发现,通过完全矫正远视,并给予适当视觉训练可以达到良好的治疗效果。

2. **内斜**

（1）集合和调节是联动的,当调节发生时,必然会出现集合。调节所诱发的集合的量取决于患者的AC/A,AC/A因人而异,远视者通常较高。

（2）未得到屈光矫正的远视眼,为了获得清晰视力,在远距离工作时就开始使用调节。近距离工作时则使用更多的调节,产生内隐斜或内斜。如果内斜持续存在,就会出现斜视性弱视。

另一方面是屈光介质和眼球结构的器质性改变。远视眼常伴有小眼球、浅前房,因此远视眼散瞳前要特别注意检查前房角,避免前房过浅者散瞳后诱发青光眼。远视眼眼底检查常可见视盘小、色红、边缘不清、稍隆起,类似视盘炎或水肿,但其矫正视力正常或与以往相比无变化,视野也无改变,长期观察眼底形态无改变,称为假性视盘炎。

（四）远视的矫正

远视眼用凸透镜进行矫正。轻度远视如无症状则不需矫正,如有视疲劳和内斜视,即使远视度数低,也应矫正。中度远视或中年以上远视者应戴眼镜矫正视力,消除视疲劳及防止内斜视的发生(具体参见本章第八节)。

四、散光

眼球在不同子午线上屈光力不同,形成两条焦线和最小弥散圆的屈光状态称为散光（astigmatism）。

散光可由角膜或晶状体产生。如图 16-19 所示为规则散光眼,垂直子午线曲率高于水平子午线曲率。经垂直子午线成一水平焦线,因曲率高,为前焦线。经水平子午线成一垂直焦线,因曲率低为后焦线。两焦线之间的间隙称为 Sturm 间隙。前、后焦线之间为一系列大小不等的椭圆形光学切面,其中最小的光学切面为一圆形,称为最小弥散圆。当最小弥散圆恰位于视网膜上时,未矫正的散光眼视力最佳。进行散光矫正的目的就是要把两条焦线的距离变短,最终成为一个焦点。

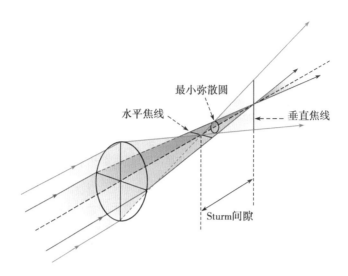

图 16-19   散光和 Sturm 光锥

（一）散光分类

最大屈光力和最小屈光力的主子午线相互垂直者为规则散光,不相互垂直者为不规则散光。规则散光又分为①顺规性散光(astigmatism with rule):最大屈光力主子午线在(90 ± 30)° 位置;②逆规性散光(astigmatism against rule):最大屈光力主子午线在(180 ± 30)° 位置;③斜向散光(oblique astigmatism):(图 16-20)。

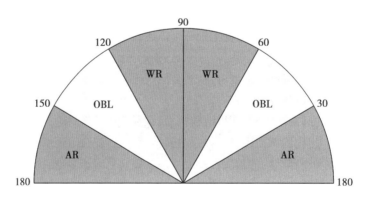

图 16-20   散光按轴位分类

AR、OBL、WR 分别是逆规性散光、斜向散光和顺规散光

根据两条主子午线聚焦与视网膜的位置关系,分为①单纯近视散光:一主子午线聚焦在视网膜上,另一主子午线聚焦在视网膜之前;②单纯远视散光:一主子午线聚焦在视网膜上,另一主子午线聚焦在视网膜之后;③复合近视散光:两互相垂直的主子午线均聚焦在视网膜之前,但聚焦位置前后不同;④复合远视散光:两互相垂直的主子午线均聚焦在视网膜之后,但聚焦位置前后不同;⑤混合散光:一主子午线聚焦在视网膜之前,另一主子午线聚焦在视网膜之后。

（二）散光的矫正

散光应以柱镜进行矫正。如不能适应全矫，可先予以较低度数矫正，再逐渐增加度数。不规则散光眼无法用框架柱镜矫正，可试用硬性角膜接触镜矫正。

五、屈光参差

双眼屈光度数不等者称为屈光参差（anisometropia）。人眼调节活动是双眼同时性的，当双眼度数相差超过 2.50D 时，双眼接收到的像在亮度、对比度、大小、清晰度、色彩等方面会存在巨大差异，从而导致融像困难。学龄前儿童未矫正的屈光参差，尤其是远视屈光参差者，度数较高的眼常处于视觉模糊状态，大脑视皮层倾向于抑制其信号传入，容易进展为弱视。

对屈光参差者进行屈光矫正后，虽然双眼接收到的像的清晰度差不多，但由于矫正镜片放大率的不同引起双眼接收到的像的大小存在差异，同样造成融像困难。因此，屈光参差者的矫正处方需考虑镜片的物像放大率。

六、老视

随着年龄增长，晶状体逐渐硬化，弹性减弱，睫状肌的功能也逐渐减低，从而引起眼调节功能逐渐下降，一般在 40~45 岁开始出现阅读等近距离工作困难，这种由于年龄增长所致的生理性调节减弱称为老视（presbyopia）（图 16-21）。

老视者初期常感觉将目标放得远些才能看清，在光线不足时更为明显，随着年龄的增长，这种现象逐渐加重。为了看清近目标需要增加调节，常产生因睫状肌过度收缩和相应的过度集合所致的视疲劳症状。

老视是一种生理现象，不论屈光状态如何，每个人均会发生老视。但是原有屈光状态将影响老视症状出现的时间早晚，未行矫正的远视者较早出现症状，近视者非矫正状态下老视症状不明显。

老视和远视有着本质区别（表 16-3）。

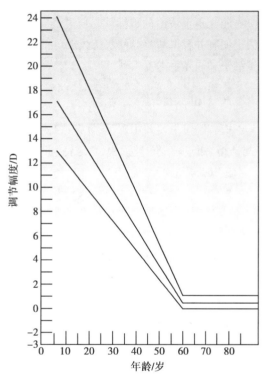

图 16-21 调节与年龄的关系

表 16-3 老视和远视的区别

	老视	远视
定义	和年龄相关的生理性调节力下降，导致近距离工作困难，一般都在 40 岁左右出现	是一种屈光不正，由于眼球的屈光力过小，或眼轴过短所致，出生后往往就存在
症状	远视力如常，近视力明显降低	看远不清楚，看近更不清楚，但部分症状可被调节所代偿
矫正方法	需要视近矫正	需要远屈光矫正，高度远视有时还需要视近矫正

利用 Hoffstetter 公式可以推知老视出现的时间和矫正所需的附加度数，一般规律是正视眼在 45 岁左右约需 +1.50D 附加，50 岁左右约需 +2.00D，60 岁以上约需 +3.00D。

老视的检测与矫正：应进行远视力检查和验光，矫正屈光不正；同时了解被检者的工作性质和阅读习惯，根据阅读距离进行屈光矫正。老视矫正应用凸透镜，可选择单焦点眼镜、区域双焦点眼镜和渐变多焦点眼镜。

第八节　屈光不正矫治

要点：

　　1. 矫正或治疗屈光不正主要是通过框架眼镜、角膜接触镜和屈光手术。

　　2. 角膜接触镜从材料上可分为软镜和硬镜，配戴角膜接触镜应注意手卫生，减少并发症。

　　3. 角膜塑形术通过机械压迫、镜片移动按摩及泪液液压达到压平角膜中央形状的作用，从而暂时减低近视度数。

　　4. 屈光手术包括角膜屈光手术、眼内屈光手术。角膜屈光手术又包括非激光、激光角膜屈光手术。眼内屈光手术是在眼内植入人工晶状体以矫正屈光不正。

　　屈光不正矫治的目标就是通过最安全的屈光方法以获得最佳的视觉矫治效果，使人们工作和生活更便利并看得清楚、舒服、持久。矫正或治疗屈光不正的方法目前主要分3种类型：框架眼镜、角膜接触镜和屈光手术。

一、框架眼镜

　　框架眼镜主要使用球镜、柱镜或球柱镜（现多为环曲面）。球镜用于矫正单纯远视或近视，正球镜（凸透镜）用于矫正单纯远视，负球镜（凹透镜）用于矫正单纯近视。柱镜或球柱镜用于矫正散光。

　　框架眼镜的特点是安全、简便、经济。

　　框架眼镜镜片材料主要有玻璃和树脂。玻璃镜片耐磨性好、折射率较高，但较重、易碎。树脂镜片的特点是不易破碎、较轻、抗紫外线，但易磨损。镀膜工艺的发展逐步克服了树脂镜片的易磨损等问题。

　　不断提升的屈光矫治需求推动了镜片材料升级和功能更新。非球面镜片更薄、更轻，并减少像差，提高像质。用于矫正老视的渐变多焦点镜片，通过同一镜片的不同区域看清远、中、近不同距离的物体，镜片上方为视远区，下方为视近区，之间为看中距离的渐变区，即度数逐渐变化的区域，两侧为变形（像差）区。周边离焦镜片在防控近视领域也有较好的应用前景。

　　眼镜处方的规范写法为：标明眼别，先写右眼处方，后写左眼处方。右和左可缩写为 R 和 L，或用拉丁文缩写 OD（右眼）、OS（左眼），双眼可缩写为 BE（both eyes）或 OU（双眼拉丁文缩写）。如需同时配远用（DV，distance vision）和近用（NV，near vision）眼镜，先写 DV 处方，后写 NV 处方。球镜度数用 DS（diopter of spherical power）表示，柱镜度数用 DC（diopter of cylindrical power）表示，同时标明柱镜轴向。棱镜度用符号 △ 表示，并需标明棱镜基底朝向。如同时有球镜、柱镜或棱镜成分，则可用"/"表示联合。如：

$$-3.50DS/-1.50DC \times 165/3^{\triangle}BD$$

　　上述处方表示 −3.50D 球镜联合 −1.50D 柱镜，轴子午线为 165°，3 棱镜度，BD 表示棱镜基底朝下。

　　验配框架眼镜时，通常需将镜片的光学中心对准瞳孔中心，否则将产生棱镜效应，所产生的棱镜效应大小与镜片度数和瞳孔偏离光心的距离成正比，即：$P=C \times F$。

　　其中 P 为棱镜度，C 为镜片光心偏离瞳孔中心的距离（单位为 cm），F 为镜片度数。

　　由于框架眼镜镜片与角膜顶点存在一定距离，高度远视或高度近视镜片存在明显的放大或缩小倍率问题，尤其是屈光参差者因双眼成像大小差异明显而难以适应。

二、角膜接触镜

　　角膜接触镜（contact lens）亦称"隐形眼镜"。角膜接触镜与角膜直接接触，镜眼距离极小，同时镜片与角膜之间的泪液层具有特殊的光学效果。这些特点使得接触镜具有框架眼镜所不具备的光学矫正效果,如减少了框架眼镜所致的斜向散光及视网膜像差等问题、可矫正部分不规则散光等。目前已有丰富的接触镜材料、设计和加工的选择,不同类型的镜片可以用于眼科临床疾病的干预。角膜接触镜与眼睛直接相接触的特性又易影响眼表正常生理,在我国归类于3类医疗器械。从材料上分类,角膜接触镜可分为软镜和硬镜。

（一）软性接触镜

软性接触镜由含水的高分子化合物制成,镜片透氧性与材料的含水量和镜片厚度有关。软镜的特点是:验配较简单、配戴舒适。镜片更换方式有传统型(更换周期较长)、定期更换型和抛弃型。软镜上易积聚蛋白等镜片沉淀物,配戴不当可引起巨乳头性结膜炎、角膜炎等并发症。目前认为软镜更换周期不宜过长,应在未出现影响角膜生理的镜片沉淀物吸附前就更换镜片。因此,抛弃型相对传统型是更健康的配戴方式。

（二）硬性接触镜

目前所用的硬镜一般是指硬性透氧性角膜接触镜(rigid gas permeable contact lens,RGP),由质地较硬的疏水材料制成。硬镜的特点是透氧性强、抗蛋白沉淀、护理方便、光学成像质量佳,但验配较复杂,且配戴者需要一定的适应期。由于硬镜和角膜之间有一层"泪液镜",除了能很好地矫正较大度数的规则性散光外,还能矫正各种原因引起的角膜源性不规则散光。一些特殊设计的硬镜还可以用于某些眼疾的视力矫正,如圆锥角膜、不规则角膜等。

与角膜接触镜验配有关的基本参数有直径、基弧(镜片后表面曲率半径)和度数。

（三）角膜塑形镜

角膜塑形镜(orthokeratology lens,OK)是归属于硬性透氧性接触镜中的一种特殊镜片,使用特殊设计的高透氧硬镜(OK镜),通过机械压迫、镜片移动按摩及泪液液压达到压平角膜中央形状的作用,从而暂时减低近视度数。由于角膜形态的改变存在一定的限度,常规只能暂时下降6.00D以内的近视度数。也有一些特殊设计的镜片可以降低更多的近视度数,但验配的难度和可能出现的并发症都会增加。角膜形状具有一定的"记忆性",一旦停止配戴镜片后原屈光不正度数将回复。OK镜验配较复杂,使用不当易引起严重并发症,应严格控制使用,必须在医疗机构中由专业医疗人员进行规范验配。

1. 镜片的特殊设计　现代角膜塑形镜一般具有4个弧度(图16-22、图16-23),即基弧、反转弧、定位弧和周边弧区。

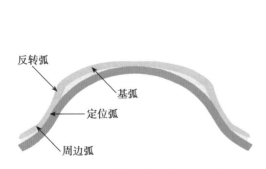

图 16-22　角膜塑形镜后表面示意图

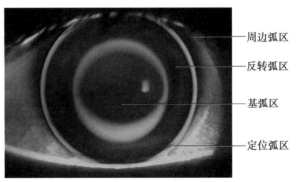

图 16-23　角膜塑形镜的荧光评估图

基弧较角膜前表面曲率平,平坦的程度决定了可降低的近视屈光度。反转弧的弧度比基弧陡,为倒几何设计,因为角膜的形态是中央陡峭,越往周边越平坦,角膜塑形镜反转弧的设计刚好相反。反转弧产生一空隙,填充着泪液,产生负压作用,使得塑形作用更有效。定位弧增加了镜片配戴的稳定性,有利于中心定位,同时也有利于第二弧区负压的形成。周边弧明显比周边角膜平坦,有利于镜下泪液循环。

2. 角膜塑形镜验配　镜片对角膜的作用是否有效和安全依靠合适的规范验配。验配前必须进行详细的验配前检查,排除禁忌证后根据眼部参数确定镜片参数。角膜地形图是验配中不可或缺的检查,验配前的地形图参数可以了解角膜的形态,作为镜片参数选择的参考。配戴后角膜形态的变化可以通过地形图来监控,如图 16-24 配戴后角膜中央区变平坦,中周边有红色的变陡峭区域。

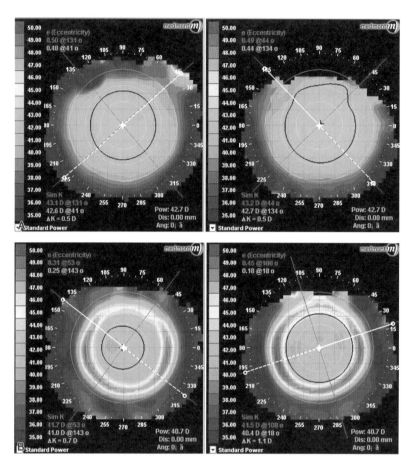

图 16-24　角膜塑形镜配戴前后角膜地形图
A. 验配前;B. 配戴 1 个月后。

验配方法有经验法、计算机软件辅助验配和诊断镜验配等,其中诊断镜验配由于能模拟实际镜片配戴效果,更能提高验配的成功率。塑形镜的验配是一个动态的过程,配戴后角膜和镜片的匹配关系也会发生变化,所以及时定期随访检查非常重要。

3. 配戴的安全　角膜塑形镜片被认为是一种有效、安全的屈光矫正方法,但有着严格的适应证,只有针对合适的配戴者,进行规范的验配才能达到预期作用。大部分角膜塑形镜是晚上配戴,晨起摘镜后可以保持白天较好的视力。更高透氧性的镜片材料是配戴镜片过夜有安全保障的前提。材料的高生物相容性能增加配戴的舒适度和减少镜片表面的沉淀物,从而减少并发症。由于每次配戴时,角膜和镜片都是相互作用的,规范验配和及时随访检查是保证安全的基本防范程序。角膜塑形镜常见的并发症多发生在角膜,出现后必须得到及时的眼科诊断和治疗,所以在有资质的医疗单位进行验配更能保障安全。

近年来,临床研究发现角膜塑形术可以缓解近视进展。目前,不少前瞻性设计的临床研究正聚焦在其机制的探索,可能的机制是改变眼球周边屈光度。

（四）接触镜特殊运用

除矫正屈光不正外,还有一些特殊用途的角膜接触镜,如含有药物的镜片,配戴时在角膜表面缓慢释放药物,可维持一定药物浓度;绷带型角膜接触镜,用于准分子激光角膜屈光术后,减少术后疼痛、促进角膜上皮愈合;着色的角膜接触镜,用于无虹膜症、色弱和角膜白斑美容等。

三、屈光手术

屈光手术是以手术操作的方法去改变眼的屈光状态,包括角膜屈光手术和眼内屈光手术。我国近视发生率高,屈光手术的需求非常大。我国屈光手术量世界第一,临床疗效处于国际领先地位,患者满意度极高,在屈光手术相关的基础和临床研究方面也展现了强大的实力。

相对于非手术矫正,屈光手术是有创的,因此,手术的精准性、有效性和长期的安全性和稳定性是评价手术价值的前提,必须遵循严格的手术适应证、选择标准、规范的手术流程和严密的围手术期管理。面向未来,对屈光手术原理的深入理解,将更准确地把握屈光手术的发展方向,实现更安全、更精准的技术创新。

(一)角膜屈光手术

角膜屈光手术是通过改变角膜前表面曲率而改变全眼屈光状态,达到矫正屈光不正的目的。

根据是否采用激光,分为非激光角膜屈光手术和激光角膜屈光手术。

1. 非激光角膜屈光手术 主要包括放射状角膜切开术(radial keratotomy,RK)、角膜基质环植入术(intrastromal corneal ring segments,ICRS)、散光性角膜切开术(astigmatic keratotomy,AK)等。由于激光准确、安全、可预测,大多数非激光手术已渐渐被激光手术取代。角膜胶原交联术(corneal collagen cross-linking,CXL)是非激光性角膜屈光手术的一种,它利用核黄素作为光敏剂,在紫外线作用下产生活性氧,进一步与多种分子作用后,在相邻胶原纤维的氨基间形成共价键,从而增加角膜强度,产生一定的屈光矫正作用,目前主要应用于圆锥角膜、角膜屈光手术后和角膜溃疡等引起的角膜扩张。

2. 激光角膜屈光手术(表 16-4) 激光角膜屈光手术是应用准分子激光和飞秒激光等手段,通过切削角膜基质改变角膜曲率半径,从而达到矫正屈光不正的目的。

表 16-4 不同类型激光角膜屈光手术的原理和基本特点

手术方式	手术原理
准分子激光屈光性角膜切削术(photorefractive keratectomy,PRK)	角膜上皮刀刮除上皮 + 准分子激光消融
准分子激光原位角膜磨镶术(laser in situ keratomileusis,LASIK)	显微角膜板层刀 + 准分子激光消融
准分子激光上皮瓣下角膜磨镶术(laser epithelial keratomileusis,LASEK)	乙醇加手工制瓣 + 准分子激光消融
机械法准分子激光角膜上皮瓣下磨镶术(epipolis laser in situ keratomileusis,Epi-LASIK)	机械上皮刀制瓣 + 准分子激光消融
前弹力层下激光角膜磨镶术(sub-bowman keratomileusis,SBK)	显微角膜板层刀 + 准分子激光消融
经上皮 PRK(trans-epithelial PRK,T-PRK)	准分子激光切削角膜上皮 + 准分子激光消融
飞秒激光 LASIK(femtosecond-LASIK,FS-LASIK)	飞秒激光制瓣 + 准分子激光消融
飞秒激光基质透镜切除术(femtosecond lenticule extraction,FLEx)	飞秒激光制瓣 + 飞秒激光透镜切割
飞秒激光小切口基质微透镜取出术(small incision lenticule extraction,SMILE)	飞秒激光制角膜缘小切口 + 飞秒激光基质微透镜取出

(1)准分子激光:指受到电子束激发的惰性气体和卤素气体结合的混合气体形成的分子向其基态跃迁时发射所产生的激光。准分子激光与生物组织之间产生光化反应,将分子间的结合键打断,使组织分离成挥发性的碎片而达到对角膜的重塑目的。

基于准分子激光的角膜屈光手术方式主要有:①准分子激光屈光性角膜切削术(PRK):刮除角膜

上皮后,用准分子激光切削少量角膜浅表组织以改变角膜表面曲率;②准分子激光原位角膜磨镶术(LASIK):先在角膜上用特制的显微角膜板层刀作一个带蒂的角膜瓣(厚度为120~160μm),掀开后在暴露的角膜基质床上进行准分子激光切削,是目前的主流术式之一(图16-25);③前弹力层下激光角膜磨镶术(SBK):薄瓣LASIK技术,是利用飞秒激光或机械式显微角膜板层切开刀,制作厚度90~110μm且直径约为8.5mm的角膜瓣,然后用准分子激光切削基质。

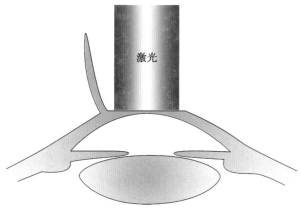

图16-25 LASIK手术示意图

(2)飞秒激光:一种在中心波长左右的一段波长连续变化光的组合,利用这段范围内连续波长光的空间相干来获得时间上极大的压缩,从而实现飞秒量级的脉冲输出,持续时间只有10~100飞秒(1飞秒=1/1 000万亿秒)。当高频率的飞秒激光脉冲在非常短的时间里聚焦于角膜组织内极为狭小的空间时,通过多光子电离激励过程使组织电离,并形成等离子体,最终使组织通过光裂解作用,爆破产生含CO_2和H_2O的微小气泡,成千上万紧密相连的飞秒激光脉冲产生数以万计的小气泡连在一起,结果达到精密的角膜组织切割效应。

基于飞秒激光的角膜屈光手术方式主要有:①飞秒激光制作角膜瓣联合基质面行准分子激光切削的飞秒激光LASIK术(图16-26);②飞秒激光制作隧道的角膜基质环植入术(Femto-ICRS);③飞秒激光角膜基质透镜切除术;④小切口飞秒激光角膜基质透镜切除术等(图16-27)。近年来,飞秒激光不仅应用在角膜屈光手术、治疗性角膜手术及晶状体手术中,而且也拓展应用到抗青光眼手术中,在巩膜、小梁网等组织操作中发挥作用。

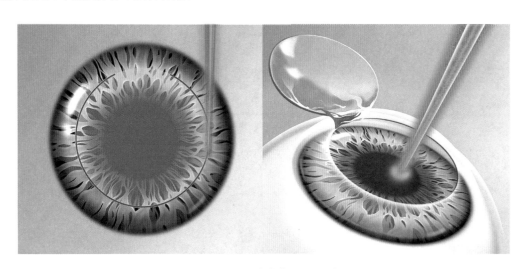

图16-26 飞秒激光LASIK术

3. 激光角膜屈光手术的适应证、禁忌证和注意事项 ①排除眼部活动性疾病和引起眼部改变的全身性疾病,如糖尿病、甲状腺功能亢进、全身结缔组织疾病和免疫功能抑制等;②年龄一般要求在18周岁以上,且无特殊职业要求者;③屈光力矫治范围一般为:近视-1.00~-12.00D;远视+1.00~+6.00D,散光6.00D以下,且近2年屈光状态稳定(每年变化≤0.50D);④角膜曲率在39.00~48.00D之间;厚度一般大于460μm。对于LASIK术式,角膜瓣下剩余基质床厚度要求达280μm以上,对于PRK、LASEK和Epi-LASIK术式,术后角膜总厚度保留360μm以上,基质层厚度约300μm;⑤暗室及一般照明下的瞳孔直径过大者(暗室中达7mm以上)应慎行或不行手术。此外,对

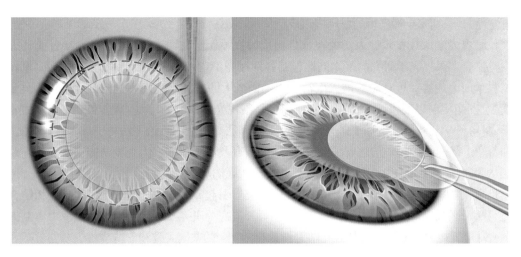

图 16-27　小切口飞秒激光角膜基质透镜切除术

手术效果期望值过高者,应谨慎选择手术。

目前角膜屈光手术已发展到全激光手术时代,即单纯准分子激光、飞秒激光＋准分子激光、单纯飞秒激光手术,全程"无刀化"使得手术具有更好的安全性和有效性,切削更加精确,减少了对角膜神经的损害,带来更好的术后视觉质量,提高患者的舒适度,是目前主流的屈光手术方式。

（二）眼内屈光手术

眼内屈光手术是在眼内腔隙（如后房）植入人工晶状体以矫正屈光不正。分为无晶状体眼或有晶状体眼人工晶状体植入两类:无晶状体眼人工晶状体植入术指手术摘除混浊或无调节力的自身晶状体,联合屈光性人工晶状体植入;有晶状体眼人工晶状体植入术指在有晶状体眼的前房或后房植入人工晶状体,以矫正屈光不正的手术。

眼内屈光手术应遵循术后长期安全性和患者有利原则。

1. 晶状体摘除合并人工晶状体植入术　白内障手术设备的发展、技术更新,为晶状体手术实现微创、精准创造了条件。在这一基础上,透明晶状体摘除联合人工晶状体植入术（clear lensectomy combined with intraocular lens implantation）的安全性有了根本保障,成为一种有发展潜力的屈光手术。随着多焦人工晶状体、三焦人工晶状体、焦深延长型人工晶状体、散光多焦人工晶状体等屈光性人工晶状体的发展和完善,已能够很好地满足屈光矫正和全程视力的需求,是未来眼内屈光手术发展的主要方向。

2. 有晶状体眼人工晶状体手术（phakic intraocular lens）　根据人工晶状体的材料、设计、固定方式不同,可分为前房型和后房型,前房型有房角固定型（angle-fixed）和虹膜夹持型（iris-claw）两种;后房型（图 16-28）有睫状沟固定的可植入接触镜（implantable contact lens,ICL）和后房悬浮的有晶状体眼屈光晶状体（phakic refractive lens,PRL）。

有晶状体眼前房型人工晶状体由于采用硬性材料制作,支撑房角或夹持虹膜,导致眼内组织持续损伤和炎症反应,造成不可逆的角膜内皮数下降、虹膜炎症或萎缩、房角损害等,目前已很少应用。有晶状体眼后房型人工晶状体采用生物相容性更好的软性材料制作,设计不断完善。人工晶状体位于后房,对角膜内皮损伤极小、青光眼、白内障等并发症发生率低,且具有良

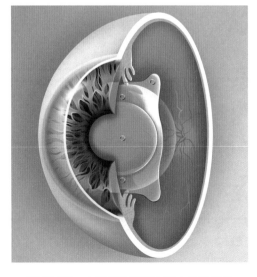

图 16-28　有晶状体眼后房型人工晶状体

好的可逆性,其长期安全性已得到临床应用广泛认可。

　　现代眼视光学医疗技术使人们的视觉目标从初级眼保健(primary eye care)逐渐过渡到追求完美的视觉体验。眼视光学研究的基本问题包括各种屈光不正、双眼视觉、低视力康复,同时也涵盖部分视觉科学研究内容。近视眼对国人生活是影响面最大的几种疾病之一,有关近视眼的流行病学、动物模型、发病机制以及预防和治疗的研究仍将是眼视光学研究的重点、难点和突破点。随着计算机科学、材料科学及新的制造加工工艺的出现,对各种屈光不正的矫治方法将更加多样化,患者更觉美观和舒适。随着神经科学的进展,视觉神经功能发育及调控研究将为视觉功能训练和治疗(vision training & therapy, VT)提供有效的手段。常见致盲性眼病(包括儿童盲眼病),例如白内障、青光眼、视网膜疾病、眼肌病等手术后的视觉功能康复问题应当引起高度关注。与视觉科学研究相结合的光学研究将赋予眼视光学更深的内涵。计算机科学、人工视觉研究及各种助视器为低视力康复提供了技术平台。但低视力康复仍需要眼视光学工作者和全社会的共同关爱和支持。

 思考题

　　1. 常见的视力记录方法有哪些? 它们之间如何互相转换?

　　2. 简述眼球调节反应发生的生理过程。

　　3. 试述主观验光的完整步骤,有哪些注意事项?

　　4. 近反射的三联动指什么?

　　5. 近视用什么镜矫正? 配镜原则是什么?

　　6. 病理性近视的度数、表现和眼底病变有哪些?

　　7. 激光角膜屈光手术的适应证和禁忌证有哪些?

　　8. 患者 18 岁,男性,右眼:−5.0DS/−1.0DC×175=1.0,左眼 −11.0DS/−1.5DC×160=0.8,角膜厚度:右眼 486μm,左眼 479μm,拟行屈光手术矫正,可考虑何术式?

（吕　帆　沈　晔）

第十七章

斜视与弱视

斜视是眼科的常见病、多发病,患病率约 1%,可因控制眼球运动的神经肌肉异常或各类机械性限制引起,是与双眼视觉和眼球运动相关的疾病,与神经眼科学、视光学和遗传学等学科交叉。斜视不仅可以导致患者容貌外观及心理受损,还可以影响双眼视功能。斜视病种繁多、临床表现各异、手术方法多样。本章主要就斜视的相关概念、检查方法、临床常见斜视类型的诊断治疗、眼球震颤和弱视的诊治进行叙述,期望读者能够掌握这些疾病的诊断要点及治疗方法。

第一节 斜 视 概 论

要点:

1. 斜视的分类。

2. 共同性斜视与非共同性斜视的鉴别点:共同性斜视双眼斜视度相等,眼球运动无限制,眼位偏斜不随注视方向的改变而变化。非共同性斜视的特点与其相反。

斜视(strabismus)是指一眼注视时,另一眼视轴偏离形成的异常眼位。本节主要介绍斜视常用的相关概念和分类。

一、相关概念

(一)正位视

正位视(orthophoria)是在向前方注视时双眼的眼外肌保持平衡,眼球向任何方向、任何距离注视时眼球的运动系统均处于完全平衡状态,使双眼眼轴始终能对准注视目标,即使打破融合后双眼亦均无偏斜的倾向,是一种理想的双眼平衡状态,大多数人都有小度数的隐斜。

(二)第一斜视角和第二斜视角

第一斜视角(primary deviation)指麻痹性斜视以健眼注视时,麻痹肌所在眼的偏斜度。第二斜视角(secondary deviation)指麻痹性斜视以麻痹肌所在眼注视时,健眼的偏斜度。

(三)诊断眼位

诊断眼位(diagnostic position)用于诊断双眼运动的情况,包括眼球向九个注视方向转动的位置(简称:九方位):原在位、水平向右、右上方、垂直向上方、左上方、水平向左、左下方、垂直向下方、右下方。

(四)融合

融合(fusion)是指双眼同时看到的物体在视觉中枢整合为一个物像。

(五)Kappa角

Kappa角为视轴(注视目标与黄斑中心凹连线)与经过该眼瞳孔中央的瞳孔轴间的夹角(图17-1)。

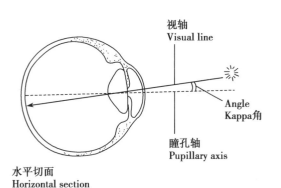

图 17-1 Kappa 角:视轴与瞳孔轴的夹角

当一眼注视光源时,角膜反光点位于瞳孔正中央,为瞳孔轴与视轴重合,即零 Kappa 角。反光点位于瞳孔轴鼻侧,给人以轻度外斜视的印象,此为阳性 Kappa 角(正 Kappa 角);反光点位于瞳孔轴颞侧,为阴性 Kappa 角(负 Kappa 角),易误诊为内斜视。所以,如果没有 Kappa 角的概念,可能把较大度数的 Kappa 角误诊为斜视。

(六) 假性斜视

除较大度数的 Kappa 角可能引起斜视的误诊外,内眦赘皮或者瞳孔距离小可能误诊为内斜视。而瞳孔距离过大,内眦巩膜暴露较多,易误诊为外斜视。对一个可疑的斜视患者,首先要通过仔细观察并结合遮盖试验排除假性斜视。

(七) Pulley

Pulley 为近眼球赤道部的环状结构,像"袖套"一样包绕于眼外肌周围,通过悬韧带连接于眶壁、相邻眼外肌和球筋膜囊。其由胶原纤维、弹性纤维和平滑肌组成。作用:维持眼外肌在眼眶内的位置,防止眼外肌从眼球滑脱;作为眼外肌功能起点,决定眼外肌的径路与作用力方向。

二、斜视分类

斜视分类比较复杂,国际上通用的是根据不同因素分类。

(一) 根据融合状态分类

1. **隐斜**(phoria,heterophoria,latent strabismus) 是一种能被双眼融合机制控制的隐性眼位偏斜。正常人多数都有隐斜。

2. **斜视**(strabismus) 是一种不能被融合机制控制的眼位偏斜。又分为间歇性斜视和恒定性斜视。

(1)间歇性斜视(intermittent strabismus):部分时间可以被双眼融合机制控制的斜视,即有时正位有时斜视。

(2)恒定性斜视(constant strabismus):不能被双眼融合机制控制的持续性斜视。

(二) 根据眼球运动和不同注视位置眼位偏斜的变化分类

1. **共同性斜视**(concomitant strabismus) 双眼斜视度相等,眼球运动无限制,眼位偏斜不随注视方向的改变而变化。

2. **非共同性斜视**(incomitant strabismus) 第二斜视角大于第一斜视角,眼球运动存在不同程度受限,眼位偏斜随注视方向的改变而变化。

非共同性斜视分为麻痹性和限制性两类。

(1)麻痹性斜视(paralytic strabismus):由支配眼球运动的脑神经异常或眼外肌麻痹引起的斜视。

(2)限制性斜视(restrictive strabismus):由各类机械性限制引起的眼球运动障碍和斜视。

(三) 根据注视情况分类

1. **交替性斜视**(alternating strabismus) 斜视的双眼可以交替注视,因为双眼均有机会注视,一般不会形成弱视。

2. **单眼性斜视**(monocular strabismus) 斜视只存在于一眼,而且该眼通常有弱视。

(四) 根据斜视发生的年龄分类

1. **先天性斜视**(congenital strabismus) 出生后 6 个月内发生的斜视。

2. **后天性斜视**(acquired strabismus) 出生 6 个月后发生的斜视,即正常视觉发育一段时间之后发生。

(五) 根据眼位偏斜方向分类

1. **水平斜视**(horizontal strabismus) 包括内斜视(esotropia,esodeviation)和外斜视(exotropia,exodeviation)。

2. **垂直斜视**(vertical strabismus) 包括上斜视(hypertropia,hyperdeviation)和下斜视(hypotropia,

hypodeviation）。

3. 旋转斜视（cyclotropia） 包括内旋斜视（intortion，incyclotropia）和外旋斜视（extortion，excyclotropia）。

临床遇到的患者，常有以上几种不同斜视混合存在。

第二节　斜视检查法

要点：

1. 斜视专科检查中，三棱镜加遮盖法是术前常用的检查方法。

2. Parks 三步法用于在垂直斜视中鉴别原发麻痹肌为上斜肌还是上直肌麻痹。

斜视检查含一般检查和斜视专科检查两部分。

一、一般检查

一般检查包括：第一、询问病史和主诉；第二、视力检查与屈光检查；第三、眼科系统检查。

（一）询问病史

1. 斜视发生（发现）的时间及症状　斜视为恒定性或间歇性、斜视出现在视近时或视远时或远近均有、斜视是单眼斜视或双眼交替性斜视、斜视是否只出现在精神不集中或疲劳时、一天中斜视发生的频率、是否在户外阳光下喜欢闭一眼等。

2. 是否有相关的诱因，如发热、外伤、疾病等。如患者为儿童，要询问母亲妊娠史、是否早产、难产及出生体重等。

3. 是否复视　如果出现复视，是单眼还是双眼复视。

4. 既往史　是否戴过眼镜、弱视治疗、眼外肌手术、视物歪头等。

5. 既往的照片可能提供重要线索。

（二）视力检查与屈光检查

参见相关章节。

强调：

1. 先检查立体视觉，再检查视力，包括：远近视力、裸眼与矫正视力。

2. 对有隐性眼球震颤的患者，因为遮盖一眼可诱发被检查眼出现眼球震颤导致视力低，影响视力检查的可靠性。为此，在检查时保持双眼同时睁开，眼前放置 +5.00D 球镜雾视一眼以检查对侧眼视力，可检查到接近实际的生活视力。

屈光检查为斜视检查的常规内容，无论是否需要配戴眼镜。儿童验光需滴药充分麻痹睫状肌。

（三）眼科系统检查

详见各章节。

二、斜视专科检查

专科检查包括三部分：眼位检查、眼球运动功能检查和双眼视功能检查。

（一）眼位检查

临床常用角膜映光法、交替遮盖法、遮盖-去遮盖法、三棱镜加遮盖法、诊断眼位斜视度检查法和同视机法。

1. 角膜映光法（corneal light reflex test） 有两种形式。

（1）Hirchberg 法：该方法适用于两眼均有注视能力者。患者注视 33cm 处的点光源，通过观察角膜光反射的位置及其与瞳孔的关系来判断斜视的类型和斜视度（图 17-2）。

（2）Krimsky 法：该方法适用于一眼视力差，缺乏注视能力者。在被检者眼前放置三棱镜，令被检者注视手电筒点光源，至该眼角膜反光点与注视眼对称即为该眼的斜视度。也可将三棱镜放置在注视眼前，至斜视眼角膜反光点与注视眼反光点对称为止。

2. 交替遮盖法（alternate cover test）　交替遮盖的目的是使双眼融合功能分离，以发现包括斜视和隐斜在内的全部斜视，是斜视检查常用的定性方法之一。方法：遮盖板迅速从一眼移到对侧眼，再回来，反复多次，观察是否有眼球移动。

3. 遮盖-去遮盖法（cover-uncover test）　遮盖是打破融合的方法之一，通过遮盖判断被遮盖眼是否存在斜视以及斜视的性质，并鉴别隐斜与斜视，以及有无弱视（图 17-3）。临床多用。

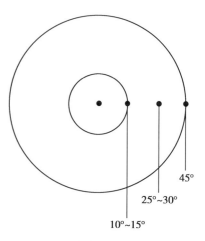

图 17-2　眼位检查：Hirschberg 法

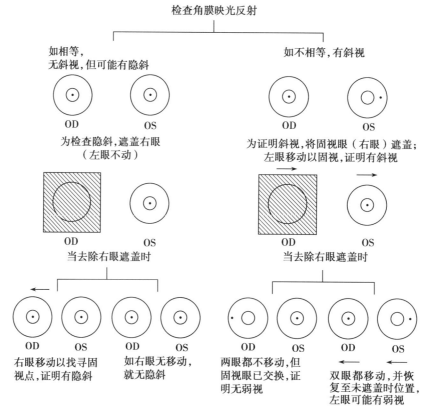

图 17-3　眼位检查：遮盖-去遮盖法步骤

4. 三棱镜加遮盖法（prism plus cover test）　是斜视手术前定量检查最常用、最准确的方法，可以测量斜视和隐斜总的斜视度。检查时让患者分别注视看近 33cm 和看远 6m 处目标，将三棱镜置于斜视眼前，三棱镜的尖端与斜视的方向一致（如外斜视，则三棱镜的尖端朝向颞侧），然后交替遮盖两眼，逐渐增加三棱镜度数至眼球不再移动为止。此时所用三棱镜度数即为所检查距离和注视方向的斜视度。也可以用单眼遮盖-去遮盖法检查。注意应同时检查裸眼与戴镜、看近与看远的斜视角。如斜视既有水平又有垂直成分，则可在被查眼前分别加上合适的水平三棱镜和垂直三棱镜至中和为止。

5. 诊断眼位斜视度检查法　通过对九个诊断眼位斜视角的定量检查，可以分析判断麻痹性斜视受累肌肉，有助于诊断和手术设计。通过检查正上方和正下方斜视度，可以确定是否存在 A、V 现象。

6. **同视机法（synoptophore test）** 一种定量检查斜视角的方法，用于检测原在位及诊断眼位的斜视度。两眼分别从两个可以前后活动而相互独立的镜筒看画片。用同时知觉画片检查斜视度，检查时一眼注视画片中心，检查者把对侧眼镜筒调整到被查眼反光点位于瞳孔中央处，在刻度盘上可以直接读取斜视度数，此检查结果为他觉斜视角（客观斜视角）。通过对各诊断眼位斜视角的定量检查，可以判断麻痹性斜视的受累肌肉。

（二）眼球运动功能检查

眼球运动是围绕眼球的垂直轴、水平轴、矢状轴三个轴向进行的，围绕垂直轴眼球可做内转与外转运动，围绕水平轴眼球可做上转与下转运动，围绕矢状轴眼球可做内旋与外旋运动。双眼所有眼外肌协调运动，保证眼球向各方向运动自如。眼球运动包括单眼运动与双眼运动。

1. **单眼运动检查（duction test）** 检查时遮盖一眼，另一眼追踪向各注视方向移动的视标，使其转动到最大转动位置，如发现任何眼球运动的减弱，则提示向该方向运动的肌肉力量不足，或存在限制因素。正常情况下，内转（adduction）：瞳孔内缘达上、下泪小点连线；外转（abduction）：角膜外缘可达外眦；上转（elevation，supraduction）：角膜下缘达内外眦水平连线；下转（depression，infraduction）：角膜上缘达内外眦水平连线。

2. **双眼运动检查（versions test，binocular eye movements）**

（1）双眼同向运动：单眼运动不能显示眼外肌运动功能不足时，用双眼同向运动检查（九个诊断眼位），可发现相对功能不足的肌肉和相对亢进的配偶肌。

（2）双眼异向运动：双眼异向运动包括集合（convergence）和分开（divergence）运动，临床上多用于检查集合功能。

（3）集合近点检查（near point of convergence，NPC）：判断自主性集合功能有无过强或不足。被检者注视正前方一个可以引起调节的视标，视标逐渐向鼻根部移近，至被检者出现复视或一眼偏离集合位，该点称为集合崩溃点，此时记录崩溃点至鼻根部的距离，即为集合近点。正常值为7cm。随年龄增长，集合近点逐渐后退。

3. **眼球运动牵拉试验** 用于鉴别麻痹性斜视与限制性斜视。

（1）主动收缩试验（active force generation test）：两眼对照检查，粗略评价测试的肌肉收缩力量是否减弱，判断是否有神经肌肉麻痹因素。医生用镊子抓住被测肌肉附着点或相应的角膜缘处结膜，被检者按医生要求的方向注视，如检查外直肌力量则让被检者向外看，检查者用力方向相反。

（2）被动牵拉试验（forced duction test）：两眼对照检查，发现是否有限制因素以及限制因素部位。医生用镊子抓住被测肌肉附着点或相应的角膜缘处结膜，向不同方向转动眼球，令被检者向眼球转动方向注视，二者方向一致。

以上两种检查均可在表面麻醉下完成，但对于儿童和敏感的成年人则只能在全身麻醉满意后施行。

4. **Parks 三步法** 用于在垂直斜视中鉴别原发麻痹肌为一眼上斜肌还是另一眼上直肌。三个步骤是递进的排除法。第一步，先确定上斜视是右眼还是左眼。如果右眼上斜视，则提示右眼的下转肌（上斜肌或下直肌）不全麻痹，或左眼上转肌（上直肌或下斜肌）不全麻痹。第二步，分析是向右侧注视还是向左侧注视时垂直偏斜大。如果是向左侧注视时垂直偏斜大，则提示麻痹肌可能为右眼上斜肌或左眼上直肌。第三步，做歪头试验（Bielschowsky head tilt test），当头转向高位眼侧（右侧）时，垂直偏斜增大，即歪头试验阳性，则原发麻痹肌为右眼上斜肌。如果歪头试验为阴性，则原发麻痹肌为左眼上直肌。

（三）双眼视功能检查

双眼视功能检查的目的是判断斜视发生后功能的改变。判断是否存在单眼抑制、是否保留正常视网膜对应、抑或已经建立了异常视网膜对应、异常视网膜对应的类型，检查结果对治疗方案的选择和恢复双眼视功能的预测以及评价治疗效果具有临床意义。

1. Worth 四点灯实验

（1）检查目的：确定是否存在单眼抑制。

（2）检查方法：受检者戴红绿眼镜，红片置于右眼前，分别观察近处（33cm）和远处（5m）4 点手电或者灯箱。上方为红灯、左右两侧为绿灯、下方为白灯。如受检者看到 4 个灯说明没有单眼抑制，且两眼正位。如受检者看到 5 个灯，表明其有斜视，无单眼抑制。如只看到 2 个红灯表明左眼抑制，如只看到 3 个绿灯表明右眼抑制。

2. 立体视觉检查

可以用 Titmus 立体图、TNO 立体图或我国自行研发的（颜少明、郑竺英）立体图检查，这些检查法适用于没有明显眼位偏斜或眼位偏斜可以控制的受检者。

对年幼儿童令其注视有兴趣的视标，如能引起两眼集合运动，表明其具有双眼单视功能。

第三节 斜视各论

要点：

1. 先天性内斜视 生后 6 个月内发病，双眼交替性内斜视，一般不合并明显屈光不正，通常无弱视，单眼性斜视者可合并弱视。一般内斜视度数较大。可以合并下斜肌亢进等，需早期手术治疗。手术时机为 18~24 月龄，否则严重影响双眼视。

2. 动眼神经麻痹的临床表现为受累眼大度数外斜视；眼球运动：内转明显受限，内转、外上、外下运动均有不同程度限制。瞳孔：眼内肌受累时瞳孔扩大，对光反应消失或迟钝。上睑下垂：上睑提肌受累时出现。

本节主要论述临床常见斜视的诊断与处理：共同性内斜视、共同性外斜视、非共同性斜视（上斜肌麻痹、展神经麻痹、动眼神经麻痹、单眼上转不足和甲状腺相关性眼病）和特殊类型斜视（AV型斜视、分离性垂直斜视、上斜肌肌鞘综合征、先天性脑神经发育异常综合征、高度近视限制性内斜视）。

一、共同性内斜视

共同性内斜视（concomitant esotropia）可分为先天性内斜视、共同性内斜视、急性共同性内斜视、知觉性内斜视和周期性内斜视。其中共同性内斜视临床最常见，作为重点论述。

（一）先天性内斜视（婴儿型内斜视）（congenital/infantile esotropia）

指出生后 6 个月内发现的内斜视。

【临床表现】 生后 6 个月内发病，双眼交替性内斜视，一般不合并明显屈光不正，通常无弱视，单眼性斜视者可合并弱视。一般内斜视度数较大。由于双眼视野交叉，可以有假性外展限制。先天性内斜视可以合并下斜肌亢进、分离性垂直偏斜、眼球震颤等。

【诊断】 依据病史。婴儿小，视力检查重在定性，确定是否有单眼弱视及注视能力。睫状肌麻痹剂散瞳验光。检查眼底排除先天异常。眼球运动检查确定是否合并下斜肌亢进、分离性垂直偏斜、眼球震颤等。

【治疗】 如有单眼弱视，需先行治疗至双眼视力平衡。先天性内斜视需手术治疗，手术时机为 18~24 月龄，否则严重影响双眼视。也有主张确诊后即手术矫正眼位。合并下斜肌亢进和分离性垂直偏斜者手术设计时应给予同期矫正。

（二）共同性内斜视（concomitant esotropia）

主要特征是眼位偏向鼻侧，第一斜视角等于第二斜视角，斜视角不因注视方向的改变而变化，眼球运动各方向均不受限制。其可分为调节性内斜视、部分调节性内斜视和非调节性内斜视。

1. 调节性内斜视（accommodative esotropia） 分两种：屈光性调节性内斜视和高 AC/A 型调节

性内斜视。屈光性调节因素出现在 2~3 岁,个别也可出现在 1 岁内。有些患者可由混合因素引起。

（1）屈光性调节性内斜视（accommodative esotropia due to hyperopia）

【临床表现】　屈光性调节性内斜视有中度或高度远视性屈光不正,去调节可以矫正眼位。去调节方法包括药物(睫状肌麻痹剂散瞳)和光学(配戴合适矫正眼镜)两种方法。合并或不合并弱视。眼球运动无明显限制。

【诊断】　发病平均年龄为 2 岁半。睫状肌麻痹剂散瞳验光后有中度或高度远视性屈光不正。散瞳或戴镜可以矫正眼位。

【治疗】　无须手术,配戴全屈光处方眼镜即可矫正内斜视(图 17-4),有弱视者同时治疗。一般每年重新验光一次,调换眼镜时应满足视力和眼位正常。

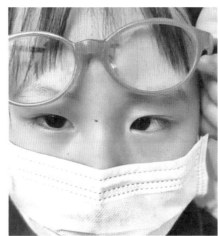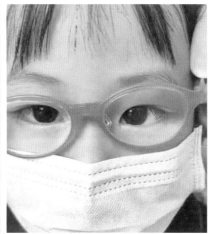

图 17-4　屈光性调节性内斜视:戴镜可完全矫正内斜视

（2）高 AC/A 型调节性内斜视（accommodative esotropia due to high AC/A）

【临床表现】　内斜视看近大于看远,相差≥15△,看远时可以为正位。可以有远视性屈光不正。此类斜视 10 岁后有自愈趋势。

【治疗】　戴双光镜:全屈光矫正同时下加 +1.5~+3D 球镜矫正看近内斜视,定期复查。点缩瞳剂:局部形成药物性近视,减少中枢性调节,但不宜长期应用。

2. 部分调节性内斜视（partially accommodative esotropia）

【临床表现】　有中度或高度远视性屈光不正。去调节可以部分矫正眼位,即散瞳或戴镜后内斜度数减少(图 17-5),但不能完全矫正。合并或不合并弱视。眼球运动无明显限制。

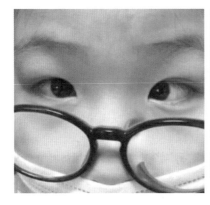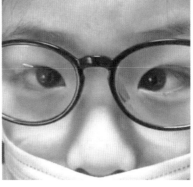

图 17-5　部分调节性内斜视:戴镜后斜视度数减少但不能完全矫正

【诊断】　发病平均年龄为 2 岁半。屈光检查有中度或高度远视性屈光不正。散瞳或戴镜内斜视度数减少。

【治疗】　全屈光处方戴镜。有弱视者先治疗弱视。戴镜 3~6 个月后眼位不能完全矫正,而且双眼视力平衡,非调节部分应手术矫正。术后调节部分继续戴镜矫正。

3. 非调节性内斜视(nonaccommodative esotropia)　没有或很少调节因素。

【临床表现】　发病年龄常在 2 岁以后。没有明显调节因素,戴眼镜不能矫正内斜视(图 17-6)。单眼斜视可合并弱视。斜视角较先天性内斜视小,但随年龄增长可变大。

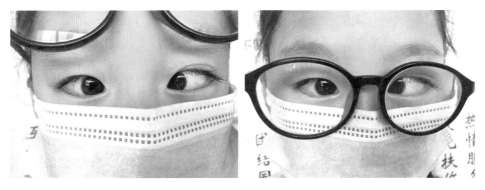

图 17-6　非调节性内斜视:戴眼镜不能矫正内斜视

【诊断】　睫状肌麻痹剂散瞳验光无明显调节因素。眼球运动无明显限制。

【治疗】　有弱视者先治疗弱视。双眼视力平衡后,及时手术矫正眼位。术后可能仍然需要戴眼镜矫正视力。

(三)急性共同性内斜视(acute concomitant esotropia)

急性发作的后天获得性内斜视,发病急,患者主诉突然出现复视。多发生在 5 岁以后,因双眼视功能已健全所以才有复视。青年人小于 -5D 中度近视患者多见。可能由于长时间近距离阅读引起内直肌的张力增加,而外融合力不能控制内直肌的张力,或者由于集合痉挛导致。内斜视度通常不大,视远斜视度比视近斜视度略大,眼球运动无受限。

1. 复像检查　各注视方向复像距离基本相同。治疗先矫正屈光不正,神经内科会诊排除颅内病变。

2. 治疗目的　消除复视。斜视度小可以戴压贴三棱镜矫正复视,斜视度大者在斜视度数稳定后可以考虑手术。

(四)知觉性内斜视(sensory esotropia)

由于儿童早期的各种眼病如先天性白内障、角膜白斑、视神经萎缩、眼外伤、高度屈光参差等,造成单眼视力丧失或明显视力下降后出现此类斜视。

(五)周期性内斜视(cyclic esotropia)

3~4 岁发病。内斜视呈周期性出现,一般为隔日斜视。在不出现之日可能仅有轻度斜视或隐斜。日久可形成恒定性斜视。周期性内斜视患者中偶见弱视,V 型斜视常见。在内斜视不存在时,患者可有正常的双眼视和较好的立体视觉。治疗先矫正屈光不正,也可以考虑手术。

二、共同性外斜视

共同性外斜视(concomitant exotropia)是亚洲人临床最常见的斜视类型,可分为间歇性外斜视与恒定性外斜视,在婴幼儿期少见,但随年龄增长患病率逐渐升高。患者可由外隐斜进展为间歇性外斜视再进展为恒定性外斜视,也可一发病即为间歇性或恒定性外斜视。主要特征是眼位偏向颞侧,眼球运动不受限制,斜视角不因注视方向的改变而变化,第一斜视角等于第二斜视角。

共同性外斜视根据视远、视近时斜视度的不同,临床可分为 4 种类型。

基本型:视远、视近时的斜视度基本相等。

分开过强型:视远斜视度明显大于视近(≥15△)。

集合不足型:视近斜视度明显大于视远(≥15△)。

假性分开过强型:视远斜视度明显大于视近,但单眼遮盖 1 小时或双眼配戴 +3D 球镜后,视远、视近时的斜视度基本相等。

(一)间歇性外斜视(intermittent exotropia)

【临床表现】 为共同性外斜视最常见的类型。早期症状多为阳光下喜闭一眼,表现为有时正位有时外斜视,疾病、疲劳、注意力不集中和融合遭到破坏时斜视易于暴露。斜视出现的频率随年龄增长逐渐增加,斜视度数也多有逐渐增大的趋势。无明显屈光不正,眼位偏斜与屈光不正无特殊联系,少有弱视。眼球控制正位时有一定的双眼视功能。斜视时,偏斜眼被抑制。

【诊断】 可以发病较早,但发现较晚,随年龄增长融合控制能力下降,间歇性外斜视表现明显,眼斜频率随年龄增长逐渐增加。

【治疗】 手术治疗为主,手术时机通常在双眼视功能受损之前。

(二)恒定性外斜视(constant exotropia)

分为交替性外斜视与知觉性外斜视。

1. 交替性外斜视(alternative exotropia) 较间歇性外斜视少见,可以生后即出现或由间歇性外斜视进展而来,双眼交替偏斜(图 17-7)。因为双眼均有机会注视,所以弱视不常见。

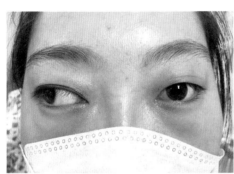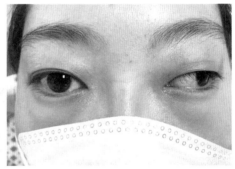

图 17-7　交替性外斜视:双眼交替注视,斜视度大

2. 知觉性外斜视(sensory exotropia) 发生在成人,受累眼呈恒定性外斜视,外斜眼有屈光参差、弱视或视力下降不能矫正,原因可能为白内障、无晶状体眼、视网膜病变、外伤或其他导致视觉障碍的器质性病变。可以合并垂直偏斜。

【诊断】 外斜视恒定存在,眼位不能被融合机制控制。先天性恒定性外斜视常见于脑积水患儿。知觉性外斜视者通常斜视眼视力差不能矫正,故通常仅行该眼手术。

【治疗】 以手术为主。单眼视力差者,手术后眼位欠稳定,术后有复发倾向。

三、非共同性斜视

非共同性斜视(incomitant strabismus)临床主要有两种类型:一种为神经肌肉麻痹引起的麻痹性斜视,常见病因为相关组织炎症、血管性疾病、占位性疾病、先天性异常、外伤等,主要介绍上斜肌麻痹、展神经麻痹、动眼神经麻痹和单眼上转不足;另一种为限制因素引起的限制性斜视,常见原因为外伤后组织嵌顿、手术后组织粘连、肌肉变性,如眶壁骨折、甲状腺相关性眼病等,本节主要介绍甲状腺相关性眼病。

非共同性斜视的主要特点:①眼位偏斜,第二斜视角大于第一斜视角,斜视角随注视方向的变化而改变;②眼球在某个方向或某些方向存在运动障碍;③多有代偿头位;④复视,后天者及失代偿的先天性麻痹性斜视患者多见,复像检查异常。

（一）上斜肌麻痹

1. 先天性上斜肌麻痹（congenital superior oblique muscle palsy,CSOP）   指出生后即发生的上斜肌麻痹。

【临床表现】   眼位:受累眼上斜视。眼球运动:多为下斜肌(内上转)功能亢进,或者上斜肌(内下转)不足。典型的代偿头位:头向低位眼倾。面部发育常不对称。可以单侧或双侧发病。双侧发病者两眼可以对称或不对称,有时一眼受累程度轻,临床不易察觉,称为隐匿性上斜肌不全麻痹。双眼受累时第一眼位垂直斜视度较小或者正位。

【诊断】   眼位:受累眼上斜视,Parks 三步法检查呈受累肌功能位垂直斜视增加。眼球运动:下斜肌亢进,或上斜肌功能不足。歪头试验(Bielschowsky 征)阳性:即将头向高位眼倾斜时,受累眼上翻或上斜视度数明显增加。眼底照相:呈外旋改变(正常眼底照片:黄斑位于视乳头中下 1/3;外旋:黄斑位于视乳头下方;内旋:黄斑位于视乳头上方)(图 17-8)。双眼发病时呈交替上斜视,即右眼注视时左

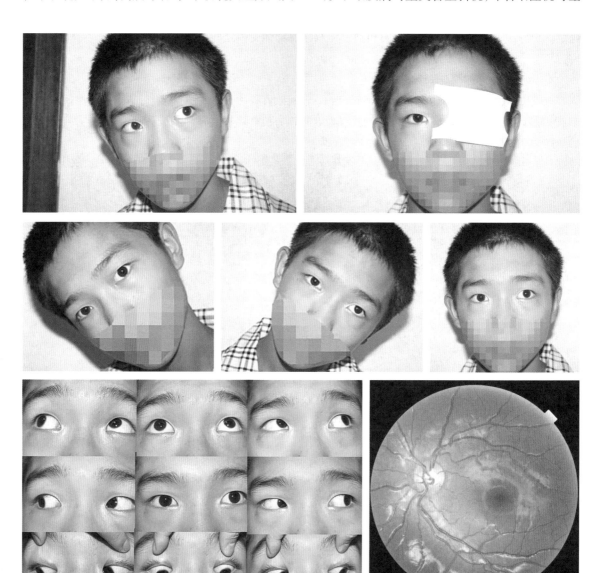

图 17-8   左眼上斜肌麻痹

头位:站立时头向右肩倾,遮盖一眼,头位消失;第一眼位:左眼高位;眼球运动:左眼下斜肌(内上转)亢进;歪头试验阳性:头歪向左肩(高位眼)时,左眼上斜视度数明显增大;眼底照片:左眼外旋。

眼上斜视,左眼注视时右眼上斜视,第一眼位垂直斜视较轻。

【治疗】 手术治疗为主,应尽早手术。手术设计主要原则:减弱功能亢进的肌肉,如下斜肌减弱术;后徙术、部分切除术、前转位术;加强功能不足的肌肉,如上斜肌的折叠术。

2. 获得性上斜肌麻痹(acquired superior oblique muscle palsy,ASOP) 获得性上斜肌麻痹成人多见,突然出现复视。检查:受累眼上斜视,多表现为上斜肌不足,少有下斜肌亢进,复像检查有助于诊断。

【临床表现】 受累眼上斜视,受累眼上斜肌(鼻下运动)不足。有代偿头位,但不如先天性者典型。

【诊断】 神经内科、耳鼻咽喉科检查病灶,以确定病因。既往照片调查对鉴别先天性或获得性上斜肌不全麻痹具有重要意义。

确定受累眼外肌:用 Parks 三步法检查:先确定高位眼,再确定左侧或右侧视野哪个位置垂直度数增大,最后行 Bielschowsky 歪头试验;复视像检查或用 Hess 屏检查;九个诊断眼位斜视度检查。

【治疗】 病因治疗为主,病情稳定 6 个月后仍有复视斜视者,可行手术治疗:上斜肌加强术改善内旋,如 Harada-Ito 手术。

(二) 展神经麻痹

展神经麻痹(abducens nerve palsy)多数为获得性,因展神经在颅内走行最长,容易受颅内炎症、肿瘤、外伤、出血等因素影响而受累。

【临床表现】 大度数内斜视;受累眼外转受限,严重时外转不能超过中线(图 17-9);患者复视,伴有代偿头位:面转向患侧。

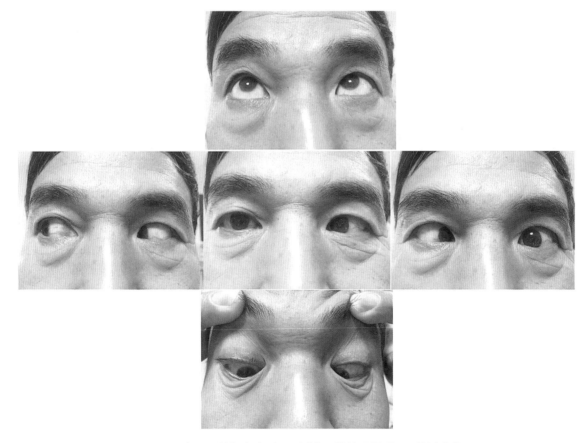

图 17-9　左眼展神经麻痹:左眼内斜视,外转明显受限不能过中线

【诊断】　有外伤史或高热史,也可以没有任何明确原因。大度数内斜视,外转明显限制。

【治疗】　病因检查应包括神经科、耳鼻咽喉科,对有明确病因者应首先进行病因治疗,针对神经麻痹可以使用营养神经的药物。

病因清楚、病情稳定半年后仍有斜视者应行手术治疗。

展神经部分麻痹可行内直肌后徙 + 外直肌截腱手术,外直肌全麻痹者可行内直肌减弱联合上下直肌与外直肌联结术(Jenson 手术)或上下直肌移位术或上下直肌 Nischidal 肌腹转位术。

发病早期受累的内直肌内注射肉毒毒素可以避免或缓解肌肉挛缩。

（三）动眼神经麻痹

动眼神经麻痹(oculomotor nerve palsy),即第Ⅲ对脑神经麻痹。

【临床表现】　受累眼大度数外斜视;眼球运动:内转明显受限,内转、外上、外下运动均有不同程度限制(图 17-10)。瞳孔:眼内肌受累时瞳孔扩大,对光反应消失或迟钝。上睑下垂:上睑提肌受累时出现。先天性动眼神经麻痹恢复期可出现神经迷行现象:受累眼上睑下垂消失,向下注视时上睑迟落。

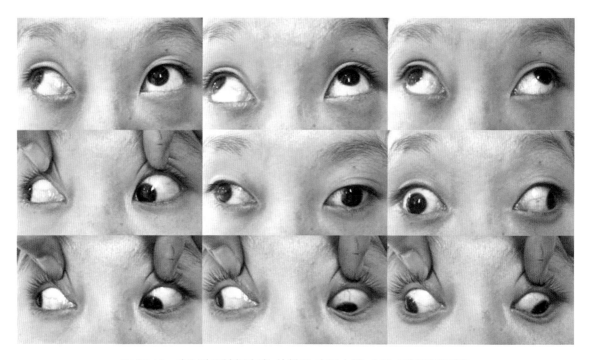

图 17-10　右眼动眼神经麻痹:外斜视,右眼内转、上转、下转明显受限

【诊断】　临床根据眼球运动改变即可明确诊断。合并眼内肌麻痹时常为完全性动眼神经麻痹。后天获得性者,病史调查和病因检查应放在第一位,重点排除颅内疾病及重症肌无力。有明显外伤史者要与眶尖综合征及眶上裂综合征鉴别。

【治疗】　手术治疗是先天性动眼神经麻痹的主要手段,因为外斜视度数大,通常采用外直肌大量后徙 + 内直肌大量缩短,但手术效果仍然欠矫。近年来有学者提出外直肌劈开鼻侧转位术。手术只能矫正眼位但不能恢复眼球运动功能。由于上直肌麻痹,Bell 现象消失或不健全,因此上睑下垂矫正术应慎重考虑,或者欠矫。

（四）单眼上转不足

单眼上转不足(monocular elevation deficiency),或称为双上转肌麻痹(double elevator palsy)。

每一眼有两条上转肌:上直肌和下斜肌,如果这两条肌肉同时麻痹,称为双上转肌麻痹,也称单眼上转不足。

【临床表现】 第一眼位:受累眼低位,向上注视时,受累眼眼位更低。眼球运动:鼻上转和颞上转均受限。代偿头位:下颌上抬。上睑下垂:受累眼真性或者假性上睑下垂(遮盖健眼,受累眼注视时上睑下垂消失)。可同时合并水平斜视(图17-11)。

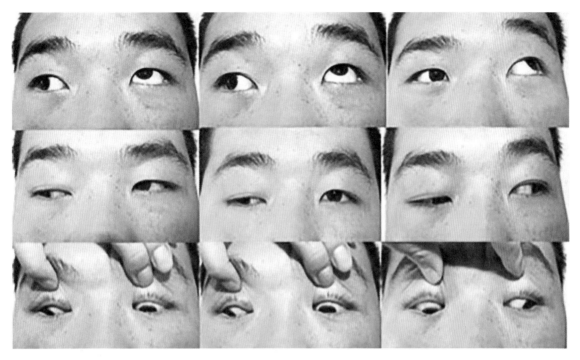

图17-11　右眼单眼上转不足(合并共同性外斜视):下颌上抬,右眼低位,向上注视时,右眼位更低。右眼鼻上转和颞上转均明显受限。右眼假性上睑下垂。

【诊断】 明显垂直斜视,受累眼低位,向上注视时明显受限,有下颌上抬的代偿头位。

【治疗】 手术治疗为主,通常行受累眼下直肌后徙术。

(五)甲状腺相关性眼病

甲状腺相关性眼病(thyroid-associated ophthalmopathy,TAO)又称Grave眼病,是一种自身免疫性疾病,其特征是眼眶和周围组织充血及炎症。眼外肌可以受累,早期水肿,炎症细胞浸润,后期纤维化,导致肌肉运动限制。可侵犯多条眼外肌,先后发病或程度不同。

【临床表现】及【诊断】 见相关章节。

强调:①甲状腺相关性眼病患者中30%~50%会发展为限制性肌病,限制性眼外肌病可引起复视。②临床最常见的是下直肌受累:表现为受累眼下斜视,上转受限;其次为内直肌,其他眼外肌也可受累。③影像学检查:肌腹增粗,CT测量的肌肉面积与肌肉功能障碍的程度无直接相关。

【治疗】 在第一眼位或阅读眼位持续性复视的患者需要行斜视手术。

1. 手术时机　通常在炎症消退、病情静止且斜视角稳定至少6个月时进行。确定病情是否静止:通过临床情况+MRI结果判定。

2. 手术方法　以解除因眼外肌变性纤维化造成的眼球运动限制为主要选择。多数患者以下直肌受累为主,通常行下直肌后徙术或悬吊术,注意要小心地将下直肌与下睑缩肌彻底分离,避免引起下睑退缩;尽量避免选择肌肉缩短术,防止眼球运动受限加重;较大量双侧下直肌后徙可能导致下转位A型外斜视和内旋性斜视:因为上斜肌成为下转主导肌和/或上斜肌直接受累所致。

3. 手术顺序　眼眶减压术-斜视手术-眼睑手术。

四、特殊类型斜视

有些斜视病因不详且临床分类困难,临床表现也比较复杂,这类斜视统称为特殊类型斜视。主要有:AV 型斜视、分离性垂直斜视、上斜肌肌鞘综合征、先天性脑神经发育异常综合征、高度近视限制性内斜视等。

(一) AV 型斜视

AV 型斜视(AV patterns strabismus)为水平斜视的亚型。有些水平斜视在水平方向斜视角无明显变化,但是在垂直方向注视不同位置时斜视角有明显变化。比如,外斜视向上注视时斜视角明显大于向下注视时的斜视角,呈英文字母 V 状,此种情况为 V 型外斜视或称外斜 V 征。当外斜视向下注视时斜视角明显大于向上注视时的斜视角,呈英文字母 A 状,此种情况为 A 型外斜视或称外斜 A 征。同样有 V 型内斜视或称内斜 V 征和 A 型内斜视或称内斜 A 征。

AV 型斜视也可以理解为在垂直注视方向上有非共同性的水平斜视。AV 型斜视可因斜肌异常或水平肌异常或混合因素引起。上斜肌功能亢进常与 A 型斜视伴行,下斜肌功能亢进常与 V 型斜视伴行。

【临床表现】 眼位:V 型外斜视,上方斜视角大于下方(图 17-12);A 型外斜视,下方斜视角大于上方(图 17-13);V 型内斜视,下方斜视角大于上方;A 型内斜视,上方斜视角大于下方。眼球运动:V 型斜视常合并下斜肌亢进,A 型斜视常合并上斜肌亢进。

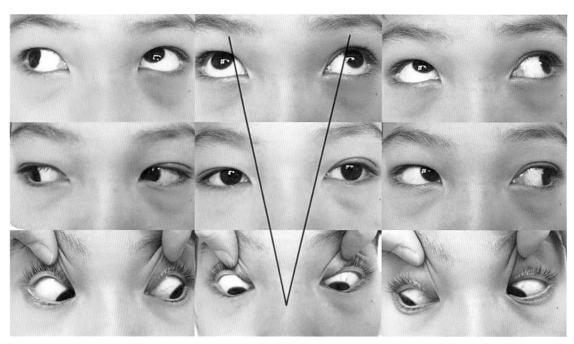

图 17-12   V 型外斜视伴双眼下斜肌亢进

【诊断】 向上 25° 和向下 25° 注视,分别测量注视远目标时的斜视角:

V 型斜视,上、下分别注视时的斜视角相差≥15$^\triangle$。

A 型斜视,上、下分别注视时的斜视角相差≥10$^\triangle$。

眼球运动检查多有斜肌运动异常,或无明显异常。

【治疗】 手术治疗。合并上、下斜肌亢进的 AV 型斜视:可行上、下斜肌减弱术同时行水平斜视矫正术。不合并上、下斜肌亢进的 AV 型斜视:行水平直肌移位术,即外直肌向 AV 开口方向移位,内直肌向 AV 闭口方向移位;通常移位 1/2 肌肉宽度;同时行水平斜视矫正术。

强调上斜肌手术要慎重:A 型斜视,临床检查发现有明显上斜肌功能亢进但有立体视觉者,上斜肌减弱手术禁忌,A 征由水平肌垂直移位矫正。

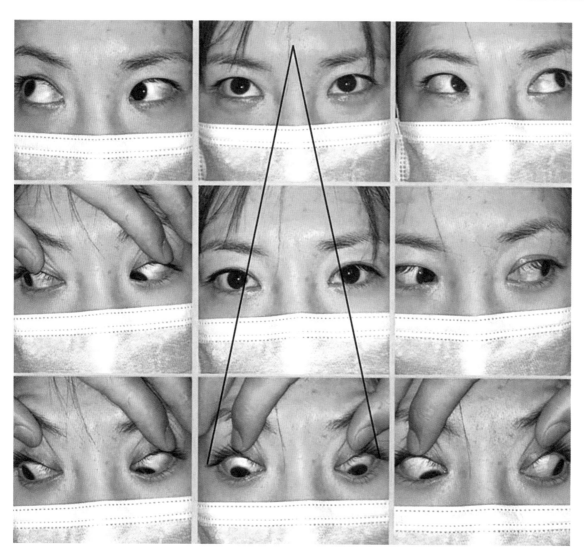

图 17-13　A 型外斜视伴双眼上斜肌亢进

（二）分离性垂直斜视

分离性垂直斜视（dissociated vertical deviation，DVD）发病机制不明，其主要特点是双眼交替上斜，两眼运动呈分离状态，不遵循 Hering 法则。可以单眼或双眼发病，双眼常见，可以为对称性但更多情况表现为非对称性。

【临床表现】　交替遮盖时被遮眼上斜视合并外旋（图 17-14），去遮盖后眼位缓慢回到注视位合并内旋。看远时容易暴露。可以合并下斜肌亢进、先天性内斜视、眼球震颤和弱视。

【诊断】　注视远目标时交替遮盖，出现双眼交替上斜视现象（图 17-15）。

【鉴别诊断】　DVD 与单纯双眼下斜肌亢进鉴别：DVD 头位侧转交替遮盖时也有交替上漂现象，下斜肌亢进则表现为一眼高位另一眼低位。

Bielschowsky 试验：将不同密度滤光片组成的串镜放在眼前，被遮眼随滤光片密度增高

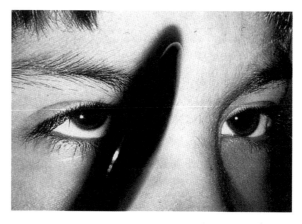

图 17-14　右眼分离性垂直斜视：右眼看远或遮盖右眼，右眼上斜视

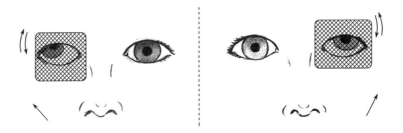

图 17-15　分离性垂直斜视：交替遮盖时被遮眼上斜视

眼位上斜视，当滤光片密度减低时，上斜眼回落甚至超过注视位呈低位则为 Bielschowsky 试验阳性。

【治疗】　症状不明显，可观察。如合并屈光不正，在配戴眼镜时可以用光学手段转换注视眼，即让眼位上斜视明显的眼转为注视眼，达到抑制或减少该眼上斜视的效果。

（1）合并下斜肌亢进：行下斜肌前转位术，即将下斜肌断端固定在下直肌附着点颞侧，将下斜肌作用转为下转，抑制上斜视。

（2）不合并下斜肌亢进：以减弱上直肌为主，通常上直肌后徙达到 8mm 才有效。也可以行上直肌后徙联合后固定缝线术（Faden procedure），后者进一步减弱上直肌的作用，抑制上斜视。

（3）合并水平斜视：在矫正 DVD 的同时予以矫正，但需提醒的是同一眼手术不能超过 2 条直肌，防止眼前节缺血。

（三）上斜肌肌鞘综合征（Brown syndrome）

Brown 综合征主要表现为眼球鼻上转动明显受限，先天性者为上斜肌肌腱和滑车纤维粘连导致机械性限制眼球内上转；后天性者为上斜肌肌腱或滑车部的肌腱炎症、外伤或继发于上斜肌折叠术后。10% 为双侧。

【临床表现】　眼位：第一眼位表现为正位或轻度下斜视。眼球运动：受累眼内上转明显受限，外上转接近正常，患眼内转时下斜视逐渐增加。代偿头位：下颌轻度上抬或无明显头位。

【诊断及鉴别诊断】　受累眼鼻上方向垂直斜度最大。

和下斜肌麻痹鉴别：被动牵拉试验阳性者为 Brown 综合征，阴性者为下斜肌麻痹。

【治疗】　手术指征：有明显代偿头位、受累眼有明显旋转斜视。手术方法：多用上斜肌减弱术。

（四）先天性脑神经发育异常综合征（congenital cranial dysinnervation disorders, CCDDs）

CCDDs 为一组特殊类型的斜视综合征，是由于眼外肌缺少正常神经支配或由于异常的神经支配而造成的病理生理改变。包括眼球后退综合征、先天性眼外肌纤维化、下颌瞬目综合征、伴有进行性脊柱侧弯的家族性水平注视麻痹综合征和 Mobius 综合征等。本节主要论述临床常见的眼球后退综合征。

眼球后退综合征（retraction syndrome）：又称 Duane 综合征，可能原因是动眼神经异常走行同时错位支配外直肌引起，表现为眼球内转时睑裂变小伴眼球后退，外转或企图外转时睑裂变大，常有代偿头位。因为动眼神经同时支配内、外直肌，斜视度一般不大。多数为单眼，但也可双眼发病。

【临床表现】　眼球后退综合征临床分 4 型：

Ⅰ型：受累眼内斜视，外转受限，内转无明显限制（图 17-16）。

Ⅱ型：受累眼外斜视，内转受限，外转无明显限制。

Ⅲ型：受累眼无斜视或合并内斜视或外斜视，内、外转均受限。

特殊型：受累眼外斜视，外转受限，内转无明显限制（图 17-17）。

多数患者有外转限制，企图外转时睑裂开大。内转时眼球后退睑裂变小，常合并眼球上射和/或下射现象。

常有明显代偿头位，与麻痹性斜视头位一致。多数患者保持较好的双眼单视功能，很少发生弱视。

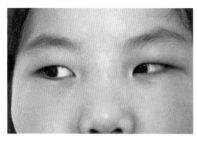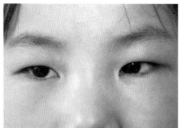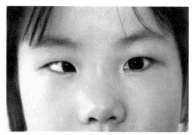

图 17-16　左眼 Duane 眼球后退综合征 I 型

左眼内斜视，眼球内转时睑裂变小伴眼球后退，企图外转使睑裂变大，左眼外转明显受限。

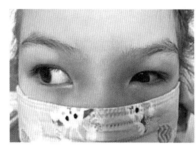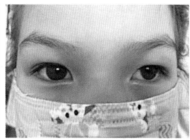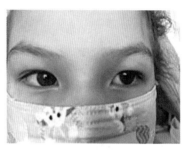

图 17-17　左眼眼球后退综合征特殊型

左眼外斜视，眼球内转时睑裂变小伴眼球后退，企图外转使睑裂变大，左眼外转明显受限。

【诊断】　受累眼有明显的外展限制，外转或企图外转时睑裂变大，内转时眼球后退睑裂明显变小。有明显代偿头位。被动牵拉试验阳性。

【治疗】　第一眼位无明显的斜视和代偿头位者无特殊治疗。

1. 手术指征　①明显代偿头位；②第一眼位有斜视。手术仅限于改善眼位和代偿头位，而对恢复眼球运动无直接帮助。

2. 手术方法　以减弱术为主，禁忌加强手术，否则术后会加剧眼球后退。特殊型虽然外转受限，但是仍然行外直肌后徙术矫正眼位。近年来有学者采用上下直肌 Nischidal 肌腹转位术 + 水平直肌后徙术，既达到眼位正位，同时明显改善了眼球运动。

（五）高度近视限制性内斜视（high myopic strabismus fixus）

高度近视限制性内斜视是一种成人后天获得性、渐进性斜视，多为内斜视伴下斜视，眼球运动明显限制，患者通常有超高度近视眼轴过度增长（眼轴 >28mm），也称重眼综合征（heavy eye syndrome or fallen eye syndrome）。

【发病原因】

1. 进行性高度近视眼球变大，肌圆锥无法容纳，撑破相对薄弱的外、上直肌间 Tenon's 囊和 Pulley 带，使眼球从颞上象限脱出肌圆锥，疝出到鼻下方。

2. 老年高度近视患者，外、上直肌间 Tenon's 囊和 Pulley 带容易变性、松弛、断裂，使眼球从颞上象限疝出肌圆锥。

【临床表现】　最初无斜视，以后出现内斜视进而发展为恒定性内下斜视，眼球外转、上转运动受限。

【诊断】　成年人、高度近视眼轴增长、内斜视伴下斜视、眼球运动明显限制，影像学：外直肌向颞下方移位，上直肌向鼻侧移位（图 17-18）。

【治疗】　不同发展阶段，手术方法不同。早期仅表现为轻度内斜视，可采用内直肌后徙 + 外直肌缩短术。晚期表现为严重的内下斜视，可采用 Yokoyama 矫正术（图 17-19），即外直肌与上直肌联扎，将上直肌颞侧 1/2 与外直肌上方 1/2 在肌肉止点后 12~14mm 处连接，同时行内直肌后徙术。术后可以矫正眼位，但恢复眼球运动困难。

NOTES

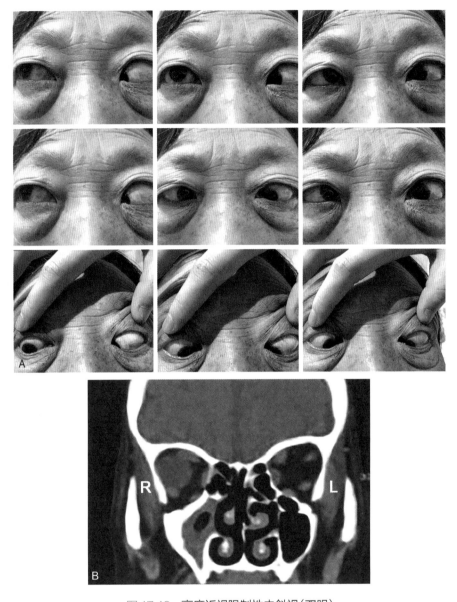

图 17-18　高度近视限制性内斜视（双眼）

A. 双眼内斜视伴下斜视，眼球运动明显受限；B. CT：双眼外直肌向颞下方移位，上直肌向鼻侧移位（左眼尤著）。

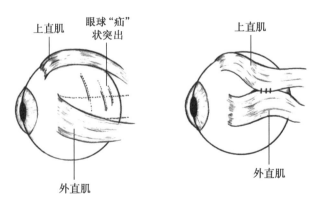

图 17-19　Yokoyama 矫正术模式图：外直肌与上直肌联扎

第四节　眼球震颤

要点:

1. 先天性眼球震颤以水平冲动性眼球震颤多见,患者有"中间带"或休止眼位,视远物时有明显代偿头位,视线指向"中间带",可以合并斜视,其代偿头位与主导眼"中间带"相关。

2. 手术治疗的目的是将"中间带"移向正前方,以消除或改善头位,减轻震颤强度,改善视力。

眼球震颤(nystagmus)为非自主性、节律性眼球摆动,分为显性和隐性两种情况。隐性眼球震颤,当两眼无遮盖时没有眼球震颤,当遮盖一眼时,未遮盖眼显示眼球震颤,原因不明。显性震颤和隐性震颤可以合并存在,根据发生时间可以分为先天性和后天性两种。先天性眼球震颤(congential nystagmus,CN)根据病变发生部位不同,可分为知觉性(传入性)和运动性(传出性)眼球震颤。

知觉性眼球震颤,也称摆动性眼球震颤(pendular nystagmus),主要是由于眼球固视的神经控制系统传入障碍、黄斑影像形成不足导致正常的固视反射发育不良。双侧角膜晶状体混浊、黄斑视神经病变均可伴发。如出生时有视力丧失,可在生后数个月发生眼球震颤,一般在8~12周。震颤的严重程度取决于视力下降严重程度。水平震颤多见。

运动性眼球震颤,也称急跳性眼球震颤(jerk nystagmus),主要是由于传出机制障碍,可累及共轭运动控制中心或通路,生后早期即可发现。通常不伴眼部异常病变。水平震颤多见,也可有垂直或者旋转成分。特点是有律动性,即冲动型或跳动型眼球震颤,有快相和慢相。

一、先天性运动性眼球震颤

先天性运动性眼球震颤(congenital motor nystagmus):多为急跳性眼球震颤,可以合并隐性震颤,视远明显,水平震颤多见。在眼球震颤慢相方向上存在眼球震颤明显轻微甚至眼球震颤消失的"中间带"或休止眼位(neutral zone,null point)。有些患者也可存在两个"中间带"。视远物时有明显代偿头位,视线指向"中间带",因为这个位置震荡强度减弱,视力有所增加,明显好于头位正直时的视力。视近头位可以消失。可以合并斜视,其代偿头位与主导眼"中间带"相关。

【诊断】　有急跳性眼球震颤和"中间带"。代偿头位明显。代偿头位视力比头位正时的视力好。

【治疗】

1. 配镜矫正屈光不正

2. 三棱镜　利用配戴三棱镜调整眼球在相对静止眼位或行使集合,以消除代偿头位,减轻或抑制眼球震颤,增进视力。

3. 手术疗法　手术治疗的目的是将"中间带"移向正前方,以消除或改善头位,减轻震颤强度,改善视力。手术方法:

(1)Anderson 术式:等量等效后徙与"中间带"相关的一组配偶肌,如"中间带"在右侧,面向左转,则后徙右眼外直肌和左眼内直肌。

(2)Kestenbaum 术式:等量等效后徙与"中间带"相关的一组配偶肌,联合缩短二者的拮抗肌。

二、眼球震颤阻滞综合征

眼球震颤阻滞综合征(nystagmus blockage syndrome):多见于先天性内斜视合并眼球震颤,在近点通过过度调节可阻止眼球震颤发生,内斜度数不稳定且与眼球震颤程度相关。内斜度数大时眼球震颤明显抑制,内斜度数小时眼球震颤明显加剧。患者喜欢用内收眼注视以获取较好视力,用外转眼注视时眼球震颤加剧视力下降。有代偿头位,面左转或右转,交替出现。

【诊断】　内斜视的度数与眼球震颤呈负相关。有代偿头位,当面转向一侧时内收眼为注视眼。

视力检查显示内收眼注视时视力明显好于外转眼注视时的视力。

【治疗】 以手术治疗为主。手术目的为矫正斜视,改善头位。

双眼内直肌后徙,或合并后固定缝线。后固定缝线有困难时可以适当增加后徙量,矫正不足时可联合外直肌缩短术。

第五节 弱 视

要点:

1. 弱视的定义 弱视是指视觉发育期内,由于单眼斜视、未矫正的屈光参差、高度屈光不正、形觉剥夺引起的单眼或双眼最佳矫正视力低于相应年龄的视力,或双眼视力相差 2 行以上,眼部检查无器质性病变。

2. 弱视治疗策略 尽早祛除形觉剥夺因素、矫正屈光不正、遮盖治疗、压抑疗法。

弱视(amblyopia)是指视觉发育期内,由于单眼斜视、未矫正的屈光参差、高度屈光不正、形觉剥夺引起的单眼或双眼最佳矫正视力低于相应年龄的视力,或双眼视力相差 2 行以上,眼部检查无器质性病变。研究结果表明弱视是形觉剥夺和/或双眼异常相互作用引起的,在视觉发育关键期易发生弱视,3 岁以后形成弱视的风险明显降低。弱视眼的最佳矫正视力减退经适当的治疗是可逆的。中华医学会眼科学分会斜视与小儿眼科学组发表的《中国儿童弱视防治专家共识(2021 年)》提出了儿童正常视力下限:3~5 岁儿童的视力正常值下限为 0.5(标准对数视力表 4.7);6 岁及以上儿童的视力正常值下限为 0.7(标准对数视力表可以参考 4.8)。

我国弱视的患病率约为 3%,儿童早期筛查可以预防弱视,对已经产生弱视者可以早发现、早干预、早治疗、早恢复。

一、弱视的分类

弱视通常分为斜视性弱视、屈光参差性弱视、屈光不正性弱视和形觉剥夺性弱视 4 种类型。

(一)斜视性弱视

斜视性弱视(strabismic amblyopia)为单眼弱视,多见于单眼内斜视。由于眼位偏斜后引起异常的双眼相互作用,斜视眼的黄斑中心凹接受的不同物象(混淆视)受到抑制,导致斜视眼最佳矫正视力下降。双眼交替性斜视由于双眼均有机会注视发育,一般不形成斜视性弱视。

(二)屈光参差性弱视

屈光参差性弱视(anisometropic amblyopia)即两眼之间存在屈光参差(正球镜相差≥1.5D,柱镜相差≥1D),屈光度较高的一眼可以形成弱视。屈光参差性弱视是由于两眼异常相互作用和形觉剥夺两个因素引起的,为单眼性弱视。中低度数的近视性屈光参差一般不形成弱视,差别 >-6D 屈光度较高的眼有形成弱视的危险。

(三)屈光不正性弱视

屈光不正性弱视(ametropic amblyopia)为双眼性弱视。发生在双眼高度屈光不正(主要指远视性屈光不正或高度散光,远视屈光度数≥5.00 DS 和/或散光度数≥2.00 DC 可增加形成弱视的危险性)未及时矫正者,主要由于两眼物象模糊引起形觉剥夺,配戴合适眼镜后视力可自行逐步恢复。双眼中低度近视因为看近清楚不影响视觉发育,一般不会形成弱视。高度近视因为眼部病变导致视力下降,不属于弱视。由双眼高度散光引起的弱视又称子午线性弱视。一般在配戴屈光不正矫正眼镜 3~6 个月后确诊。

(四)形觉剥夺性弱视

形觉剥夺性弱视(form deprivation amblyopia)是指在视觉关键期内,由于屈光间质混浊(如角膜白斑、白内障、玻璃体炎症或积血等)、完全性上睑下垂、不适当的遮盖等,影响该眼视觉发育,造成视力下降,单眼形觉剥夺危害更大、更易形成弱视。形觉剥夺性弱视一般为单眼性弱视。引起形觉剥夺性弱视的原因,既有单眼形觉剥夺因素,又有双眼异常相互作用因素。

二、弱视的程度

弱视根据严重程度分为轻至中度弱视与重度弱视。轻至中度弱视:最佳矫正视力低于相应年龄的视力正常值下限,且≥0.2。重度弱视:最佳矫正视力<0.2。

三、弱视的临床表现

(一) 视力不良

最佳矫正视力低于正常,经治疗可以恢复或部分恢复。

(二) 拥挤现象(crowding phenomenon)

分辨排列成行视标的能力较分辨单个视标差。

(三) 旁中心注视

部分程度较重的弱视由于视力下降,显著导致中心凹失去注视能力,形成旁中心注视。

(四) 视觉诱发电位

PVEP潜伏期延长,振幅下降。

四、弱视治疗

1. 尽早祛除形觉剥夺因素　如:摘除白内障、矫正完全性上睑下垂等。

2. 矫正屈光不正　配戴合适的矫正眼镜。

3. 遮盖治疗　是最经典、有效的弱视治疗方法,通过遮盖对侧视力较好的眼,促进弱视眼注视发育,达到提高视力的目的。遮盖治疗是单眼弱视治疗的首选方法,适用于中心注视或旁中心注视。遮盖时间取决于双眼矫正视力的差异,差异越大,遮盖时间越长效果越好。根据弱视发生的原因及程度确定遮盖强度。为避免遮盖眼视力下降,通常年龄越小,遮盖时间越短。可以根据弱视程度、患者的年龄和依从性调整遮盖强度,采用每天2小时、4小时或6小时遮盖以提高弱视眼视力。这种部分时间遮盖用于以下情况:①3岁以下儿童初始治疗时,为避免发生遮盖性弱视;②轻度弱视(双眼视力相差不大);③经治疗双眼视力平行或接近时,巩固疗效,避免弱视复发;④弱视治愈后复发,部分时间遮盖常可达到再次治愈的效果。若部分时间遮盖1~2个月效果不显著,则应提高遮盖强度。

2013年版美国眼科学会眼科临床指南(*Preferred Practice Pattern*)推荐的多中心研究结果表明,重度弱视:每天遮盖6小时与全天遮盖的效果没有明显差异;中度弱视:每天遮盖2小时与6小时的效果没有明显差异。

随访间隔时间:根据弱视发生的原因和程度确定随访间隔时间;年龄愈小,随访间隔时间愈短。

弱视治愈后应巩固治疗3~6个月,然后逐渐降低遮盖强度直至去除遮盖,并继续随访2~3年。

遮盖过程中定期复查双眼视力,警惕遮盖眼由于遮盖出现视力下降。若遮盖眼视力下降,首先检影验光,一旦确定发生遮盖性弱视,应及时停止遮盖,一般1~2周视力即可恢复。

不完全遮盖:将半透明材料贴在视力相对较好眼的镜片上,使该眼矫正视力低于弱视眼,适用于轻度弱视、弱视治愈后复发和伴有眼球震颤的弱视。

4. 压抑疗法(penalization)　又称药物压抑疗法,通过对侧眼滴用1%阿托品散大瞳孔模糊视力,实现限制对侧眼的使用来促进弱视眼发育,达到提升弱视眼视力的目的。使用药物压抑需要及时随访,防止弱视反转。阿托品压抑治疗轻至中度弱视,效果与遮盖疗法相当。

治疗弱视的年龄因素非常关键,年龄越小疗效越好。另外,与弱视程度相关,轻至中度弱视疗效好。与注视性质也有关,中心凹注视疗效佳,周边注视者疗效差。不同类型弱视中,屈光不正性弱视单纯戴镜视力即可有实质性提高,容易治疗且预后好。斜视性弱视及屈光参差性弱视治疗较费时间,但是如果依从性好亦有很好疗效,有效率达 90% 以上。形觉剥夺性弱视的预后差。

弱视治疗的主要目的是提高视力,对有条件的弱视儿童要力求建立双眼立体视觉功能。根据视觉发育规律,弱视治疗强调早发现、早治疗。早期筛查对预防弱视有积极意义,有望降低儿童弱视患病率,减少重度弱视的发生。

美国儿童眼病研究组(Pediatric Eye Disease Investigator Group,PEDIG)研究结果显示:13 岁以上弱视患儿系统治疗仍然有效,特别是以前从未治疗过的弱视儿童,因此,儿童弱视治疗应不设年龄限制。

思考题

1. 共同性斜视与麻痹性斜视的鉴别要点有哪些?
2. 什么是弱视? 弱视治疗的策略有哪些?

(李俊红)

第十八章

眼 眶 病

眼眶病是一类重要的疾病,属于边缘性交叉学科,其发病率相对而言较低,但危害性大。就眼眶病病变性质而言,不仅包括良性病变,还包括恶性病变;就破坏程度而言,不仅可以导致患者视功能及容貌外观受损,严重者还可危及患者生命。眼眶病主要特点为病种繁多、病情多变、临床表现各异,治疗方法有多种,以个性化治疗为主。本章主要就眼眶应用解剖与生理、眼眶炎症、眼眶肿瘤、眼眶脉管性疾病、眼眶骨折及眼眶先天性异常等疾病进行叙述,期望读者能够掌握这些疾病的诊断要点及治疗原则。

第一节 概 述

要点:

1. 眼眶是由骨性眼眶和眼眶内容物组成的。骨性眼眶结构由眶上壁、眶内壁、眶下壁和眶外壁组成。眼眶内容物包括眼球、眼外肌、血管、神经、脂肪、筋膜和泪腺等结构。

2. 眼眶影像学检查是诊断眼眶疾病的重要方法。病理检查是确诊眼眶疾病的必要手段。

3. 眼眶疾病有多种分类方式,应掌握常见的分类方法。

一、眼眶应用解剖与生理

眼眶对称分布于头颅前面正中线两侧,位于颅顶和颌面之间。眼眶是由骨性眼眶和眼眶内容物组成的。骨性眼眶容积约为 30ml,容纳眼球、肌肉、脂肪、神经和血管等组织,毗邻眼睑、鼻窦、颅脑和面深部组织等结构。

(一)骨性眼眶

骨性眼眶由额骨、蝶骨、颧骨、上颌骨、腭骨、泪骨和筛骨七块骨骼组成(图 18-1),呈锥形,底向前,尖向后,前后最大径线为 40~50mm。骨性眼眶前面开口大致呈四边形,眶缘稍圆钝;入口横径约为 40mm,竖径约为 35mm。眼眶壁分别由眶上壁、眶内壁、眶下壁和眶外壁组成,分别相邻于颅前窝、额窦、筛窦、上颌窦、颞窝、颅中窝等结构。眶壁尚存在骨孔和裂,有血管和神经通过。因此,临床上眼眶与相邻结构的病变可相互影响。同时这些骨孔和裂也是重要的解剖标志。

眼眶后部为眶尖,眶尖是指视神经孔与眶上裂之间骨桥的部位。视神经管(optic canal)位于眶尖稍内侧,由蝶骨小翼和蝶骨体外侧组成。长 4~9mm,

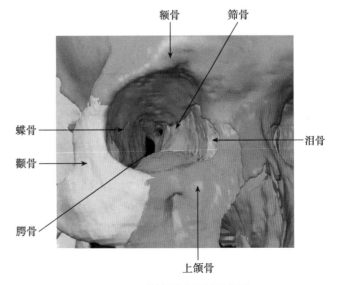

图 18-1 骨性眼眶解剖示意图

宽 4~6mm；有视神经、眼动脉和交感神经从管内通过，管的前端为视神经孔（optic foramen），视神经孔>6mm 或两侧明显不对称多提示病理性改变。眶上裂（superior orbital fissure）是蝶骨大翼、蝶骨小翼之间的骨裂，呈三角形，长约 22mm，位于眶后部眶上壁与眶外壁交界处，眶上裂通过第Ⅲ、Ⅳ、Ⅴ（眼支）、Ⅵ对脑神经，眼上静脉及交感、副交感神经。眶颅沟通性病变可影响这些结构，产生相应的临床症状。眶下裂（inferior orbital fissure）是由蝶骨大翼下缘与上颌骨、腭骨所形成的骨裂，位于眶外壁和眶下壁之间，第Ⅴ对脑神经的上颌支、颧神经以及眼下静脉至翼丛的交通支由此通过。

（二）眼眶内容

眼眶内容物包括眼球、眼外肌、血管、神经、脂肪、筋膜和泪腺等结构。

视神经指由视盘至视交叉的一段视觉通路，是由视网膜神经节细胞的轴突集中形成的神经束，全长 45~50mm，横径 3~4mm，按照其所在位置，将其分为 4 段①眼内段：指自视盘到巩膜管后面出口处段视神经，长 0.7~1mm；②眶内段：指自筛板向后到视神经孔的前段视神经，是视神经各段中最长的一段，长 25~30mm，而自眼球后极到视神经之间的直线距离不超过 18mm，因此在生理状况下，视神经在眶内形成一个 S 形弯曲；③管内段：指视神经由视神经孔进入，并通过视神经管的全段，长 4~9mm；④颅内段：指从视神经管后孔到视交叉间的一段视神经，长度约为 10mm。从视神经管到眼球，视神经由蛛网膜和脑膜包绕，在视神经管眶内开口处，视神经失去硬脑膜覆盖，在肌锥内侧走行。视神经的解剖结构具有重要的病理生理意义：肌锥内弯曲的视神经具有较好的抗震动能力；视神经管内的视神经位置恒定且周围间隙狭小，出现病理改变将对视神经产生较大影响，如临床上常见的外伤性视神经挫伤。此外，视神经的鞘膜与同名脑膜及其间隙相延续，颅内压的变化可直接影响视神经，高颅内压时通过检眼镜可观察到视盘水肿。

眼动脉是眶内结构主要的供应血管，通常起源于颈内动脉，位于视神经的内下方。在视神经管内，眼动脉被硬脑膜鞘包绕向前外侧走行，在眶尖部向外侧穿透硬脑膜，向外、向上、向内绕过视神经，在其内上方前行。眼动脉入眶后，分支如下：视网膜中央动脉、后睫状动脉、泪腺动脉、肌支、眶上动脉、筛前筛后动脉、鼻背动脉、滑车上动脉和睑内侧动脉等。

眼眶的静脉回流途径有 3 条：①向后经眼上静脉及眼下静脉至海绵窦；②向前经眼静脉与内眦静脉吻合入颜面血管系统；③向下经眶下裂至翼状静脉丛。过去认为眼静脉是没有静脉瓣的，但后有学者发现多数个体存在静脉瓣，瓣膜多位于内眦静脉和眶上静脉交通支内。正常情况下静脉血向海绵窦引流时，静脉瓣有防止血液逆流的功能，但海绵窦内压力增高时（如颈动脉-海绵窦瘘）则血液可逆流。

眼眶筋膜系统是一个连续的、互相返折或增厚的、完整的、富有弹性的结缔组织纤维膜。这种复杂的筋膜系统支持着眶内的重要结构，包裹和悬挂眼球，在眼球运动方面起重要作用。筋膜系统包括眼球筋膜、眼肌鞘膜、肌间膜、眶隔和眼球悬韧带。眼眶的膜状结构将眶腔分为四个间隙，包括肌锥内间隙、周围间隙、骨膜下间隙和巩膜表面间隙，各间隙的好发病变及其临床症状和治疗方法均不相同。

眶腔容积与眶内容量决定眼球的相对位置。当眶腔缩小或眶内容增加时，出现眼球突出，如眶内肿瘤、眼外肌肥大、眶内出血、炎症、水肿、骨性肿瘤等；当眶腔扩大或眶内容减少时，出现眼球内陷，如外伤所致的眼眶爆裂性骨折等。眼球突出或眼球内陷均为眼眶疾病的常见体征。

二、眼眶病的检查

眼眶病种类繁多，与全身及周围组织疾病关系密切。医生需要全面了解病史，系统检查，利用医学影像学及实验室检查等多种辅助检查综合分析，才能做出正确诊断。

（一）病史及一般情况

应详细询问现病史和既往史，包括以下几方面：

1. **发病年龄** 某些眼眶病有较强的年龄倾向，如血管瘤多发生在婴儿期，横纹肌肉瘤、视神经胶质瘤、绿色瘤、黄色瘤病等多发于儿童时期，成年患者多发眼眶良性肿瘤、囊肿、甲状腺相关病变、特发性炎症等;老年人易患恶性病变。

2. **性别** 眼眶疾病的性别倾向不甚明显。甲状腺相关性眼病或脑膜瘤多见于女性。

3. **患侧** 眼眶肿瘤多发生在一侧;甲状腺相关性眼病多为双侧病变,但可先后发病;炎性假瘤、转移性肿瘤等可单侧或双侧发病。

4. **发生发展** 发病急剧者多提示急性炎症、出血、血栓形成、眶内气肿、儿童的横纹肌肉瘤等;发病较快者常见于急性眼球突出、恶性肿瘤等;眶内良性病变病史较长。

5. **症状分析** 临床症状对诊断有较大的帮助。单侧眼球突出提示眶内占位性病变,眼球突出方向可提示病变位置,如眼球向前下方突出,病变多位于球后眶上部,泪腺肿瘤使眼球向内下方突出。视力下降提示视神经病变或视神经受压迫。眼球突出伴有复视提示肌源性病变或眼外肌受累。眼球突出伴有眼睑征多提示甲状腺相关性眼病。

(二)眼部检查

1. **眼睑及结膜** 眼睑水肿、充血提示炎症。眼睑退缩、眼睑迟滞可能为甲状腺相关性眼病。眼睑肥厚、色素沉着提示神经纤维瘤。眼眶恶性肿瘤、脑膜瘤可致眼睑水肿。结膜血管扩张呈螺旋状多提示眶静脉压增高。

2. **眼球突出度** 国人正常眼球突出度为 12~14mm,双眼突出度相差小于 2mm。临床上眼球突出度的正常值并非绝对数值,稍超出正常值仍可能为存在差异的正常个体,不同检查者所测得的眼球突出度也存在误差。如果双眼球突出度相差 >2mm,应进一步检查。眼球突出度检查一般使用 Hertel 眼球突出计,除记录正确的眼球突出度,还应注意是否有眼球搏动。

3. **眶区扪诊** 扪诊是眼眶疾病的重要检查手段,可发现眶周及眶前部的病变。应注意肿块的大小、质地、位置、边界、活动度、表面情况、是否有压痛、波动及搏动等。扪诊时还要注意眶压情况,方法是用两拇指对称向眶内按压双侧眼球,感觉球后阻力,判断眶内压。眶压正常时球后组织松软、有弹性,双侧对称。也可将接触式眶压计探针插入眼眶直接检测确切眶压数值,国人正常眶压为(4.9 ± 1.2)mmHg。

4. **视力和视野检查** 视力和视野可反映估计视功能的损伤程度。视神经本身病变或视神经受到压迫、病变侵犯,均可致视力下降及视野缩小。

5. **眼球运动** 眼外肌病变、肿瘤压迫或侵犯均可导致眼球运动障碍。眼眶爆裂性骨折所致的眼外肌嵌顿嵌塞,除表现该肌肉运动障碍外,还表现为眼球向拮抗肌运动方向转动受限。被动牵拉试验可将此类机械性运动障碍与麻痹性运动障碍相鉴别。

6. **眼底** 视神经病变可致视盘充血、水肿或萎缩。肿瘤压迫可致视网膜水肿、静脉扩张或迂曲。视神经脑膜瘤、某些视神经周围的特发性炎症可出现视神经睫状静脉。

(三)全身及实验室检查

眼眶疾病与全身疾病关系密切,许多全身病可累及眼眶,眼眶恶性肿瘤也可转移至全身其他部位。如全身及眶周围组织的炎性病灶可引起眶蜂窝织炎,甲状腺功能亢进患者可发生眼部病变,眼眶神经纤维瘤多伴有全身皮肤的咖啡色斑及软性肿物,儿童时期的恶性肿瘤可能来源于血液及淋巴系统疾病,眼眶的转移性肿瘤有身体其他部位的原发灶等。

实验室检查方法很多,除了细胞学、血清学及生化检查外,还包括细菌培养、病毒分离、免疫组织化学、放射免疫组织化学、特殊染色、电子显微镜、基因诊断等。与眼眶疾病关系密切的还有甲状腺功能检查:游离三碘甲状腺原氨酸(free triiodothyronine,FT_3)、游离甲状腺素(free thyroxine,FT_4)、总三碘甲状腺原氨酸(total triiodothyronine,TT_3)、总甲状腺素(total thyroxine,TT_4)、血清促甲状腺激素(thyroid stimulating hormone,TSH),以及甲状腺相关抗体检查:促甲状腺激素受体抗体(thyroid stimulating hormone receptor antibody,TRAb)、促甲状腺激素受体刺激性抗体(thyroid stimulating hormone receptor-stimulating antibody,TSAb)即甲状腺刺激性免疫球蛋白,thyroid stimulus immunoglobulin,TSI)等。

眼眶疾病的常用实验室检查还包括视觉电生理检查,如眼电图(electrooculogram,EOG)、视网膜电图（electroretinogram，ERG）和视觉诱发电位（visual evoked potential，VEP）。以上3种检查方法中，VEP较常使用，代表视网膜神经节细胞至视放射之间的神经传导功能，ERG和EOG则反映视网膜功能。

（四）眼眶影像学检查

影像学检查是诊断眼眶疾病的重要方法。包括以下几种：

1. **X线检查** 主要为骨显像，可显示眶腔、眶壁、泪腺窝、视神经孔、眶上裂、蝶骨嵴和鼻窦的改变。儿童眼眶肿瘤可在数个月内使眼眶扩大，成人眼眶扩大多提示病变时间较长。眶内钙化提示存在视网膜母细胞瘤、脑膜瘤、静脉畸形、脉络膜骨瘤、眼球退行性改变等。眶壁破坏提示恶性肿瘤。视神经孔扩大预示肿瘤向颅内蔓延。眼眶金属异物定位可行X线检查，全面了解异物的大小、数量和位置。

2. **超声检查** 超声成像是以组织的回声界面为基础的，因此具有较好的软组织分辨力。通过显示病变的回声强度、内回声、回声边界、声穿透性及可压缩性等，对某些疾病有定性诊断意义。超声波可清楚地显示眼球、眶内脂肪、视神经、眼外肌、眼上静脉等正常结构，也可显示肿瘤等占位性病变。超声还具有可反复操作、跟踪病情变化、无组织损伤等优点，是重要的检查手段。目前超声检查的种类分为A型、B型、D型（Doppler）及三维超声。A型超声显示的是一维图像，以波峰的高低表示回声强度。B型超声显示的是二维图像，以回声光点的亮度及多少表示回声强度。D型超声即彩色多普勒，是在B型超声的基础上，利用频移技术显示组织血流情况。三维超声是立体的回声图像。

3. **计算机断层成像** 是目前眼眶病诊断最常用的检查方法之一。CT以X线为能源，但不同于X线片，是通过计算机断层处理显示的多层面影像，可调整不同的层面厚度，最薄可调至1.0mm，使之表现很小的体积平均效应，准确地显示CT值。CT不仅能显示骨骼，也能根据不同的组织密度以灰阶的形式显示软组织。扫描平面分为水平面、冠状面和矢状面，也可进行三维重建。CT在揭示微小病变、病变的立体定位方面明显优于X线和超声，此外，CT可显示眶周围结构，利于观察病变范围和蔓延情况。

4. **磁共振成像（MRI）** 是以射频脉冲为能量，激发人体中含有奇数核子的原子核，释放脉冲信号，经过计算机处理后形成图像。其软组织分辨力优于CT。每种组织都有不同的质子密度和T_1、T_2征象，多个成像参数能提供丰富的诊断信息，可以提示不同的病变性质。由于MRI骨骼不显影，还可清晰显示视神经管内、视交叉及颅-眶交界处的病变。

5. **其他影像技术** 包括数字减影血管造影术（DSA）、正电子发射计算机断层扫描（PET）和单光子发射计算机断层（SPECT）等。DSA用于显示眶内血管性病变。PET和SPECT显示人体功能变化早于传统医学影像技术，对疾病的早期发现和诊断具有显著优势，也可用于判断恶性肿瘤的全身转移情况等。

（五）病理检查

病理检查包括术前活体组织检查、术后的组织切片检查。前者是术前明确诊断、制订手术方案的有效方法，后者是确诊眼眶疾病的必要手段。活体组织检查又分为活体细针抽吸细胞学检查、活体组织穿刺检查、组织切开活检和术中快速冷冻检查。术前活检相对重要，既要保证取材准确，又要尽可能降低肿瘤扩散的机会。对于病变位置较深、不易准确取材的病例，最好采用术中取材快速冷冻检查。

（六）免疫学检查

眼眶疾病及肿瘤多数伴有全身免疫系统异常，全身免疫监视的功能降低可导致肿瘤的发生。常用的免疫学检查分为细胞免疫检查和体液免疫检查，前者如花环试验、淋巴细胞功能试验、吞噬细胞功能试验等，后者包括免疫球蛋白检测、补体结合试验、免疫复合物检测等。此外，某些特殊肿瘤尚可进行特异性免疫学检查，如视网膜母细胞瘤患儿血清中的癌胚抗原（CEA）和甲胎蛋白（AFP）明显增高。

（七）分子生物学及基因检查

现代研究证明，淋巴样肿瘤的发生与基因重排有密切关系，利用分子杂交检测限制酶片段长度改变,可确定这种基因重排的存在。视网膜母细胞瘤的发生与染色体 p13q14 的缺失有关,利用 p13q14 基因组 DNA 探针与视网膜母细胞瘤肿瘤细胞 DNA 进行杂交,可发现瘤细胞该片段缺失。基因诊断在眼眶病方面尚处于研究阶段,这一新型、灵敏、准确的诊断方法有助于早期发现和诊断眼眶肿瘤,具有广阔的应用前景。

三、眼眶病的分类

眼眶疾病有多种分类方式,如根据发生时间分为先天性和后天性疾病,根据部位分为眶内和眶周疾病,但一般按其病变性质分为炎症(inflammation)、肿瘤和瘤样病变(tumor and tumor like lesions)、血管性疾病(vascular lesions)、结构性疾病(structure lesions)、变性和沉积性疾病(degeneration and deposition)。眼眶炎症占全部眼眶疾病的 50% 以上,分为特异性炎症(specific inflammation)和非特异性炎症(non-specific inflammation)。特异性炎症是指由明确病原体引起的感染性炎症,病原体主要为细菌,也可为真菌或寄生虫。非特异性炎症主要包含多种病因不明的眼眶炎症性改变或其综合征,如 Wegener 肉芽肿、肉瘤样病、Tolosa-Hunt 综合征等,这些炎症各自具有典型的病理性改变或临床表现。非特异性炎症也包括一组缺乏特征性病理改变的非感染性病变,称为特发性眼眶炎症(idiopathic orbital inflammation),以往称为眼眶炎性假瘤(orbital inflammatory pseudotumor)。甲状腺相关性眼病具备眼眶炎症性改变的病理特征,因此包括在眼眶炎症内一并叙述。眼眶肿瘤根据性质分为良性和恶性,根据发生方式分为原发性肿瘤、继发性肿瘤和转移性肿瘤。瘤样病变以皮样/表皮样囊肿为主,属于错构瘤范畴,并非真性肿瘤。血管性疾病包括血管瘤和血管畸形,眼眶血管畸形可为动静脉性或静脉性,分别称为眼眶动静脉畸形或静脉畸形,其中静脉畸形又可根据血流动力学特点分为扩张型静脉畸形或非扩张型静脉畸形。眼眶海绵状血管瘤是特殊类型的眼眶血管畸形,其血管来源以静脉为主,并有少量的微小动脉。眼眶结构性病变多见外伤引起的骨性结构断裂、移位、缺损或变形,也包括多种先天性畸形或发育异常。眼眶变性和沉积性疾病非常少见,代表性病变分别为放疗引起的眼眶萎缩和眼眶淀粉样物质沉积。本章将分别对前四类眼眶疾病进行介绍。

第二节 眼眶炎症

要点:

1. 眼眶蜂窝织炎是由微生物感染引起的眼科急症,眼眶炎症表现、外周血白细胞计数升高和眼眶影像学检查结果在诊断中具有重要价值,合理规范使用抗生素是治疗的关键。

2. 特发性眼眶炎性假瘤是一种主要由免疫异常导致的较为常见的疾病,病变累及范围广泛,临床表现多样,应用糖皮质激素是其主要治疗手段。

3. 甲状腺相关性眼病是一种主要由甲状腺功能异常引起的疾病,临床可以分为 2 种类型,全身治疗和眼部治疗对有效控制病情具有重要价值。

眼眶炎症可分为特异性与非特异性炎症。特异性炎症是指由具体病原体所引起的炎症,如眼眶的细菌、真菌、寄生虫引起的炎症;非特异性炎症是指病因不明的眼眶炎性改变或其综合征,如特发性眼眶炎性假瘤。本节根据眼眶炎症的发病率、病变严重程度及危害,仅述及眼眶蜂窝织炎和特发性眼眶炎性假瘤;鉴于甲状腺相关性眼病发病的病理机制也主要与炎症细胞浸润有关,眼科处置也主要采用糖皮质激素进行治疗,故将其放在本节进行介绍。

一、眼眶蜂窝织炎

眼眶蜂窝织炎(orbital cellulitis)是一种较为常见的特异性眼眶软组织感染性病变,发病急剧,病情凶险,严重者可以导致视力丧失,甚至危及患者生命。儿童和成人都可以发病。

【病因】　感染源为致病微生物,如细菌、真菌等。这些致病微生物可来自眼眶毗邻结构的感染性病灶,以鼻旁窦最为常见;也可由急性传染病、菌血症、败血症等引起。

【临床表现】　眼眶蜂窝织炎根据病变累及部位和病变程度可以分成以下4种类型,即眶隔前蜂窝织炎、眶隔后蜂窝织炎、眼眶内脓肿、眶骨膜下脓肿。

眼眶蜂窝织炎可表现为突发性眼部疼痛不适,眼睑红肿,上睑下垂,如果眼睑内脓肿形成,可触及波动感;亦可表现为眼球突出,眼球运动障碍,严重者可以导致眼睑闭合不全及暴露性角膜炎的发生;结膜充血水肿、严重者充血水肿的结膜可以突出于睑裂之外,表面可有脓性分泌物附着;一旦炎症波及眼球壁和视神经,可以引起视网膜脉络膜炎和视神经炎,视力可有不同程度减退,严重者可以导致视力丧失。有些患者可因炎症导致眶内压力增高,引起视网膜中央动脉阻塞,甚至可以导致眶上裂综合征或眶尖综合征的发生。

全身可出现发热、恶心、呕吐、头痛甚至出现谵妄、惊厥、昏迷等中毒症状。病情凶险者,眶内感染可波及海绵窦,海绵窦化脓性病灶可导致感染向颅内扩散,也可引发败血症,危及患者生命。

【诊断】　根据眼眶部出现的红、肿、热、痛等感染表现,以及可能伴随的全身中毒症状,结合眼眶部影像学检查和外周血白细胞计数升高等,即可明确诊断。

MRI扫描可以清晰显示眶内炎症的位置、炎症过程以及感染源的部位。局限性眼眶蜂窝织炎多发生于眶内侧壁与鼻窦相邻处,病变表现为软组织影,呈长或等 T_1、长 T_2 信号,边界模糊,常伴有相邻鼻窦炎症的存在。眶内弥散性蜂窝织炎在对比剂增强 T_1 加权脂肪抑制像上可以表现为眶内组织弥散性、不均匀强化,其内可存在大小不等的不强化脓腔。脓腔局限时,增强扫描脓腔壁可被强化。CT扫描可因眶内蜂窝织炎的病程不同而表现不同。早期受累的眶内脂肪表现为斑点状、条纹状高密度影;随着病情发展,眶内密度弥散性增高,正常结构界面消失;脓肿形成后,CT平扫表现为低密度,增强CT可以显示强化的脓肿壁,但脓腔无强化(图 18-2)。

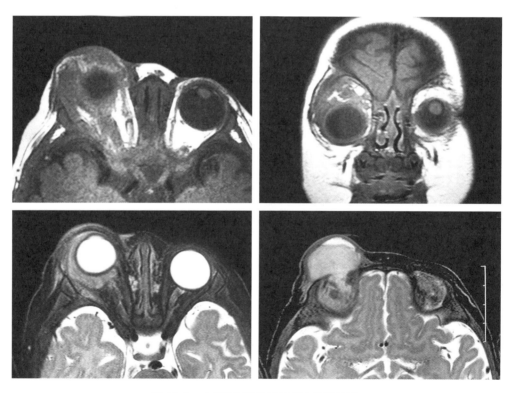

图18-2　右眼眶蜂窝织炎 MRI 扫描结果

患者右眼上眼睑红肿5天,皮肤触诊波动感(+)。MRI扫描显示右侧眼眶前上方弥漫性软组织影,边界不清,呈等 T_1、长 T_2 信号,病变累及眼睑、眼上肌群、筋膜囊增厚,界限模糊,并脓肿形成。

【鉴别诊断】　最需要与眼眶蜂窝织炎进行鉴别诊断的病变主要有两种,一种是眼眶炎性假瘤,另外一种是眼附属器淋巴瘤。眼眶炎性假瘤若为急性发作,可以表现为红、肿、热、痛等炎症改变,但其血常规检查,白细胞计数一般正常,且眼眶影像学扫描也缺少脓腔形成的改变;另外,眼眶炎性假瘤抗生素治疗无效,而糖皮质激素治疗有效。眼附属器淋巴瘤是成人最为常见的眼部恶性肿瘤,表现多种多样,有时也可以呈急性炎症样改变,但其白细胞计数一般正常,且对抗生素和糖皮质激素治疗一般无效。

【治疗】　一旦诊断即应全身应用足量广谱抗生素控制感染;同时取炎症区域内的分泌物行微生物培养及药敏试验,根据培养结果及时调整抗生素的种类。如果眶部组织已经形成脓肿,可以切开引流。对于眼球突出明显,发生暴露性角膜炎者,涂抗生素眼药膏,必要时行暂时性睑缘缝合术。对于炎症导致眶内压明显升高者,可以行眶减压手术,以降低视力损害的风险。积极寻找原发病灶,并请相关科室人员共同处理。

二、特发性眼眶炎性假瘤

特发性眼眶炎性假瘤(idiopathic orbital inflammatory pseudotumor,IOIP),也称特发性眼眶炎症,目前多认为是一种非特异性炎性病变,其发病率居甲状腺相关性眼病和淋巴增生性疾病之后,为眶内病变的第3位,约占眼眶病的7.1%。

【病因】　目前就IOIP的病因及发病机制,主要有感染假说、自身免疫假说、神经内分泌调控假说等。它们都从一个侧面反映了IOIP可能的病因及发病机制,但有关IOIP的确切病因和发病机制仍需进一步研究。

【临床表现】　本病多见于成年患者,通常单眼发病,也可双眼发病。按照临床病程可分为急性、亚急性、慢性和复发性等4种类型。IOIP可以累及眶部所有的软组织,因病变累及具体的组织结构不同,导致IOIP临床表现不同。根据IOIP累及眼眶部位不同,可以分为以下几种类型。

1. **眶前部炎症**　主要表现为眼部疼痛、眼睑肿胀、上睑下垂、球结膜充血水肿,严重者结膜突出睑裂之外,有时可伴有前部葡萄膜炎、巩膜炎、眼球筋膜炎和青光眼等。

2. **弥漫性眼眶炎症**　与眶前部炎症表现类似,但眼球突出明显,病情更严重。MRI扫描可发现眶内弥漫性炎症浸润,眶脂肪水肿。眶内炎性假瘤向颅内蔓延,可导致脑垂体功能减退和多发性脑神经麻痹。

3. **眼眶肌炎**　主要表现为复视、眼球运动障碍,眼球向受累肌肉支配方向运动时疼痛增加;部分患者出现上睑下垂;肌肉止点充血水肿,可透过结膜发现暗红色肥大的眼外肌。病变晚期眼外肌可发生纤维化,导致不同程度的眼位固定。炎症可累及多条肌肉,以上方肌群和内直肌受累多见。MRI和CT扫描显示眼外肌肌腱和肌腹弥漫性水肿肥厚(图18-3)。

4. **泪腺炎**　一般表现为上眼睑肿胀,伴有上睑轻微下垂。如果病变泪腺体积明显变大,可以推挤眼球轻度突出,眼球可以向鼻下方移位,眼眶颞上缘可触及肿物。MRI和CT扫描可见受累泪腺肿大,可被强化。

5. **巩膜周围炎和视神经周围炎**　炎症累及巩膜及其周围的筋膜组织和视神经鞘膜,症状以疼痛和/或视力减退为主。如累及眼前节巩膜组织,病变相对应处呈局限性充血,结膜下组织增殖;如累及眼后节巩膜,眼底可见视盘充血水肿、静脉迂曲扩张、受累视网膜脉络膜可局限性隆起等改变。病变后期视神经可以发生萎缩、视力减退或丧失。MRI检查显示眼球壁增厚,边界模糊,视神经增粗(图18-4)。

6. **眶尖炎症**　极少数IOIP患者,其炎性病变主要累及眶尖部,眼球突出一般不明显。患者视功能异常与眼部炎症表现不成比例。患者早期可出现视力下降、视野缺损、相对性传入性瞳孔障碍、上睑下垂、眼球运动障碍等。MRI扫描可见眶尖部占位呈炎性浸润样改变(图18-5)。

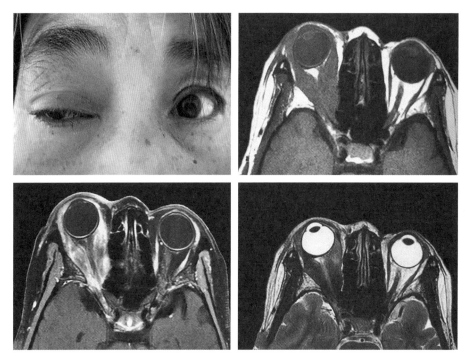

图 18-3　肌炎型炎性假瘤

患者双眼视物重影半年。查体：右眼上睑下垂，眼球向颞下移位，运动受限。MRI 扫描显示右眼内直肌和外直肌肌腱及肌腹肥大，对视神经造成挤压，T_1WI 呈等信号，T_2WI 呈低、等信号，增强扫描眼外肌明显强化。

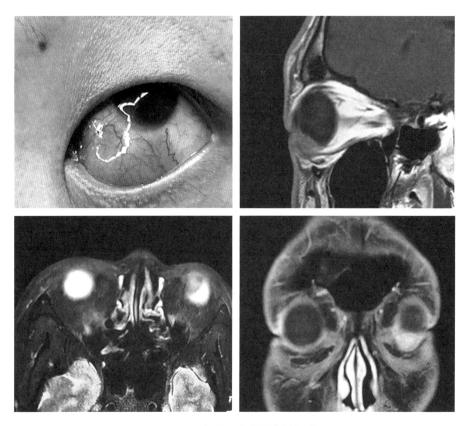

图 18-4　左眼巩膜炎型炎性假瘤

患者左眼结膜肿物伴充血 2 个月，伴左眼疼痛不适。MRI 扫描显示左眼球鼻下球壁增厚，T_1WI 呈等信号，T_2WI 呈稍低信号，可被强化。

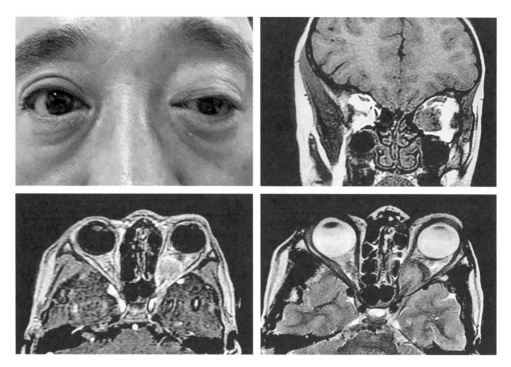

图 18-5 左眼眶尖部炎性假瘤

患者左眼睑肿胀 1 个月,伴眼球运动障碍和视力减退。MRI 扫描显示左眼眶尖区占位性病变,T₁WI 呈等信号,T₂WI 呈等、短信号,可被强化。

7. 硬化性炎症 一般起病缓慢,有些患者眼部疼痛不适。本型病理组织学改变主要以纤维组织增殖为特征。病程晚期上睑下垂,眼位固定,眼球运动明显受限。可出现压迫性视神经病变,导致视神经萎缩,视力严重减退,甚至丧失。

8. 骨质破坏型 本型极为少见,病情发展较快,眼部充血较为明显,眶壁骨质受累,尤其以眶内侧壁骨质受累多见(图 18-6),往往被误诊为恶性肿瘤,病理组织学检测结果是确诊该型病变的"金标准"。

【诊断】 根据患者的临床表现及眼眶影像学检查结果,一般可以做出初步诊断,但明确诊断需要行眼眶病理组织学活检。

【鉴别诊断】 特发性眼眶炎性假瘤需要与眼眶蜂窝织炎和眼附属器淋巴瘤进行鉴别诊断,具体鉴别要点见眼眶蜂窝织炎相关章节。对于儿童期发生的特发性眼眶炎性假瘤,在诊断时还需要与眼眶横纹肌肉瘤进行鉴别,后者是儿童期最为常见的眼眶恶性肿瘤,病程进展迅速,恶性程度高,如不积极治疗,患儿病死率高,病理组织学检查结果是鉴别两者的"金标准"。

【治疗】 特发性眼眶炎性假瘤的临床治疗主要包括药物治疗、放射治疗和手术 3 方面。其中,药物治疗最为常用,主要包括糖皮质激素类和免疫抑制剂两类。尽管近年来应用包括烷化剂、抗代谢药和单克隆抗体等在内的多种免疫抑制剂进行治疗的病例报道逐渐增多,但是迄今为止糖皮质激素类药物仍是公认的首选治疗方法。

特发性眼眶炎性假瘤的病理组织学类型与疗效关系较为密切。根据病变情况,可以行手术活检,以明确诊断及病理分型。对于淋巴细胞浸润型炎性假瘤,全身糖皮质激素治疗可使病情明显缓解,对于病情较轻者也可以采用病变局部注射疗法;纤维组织增殖型对糖皮质激素不敏感。对糖皮质激素治疗不敏感或治疗效果差的患者,可以考虑放射治疗或给予免疫抑制剂治疗。对于局限性炎性假瘤,可采取手术治疗。

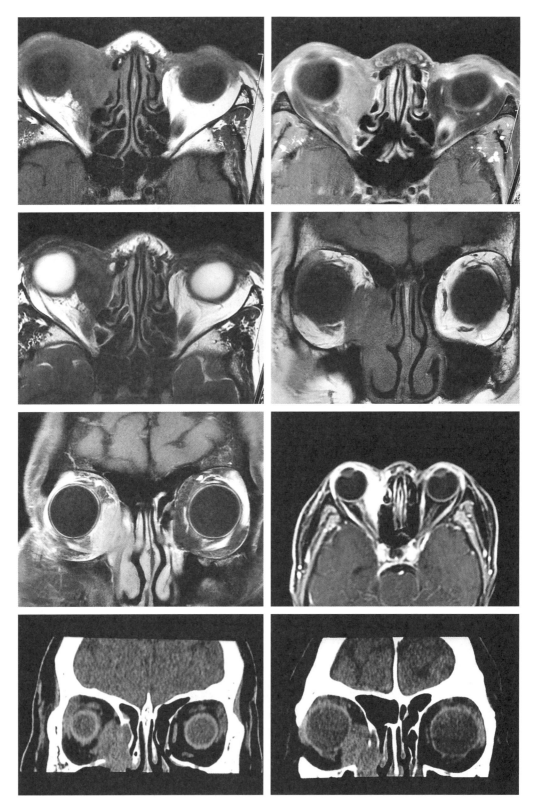

图 18-6　右眼眶炎性假瘤

患者右侧泪囊区红肿 1 个月。MRI 扫描显示右侧泪囊区占位性病变，T₁WI 呈等信号，T₂WI 呈等、短信号，可被强化。CT 扫描可见眶内下骨壁明显破坏。

三、甲状腺相关性眼病

甲状腺相关性眼病（thyroid-associated ophthalmopathy，TAO），又称 Graves 眼病，是成人最常见的眼眶疾病之一，多双眼发病。TAO 患者的甲状腺功能可能亢进、低下或正常，是毒性弥漫性甲状腺肿（Graves disease，GD）最常见的甲状腺外表现。

【病因】 确切发病机制尚不清楚，一般认为属于自身免疫性疾病或器官免疫性疾病。目前认为，当机体不能对促甲状腺素受体产生免疫耐受时，B 淋巴细胞分泌促甲状腺激素受体抗体，攻击眼眶成纤维细胞，使其分泌透明质酸，造成局部组织水肿。辅助性 T 细胞（Th1 细胞、Th2 细胞、Th17 细胞等）分泌细胞因子，促进眼眶成纤维细胞产生多种细胞因子和趋化因子，造成眼眶脂肪结缔组织早期炎症反应，晚期组织重塑和纤维化。

【临床表现】 TAO 主要见于成人，但儿童也可以发病；该病往往双眼受累，但单眼也可以发生；绝大多数患者甲状腺功能异常，但也有小部分患者甲状腺功能正常。根据 TAO 病变所累及的范围和病程的不同，临床表现也不尽相同。

1. **眼部表现** ①眼压：部分患者主要由于眼部炎症及循环障碍，导致房水引流障碍，引起眼压升高，这种眼压升高往往随着眼部病情的控制而逐渐恢复。②眼睑征：是 TAO 的重要体征，主要包括眼睑肿胀、眼睑退缩（Dalrymples 征）、上睑迟落（von Graefe 征）和瞬目反射减少，其中以眼睑退缩（图 18-7）和上睑迟落为特征性表现。③眼球突出：由于眶内脂肪水肿，眼外肌肥大，挤压眼球向前移位，导致眼球突出，且多为轴性眼球突出。④复视及眼球运动障碍：TAO 可以使多条眼外肌受累，眼球运动障碍，出现复视。受累肌肉以下直肌、上直肌和内直肌多见，外直肌受累较少，受累眼外肌肌腱附着处结膜可水肿，血管迂曲扩张。病变晚期由于眼外肌纤维化，可使眼球固定在某一眼位，出现斜视。⑤结膜和角膜病变：结膜充血水肿，严重者水肿结膜可以脱出于睑裂之外；角膜可发生暴露性角膜炎、角

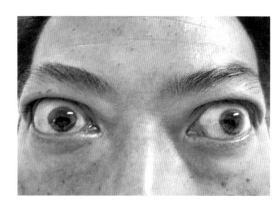

图 18-7　TAO 患者双眼眼睑退缩

膜溃疡，严重者可以导致角膜穿孔，愈合后可以引起永久性角膜混浊。⑥视网膜和视神经病变：眶内组织水肿压迫，可导致压迫性视网膜和视神经病变发生。患者表现为视力降低，视野缺损，眼底可见视盘水肿或苍白，视网膜静脉迂曲扩张，视网膜水肿、渗出。

2. **全身表现** 可伴有甲状腺功能异常症状群。

【诊断】 TAO 的诊断主要根据典型的眼部症状及体征、存在甲状腺的自身免疫功能异常（FT_3、FT_4、TSH、TRAb、TPOAb、TgAb）以及眼眶影像学检查结果，即可明确诊断。

CT 扫描可见 TAO 患者眼外肌肥大，病变主要累及肌腹，严重时可导致眶尖区视神经受压。MRI 检查可以更为清晰地显示眼外肌及眶内其他软组织的形态（图 18-8）。有时可根据眼外肌信号变化来判断病情变化及指导治疗。若眼外肌呈长 T_1、略长 T_2 信号，提示肌肉处于炎性水肿期，糖皮质激素治疗效果较明显；若表现为长 T_1、短 T_2 信号，提示肌肉纤维化较严重，糖皮质激素治疗效果较差。此外，MRI 在 TAO 鉴别诊断方面亦有重要帮助。

【鉴别诊断】 TAO 主要需与特发性眼眶炎性假瘤进行鉴别，这两种病均为临床常见疾病，临床表现具有较高程度的相似性，鉴别时主要注意以下几点：前者以双眼多见，多伴有甲状腺功能异常，病变主要累及眼外肌和眶内脂肪组织；而后者以单眼多见，甲状腺功能正常，病变累及范围较广泛，有时病变可以累及鼻旁窦等组织结构。另外，TAO 也应与累及眼外肌的淋巴瘤进行鉴别，后者对糖皮质激素治疗效果差，必要时需要进行病理组织学检查。

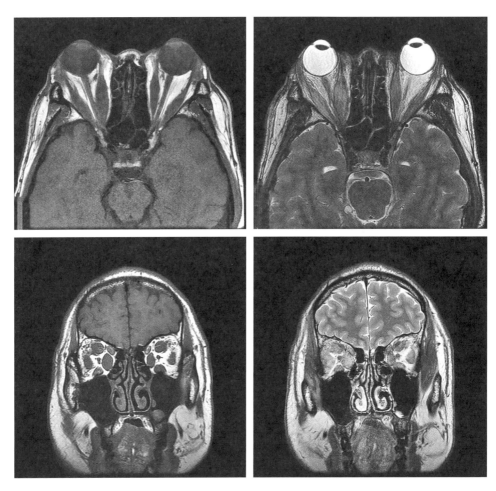

图 18-8　TAO 患者眶部 MRI 扫描

患者双眼突出 3 个月,甲状腺功能亢进史半年。MRI 显示双侧诸眼外肌明显增粗,以肌腹增粗
为著,呈等 T_1 稍长 T_2 信号,边界尚清,双眼眼球突出。

【治疗】　本病自然病程较长,导致治疗周期也较长,在治疗过程中病情也可出现反复,为了最大限度控制病情,建议采用个性化治疗方案。

治疗主要包括全身治疗和眼部治疗。全身治疗主要针对矫正甲状腺功能异常。眼部治疗主要针对暴露性角膜炎、压迫性视神经病变和严重充血性炎性眼眶病变。主要治疗措施包括眼部保护性治疗、药物治疗、眼眶放疗和手术治疗。①眼部保护性治疗:为防治暴露性角膜炎,可夜间使用润滑性滴眼液、眼膏,减少因眼睑闭合不全导致的角膜暴露;必要时可试行睑缘缝合术。②药物治疗:在眼眶病变的急性期,主要采用糖皮质激素治疗,以减轻眼部组织的水肿及压迫性视神经病变的发生;糖皮质激素疗效欠佳时,可以尝试采用免疫抑制剂或生物制剂。③眼眶放疗:眼眶放疗可促进淋巴细胞凋亡和抑制成纤维细胞的增生,可改善活动期患者眼眶炎症反应,适用于糖皮质激素疗效欠佳患者。④手术治疗:TAO 的手术治疗多需要一种以上的手术,应遵循先行眼眶减压术,其次行斜视矫正术,最后行眼睑的各种矫正手术的原则。对于眼球突出导致角膜损害者或压迫性视神经病变严重者,药物治疗无效时,可以采用眼眶减压术,扩大眼眶容积,使眼眶内容物疝出,降低眶内压力,以便尽可能地保护和恢复视功能。因眼球突出造成患者外观不佳者也可行眼眶减压术改善眼部外观。待病情稳定后,对于出现斜视、复视的患者,可以采用眼外肌局部注射肉毒毒素 A 或眼外肌手术来矫正斜视。对于上睑退缩者,可以采用上睑退缩矫正术来改善外观。

第三节　眼眶肿瘤

要点：

1. 眼眶的各种肿瘤多以手术切除为主，不同性质的肿瘤可联合其他不同的治疗方法。
2. 眼眶横纹肌肉瘤是儿童时期最常见的眶内恶性肿瘤。肿瘤生长快，恶性程度高。

一、眼眶皮样囊肿和表皮样囊肿

眼眶皮样囊肿（dermoid cyst）和表皮样囊肿（epidermoid cyst）是胚胎时期表皮外胚层未能完全发育至体表，陷于中胚叶中形成的囊肿，是一种迷芽瘤。囊肿由囊壁与囊内容组成，囊壁仅含有表皮者称为表皮样囊肿，同时含有真皮和皮肤附件者为皮样囊肿，囊腔含有脱落上皮、胆固醇、脂肪、毛发及皮脂腺分泌物，囊壁绕以纤维结缔组织。二者发病机制和临床表现相似，故常统称为皮样囊肿。

【临床表现】　皮样囊肿生长缓慢，常于儿童期甚至成年后才发现。位于眶隔前表浅的囊肿，表现为柔软、光滑有弹性的肿块，好发于眶上缘或外上方，于眶缘可触及质软、表面光滑、不活动、无压痛的肿块（图 18-9A）。深部囊肿则发生于眼眶骨缝处，表现为渐进性眼球突出，眼位偏斜和视力减退，而眶缘触诊常为阴性。如囊肿破裂内容物溢出，可致炎症反应，类似眶蜂窝织炎。

【诊断】　表浅的囊肿容易诊断，深部的囊肿则需要借助影像学检查。B 超显示边界清楚的病灶，形状可不规则，透声性好，可表现为无回声、中度回声、强回声或块状回声，均有可压缩性。X 线片显示眶壁的骨压迫性改变，骨压迫吸收密度减低和周围骨密度增高，称为骨硬化环。CT 既显示骨骼又显示软组织：边界清楚的囊样病灶，囊内容密度不均匀，因有脂类物质，大多数可见负值区（图 18-9B）。病变与骨壁关系密切，可见多种形状的骨压迹，甚至瘤体呈哑铃状沟通眶、颞窝或颅腔。

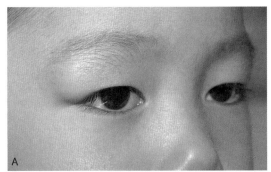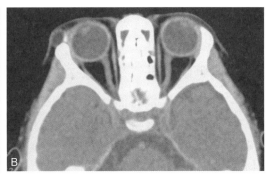

图 18-9　眼眶囊肿外观和 CT 影像

A. 患者右眼眶外上方局限性隆起；B. CT 示病变为椭圆形，内部有低密度区，骨质未见破坏。

【治疗】　手术治疗。术中应将囊壁彻底切除，骨凹陷处用苯酚烧灼、乙醇中和、盐水冲洗。

二、眼眶神经鞘瘤

神经鞘瘤（neurilemmoma）是发生于神经鞘细胞的良性肿瘤，眼眶内含有大量的神经组织如动眼神经、展神经、眼神经以及交感、副交感神经纤维均可发生神经鞘瘤。

【临床表现】　慢性渐进性眼球突出是最常见体征（图 18-10A），可伴有眼球移位。如肿瘤压迫眼外肌或发生于第Ⅲ、Ⅳ和Ⅵ对脑神经，可引起复视和眼球运动障碍。发生于眼神经分支的，可有自发疼痛和触痛。靠近眶前部的肿瘤，眶缘处可扪及肿物，光滑、中等硬度，实体性或囊性感。

【诊断】　缺乏特异性，定位和定性需借助影像学检查。超声检查显示为圆形、椭圆形或不规则性占位病变，边界光滑，回声少而弱。CT 显示眶内肿块，多位于眼眶中后段，可为圆形、椭圆形、长条形及梭形

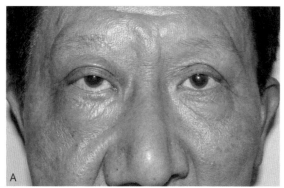
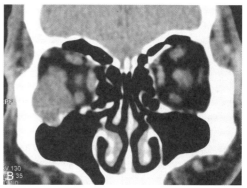
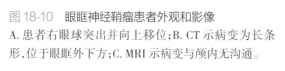
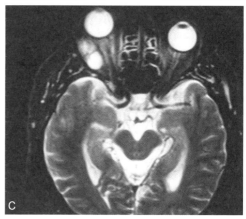

图18-10　眼眶神经鞘瘤患者外观和影像
A.患者右眼球突出并向上移位;B. CT 示病变为长条形,位于眼眶外下方;C. MRI 示病变与颅内无沟通。

等,边界清楚(图 18-10B)。MRI 在显示肿瘤是否向颅内蔓延,与脑组织关系方面优于 CT(图 18-10C)。

【治疗】 手术切除,根据肿瘤的位置采取前路开眶、外侧开眶或外侧开眶结合内侧进路。神经鞘瘤为良性肿瘤,完整切除一般不会复发。如肿瘤位于眶尖或深达海绵窦,完全切除有困难,残留瘤体可试用伽玛刀治疗。

三、眼眶脑膜瘤

眼眶脑膜瘤(orbital meningioma)按部位可分为起源于眶内的脑膜瘤和继发于颅内的脑膜瘤两种,前者可起源于视神经鞘脑膜以及眶内异位的脑膜细胞;后者多由颅内蝶骨嵴脑膜瘤蔓延而来,临床上多发于中年女性。

【临床表现】 视神经脑膜瘤主要沿视神经蔓延,视力下降是其最明显甚至唯一的症状,慢性眼球突出是其常见体征(图 18-11A),眼底早期即可出现视盘水肿和继发性视神经萎缩。长期静脉高压导致视网膜中央静脉与脉络膜静脉之间形成侧支循环,即视神经睫状静脉。视力丧失、眼球突出、慢性视盘水肿或萎缩、视神经睫状静脉称为视神经脑膜瘤的四联征。来源于蝶骨嵴的脑膜瘤经视神经或眶上裂入眶,肿瘤压迫视神经引起同侧原发性视神经萎缩,当肿瘤体积增大引起颅内压增高后,又可引起对侧视神经水肿,称为 Foster-Kennedy 综合征。蝶骨嵴脑膜瘤眶内蔓延往往还会引起眶骨壁增生、颞部隆起,但视力丧失较晚。

【诊断】 早期诊断比较困难,常误诊为视神经炎。影像学检查显示病变同时具备软组织占位和骨增生的特征。B 超显示视神经增粗、眶内肿块、边界清楚,内回声少而声衰减显著。CT 影像呈多样性,根据肿瘤的原发部位、病程不同,可显示视神经呈管状、梭形或锥形增粗,眶内边界不清的块状影,内有不规则钙化斑甚至套袖样钙化。MRI 在显示视神经管内及颅眶交界的病变方面优于 CT,增强扫描时可显示特征性的"车轨征"(图 18-11B)。

【治疗】 脑膜瘤不容易完整切除,术后极易复发,多在反复手术后丧失视力,甚至危及生命。故对于老年患者,肿瘤位于视神经一侧,体积较小局限于视神经前段,视力影响小,眼球突出不明显的患

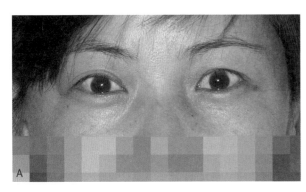
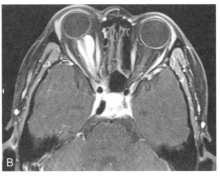

图 18-11 眼眶脑膜瘤患者外观和影像
A. 患者右眼球突出;B. MRI T_1 增强显示特征性的"车轨征"。

者,可每年进行一次 CT 扫描检测。儿童患者、视力已丧失或眼球突出严重,瘤体体积巨大占据眼眶大部分或沿视神经向颅内发展者,均应手术切除。根据肿瘤的位置、范围以及与视神经和颅脑的关系决定手术入路,多采取外侧开眶或经颅开眶。近年有报道,放射治疗可适当抑制肿瘤的生长。因此,对于诊断及定位明确的眶内病变,可在影像监控下采取放射治疗抑制肿瘤生长,尽可能长地保留有用视力。放射线总量为 40~60Gy。一旦有颅内蔓延的征象,应及时手术。位于眶尖、视神经管和向颅内蔓延的肿瘤,不适合手术或手术不能完全切除者,可考虑补充伽玛刀治疗。

四、眼眶神经纤维瘤

神经纤维瘤是周围神经的良性肿瘤,眼部常累及三叉神经、面神经和视神经,可为单发性,但比较少见,大多属于神经纤维瘤病综合征的一部分。

【临床表现】 好发于青、中年人,生长缓慢,病程可长达十余年。临床分局限型、丛状型和弥漫型3 种类型。局限型最常见眼球突出,眼球移位。丛状和弥漫型表现相似,肿瘤侵犯范围广,包括眼睑、眼球、眶内软组织、眶骨甚至脑部,表现为眼睑皮肤松软、皮下组织肥厚,可触及条索样或面团样肿块,上睑下垂(图 18-12A),眼球突出、移位,眼球搏动,角膜、虹膜面可见结节状肿物。睫状体、视网膜和视神经均可受累,导致继发性青光眼、视力下降和视神经萎缩。部分患者伴有神经纤维瘤病,可有皮肤咖啡牛奶斑、腋下雀斑、皮肤神经纤维瘤等改变。

【诊断】 伴发神经纤维瘤病的患者多具有典型的症状和体征。B 超显示,局限型表现为类圆形或不规则肿块,边界清楚,内回声少,声衰减显著。丛状型可见眼睑肥厚,边界不清的多回声病变,粗大的神经干附近出现条状回声或少回声区。CT 扫描局限型肿瘤可见孤立的占位灶,沿神经束或在一侧生长,形状不规则,边界清楚。丛状型则表现为眼睑密度增高,颞部软组织肥厚,病变与眼眶相连。眼眶骨壁增厚或变薄,眶骨畸形,多数伴有眶骨缺失(图 18-12B)。

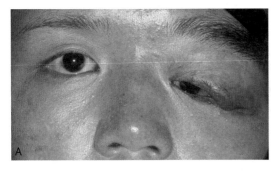
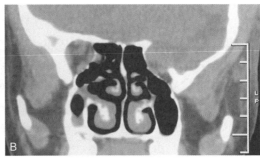

图 18-12 眼眶神经纤维瘤患者外观和影像
A. 患者左上睑肿大、隆起、下垂;B. CT 示左眶顶大范围缺损。

【治疗】 手术治疗为主。局限型由于肿瘤单发,边界清楚,血管少,故容易完整切除,复发也较少。丛状和弥漫型病变界限不清,血管丰富,很难完全切除,手术的目的是改善外观。不仅要切除肿瘤,还要修复肿瘤所引起的组织异常,如上睑下垂矫正,眼眶重建,常需多次手术。这两种类型的神经纤维瘤整形效果差,术后易复发,个别病例甚至会发生恶变,需注意随访。

五、眼眶横纹肌肉瘤

眼眶横纹肌肉瘤(rhabdomyosarcoma of the orbit)是儿童时期最常见的眶内恶性肿瘤,发病年龄多在 10 岁以内,少见于青年人,偶见于成年人。肿瘤生长快,恶性程度高,综合治疗虽提高了治愈率,但死亡率仍较高。

【临床表现】 常发于 10 岁以下儿童,表现为迅速进展的眼眶肿块和眼球突出。肿瘤好发于眶上部,使眼球向前下方突出,眼睑水肿,球结膜水肿并突出于睑裂之外,类似眶蜂窝织炎(图 18-13A)。肿瘤生长极快,眶缘处即可触及软性肿物,肿瘤坏死可于穹隆部结膜处破溃。患者多眼球固定、视力丧失,当肿瘤累及全眶时,眶内软组织硬度增大,并可向颅内蔓延。随着眶内压升高,角膜暴露可致剧烈疼痛。早期即可破坏眶骨壁(图 18-13B),侵犯鼻窦和鼻腔,并经血液向远处转移。

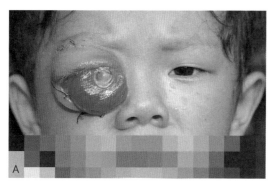
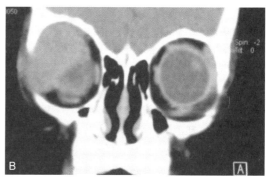

图 18-13　眼眶横纹肌肉瘤患者外观和影像
A. 右眼球突出,结膜脱出睑裂之外;B. CT 示右眼眶内高密度病变,眶外侧壁部分破坏。

【诊断】 儿童出现眼球突出,眼眶肿块,病程进展迅速均应考虑横纹肌肉瘤的可能。超声显示眶内大块的异常病变,内回声极少。CT 显示高密度占位病变及骨破坏,根据肿块的形状、密度、对周围骨质的破坏程度,可对肿瘤性质做出预估。

【治疗】 根据国际上对横纹肌肉瘤的分期方案采用综合治疗,能完全切除的采用手术治疗,否则先行化疗、放疗等处理,然后视情况决定是否进一步给予手术治疗。

六、眼眶淋巴瘤

眼眶淋巴瘤(orbital lymphoma)指累及眼眶部位的眼附属器淋巴瘤(ocular anexal lymphoma, OAL),其特征是在淋巴结或结外部位的单克隆 B 细胞(非霍奇金细胞)增殖。眼眶淋巴瘤是成年人最常见的眼眶恶性肿瘤,约占眼眶肿瘤的 55%,最常见于 50~70 岁的中老年人。眼眶淋巴瘤可原发于眼眶,也可继发于系统性淋巴瘤。

【临床表现】 通常有隐匿发作的无痛性眼球突出,随着眼眶淋巴瘤的生长浸润,可出现眼睑及结膜水肿。病变如果累及上睑提肌常会造成上睑下垂,可触及眶前部肿块;当病变累及眼外肌,可造成眼球运动障碍,压迫眼球可造成眼球移位,并伴有复视和视力下降;当病变累及泪器、鼻泪道,可出现溢泪、泪囊炎、鼻泪道阻塞等。部分患者伴眼部疼痛和异物感,可伴有发热、头颈部淋巴结肿大等系统性表现(图 18-14)。

【诊断】 影像学通常可提示眼眶占位性病变。CT 扫描显示弥漫性或界限清晰的眶内肿块,并

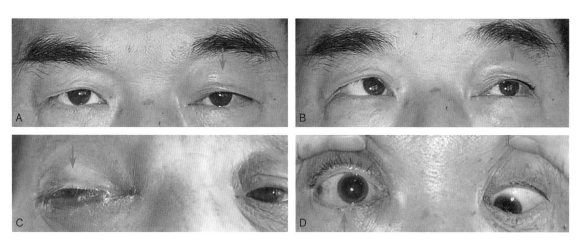

图 18-14　眼眶淋巴瘤患者临床表现

A. 患侧眼上睑下垂;B. 患侧眼球突出伴外展运动受限;C. 患侧眼球结膜水肿;D. 患侧眼球运动障碍(眼球固定);
*蓝色箭头为患病眼。

向眼球、视神经和眶骨浸润性生长,淋巴瘤质地均匀、与肌肉等密度,可呈塑形性生长,如伴有骨破坏提示淋巴瘤的侵袭性较强。MRI 通常在 T_1 和 T_2 加权图像上显示中等信号强度、增强后均匀强化(图 18-15)。正电子发射断层与计算机断层成像(PET/CT)对于淋巴瘤尤其是弥漫性大 B 细胞淋巴瘤(diffuse large B cell lymphoma,DLBCL)的分期、疗效评价和预后评估有重要意义。不同类型的淋巴瘤具有特征性和诊断性的病理形态学特点,根据免疫组化标记特点不同,眼眶淋巴瘤可分为多种类型。黏膜相关淋巴组织(mucosal-associated lymphoid tissue,MALT)型是最常见的眼眶淋巴瘤,占发病总数的 80% 以上;其他较常见类型有弥漫性大 B 细胞淋巴瘤(DLBCL)、滤泡性淋巴瘤(follicular lymphoma,FL)、套细胞淋巴瘤(mantle cell lymphoma,MCL)等。

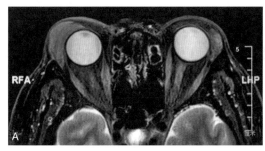
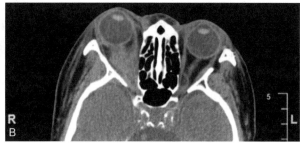

图 18-15　眼眶淋巴瘤影像学表现

A. MRI:右侧眶隔前、泪腺区可见团块状异常信号影,局部与泪腺分界不清,T_2WI 压脂为稍高信号,增强后均匀强化;B.CT 平扫见右眶肌锥内占位性病变成塑形性生长,内上象限肌锥内见团块状软组织密度影,边界欠清,病灶与内、上直肌分界不清,向眶尖延伸。

【治疗】　眼眶淋巴瘤的基本治疗原则是多学科联合的综合治疗,方法包括手术、化学药物治疗和放射治疗。首先是以活检为目的的减容性手术,首要目的是明确组织病理学诊断,其次是对可疑淋巴瘤的眼眶肿块进行减容性切除,这是眼眶淋巴瘤治疗最关键的步骤。待病理确诊为淋巴瘤后,血液科的综合评估分级是进行综合治疗的基础。眼眶淋巴瘤的分期主要遵循血液系统疾病淋巴瘤的经典分型,例如 Ann Arbor 分期(表 18-1)。

对于原发性眼眶淋巴瘤,尤其是眼眶 MALT 淋巴瘤,通常局限于原发区域且对放疗敏感,放射治疗是推荐的一线治疗手段。对于低度恶性眼眶淋巴瘤,通常用 30Gy 照射剂量进行眼眶局部放疗,对于 Ⅰ E 期(Ann Arbor 分期)低度恶性眼眶淋巴瘤,一期放疗可达到局部控制率 90% 以上(图

表 18-1　Ann Arbor 分期(修订版)

惰性淋巴瘤:结外边缘区淋巴瘤(extranodal marginal zone lymphoma,EMZL),滤泡性淋巴瘤(FL)	
Stage I	局限性病变(Ann Arbor[AA]分级 I,IE,II,IIE)
Stage II	全身性病变(Ann Arbor[AA]分级 III,IV)

侵袭性淋巴瘤:弥漫性大 B 细胞淋巴瘤(DLBCL),套细胞淋巴瘤(MCL),伯基特淋巴瘤(Burkitt lymphoma,BL)	
Stage I	局限性病变(Ann Arbor[AA]分级 I,IE)
Stage II	2 个或以上淋巴结区域侵犯;3 个或以上结外区域侵犯
Stage III	Stage II 及其他恶性预后因素

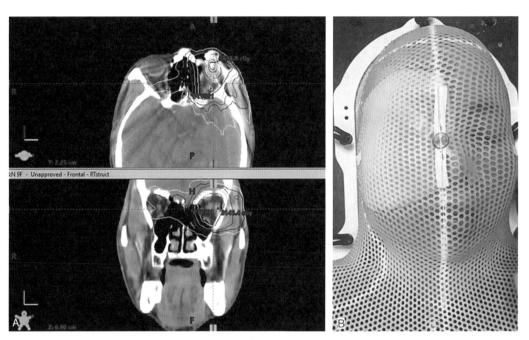

图 18-16　眼眶淋巴瘤的放射治疗
A. 眼眶淋巴瘤放射治疗照射野及照射剂量规划设计;B. 预制头模进行放射治疗定位。

18-16)。对于高度恶性眼眶淋巴瘤,如弥漫性大 B 细胞淋巴瘤,通常需要 40Gy 以上的放射剂量。眼眶局部放疗的急性并发症主要包括放射性结膜炎、角膜炎,远期并发症主要包括视力下降、白内障、角膜炎、视网膜病变,发生率均较低。其中最常见的急性并发症是结膜炎,最常见的远期并发症是白内障。

化学药物治疗往往用于病变广泛转移的患者,包括 MALT 淋巴瘤 II 期及以上患者或恶性度很高的弥漫性大 B 细胞淋巴瘤。对于惰性淋巴瘤,化学治疗并非首选。经典的化疗方案为环磷酰胺、多柔比星、长春新碱和泼尼松结合使用(CHOP 方案)。目前用于侵袭性淋巴瘤的一线化疗方案为利妥昔单抗(rituximab)联合 CHOP 的 R-CHOP 方案。利妥昔单抗是针对 B 细胞 CD20 抗原的一种人鼠嵌合性单克隆抗体,能特异性地与跨膜抗原 CD20 结合,利妥昔单抗与 B 细胞上的 CD20 抗原结合后,启动介导 B 细胞溶解的免疫反应,从而清除肿瘤细胞。眼眶淋巴瘤属于可控、可医治的肿瘤,多数患者治疗后可达到缓解状态,但病情仍有可能缓慢进展、出现反复,因此需要定期随访。根据患者病情及时评估分期、判断治疗效果并及时调整治疗方案极为重要。

第四节　眼眶脉管性疾病

要点：

1. 眼眶海绵状血管瘤可通过 B 超、CT 和 MRI 进行诊断。肿瘤无恶性变，临床症状不明显者可观察。如肿瘤威胁视力或有严重的眼球突出，可手术切除。

2. 眼眶静脉畸形根据病变部位可分为浅部病变、深部病变和复合病变。提倡综合序列治疗，即硬化治疗、激光治疗和手术治疗等多种方法综合治疗。

3. 眼眶淋巴管瘤也可分为浅部病变、深部病变和复合病变。治疗方式根据病变血流动力学特点、部位、范围等选择硬化治疗和手术治疗等。

眼眶脉管性疾病可采用三级分类。一级分类，根据细胞病理学特点，将眼眶脉管性疾病分为血管瘤和血管畸形；二级分类，根据血管发生学特点，将眼眶血管畸形分为动静脉畸形和静脉畸形；三级分类，根据血流动力学特点，将眼眶静脉畸形分为扩张型静脉畸形和非扩张型静脉畸形。其中眼眶静脉畸形和淋巴管瘤临床常见。

一、海绵状血管瘤

眼眶海绵状血管瘤（orbital cavernous hemangioma）是特殊类型的眼眶血管畸形，多数学者仍习惯沿用现有称呼。其特殊性在于：①形态规则、边界清楚、外观和影像学上极像良性肿瘤；②病理检查显示病变为类似海绵状结构；③病变血管成分（包括微小滋养动脉和静脉）类似动静脉畸形，但血流动力学却类似低流速的静脉畸形；④包膜完整，以手术治疗为主，手术大多可完整取出病变，而其他眼眶静脉畸形多不适合采用单纯手术治疗。

【临床表现】　早期多无症状，多在体检时偶然发现。临床特征主要为缓慢性眼球突出，肿瘤多位于肌锥内，表现为轴性眼球突出（图 18-17A）。患者多无感觉，偶有眶区轻度疼痛。肿瘤位于眶尖压迫视神经，较早引起视力下降、视神经萎缩及眼底改变。肿瘤压迫眼球后极也可致眼球屈光改变，导致视力下降。肿瘤较大时可致眼球运动障碍。B 超检查表现为边界清楚、类圆形、内回声强而均匀、透声性较好，可压缩，具有定性诊断意义。CT 和 MRI 检查显示病变边界清楚、内密度均匀，注射造影剂肿瘤明显加强，以花瓣状渐进性增强为典型特征（图 18-17B，C）。毗邻眼球的肌锥内病变 CT 检查可显示三角形透明区。

【治疗】　因肿瘤无恶性变，临床症状不明显者可观察。如肿瘤威胁视力或有严重的眼球突出，可手术切除。根据 CT 定位，采用前路开眶、外侧开眶或内外结合径路开眶，多数情况下瘤体可连同包膜完整切除（图 18-17D）。眶尖病变采用内镜辅助或导航系统引导，有助于提高手术的成功率和安全性。

二、眼眶静脉畸形

眼眶静脉畸形（orbital venous malformation）临床常见，可分为扩张型静脉畸形（distensible venous malformation）和非扩张型静脉畸形（non-distensible venous malformation）两种类型，以往分别称之为眼眶静脉性血管瘤和眼眶静脉曲张。两者主要区别在于前者与眶内正常静脉沟通丰富、增加眼眶静脉回流压力时病变体积增大，后者与周围静脉沟通较少，病变体积不随静脉回流压力改变而明显改变。与血管瘤不同，眼眶静脉畸形主要见于成人或青少年，病变缓慢进展，无自发消退现象。

【临床表现】　与眼眶血管瘤类似，根据病变部位，眼眶静脉畸形也可分为浅部病变、深部病变和复合病变。浅部病变可见眼周或眶周青紫色隆起，形态多不规则，质地柔软，压迫后明显回缩，松之血流再度充盈。深部病变呈占位效应，体积较大时导致患者眼球突出或移位。临床诊断为眼眶静脉畸形的患者应做增加静脉回流压力的试验（Valsalva 试验、颈静脉加压试验或让患者取低头体位），以便

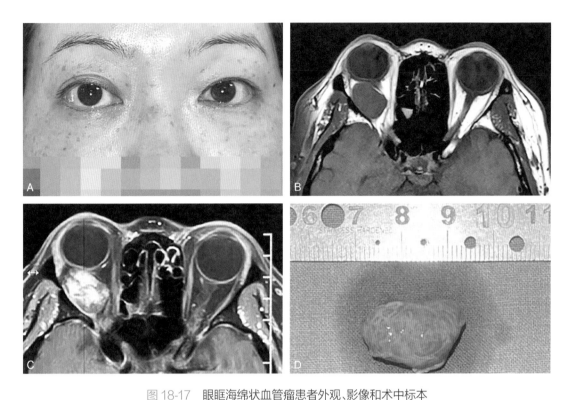

图 18-17   眼眶海绵状血管瘤患者外观、影像和术中标本

A. 患者右眼球轴性突出；B、C. MRI 示 T_1 中低信号圆形病变，边界清楚，对比增强后病变花瓣状增强；D. 术中标本显示病变连同包膜被完整取出。

区分病变为扩张型或非扩张型。非扩张型静脉畸形患者试验时，病变临床表现无明显改变。扩张型静脉畸形试验时出现以下改变：①浅部病变范围增大、隆起度增加、病变血管迂曲扩张程度更为明显；②深部病变主要表现为眼球突出度增加，多见眼球突出加重，部分患者病程久，眶内脂肪等软组织受压萎缩，患者眼球凹陷，此时加压后患者眼球由凹陷变为突出状态（图 18-18A，B）。非扩张型静脉畸形血流缓慢，容易形成血栓和自发出血，扩张型病变则极少发生自发出血。影像学检查以 MRI 为主，病变在 T_1 加权像为低信号，T_2 加权像为中高信号，对比增强后可见强化，其中扩张型病变强化十分明显（图 18-18C，D）。颈静脉加压后，MRI 显示的扩张型静脉畸形病变范围明显增大。自发出血患者早期检查往往有液平表现。

【治疗】   眼眶静脉畸形提倡综合序列治疗，即将硬化治疗、激光治疗和手术治疗等多种方法综合起来，根据血流动力学特点、部位、大小、与视神经等重要结构的毗邻关系，采用适当的组合方式、按照一定的次序进行治疗。一般而言，先用硬化或激光治疗降低血流、缩小病变体积，再用手术部分或完全切除病灶。应用眼眶手术导航系统引导进行眶内病变的硬化或激光，可积极提高治疗的精度和安全性。自发出血造成视力急剧下降时，多需急诊手术治疗。

三、眼眶淋巴管瘤

眼眶淋巴管瘤又称眼眶淋巴管畸形，与眼眶静脉畸形有共同的胚胎起源，是眼眶静脉畸形的一种亚类。临床上单纯淋巴管畸形较为罕见，多与静脉畸形构成淋巴静脉混合畸形，根据二者比例分为静脉为主型和淋巴管为主型。淋巴管瘤由多个扩张囊叶组成，内衬单层内皮，囊腔内含有血液、蛋白质等成分的囊液，多与循环系统不连续。根据囊腔结构分为微囊型、巨囊型和混合型。

【临床表现】   与眼眶静脉畸形类似，根据病变部位，眼眶淋巴管瘤也可分为浅部病变、深部病变和复合病变。浅部病变多位于结膜或眼睑等富含淋巴管成分的部位，表现为局部组织增厚肿胀。深部病变可导致眼球突出，少数患者压迫视神经而出现视力下降（图 18-19A）。淋巴管为主的淋巴管瘤

NOTES

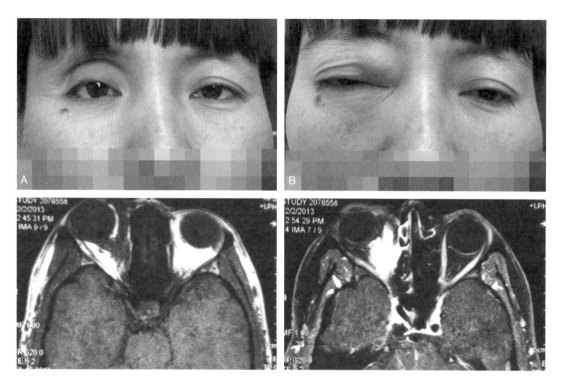

图 18-18 眼眶扩张型静脉畸形患者

A. 右眼球内陷、上眶区凹陷；B. 颈静脉加压后右眼球突出，上睑内侧见青紫色隆起；C. 眼眶扩张型静脉畸形患者 MRI 图像，T_1 低信号，形态不规则，与眶内正常组织无明确边界；D. T_1 增强后病灶明显强化。

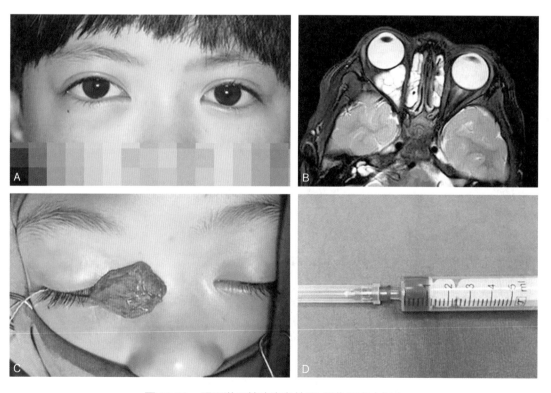

图 18-19 眼眶淋巴管瘤患者外观、影像和术中标本

A. 右眼球轴性突出；B. 眼眶 MRI 图像，T_2 高信号，见多间隔、分叶状囊腔，内充满液体；C. 术中见富含分叶状囊腔的瘤体；D. 术中穿刺抽出含血性成分液体。

NOTES

Valsalva 试验阴性,或仅表现为影像学阳性。部分淋巴管瘤患者因囊壁上的新生血管易反复出血,会出现反复肿胀和炎症反应,严重病例可引起眼球突出、角膜暴露、眶压升高甚至视力丧失。影像学 CT 显示实性区不规则斑片状影,通常伴有成簇囊腔。MRI 更适合分辨囊腔内血性、浆液性及蛋白质性液体(图 18-19B),并可区分急性和亚急性出血,不同时期囊腔内出血形成的液平面是淋巴管瘤的特征性表现。增强 MRI 中造影剂一般不从淋巴管畸形中流出。

【治疗】 眼眶淋巴管瘤的治疗方式应根据病变血流动力学特点、部位、范围等选择硬化治疗和手术等。对于浅表局限病变,可手术直接切除;对于深部病变,手术切除难度大,可采用部分切除或联合硬化治疗(图 18-19C)。硬化治疗对巨囊型淋巴管瘤的疗效较微囊型好,对于囊液丰富的病灶可进行细针抽吸放液(图 18-19D),再进行硬化治疗。急性囊腔内出血可导致眼球突出角膜暴露和视神经压迫,需急诊手术挽救视力,清除出血和囊液,切除出血囊壁或邻近静脉畸形,放置引流条后绷带加压包扎,积极对症支持治疗。

第五节 眼 眶 骨 折

要点:

1. 眼眶骨折分为眼眶爆裂性骨折和眼眶复合性骨折两大类,熟悉这两类骨折的概念。

2. 眼眶爆裂性骨折主要表现为眼球内陷、移位、复视、眼球运动障碍、眶下神经支配区域感觉异常等。如果没有明显眼球内陷或持续性复视,无须治疗,眼眶骨折如果影响功能和/或外观,应尽早手术治疗。

3. 眼眶复合性骨折如直接或间接损伤视神经及眼球,可引起视力下降甚至丧失,应尽早进行骨折复位固定、眼眶修复和眼球功能性复位手术。

眼眶骨折(orbital fracture)指构成眼眶的颅颌面骨骼在外力作用下发生断裂或者移位。根据是否累及眶缘,将眼眶骨折分为眼眶爆裂性骨折和眼眶复合性骨折两大类。

一、眼眶爆裂性骨折

眼眶爆裂性骨折(orbital blow-out fracture)是直径大于眶口的物体钝性打击眼眶,导致眶壁薄弱处破裂骨折,通常发生于眶底和/或眶内壁,不累及眶缘(图 18-20)。

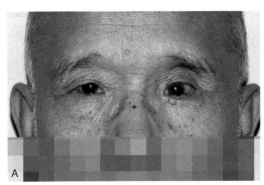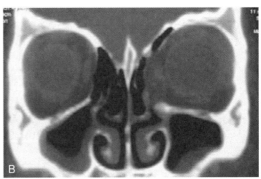

图 18-20 眼眶爆裂性骨折患者外观像和 CT 影像
A. 患者外观表现为左眼球内陷;B. 冠状位 CT 示左侧眼眶内壁骨折。

【临床表现】 主要表现为眼球内陷、移位、复视、眼球运动障碍、眶下神经支配区域感觉异常等。眶内肌肉、脂肪等软组织嵌顿或疝入骨折区及邻近鼻窦,导致眼球内陷。眶底骨折时眶内容向下疝入上颌窦,可导致眼球的下移和内陷。眼球运动受限可由眼外肌嵌顿或直接损伤引起,也可因脂肪和软组织的嵌顿牵拉等产生。骨折造成的复视多由软组织和眼外肌嵌顿、眼外肌损伤、眼球移位和运动神经损伤引起。眶底骨折损伤眶下神经可致其支配区感觉异常,包括下睑、鼻尖、鼻翼、牙齿根部的感觉异常。

　　【治疗】　眼眶爆裂性骨折如果没有明显眼球内陷或持续性复视,无须治疗。手术主要适应证为:①视觉障碍性复视持续存在;②被动牵拉试验阳性,CT扫描显示眼外肌嵌顿或陷入骨折处;③≥3mm的眼球内陷;④>2cm²的眶壁缺损。手术主要过程包括回纳眶内疝出组织、解除肌肉嵌顿,同时植入钛网或高密度多孔聚乙烯材料,修复眶壁缺损、重建眶腔完整性、恢复眼球位置。手术应尽量在外伤后3周内完成。

二、眼眶复合性骨折

　　眼眶复合性骨折(orbital complex fracture)是指骨折除了累及眼眶壁,同时累及眶缘(图18-21)。临床分为眶颧颌骨折、鼻眶筛骨折、额眶骨折、多发性骨折和特殊类型骨折(视神经管骨折和Lefort骨折)。眼眶复合性骨折复杂多样,可对视功能及颜面部外观造成严重影响。

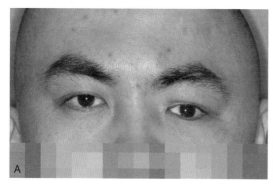
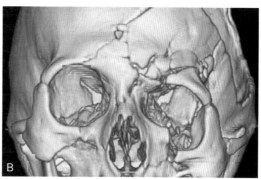

图18-21　眼眶复合性骨折患者外观像和CT影像

A.患者外观表现为左眼球下移,左眼眶畸形;B.三维CT示眶壁和眶缘同时骨折。

　　【临床表现】　骨折如直接或间接损伤视神经及眼球,可引起视力下降甚至丧失。骨折累及眶上裂可同时损伤动眼神经、滑车神经及展神经,患者表现为眼球固定。复合性眼眶骨折除眼球内陷和移位、眼球运动受限及视力下降等异常外,可因骨折类型不同呈相应的眼眶畸形,如眶缘塌陷、移位、局部骨骼隆起或塌陷等。鼻眶筛骨折常伴有泪道阻塞。

　　【治疗】　复合性眼眶骨折如果影响功能和/或外观,应尽早进行骨折复位固定、眼眶修复和眼球功能性复位手术。近年来,数字化外科技术被应用于复合型眼眶骨折的修复重建,包括术前眼眶三维测量和建模、个性化手术设计、术前模拟预测、个体化修复材料制作、术中实时导航等,可显著提高复合性眼眶骨折手术的精度和效果,并降低手术风险。

第六节　眼眶先天性异常

要点:

　　1. 先天性无眼球和小眼球是一组眼球先天发育异常的临床综合征,目前尚无解决患儿视功能障碍的治疗方法,临床上治疗主要以促进眼部和眶周发育及改善外观为主。

　　2. 了解不同类型先天性眼眶异常疾病的临床表现及治疗方法。

一、先天性无眼球和小眼球

　　先天性无眼球和小眼球(congenital anophthalmia and microphthalmia)是一组眼球先天发育异常的

临床综合征,其中先天性小眼球是指眼球明显小于正常眼且眼球结构异常、无视功能的一类疾病,而先天性无眼球则表现为患儿出生后眶内眼组织完全缺失。多数临床上表现为无眼球的病例经 CT 扫描证实小眼球的存在,因此,先天性无眼球和小眼球被归为一类疾病。通常认为在人眼发育任一过程如视泡形成、视杯(或)晶状体诱导形成过程中发生故障,均可导致眼部发育和结构异常,甚至眼球缺失。先天性无眼球和小眼球具有一定遗传倾向,但多数为散发病例,可能与某些基因突变有关,如位于染色体 3q27 的 SOX2 基因突变。

【临床表现】 出生时即可发现患侧眼球小,甚至如绿豆或芝麻大小,翻开眼睑可见小角膜、角膜混浊等情况,通常伴有眼球结构异常,无视功能。无眼球患者则眼球阙如。由于眼眶、眼窝的发育有赖于正常眼球发育的刺激,故此类患者若未及时治疗,随着患儿的生长发育常表现为患侧眼眶发育迟滞,严重者累及颅颌面其他诸骨。CT 显示患侧眶内可见残留的眼球或眼附属器。眶口狭小,眶容积小于健侧。常伴有眶周软组织的发育不全,如患侧睑裂狭小,结膜囊狭窄或闭锁、眉毛短小、泪点缺失等(图 18-22)。

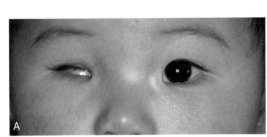
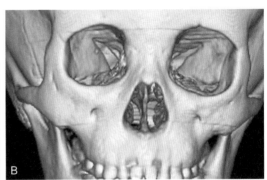

图 18-22　先天性小眼球患者外观和 CT 影像
A. 患者右侧小眼球,睑裂狭小,眶区凹陷;B. 三维 CT 显示右侧眼眶小于对侧。

【治疗】 目前尚无解决患儿视功能障碍的治疗方法,临床上治疗主要以促进眼部和眶周发育及改善外观为目的。早期可采用眼眶扩张装置或结膜囊形态支撑物扩张眼睑和结膜囊,刺激患侧眼眶发育。应尽早开始干预,于生后数周内即可配戴,每隔 3~4 周需增大形态支撑物,不断促进软组织的发育。晚期可植入眶内植入物以促进眶骨及面中部的发育。目前国际上也有采用自膨胀水凝胶或可充气、可注水的新型扩张器用于持续刺激眼眶发育。

二、眶面裂

眶面裂(craniofacial clefts)属于颅面裂隙畸形,其确切病因不明,可能与胚胎发育中颅面各突起的融合异常有关。本病大多数与遗传无关,但也有研究表明某些与颅面部发育有关的基因异常,如 Shh(音猬因子)、EGFR(表皮生长因子受体)、Dlx(远端缺失基因)等与眶面裂的发生有关。

【临床表现】 先天性眼睑缺损为眶面裂的主要眼部表现,可单侧或双侧发病,上睑缺损多见。根据颅面裂 Tessier 分类法(1976),眶面裂可分为 0~14 型,其中 3、4、5、6 型面裂主要累及下睑,9、10、11 型面裂则累及上睑。眼睑缺损的大小和形态各异,多为基底位于睑缘的三角形,部位多位于眼睑内中部,严重者除眼睑缺损,尚可伴有眦角畸形、泪道畸形或缺失、眶骨发育异常、骨缺损以及眉的缺损或畸形。CT 有助于确定是否伴有骨缺损。同时眶面裂患者还可合并其他眼部异常,如睑球粘连、角膜皮样瘤、小角膜及小眼球等。患眼通常存在视力发育障碍。眶面裂患者也可合并全身畸形如唇裂、唇腭裂,头部、耳鼻畸形,并趾及智力发育障碍等(图 18-23)。

【治疗】 目前临床上以手术重建眼睑,解除睑球粘连,恢复角膜透明,挽救患儿视力为主要目的。缺损范围大应尽早手术。手术方式以利用周围残留组织的带蒂组织瓣进行修复,联合羊膜移植结膜囊成形手术,但通常需要多次手术才能取得较为满意的效果。

三、眶距增宽症

眶距增宽症(orbital hypertelorism)是指双侧眼眶间骨性距离过度增宽的一类疾病。Tessier 指出眶距增宽症的 5 种可能病因为面中部或颅面部发育不良、单侧颅面裂、颅面部正中裂或鼻裂、额鼻部的鼻筛型脑膜脑膨出或额窦肥大以及颅缝早闭症。

【临床表现】 不同原因导致的眶距增宽表现可不同,颅面部发育不良多表现为双侧对称的眼眶间距增宽。而单侧面裂则表现为不对称的眶距增宽,并且伴有患侧鼻部、内眦、泪道和面中部软组织的畸形。脑膜脑膨出多伴有颅前窝骨质缺损。患者内眦间距显著增大,鼻部宽阔平塌,无正常鼻梁隆起,鼻翼软骨发育不良,双重鼻中隔,鼻尖宽平,甚至往往有双重鼻尖(图 18-24)。也可伴有斜弱视等视功能障碍和其他颅面骨畸形。影像学有检查可见双侧内眶壁或泪嵴之间距离增加,前组筛窦过度膨大。CT 影像可精确测量两侧泪前嵴之间距离为内眶距(interorbital distance,IOD),IOD 30~34mm 为Ⅰ度眶距增宽,34~40mm 为Ⅱ度,>40mm(或伴有眼眶侧方移位)为Ⅲ度。

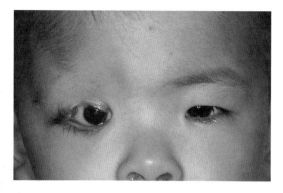

图 18-23 右侧 10 型眶面裂
可见右眼上睑"三角形"缺损,上方睑球粘连,右侧眉内中部缺失,发际线下移。

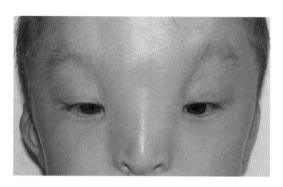

图 18-24 眶距增宽症患者外观
患者内眦间距增大,鼻梁宽阔低平。

【治疗】 以手术整复,改善外观为主要目的。轻度(Ⅰ度)眶距增宽症一般无须行截骨手术,只要进行内眦畸形矫正或隆鼻手术即可改善。中至重度(Ⅱ度以上)眶距增宽症则须接受眶距截骨手术。

四、Treacher Collins 综合征

Treacher Collins 综合征又称为下颌骨颜面发育不全,主要累及面中下部,表现为双侧对称性颅面畸形,为第 1、2 鳃弓发育异常所致。最早由 Berry(1889 年)、Treacher Collins(1900 年)报道并命名,发病率为 1/25 000~1/50 000。病因并不明确,但有研究显示本病为不规则显性遗传的常染色体显性遗传病。

【临床表现】 Treacher Collins 综合征患者有较特殊的"鸟嘴状"面容:面部突出、颧骨发育不良或缺失,上颌骨发育不良、狭小、前突,鼻背高隆以及下颌、颏部退缩。眼部主要表现为外眦角下移、睑裂外侧向下倾斜,下睑发育不良或缺损,内侧睫毛阙如,眶外下缘下移等。可伴有鼻、耳、口腔及四肢骨和脊柱畸形和智力低下,口咽及鼻腔畸形严重者可能存在呼吸吞咽障碍(图 18-25A)。CT 扫描和三维 CT 影像重建可直观反映患者颅面骨的形态,可见到颧骨颧弓发育不良或缺损、上颌骨发育不良,上颌窦小,下颌骨发育不全,退缩等,具有诊断价值(图 18-25B),并可根据 CT 影像数据进行计算机辅助设计,制订手术方案。

【治疗】 Treacher Collins 综合征颅面畸形范围广,累及骨及软组织异常,通常需多次手术分期治疗。出生时应注意预防呼吸及吞咽障碍。10 岁左右颅-眶-颧骨发育接近成熟,可进行手术修复,包括植骨充填颧骨、眶骨,恢复眼眶正常外形,同时可矫正其他并发畸形。

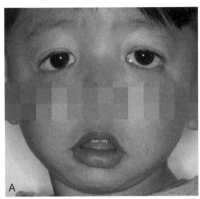
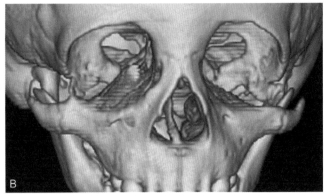

图 18-25 Treacher Collins 综合征患者外观和影像

A. 患者表现为"鸟嘴状"面容,面部突出、颧骨低平,鼻背高隆,下颌、颏部退缩;B. 三维 CT 示颧骨颧弓发育不良,外侧缺失、上颌骨发育不良,狭小,前突。

五、Crouzon 综合征

Crouzon 综合征又称为颅面骨发育障碍综合征,临床上罕见,属于先天性颅缝早闭的一种类型,主要是因颅缝早闭及颅面部成骨不全而继发的颅腔狭小,上颌骨发育不良,眼眶浅,导致眼球突出为主要表现的颅面畸形。病因并不明确,但目前研究表明本病具有一定的家族遗传性,是一种常染色体显性遗传病。

【临床表现】 Crouzon 综合征的颅缝早闭多发生于胚胎发育中,出生时就有头颅畸形,表现为头颅前后径变小,垂直径增大,类似"塔头畸形"。Crouzon 综合征的典型症状为面中部塌陷,眼球突出及反颌畸形。眼球突出是 Crouzon 综合征最典型症状,颅缝早闭使得眼眶容积过小,不能容纳正常体积眼球,而导致双侧眼球显著突出。严重眼球突出可导致眼睑闭合不全、倒睫甚至暴露性角膜炎。也可伴发视功能的障碍,部分患者还可合并有眶距增宽,鼻骨发育不良,外耳道闭锁等畸形及颅内压增高,发生头痛、呕吐及智力低下等症状。CT 扫描和三维影像重建可直观反映颅腔狭小、上颌骨发育不良、蝶骨发育不良等颅面骨畸形及整个颅面骨的立体概貌(图 18-26)。并且在 CT 数据和三维重建基础上,采用相关计算机辅助技术进行术前设计模拟、术中实时导航以及术后精确评估,达到最佳效果。

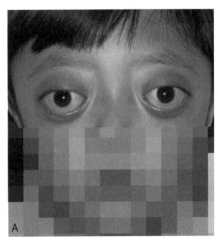
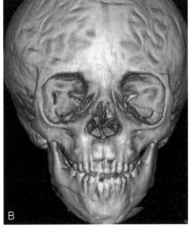

图 18-26 Crouzon 综合征患者外观和影像

A. 患者双侧高度眼球突出;B. 三维 CT 显示额眶后缩,眼眶容积过小,上颌骨发育不全。

【治疗】　手术治疗是矫正 Crouzon 综合征颅面畸形的重要手段,主要通过截骨手术前移额眶、上颌骨等,解决眼球突出、面中部凹陷及反颌畸形。同时运用牵引成骨技术,与手术治疗联合运用,解决截骨前移术后骨块后缩问题,改善手术效果。若并发有颅内压增高者,还需行颅骨板重塑降低颅内压,改善颅畸形。

思考题

1. 眼眶病的常见临床表现和检查方法有哪些?

2. 眼眶炎症、眼眶肿瘤、眼眶脉管性疾病、眼眶骨折的诊断要点及治疗原则分别是什么?

3. 试述眼眶蜂窝织炎可以导致哪些并发症及其发生机制。

4. 特发性眼眶炎性假瘤的分型方式有哪些? 具体有哪些分型?

5. 甲状腺相关性眼病的临床体征及其发生机制各是什么?

(范先群　马建民)

第十九章

眼 外 伤

眼外伤发病率较高,是儿童和青壮年单眼失明的主要原因。机械性眼外伤仍是眼外伤的主要类型,而视神经挫伤带来的严重损害日益受到重视。交感性眼炎的发病机制、临床及病理特征、诊断治疗及预防方面尚需探讨。眼科医生应熟练掌握眼外伤分类、诊断及处理原则,不断更新救治理念。

第一节 概 述

要点:

1. 眼外伤分为两大类,包括机械性眼外伤和非机械性眼外伤。

2. 开放性眼球伤与闭合性眼球伤的分区不同,了解其不同的分区内容。

3. 眼外伤后恰当的急救和处理,对减少眼组织破坏、挽救视功能极其重要。对严重眼外伤应以最小的手术创伤、最少的手术次数,以期最大限度地恢复眼球结构和视功能。

4. 眼外伤不同伤情处理的早晚对预后影响很大,熟悉各种眼外伤的特点,采取相应的轻重缓急的处理策略非常重要。对于化学性烧伤、毒气伤及热烧伤等属于一级急救,应分秒必争。

5. 随着眼外伤临床救治技术的快速发展,在眼外伤救治理念上发生了改变,对于开放性眼外伤无光感眼经过急诊手术修复,二期探查性玻璃体视网膜手术可使部分患者恢复光感以上视力,避免眼外伤后一期球摘除。

任何机械性、物理性或化学性的外来因素作用于眼部,造成视觉器官结构和功能的损害统称为眼外伤(ocular trauma)。由于眼的位置暴露,受伤机会多,因此眼外伤较为常见。而视觉器官的结构精细特殊,一旦受损即可造成视功能严重损害。眼外伤已成为发展中国家单眼盲的首要原因,有效地预防其发生,提高救治水平,是世界范围防盲治盲的重要课题。

一、眼外伤的临床类型

临床上通常按致伤原因或严重程度进行分类。按致伤原因可分为机械性眼外伤和非机械性眼外伤两大类,前者包括钝挫伤、穿通伤和异物伤等;后者有眼热烧伤、化学伤、辐射伤和毒气伤等。按损伤程度分为轻、中和重三级,轻度外伤指眼睑、结膜、角膜等表浅部位的擦伤及Ⅰ度碱烧伤;中度外伤指眼睑、泪器、结膜的撕裂伤,角膜浅层的异物伤及Ⅱ度碱烧伤;重度外伤包括眼球穿通伤、眼内异物、钝挫伤及Ⅲ度碱烧伤。

在眼外伤中,机械性眼外伤占绝大部分,对此进行系统而规范分类对指导临床诊疗、预后评估以及科学研究具有重要意义。国际眼外伤学会已推荐眼外伤命名与分类法(Kuhn,1996)以及眼外伤分区与预后标准(Pieramici,1997),使用的术语含义确切,具有科学性和可操作性,对学术交流和发展起到了积极的推动作用。该分类中将眼球壁定义为巩膜和角膜,依据眼球壁的完整性将眼外伤分为开放性和闭合性两大类,相关术语及含义都有新的界定。无眼球壁的全层裂开称为闭合性眼外伤,其中由钝力引起受伤部位或远部组织的损伤称钝挫伤,外力造成的眼球壁部分裂开称板层裂伤,如有异物存留于眼球壁则为表浅异物;有眼球壁的全层裂开称为开放性眼外伤。依致伤原因不同进而分为两类:钝器所致的眼球壁裂开称眼球破裂（rupture of the globe），锐器造成的开放性外伤统称裂伤（laceration）。裂伤按伤型又分为3种，由锐器造成单一伤口的眼球壁全层裂开称眼球穿通伤（penetrating injury）；一个锐器或投射物造成眼球壁有入口和出口的损伤称贯通伤（perforating injury）；进入眼球内的异物引起眼球壁全层裂开，称眼内异物（intraocular foreign body）（图 19-1）。

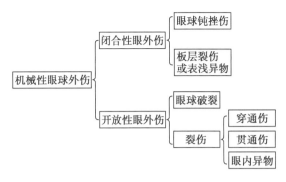

图 19-1 机械性眼外伤的分类（1996）

开放性眼球伤的分级与伤情判别是依据损伤后初次检查的视力状况而定的。用 Snellen 远视力表或 Rosenbaum 近视力表检查，记录最佳视力（含矫正视力）。Ⅰ级≥20/40（0.5）；Ⅱ级：20/50（0.4）~20/100（0.2）；Ⅲ级：19/100（0.19）~5/200（0.025）；Ⅳ级：4/200（0.02）~光感（LP）；Ⅴ级：无光感（NLP）。对瞳孔用闪烁光检查，记录是否存在相对性瞳孔传导障碍（阳性或阴性），初步判断伤眼视网膜和视神经的功能。

损伤分区，Ⅰ区损伤仅限于角膜和角巩膜缘，Ⅱ区损伤可达角巩膜缘后 5mm 的巩膜范围，Ⅲ区损伤则超过角巩膜缘后 5mm（图 19-2）。有多个伤口者以最后的伤口为准，眼内异物以入口为准，贯通伤以出口为准。

闭合性眼球伤的分级和伤情判断同开放性眼球伤，但其分区则不同：Ⅰ区只在外部的球结膜、角膜和巩膜的表层；Ⅱ区波及眼前节，从角膜内皮到晶状体后囊，包括睫状突；Ⅲ区深达眼后节，包括从晶状体后囊及睫状体平坦部之后的内部结构（图 19-3）。

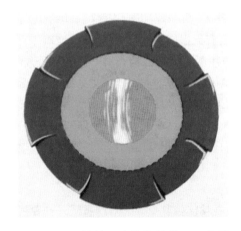

图 19-2 开放性眼球外伤的分区示意图（1997）
粉红色为Ⅰ区；橘黄色为Ⅱ区；深蓝色为Ⅲ区。

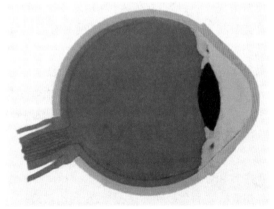

图 19-3 闭合性眼球外伤分区示意图（1997）
粉红色为Ⅰ区；橘黄色为Ⅱ区；深蓝色为Ⅲ区。

二、眼外伤的临床病理

（一）眼外伤性炎症

炎症是机体对眼部损伤所产生的防御反应，目的在于局限和消灭损伤因子，清除和吸收坏死组织及细胞，并修复损伤。炎症的基本病理变化是变质、渗出和增生，临床可分为急性炎症和慢性炎症。

急性炎症是机体对损伤的快速反应，持续时间短，以渗出性病变为主，浸润的炎症细胞主要为中性粒细胞。损伤后，眼部迅速发生血管反应和白细胞反应。血管反应表现为血管扩张和通透性增加，引起局部组织渗出及水肿。炎性渗出物有重要的防御作用，可以稀释并中和毒素、清除代谢产物、消灭病原体,渗出物中的纤维素网架不仅可限制病原微生物的扩散,在炎症后期,还有利于成纤维细胞产生胶原纤维,利于修复。白细胞反应表现为白细胞边集、游出、趋化、激活、吞噬及释放炎症介质等一系列连续过程。

慢性炎症持续时间较长,以增生性病变为主,浸润的炎症细胞主要为淋巴细胞、浆细胞和单核细胞。增生是炎症的修复过程,慢性炎症常有较明显的纤维结缔组织、血管以及上皮、腺体等实质细胞的增生,以替代和修复损伤组织。

(二)眼外伤的修复及愈合

眼组织损伤后,由周围的同种细胞分裂增殖完成修复的过程即再生,它是眼外伤后最终能愈合的病理基础。眼组织内不同细胞有不同的再生能力,较强的如结膜、角膜的上皮细胞,损伤后很容易通过再生来修复;较弱的如平滑肌、横纹肌等,损伤后多由纤维结缔组织来修复,称为瘢痕修复;最差的如神经元等缺乏再生能力,视网膜神经细胞层损伤后均由神经胶质细胞增生修复,形成胶质瘢痕。

三、眼外伤的诊治要点及急救原则

(一)病史采集

病史是诊断及治疗的关键。首先,要尽可能准确地询问何时受伤,以了解受伤后持续时间;然后要了解受伤环境,是室内还是室外,或者是在工作场所,以判断伤口洁净及污秽情况;其次,要了解致伤物性质及致伤方式,询问致伤物是固体、液体还是气体,在什么情况下受伤,致伤力大小,眼内有否异物存留可能,并估计异物性质等。还要了解受伤后处置情况,包括在何时、何地、经何急诊处置,是否注射过破伤风抗毒素注射液及抗生素等。

(二)检查要点

根据病史提供的线索有目的地进行检查。一般情况下如患者合作,应检查双眼视力、视野以及瞳孔对光反射情况,注意是否有传入性损害。对儿童或不合作者应在麻醉下检查眼部。用裂隙灯显微镜重点检查眼前节,观察角膜有无伤口、前房有无积血、虹膜有无损伤及嵌顿、晶状体及玻璃体有无损伤等。试测眼压,若眼压很低时应警惕眼球破裂,必要时应用眼罩保护。检查时不要强行分开眼睑,避免再损伤。若屈光间质清楚,可详细检查眼底,注意玻璃体、视网膜、脉络膜及视神经情况,必要时可做荧光素眼底血管造影(FFA)或吲哚菁绿血管造影(ICGA),以及光学相干断层成像术(OCT)等检查。当屈光间质混浊,看不到眼内情况,疑有眼内异物时,可行X线、CT等影像学检查;如伤口已闭合,则也可行A/B超、超声生物显微镜(UBM)检查;为了解视功能受损情况,可选做视野、视觉电生理等检查。

(三)急救和处理原则

眼外伤后恰当的急救和处理,对减少眼组织破坏、挽救视功能极其重要。对严重眼外伤要视具体情况权衡利弊,以最小的手术创伤、最少的手术次数,以期最大限度地恢复眼球结构和视功能。

不同伤情处理的早晚对预后影响很大。化学性烧伤、毒气伤及热烧伤等属于一级急救,应分秒必争,就地先行冲洗后再进一步处理。复杂眼外伤如眼球钝挫伤、破裂伤、穿通伤或眼内异物伤、眶及视神经管损伤等属于二级急救。因有多种眼内结构损伤,外伤后并发症如眼内炎症、感染、组织过度增生等常造成更大的危害,所以应先进行必要的检查,针对伤情制订出可行的治疗方案。伤情比较简单的如结膜下出血、眶内血肿等属于三级急诊,相对可以从容地进行检查治疗。

特别指出的是,尽管眼外伤后治疗的时机至关重要,但要注意有无全身重要脏器的合并损伤,严重者应首先由相关科室进行抢救,待生命体征平稳后再行眼科检查和处理。对开放性外伤,先处理眼球伤口后再处理眼睑及其他部位的伤口。为预防感染,应合理使用抗生素,注意注射破伤风抗毒素注射液。

四、眼外伤的流行病学特征及其预防

目前尚缺乏我国基于人口的眼外伤发病率和患病率流行病学资料。据文献报道,在我国基层医院眼科住院患者中眼外伤约 1/3,其中男性最多,男女比例为(2.75~10.3):1。以单眼受伤居多。受伤人群中以工人和农民为主,其次是青少年和学龄前儿童。发病年龄多为 7~50 岁,其中尤以儿童(7~14岁)和青壮年(18~45 岁)最为多见。眼外伤的致伤原因和致伤物种类极为繁杂,以击伤、刺伤、炸伤、撞伤,以及化学性烧伤、物理性热伤、毒气伤等最常见。眼外伤的致盲率居致盲眼病的前三位,为眼病所致眼球摘除率的首位,特别是儿童眼外伤,因其眼部结构脆弱,对各种损伤产生的反应强烈,目前已是影响儿童视力的重要原因。

预防眼外伤需要加强宣传教育,普及眼外伤防范知识。通过安全宣传教育、严格执行操作规程、完善防护措施,能有效减少眼外伤。针对不同人群眼外伤的发病特点,有重点地进行防范。

五、我国眼外伤诊治研究进展

近年来,我国眼外伤的临床救治和基础研究快速发展。在基础研究方面,外伤性增生性玻璃体视网膜病变(proliferative vitreoretinopathy,PVR)的发生发展和药物干预以及不同眼外伤模型建立等方面取得了新进展,研究成果在眼科有影响力的国际期刊发表。由于我国制定的国际眼外伤指南及专家共识推广应用,以及在全国广泛开展眼外伤巡讲工作,眼外伤急诊处理趋于规范,救治水平普遍提高,大大减少了远期并发症。此外,在眼外伤救治理念上发生了改变,如开放性眼外伤无光感眼经过急诊手术修复,二期探查性玻璃体视网膜手术可使部分患者恢复光感以上视力,避免眼球摘除。严格控制眼外伤后一期眼球摘除指征等观念已成共识。为了更好地开展眼外伤防治研究工作,已开展网络眼外伤登记工作(中国眼外伤登记网 http://www.cneir.org.cn),这为我国开展眼外伤救治临床研究提供了平台。此外,我国也开展了人工智能用于眼外伤领域的研究,如利用人工智能方法预测开放性眼外伤无光感眼预后情况,该项工作为世界该领域首创。

第二节　机械性眼外伤

要点:

1. 眼球钝挫伤是指机械性钝力造成眼组织器质性病变及功能障碍的一类疾病。根据损伤造成的不同组织结构损伤情况采取不同的治疗策略。

2. 眼球穿通伤包括角膜穿通伤、角巩膜穿通伤、巩膜穿通伤。掌握其治疗原则。

一、眼球钝挫伤

眼球钝挫伤(ocular blunt trauma)是由机械性钝力直接伤及眼部,造成眼组织器质性病变及功能障碍。其患病率约占眼外伤的 1/3。钝力除在打击部位产生直接损伤外,还可通过在眼内和球壁的传递,引起间接损伤。

(一)角膜挫伤

轻的表浅外伤称为角膜上皮擦伤。由于上皮损伤,角膜感觉神经末梢受到刺激,有明显疼痛、畏光、流泪及眼睑痉挛等症状,视力也受到影响。上皮缺损区荧光素着色,若发生感染,可引起角膜溃疡。波及基质层者则为角膜深层挫伤,受伤部位角膜水肿、增厚,可有后弹力层皱褶。一般情况仅用抗生素滴眼治疗,重的深层挫伤可选用糖皮质激素滴眼。

(二)虹膜挫伤

当瞳孔缘及瞳孔括约肌断裂时,瞳孔缘可出现不规则裂口,瞳孔变形或瞳孔散大,对光反射迟钝。当有虹膜根部断离(iridodialysis)时,瞳孔呈 D 字形,虹膜根部有半月形缺损,可出现单眼复视。全虹膜根部断离者称为外伤性无虹膜。虹膜根部断离伴有复视症状时,可行虹膜根部修复术。

(三)睫状体挫伤

当挫伤使睫状体在巩膜突处造成睫状体纵行肌与巩膜之间的分离称为睫状体分离(cyclodialysis)

（图 19-4），导致睫状体上腔与前房直接交通。睫状体脱离（ciliary body detachment）指睫状体与巩膜之间的分离，睫状体纵行肌与巩膜突未分离（图 19-5）。睫状体分离和脱离都会由于睫状上皮水肿使房水生成减少，同时引流增加，最终造成低眼压状态。用 UBM 检查发现有睫状体脱离，若范围较小、程度较轻者，可给予药物治疗、观察；一般范围较大，脱离较高或有分离者，应予手术治疗。

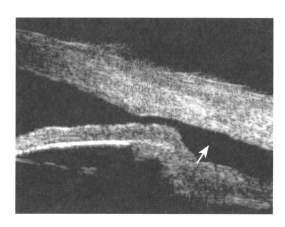
图 19-4　UBM 显示睫状体分离

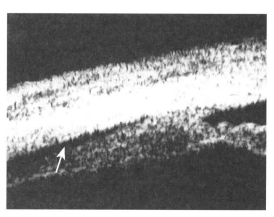
图 19-5　UBM 显示睫状体脱离

（四）前房积血

前房积血主要由虹膜大血管破裂而引起，可以是原发性积血或者继发性积血，前者指受伤时随即出血，后者指伤后 2~5 天发生的出血。少量出血仅见房水中出现红细胞，较多时血液积于前房呈一平面。出血量的评估根据积血占前房的容量分为 3 级，少于 1/3 为Ⅰ级；1/3~2/3 为Ⅱ级；多于 2/3 为Ⅲ级。量的多少也可以按血平面的实际高度（mm）表示。一般前房积血多能自行吸收，但积血量大或多次继发性出血者则难以吸收，且容易出现继发性青光眼，使角膜内皮损害。当引起角膜血染时，角膜基质呈棕黄色，中央呈盘状混浊，以后渐变为黄白色，长期难以消退（图 19-6）。

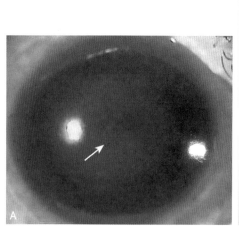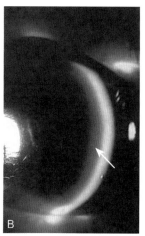
图 19-6　全前房积血角膜血染
A. 眼前部正面观；B. 角膜裂隙光切面观。

一般少量出血数日即能自行吸收，严重的出血应卧床休息，取半卧位，限制眼球活动，适当应用镇静剂、止血剂以及糖皮质激素。若出现虹膜刺激症状时，应及时散瞳。要密切注意眼压变化，适时应用降眼压药物治疗。若积血多，经药物治疗眼压在 5~7 天内仍控制不良，应尽早做前房冲洗术，以避免角膜血染和视神经损害。

（五）房角后退

房角后退（recession of anterior chamber angle）系挫伤波及睫状体的前面造成睫状肌的环形纤维与纵行纤维分离，使虹膜根部向后移位的结果。用UBM检查可见前房角加宽、变深（图19-7）。广泛的房角后退常导致小梁间隙及巩膜静脉窦闭塞，使房水排出受阻，发生继发性青光眼，称房角后退性青光眼。对大范围的房角后退，要定期观察眼压，若形成青光眼时要及时处理。

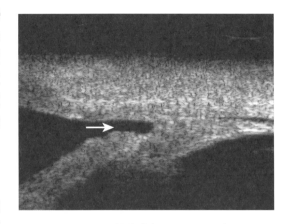

图19-7　眼挫伤房角后退 UBM 表现

（六）晶状体挫伤

眼球受到钝力后容易发生晶状体脱位或半脱位。半脱位为部分悬韧带断裂，晶状体向断裂的相对方向移位，可伴有前房玻璃体疝、虹膜震颤、散光、视力下降或单眼复视。半脱位时，可试用眼镜矫正散光，严重影响视力时应予手术摘除。全脱位为悬韧带全断裂，脱位的晶状体可向前脱入前房或嵌顿于瞳孔区，引起急性继发性青光眼和角膜内皮损伤，需急诊手术摘除。全脱位向后脱入玻璃体中，易引起继发性青光眼、视网膜脱离等并发症，应行玻璃体手术摘除晶状体。

（七）玻璃体积血

钝挫伤使睫状体、视网膜或脉络膜的血管破裂引起出血，流入玻璃体内形成玻璃体积血。少量出血，先呈团块状，而后散开呈弥散状。若出血量大看不清眼底时，应做B超检查，判断视网膜或脉络膜是否有脱离、破裂以及玻璃体后脱离等。挫伤性玻璃体积血易使玻璃体变性液化、纤维增生、组织粘连，形成牵拉性视网膜脱离。在治疗上应视病情决定，积血较多影响眼底观察时应尽早做玻璃体手术，清除积血，并及时处理并发症。

（八）脉络膜破裂

脉络膜破裂（choroidal rupture）系外力直接伤及眼球壁或间接由玻璃体传导至脉络膜使其受损血管破裂。脉络膜裂伤形状不规则，单发或多发，愈合后可看到由组织断裂形成的半月形瘢痕。完全性裂伤导致脉络膜色素显露，呈斑点状灰色或黑色；不完全裂伤多呈黄白色。脉络膜裂伤多位于后极部及视盘周围，呈弧形，凹面对向视盘（图19-8）。伤后破裂处多有出血，可发生组织增殖及脉络膜新生血管，延伸到黄斑中心的破裂严重影响视力。一般脉络膜挫伤可根据炎症反应情况，适当给予抗炎、止血、促进吸收的药物治疗；若有新生血管形成、反复出血时，可采用激光或眼内注药治疗。

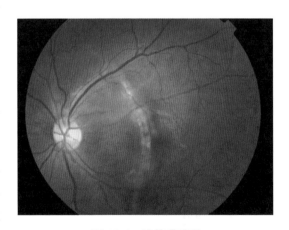

图19-8　脉络膜破裂
示左眼底有一黄白色弧形瘢痕跨过黄斑区。

（九）视网膜挫伤

视网膜挫伤（contusion of retina）依程度可分为两种，轻度挫伤后眼底后极部出现一过性视网膜水肿，视力下降，数日后水肿吸收、视力恢复，不留明显病理改变，称为视网膜震荡（commotio retinae）。重度挫伤可使视网膜的外屏障功能破坏，出现细胞外水肿、渗出，组织坏死，视力显著下降且不可逆。此外，严重的击伤或撞伤还可以引起黄斑及其他部位视网膜出血、坏死或形成裂孔，尤以黄斑裂孔最常见。视网膜挫伤性水肿可局部或全身应用糖皮质激素。对外伤性黄斑裂孔无须特殊处理，若引起视网膜脱离时可采用玻璃体手术治疗。对于外伤后眼底其他部位出现的视网膜裂孔或锯齿缘离断，

NOTES

需激光或手术治疗。

（十）眼球破裂

眼球破裂由严重的钝挫伤所致。常见部位在角巩膜缘，也可在直肌下。破裂处常有眼内组织脱出或嵌顿；眼压多降低，也可正常或升高；前房或玻璃体积血；球结膜出血及水肿；角膜可变形；眼球运动在破裂方向上受限；视力光感或更差。CT 检查可显示眼环连续性中断、眼球变形、眼球体积缩小或眼球轴径缩短以及其他眼内结构受损的征象。

部分患者由于其破裂伤口位置靠后，如位于眼球直肌下或后部巩膜的破裂，或因球结膜完整、结膜下大量出血掩盖破裂部位等因素，外部检查不易发现，临床上非常容易造成漏诊和误诊，称为隐匿性巩膜破裂（occult scleral rupture），是眼球破裂的一种特殊类型。可通过外伤史、临床表现和 CT 影像学检查等进行综合判定。

处理同眼球穿通伤。对疑似隐匿性巩膜破裂者可行手术探查，以防漏诊。除非眼球结构完全破坏，无法将眼球缝合，一般不应做初期眼球摘除术。

二、眼球穿通伤

眼球穿通伤是由锐器造成的眼球壁的全层裂开，使眼内容物与外界沟通，可伴或不伴有眼内损伤或组织脱出。以刀、针、剪或高速飞进的细小金属碎片等刺伤较常见。同一致伤物有进入伤口和穿出伤口形成双穿孔者，称为眼球贯通伤。

（一）临床表现

因致伤物的大小、性质、穿进的深度和部位等不同，临床表现也不同。

1. 角膜穿通伤（penetrating corneal trauma）　较常见，单纯的角膜伤口若较小且规则，无眼内容物脱出，常会自行闭合；若伤口不在瞳孔区，视力也多不受影响。复杂角膜伤口，伤口大且不规则，常有虹膜脱出及嵌顿，前房变浅，可伴有晶状体破裂及白内障，或眼后节损伤。临床症状有明显眼痛、流泪和视力下降。

2. 角巩膜穿通伤（penetrating corneoscleral trauma）　伤口波及角巩膜缘，常合并有虹膜睫状体、晶状体和玻璃体损伤，可有组织脱出或眼内出血，有明显眼痛和刺激症状，视力严重下降。

3. 巩膜穿通伤（penetrating scleral trauma）　小的伤口多隐蔽，表面仅见结膜下出血。大的伤口常伴有玻璃体脱出或脉络膜及视网膜出血等，预后差。

（二）处理原则

适时、恰当的眼球穿通伤处理对预后非常重要，治疗原则是：①初期及时清创缝合伤口；②防治伤后感染和并发症；③后期针对并发症选择合适的手术。临床治疗可根据损伤不同状况采取相应治疗措施。

1. 单纯性角膜伤口　伤口小、前房存在、角膜表面平整时可不缝合，用抗生素眼膏涂眼后包扎。

2. 3mm 以上的角膜伤口　一般需做显微手术严密缝合，恢复前房。有虹膜嵌顿时，如果是 24小时以内的伤口，用抗生素溶液冲洗，争取送还眼内；若有污染不能还纳时可予剪除。脱出的睫状体应予复位，脱出的晶状体和玻璃体予以切除。

3. 角巩膜伤口　应先固定缝合角巩膜缘一针，再缝合角膜及巩膜。对巩膜伤口，应自前向后边暴露、边缝合。术后点散瞳剂及抗生素滴眼剂。

4. 对Ⅱ区及Ⅲ区受伤的复杂病例　多采用两步手术，即初期缝合伤口、恢复前房、控制感染；在1~2 周内再行内眼或玻璃体手术，处理外伤性白内障、玻璃体积血、异物或视网膜脱离等。除非眼球不能缝合，不应做初期眼球摘除。

5. 贯通伤有入口和出口　对前部入口即行缝合，后部出口不易发现或缝合有困难时可于伤后 1周内做玻璃体手术，清除积血，寻找伤口后清理伤道。

6. 预防外伤后可能发生的炎症或感染　应常规注射破伤风抗毒素注射液，全身及局部应用抗生素及糖皮质激素。

（三）并发症及其处理

开放性外伤可能有炎症反应、感染、交感性眼炎和外伤性增生性玻璃体视网膜病变等多种并发症及后遗症。

1. 外伤性眼内炎（traumatic endophthalmitis） 是细菌或其他致病微生物由致伤物带入或从伤口侵入眼内引起的急性化脓性炎症。常见的感染菌有铜绿假单胞菌、葡萄球菌、真菌等，除真菌外一般发生于伤后 1~3 天，起病急骤，发展迅速，眼痛、头痛、刺激症状明显，视力严重下降，甚至无光感。检查可见球结膜高度水肿、充血，角膜混浊，前房有纤维蛋白炎症渗出或积脓，玻璃体呈雪球样混浊或脓肿形成。

发生眼内炎时即行散瞳治疗，局部和全身应用抗生素和糖皮质激素。结膜囊伤口处刮片或细菌培养查找病原体。必要时可抽取房水及玻璃体液做细菌及真菌培养加药敏试验，选择敏感的、适于眼内注射的抗生素做玻璃体内注射。若用药无明显好转时应尽早做玻璃体手术，同时做玻璃体内药物灌注。

2. 外伤性增生性玻璃体视网膜病变（traumatic proliferative vitreoretinopathy，TPVR） 是由外伤引起眼内过度的修复反应、纤维组织增生所致，常引起牵拉性视网膜脱离。早期行玻璃体手术，以挽救视力。

三、眼内异物

眼内异物是指致伤物穿破眼球壁存留于眼内的损害。其损伤因素包括机械性破坏、化学及毒性反应、继发感染等。眼内异物严重危害视功能。由于异物飞入眼内的方向不同，异物可存留在眼内的不同位置，包括视盘、黄斑部等。任何眼部或眶部外伤，首先都应确定是否有异物的存留。

（一）异物性质及其损害因素

眼内的反应取决于异物的化学成分、部位和有无带菌。

1. 不活跃的不带菌异物 如小的沙、石、玻璃等少有或无反应性，眼组织尚能耐受。金属异物如铁、铜、铝、锌是常见的反应性异物，对眼组织有毒性损害。很小的异物多数可以被机化组织包裹，反应较轻；大的异物常有刺激性炎症，引起细胞增生、牵拉性视网膜脱离以致眼球萎缩等。

2. 铁质沉着症（ocular siderosis） 铁可在眼内多种组织沉着，释放出铁离子被氧化，并向异物周围扩散，引起组织脂质过氧化、细胞膜损伤、酶失活等毒性反应。光感受器和色素上皮对铁质沉着最敏感，损害后的症状为夜盲、向心性视野缺损或失明。其他组织损害常有角膜基质铁质沉着、虹膜异色症、晶状体棕色沉着、玻璃体混浊、视网膜病变及视神经萎缩等。

3. 铜质沉着症（ocular chalcosis） 为铜的毒性反应，可引起急性铜质沉着症和严重炎症反应。铜常有亲和膜性结构，在角膜周边部后弹力层沉着，形成 Kayser-Fleischer 环，房水有绿色颗粒，虹膜呈黄绿色，晶状体皮质及后囊表面有黄绿色细点状沉着物，称"向日葵样白内障"，玻璃体呈棕红色混浊状，并有条索形成，视网膜血管和黄斑区有金属斑。

（二）诊断和治疗

1. 诊断 主要依据病史和临床表现，特别要详细询问外伤史，然后有目的地做影像学检查。发现伤口是诊断的重要依据，如角膜有线状伤口或全层伤口，相应的虹膜部位有穿孔痕，晶状体局限性混浊，表明有异物进入眼内。若屈光介质尚透明，可在裂隙灯或检眼镜下直接看到异物。必要时做三面镜检查。

影像学检查是眼内异物定位的重要检查方法，特别是对屈光间质不透明者更为重要。临床上采用 X 线摄片、超声、CT 扫描、UBM 等，各有其优缺点。MRI 可用于非磁性异物检查。

2. 治疗 眼内异物一般应及早取出。手术方法取决于异物类型、位置、是否有磁性、是否包裹等。对前房及虹膜异物，可在靠近异物的方向或相对方向做角膜缘切口取出。对于晶状体异物，若晶状体大部分透明,可不必立即手术。若晶状体已混浊,可连同异物一起摘除。玻璃体内或球壁异物通常要进行手术取出。对位于赤道部之前的球壁或靠近球壁的,小的、未包裹的玻璃体内铁类异物,若无视网膜并发症,可在定位后应用磁铁从外路取出。若位置靠后,异物大,有包裹并有粘连,均需玻璃体手术取出,同时处理并发症。

第三节　视神经挫伤及其防治研究

要点:

　　1. 视神经挫伤是眼外伤直接或者间接引起视神经受伤,伤后视力下降常即刻出现,且多留有永久性视力障碍,应积极处理。

　　2. 视神经挫伤目前最多的药物治疗方案是综合疗法和大剂量糖皮质激素冲击疗法。如果视神经受到压迫或是骨折碎片刺伤视神经时,应采取手术治疗。

　　交通事故、坠落、碰撞等原因可造成视神经挫伤(optic nerve contusion),其是眼科探索的重点课题之一。近年来,包括视神经损伤及其后再生机制的基础研究,以及相关诊疗技术的临床开发与应用,增进了人们对视神经挫伤的认识。

一、视神经挫伤的类型及临床表现

　　视神经挫伤是眼外伤直接殃及视神经,或是头部、眶部受伤间接引起视神经受伤。后者临床上也称为视神经间接损伤,其特点是外伤后可以没有外部或早期检眼镜下眼球或视神经损伤的表现,而有严重的视力丧失。

　　视神经挫伤为严重致盲的病症之一,不同原因、不同位置的视神经挫伤,临床表现各有特点。

　　1. 眼内段挫伤　主要指视盘的挫伤,多由于眶缘附近的外伤,眼球与视神经之间发生急剧挫伤,或视网膜裂伤波及视神经。伤后视力下降,眼底见视盘水肿,周围有弓状或深层出血。

　　2. 眶内段挫伤　眼球挤压伤造成球后视神经扭转,视力急剧下降或丧失,瞳孔散大,对光反射消失。

　　3. 管内段挫伤　最为常见,头颅的额叶区及额颞区外伤,尤其是眉弓外侧的撞击伤导致骨管部管壁骨折、管腔变形等,从而伤及视神经,CT 及 MRI 检查至关重要(图 19-9,图 19-10)。多数患者受伤后视力立即丧失,少数可在伤后数小时迅速下降,其预后不良。

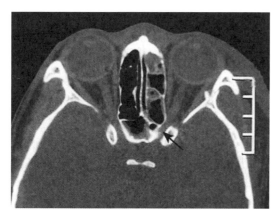

图 19-9　**左侧视神经挫伤**
眼眶轴位 CT(骨窗像)见左侧视神经管内侧壁骨折、凹陷,视神经管变形(箭头),视神经增粗。

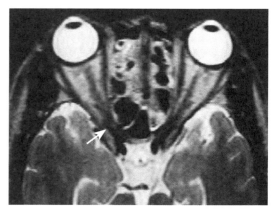

图 19-10　**右侧视神经挫伤**
眼眶轴位 MRI(T_2WI)见右侧视神经管内段增粗,局部见高信号(箭头)。

4. 颅内段挫伤　多由颅底骨折造成,可伴有外伤性蛛网膜下腔出血,轻者阵发性头痛,重者突然昏迷,有脑膜刺激征症状。眼底检查可见视盘水肿、视网膜下出血及玻璃体积血。

二、视神经挫伤的发生机制

外伤性视神经挫伤的机制目前还不太清楚,管内段视神经挫伤发生率最高,一般认为这与外伤的着力部位以及视神经骨管的解剖特点有关。视神经骨管是视神经进入颅内的唯一通道,是视神经的管内段所在地,也是视神经挫伤性病变最容易累及的部位。视神经管位于两个蝶骨小翼的根部之间,长 5.5~11.5mm,平均 9.22mm,形如向前倾斜的四面体。管的颅内开口(近端口)呈横椭圆形,平均宽度为 7.18mm,口的上面尚有 3mm 宽的无骨性壁,此处仅为硬脑膜延伸的薄皱襞,称为镰状突起,形如一锐利的条带覆盖在视神经上面。骨管的眶部开口(远端口)呈竖椭圆形,平均宽度为 4.87mm。与近端口相比,视神经管的远端部分既是最狭窄、又是最为致密的剖面。由于视神经走行于狭窄的视神经管内,视神经硬脑膜与周围骨壁紧密相连。当头部撞伤,特别是眼眶外上方为着力点时,在此造成骨质变形的冲击力和反冲击力,都会轻易地传向视神经导致挫伤。

视神经损伤分为原发性和继发性两种。原发性视神经损伤指外伤即刻造成的被动发生且不可逆转的损伤,多由直接外力或间接性缺血造成。其典型特征是被膜破坏,视神经部分或完全断裂,视神经鞘或视神经内出血,以及视神经损伤中心区域的供血障碍和出血性坏死,损伤的直接后果取决于创伤的类型和程度。继发性视神经损伤是指原发性损伤在数小时至数天内启动一系列细胞和分子水平的生化级联反应,导致视神经缺血缺氧、炎症和免疫反应、兴奋性毒性和氧化损伤、神经节细胞凋亡以及少突胶质细胞凋亡造成的轴突脱髓鞘,与初始直接外力无关。继发性损伤加重原发性损伤的病变,视觉功能障碍的程度和范围也随之发展。因此,视神经损伤的最终结局不但取决于原发性机械损伤的影响,更与继发性损伤的发展程度有关。继发性损伤是在细胞和分子水平上发生的主动调控过程,具有可逆转及可调控性,从而为减轻视神经损伤造成的损害提供了宝贵机会。

三、视神经挫伤的治疗进展

视神经挫伤为眼科急诊,视力下降常在伤后即刻出现,且多留有永久性视力障碍,应积极处理。

（一）视神经挫伤的处理原则

1. 头部外伤所致的骨管部视神经损伤　多立即导致视力丧失或严重下降,可伴意识障碍和同侧相对性瞳孔传入障碍。就诊和治疗的时效性十分重要,应尽快处理,以挽救视功能。

2. 头部外伤多伴有颅脑或其他脏器损伤　应首先确认生命体征,由急诊科、创伤外科、神经外科和眼科等相关科室详细检查,综合分析病情,以挽救生命为前提,当情况稳定时治疗视神经损伤,或与颅脑手术同时进行。

3. 完善检查　应检查眼底,观察视盘有无水肿、出血,CT 或 MRI 扫描检查视神经骨管及周围有无骨折,视神经有无变形,眶部其他部位有无骨折、血肿等,以选定治疗方案。

4. 个体化治疗　目前关于外伤性骨管部视神经损伤的治疗争议颇多,但无论是药物保守治疗还是手术治疗,或者联合使用,都要根据患者视神经损伤的具体情况,充分考虑个体因素,尽可能予以合理的处置。

（二）药物治疗及适应证

目前临床报道最多的药物治疗方案是综合疗法和大剂量糖皮质激素冲击疗法。

1. 综合疗法　用药主要包括糖皮质激素、脱水剂、改善微循环和扩血管剂、维生素类和能量合剂,以及神经营养剂等。

2. 冲击疗法　美国国家急性脊髓损伤研究(NASCIS)多中心临床试验发现,伤后 8 小时内静脉滴注大剂量甲泼尼龙(15~30mg/kg)对急性脊髓损伤具有显著疗效。据此,眼科曾有不少采用大剂量甲泼尼龙冲击疗法治疗视神经挫伤的报道,但结果差别很大。不同作者报道了各自的用药特点和方法,但近期一些对比性研究表明,不同方法所获得的效果并无显著性差异。一般认为治疗开始时间越早越好,受伤后超过 48 小时开始治疗基本无效。根据多数研究的报道,眼内科治疗的适应证是:①外伤后即刻失明者;②伤后意识不清或合并有颅脑损伤但无手术指征者;③CT 扫描视神经骨管无明显骨折、无视神经压迫征象者;④因其他疾病不能耐受手术者。

(三) 手术治疗及指征

手术治疗的目的在于去除视神经管及其周围的骨折碎片,解除对视神经的压迫或刺伤,开放视神经管以缓解管内压力,改善局部血液循环。近年来有不少关于手术方法和技术的研究报道,主要的手术方式包括经颅内视神经管减压术、经鼻外筛蝶窦视神经管减压术、内镜下经鼻内筛蝶窦视神经管减压术、经上颌窦开放筛窦视神经管减压术以及经眶内蝶筛窦视神经管减压术等。

以上方法各有其优缺点,报道的临床效果不太一致,对手术指征的选择也有不同意见,但共同认为手术时机是影响术后视力恢复的重要因素。许多合并有颅脑损伤和意识障碍的患者,早期由于挽救生命而忽视了视神经损伤,待患者情况稳定,神志清醒,发现视力障碍时多已错过最佳手术时机。因此,多数学者认为在下列情况下应给予手术治疗:①外伤后有一定的视力或外伤后视力逐渐下降者;②对内科治疗视力有恢复迹象者;③用大剂量激素冲击疗法治疗 48 小时视力仍无改善者;④CT 扫描眼眶及视神经骨管有骨折、血肿,视神经有受压征象者。

近年来神经组织工程学的研究进展,为视神经损伤的治疗带来无限的生机,其重要环节中的种子细胞、支架材料和细胞因子三大要素的研究已显现了鼓舞人心的成效。作为种子细胞的神经干细胞,在生物支架上分化、生长、增殖以及在恢复视神经功能方面的研究均已取得良好的成果。支架材料的研发,神经营养因子等对损伤神经节细胞的存活、轴突再生和功能重建的作用已有不少报道。上述研究成果为视神经再生的深入研究奠定了良好的基础。

第四节　眼外伤与交感性眼炎研究

要点:

1. 交感性眼炎是指一眼发生穿通伤或内眼手术后,引起的双眼非坏死性、肉芽肿性葡萄膜炎。受伤眼或手术眼被称为诱发眼,另一眼则被称为交感眼。

2. 眼部有穿通伤史或有内眼手术史后出现的双眼肉芽肿性葡萄膜炎,可高度怀疑交感性眼炎的诊断。

3. 交感性眼炎的药物治疗主要是给予糖皮质激素和/或免疫抑制剂治疗。对于继发性青光眼、并发性白内障等患者,可酌情考虑手术。

交感性眼炎(sympathetic ophthalmia,SO)是指一眼发生穿通伤或内眼手术后,引起的双眼非坏死性、肉芽肿性葡萄膜炎。受伤眼或手术眼被称为诱发眼(exciting eye),另一眼则被称为交感眼(sympathizing eye)。自 Mackenzie(1830 年)首先报道并提出这一疾病名称后,人们对其进行了广泛而深入的研究,但至今仍有许多问题需要探讨。

一、流行病学

交感性眼炎发病率较低,眼外伤和内眼手术是其发生的最常见病因。据报道,穿通性眼外伤发生 SO 的概率是 0.2%~0.5%,严重的眼外伤合并眼内异物存留可能提高发病率;眼球穿通伤与 SO 发病的时间间隔,据报道最短为 5 天,最长是 60 年;一般认为 80% 的患者在受伤后 3 个月内发生,90% 在伤后 1 年内发生,最危险的时间是伤后 2~8 周。内眼手术后 SO 的发病率为 0.01%,玻璃体视网膜手术是引起术后 SO 的主要原因,白内障手术、虹膜周边切除术、玻璃体腔注射等也可能引发,近年还有睫状体光凝术和眼局部放疗后发生 SO 的报道。研究显示,引起 SO 的相关危险因素有:①穿通伤口过晚愈合或不愈合,同时伴有明显的炎症表现;②穿通伤口有葡萄膜组织或晶状体皮质嵌顿;③眼内有异物存留;④多次接受内眼手术或在有炎症反应的眼球上进行手术。

二、免疫学机制

本病发病机制仍未完全阐明,目前认为暴露的眼内抗原引起自身免疫反应是其发生的主要原因。

(一)可能引起交感性眼炎的眼内抗原

关于引起 SO 抗原的性质仍有争议,可能包括葡萄膜黑色素相关抗原、视网膜可溶性抗原(S 抗原)、晶状体抗原、光感受器间维生素 A 类物质结合蛋白(IRBF)等。

(二)交感性眼炎与细胞免疫反应

免疫学动物实验及临床观察提示,SO 主要是针对眼内抗原发生的 T 淋巴细胞介导的自身免疫性眼病。这种自身免疫反应属于Ⅳ型变态反应,早期以辅助性 T 淋巴细胞(CD4[+])浸润为主,晚期以抑制性/细胞毒性 T 淋巴细胞(CD8[+])为主。有关 SO 的免疫化学和免疫组织病理学研究指出,脉络膜浸润的主要成分是辅助性 T 淋巴细胞和抑制性 T 淋巴细胞,仅有 5% 是产生免疫球蛋白的 B 淋巴细胞。超微结构研究还证实,辅助性 T 淋巴细胞和抑制性 T 淋巴细胞主要分布在 Dalen-Fuchs 结节内,对结节内细胞成分的进一步研究表明,其细胞属骨髓来源的单核细胞。

(三)交感性眼炎的免疫遗传学特征

SO 的发病与人类白细胞抗原(HLA)相关,表明免疫遗传基因在本病发病上可能起作用。与之相关的 HLA 分型包括 HLA-A11、HLA-Cw*03、HLA-DRB1*04、HLA-DQA1*03、HLA-DQB1*04、HLA-DR4/DQw3 和 HLA-DR4/DRw53 等。研究发现,细胞因子基因多态性与 SO 病情严重程度相关,未来有可能被用于评估预后、复发率以及制订合理的药物治疗方案。

(四)眼外伤对交感性眼炎的启动作用

免疫学研究指出,抗原必须经过淋巴系统处理才能发生超敏反应。在正常情况下,由于葡萄膜没有淋巴引流,眼内抗原是由血液系统排出的。眼球穿通伤由于眼内组织脱出甚至嵌顿,使抗原得以通过眼球表面淋巴向局部淋巴结移动。这种抗原经过巨噬细胞处理后,激活 T 淋巴细胞,在有特殊基因者则容易诱发迟发型超敏反应。临床实践也证明,伤口有组织嵌顿易发生 SO,可能是由于穿通伤使眼组织抗原接触到结膜淋巴,如果再接触到细菌、病毒或其他感染原,就有可能起到一种佐剂作用,增强免疫性而产生免疫炎症反应。

三、组织病理学研究

本病具有肉芽肿性葡萄膜炎的病理特征,病变发生于葡萄膜组织,表现为整个葡萄膜组织增厚,尤以脉络膜为甚,厚度可达正常人的 2~3 倍。早期有细胞团聚集,主要是淋巴细胞、巨噬细胞和类上皮细胞;后期有多形核白细胞、嗜伊红细胞、嗜碱性粒细胞等。脉络膜的浸润主要是在大中血管层,尤其在静脉旁有淋巴细胞浸润和聚集并形成结节,结节内早期为类上皮细胞与色素上皮细胞,晚期为淋巴细胞、组织细胞、脱色素的视网膜色素上皮细胞,色素上皮细胞出现局限性增生,呈扁平的疣状或结节状隆起,称为 Dalen-Fuchs 结节。该结节位于 Bruch 膜与色素上皮层之间,或色素上皮层下的脉络膜层,25%~35% 的病例出现 Dalen-Fuchs 结节。应予指出,有关 SO 的病理资料多来自外伤眼的病理检查,难以体现早期交感眼的病理面貌,有待进一步研究。

四、临床特征

外伤眼与交感眼的炎症改变基本相同,临床表现包括不同程度视力下降、疼痛、畏光或眼前黑影。炎症可开始于眼前节或后节,为双眼弥漫性肉芽肿性炎症。早期可能是轻度非肉芽肿性前葡萄膜炎和轻度玻璃体炎,外伤眼可显示持续慢性炎症或炎症加重。交感眼最初多出现前节炎症,视力稍有下降,也可由后部开始,甚至前节无炎症。当病情进展、炎症加重,则出现角膜羊脂状 KP、虹膜睫状体炎,玻璃体混浊,眼底视盘肿胀、充血,视网膜弥漫性水肿,渗出性视网膜脱离等改变。在视网膜中周边部多出现黄白色点状如同玻璃疣样改变,相当于病理学诊断的 Dalen-Fuchs 结节。病变稳定后,眼底后极部多遗留色素斑和色素脱失,或表现为多发性小瘢痕,也可呈"晚霞"样眼底。但部分病例转为慢性炎症,反复发作加重,常引起继发性青光眼、并发性白内障、视神经视网膜萎缩等严重并发症,甚至眼球萎缩。SO 还偶见与 Vogt-小柳原田综合征(VKH 综合征)类似的眼外表现,包括头痛、耳鸣、听力下降、毛发变白、白癜风和脑膜刺激征等改变。

五、诊断及鉴别诊断

眼球穿通伤或内眼手术病史对此病诊断有重要价值,也是与 VKH 综合征相鉴别的重要依据。FFA 检查可见视网膜色素上皮和脉络膜水平有多发荧光点,不断扩大并融合,晚期荧光素渗漏至视网膜下形成荧光积存,可伴有视盘着染。ICGA 早期可表现为后极部脉络膜血管扩张及强荧光渗漏,后期视盘周围、后极部有弱荧光,可能与脉络膜细胞浸润引起微循环障碍有关。OCT 可以评估黄斑部视网膜水肿、渗出性脱离程度,B 超检查可评估视网膜病变及脉络膜增厚的程度,特别是对于伴有渗出性视网膜脱离的患者,还可以监测视网膜对治疗的反应。

在诊断 SO 之前必须排除其他可能引起肉芽肿性葡萄膜炎的疾病。如患者有明确的眼外伤病史,必须排除葡萄膜渗漏综合征、外伤性虹膜睫状体炎。感染性疾病,如梅毒、结核等,通过血清学检查及胸部 X 线片和 CT 检查可予以鉴别。自身免疫性疾病如 VKH 综合征、结节病及多灶性脉络膜炎的表现与 SO 的表现非常类似,但没有眼外伤和内眼手术史。对于外伤后接受大剂量激素治疗的患者,如果出现对侧眼视力下降,需排除中心性浆液性脉络膜视网膜病变,FFA 和 ICGA 检查可予以鉴别。

六、治疗

(一) 药物治疗

对于眼前段受累者,可给予糖皮质激素和睫状肌麻痹剂滴眼等治疗。对于表现为后葡萄膜炎或全葡萄膜炎者,应选择口服糖皮质激素或其他免疫抑制剂治疗。一般给予泼尼松口服,1~1.5mg/(kg·d),于 10~14 天开始减量,维持剂量为 15~20mg/d(成人剂量),治疗需要 6~8 个月以上。对于复发的患者,一般应给予其他免疫抑制剂,如苯丁酸氮芥、环磷酰胺、环孢素、甲氨蝶呤和硫唑嘌呤等,通常联合小剂量糖皮质激素治疗。对于糖皮质激素和一般免疫抑制剂治疗反应不佳的患者,可给予生物调节剂治疗,包括肿瘤坏死因子抗体、细胞因子受体抗体。对于全身情况较差、不允许使用全身糖皮质激素或免疫抑制剂治疗的患者,可给予眼周注射糖皮质激素。

(二) 手术治疗

对于继发性青光眼,药物不能控制眼压的患者,可酌情行激光治疗或手术治疗。对于影响视力的并发性白内障患者,在炎症控制稳定 3 个月后可行白内障手术。

七、防治相关问题

眼部有穿通伤史或有内眼手术史后出现的双眼肉芽肿性葡萄膜炎,要高度重视 SO 发生的可能性。早期诊断极为重要,以便及时治疗,防止双目失明。目前对伤眼的处理是最有争议的问题之一。

1. 从治疗和预防的角度考虑　对所有眼球穿通伤都应尽快进行伤口清创修复,恢复眼球的完整;若有异物存留,应尽快取出或清除,同时积极控制炎症,促使伤口早期愈合,这些措施无论是预防或治疗 SO 都是必要的。

2. 预防性眼球摘除问题　过去认为预防 SO 应当摘除受伤眼。随着观察病例的积累,不少报道认为摘除眼球之后仍有发病的可能,因此预防性伤眼摘除是不可靠的。

3. 对已经发生 SO 是否摘除受伤眼问题　争议很大,应谨慎。过去曾有主张摘除伤眼以切断刺激因素,防止交感眼病情加重。但不少研究认为,已发生炎症,摘除和不摘除伤眼以及摘除的时间对视力预后都无差别,也不能杜绝发生 SO。因此,对伤眼应尽力保护,并积极治疗。

第五节　眼化学性烧伤

要点:

1. 眼化学性烧伤的紧急处理措施对预后影响重大,应立即分秒必争地在现场就地取材,用大量清水或其他水源反复冲洗,将结膜囊内的化学物质彻底洗出。

2. 应对眼化学性烧伤后遗症进行妥善处理,选择合适的手术方式争取获得健康的眼表。

眼化学性烧伤(ocular chemical injury)是由化学物品溶液、粉尘或气体接触眼部所致,多发生在化工厂、实验室或施工场所,其中以酸或碱烧伤最为多见。常见的致伤酸性物质为硫酸和盐酸,石灰和氢氧化钠是常见的致伤碱性物质。由于日常生活和工农业生产中用到碱性物质的机会多,因此碱烧伤的发生率是酸烧伤的 2 倍。

一、损伤机制及临床特点

高浓度的酸性化学物质与眼组织接触后,会使蛋白质发生凝固变性和坏死,由于凝固的蛋白不溶于水,能在损伤表面形成所谓屏障,一定程度上起到阻止酸性物质继续向深层渗透扩散的作用。因此,酸烧伤的临床特点是损伤区界限比较分明,创面相对较浅,深部组织损伤相对较轻,一般修复较快、预后较好。但也有例外,如氢氟酸则能够迅速穿过细胞膜进入前房,造成严重损伤。

碱性化学物质能溶解脂肪和蛋白质,破坏组织,促使碱性物质继续扩散并渗透到深层组织和眼内,使眼组织细胞分解、坏死。损伤的组织分泌蛋白酶造成进一步的损害。相比之下,碱烧伤的后果要严重得多。临床上,碱烧伤的特点是碱性物质渗入组织的速度快,损伤区界限比较模糊,不能确切地认定损伤面的范围和深度,除眼表组织受损外,虹膜、睫状体、小梁网及晶状体等均可受损。碱烧伤后,以持续性的角膜上皮缺损及角膜溃疡为其主要特征。由于修复障碍常导致无菌性角膜溃疡或穿孔;若合并继发感染,则病情进一步恶化。角膜碱烧伤修复时间长、病情反复、久治不愈、预后极差。近年来免疫学研究已证实,碱烧伤后角膜抗原性的改变、免疫机制的参与,可能是伤情顽固、长期难愈的原因。另外,碱烧伤后常因组织炎症诱发新生血管长入形成瘢痕,后期常引起结膜囊缩窄、睑球粘连等严重后遗症。

角膜缘多能干细胞受损可导致角膜混浊和角膜新生血管。由于角膜和巩膜收缩,可能引起急性眼压升高。小梁网损伤或小梁网炎症产物沉积会引起慢性眼压升高。

化学性烧伤除受致伤物的浓度、数量及 pH 影响外,还可有其他损伤效应,如浓硫酸(H_2SO_4)和生石灰(CaO)遇水所产生的热效应就会造成热灼伤,使眼组织遭受双重损害。

二、病程

由于酸碱浓度、剂量、作用方式、接触时间和面积等不同,其表现及预后则有所不同。眼部受伤后即刻出现灼痛、异物感、畏光、流泪、眼睑疼挛及视物模糊等自觉症状。轻者可能仅有结膜充血、水肿、角膜上皮剥脱、基质水肿混浊等,重者角膜及角膜缘可完全被破坏。由于结膜和角膜上皮坏死,所有化学烧伤的患者都会出现程度不同的疼痛和视力下降。

早年 McCulley 根据酸碱烧伤后的组织反应,把化学性烧伤的临床经过分为 4 个阶段,即烧伤始发期(即刻)、急性期(0~7 天)、早期修复期(7~20 天)和晚期修复期(20 天之后)。临床上无论伤情轻重如何,其病程一般都要经过这些阶段,各阶段相应地显示出各自的临床特点。①烧伤始发期,指眼表组织与酸碱接触区即刻呈现的伤情,此时评估病情严重程度和预后的关键指标包括结膜角膜上皮损伤的面积、角膜缘苍白的范围(以钟点数描述)、角膜混浊的面积和程度、眼压是否升高及晶状体是否混浊。②急性期,以受伤后眼组织迅速发生的进行性眼表及眼内炎症为特征,同时也伴有周边部早期角膜细胞增生和移行。组织本身通过重建角膜上皮保护层来抵御侵害,并调节基质再生。此时,眼压可升高。③早期修复期,眼表面早期上皮再生,急性炎症向慢性炎症、基质修复和瘢痕形成过渡。以角膜、结膜上皮及角膜基质细胞显著增生、损伤区表面上皮化为特征,但对重度烧伤,上皮化进程缓慢,且由于再生的角膜上皮和多形核白细胞释放出胶原酶、金属蛋白酶和其他酶类,易出现基质溃疡及穿孔。④晚期修复期,指一般病例眼表上皮化已经完成或近于完成,而伤势严重的病例角膜常被纤维血管化的血管翳所遮盖,或角膜、结膜瘢痕化导致睑球粘连,可表现为睑裂闭合不全、睑内或外翻、干眼、青光眼、白内障、低眼压、葡萄膜炎和眼球萎缩或眼球痨等后遗症。

三、治疗要点

1. 现场急救 这是化学性烧伤始发期的紧急处理措施,对预后影响重大。应立即分秒必争地在现场就地取材,用大量清水或其他水源反复冲洗。冲洗时应翻转眼睑,转动眼球,暴露穹隆部,将结膜囊内的化学物质彻底洗出,不残留颗粒性物质。应至少冲洗 30 分钟(或 20L 液体)后,送至医院再行冲洗,直到用试纸测试结膜囊 pH 正常(7.0)为止。眼部冲洗是处理酸碱烧伤的最重要一步,及时彻底冲洗能将烧伤降到最小程度。致伤化学物不明时,需征求相关实验室协助,但不应耽误急救。一旦 pH 得以中和,应进行眼科检查,注意视力、眼压和角膜缘周围苍白的程度。如遇小儿,不能在局部麻醉下进行检查,应进行全身麻醉。

2. 后续治疗 治疗目标是重建和保持健康的角膜上皮,控制胶原合成与胶原溶解之间的平衡,减少后遗症。

(1)烧伤始发期:眼部彻底冲洗后即行适当的创面清创处理,清除颗粒样物质和失活的眼表组织,同时用 1% 阿托品散瞳,并行抗感染治疗。对浓度大、时间长、尤其是碱致伤,必要时可行前房穿刺或结膜切开术,以利于清除。

(2)急性期:主要是局部和全身应用抗生素防止感染,用糖皮质激素抑制炎症反应和新生血管形成,但局部应用糖皮质激素时必须非常慎重,使用不当可能造成严重的角膜损伤和溶解。应尽力改善结膜囊微环境,选用不含防腐剂的人工泪液、含生长因子的眼液,或配戴亲水性高透氧角膜接触镜等,以促进上皮愈合,支持修复;口服维生素 C 和 10% 维生素 C 溶液局部应用,或联合局部应用半胱氨酸、乙酰半胱氨酸和乙二胺四乙酸钠(EDTA)等胶原酶抑制剂,以最大限度地减少溃疡发生。可同时使用睫状肌麻痹剂和降眼压药物。必要时口服止痛药。

(3)早期修复期:如上皮仍未修复,需加强使用润滑剂、角膜接触镜甚至睑裂缝合术,且激素要逐渐减量,在伤后 14 天内停用。继续给予维生素 C、胶原酶抑制剂、抗生素和降眼压等治疗。可采用机械分离联合局部使用润滑剂等,以预防睑球粘连。

(4)晚期修复期:至伤后 21 天上皮仍未修复完整是永久性视力损失的重大风险。除继续药物治疗外,手术是此阶段的主要治疗方式。针对具体病症选择使用组织黏合剂、角膜接触镜、羊膜覆盖以及睑裂缝合、口腔黏膜移植、角膜缘上皮细胞移植、角膜板层或全层移植等手术治疗。

3. 后遗症治疗 重度化学性烧伤经过初期治疗后,在病情相对稳定的情况下,应对后遗症进行妥善的处理。最常见后遗症包括角膜混浊、睑球粘连、睑内或外翻和眼压升高。针对具体病症选择合适的手术方式,如睑及结膜囊成形术、睑内或外翻矫正术、睑球粘连分离术等。角膜缘干细胞移植对眼化学伤的康复治疗有显著作用。一旦获得健康的眼表,即可考虑增视性角膜移植术或人工角膜植入。若出现继发性青光眼、并发性白内障、玻璃体视网膜病变时,可选用相应的手术及药物治疗。临床上,很多患者往往需要多次手术治疗。

第六节 其他物理性眼外伤

要点:

眼部热烧伤可遗留多种后遗症,处理原则是清洁创面,防止感染,促进创面愈合,预防并发症。

一、眼部热烧伤

眼部热烧伤(ocular burns)表现形式可不同,由高温液体溅入眼内引起的热烧伤称为接触性热烧伤,由火焰喷射引起的烧伤称为火焰性热烧伤。

轻度接触性热烧伤,受伤部位眼睑发生红斑、水疱,结膜充血、水肿,角膜轻度混浊;重者可引起眼睑、结膜、角膜和巩膜的深度烧伤,造成组织坏死。愈合后可出现瘢痕性睑外翻、睑球粘连、角膜瘢痕甚至眼球萎缩。

热烧伤的处理原则是清洁创面,防止感染,促进创面愈合,预防并发症。对轻度热烧伤,局部点用散瞳剂及抗生素眼液。严重的热烧伤应除去坏死组织,保持创面清洁,局部应用抗生素及其他促进创面愈合的药物治疗。有角膜坏死时,可行羊膜移植,或带角膜缘上皮的全角膜板层移植。晚期主要治疗并发症。

二、辐射性眼损伤

由电磁波谱中各种辐射线直接照射眼部造成的损害称辐射性眼损伤(ocular radiation injury),包括微波、各种光线及放射线等,均会引起不同程度的损伤,临床上常见的有以下几种。

(一) 光线损伤

1. 可见光损伤 可见光主要是热和光化学作用,可引起黄斑损伤,如观察日食造成的日光性视网膜病变(solar retinopathy)(图 19-11)。损伤后出现中央暗点、视物变形、视力下降等症状,眼底最初可见黄斑中心凹附近白色点,几天后变成红点,有色素晕。2 周后出现红的小板层孔。视网膜的光损

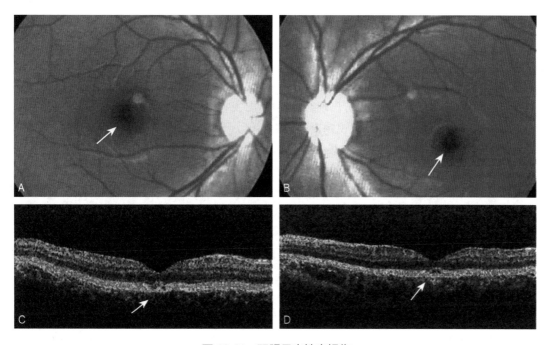

图 19-11 双眼日光性光损伤

A,B. 双眼黄斑中心凹灰白色光烧伤灶中心凹光反射消失;C,D. 双眼黄斑
OCT 显示中心凹下色素上皮损害。A,C 所示为右眼;B,D 所示为左眼。

伤可由眼科检查仪器的强光源或手术显微镜引起,可以使组织细胞变性、功能丧失。

2. 红外线损伤 红外线对眼部的损伤主要是热作用。其中短波红外线(波长800~1200nm)可被晶状体和虹膜吸收,造成白内障。玻璃加工或高温环境可产生大量红外线,以往曾称为吹玻璃工人白内障。

3. 紫外线损伤 又称为电光性眼炎(electric ophthalmia)或雪盲。电焊、高原、雪地及水面反光可造成眼部紫外线损伤。紫外线对组织有光化学作用,使蛋白质凝固变性,角膜上皮坏死、脱落。一般在照射后3~8小时发作,有强烈的异物感,刺痛、畏光、流泪及睑痉挛,结膜混合性充血,角膜上皮点状脱落。24小时后症状减轻或痊愈。

4. 激光损伤 主要来自激光生物学的热效应,由于多数激光对眼透明的屈光间质通透性良好,而且又能使光束会聚于眼底产生热能,无防护的误视或不适当的操作会造成视网膜烧伤,视力严重下降甚至失明。

光损伤主要是预防,对可见光在强光下应戴有色眼镜防护。对不可见光,工作时应配戴特制防护眼镜。紫外线作业角膜损伤最常见,一般应对症处理,减轻疼痛,可涂抗生素眼膏包扎。

(二)离子辐射性及微波损伤

1. 离子辐射性损伤 离子束主要损伤晶状体,如X线、γ线、中子或质子束可引起辐射性白内障,有时也会引起放射性视网膜病变或视神经病变、角膜炎或虹膜睫状体炎等。对眼肿瘤患者外照射或用局部敷贴器照射,均会引起进行性的视网膜微血管病变,如视网膜出血、微动脉瘤、血管白鞘、毛细血管扩张和渗出、无灌注区及新生血管形成等。视力预后与黄斑病变相关。应注意防护。

2. 微波损伤 微波频率为300MHz~300GHz,穿透性较强,可能引起白内障或视网膜出血,预防应配戴防护眼镜。

三、电击伤性眼损伤

雷电或高压电主要造成全身及皮肤损伤,也可出现眼电击伤(ocular electrical injury)。电流可致眼表浅组织的烧伤,还会导致眼内组织包括视神经的损伤,尤以葡萄膜炎为重,可有前房积血、虹膜粘连、继发性青光眼等。白内障的发生时间多为伤后2~6个月或更长。电击还可产生眼底视网膜或脉络膜挫伤,常波及后极部,影响视力。

四、应激性眼损伤

应激性眼损伤(ocular irritable injury)通常指外环境物理性因素,如气压变化、加速度、噪声等的改变引起的眼损伤。气压突然减低可出现减压性损伤,视力下降、视野缩小、结膜或视网膜出血。加速度也可引起不同程度的视力障碍、视物模糊或中心视力下降。噪声可使光敏感度下降、视野缩小、辨色力减低,这些反应是中枢抑制的结果。

对可能发生的应激性反应,应注意防护。已发生的损害,可视不同情况对症处理。

眼外伤发病率较高,是儿童和青壮年单眼失明的主要原因。在我国,眼外伤防治研究依然是眼科工作者的重要课题。眼科医生应熟练掌握眼外伤正确的分类、诊断及处理原则,不断更新救治理念。

机械性眼外伤仍是眼外伤的主要类型。积极推进我国眼外伤病历登记工作,开展眼外伤救治的多中心协作临床和基础研究,对于进一步掌握我国眼外伤现状、提高眼外伤救治水平十分必要。眼外伤的预防宣传仍需加强。

视神经挫伤带来的严重损害日益受到重视,但目前临床上使用的包括药物、手术以及联合治疗等措施所收到的效果甚微。随着视神经损伤机制研究的深入,以及神经组织工程学和干细胞研究的进展,为视神经挫伤的治疗带来了希望。但影响视神经挫伤后神经节细胞再生的潜能,以及功能整合的微环境因素及其调控机制,阻碍与促进神经节细胞轴突再生的影响因素,轴突再生及功能性轴突重建等问题尚待进一步研究。

对交感性眼炎的发病因素及其机制、临床及病理特征、诊治及预防方面尚有争议,仍需深入开展相关的基础和临床研究。为预防发生交感性眼炎,应对新鲜伤口尽快进行修复,恢复眼球完整性,并积极进行抗炎、抗感染治疗。对伤眼应恰当把握处置原则。

 思考题

    1. 机械性眼外伤如何分类?

    2. 视神经挫伤的诊断标准及治疗方法有哪些?

    3. 简述眼化学性烧伤的特点及急救要点。

(颜 华)

第二十章
常见全身疾病的眼部表现

眼的发育、解剖与机体全身紧密相关，许多全身疾病可以引起眼部的异常，眼部的异常又可以反映全身疾病的严重程度。本章针对引起眼部异常的常见全身疾病进行阐述，有助于认知常见内科、外科、妇产科、儿科、神经科疾病以及皮肤病及性病的眼部表现；此外，耳鼻咽喉科疾病、口腔科疾病与眼的关系，以及药源性眼病均有表述。

第一节 内科病的眼部表现

要点：

1. 眼结核多继发于肺结核，少见活动性病灶者。除晶状体外，眼部各组织均可累及，由内源性播散引起。

2. 高血压性视网膜病变主要表现为视网膜血管痉挛、变窄，血管壁增厚，严重时出现渗出、出血和棉绒斑，甚或视盘水肿。

3. 糖尿病引起的眼部并发症包括糖尿病性视网膜病变、白内障、晶状体屈光度变化、虹膜睫状体炎、虹膜红变和新生血管性青光眼等。糖尿病性视网膜病变是最严重的并发症之一，病程是最重要的发生因素。

4. 干燥综合征的特征是全身多发性干燥症，包括眼部、皮肤、黏膜、泪腺、涎腺及其他排泄管腺存在分泌障碍。眼部治疗主要是针对干眼。

5. 获得性免疫缺陷综合征眼部并发症占 40%~63%，较为常见者有：视网膜棉绒斑，巨细胞病毒性视网膜炎，眼睑穹隆部结膜、泪囊及眼眶 Kaposi 肉瘤等。

一、结核病

眼结核多继发于肺结核，少见活动性病灶者。除晶状体外，眼部各组织均可累及，由内源性播散引起。

1. **眼睑** 皮下有大小不一的硬结，之后发生干酪样变，形成溃疡或者瘘管，经久不愈，应考虑结核可能，预后可遗留瘢痕性睑外翻。

2. **结膜** 结膜结核可分为原发性与继发性。临床表现有溃疡型、结节型、乳头增殖型、息肉型、结核瘤型及狼疮型，可单独发生，多为混合型，需与睑板腺囊肿、春季角结膜炎、沙眼、浆细胞瘤等鉴别。常见于青少年的泡性结膜炎，与结核分枝杆菌引起的变态反应有关。

3. **角膜** 结核性角膜基质炎，为角膜对结核分枝杆菌菌体蛋白的过敏反应，女性多见，病程长，易反复发作。

4. **巩膜** 因过敏可发生巩膜外层炎或巩膜炎，如病变向角膜扩展，可形成三角形或舌状角膜浸润区，称硬化性角膜炎。

5. **葡萄膜** 参阅"第十二章 葡萄膜疾病"。

6. **视网膜** 视网膜结核较少见，但活动性结核可合并视网膜静脉周围炎，常见于年轻男性。

7. **眼眶** 结核性眶骨膜炎较常见，多发生于儿童或青年，易形成瘘管或死骨，经久不愈。

二、结节病

结节病是一种多系统损害的慢性肉芽肿性疾病，眼部主要累及葡萄膜，以前葡萄膜慢性肉芽肿性炎症为主，羊脂状 KP，虹膜可见 Koeppe 结节及 Busacca 结节，呈白色或灰白色，半透明，大小不一。玻璃体结节呈雪球状团状混浊，视网膜、脉络膜上有小黄白色结节，沿静脉血管旁出现"烛泪"状或视网膜静脉周围炎样血管旁白鞘，黄斑囊样水肿，视网膜新生血管，视盘水肿等。确诊需行结膜结节活检。

三、动脉硬化与高血压

（一）动脉硬化性视网膜病变

动脉硬化的共同特点是动脉非炎症性、退行性和增生性病变，一般包括老年性动脉硬化、动脉粥样硬化和小动脉硬化等。在眼部多累及视网膜中央动脉视神经内段、视盘筛板区及视盘附近的主干动脉。

（二）高血压性视网膜病变

高血压是以体循环动脉压升高为主要临床表现的心血管综合征，分为原发性和继发性两大类。

1. 原发性高血压　占总高血压患者的 95% 以上，70% 有眼底改变。眼底改变与年龄、血压升高程度、病程长短有关。年龄愈大、病程愈长，眼底改变发生率愈高。视网膜动脉对高血压的反应是血管痉挛、变窄，血管壁增厚，严重时出现渗出、出血和棉绒斑。临床上采用 Keith-Wagener 眼底分级法。Ⅰ级：主要为血管收缩、变窄，视网膜动脉普遍变细，动脉反光带增宽；Ⅱ级：视网膜动脉狭窄，动静脉交叉压迫；Ⅲ级：在上述病变基础上有眼底出血、棉绒斑；Ⅳ级：在上述病变基础上伴有视盘水肿。

2. 高血压急症和亚急性高血压　高血压急症是指原发性或继发性高血压患者，在某些诱因下血压急骤升高（一般超过 180/120mmHg），伴有进行性心、脑、肾等重要靶器官功能不全的表现。高血压急症和亚急性高血压最主要的眼部改变是视盘水肿、视网膜出血和渗出。

3. 继发性高血压　继发性高血压是指某些确定的疾病或病因引起的血压升高，约占所有高血压患者的 5%。继发性高血压也可引起与原发性高血压相似的眼底改变。

高血压患者除了出现高血压性视网膜病变外，还可出现视网膜静脉阻塞、缺血性视神经病变、眼运动神经麻痹、视网膜动脉阻塞和渗出性视网膜脱离等。

四、亚急性细菌性心内膜炎

亚急性细菌性心内膜炎系原有心脏瓣膜病继发绿色链球菌等细菌感染而引起。眼部表现与心脏瓣膜赘生物脱落阻塞的部位有关，如眼睑、结膜等小血管阻塞可发生细小出血，甚或发生视网膜中央或分支动脉阻塞。此外，带有细菌的栓子可引发转移性眼内炎、脓毒性视网膜炎。后者早期可伴有视神经炎，严重者可见视盘水肿。视盘周围的视网膜有小出血点和软性渗出，出血多为圆形、卵圆形或火焰状。典型的有 Roth 斑，即梭形出血中央有黄白色核心，亦可见于视网膜血管炎、白血病、贫血等改变。

五、肾炎

肾炎通常指弥漫性肾小球肾炎，临床可分为急性和慢性两型。其眼底改变系肾炎继发高血压所致，与肾炎本身无关。

1. 急性肾小球肾炎　多见于儿童或青少年。常见眼睑水肿，多数眼底无异常，少数可有视盘水肿、小动脉轻度狭窄、视网膜轻度水肿、浅层视网膜线状或火焰状出血及棉绒斑。随着病情好转，眼底可恢复正常。

2. 慢性肾小球肾炎　多有眼睑水肿，严重贫血者可见球结膜水肿和出血，眼底常呈高血压性视网膜病变和贫血性眼底改变,视盘常因贫血色泽变淡,视网膜血管早期呈功能性狭窄。

尿素氮水平高者眼底改变常较明显,血红蛋白低者视盘病变发生率高。慢性肾衰竭的眼底改变与尿毒症有关。几乎所有尿毒症患者均有眼底改变。有研究表明球结膜微循环异常是慢性肾炎的表现,即使眼底及血压正常亦可见;其改变以细小静脉弯曲度增加为主,占 84.3%,其次为细动脉变直、变细、毛细血管瘤、囊状扩张、血柱不均匀、出血点及血管稀疏等。因此,在屈光间质混浊、无法观察眼底时,球结膜微循环异常可作为疾病的观察指标之一。

六、贫血

贫血的眼部表现可因病情的轻重缓急而不同。红细胞或血红蛋白降至正常的 30% 以下,眼底方出现明显改变。随着贫血病程进展,视网膜病变也随之发展。严重贫血,因视网膜高度缺氧,视网膜神经纤维层缺血,轴浆流阻滞而出现棉绒斑;有时尚可见视网膜脱离、前部缺血性视神经病变,视物模糊或一过性黑矇,甚至永久性失明。慢性贫血主要表现为眼睑水肿、眼睑皮肤及结膜苍白等。

七、白血病

白血病的眼部病变多发生于血液循环丰富的组织,如视网膜、脉络膜及视神经等。各种类型的白血病均可出现结膜出血,急性粒细胞白血病多伴有眼底改变。眼底改变在急性期约占 70%,慢性期约占 63%。早期改变为视网膜静脉扩张、充盈和迂曲,动脉变化不大,出血可呈火焰状、圆点状,多位于眼底周边部,可见 Roth 斑,与不成熟的白细胞成纤维蛋白、血小板聚集有关;亦可见渗出改变,视网膜水肿、变厚,色泽可由橘红色变为橘黄色。视盘水肿轻重不等,为视盘局部细胞浸润或颅内白血病浸润引起颅内压增高所致。病变浸润眼眶及颅骨骨膜,可引起眼球突出,形成绿色瘤。绿色瘤多见于急性粒细胞白血病,以儿童多见。无白细胞增多的绿色瘤罕见;不呈绿色者可称髓样肉瘤。眼底改变对于各种白血病的诊断、预后有一定参考价值。急性白血病患者如合并黄斑出血,则提示颅内出血的发生率增高,应密切监测。

八、红细胞增多症

红细胞数超过 $(6\sim6.3)\times10^{12}/L$,血红蛋白超过 170g/L 即可出现眼底症状。可出现短暂视物模糊、飞蚊症、复视;眼睑皮肤及结膜血管充血扩张呈紫红色,视网膜静脉呈青紫色,管壁光反射带增宽,严重缺氧时可见毛细血管扩张、微血管瘤及新生血管、视网膜出血、视盘水肿等。

九、糖尿病

糖尿病引起的眼部并发症很多,包括糖尿病性视网膜病变、白内障、晶状体屈光度变化、虹膜睫状体炎、虹膜红变和新生血管性青光眼等。其中糖尿病性视网膜病变(diabetic retinopathy,DR)是糖尿病最严重的并发症之一,其发病率与糖尿病的病程、发病年龄、遗传因素和血糖控制情况有关。糖尿病病程是 DR 最重要的发生因素。1 型糖尿病患者病程 5 年、10 年、15 年的 DR 发生率分别为 25%、60% 和 80%。2 型糖尿病患者病程 5 年的 DR 发生率为 24%(使用胰岛素治疗)和 40%(未使用胰岛素治疗),病程超 19 年的 DR 发生率增至 53%(使用胰岛素治疗)和 84%(未使用胰岛素治疗)。血糖水平和糖化血红蛋白浓度与 DR 的发生有直接关系。血糖控制好的比控制不好的发生 DR 要晚。高血压、高脂血症、吸烟、肾病、妊娠、肥胖等可加重 DR。

(一)糖尿病性视网膜病变

DR 是最常见的视网膜血管病,是 40 岁以上人群主要致盲眼病之一。早期无自觉症状,病变发展到黄斑后开始出现不同程度的视力减退。参阅"第十四章　视网膜病"。

(二)糖尿病性白内障

高血糖可以使晶状体纤维肿胀变性混浊,发生白内障。参阅"第十章　晶状体病"。

（三）虹膜新生血管和新生血管性青光眼

糖尿病虹膜新生血管的发生率为 1%~17%，而在增生性 DR 可高达 65%。其原因是广泛的视网膜缺血，诱发血管内皮生长因子释放，刺激虹膜和房角新生血管产生。表现为虹膜出现一些细小弯曲、不规则的新生血管，最先出现于瞳孔缘，并逐渐发展到虹膜周边部，又称虹膜红变。虹膜红变多发生于晚期及青少年性糖尿病患者，与组织缺氧有关，常提示眼底新生血管形成，新生血管逐步发展达房角，房角的纤维新生血管可以阻塞小梁网，或牵拉小梁网产生粘连，导致房角关闭，引起新生血管性青光眼。有些患者亦可伴有虹膜睫状体炎。由于糖原沉积在虹膜色素上皮、瞳孔括约肌和开大肌上，或由于糖尿病自主神经病变可导致瞳孔对光反射迟钝。

（四）糖尿病眼表病变

糖尿病患者常伴有泪膜稳定性降低。结膜表现为梭形或囊状的深红色小点状微血管瘤，多发生于睑裂部，易误诊为结膜出血；其次是静脉迂曲、囊样扩张、血柱不均匀，毛细血管呈螺旋状，毛细血管和细小静脉血流缓慢，常有红细胞聚集。角膜主要表现为知觉减退，可先于视网膜病变发生，与糖尿病病程及血糖控制程度有关。

（五）眼部神经病变

主要表现为缺血性视神经病变、眼外肌麻痹、调节障碍和视神经萎缩。眼外肌麻痹常突然发生，可伴呕吐，瞳孔多不受累，因糖尿病微血管病变主要累及神经中央部分，支配瞳孔运动的纤维走行于动眼神经上方周边部，故缺血对其造成的影响小。一般可以逐渐恢复。

（六）屈光不正

血糖升高时，患者由正视可突然变成近视，或原有的老视症状减轻。发病机制为血糖升高、血液内无机盐含量降低、房水渗透压下降，导致房水渗入晶状体，晶状体变凸，屈光度增加。血糖降低时，又可恢复为正视眼。这种短期内屈光度的迅速变化是糖尿病引起晶状体屈光度改变的特征，可达 3~4D。糖尿病黄斑水肿也是引起屈光不正的原因。

（七）其他

糖尿病患者是原发性开角型青光眼的高危人群，糖尿病患者的高眼压和开角型青光眼发病率升高。目前认为糖尿病累及小血管，使视神经对压力相关的损害更加敏感。此外，糖尿病患者常伴有星状玻璃体变性等。

十、系统性红斑狼疮

系统性红斑狼疮患者有 10%~25% 出现眼底病变，常见为视网膜静脉迂曲扩张，FFA 显示小动脉闭塞，视盘周围及后极部典型的棉绒斑，亦可见视网膜出血、微动脉瘤、视盘及其周围视网膜水肿，非典型视网膜病变可见动脉狭窄或阻塞。一般认为该病眼底改变与病情活动有关，与病程长短无关。眼部改变均发生于急性活动期，可伴有不同程度全身脏器损害，因此该病眼部改变可提示病变侵犯多系统和病情活动情况。眼底检查可为治疗和预后提供客观依据。

十一、结节性多动脉炎

结节性多动脉炎约 20% 可见眼部病变，包括巩膜外层炎和巩膜炎，通常无痛。角膜缘血管受累时，可在角膜缘形成沟槽。视网膜微血管病常见。缺血性视神经病变可引起视力骤降，提示睫状血管炎的严重性。此外，视力骤降也可由中央视网膜动脉阻塞引起。眼肌麻痹可由神经滋养血管动脉炎引起。

十二、Wegener 肉芽肿

Wegener 肉芽肿眼部病变不常见，但较严重。表现为结膜炎、巩膜炎、周边角膜溃疡、葡萄膜炎、眶假瘤、泪道阻塞、泪囊炎、视网膜周边动脉炎等，15%~20% 有眼球突出，少数病例可有视网膜中央动、静脉阻塞。

十三、硬皮病

硬皮病常累及眼睑,皮肤皮革样变硬。虹膜炎和白内障较少发生。也可出现类似于系统性红斑狼疮和皮肌炎引发的视网膜表现。

十四、皮肌炎

皮肌炎有特征性的肌肉退行性亚急性炎,有时涉及眼外肌。眼睑通常是全身皮肤受累的一部分,表现出明显的肿胀和红斑。视网膜病变表现为棉绒斑和出血。

十五、干燥综合征

干燥综合征的特征是全身多发性干燥症,包括眼部、皮肤、黏膜、泪腺、唾液腺及其他排泄管腺存在分泌障碍。眼部表现为眼干燥感、刺痛、异物感、灼热感、痒感及眼睑开启困难和少泪等症状;眼睑皮肤干燥或轻度水肿;结膜干燥、充血;角膜干燥,上皮剥脱,角膜点状、线状混浊,荧光素染色阳性;泪膜破裂时间变短;泪液分泌试验≤5mm/5min等。其诊断依赖于临床表现和实验室检查,如自身抗体和高球蛋白血症。治疗主要是对症治疗和替代疗法,眼部治疗主要是针对干眼,包括两方面,即消除病因、缓解症状和保护视功能。明确并消除引起干眼的原因是提高干眼治疗效果的关键。最佳替代物是自家血清,但其来源受限。因此使用人工泪液保持眼表湿润、缓解干眼症状是目前的主要治疗措施之一。现已明确炎症是干眼发病机制中的重要环节。对轻至中度干眼可使用非甾体抗炎药,重度干眼可使用皮质类固醇激素和免疫抑制剂治疗,但应注意前者可能引起眼压升高和晶状体混浊的副作用。

十六、流行性出血热

流行性出血热的眼部改变与病程有一定关联,其症状具有可逆性,因而观察眼部改变对了解病情进展和转归具有一定意义。发热期可有视物模糊,通常1周内恢复正常。结膜充血、水肿和出血、毛细血管扩张,出血为重要体征,其量多少与病情轻重相关,双侧眼眶疼痛为特有症状。多尿及少尿期间常见眼睑、结膜水肿及结膜出血。出血点多在毛细血管末端呈球状或囊状,与血管受损、脆性增加、血小板减少及贫血等密切相关,同时还有视网膜水肿、血管痉挛和视网膜出血。视网膜出血可能是体内器官出血的特征之一,系病情严重及预后不良的征兆,多见于少尿期。多尿期及恢复期病情缓解,眼部症状多不明显,仅少数有轻度结膜充血。本病偶可见皮质盲。

十七、获得性免疫缺陷综合征

获得性免疫缺陷综合征又称艾滋病(AIDS)。眼部并发症占40%~63%,可高达82.6%以上,表现有视网膜棉绒斑、巨细胞病毒性视网膜炎、结膜炎、角膜炎、巩膜炎、虹膜睫状体炎、脉络膜肉芽肿、眼睑穹隆部结膜、泪囊及眼眶Kaposi肉瘤、视网膜脱离、青光眼等。其中较为常见者有:

1. 视网膜棉绒斑 多在眼底后极部视盘周围血管处或其附近,视网膜神经纤维层出现白色、边界不清的混浊斑块。FFA显示视网膜毛细血管无灌注及微血管异常区,有此征象者死亡率可高达81%,而阴性者则为44%。凡有视网膜棉绒斑的患者均有全身巨细胞病毒感染。对原因不明的视网膜棉绒斑等,除询问病史外,可常规行AIDS血清等相关检测,提高警惕。

2. 巨细胞病毒性视网膜炎 单眼或双眼发病,病变多累及眼底后极部,范围较广。该症发生前均有棉绒斑出现,初期为一些白色颗粒状病灶,逐渐互相融合并向周围扩展,形成边缘水肿的炎性斑块,血管有白鞘,附近视网膜常有出血。晚期可产生大片视网膜坏死。4~6周以后,病变逐渐消退,形成广泛而大小不等的色素瘢痕,亦可导致视网膜脱离。

3. 视网膜出血　约占 27%，眼底后极部点状或火焰状出血者约占 10%，赤道部点状视网膜出血者约占 17%。10% 出现 Roth 斑。

4. Kaposi 肉瘤　常位于眼睑结膜或泪囊区，多因出血而被误诊为单纯结膜出血。典型表现为软性浅蓝色皮肤结节，或位于下穹隆或睑结膜处孤立的青紫色结膜下肿块，有时伴有结膜出血。

十八、败血症

败血症是细菌由局部感染处侵入血液而产生的全身感染性疾病。眼球及其附属器均可发生炎症或脓肿。如眼眶、眼睑或泪囊蜂窝织炎或脓肿，化脓性葡萄膜炎或转移性眼内炎等。由于本病全身中毒症状严重，容易掩盖眼部表现，且有时眼部炎症并不十分显著，因此眼部检查容易忽略，应特别引起注意。

十九、钩端螺旋体病

钩端螺旋体病急性期可见结膜充血、结膜出血及巩膜黄疸，恢复期后 2~6 周可发生双眼急性虹膜睫状体炎或全葡萄膜炎，眼底可见黄白色渗出物，多位于周边部血管旁，少数可在后极部，亦可见视网膜出血。若累及视神经，则视盘充血、边缘模糊、静脉充盈迂曲，少数病例可伴发角膜炎、巩膜炎、球后视神经炎、眼球震颤或眼外肌麻痹。本病多为轻型或良性，经皮质类固醇治疗预后良好，发病时前房穿刺房水做动物接种或直接培养可检出病原体。

二十、莱姆病

莱姆病（Lyme disease）系伯氏疏螺旋体侵入人体引起的全身性疾病。在患者血液、脑脊液中可分离出伯氏疏螺旋体。眼征可见滤泡性结膜炎、角膜炎、脉络膜炎、葡萄膜炎、中心性浆液性脉络膜视网膜病变、视盘水肿、缺血性视神经病变等。对原因不明的眼部炎症性病变，特别在该病流行区或森林覆盖地区应排除该病的可能。

二十一、疟疾

疟疾以间日疟多见，可有眼部症状与体征，如眼睑、眼眶水肿、结膜充血、结膜出血、角膜炎等，其中以角膜并发症最为多见。常见的有树枝状角膜炎、盘状角膜炎、深层角膜炎和角膜溃疡等，既往有角膜病变者更易发生，可能与高热诱发单纯疱疹病毒复发有关。虹膜炎少见。恶性疟疾致严重贫血时可有视网膜出血，偶有视网膜前出血或玻璃体积血。出血吸收缓慢，可形成增殖性视网膜病变，继发视网膜脱离，发热期可因视网膜血管痉挛而发生周期性视力障碍，也可见视盘炎、球后视神经炎、皮质盲及眼肌麻痹。少数可见眼眶疼痛、脉络膜炎、眶蜂窝织炎、眼眶脓肿，甚至转移性眼内炎。

二十二、维生素缺乏症

1. 维生素 A 缺乏　可有夜盲、干眼及角膜软化症。参阅"第八章　角膜病"。

2. 维生素 B₁ 缺乏　可有浅层角膜炎、眼肌麻痹、瞳孔散大、调节减弱、球后视神经炎、视神经萎缩等。

3. 维生素 B₂ 缺乏　可引起脂溢性睑缘炎、结膜炎、酒渣鼻性角膜炎、角膜缘浅层新生血管形成、角膜混浊、白内障及球后视神经炎。

4. 维生素 C 缺乏　可表现为眼睑、结膜、前房、玻璃体、视网膜、视神经鞘膜及眶内出血或积血，后者可引起眼球突出和眼外肌麻痹，白内障形成可能与维生素 C 含量不足有关。

5. 维生素 D 缺乏　往往骨发育异常，因此可引起眼眶狭窄、眼球突出。其他有眼睑痉挛及屈光不正等。

6. 维生素 E 缺乏　主要影响视网膜色素上皮功能，可导致视力减退。

7. 维生素 K 缺乏　少数合并视网膜出血。

第二节　外科病的眼部表现

要点：

1. 远达性视网膜病变系车祸、地震、房屋倒塌等引发的头胸腹部急性挤压伤或粉碎性骨折而引起单眼或双眼的视网膜病变,视力下降。

2. Terson 综合征系急性颅内出血引起玻璃体、内界膜下或玻璃体后出血。

3. Valsalva 视网膜病变系腹腔内压力(如咳嗽、呕吐、举重、排便用力)突然升高,使眼内静脉压上升进而使黄斑毛细血管破裂、出血,预后好。

一、急性大出血

外科手术时大出血,外伤或其他病因发生的脏器严重出血(如胃肠道),可呈突发性失明,常因前部或后部缺血性视神经病变所致;亦可有视网膜缺血、瞳孔散大、对光反射迟钝或消失、视网膜动脉痉挛,视盘苍白、萎缩。

二、与外伤有关的视网膜病变

1. 远达性视网膜病变(Purtscher retinopathy)　车祸、地震、房屋倒塌等引发头胸腹部的急性挤压伤或粉碎性骨折,可引起单眼或双眼的视网膜病变,视力下降。在视网膜和视盘周围常见棉绒斑、出血和水肿,以及视盘水肿或玻璃体积血。通常,视网膜内出血散布于黄斑周围,脂肪栓子造成的棉绒斑一般较小,常位于较周边区。FFA 显示小动脉阻塞及渗漏。伴有眼睑和结膜充血、水肿,眼球突出。发病机制可能为:因系统性组织严重损伤,激活补体,颗粒细胞凝聚,白细胞栓子形成;局部的视网膜血管损伤,引起补体介导的白细胞凝聚和阻塞。

在没有外伤的情况下,凡能激活补体的其他疾病也可引起类似的眼底改变,称为"类 Purtscher 视网膜病变"。例如,急性胰腺炎引起的视网膜病变;还有胶原血管病(如系统性红斑狼疮)或分娩。

2. Terson 综合征　急性颅内出血可引起玻璃体、内界膜下或玻璃体后出血。机制不清,推测眼内静脉压被引发急剧升高,造成视盘周和视网膜血管破裂。约 2/3 的蛛网膜下腔出血伴有眼内出血,约 6% 有玻璃体积血。多见于 30~50 岁,也可发生于任何年龄。少有视网膜脱离。

3. Valsalva 视网膜病变　腹腔内压力(如咳嗽、呕吐、举重、排便用力)突然升高,可使眼内静脉压上升进而使黄斑毛细血管破裂,出血位于内界膜下,通常较少,偶有 1~2 视盘直径(PD),视力稍有下降,预后好,出血在数个月内自发消退。应注意的鉴别诊断有:①玻璃体后脱离,可引起出血或巨动脉瘤;②周边部视网膜裂孔或小动脉瘤。

第三节　妇产科病的眼部表现

要点：

1. 妊娠期高血压疾病眼底改变分为 3 期。

2. 视网膜动脉痉挛期,可继续观察,治疗常有缓解;经治疗无效,或进入视网膜病变期,应考虑终止妊娠。

妊娠期高血压疾病,多数出现在妊娠 6 个月后,其特征为血压升高、蛋白尿、水肿等。眼征可见眼睑及球结膜水肿,严重者球结膜水肿呈堤状,并有球结膜小动脉痉挛、毛细血管弯曲,以及球结膜贫血等。

眼底改变可分为三期,亦有从视网膜动脉痉挛期直接发展至视网膜病变期者。

1. 视网膜动脉痉挛期　视网膜小动脉狭窄,粗细不等,动脉细,静脉粗,比例可由正常的 2∶3 变为 1∶(2~4)。

2. 视网膜动脉硬化期　由于血压持续升高,视网膜动脉管径变窄,管壁中心光反射增宽,有动静脉交叉压迫征。

3. 视网膜病变期　视网膜水肿、渗出、棉绒斑、黄斑星状渗出,甚至发生渗出性视网膜脱离。

偶见皮质盲。应当指出的是,眼底检查有一定意义,视网膜动脉痉挛期,可继续观察,治疗常有缓解;经治疗无效或进入视网膜病变期,应考虑终止妊娠。出现蛋白尿则提示妊娠期高血压疾病视网膜病变严重,病变严重程度与低体重儿发生率和围生儿死亡率成正比。球结膜微循环改变严重,可见缓流、泥流、间歇流、微血管管径变细等,毛细血管瘤多为 3~10 个,微动脉变窄多见,并有局限性出血及小出血灶等。

第四节　儿科病的眼部表现

要点:

1. 妊娠妇女在孕早期患风疹,其分娩的婴儿往往患双眼先天性白内障,同时也常患其他先天畸形,如先天性心脏病、小头畸形和智力迟钝等。

2. 有些婴幼儿原因不明的弱视、斜视、视神经萎缩、眼球震颤或眼球凹陷等均可能与产伤有关。

一、麻疹

初期常有畏光、流泪、结膜充血等;后期可因继发感染而产生脓性分泌物,呈急性卡他性结膜炎、角膜炎,严重者可发展成角膜溃疡甚至穿孔,亦可因高热、营养不良、维生素 A 缺乏导致角膜软化,或因抵抗力低或继发感染而引起败血症、转移性眼内炎等。

二、风疹

多发生于儿童。如妊娠妇女在孕早期患风疹,其分娩的婴儿往往患双眼先天性白内障,同时也常患其他先天畸形,如先天性心脏病、小头畸形和智力迟钝等。晶状体呈乳白色混浊,以中央部最显著。视网膜常出现棕黄色色素沉着,呈细点状或斑纹状,大小不一,散在分布,称为风疹性视网膜病变。

三、流行性腮腺炎

儿童感染流行性腮腺炎可有眼睑水肿、充血,上睑下垂或睑裂变窄,或可伴有急性泪腺炎。病程长者易发生浅层点状角膜炎或深层角膜炎,该病治愈 10 天左右可发生虹膜睫状体炎;其他尚有视网膜静脉充盈、迂曲甚至血管阻塞,罕见的有视盘炎或球后视神经炎。妊娠期若患腮腺炎,其分娩的婴儿可发生眼部先天性异常,如小角膜、小眼球、角膜混浊及先天性白内障等。

四、流行性乙型脑炎

眼征有眼外肌麻痹,特别是双眼的共轭运动失调,垂直性或水平性眼球震颤,调节麻痹以及瞳孔运动障碍,角膜知觉迟钝甚至消失。瞳孔双眼不等大,对光反射迟钝或消失,视神经炎,双颞侧或同侧偏盲。颅底脑膜炎可致视盘水肿。

五、流行性脑脊髓膜炎

几乎眼球各组织都可能受累,眼部症状与流行性乙型脑炎相似,有时也可见转移性眼内炎、全眼球炎、视神经炎或视神经萎缩。

六、白喉

双眼可发生卡他型、假膜型或坏死型的膜性结膜炎,眼睑红肿、触痛,结膜充血,脓性分泌物呈膜样,紧附于结膜表面,不易撕去。除去膜后,其下结膜多有出血,一般不发生瘢痕,少数可因结膜瘢痕收缩而致睑内翻、倒睫。有时因结膜表面粗糙引起角膜炎及角膜溃疡。白喉杆菌产生的大量外毒素可引起神经系统损伤致眼肌麻痹和调节障碍,一般在病后 2~8 周发生,预后较好,视神经炎罕见。

七、百日咳

剧咳常可引起眼睑水肿、皮下淤血及结膜出血,严重者可有前房积血、视网膜出血,甚至玻璃体积血。

八、急性细菌性痢疾

急性细菌性痢疾,可因严重腹泻脱水而引起眼睑皮肤干燥及眼球凹陷,亦可因维生素 A 缺乏引起眼球干燥、角膜软化,偶可伴有虹膜睫状体炎或视神经炎。中毒性菌痢可因高热或毒素引起视网膜动脉痉挛、狭窄和视网膜水肿。累及枕叶皮质可因血管痉挛、供血不足、缺氧而引起皮质盲。临床上该病引起的黑蒙可分为皮质盲型和视神经型,前者为功能性,瞳孔及眼底正常,可逆,预后好;后者为器质性,瞳孔散大,视盘常有改变,不可逆,预后差。皮质盲型有时亦可发生视神经萎缩。中毒性菌痢患儿昏迷清醒后,应密切观察视力、瞳孔和眼底。

九、产伤

分为自然分娩时产道对胎儿头部压迫和产钳损伤两种。眼部损伤如眼睑出血、挫伤或上睑下垂,结膜出血、水肿;角膜上皮擦伤、基质水肿或后弹力层皱襞,继发感染;前房积血、虹膜根部断离;视网膜出血或玻璃体积血;晶状体脱位或外伤性白内障;眼肌麻痹、眼眶骨折,甚至眼球脱位。亦可因产伤发生颅内血肿导致颅内高压、蛛网膜下腔出血,从而发生视盘水肿、视网膜前出血及眼肌麻痹和瞳孔障碍。有些婴幼儿原因不明的弱视、斜视、视神经萎缩、眼球震颤或眼球凹陷等均可能与产伤有关。

第五节   神经病及精神病的眼部表现

要点:

1. 颅脑损伤应进行全面的神经眼科检查,不能仅单纯局限观察眼底。

2. 对原因不明的视力减退,如考虑或诊断视神经炎、球后视神经炎或视神经萎缩等,应排除颅内肿瘤的可能。

3. 多发性硬化眼部最常见的改变为单眼或双眼急性球后视神经炎,VEP 等检查有助于诊断。

4. 重症肌无力成年患者 80%~90% 以上睑下垂、复视为首发症状。可两眼同时或先后发病,晨轻暮重,双侧常不对称。严重者眼球固定不动,眼睑闭合不全。

一、颅内压增高

特发性颅内高压是指颅内压增高而脑脊液成分以及影像学检查未见异常,尤其没有脑静脉窦的闭塞。颅内压增高的确切机制不明,可能与静脉窦引流损伤导致脑脊液吸收减少有关。患者通常为年轻超重女性并伴有头痛,一过性视觉障碍、视物模糊和复视是其眼部特点。病因须排除:①药物治疗,尤其是四环素,包括维生素 A 在内的维 A 酸,长期激素治疗或儿童期的激素撤退以及激素类避孕药;②内分泌异常;③睡眠呼吸暂停综合征。特发性颅内高压在成年男性罕见。

最初视野检查除了因视盘水肿所致生理盲点扩大外,基本正常。随着病情的进展,出现视野缩小以及鼻下方急性视野缺损。CT 或者 MRI 显示视神经鞘扩张、眼球变扁、垂体蝶鞍空缺。其治疗目的是使永久性视力损伤最小化以及减轻症状，永久性视力损伤发生于 50% 以上的患者。治疗方法包括减轻体重、口服乙酰唑胺或其他利尿药、脑脊液分流术、视神经鞘开窗减压术。

二、颅脑损伤

颅底骨折可引起双侧眼睑及球结膜下淤血。颅前窝骨折可因眶内血肿而致眼球突出或眼睑皮下气肿。骨折位于眶尖可引起眶尖综合征，视神经管骨折，或因缺血或血块、骨折片压迫视神经而造成失明。患者多处于昏迷状态下，眼部体征易被忽略，以致失去早期手术减压的机会。因此颅脑损伤时应特别注意双眼瞳孔反射，如发现一侧瞳孔进行性散大、直接对光反射消失、间接对光反射存在，则提示该侧视神经受损。

硬膜外血肿多因脑膜中动脉的破裂所致，血肿使大脑半球向对侧移位，颞叶沟回疝入小脑幕切迹。沟回疝的重要体征是先有同侧瞳孔短暂缩小，继而进行性散大而固定。疝组织可压迫动眼神经上方的大脑后动脉，动眼神经最上部位系瞳孔纤维集中的部位。应与 Adie 瞳孔和 Adie 综合征鉴别，后两者无意识障碍和对侧肢体瘫痪，更重要的是瞳孔无进行性散大。

硬膜下血肿多因外伤引起颅内小静脉破裂所致，发病多较缓慢，引起颅内压慢性增高，导致头痛、呕吐和视盘水肿，极易误诊为颅内肿瘤，应提高警惕。

颅脑损伤常可致眼球、眼眶、瞳孔、眼球运动神经、视神经、视路等损害，引起颅内高压时可致视盘水肿。视路受损可产生相应的视野缺损。瞳孔缩小、对光反射迟钝或消失多见于重型闭合性颅脑外伤并发小脑幕裂孔疝的早期及脑挫裂伤。瞳孔缩小常由于中脑严重损伤所致或提示深度昏迷。视盘水肿、视网膜出血、视网膜渗出提示预后不佳。原发性脑干损伤常有眼震颤，自发性垂直性眼震颤对脑干损伤的定位诊断、判断预后等均有一定参考价值。颅脑损伤应进行全面的神经眼科检查，不能仅单纯局限观察眼底。

三、颅内肿瘤

颅内肿瘤如额叶、枕叶和颞叶的肿瘤，脑垂体瘤及小脑肿瘤等可有两大类眼部表现。①颅内压增高引起原发性视盘水肿及一过性黑矇，晚期出现视神经萎缩。②视野改变，与肿瘤定位有关。额叶肿瘤表现为向心性视野缩小，伴病变侧视神经萎缩、对侧视盘水肿，称 Foster-Kennedy 综合征。垂体腺瘤可引起双侧原发性视神经萎缩及双颞侧偏盲。颞叶肿瘤压迫视放射下方纤维则致对侧上方象限同侧偏盲，顶叶肿瘤则压迫视放射上方纤维引起对侧下方象限同侧偏盲。枕叶肿瘤表现为对侧同向偏盲，常有黄斑回避。蝶骨嵴脑膜瘤可见第Ⅲ、Ⅳ、Ⅵ对脑神经的损害体征。脑干肿瘤可因部位不同而表现有第Ⅲ、Ⅳ、Ⅵ对脑神经的损害体征以及侧方同向运动麻痹。小脑脑桥角肿瘤表现为视盘水肿、同侧角膜反射消失及面神经损害引起的眼睑闭合不全。小脑肿瘤则多有视盘水肿及眼球震颤等体征。

早期视盘水肿仅凭眼底检查难以肯定，除随访观察外，检查生理盲点有无扩大，特别是水平径扩大者有一定的辅助诊断意义。FFA 发现视盘周围毛细血管扩张及渗漏，亦有一定帮助。另外，颅内肿瘤常由于视力减退而首先就诊于眼科，因此，对于原因不明的视力减退，如考虑或诊断视神经炎、球后视神经炎或视神经萎缩等，应排除颅内肿瘤的可能，可行头颅 CT 或 MRI 等检查。

四、颅内动脉瘤

位于海绵窦段的动脉瘤因视神经或视交叉受压而引起视力减退或双眼颞侧偏盲，此外，尚可见第Ⅲ、Ⅳ、Ⅵ对脑神经麻痹及角膜反射迟钝，眼静脉回流受阻。大脑前动脉及前交通动脉血管瘤，因视神经或视交叉受压而引起视力障碍或双眼颞侧偏盲，无眼球运动神经麻痹。大脑后动脉或后交通动脉瘤可致第Ⅲ对脑神经麻痹。小脑血管瘤常伴有视网膜血管瘤，称为 von Hippel-Lindau 综合征。此外,如动脉瘤破裂可引起蛛网膜下腔出血,导致视盘水肿及视网膜出血,合并有玻璃体积血者,称为 Terson 综合征。

五、颈动脉海绵窦瘘

颈动脉海绵窦瘘的眼部改变包括结膜巩膜血管充血、眼压增高、视网膜血管扩张伴出血、眼肌麻痹(通常为外直肌)。CT 和 MRI 显示眼外肌增厚及眼上静脉扩张,后者可作为与甲状腺眼病鉴别的特点。

六、脑血管疾病

1. 短暂性脑缺血发作(transient ischemic attack,TIA) 如发作性偏瘫通常伴有对侧的短暂性无痛性单眼失明或视觉障碍,可考虑为失明侧颈动脉系统 TIA,黑矇多数持续 2~15 分钟,24 小时内完全缓解,无任何后遗症,可反复发作,少者 1~2 次,多到数十次。TIA 由颈动脉系统引起黑矇者占34%,视野障碍呈双眼对侧偏盲缺损者占 6%~14%;椎-基底动脉系统 TIA 无黑矇,多有视野障碍,可占 13%~32%。单眼一过性黑矇系同侧颈内动脉眼支缺血的特征性改变,如同时伴对侧肢体 TIA 则高度提示黑矇侧颈动脉有粥样硬化或狭窄。颈动脉阻塞或狭窄的眼部改变,尚可见视神经萎缩、视网膜微动脉瘤、白内障、新生血管性青光眼等。

2. 脑梗死 因损害部位不同而眼部症状不同。

(1)大脑中动脉阻塞:引起双眼病变对侧偏盲,无黄斑回避。

(2)基底动脉阻塞:可引起瞳孔缩小及第Ⅲ、Ⅳ、Ⅵ对脑神经麻痹。

(3)大脑后动脉阻塞:皮质或双眼病变对侧同向偏盲,伴黄斑回避。

(4)小脑后下动脉阻塞(Wallenberg 综合征):眼征表现为复视,病变侧眼球凹陷,上睑下垂,瞳孔缩小(同侧 Horner 综合征),展神经麻痹,自发性同侧或对侧水平性或旋转性眼球震颤(前庭核受损),视动眼颤正常,病变侧角膜知觉消失。尚可见病变侧小脑性运动不能,肌张力低下,吞咽及语言困难,声音嘶哑,软腭、咽喉和声带麻痹,面部痛觉和温度觉丧失,对侧躯干与四肢痛觉和温度觉丧失,偶见对侧肢体麻痹。

3. 脑出血 一般系指脑实质内出血,由于出血部位不同,临床表现各异,常见内囊出血,多为双眼向病变侧偏斜。如小脑出血常呈强迫性头位和眼球震颤,角膜知觉消失,瞳孔不等大。脑桥出血时双侧瞳孔缩小,中脑出血时往往有眼球震颤等,颅内高压时可出现视盘水肿。

4. 颞动脉炎 多侵犯双眼,可先后发病。主要表现为缺血性视神经病变,视力突然减退,视野出现与视盘相连的扇形缺损,如不及时治疗,可迅速发生视神经萎缩。偶可发生视网膜中央动脉痉挛或阻塞,引起一过性黑矇,尚可伴有眼外肌运动障碍,其中以外直肌麻痹多见。如果红细胞沉降率超过50mm/h,应行颞动脉活检,以期确诊。本病应作急诊处理,及时给予大剂量皮质类固醇治疗,以抢救视力;另外,对预防对侧眼的发病有一定作用。

七、颈动脉阻塞性疾病

颈动脉阻塞性疾病通常发生于中老年人,因累及颈动脉及其小分支而引起。致病因素包括高血压、吸烟、高脂血症等。前部缺血,表现为虹膜炎、眼压变化、瞳孔异常;视网膜缺血,表现为毛细血管扩张、出血、闭塞、视盘新生血管以及棉绒斑。

八、多发性硬化

眼部最常见的改变为单眼或双眼急性球后视神经炎,表现为视力突然减退,早期眼底多无改变,有中心或旁中心暗点、色觉障碍,严重的甚至可失明;大部分可在数周内恢复,但易复发,重者可遗留视神经萎缩。尚可见复视、眼肌麻痹、核上性眼球运动病变(以侧向运动麻痹最多见)、眼震颤和核间性眼肌麻痹并存,提示脑干病变。以上被认为是本病特征性表现。动眼神经麻痹占25%~70%,展神经麻痹或单纯上睑下垂也较常见,亦有 Horner 综合征及视网膜静脉周围白鞘等。VEP 等检查有助于诊断。病程常难以预料,具有特征性的缓解和复发过程。体温升高可引起一过性症状加重(Uhthoff现象)。产后复发风险升高。口服或静脉应用激素治疗在多发性硬化急性发作中对促进恢复很有帮助,但不能改变疾病最终的功能丧失,也无法降低复发率。

九、帕金森病

眼睑痉挛,瞬目和眼球活动减少,视野外侧缩小或向心性缩小。可有球后视神经炎或视神经萎缩,视网膜小动脉硬化。动眼危象见于脑炎后震颤综合征,表现为阵发性眼球向上偏斜。

十、眼性偏头痛

偏头痛可有不少眼征,有些眼病亦会引起偏头痛,下面仅简单介绍两种较常见的眼性偏头痛。

1. 眼肌麻痹型偏头痛 发病机制不清,头痛常伴有眼肌麻痹,多呈暂时性,少数为永久性,特别是在反复发生数次后。眼肌麻痹型偏头痛以动眼神经最常受累,其次是展神经和滑车神经,有典型病史者一般不难诊断。应尽量寻找病因,排除颅内动脉瘤、海绵窦肿瘤、糖尿病、蝶窦黏液囊肿、Tolosa-Hunt 综合征等所致。除病因治疗外,药物可给予阿司匹林、钙通道阻滞剂、β 受体阻滞剂或少量糖皮质激素等治疗。

2. 闪辉性暗点 又称视网膜型偏头痛,发病机制仍不清,眼征可由视网膜中央动脉或眼动脉收缩引起,偏头痛与大脑枕叶痉缩血管调节紊乱有关。本病多于 20 岁前发病,可随年龄增长而缓解发作。典型的临床症状为有或无先兆性偏头痛,突发单眼或双眼前闪辉性暗点,多单眼发生或双眼同侧半视野中先有一小点闪光,呈锯齿状逐渐扩大,典型者可持续 20 秒,偏盲不越过垂直正中线,双侧引起者常见垂直正中线有一段距离。闪辉可能是单色或彩色,背景明亮,半侧视野视觉模糊,闪光渐渐消失的轨迹中可见一暗点,暗点占半侧视野而成偏盲,所以该病又称闪辉性暗点。眼征发生后出现同侧头痛,有时也可是对侧头痛。常伴有恶心、呕吐,有时面色苍白,一般头痛可持续 1 小时至数小时,其后可自行缓解。发病至一定年龄常症状消失。一般预后好。

十一、重症肌无力

患者 90% 有眼外肌受累。80%~90% 的成年患者以上睑下垂、复视为首发症状。可两眼同时或先后发病,晨起及睡眠后减轻,午后及疲劳时加重,双侧常不对称。可累及一眼的某些肌群,而另一眼累及其他肌群。严重者眼球固定不动,眼睑闭合不全。诊断主要根据:①受累肌的无力表现具有晨轻暮重,休息后恢复、劳动后加重的特点。②做受累肌的反复运动,如闭眼、睁眼,可出现暂时性瘫痪。③可疑病例可肌内注射新斯的明 0.5~1.0mg,15~30 分钟后症状明显缓解。④摄胸部 X 线片了解胸腺情况。治疗以抗胆碱酯酶药物为主,其作用为抑制胆碱酯酶活性,使终板处有足量的乙酰胆碱,有利用神经冲动的传递。新斯的明口服后 1~2 小时起作用,可维持 3~6 小时,成人 10~20mg,一日 3 次。吡斯的明口服,成人 60mg,一日 3 次,对眼型重症肌无力效果较好。也可应用大剂量泼尼松60~100mg 或 15 岁以下 2~3mg/kg,每日或隔日晨顿服,好转后减量。2 年内眼型重症肌无力多不会发展为全身型。

十二、癔症

常见眼部症状有眼睑痉挛、单眼或双眼突然失明、上睑下垂,但瞳孔对光反射正常,且行动自如,有畏光、复视、眼眶或眼球剧烈疼痛,色觉异常、眼球运动障碍(有意转动时则麻痹,无意时却可运动)、眼球震颤、调节痉挛或调节麻痹,视野向心性缩小呈螺旋形缩小、视野不符合正常规律、视野可随暗示的影响而改变,眼底正常。发病常有诱因,所以症状可在暗示情况下加重、缓解或消失。VEP 正常有助于诊断。癔症常伴有情绪障碍,不是伪装看不见,与诈病不同。

第六节　皮肤病及性病的眼部表现

要点:

1. Stevens-Johnson 综合征的主要病理学特征是广泛的皮肤和黏膜炎症并出现水疱样病理改变。眼部急性期以稳定泪膜、抗炎为主,慢性期主要处理各种眼表并发症。

2. 梅毒可分先天性和后天性两类,各期梅毒都可能发生在眼的各部位,通常双眼受累。

一、麻风

眼部受累占 20%~50%。瘤型和结核样型均可累及眼部。眉毛部分或全部脱落。眼睑有结节,粗糙、变厚、倒睫,上睑下垂,睑外翻或兔眼,结膜炎分泌物中可发现大量麻风分枝杆菌。角膜上皮易脱落形成溃疡,且可发生浅层点状角膜炎、麻痹性角膜炎或深层角膜炎。角膜混浊是麻风致盲的主要原因之一。偶见虹膜睫状体炎,虹膜表面有粟粒状白色小结节或孤立性麻风结节。可有虹膜后粘连、继发性青光眼、并发性白内障,也可有眼球运动障碍。

二、Stevens-Johnson 综合征

Stevens-Johnson 综合征是一种罕见的严重威胁生命的急性多系统炎症性疾病,1922 年首次被描述,也称重症型多形红斑。多见于 10~30 岁男性,发病可能与药物过敏(如局部或全身使用磺胺类及青霉素类药物)有关;此外,还可能与某些病原微生物(如溶血性链球菌、腺病毒、单纯疱疹病毒等)感染有关。主要病理学特征是广泛的皮肤和黏膜炎症并出现水疱样病理改变。

1. **眼部表现**　①急性期,双眼结膜卡他性炎症,可伴脓性分泌物、出血、假膜,最终形成结膜瘢痕,前葡萄膜炎也可能出现,急性期持续 2~3 周。②慢性期,结膜瘢痕导致睑球粘连、睑内翻、倒睫,泪液分泌不足、泪膜异常,角膜上皮结膜化及角膜缘新生血管翳。泪液分泌不足是因为泪腺导管内皮瘢痕导致导管阻塞和结膜杯状细胞广泛受损。角膜因倒睫或睑裂闭合不全会继发感染、角膜混浊。

2. **治疗**　①急性期,人工泪液促泪膜稳定,可选糖皮质激素滴眼液有效抗炎、抑制新生血管形成,可预防性应用眼局部抗生素药物。必要时,可考虑羊膜覆盖术。②慢性期,主要处理各种眼表并发症,但手术的远期疗效不确定,因此手术治疗的选择应慎重。

三、白化病

白化病是常染色体隐性遗传病,表现为眼与皮肤黑色素沉着减少或缺乏。眼部表现为视力低下(通常为 0.1),眼球震颤,虹膜苍白可透光,眼底少色素,黄斑形成不全等。本病突出的症状为畏光。其中眼白化病属性连锁隐性遗传,皮肤仅表现为色淡,是先天性眼球震颤的重要原因。

四、梅毒

可分为先天性和后天性两类,各期梅毒都可能发生在眼的各部位,通常双眼受累。

1. **先天性梅毒**　主要表现为基质性角膜炎及脉络膜视网膜炎。眼底周边部有大量细小棕色或黑色尘埃状色素点,杂有黄灰色脱色斑点,形成典型的"椒盐状"眼底;也有表现为大的孤立病灶,或类似视网膜色素变性。

2. **后天性梅毒**　早期梅毒可表现为接触部位的皮肤或黏膜发生下疳,眼睑、结膜偶有下疳发生。约 5% 二期梅毒表现为急性虹膜睫状体炎,常与皮疹同时出现,多在初期感染后 4~6 个月发生,有时虹膜表现为结节或梅毒性蔷薇疹,少数可见视网膜脉络膜炎。三期梅毒为神经梅毒,感染后 20~30 年

发生,脊髓痨患者约 10% 有瞳孔缩小,对光反射消失而近反射正常(即 Argyll-Robertson 瞳孔),20% 可伴有原发性视神经萎缩;脑膜血管梅毒多损害颅底部脑膜,因而可引起眼球运动神经麻痹、视神经炎和继发性视神经萎缩;麻痹性痴呆偶可伴有 Argyll-Robertson 瞳孔、视神经萎缩或眼肌麻痹。

第七节　眼与耳鼻咽喉科疾病

要点:

1. 鼻窦炎可引起眼眶反应性水肿、眼睑充血水肿、眼球轻度突出等,应与眶蜂窝织炎相鉴别。

2. 凡遇到眼眶内肿瘤或眼外肌麻痹,特别是原因不明的展神经麻痹者,应考虑鼻咽癌的可能。

一、中耳炎及乳突炎

化脓性中耳炎严重者常伴发乳突炎,可引起颞骨岩尖炎及颞叶脓肿,或引起局限性脑膜炎,从而导致病变侧第Ⅲ、Ⅳ、Ⅵ对脑神经或兼有第Ⅷ对脑神经损害,称为 Gradenigo 综合征。严重者可引起颞叶脓肿,眼底除有视盘水肿外,尚可见病变对侧的双眼上象限同侧偏盲。炎症波及乙状窦、横窦或部分海绵窦血栓形成时,眼睑、球结膜水肿和眼球轻度突出。有时可作为慢性感染病灶引起虹膜睫状体炎、视神经视网膜炎或视盘炎等。

二、鼻窦炎

眼眶壁和鼻窦紧邻,因此鼻窦炎常可侵犯眼眶,引起眶蜂窝织炎、眼眶脓肿、视神经炎或球后视神经炎等。鼻窦炎也可引起眼眶反应性水肿、眼睑充血水肿、眼球轻度突出等,应与眶蜂窝织炎相鉴别。前者反应较轻,且无明显触痛;后者反应较重,触痛明显。其他尚可见眼睑痉挛、慢性睑缘炎、结膜炎、葡萄膜炎及不明原因的流泪等。

三、鼻窦肿瘤

鼻窦囊肿或肿瘤常侵入眼眶引起突眼,其临床表现可因来自鼻窦方向的不同而各异:上颌窦病变使眼球向前、向上突出,眼球下转受限;额窦病变则使眼球向前、向外下方突出,眼球上转受限;前组筛窦病变(以囊肿常见)使眼球向前、向外下方突出,眼球内转困难,诊断较易;蝶窦和后组筛窦病变使眼球向正前方呈轴性突出,亦可仅出现视神经炎、视盘水肿、球后视神经炎,甚至视神经萎缩。如蝶窦黏液囊肿累及眶尖时可引起眶尖综合征,诊断较困难。鼻窦断层 CT 检查有助于诊断。

四、扁桃体炎

慢性扁桃体炎可因细菌或其产生的毒素不断进入血液引起菌血症或毒血症,可导致葡萄膜组织等过敏,常见的有急性虹膜睫状体炎、视网膜脉络膜炎、全葡萄膜炎及视神经炎等。

五、鼻咽癌

本病我国南方多见,广东、广西及福建为高发区,不少病例因眼外肌麻痹首先就诊于眼科。病变易向颅底及颅内扩散,经颅底破裂孔等处入颅中窝而引起第Ⅲ~Ⅶ对脑神经受损,常首先侵犯展神经而出现外直肌麻痹,有复视症状对诊断有帮助。癌肿经鼻腔入筛窦而后进入眼眶,亦可经翼腭凹、眶下裂入眼眶,从而引起突眼、眼外肌麻痹、斜视、眼球后及眼眶疼痛、角膜知觉消失及麻痹性角膜炎等,也可表现为 Horner 综合征。因此,凡遇到眼眶内肿瘤或眼外肌麻痹,特别是原因不明的展神经麻痹者,应考虑鼻咽癌的可能。

第八节　眼与口腔科疾病

要点：

1. 发于鼻根区至口角两侧的危险三角区颜面部疖肿不恰当的处理或自行挤压,会使脓毒栓子由面静脉、内眦静脉、眼静脉进入海绵窦,发生海绵窦静脉炎或海绵窦血栓形成。

2. 下颌瞬目综合征又称 Marcus-Gunn 现象。单眼上睑下垂,检查时张口或下颌向侧方运动时,下垂的上睑可立即提起,睑裂开大;闭口时上睑又恢复下垂。

一、齿槽脓肿

齿槽脓肿多由龋齿引起,细菌毒素或组织蛋白分解物进入血液循环,引起眼部过敏反应。可引起角膜炎、葡萄膜炎、视神经炎等。对原因不明的一些眼病均应常规做口腔检查,发现病灶及时根治。上齿槽脓肿液通过上颌骨及上颌窦可直接引起眼眶感染,导致眶蜂窝织炎及骨髓炎。新生儿较易发生上颌骨骨髓炎。

二、颜面部疖肿

颜面部血液循环丰富,静脉内无静脉瓣。颜面部疖肿包括睑腺炎等急性炎症,尤其发于鼻根区至口角两侧的危险三角区者,不恰当的处理或自行挤压,会使脓毒栓子由面静脉、内眦静脉、眼静脉进入海绵窦,发生海绵窦静脉炎或海绵窦血栓形成。

三、下颌瞬目综合征

下颌瞬目综合征(jaw-winking syndrome)又称 Marcus-Gunn 现象。单眼上睑下垂,检查时张口或下颌向侧方运动时,下垂的上睑可立即提起,睑裂开大甚至超过健眼;闭口时上睑又恢复下垂位置,此现象被认为是由三叉神经支配的翼外肌与动眼神经中枢或末梢有异常联系之故。少数后天性动眼神经中枢损害恢复期也可发生该现象。

第九节　眼与药物反应

要点：

1. 皮质类固醇眼部的不良反应主要有:皮质类固醇性青光眼、皮质类固醇性白内障、色素上皮损害。

2. 氯喹长期或大剂量应用可导致角膜和视网膜病变。用药前必须进行视力、色觉、眼底等检查,用药期间亦定期做眼部检查。EOG 有助于诊断。

3. 使用托吡酯的部分患者可引起急性高度近视和急性闭角型青光眼。

不少眼病系由药物所致,称为药源性眼病。不仅全身用药,而且局部用药也可引起。兹选主要者简述如下。

一、皮质类固醇

眼部的不良反应主要有以下几类：

1. 皮质类固醇性青光眼　参阅"第十﹒章　青光眼"。

2. 皮质类固醇性白内障　参阅"第十章　晶状体病"第三节。

3. 色素上皮损害　长期大剂量应用皮质类固醇可引起黄斑区色素上皮屏障功能受损,可使原有中心性浆液性脉络膜视网膜病变加重,甚至发生泡状视网膜脱离,因此治疗中心性浆液性脉络膜视网膜病变时应禁用。

二、利福平

眼部表现有:有色泪液,橘红色、粉红色或红色泪液;渗出性结膜炎;睑缘结膜炎等。

三、乙胺丁醇

乙胺丁醇对眼部的主要毒性反应是对视神经的损害,特别是视神经的球后段,临床上常见中毒剂量为每日超过 25mg/kg。临床上可见 3 种类型视神经病变①轴性视神经炎:视力减退,哑铃状暗点,色觉障碍多为红绿色盲,眼底正常或轻度视盘水肿,视网膜静脉充盈、迂曲等。②轴旁性视神经炎:视神经外周纤维受损,视力、色觉与眼底正常,视野周边缺损及象限性缺损。③视网膜炎:中心视力下降,深层视网膜出血点、色素紊乱,黄斑中心凹反光不清或消失。尚可伴下肢末梢神经炎。停药后视力可逐渐恢复。晚期患者可遗留视神经萎缩,以视盘颞侧苍白为主。因此,服用乙胺丁醇的患者应定期(1~3 个月)进行视力、视野、色觉和眼底检查,控制剂量[15mg/(kg·d)]可预防及减轻眼部并发症,早期发现、及时停药最重要。

四、氯喹

氯喹长期或大剂量应用(总量超过 100mg 或长期服用超过 1 年者)可导致角膜和视网膜病变。角膜病变表现为上皮或上皮下氯喹沉着,可见细小灰白色沉淀,呈环状混浊,继而发展成稍带黄绿色的混浊小条纹于基质层,开始位于角膜中下部,有视物不清、畏光、虹视等,为可逆性改变,停药后即可恢复正常或自行消失,也可见角膜知觉减退,调节减弱。氯喹对视网膜的损害为不可逆性,表现为黄斑区色素沉着,围以环形色素脱失区,外周再围以色素环,因而表现为“靶心”状,FFA 改变更明显。有中心视力下降、中心或旁中心暗点,最后可导致管状视野,偶见双颞侧偏盲。后期视网膜萎缩,动脉普遍变狭窄,视神经萎缩呈蜡黄色。ERG、EOG 异常。氯喹对视网膜的损害有蓄积作用,中毒后即使停药,病变仍可继续发展,有时甚至在停药数年后方发生视网膜病变。因此应用该药前必须进行视力、色觉、眼底等检查,用药期间亦定期做眼部检查。EOG 有助于诊断。

五、抗恶性肿瘤药

长期使用塞替派滴眼可致色素生成障碍,眼周围皮肤或睫毛永久性脱色素。妊娠期服用甲氨蝶呤可致突眼。白血病患者长期服用白消安可损伤晶状体上皮细胞引起白内障。长春新碱的毒性主要表现为神经毒性,可引起视神经炎、视神经视网膜炎、脑神经麻痹,眼外肌麻痹引起眼球运动障碍、复视等。

六、托吡酯

使用托吡酯的部分患者可引起急性高度近视和急性闭角型青光眼。临床症状为突然的视力下降,双眼疼痛和头痛,通常在应用托吡酯后 1 个月内发生。眼部检查可见屈光度改变、均匀一致的浅前房和晶状体虹膜隔前移、微囊样角膜水肿、眼压升高(>40mmHg)、房角关闭与睫状体脉络膜渗出或脱离。其发生机制是由于睫状体脉络膜渗出引起悬韧带松弛,从而导致晶状体虹膜隔明显前移,引起继发性急性闭角型青光眼和高度近视。治疗是立即终止该药,同时应用抗青光眼药物降低眼压。通常在停药 24~48 小时可以控制继发性青光眼;1~2 周内近视可以恢复。

七、盐酸苯海索

盐酸苯海索是中枢抗胆碱抗帕金森病药,超剂量应用此药时,可见瞳孔散大、眼压增高;老年人长期应用容易促发青光眼。

八、氯丙嗪

长期服用氯丙嗪,累积用药剂量高,角膜和晶状体前囊及皮质浅层最先出现色素颗粒沉着。眼睑呈灰蓝色或紫色,结膜暴露部呈棕色,角膜内皮和后弹力层可见弥漫性浅棕色或白色微粒沉着,逐渐发展至基质层,越近浅层色越淡,上睑遮盖部位无损害。晶状体前囊及前囊下呈现浅棕色或灰白色小点沉着,最后可发展成晶状体全混浊。眼底有色素沉着,黄斑区有游离棕色色素,呈点状,也可堆积成簇,多为双眼发病,损害不可逆。从损害的部位来看,这种改变多与长期服用氯丙嗪后遭受日光或紫外线的照射有关。偶见动眼危象。

九、胺碘酮

胺碘酮短期大量用药时,部分患者可见光晕,呈绿色或蓝色,药物减量后即消失。用药 2 周以上者易产生角膜色素沉着,表现为角膜上皮内棕色微细碘颗粒沉着,似粉末状色素,多见于下方 1/3~1/2 角膜,也可见于瞳孔区,呈暗灰色、浅棕色,排列成小点状、粉末状、线条状。随着病变发展,线条可组成放射状或菊花状。晚期整个角膜呈均一的颗粒状混浊。病变大多数出现于用药后 1~3 个月,停药后数个月可完全吸收。目前发病机制尚不清楚。极少出现毒性引起的双侧视神经病变。

十、洋地黄

少数患者服用洋地黄后可引起视物模糊及视物变色症,10%~25% 视物为黄色,少数见绿色、棕色、红色或雪白色,也可有畏光或散光感。少数有暗点、视力减退和弱视,可能与视网膜感光细胞直接受累或中枢受抑制有关。

十一、避孕药

长期服用避孕药可致视网膜血液循环障碍,眼部表现为视网膜小动脉和静脉阻塞引起视网膜出血、玻璃体积血。此外,尚可引起视神经炎,视网膜水肿,视网膜上有大量灰白或灰黄色小点,境界清楚,位于视网膜血管深层组织中,呈"水磨石地"样隐约可见的斑点,在后极部至赤道部分布较密,相应部位的视网膜血管可有白鞘,视网膜可见散在的色素斑块及色素沉着。视盘水肿、眼睑水肿、眼肌麻痹、眼球突出、眼球震颤、偏头痛等,询问病史对该类眼底病变的诊断很重要,有生育能力的妇女如出现不明原因的眼部病变,应注意有无服用避孕药史,以免延误诊断。

十二、孕期用药可能引起先天性眼畸形的问题

目前已证实利血平、甲状腺素、皮质激素、甲苯磺丁脲、甲基硫氧嘧啶、碘苷等药物均可导致先天性畸形。苯妥英可以导致视神经发育不全。致畸性的华法林可导致鼻部发育不全、点状骨骺和骨骼畸形,受此影响的儿童可继发于鼻畸形导致鼻泪管阻塞,可出现脓泪膜。因此,孕妇在妊娠早期如非必用药物则应尽量不用;如一定需要应用时,则应考虑该药物对机体的影响,以免造成不必要的损害。

十三、维生素中毒

1. 维生素 A 摄入过量　可引起头痛、恶心、呕吐、视盘水肿等一系列颅内高压综合征,为长期过量服用维生素 A 引起脑脊液分泌增多所致。眼征中有视盘水肿、视网膜出血、轻度突眼、眼球震颤和眼外肌麻痹等;停用维生素 A 后症状迅速消失,但视盘水肿消退缓慢。应详细询问病史,有服鲨鱼类肝脏引起者;否则易误诊为视交叉蛛网膜炎或颅内占位性病变。

2. 维生素 D 中毒　常见于佝偻病患儿治疗过程中长期大量滥用维生素 D 所致。表现为钙沉着

于结膜的基底膜和角膜上皮下,病变部位多在睑裂部,与角膜缘存有一透明带,最先累及角膜浅层,严重的角膜带状变性混浊可影响视力。其他尚可见斜视、眶骨硬化性骨质增生、眼球震颤、视盘水肿等。

第十节　眼与新发传染病

要点:

1. 新发传染病中部分具有眼趋向性,可侵袭眼部组织,造成眼部损害。

2. 新型冠状病毒感染合并有眼部症状者,多以结膜炎为首发症状,较呼吸道或肺部表现更早出现,新型冠状病毒感染患者的眼部表现应注意结合流行病学史进行鉴别诊断。

新发传染病为:"在人群中新出现的或过去存在于人群中的,但是其发病率突然增加或者地域分布突然扩大的传染性疾病"。新发传染病的病原体包括:流行性感冒病毒(influenza virus)、严重急性呼吸综合征冠状病毒(severe acute respiratory syndrome coronavirus,SARS)、新型冠状病毒即严重急性呼吸综合征冠状病毒2(severe acute respiratory syndrome coronavirus 2,SARS-CoV-2)及埃博拉出血热等。由于眼和呼吸道在解剖位置上毗邻,呼吸道传染性疾病可引起相应的眼部表现;此外,呼吸道的病原微生物特别是病毒,很多都具有眼趋向性,可侵袭眼部组织,造成眼部损害。2019年末,SARS-CoV-2感染造成全球大流行,在引起呼吸道疾病的同时,病毒相关的结膜炎已被广泛报道,并可能为新型冠状病毒感染首发症状,需引起高度重视。

一、新型冠状病毒感染

部分新型冠状病毒感染患者合并眼部症状,多以结膜充血为首发症状,较呼吸道及全身表现更早出现,也偶有眼部其他表现,对新型冠状病毒感染患者的眼部表现应注意结合流行病学史、症状、实验室检查等综合考虑,避免扩大关联。新型冠状病毒感染患者的眼部表现包括以下几种:

1. **结膜炎**　结膜炎可为首发症状或唯一症状,少数患者结膜囊拭子病毒核酸检测阳性,阳性率为0%~35.71%,与新型冠状病毒感染患者的病程、取材及检测方法有关。轻症隔离的新型冠状病毒感染患者也可首先表现为结膜炎,然后出现肺部感染相关表现。因此,诊断需结合新型冠状病毒暴露史。具体临床表现与病毒性结膜炎表现相似,患者单眼或双眼发病,眼红、畏光、眼痛、眼痒、异物感、流泪,无明显视力下降。在治疗呼吸道疾病的同时,可给予眼部抗病毒药物治疗,控制局部及全身炎症反应。

2. **其他炎症性眼部疾病**　角膜炎,睑腺炎,浅层巩膜炎,葡萄膜炎也偶有报道。

3. **血管性疾病**　视网膜中央静脉阻塞,表现为视物有固定性遮挡,视力下降,色觉异常,眼底检查发现视盘水肿、视网膜微血管渗出、苍白或出血改变,部分患者OCT检查显示视网膜神经节细胞和内丛状层有高反射病变和细微棉绒斑。若累及大动脉则造成不完全性眼动脉阻塞,表现为视力丧失,无光感。眼前段及眼球运动检查正常,瞳孔相对传入阻滞,视盘水肿,视网膜白化,缺血性改变,未见视网膜周围出血或栓塞。此类疾病需结合新型冠状病毒感染病史具体分析诊断,对症处理,如改善眼局部循环,甚至全身激素治疗。

4. **视神经及眶神经疾病**　偶有报道,其具体表现与相应疾病无明显特殊性,诊断需结合新型冠状病毒感染病史。

新型冠状病毒具有高度的传染性,因此需要进行相关的保护及预防措施,如勤洗手,戴口罩,避免手眼接触性传播。特定环境,如人群密集或感染密集人群地域工作,需进行护目镜的配戴,以防止飞沫及气溶胶传播。对于接触相关患者后的眼科仪器应该进行统一处理,包括:使用紫外线、75%乙醇进行擦拭或3%过氧化氢浸泡消毒。

二、严重急性呼吸综合征

SARS 患者少数以结膜炎为首发症状,并于数天后开始发热出现呼吸道症状,SARS 导致的结膜炎与常规的病毒性结膜炎类似,须借助结膜囊病毒培养、分泌物涂片、泪液试纸的病毒检测等手段明确诊断。

三、流感

甲型流感病毒 H1N1 亚型感染可在眼部产生一系列症状,如眼红,视力下降,视物模糊,眼球运动障碍。临床可表现为角结膜炎、视神经炎、视网膜炎、葡萄膜炎及葡萄膜积液综合征等。

1. 前葡萄膜炎　视力下降,眼痛,畏光,眼红。裂隙灯显微镜检查见前房细胞,角膜细小沉淀,虹膜后粘连,局部和全身皮质类固醇治疗有效。

2. 视神经炎　可有视力下降,中央暗点,视觉异常,眼痛,畏光,眼红。视盘水肿,视网膜血管弯曲和充盈,黄斑区渗出。FFA 检查见视盘周围渗漏,视野检查见视野缺损,局部和全身皮质类固醇治疗有效。

3. 视网膜病变　如表现为急性后部多灶性鳞状色素上皮病变(acute posterior multifocal placoid pigment epitheliopathy,APMPPE)和浆液性黄斑脱离(serous macular detachment,SMD),视网膜病变的表现先于全身病毒感染的表现,如咳嗽、发热、不适、肌痛和关节痛以及淋巴结肿大,多为自限性疾病,局部使用类固醇和非甾体抗炎眼药水治疗可获得较好预后,如视力恶化可口服类固醇治疗。

四、埃博拉出血热

埃博拉病毒感染后可出现眼部症状和体征,最常见的眼部病变为葡萄膜炎,13%~34% 的埃博拉病毒感染幸存者恢复期观察到葡萄膜炎,通常表现为眼部畏光、疼痛和发红,并可能导致急性或慢性视力丧失。此外,还可出现结膜炎,严重出血性结膜炎或视网膜和脉络膜出血。

思考题

1. 糖尿病的眼部并发症有哪些?
2. 高血压性视网膜病变如何分级?
3. 新发传染病相关性眼病表现主要有哪些?
4. 呼吸道疾病相关性眼病可能的机制是什么?

（裴　澄　孙旭芳）

第二十一章

眼健康管理

扫码获取
数字内容

眼健康（eye health）是身心健康的重要组成部分，涉及全年龄段人群，贯穿生命全周期。不少眼病会损伤视觉器官的结构和功能，损害眼健康，发生视力损伤（vision impairment），甚至盲（blindness），导致日常生活和工作能力严重下降，造成家庭和社会的沉重负担，威胁社会经济生产活动，因此全社会共同积极开展眼健康管理具有十分重要的意义。从广义来说，眼科学的主要任务是研究视觉器官疾病的发生、发展和转归以及预防、诊断和治疗，向公众提供高质量的眼健康服务。眼科医师的基本工作目标是防盲治盲（blindness prevention and treatment），包括及时、准确地施行针对性的治疗以减轻或防止视功能损伤，对患者加强康复培训，给予各种助视装置以改善他们日常生活和工作能力。眼健康管理工作还包括：开展流行病学调查研究以了解引起特定人群中视力损伤的主要原因，研究主要致盲性眼病的预防和治疗方法，以及对整体眼健康管理工作的规划、组织和实施等。

第一节 视力损伤的标准

要点：

1. 1973—2020 年，世界卫生组织视力损伤标准内容的变化体现出全球防盲治盲形势的改变，应熟悉不同标准之间的差异。

2. 我国视力残疾的分级标准分为 4 级；视力残疾是对双眼视力损伤程度而言，若双眼视力不同，则以视力较好的一眼为准。

世界卫生组织（WHO）根据全球防盲治盲形势的变化，分别于 1973 年、2009 年和 2020 年提出过视力损伤的标准。

1. 1973 年 WHO 视力损伤标准 该标准将视力损伤分为五级，规定双眼中较好眼的最佳矫正视力 <0.05 时为盲；较好眼的最佳矫正视力 <0.3，但≥0.05 时为低视力。此外，不论中心视力是否损伤，以中央注视点为中心的视野半径≤10°、但 >5° 为 3 级盲，视野半径≤5° 为 4 级盲（表 21-1）。

如果一个人双眼最佳矫正视力同时都 <0.05，则为双眼盲。如果双眼最佳矫正视力都 <0.3、但≥0.05，则为双眼低视力。如果一眼的最佳矫正视力 <0.05，另一眼≥0.05，则为单眼盲。如果一眼的最佳矫正视力 <0.3、但≥0.05，另一眼≥0.3，则为单眼低视力。

表 21-1 视力损伤的分类（世界卫生组织，1973）

视力损伤类别	级别	较好眼最佳矫正视力	较差眼最佳矫正视力	视野缺损（不论中心视力）
低视力	1	<0.3	≥0.1	
	2	<0.1	≥0.05（指数/3m）	
盲	3	<0.05（指数/3m）	≥0.02（指数/1m）	5°< 视野半径≤10°
	4	<0.02（指数/1m）	光感	视野半径≤5°
	5	无光感		

WHO 鼓励所有国家的防盲治盲工作者以及相关机构采用这一标准。我国于 1979 年决定采用这一标准。

2. 2009 年 WHO 视力损伤标准　1973 年时全球盲的主要原因是沙眼、河盲、维生素 A 缺乏。之后，越来越多的研究表明未矫正屈光不正引起的视力损伤广泛存在，采用最佳矫正视力来判断，将会漏掉大量因未矫正屈光不正导致日常生活中实际视功能下降的患者。因此，WHO 于 2009 年公布了视力损伤分类新标准（表 21-2）。与 1973 年标准相比，主要的改变是以日常生活视力（presenting visual acuity，PVA）代替最佳矫正视力来判断视力损伤，并去掉了低视力的说法。日常生活视力是指一个人在日常的屈光状态下所拥有的远视力，它指以下几种情况：①如果一个人平时不配戴眼镜，则将其裸眼视力作为日常生活视力；②如果一个人平时配戴眼镜，不论这副眼镜是否合适，则将其配戴这副眼镜后的视力作为日常生活视力；③如果一个人已配有眼镜，但在日常生活的大部分时间中并不配戴，则以其裸眼视力作为日常生活视力。

表 21-2　视力损伤的分类（世界卫生组织，2009）

视力损伤类别	日常生活视力	
	低于	等于或大于
0 级，轻度或无视力损伤		0.3
1 级，中度视力损伤	0.3	0.1
2 级，重度视力损伤	0.1	0.05
3 级，盲	0.05	0.02
4 级，盲	0.02	光感
5 级，盲	无光感	
9 级	不能确定或不能检查	

3. 2020 年 WHO 视力损伤标准　随着人们对日常生活视力的需求越来越高，WHO 在 2020 年发布的《世界视觉报告》中采用了新的视力损伤分类标准，包括新的近视力损伤标准（表 21-3）。

表 21-3　视力损伤程度分类表（世界卫生组织，2020）

视力损伤类别	较好眼日常生活视力		较好眼视野
	低于	等于或大于	
轻度视力损伤	0.5	0.3	
中度视力损伤	0.3	0.1	
重度视力损伤	0.1	0.05	10° ≤视野半径 <20°
盲	0.05		视野半径 <10°
近视力损伤	40cm 处 N6 或 M0.8*		

注：* 指报纸印刷体的字符大小，约等于 0.3 和 J3。

4. 我国视力残疾的分级标准　视力残疾是指各种原因导致患者的双眼视力低下或视野缩小，并且不能矫正，以致影响患者日常生活和社会参与。根据我国社会经济状况，参考 WHO 视力损伤的分类标准，我国于 2011 年公布了视力残疾的国家标准（表 21-4）。该标准中，盲为视力残疾一级和二级，低视力为视力残疾三级和四级。以注视点为中心，视野半径 <10° 者，不论其视力如何均属于盲。需要注意，视力残疾是指双眼视力损伤程度而言，若双眼视力不同，则以视力较好的一眼为准。如仅有单眼无光感，另一眼的视力达到或优于 0.3，则不属于视力残疾范畴。

表 21-4　我国视力残疾的分级

视力残疾级别	视力或视野
一级	视力无光感~<0.02;或视野半径 <5°
二级	视力 0.02~<0.05;或视野半径 <10°
三级	视力 0.05~<0.1
四级	视力 0.1~<0.3

第二节　全球和我国视力损伤概况

要点:

1. WHO 估计 2020 年时,按照所占百分比由高到低,全球范围导致盲的主要眼病分别是白内障、屈光不正、青光眼。导致中重度视力损伤的主要眼病分别是屈光不正、白内障、年龄相关性黄斑变性。

2. 2014 年我国九省(市)视力损伤流行病学调查中发现,导致盲的主要眼病依次为白内障、视网膜病、角膜混浊等。

一、全球视力损伤概况

1. 全球盲和视力损伤发生情况及原因　盲和视力损伤是世界范围内严重的公共卫生、社会和经济问题。WHO 估计:2020 年全球盲和视力损伤人数至少有 22 亿人,其中近视力损伤接近 18 亿人,盲 3 600 万人,中度和重度视力损伤 2.166 亿人,轻度视力损伤 1.885 亿人。盲、中度和重度远视力损伤人群中,存在未矫正的屈光不正 1.237 亿人,白内障 6 520 万人,年龄相关性黄斑变性 1 040 万人,青光眼 690 万人,角膜混浊 420 万人,糖尿病性视网膜病变 300 万人,沙眼 200 万人,其他病因 3 710 万人。导致盲的主要眼病及其占致盲原因的百分比分别为:白内障(35%)、屈光不正(21%)、青光眼(8%)。导致中度和重度视力损伤的主要眼病及其占致视力损伤原因的百分比分别为:屈光不正(54%)、白内障(24%)、年龄相关性黄斑变性(4%)。上述导致盲或视力损伤的眼病绝大多数是可避免的。所谓可避免盲是指通过及时应用现有的知识和恰当措施,眼病能得到预防或控制,不再导致盲,或者能通过成功的治疗而恢复视力。根据 WHO 估计,全球 80% 的盲是可以避免的,剩余 20% 的盲目前尚无有效的预防和治疗方法,但是通过低视力康复可以使他们的生活质量和生活能力得到不同程度的提高。

2. 引起盲和视力损伤的主要危险因素

(1)老龄化:由于年龄是许多眼病的主要危险因素,所以老年人群的日常生活视力损伤患病率明显高于其他年龄段人群。据估计,约 2/3 的近视力损伤发生在 50 岁或以上的人群中。

(2)性别:女性视力损伤总体患病率高于男性。女性平均寿命比男性长,因此更易患与老龄化有关的眼病。但祛除年龄差异的影响后,全球中度和重度视力损伤患者中,女性数量仍比男性多约 7%,这可能与全球许多地方的妇女尚不能得到公平的眼健康服务有关。

(3)社会经济发展状况:在全球社会经济发展状况较好的区域,视力损伤患病率明显低于经济发展状况较差的区域。WHO 估计,南亚、东亚和东南亚区域人口数约占全球人口数的 51%,但这三个区域中度和重度视力损伤人数却占全球总量的 62%。预期寿命较长的区域,近视力损伤患病率较高。农村地区人群发生视力损伤和盲的风险一般高于城市地区。

一般而言,在社会经济发展状况较差的地区,由于卫生条件差,营养缺乏,以及一些寄生虫病的流行,使沙眼、维生素 A 缺乏和河盲等眼病大量发生,同时由于眼保健设施缺乏和服务质量不高,许多贫困人口得不到及时的医疗服务,导致视力损伤的患病率明显增高。经济发达地区视力损伤的主要原因为年龄相关性黄斑变性、糖尿病性视网膜病变等,而发展中国家仍然以白内障和感染性眼病为主。

二、我国视力损伤的概况

1. 全国九省(市)盲和视力损伤流行病学调查　为了解我国盲和视力损伤患病率情况以及白内障手术复明效果,在 2006 年和 2014 年,国家卫生行政主管部门曾两次实施全国盲和视力损伤流行病学调查项目。该项目在我国社会经济发展状况不同的东部、中部和西部各抽取三个省(市),在每个省(市)选取社会经济发展状况中等的县作为调查地。在每个县中采用随机整群抽样的方法确定调查点,以 50 岁及以上人群作为调查对象。结果发现:按照日常生活视力分类,2006 年盲的患病率为 2.29%(最低为 1.27%,最高为 5.40%),视力损伤的患病率为 10.8%(最低为 6.89%,最高为 15.8%);2014 年盲的患病率为 1.66%(最低为 0.66%,最高为 5.35%),视力损伤的患病率为 10.3%(最低为 6.05%,最高为 15.3%)。在老龄、受教育程度低和女性人群中,盲和低视力的患病率明显增加。2014 年研究结果显示,导致盲的主要眼病为白内障(52.60%)、视网膜病(24.80%)、角膜混浊(6.35%)、青光眼(5.05%)、眼球缺失/萎缩(2.94%)等。

两次研究结果显示,从 2006 年到 2014 年,以日常生活视力计算,我国 50 岁及以上人群中按年龄、性别标准化后的盲和中重度视力损伤患病率分别下降了 38.0% 和 16.1%;以最佳矫正视力计算,则分别下降了 38.1% 和 26.0%。白内障手术覆盖率(即最佳矫正视力 <0.1 的白内障患者中,接受白内障手术者所占的百分比)从 2006 年的 35.7% 上升到了 2014 年的 62.7%。这反映出我国眼健康管理工作取得的巨大成就。

2. 第二次全国残疾人抽样调查　2006 年国家 16 个部委联合开展了第二次全国残疾人抽样调查,采用分层、多阶段、整群概率比例抽样方法,实际调查 210.8 万人,结果发现视力残疾总人数为 38 533 人,进而推算我国总体盲人数为 661 万,低视力人数为 1 342 万。导致单纯视力残疾的眼病有白内障(46.93%)、视网膜葡萄膜病(12.65%)、角膜病(8.55%)、屈光不正(6.39%)、青光眼(5.64%)、视神经病变(4.75%)、遗传先天性疾病(4.43%)、外伤(3.05%)、弱视(2.21%)和沙眼(1.15%)等。

第三节　眼健康管理工作的开展

要点:

1. "视觉 2020"行动的重点为控制白内障、沙眼、河盲、儿童盲和屈光不正五种眼病。

2. 2009 年,我国实施"百万贫困白内障患者复明工程",推动了我国眼科常见眼病手术技术的普及。

一、全球的眼健康管理工作

近几十年来,WHO 等国际组织和各国政府日益认识到眼健康的重要性,开展了一些全球性眼健康管理项目。

1. "视觉 2020"行动　WHO、国际防盲协会和一些国际非政府组织在 1999 年 2 月发起"视觉 2020,享有看见的权利"行动,其目标是在全球范围内加强合作,于 2020 年根治可避免盲。"视觉 2020"行动主要通过以下努力来解决可避免盲:①预防和控制眼病;②培训眼保健人员;③加强现有的眼保健设施和机构;④采用适当和能负担得起的技术;⑤动员和开发人力与财力资源用于防盲治盲。"视觉 2020"行动的重点为控制白内障、沙眼、河盲、儿童盲和屈光不正这五种眼病。"视觉 2020"行动明确提出应当降低眼保健服务的价格,以便更多的人接受眼保健服务。

"视觉 2020"行动的实施极大地推动了全球的防盲工作,特别是在发展中国家。通过大规模增加卫生服务设施、营养、免疫接种、抗生素和维生素 A 等,在过去 30 年里,维生素 A 缺乏症、河盲和沙眼导致的儿童盲和成年盲患者人数都有所减少。许多中低收入国家的白内障手术率(cataract surgical rate,CSR,即每年每百万人群中白内障手术量)大幅度提高,例如印度的 CSR 已经超过 6 000。

2. "普遍眼健康"全球行动计划　2013 年 5 月,第 66 届世界卫生大会通过了 WHO 的"面向普遍的眼健康:2014—2019 年全球行动计划"。该计划的愿景是建设一个任何人都不应当无故发生视力损伤的世界,充分发挥已经发生不可避免视力丧失患者的潜能,让所有人都能接受综合的眼保健服务。该计划要求 WHO 各成员国明确视力损伤的严重程度和原因,提出需要开展眼健康服务的证据,从而推进眼健康政策制定和财力投入;鼓励开展和实施国家眼健康政策、计划和项目的整合,并与WHO 所采取的行动保持一致;提倡多部门参与和共同努力来加强普遍的眼健康。

该计划确定了三个指标,用于评估防治可避免盲工作的进展情况。①视力损伤的患病率和原因:这些对于确定眼健康资源分配以及制订措施尤为关键;②根据工作性质分类的眼健康工作人员的数量:这对于确定眼健康人力资源可利用程度很重要;③CSR 和白内障手术覆盖率:由于白内障导致的盲和视力损伤在全球各地普遍存在,因此将 CSR 作为不同地区眼保健水平的测量指标,将白内障手术覆盖率作为当地可提供的白内障手术服务能力的测量指标。

该计划的全球目标是所有成员国到 2019 年将可避免的视力损伤患病率从 2010 年的基线值下降25%。我国已达到该目标要求。但在全球范围内并未完全实现该目标,主要与人口老龄化有关。

二、我国的眼健康管理工作

我国曾是视力损伤十分严重的国家之一。中华人民共和国成立之前,人民生活贫困,卫生条件极差,眼病非常普遍,以沙眼为主的传染性眼病、维生素 A 缺乏、外伤是致盲的主要原因。中华人民共和国成立后,政府通过一系列的防治措施,有效控制了这些致盲性眼病。自"七五"以来,我国政府每五年制定防盲治盲或眼健康规划。1984 年,我国成立了全国防盲技术指导组,统筹全国防盲治盲工作。全国各省、自治区、直辖市相继成立了防盲技术指导组。1996 年,国家卫生部等部委规定每年 6月 6 日为"全国爱眼日"。

我国的眼健康管理体系采取多种形式开展工作,主要包括:

1. 建立市、区、社区,或是县、乡、村三级眼病防治网络　这一形式最为常见,将防盲治盲工作纳入了我国初级卫生保健体系。譬如:县级或县级以上医疗机构的眼科医师参与当地防盲规划的制定,治疗一些疑难眼病,开展眼科手术,培训乡、村防盲人员技能。乡级眼病防治人员负责本乡防盲规划的落实,治疗眼科常见病。村级的眼病防治人员负责本村的防盲治盲宣传,建立本村盲和低视力以及眼病档案并及时上报,将需要救治的盲人转送到县级医疗机构进行治疗。这样的网络可以形成"预防-筛查-诊断-治疗-康复"的眼病防治系统,发挥各级眼病防治人员的作用。在上海市等区域的工作实践已证明,这样的防治网络一旦建立并不断加强,可以持续有效地解决人群盲和中至重度视力损伤。

2. 组织眼科手术医疗队　我国幅员广阔,各地的社会经济发展水平并不平衡,眼科医师的分布也极不平衡。有些地区只依靠当地人员很难在较短时间内为盲人纾危解困。通过各级政府的组织,医疗机构的参与,民间和非政府组织的支持,眼科工作者跟随手术医疗队、手术车到农村和边远地区巡回开展复明手术,可以在这些地区短期内完成大量的白内障等复明手术,同时也可以开展宣传动员,使更多的人了解和支持防盲治盲工作。

1997—2007 年,中国政府与国际狮子会合作,实施"视觉第一,中国行动"项目,开展了大量白内障防治技能培训。2009 年,我国实施"百万贫困白内障患者复明工程",共为全国 150 多万贫困白内障患者实施手术治疗。这些项目的实施使一大批白内障盲人恢复了视力,也锻炼和培养了一支眼健康管理队伍,包括项目管理人员、眼病流行病学调查研究人员和眼科临床医护工作者,同时也推动了我国眼科常见眼病手术技术的普及。

第四节　几种主要致盲性眼病的流行病学和群体防治

要点：

1. 白内障是我国第一位的致盲原因，是防盲治盲工作最优先考虑的眼病，工作重点是让更多白内障患者通过手术获得光明。

2. 沙眼是属于可预防的致盲性眼病。改善卫生条件是预防的关键。

3. 屈光不正是造成视觉损伤的首要病因。屈光不正的矫正可根据自身条件选择合适的方式。

4. 青光眼是常见的不可逆致盲性眼病。目前无有效的预防方法。通过早期发现、合理治疗，可使绝大多数患者保持一定的视功能。

5. 角膜病是盲和视力损伤的主要原因之一。针对角膜混浊，目前仍主要通过角膜移植手术恢复视力。

6. 眼外伤是致单眼盲的主要原因。防治眼外伤致盲，除了及时合理的处理，更重在预防及宣传教育。

7. 视网膜病已成为我国除白内障外的第二大致盲原因。早期发现、诊断和干预是视网膜病致盲的防治关键。

一、白内障

白内障是全球视力损伤的主要原因。随着人口增长和老龄化，白内障引起的视力损伤将会越来越多，预计到2025年将有4 000万人因白内障而失明。在发展中和经济不发达国家及地区，如印度、中国等亚洲国家和西太平洋地区、非洲的下撒哈拉地区、拉美和加勒比海、东地中海地区，白内障是致盲的主要原因。在其他国家和地区，白内障的发病率同样很高，但由于CSR高，所以白内障并不是致盲的主要原因。

白内障所致盲为可避免盲。双眼白内障盲的患病率与该地区的CSR密切相关，也与白内障手术的质量相关，术中和术后出现严重并发症可导致医源性的白内障盲。

1980年后，白内障成为我国致盲的主要原因。全国残疾人联合会把白内障复明纳入工作范围，极大地推动了防盲治盲工作。1988年国务院批准实施的《中国残疾人事业五年工作纲要》将白内障手术复明列为抢救性的残疾人三项康复工作之一。1991年国务院批准的《中国残疾人事业"八五"计划纲要》中又明确规定了白内障复明任务。"十三五"末，我国的CSR超过3 000，较"十二五"末翻了一番，达到了WHO对亚洲国家提出的目标。

目前，白内障仍然是我国第一位的致盲原因。我国每年新增加的白内障盲人为40多万。随着人口的增加和老龄化加剧，这一数字还会继续增加，因此白内障是防盲治盲工作最优先考虑的眼病。初级眼保健人员可以早期发现适合手术的白内障患者，并动员他们接受手术治疗，转诊给眼科医师施行白内障手术，这是三级眼病防治网络中对白内障进行管理的主要方法。解决白内障盲的主要措施有：①积极培养能够开展白内障手术的眼科医师，提高手术成功率，尽最大可能恢复白内障患者的视力；②降低手术费用，让所有患者，特别是贫困人群能负担；③集中解决积存的白内障盲人，定期处理新发的白内障盲人，优先治疗双眼白内障盲的病例；④提高白内障手术设备的利用率。白内障手术的经济效益和社会效益在所有眼病卫生干预措施中是最高的，可以显著和迅速减少可避免盲的全球负担。

二、沙眼

沙眼是社会经济不发达国家和地区常见的、可预防的致盲性眼病。目前主要在非洲、东地中海、东南亚和西太平洋地区的国家流行。2019年，估计全球有250万人患有因沙眼导致的需要用手术治疗的倒睫。

中华人民共和国成立前后,沙眼在我国广泛流行,是当时首位致盲原因。沙眼在人群中的患病率曾高达 50%~90%,在当时的全国农业发展纲要中,沙眼被列为紧急防治的疾病之一。经过多年努力,2014 年时我国已达到 WHO 要求的消灭致盲性沙眼的目标。但这不是说在我国已经没有了沙眼,在卫生条件差的地区仍然会发现活动性沙眼患者,需要进一步加强防治。致盲性沙眼主要发生于成年人,由于眼表并发症和角膜瘢痕而致盲。因此,眼科医务工作者应该高度重视治疗有睑内翻和倒睫的沙眼患者。"SAFE"战略是成功控制沙眼的关键,其主要内容为:对睑内翻和倒睫施行手术矫正(surgery)、沙眼急性感染时应用抗生素治疗(antibiotics)、经常充分地洗脸(face)和改善环境卫生(environmental)。

三、河盲

河盲又称盘丝尾蚴病。2017 年全世界估计有 2 090 万人患有河盲,其中约 115 万人因该病视力丧失。河盲的分布有显著的热带地区流行特征,99% 以上的感染者生活在撒哈拉以南非洲国家。在盘丝尾蚴病流行区,用杀虫剂控制黑蝇数量,切断传播途径是行之有效的预防河盲的方法。采用每年服用一剂伊维菌素的治疗方法,流行国家可加速消灭这种致盲性疾病。

四、儿童盲

虽然儿童盲占盲人总数的比例很低,但由于视力残疾在后续的生命周期中将长期存在,对家庭和社会造成巨大的负担。引起儿童盲的主要原因有维生素 A 缺乏、新生儿眼炎、沙眼、先天性或遗传性疾病(如先天性白内障和早产儿视网膜病变等)。在发达国家,儿童盲的主要原因是遗传性疾病,而在发展中国家,最常见原因是营养缺乏和感染性疾病。

角膜混浊是高的低龄儿童死亡率国家中儿童盲的主要原因。导致角膜混浊的原因包括维生素 A 缺乏、麻疹后的角膜溃疡、单纯疱疹病毒感染和新生儿眼炎。随着饮食的改善,维生素 A 缺乏所致的干眼的发病率将有所下降。但在干旱、饥荒和洪涝等自然灾害发生时,维生素 A 缺乏症的发病可能会骤然增加。在发达国家新生儿眼炎的发病率为 0.1%~1.0%,而在发展中国家的发病率达 10.0%。导致儿童白内障的主要原因是先天获得性风疹和基因异常。由于出生时体重过轻的婴儿存活率正在不断提高,早产儿视网膜病变也是儿童盲的重要原因之一。

盲人登记和盲校筛查是明确儿童盲致病原因的两大途径。根据 2002 年我国华东地区七所盲校 16 岁以下儿童调查研究结果发现,白内障、视网膜营养障碍、视神经发育不良是儿童盲和严重视力损伤的主要原因,可避免盲达到 47.5%。

大部分儿童盲是可以预防的。预防儿童盲的策略包括:①加强遗传咨询,降低近亲婚育比例;②出生时立即进行眼部检查,做好学龄前儿童眼病的筛查工作;③为出生后的婴儿提供广谱抗生素预防新生儿眼炎;④早期治疗先天性白内障、青光眼等眼病;⑤早期诊断和治疗细菌性角膜溃疡;⑥积极防治沙眼;⑦预防接种麻疹和风疹疫苗;⑧提高饮食质量,增加富含维生素 A 的食物摄入;⑨教育儿童避免危险游戏,防止眼外伤;⑩加强眼库建设,加强儿童角膜移植服务;⑪实施学龄期儿童视觉筛查计划,为屈光不正和低视力的学生提供视觉帮助;⑫确保盲校的所有儿童接受眼科专家的定期检查,以便使那些能被治疗的儿童得到及时治疗,需要低视力康复的儿童及时得到有效康复服务;⑬在学校卫生课程中介绍眼卫生知识,宣传视觉筛查的重要性,提高学龄期儿童的爱眼意识。

五、屈光不正

屈光不正是造成视觉损伤的首要病因。2020 年全球有未矫正的屈光不正者 1.237 亿人,未矫正的屈光不正占致盲原因的 21%,占致中度和重度视力损伤原因的 54%。在我国,2014 年未矫正的屈光不正患病率高达 15.8%,占致轻度视力损伤原因的 67.7%,致中度和重度视力损伤原因的 19.3%。

近视是屈光不正的主要类型,在我国发病率很高。2020 年全国儿童青少年近视调查结果显示,儿童青少年总体近视患病率为52.7%。其中6岁儿童为14.3%,小学生为35.6%,初中生为71.1%,高中生为80.5%。为防控近视,国家卫生健康委员会发布了《近视防治指南》,制定了《综合防控儿童青少年近视实施方案》,明确了家庭、学校、医疗卫生机构、学生和政府相关部门应采取的防控措施。增加户外运动、降低用眼负担,是目前认为可以预防近视的手段,虽然在学校和家庭的实际落实中困难重重,仍应持续加强科普教育,从生活方式着手,降低近视发病率。

解决未矫正的屈光不正的方法相对简单,只需进行科学验光配镜,矫正方式可根据患者自身条件以及医疗资源,选择合适的矫正方式。减少屈光不正所致的人群盲和视力损伤需要发展验光配镜服务资源,生产经济实用的眼镜,以及提供方便的验光服务。预防未矫正屈光不正导致的盲和视力损伤,主要通过对人群进行日常生活视力的检查,当发现视力低于0.5时给予屈光矫正。

六、青光眼

青光眼是一种常见的不可逆的致盲性眼病。青光眼的发生目前仍无法预防,但只要早期发现,合理治疗,绝大多数的患者可以终身保持一定的视功能。青光眼早期改变相对隐匿,所以早期筛查任务艰巨。应当根据原发性闭角型青光眼和原发性开角型青光眼不同的临床特点进行筛查:①原发性闭角型青光眼前房浅,前房角窄,在临床工作中留心关注前房深度,及时开展前房角镜检查,必要时辅助暗室试验等诊断试验,以便确定前房角是否关闭;②对于40岁以上的个体和青光眼高危人群(如有家族史者)应当定期筛查原发性开角型青光眼,通过视野检查、视盘照相、光学相干断层扫描等,尽量早期确诊。青光眼的防治策略包括:①训练各级医务人员,提高青光眼的早期确诊率,早发现早治疗;②为青光眼患者提供合适的药物、激光或手术治疗;③探索适当的筛查试验和诊断试验,促进青光眼的筛查和早期诊断;④提高眼科医师的手术技术,改善基础设施,应用于边远、贫困地区青光眼防治。

七、角膜病

各种角膜病引起的角膜混浊在全球及我国都是盲和视力损伤的主要原因之一。在角膜病中,过去以沙眼所致的角膜并发症居首位,而目前以感染性角膜炎居第一位。在感染病例中以单纯疱疹病毒感染为主。角膜混浊所致的盲和视力损伤是可以避免和治疗的。积极预防和及时正确地治疗微生物导致的角膜炎是减少角膜病致盲的重要措施。针对角膜混浊,目前仍主要通过角膜移植手术恢复视力。施行该手术的前提是要有透明的角膜供体,但我国现有的角膜供体量远远不能满足角膜病患者的治疗需要,每年仅有不足1万名患者可通过角膜移植手术复明。近年来,人工角膜技术的发展为解决角膜病致盲提供了可能的新途径。

八、眼外伤

眼外伤是致单眼盲的主要原因。儿童眼外伤较常见的原因是危险运动和锐利玩具损伤,成年人眼外伤大多由职业活动造成。在农村地区,农业性眼外伤相当常见。在战乱的国家,眼外伤常源自爆炸物损伤。在眼外伤的患者中,大约2/3是男性。在我国以机械性眼外伤和眼内异物最多见。对于眼外伤导致的盲的防治,既要求及时进行初步处理,更要求重在预防,包括进行危险工作时应当配戴保护眼镜,避免酸碱液体溅入眼内,儿童不玩存在安全风险的玩具等。开展宣传教育对预防眼外伤是重要和有效的措施。

九、视网膜病

年龄相关性黄斑变性(AMD)和糖尿病性视网膜病变(DR)等视网膜病变是发达国家的主要致盲眼病。2014年全国九省(市)盲和视力损伤流行病学调查结果显示,视网膜病已成为我国除白内障外的第二大致盲原因。随着我国经济发展和人民生活水平的提高,AMD的致盲比例可能会进一步升高。据 WHO 预测,到 2035 年 DR 将成为全球首位的致盲原因。而在我国,成年人中糖尿病的发病率高达 11.6%,这意味着 DR 的发病率将会继续上升。目前对于 AMD 尚无有效的预防手段,对于 DR 的预防主要依靠控制血糖、血压等全身状况。对这些视网膜病导致的盲,早期发现、诊断和干预是至关重要的。全面组织在高危人群中视网膜病的筛查是我国今后开展眼健康管理工作的重点之一。

第五节　盲和低视力的康复

要点:

1. 盲和低视力的康复应根据患者不同的需求,实施个体化康复措施。

2. 视力康复措施包括采用光学助视器、非光学助视器以及非视觉性辅助设备来提高盲和视力损伤患者的生活质量。

眼科医生的责任不仅仅是诊断、治疗和预防致盲性眼病,而且也应当关注处于盲和重度视力损伤状态的患者,积极提供康复措施,目的是尽可能地使这些患者能与正常人一样生活。

不同类型的盲人会有不同的需要,因此盲人的康复应根据具体情况采取个体化措施。老年盲人可能最需要适应家庭生活方面的训练,而年轻的盲人则需要适应社会生活、教育、工作等比较全面的训练,包括盲文方面的训练。

康复措施包括采用光学助视器、非光学助视器以及非视觉性辅助设备来改善盲和视力损伤患者的活动能力,使他们利用残余视力来工作和学习,以便获得较高的生活质量。

助视器有远用和近用两种。远用助视器常用的为放大 2.5 倍的伽利略式望远镜,以及倍率相对较高的开普勒式单筒望远镜,可以用来看清远方景物,但这种助视器不适合行走时配戴。近用的助视器有:①手持放大镜。②眼镜式助视器,主要用于阅读,其优点是视物范围大,携带方便,使用时不需手来扶持。③立式放大镜:将凸透镜固定于支架上,透镜与阅读物之间的距离固定,可以减少透镜周边部的畸变。④双合透镜放大镜:有多种放大倍数,可根据需要选用,但焦距短,对照明的要求高。⑤近用望远镜:优点是阅读距离较一般眼镜式助视器远,便于写字或操作,缺点是视野小。⑥电子助视器,内含摄像机、电视接收器、光源、监视器等,对阅读物有放大作用。其优点是放大倍数高、视物范围大,可以调节对比度和亮度,不受体位限制、无须外部照明,更适用于视力损伤严重、视野严重缩小和旁中心注视者,但价格较贵。此外,增加环境照明、大号字的印刷品、家庭用品等也有助于改善患者活动能力。声呐眼镜、障碍感应器、激光手杖、字声机、触觉助视器等虽然不能给盲人获得正常影像,但可以明显提高他们的生活质量。近年来人工视觉研究正在不断突破,这有可能使盲人重建视觉。

眼健康管理既是公共卫生事业的一部分,也是眼科学的重要组成部分。我国当前做好眼健康管理工作的关键是提高认识,做好规划,争取在尽量短的时间内根治我国的可避免盲。我们应当掌握防盲治盲工作的"3A"原则,即适当的(appropriate)、能负担的(affordable)、可及的(accessible)。"适当的"原则是指应当因地制宜,采取符合各地实际情况的措施和方法;"能负担的"的原则是指工作应和各地社会经济发展水平相适应,能被国家、社会和个人所负担;"可及的"原则是指使盲和视力损伤者能有途径充分使用防盲治盲的服务设施。

目前我国眼健康管理工作的开展仍存在一些问题,主要是工作效率不高,大规模白内障手术治疗的质量有待提高,对于防治未矫正屈光不正的认识和投入仍不足,对低视力以及低视力康复的认识欠缺等。合理地调整眼科资源的布局也是一个重要问题。目前,我国大多数眼科设施和眼科医师集中在大中城市。农村和边远地区眼科资源不足,盲和视力损伤患者人数下降缓慢。作为眼科医师,应当积极主动投身到眼健康管理工作中去,为解决我国盲人众多的问题,保障人民的眼健康做出应有的贡献。最后,我们应当在积极开发我国眼科资源的前提下,加强与 WHO 和国际非政府防盲组织的合作,努力创造眼健康管理工作的新局面。

 思考题

1. 如何有效解决我国白内障盲情严重的问题?
2. WHO 关于视力损伤的 3 个分级标准的提出,其背景和意义分别是什么?

（邹海东）

第二十二章

眼科治疗学

随着现代科技的进步,眼科治疗方法也与时俱进。除了传统的药物治疗外,激光治疗和内镜技术在眼科的应用也飞速发展。激光、内镜的应用使眼科疾病的治疗更微创和高效。医学生应掌握眼科疾病基本的治疗方法,熟悉眼科常用治疗方法的适应证,以便在眼病及某些全身疾病的诊断、治疗以及随访过程中,根据患者的病情适当选用。

第一节　眼　科　用　药

要点:

1. 眼局部给药方式包括眼局部外用、眼周注射、眼球内注射。全身给药方式包括口服、肌内注射和静脉注射。

2. 由于眼部特殊的解剖结构和生理特性,眼科治疗常采用眼局部给药的方式。

3. 药物在眼部的药效与多种因素有关,不仅要注意充分发挥药物的治疗作用,而且尽量避免或减少不良反应。

4. 进入眼内的药物浓度与药物在眼内的吸收、分布、生物转化和清除有密切关系。

药物在眼病的诊断、治疗和预防中起到重要作用。医生应严格掌握眼科用药的适应证,了解药物在眼局部作用的药效学和药动学,做到合理用药。

一、眼科常用的给药方式

眼局部给药方式包括眼局部外用(topical ocular therapy)、眼周注射(periocular injection)、眼球内注射(intraocular injection)。全身给药方式包括口服、肌内注射和静脉注射。

眼局部外用是指将滴眼液滴入结膜囊内或将眼膏涂入结膜囊内。请患者头部稍后仰,给药者轻轻地往外拉开下睑,将药液滴入下穹隆结膜囊内,注意不要将药瓶的嘴部接触眼睑或睫毛。最后请患者闭眼 3~5 分钟。这种给药方法简便易行,但是滴入结膜囊的药液容易流失,维持时间短,生物利用度相对低。涂眼膏时将眼膏涂在下穹隆结膜囊内,其作用比滴眼液长效。

眼周注射是指将药液直接注入球结膜下、球筋膜下或眼球后。注射时患者常会有一定程度的疼痛,而且还有刺破眼球的危险,操作时需谨慎。

眼球内注射是将药液直接注入眼球内,包括前房内或玻璃体腔内。眼球内注射具有较大的危险性,除非极严重的眼内感染病例,或者其他途径给药的治疗无明显疗效时方可考虑使用。

口服、肌内注射和静脉注射给药与其他临床学科使用的方法相同。

由于眼部存在着血-眼屏障等特殊结构,一些药物经全身给药后,并不能到达眼部发挥作用,因此眼科常采用眼局部给药的方式,以便充分发挥药物的作用,减少不良反应。眼局部给药具有与全身给药不同的药动学特点。

二、眼科用药的药效学和药动学

(一) 眼科用药的药效学

眼科用药的作用分为非特异性和特异性两大类。

药物非特异性作用与药物的理化性质,如离子化程度、溶解度和表面张力等有关,例如甘露醇静脉滴注后能降低眼压,是由于它作为高渗剂迅速注入血液循环后,提高了血液渗透压,使玻璃体腔脱水而起作用。

药物特异性作用与药物的分子结构有关。大多数治疗眼病的药物是与神经递质或激素的受体相结合,或与酶相结合,改变这些受体或酶的功能,可以在机体原有生理功能的基础上发挥作用。如果药物的作用能增强机体的原有功能就称为激动剂,如果降低原有功能就称为阻滞剂。

药物的作用具有选择性。它在适当剂量时对某一组织或器官发生作用,而对其他组织或器官很少或几乎不起作用。药物的作用也具有二重性。它既有治疗作用,又可能产生不良反应,包括副作用、毒性反应和过敏反应等。医生在用药时要注意充分发挥药物的治疗作用,尽量避免或减少不良反应。

(二) 眼科药动学

眼科药动学(pharmacokinetics)主要研究药物在眼组织内吸收、分布、代谢和清除等问题。药物以一定的剂量(或浓度)到达其作用部位时才能发挥作用。到达作用部位的药物浓度与许多因素有关,包括给药量、药物在给药部位的吸收量和速率、药物在组织中的分布和结合、药物在循环中的转运、药物在房室间的转运、药物的生物转化、药物的清除等。

1. 滴眼液(eyedrops) 眼科大多数药物是以滴眼液给药的。这种给药方式能使药物在眼前节达到适当的浓度,又不引起全身其他系统的不良反应,具有明显的优点。滴眼液在受体部位的可利用度取决于结膜囊内药动学、角膜对药物的通透性、药物在眼内的分布和清除率。

(1) 结膜囊内药动学:药物首先与结膜囊内泪液混合,才能透过角膜向眼内转运。药物在泪液中的饱和度会明显地影响到药物在角膜的通透量和生物利用度。角膜前泪膜是一种流动很慢的液体层,依靠眨眼运动与药液相混合。药物在结膜囊内的停留时间直接影响药物在泪膜中的饱和程度。

正常时结膜囊最多容纳 30μl 液体,其中泪液为 7~9μl,因此可以容纳约 20μl 的药液。大部分存留在结膜囊内的药物由于眨眼产生的泵浦作用进入泪道而丢失。滴药 4 分钟后只有 50% 的药物仍然保留在结膜囊内,10 分钟后则剩 17% 的药物仍保留在结膜囊内。这不仅减少了眼内药物利用量,而且通过鼻咽部黏膜将药物吸收到全身血液循环可产生全身副作用。

(2) 角膜通透性:角膜是脂质-水-脂质的夹心层,上皮层和内皮层脂质含量比基质层约大 100 倍。这种结构可使脂溶性物质容易通过角膜上皮层和内皮层,但水溶性制剂则不能通过。水溶性物质容易通透角膜基质层。药物通透角膜各层能力的差别构成了一种选择性通透屏障,只有兼具水溶性和脂溶性的药物,才能透过完整的角膜。

药物的结构与性质也影响药物对角膜的通透性。小分子水溶性物质和离子主要通过角膜上皮细胞间隙进入眼内,能够通过的最大微粒直径为 1.0~2.5nm。

(3) 影响药物浓度的眼内因素:药物进入前房后,一部分弥散进入血液循环而被清除,或随房水外流而排出。一些组织如晶状体囊膜和玻璃体膜的屏障作用,使药物难以进入晶状体或玻璃体内。另有一部分药物与眼部组织结合后未能到达受体部位。例如有些药物进入眼内后易与葡萄膜黑色素相结合而暂时失去活性。但有效的游离型药物又可从药物-黑色素复合物中不断地游离出来而发挥作用。绝大多数药物经代谢失去药理活性,例如毛果芸香碱滴眼后主要在眼前节被灭活,水解产物为毛果芸香酸。但有少数药物本身没有药理活性,只有经代谢后才转变为有活性的物质。这类药物称为前药(prodrug),如治疗青光眼的药物双三甲乙酰肾上腺素。

滴用的药物经眼外排出、眼内清除、组织结合或灭活作用后,只有小部分药物最后到达适当的受体部位,发挥药物作用。

（4）滴眼液的使用方法和影响药动学的因素

1）使用方法:滴用多种药物时,相邻两种药物应间隔5分钟,否则第2种药物会将第1种药物冲掉。滴药后压迫泪囊部可以防止药物进入鼻泪道,减少鼻黏膜吸收药物后所引起的副作用。滴眼后请患者闭眼休息数分钟,可以减少药物因眨眼产生的泵浦作用进入泪道而丢失,减少药物全身吸收,增加眼部的吸收量。

2）赋形剂:通过影响药物在泪液中的丢失率、角膜前泪膜中药物饱和度、药物与角膜接触时间,从而影响药物对角膜的通透性。增加药物与角膜接触时间的一种方法是涂用眼膏。眼膏常以凡士林、矿物油和羊毛脂作为基质,都是脂质溶剂。大多数水溶性药物在眼膏中并不溶解,而以微结晶的状态存在。只有当药物的微结晶位于油膏表面时,药物才能溶解于泪液中,而其余药物继续存留于眼膏中,直至眼膏溶化。只有当药物具有很高的脂溶性和部分水溶性时才能从眼膏中释出来,进入角膜上皮层和泪液。眼膏有时干扰视力,或使角膜知觉减退,因而限制了它的应用。可溶性聚合物如透明质酸钠、甲基纤维素、聚乙烯醇、聚乙烯吡咯烷酮均可增加泪液黏度,使药物均匀分布,减少表面张力,减少药物排出的速率。以天然、半合成或全合成凝胶,如聚丙烯酰胺、聚羧乙烯910、聚羧乙烯940为辅料制成的药物制剂,具有黏度大、易与泪液混合等特性,能延长药物在眼结膜囊内滞留时间,提高生物利用度。乳剂和混悬液也可以使药物在结膜囊内保留时间延长。微脂粒可以增加药物对角膜的通透能力。

3）pH:药物配方中pH会影响药物的脂/水溶解度之比,从而影响到在角膜的通透性。弱碱基药物在pH较高时容易通透角膜,而弱酸药物在pH较低时通透角膜较好。例如毛果芸香碱对角膜的通透性在pH 6.5~7.5时比pH 4.0时好。溶液的pH也会影响到药物稳定性和患者滴药后的舒适度。

4）浓度:当药物浓度在一定范围内增加时,药物对角膜通透性也随之增加。但超过一定范围时,其对角膜的通透性会减低。当药物浓度过高时,相当量的药物进入泪道被吸收,会增加不良反应。

5）添加剂:药物商用配方中常加入添加剂,如氯化苯甲烃胺。它不仅具有抑菌作用可作为"防腐剂",而且表面活性作用可以减少非极化药物的表面张力,使它们更容易与角膜前泪膜混合,从而增加角膜对药物的吸收。

6）分子量:大多数眼药的分子量较低。角膜对分子量大于500的药物吸收能力很差。

2. 眼周注射　药液直接注入球结膜下后,通过巩膜浸润扩散进入角膜基质层和角巩膜缘组织进入眼内,适用于眼前节病变;药液注入球筋膜下后,可经巩膜渗入,适用于虹膜睫状体部位病变;药液注入眼球后,可使药物在局部达到治疗浓度,适用于眼后节和视神经疾病。

3. 眼内注射　眼内注射可以使药物即刻以有效浓度进入到作用部位。但是在大多数情况下眼内注射的危险性极大。眼内注射的明确适应证是感染性眼内炎时给予抗生素。眼组织耐受抗生素的量很小,因此要注意注射药物的剂量。此外,一些药物只能通过眼内注射才能发挥其作用,如抗血管内皮生长因子类药物。

4. 全身治疗　药物随血液循环输送到眼部各组织。结膜血管可以使药物输送到眼球的外侧。虹膜和睫状体毛细血管可以将药物输送到房水。存在于角巩膜缘毛细血管和房水中的药物可以进入角膜。脉络膜和视网膜的毛细血管可使药物进入视网膜和玻璃体。但药物对眼内的通透性受到药物生物利用度、血清蛋白结合率和血-眼屏障的影响。

（1）药物生物利用度:包括吸收速率和最终吸收的药量两方面,对药物的疗效和毒性都很重要。药物的吸收速率快、被吸收的药量大,药物的血浓度就高,进入眼内的药量也就高;反之就低。

（2）药物血清蛋白结合率:进入血液循环的药物在不同程度上与血清蛋白结合,形成药物-血清蛋白复合物。由于其分子大,不能透过毛细血管壁,无法进入机体的各种组织器官内。血清蛋白结合率高的药物眼内通透性差。每一种药物均有其一定的血清蛋白结合率。

（3）血-眼屏障:血液中的药物进入眼内必须通过血-眼屏障。血-眼屏障由虹膜、睫状体和视网膜毛细血管的内皮细胞层、睫状体无色素上皮细胞层和视网膜色素上皮层等组成,这些组织的细胞间连合为紧密连合。药物穿透血-眼屏障的能力取决于药物的脂溶性。脂溶性高的药物容易通透这一屏障。当血-眼屏障崩溃时,如眼内炎、前房穿刺或眼内手术后,可明显提高药物的眼内通透性。

三、眼科常用药物

(一) 局部麻醉药

凡能阻断周围神经末梢和纤维的传导,使相应的局部组织暂时丧失感觉的药物称为局部麻醉药。局部麻醉药在眼科中应用广泛。其给药方式有将药液滴入结膜囊内,称为表面麻醉;也有将药液局部注射,包括浸润麻醉和传导阻滞麻醉。

1. 表面麻醉药(topical anesthetics)　滴入结膜囊内的药液能麻醉黏膜的感觉神经末梢。表面麻醉药可麻醉结膜和角膜,便于进行一些眼部检查和操作,如眼压测量、前房角镜和三面镜检查、去除结膜或角膜异物和缝线、结膜或角膜的小手术、前房穿刺和探通泪道等。常用的表面麻醉药是0.5%丁卡因。它具有良好的表面穿透作用,用药后1分钟起效,持续15~20分钟。但滴眼后有短暂刺激作用,对角膜上皮有轻度损害,影响角膜上皮的创伤修复。长期滴用后偶见局部过敏反应。

2. 局部注射麻醉药(local anesthetics for injection)　向皮下或较深部组织中注射药液,麻醉感觉神经末梢及纤维,称为浸润麻醉(infiltration anesthesia)。根据眼科手术部位和种类不同,有眼轮匝肌麻醉、球结膜下麻醉、球筋膜下麻醉、眼肌麻醉和皮下麻醉。围绕手术区,在其四周和底部注射药液,以阻滞进入手术区的神经干和神经末梢,称为传导阻滞麻醉(conduction blocking anesthetics),如球后麻醉。眼科常用于浸润麻醉和传导阻滞麻醉的麻醉药有利多卡因、普鲁卡因和作用较长的布比卡因等。这些麻醉药只要谨慎地使用,是很安全的。但如果药液在注射部位快速大量地吸收,特别是意外地注入血管内可能发生严重的全身副作用,对此应有足够了解。

(1) 利多卡因:它对组织刺激性小,组织穿透力强,因此也可作为表面麻醉药。常用浓度1%~2%。它起效快,注射后1~3分钟起作用,持续1~2小时,比普鲁卡因约强1倍。不加防腐剂的1%利多卡因溶液可进行前房内麻醉,已应用于白内障手术。

(2) 普鲁卡因:对皮肤、黏膜的穿透力弱。常用浓度1%~2%。注射后1~3分钟起作用,持续45~60分钟。本品毒性很低,但大量吸收或静脉注射可出现中毒,表现为中枢神经系统先兴奋后抑制的症状,如不安、惊厥、昏迷和呼吸抑制。极少数患者可发生过敏反应,对过敏体质的患者应在皮试阴性后再应用。

(3) 布比卡因:眼科常用浓度为0.75%,为长效局部麻醉药,起始作用慢,持续作用长达6~10小时。目前常用0.75%布比卡因和2%利多卡因1:1混合液进行眼轮匝肌和球后麻醉,既能起效快,又能维持长时间的麻醉作用。

(二) 散瞳药和睫状肌麻痹药

散瞳药(madriatics)和睫状肌麻痹药(cycloplegics)均可以散大瞳孔,后者还可以麻痹调节。常用的散瞳药和睫状肌麻痹药为抗胆碱药物。一些拟肾上腺素药物有散瞳的作用,但没有麻痹睫状肌的作用。散瞳药和睫状肌麻痹药在眼科的主要应用为:①散大瞳孔,便于进行眼底检查;②麻痹睫状肌,进行屈光检查;③葡萄膜炎时散大瞳孔和麻痹睫状肌,防止瞳孔缘后粘连,缓解疼痛和畏光。但对浅前房和窄前房角者应慎用,以免瞳孔散大后周边部虹膜阻塞前房角,而引起闭角型青光眼急性发作。

1. 散瞳药　去氧肾上腺素是肾上腺素α受体激动剂,具有散瞳作用,但无睫状肌麻痹作用。常用浓度为2.5%、5%或10%,单次滴药后30分钟起作用,持续2~3小时。它可以根据需要单独应用或与睫状肌麻痹药联合多次应用。10%的滴眼液不能用于新生婴儿和心脏病患者。正在应用利血平、呱乙啶或三环类抗抑郁药的患者禁用去氧肾上腺素滴眼,否则会增强去氧肾上腺素的全身不良反应。

2. 睫状肌麻痹药

(1) 阿托品:抗胆碱药物,是强效的睫状肌麻痹药,有调节麻痹和散大瞳孔作用。常用的滴眼液浓度为 0.01%~3%，眼膏为 0.5% 或 1%。对于儿童屈光检查，可每日滴用 0.5%~1% 滴眼液 2~3 次，或每日涂用 0.5% 或 1% 眼膏，连续 3~5 日后再进行检查。对于葡萄膜炎和恶性青光眼，应根据病情每日滴用 2~6 次。单次滴眼后 30~40 分钟起作用，2 小时左右可达最大作用，在正常眼中持续 2 周左右。如眼部有急性炎症，则每日滴用 2 次才能维持作用。滴用阿托品后应立即压迫泪囊部，防止药液进入鼻泪管而被鼻黏膜吸收，产生全身副作用，如皮肤和黏膜干燥、发热、激动和谵妄、心动过速、面部潮红。如有发生应立即停用阿托品。滴用阿托品后有可能发生过敏性睑结膜炎。

（2）环喷托酯：是一种强力的抗胆碱药，具有较强的睫状肌麻痹和散瞳作用，作用比后马托品强，与阿托品相当。常用浓度 0.5%、1% 和 2%。屈光检查时，以 0.5% 或 1% 的浓度滴眼，每 5~10 分钟 1 次，共 3 次，可获得充分的睫状肌麻痹作用。作用开始迅速，30~60 分钟内起效。作用时间短，持续不到 24 小时。以 1% 和 2% 的滴眼液滴眼后，有明显的烧灼感，持续短暂，能迅速消失。0.5% 的滴眼液所产生的烧灼感明显减轻。在儿童中可引起中枢神经系统紊乱，表现为运动失调、幻视和语无伦次。

（3）托吡卡胺：是一种抗胆碱药，能阻滞乙酰胆碱引起的虹膜括约肌及睫状肌的兴奋作用，是有效的散瞳药，但睫状肌麻痹作用较弱。主要用于眼底散瞳检查时，常用浓度为 0.5% 和 1%。滴药后 20~25 分钟可达最大作用，持续 15~20 分钟，完全恢复需 5~6 小时。本品较安全，可适用于高血压、心绞痛或其他心血管疾病患者。

（4）东莨菪碱：作用与阿托品相似，但持续时间短。可用于儿童屈光检查、葡萄膜炎或内眼手术前后。常用滴眼液浓度为 0.25%，每日 2~3 次。滴药后约 40 分钟起作用，在正常眼中持续 3~5 天，如在炎症眼中持续时间明显缩短。其不良反应与阿托品相似，但中枢神经系统毒性更为多见，因此常不作为首选用药。

（5）后马托品：作用与阿托品相似，但效力约为其 1/10，维持时间短。仅用于散瞳和睫状肌麻痹。常用浓度 2% 和 5%。以 2% 后马托品每 10 分钟滴眼 1 次，连续 1 小时，可获得较满意而历时短暂的调节麻痹。滴药后睫状肌麻痹最大作用时间持续 3 小时，但完全恢复需 36~48 小时。滴药后不良反应与阿托品相似。

（三）眼科抗感染药

眼科抗感染药（antiinfective ophthalmic drugs）包括抗细菌药、抗真菌药和抗病毒药。

1. 抗细菌药（antibacterials） 抗细菌滴眼液或眼膏常用于治疗外眼感染，如睑腺炎、睑缘炎、细菌性结膜炎和细菌性角膜溃疡等。滴用的次数与病变严重程度有关。也可以行眼旁注射或眼内注射抗细菌药，治疗严重的眼内感染。使用时应避免细菌耐药性的发生。常用的药物有：

（1）局部应用的抗生素：一些抗生素全身应用时毒性大，但眼局部使用时仍有满意效果。

1）杆菌肽：对多种革兰氏阳性菌和耐药性金黄色葡萄球菌引起的眼部感染有效。由于本品毒性大，仅作局部应用。滴眼液为 100~500U/ml，眼膏为 500U/g。杆菌肽一般难以透入眼内，但角膜上皮损伤或炎症时，可在房水中获得有效治疗浓度。

2）红霉素：主要对革兰氏阳性菌有较强抗菌作用。对沙眼衣原体也有抑制作用。常用的为 0.5% 眼膏。

3）新霉素：对多种革兰氏阳性菌和阴性菌有抑制作用。它常与其他抗菌药物如杆菌肽、多黏菌素 B 制成联合制剂，浓度为 0.5%~1%。

4）多黏菌素 B：对革兰氏阴性杆菌有效。滴眼液的浓度为 0.1%~0.2%。

（2）全身应用的抗生素眼局部制剂

1）四环素类：常用的有 0.5% 四环素眼膏和金霉素眼膏。这类抗生素的抗菌谱广，对很多革兰氏阳性菌和阴性菌、衣原体均有效。由于临床广泛使用，细菌对其逐渐产生耐药性，疗效降低。

2）庆大霉素：抗菌谱广，广泛用于严重眼部感染，特别是由革兰氏阴性菌引起的角膜溃疡。它对许多革兰氏阳性葡萄球菌也有效，但对链球菌无效。细菌易对其产生耐药性，但停药一段时间后又可恢复敏感。常用其 0.3% 溶液滴眼治疗外眼感染，每小时 1 次，或每日 3~6 次。结膜下注射 20mg，治疗匐行性角膜溃疡和眼内感染。

3）妥布霉素：抗菌谱与庆大霉素相似。对铜绿假单胞菌的作用强，为庆大霉素的 2~4 倍。常用的滴眼液浓度为 0.3%，对眼无刺激性。

4）氯霉素：抗菌谱广，对革兰氏阳性菌和阴性菌都有效。因其对造血系统毒性大，因此眼科不应当以其全身应用。常用其 0.25% 溶液滴眼治疗细菌性外眼感染及沙眼。长期应用氯霉素滴眼有发生再生障碍性贫血的可能。

5）诺氟沙星：具有广谱抗菌作用，对绝大多数革兰氏阳性菌和阴性菌作用很强。眼科以其 0.3% 溶液滴眼。治疗细菌性结膜炎时可以每 2~4 小时滴用 1 次。治疗细菌性角膜溃疡时，第一日可以每 15~30 分钟滴用 1 次，第 2 日每小时 1 次，以后每 4 小时 1 次。

6）氧氟沙星：与诺氟沙星一样具有广谱抗菌作用，而且作用更强。常用 0.3% 的溶液滴眼，用法与诺氟沙星相同。左氧氟沙星是氧氟沙星中的有效成分，其 0.3%~0.5% 的滴眼液已用于临床。

7）环丙沙星：比氧氟沙星具有更广、更强的抗菌作用。以其 0.3% 的溶液滴眼，用法与诺氟沙星相同。

8）利福平：为广谱抗生素，对许多革兰氏阳性菌和阴性菌、沙眼衣原体有较强抑制作用。眼科用其 0.1% 溶液滴眼，每日 3~4 次。

9）磺胺：磺胺类滴眼液常用于治疗细菌性结膜炎。其优点为：①可抑制革兰氏阳性菌和阴性菌；②价钱相对低廉；③过敏反应少；④长期应用后不像抗生素那样有继发真菌感染的可能。眼科最常用的磺胺醋酰钠滴眼液浓度为 15% 或 30%，每日 3~6 次。

2. 抗真菌药（antifungal agents）

（1）那他毒素：为广谱抗真菌药，难溶于水，临床上配制成 5% 混悬液滴用，每 1~2 小时 1 次。

（2）制霉菌素：低浓度时抑菌，高浓度时杀菌。10 万 U/ml 混悬液主要治疗真菌性角膜溃疡，每小时 1 次。眼内感染时须结膜下注射 1 000U/0.5ml，前房或玻璃体内注射 100U/0.1ml。

（3）两性霉素 B：为广谱抗真菌药。0.1%~0.5% 两性霉素 B 溶液对各种真菌性角膜溃疡有效。由于其眼内通透性差，如需治疗真菌性眼内感染时须作玻璃体腔内注射。

3. 抗病毒药（antiviral agents）

（1）碘苷：用于治疗单纯疱疹病毒性角膜炎。滴眼液的浓度为 0.1%，每 1~2 小时 1 次。对于角膜上皮 HSV 感染者，常在数日后见效，滴眼次数可逐渐减少。

（2）阿昔洛韦：具有抑制 1 型和 2 型 HSV、水痘-带状疱疹病毒、EB 病毒和巨细胞病毒的作用。常用浓度为 0.1%，用法与碘苷相同。

（3）更昔洛韦：对巨细胞病毒的作用明显高于阿昔洛韦，对腺病毒和微小 RNA 病毒有效。用于治疗单纯疱疹病毒性角膜炎、带状疱疹病毒性眼病、急性视网膜坏死综合征、巨细胞病毒引起的葡萄膜炎和视网膜炎。可用 0.2% 的溶液、凝胶或眼膏进行眼局部治疗，有轻微刺激性。

（四）眼部抗炎药物

眼部抗炎药物可分为糖皮质激素、非甾体抗炎药、抗组胺药、组胺释放抑制剂和抗纤维增生药。

1. 糖皮质激素（glucocorticoid） 糖皮质激素眼部滴用可以抑制角膜移植排斥反应、眼前节手术后前房反应、青光眼滤过泡的瘢痕化、免疫性或外伤性虹膜炎或葡萄膜炎；也可以结膜下或球后注射给药，用于治疗严重的眼部炎症。全身给予糖皮质激素用于治疗巨细胞动脉炎和严重的眼部炎症。糖皮质激素可减轻各种原因所致的眼部充血、血管扩张、水肿和炎症反应引起的疼痛，也能抑制迟发的炎症反应，如毛细血管增生、成纤维细胞增生、胶原沉积和瘢痕形成。

各种糖皮质激素具有不同的抗炎活性。泼尼松龙的抗炎活性是氢化可的松的 4 倍，地塞米松和倍他米松的抗炎活性为氢化可的松的 25 倍。抗炎活性强的糖皮质激素即使在用量减少的情况下，副作用并不减少。

对于严重炎症，初始每 1~2 小时滴用糖皮质激素 1 次，当反应良好时可逐渐减量，并尽可能缩短用药时间。应用糖皮质激素的时间长短应根据各种疾病的具体情况而定,有的只需几日,而有的需要数个月。

糖皮质激素的副作用包括增强单纯疱疹病毒的活性、增大真菌感染的概率、诱发糖皮质激素性白内障和糖皮质激素性青光眼等。应当对眼部滴用和长期全身应用糖皮质激素的患者密切随诊。

常用眼部滴用的糖皮质激素有 0.5% 氢化可的松滴眼液、1% 醋酸泼尼松龙混悬液、0.1% 地塞米松滴眼液、0.1% 氟米龙滴眼液等。

2. 非甾体抗炎药(NSAID)　非甾体抗炎药没有糖皮质激素的副作用,因而受到重视。眼部滴用的非甾体抗炎药制剂有较好的眼部生物利用度,而且几乎没有毒性作用。这些药物主要通过抑制环氧合酶,阻止花生四烯酸转化为前列腺素,从而减少炎症反应。0.03% 氟比洛芬可用于白内障手术时防止瞳孔缩小,0.5% 酮咯酸氨丁三醇已用于季节性过敏性结膜炎,0.1% 双氯芬酸已用于治疗白内障术后的炎症反应及减轻角膜屈光手术后的疼痛和畏光。

3. 其他抗过敏药　一些过敏介质阻释药和拮抗药可治疗过敏性结膜炎。如色甘酸钠可抑制变应原诱发的肥大细胞脱颗粒,阻止组胺等物质释放。2%~4% 色甘酸钠滴眼液可治疗春季卡他性结膜炎和其他过敏性眼病。本品对急性症状的治疗无效。

(五)青光眼用药

目前治疗青光眼的主要目标是降低眼压。治疗青光眼药物(drugs used in the treatment of glaucoma)可以单独或联合使用。所用药物的浓度和次数应根据每位青光眼患者的眼压、视盘和视野的情况采取个体化治疗,原则上应当使用最小量的药物来达到控制眼压和防止视神经进一步损伤的目的。

1. β 肾上腺素受体阻滞剂　这类药物的作用是减少房水生成,分为非选择性 β 受体阻滞剂和选择性 β 受体阻滞剂 2 类。

(1)噻吗洛尔:是非选择性 β_1 和 β_2 受体阻滞剂,滴眼液浓度为 0.25% 和 0.5%,每日 1~2 次;凝胶浓度为 0.25% 和 0.5%,每日 1 次,可产生明显持续的降眼压作用。适用于原发性开角型青光眼、高眼压症、无晶状体眼的青光眼、虹膜切除术后眼压持续升高的闭角型青光眼、一些继发性青光眼等。单次滴用后维持降眼压作用 12~24 小时。不影响瞳孔大小,不干扰视力。眼部滴用后安全。少数患者出现过敏性睑结膜炎、浅层点状角膜病变等。对于全身使用 β 受体阻滞剂禁忌者,如哮喘、心力衰竭等患者应慎用。

(2)倍他洛尔:是相对选择性 β_1 受体阻滞剂,因此可减少肺部的副作用,特别是对于反应性气道疾病的患者。作用和其他副作用与噻吗洛尔相似。临床上滴眼液的浓度为 0.25% 和 0.5%,每日 1~2 次。

(3)左布诺洛尔:是非选择性 β_1 和 β_2 受体阻滞剂,滴眼液浓度为 0.25% 和 0.5%,每日 1~2 次。其降眼压作用和副作用与噻吗洛尔相似。

(4)卡替洛尔:是与噻吗洛尔相似的非选择性 β_1 和 β_2 受体阻滞剂,滴眼液浓度为 1%,每日 1~2 次。

2. α 肾上腺素受体激动剂

(1)安普乐定:是相对选择性 α_2 受体激动剂。滴眼后可减少房水生成而降低眼压。在眼前节激光手术前后短期滴用 0.5%~1% 本品,可消除术后眼压升高。也可长期应用 0.5%~1% 安普乐定,每日 2~3 次。短期应用后可能出现眼睑后退和结膜发白。长期应用后可能导致眼部过敏反应。

(2)溴莫尼定:是 α_2 受体激动剂。它既可减少房水生成,又可显著增加房水经非常规通道外流。滴眼液浓度为 0.2%,每日 2~3 次。它对心率和血压的影响很小。滴眼后主要副作用是口干、眼红、眼刺痛。

3. 拟副交感药物　用于治疗青光眼的拟副交感药物分为直接作用和间接作用的两大类。

(1)毛果芸香碱:为直接作用的拟副交感药物。在原发性开角型青光眼中,收缩睫状体前后纵行肌,牵拉巩膜突和小梁网,使小梁网张开,促进房水外流;在原发性闭角型青光眼中,收缩瞳孔括约肌,产生缩瞳作用,拉紧虹膜,使堆积在前房角周边部的虹膜离开前房角前壁,开放前房角。常用的滴眼液浓度为 1% 或 2%,根据病情,每日滴用 2~6 次;凝胶为 4%,每晚滴用 1 次。单剂量滴眼后 1 小时开始出现降眼压作用,持续 4~8 小时。滴眼后常见的副作用为调节痉挛、增加近视、Adie 瞳孔缩小、瞳孔后粘连和眼局部过敏等。如果滴用过频,可引起全身副作用,如流涎、流泪、出汗、恶心、呕吐、支气管痉挛和肺水肿等。

（2）卡巴胆碱:直接作用于睫状肌胆碱能神经末梢,又能抑制胆碱酯酶,间接地增强胆碱能神经的作用。单独使用时难以通透角膜被吸收。如有防腐剂氯苯扎铵时,可明显增加吸收量。常在毛果芸香碱无明显效果时才应用。作用持续 4~6 小时。常用浓度为 0.75%~1.5%,每日 3~4 次。主要副作用为调节痉挛和头痛,可发生眼部过敏反应。

4. 碳酸酐酶抑制剂　通过抑制睫状体中的碳酸酐酶可减少房水生成。口服给药后 2 小时和静脉注射后 20 分钟可明显降低开角型和闭角型青光眼的眼压。口服后最大作用维持 4~6 小时。用于局部用药不能控制眼压的病例。但副作用较多,如钾耗竭、胃部不适、腹泻、剥脱性皮炎、肾结石、气短、疲乏、酸中毒、四肢麻木等。局部滴用药物,可减少副作用的发生。

（1）乙酰唑胺:片剂为 250mg,口服每次 125~250mg,每日 2~4 次,日总剂量不能超过 1g。持续释药的胶囊为 500mg,每次 1 粒,每日 1~2 次。注射剂每安瓿 500mg,可肌内或静脉注射。

（2）醋甲唑胺:片剂 25mg 或 50mg,口服每次 50~100mg,每日 2~3 次,日总剂量不能超过 600mg。

（3）多佐胺:滴用后能有足量的药物通透角膜,作用于睫状体上皮,通过减少房水分泌而降低眼压。多佐胺的浓度为 2%,每日 2~4 次,可单独使用,或与其他降眼压药物联合使用。主要副作用是眼部刺痛和烧灼感、浅层点状角膜病变、过敏性结膜炎、口苦等。全身副作用很少发生。

（4）布林佐胺:滴用后 0.5 小时起效,1~2 小时达高峰。治疗开角型青光眼和高眼压症,1% 溶液滴眼 1~2 次/d。不良反应主要是视物模糊、眼部不适,通常较轻,可自行缓解。全身不良反应主要是味觉异常,有口苦及口酸感。其发生率随药物浓度加大而增高。

5. 前列腺素衍生物　用于降眼压的前列腺素衍生物有拉坦前列素、曲伏前列素、比马前列素、乌诺前列酮、他氟前列素等,通过增加经葡萄膜巩膜通道的房水外流而降低眼压。适用于治疗原发性开角型青光眼和高眼压症,可以单独应用或与其他降眼压药物联合应用。其浓度为 0.005%,每晚滴用 1次。滴药后 3~4 小时即有降眼压效果,8~12 小时可达最大作用。眼部副作用主要有局部充血、角膜点状浸润、虹膜颜色加深和眼睑毛增多变长。

6. 高渗剂　通过增加血浆渗透压,使玻璃体容积减小而降低眼压。用于急性青光眼或一些内眼手术前后需要降低眼压时。常见的副作用有多尿、头痛、背痛、头晕、腹泻、意识障碍、心血管负担过重和肺水肿等,应用口服制剂后常有恶心、呕吐。临床常用的高渗剂有:

（1）甘油:浓度 50%,单次口服剂量为 1~1.5g/kg。用药后 10 分钟起作用,30 分钟达高峰,持续 5小时。

（2）山梨醇:浓度 45%,单次口服剂量为 1.5g/kg。作用开始和持续时间与甘油相似。本品不提供热量,不升高血糖。

（3）甘露醇:浓度为 20%,单次剂量 1.5~2g/kg,静脉注射给药,一般在 30 分钟内注完。给药后 1小时可达最大降眼压作用,持续 5~6 小时。对于老年人应注意心血管和肺部的副作用。如需重复使用,应在首次给药后 6~8 小时给予首次的一半剂量。

7. 抗代谢药物　通过抑制结膜下成纤维组织增生,减少瘢痕形成,促进形成房水外流的巩膜瘘道,提高难治性青光眼眼外滤过术的成功率。常用的抗代谢药物有:

（1）氟尿嘧啶:是胸腺嘧啶合成酶的竞争性抑制剂,适用于难治性青光眼眼外滤过术后滤过泡有瘢痕化倾向时。以含 5mg 的溶液球结膜下注射,开始 1 周每日 1 次,以后隔日 1 次。给药次数可达10 次。可引起角膜上皮损伤,并可能导致结膜伤口渗漏和滤过泡囊性变。

（2）丝裂霉素:作用比氟尿嘧啶强 100 倍。适用于难治性青光眼眼外滤过手术时,切开球结膜后和切穿前房之前,将浸泡 0.2~0.5mg/ml 溶液的棉片,在结膜下及巩膜瓣下贴敷 1~5 分钟,然后以大量的生理盐水冲洗。具有抗新生血管的作用,对角膜、睫状体上皮和神经有毒性作用。术后可能发生结膜伤口渗漏和滤过泡囊性变。

（六）抑制新生血管生成的药物

眼部新生血管形成是多种眼病的共同病理改变及临床表现,可发生于角膜、虹膜、脉络膜及视网膜等多种眼组织中,其造成的渗漏、出血等是视力丧失的主要原因。

多种促血管生成因子可以直接或间接作用于血管内皮细胞,促进新生血管形成。血管内皮生长因子（VEGF）在新生血管形成过程中起着重要的作用。由此抗 VEGF 药物来抑制新生血管生成便应运而生。

1. 抗 VEGF 适体　适体是人工合成的一段寡核苷酸序列,可以是 RNA 或单链 DNA。它能以极高的亲和力和特异性与靶序列结合。通过抑制这些蛋白质的酶活性从而达到治疗的目的。用于治疗年龄相关性黄斑变性、糖尿病黄斑水肿等。

2. 雷珠单抗　是人源化重组抗 VEGF 单克隆抗体片段 Fab 部分,对人 VEGF 的所有异构体都具有特异性和亲和力,抑制 VEGF,从而抑制新生血管形成及血管渗漏。本品于 2006 年起用于临床,玻璃体腔注射给药 0.5mg,每个月 1 次。用于治疗湿性年龄相关性黄斑变性。

3. 阿柏西普　是一种重组融合蛋白,能够抑制同源性 VEGF 受体的结合和活化,抑制新生血管形成。2011 年起批准其用于治疗湿性年龄相关黄斑变性。推荐剂量是 2mg（0.05ml）玻璃体内注射,前 12 周（或 3 个月）每 4 周（或 1 个月）1 次,随后每 8 周（或 2 个月）1 次。

（七）血管收缩药和减充血药

血管收缩药（vasoconstrictors）和减充血药（decongestants）中常含有 0.123% 麻黄碱、0.12% 去氧肾上腺素或 0.05%~0.15% 四氢唑啉,可收缩结膜表层血管,减轻或消除眼红;还可减轻因烟雾等引起的眼部刺激症状和眼痒。

（八）人工泪液和眼用润滑剂

人工泪液（artificial tears）和眼用润滑剂（eye lubricant）的配方中含有甲基纤维素、聚乙烯醇、凝胶等,这些药物在干燥性结膜角膜病变中疗效显著。

（九）诊断用的染色剂

在眼科临床中,需用一些诊断用染色剂（diagnostic dye solutions）帮助诊断。2% 荧光素钠溶液单次滴眼或滤纸条染色于结膜囊,有助于发现角膜浅层的损伤;10% 荧光素钠静脉注射进行荧光素眼底血管造影,可发现眼底的一些病变。吲哚菁绿可用于脉络膜疾病和某些视网膜疾病的诊断与鉴别诊断,如视网膜色素变性,脉络膜新生血管,脉络膜肿瘤,脉络膜炎,年龄相关性黄斑变性和眼底营养不良性疾病等。干燥性结膜角膜病变时,损伤的结膜和失活的角膜上皮可被 1% 孟加拉红着染,有助于诊断。

第二节　眼　科　激　光

要点:

1. 用于眼科临床治疗的激光机根据激光的作用原理,大致可以分为光热效应激光治疗机、光电离效应激光治疗机和光化学效应激光治疗机。

2. 激光周边虹膜切除术适用于早期闭角型青光眼以及葡萄膜炎、白内障手术等造成的瞳孔阻滞等。

3. 全视网膜光凝适用于增殖期糖尿病性视网膜病变、缺血型视网膜中央静脉阻塞合并视网膜新生血管或眼前段新生血管、严重或广泛的视网膜静脉周围炎。

激光在眼科各领域已被广泛应用,例如眼底疾病、青光眼、白内障术后、屈光不正等。但是激光治疗是一种有创性治疗,应了解激光治疗的原理和适应证,做到规范性使用。

一、眼科临床激光的发展简史

眼科临床激光的诞生起源于视网膜的阳光灼伤,1949 年 Meyer-Schwickerath 使用各种仪器利用阳光在视网膜上产生治疗性的凝固斑。1950 年,Moran-Salas 论证了 Meyer-Schwickerath 的发明。1956 年,Meyer-Schwickerath 等制作了高压氙光的光凝固机,氙光通过直接检眼镜发射到眼内需要治疗的部位(图 22-1)。

1960 年 Maiman 制作了光学的微波发射器,使用红宝石产生 200 微秒脉冲的红光能量,波长649.3nm,光斑很小,光强可变。1961 年,红宝石光凝机投入生产并用于动物眼,第 2 年用于人眼。

1965 年,纽约哥伦比亚大学 L'Esperance 开始考虑用氩离子激光作为光源,1968 年用于人眼试验,1971 年进入市场销售(图 22-2)。

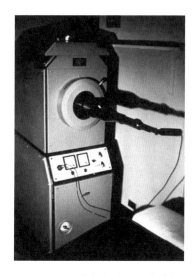
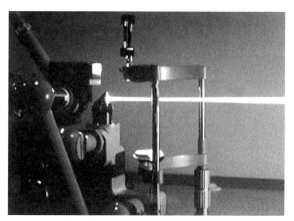

图 22-1　眼底氙光光凝固治疗机　　图 22-2　氩离子激光机发出的激光呈束状,方向性好

1971 年,哥伦比亚大学研制了 YAG 倍频激光,次年又研制了氪红激光。之后出现了氩氪组合激光。

1971 年,Beckman 应用二氧化碳激光在动物眼上做角膜切开和巩膜切开。利用激光产生的光雾化作用切除肿物,在青光眼上做激光环钻术(1979)。

1973 年,Krasnov 在青光眼治疗中引入 Q 开关的红宝石激光进行小梁网的治疗,Hager 使用氩激光进行相同的治疗,1979 年发展为激光小梁成形术。那时氩激光和红宝石激光还分别用于进行激光虹膜切除术。但是上述两种激光均为热效应激光,只能在小光斑和高能量下产生的微小穿通孔达到治疗目的,由于孔小加上热效应,孔很容易闭合。

多波长激光是一种波长连续可调的激光,1975 年 Burlamacchi 开始从事有关的研究,最初的染料激光性能不稳定,直到 20 世纪 90 年代初,多波长激光治疗仪逐渐广泛使用。

1981 年,Q 开关的掺钕钇铝石榴石激光(neodymium-yttrium,aluminum,garnet;Nd:YAG)把眼科激光带入了新的领域。用极短的激光能量脉冲对膜性组织进行爆破或切开,替代了很多手术。

1983 年,Stephen Troke 发现 193nm 紫外辐射的氟氩准分子激光可精确地切削角膜而邻近组织无热损伤反应,从而研究用准分子激光改变角膜的前表面曲率来矫正近视、远视和散光,为现代激光眼屈光外科手术奠定了基础。1989 年,McDonald 及 Seiler 分别首次用波长为 193nm 的准分子激光开始准分子激光屈光性角膜切削术。美国 FDA 随诊 2 年的临床验证表明其安全有效。

20 世纪 90 年代初,利用半导体将波长 1 064nm 的 Nd:YAG 激光倍频后制成热效应的 532 激光和810激光。同时各种热效应激光适应玻璃体手术的发展增加了眼内激光光导纤维,通过玻璃体手术的巩膜切口,引入眼内进行光凝。半导体810激光还增加了穿透巩膜的睫状体激光和视网膜激光光纤。810激光的光纤还可以通过眼内镜对睫状体进行光凝。

二、眼科激光的种类

激光来源于激发的光辐射(light amplification by stimulated emission of radiation,LASER)。激光输出平行,伸展呈束状,单色性及方向性好,可以极高的功率进行照射。

（一）激光工作原理

眼科临床用于治疗的激光机大致可以分为光热效应激光治疗机、光电离效应激光治疗机和光化学效应激光治疗机。

1. 光热效应　特指靶组织在吸收了激光能量后局部升温,使组织的蛋白质变性凝固,也称为光凝固效应。主要用于治疗眼底病。

2. 光电离效应　光电离效应激光是一种高能巨脉冲激光(Q开关,9~10秒),瞬间照射组织后,可使组织发生电离,产生等离子体,其强大冲击波可使组织裂解,从而达到切割的目的。主要用于眼前段疾病的治疗,如虹膜造孔、晶状体后囊膜切开。

3. 光化学效应　指激光照射到组织后,使其分子键被打断,从而达到切割组织的目的,准分子激光行角膜切削术治疗近视等即为此效应。

（二）发射激光的工作物质

发射激光的工作物质有气体,如氩离子(Ar^+)、氦红激光、He-Ne激光;固体,如Nd:YAG、红宝石晶体;半导体,如810眼科激光、532眼科激光等。半导体激光由于体积小,不需要制冷,造价低,近几年的市场占有率越来越高。另外,运用于近视治疗的准分子激光近些年的发展也十分迅速。准分子激光是受激二聚体(惰性气体和卤素)所产生的激光,其中氩氟(ArF)混合物作为工作气体已广泛用于激光屈光性角膜手术。

三、青光眼的激光治疗

近年来,激光在青光眼领域的应用,为青光眼治疗开创了新局面,多种术式相继问世,各种类型和各阶段的青光眼均可采用激光治疗,通过光化学效应、光热效应、光电离效应或压强效应,激光起到光凝、造孔或切割的临床疗效,从而减少房水生成、改变房水流动方向或增加房水外流等。

（一）激光周边虹膜切除术

激光周边虹膜切除术(laser peripheral iridectomy,LPI)的目的是在虹膜的周边部通过激光切除一个小口,使后房水直接经此切口流入前房,解除因瞳孔阻滞导致的周边虹膜向前膨隆及阻塞前房角,使原来房水排出途径恢复畅通。此操作简便、安全,术后恢复快,远期疗效肯定,近年来,在有激光设备的医院已几乎代替虹膜切除手术用于治疗闭角型青光眼的瞳孔阻滞。

1. 适应证　适用于发病机制为瞳孔阻滞的早期闭角型青光眼,包括急性闭角型青光眼临床前期、前驱期、缓解期、间歇期及部分急性发作期患者,慢性闭角型青光眼虹膜膨隆型,房角开放1/2以上,无视野损害者;葡萄膜炎、白内障手术等造成的继发性瞳孔阻滞等。

2. 操作方式　术前滴入2%毛果芸香碱缩瞳,使周边虹膜变薄,利于激光穿透。表面麻醉后结膜囊内放置接触镜,激光部位通常选择11:00或1:00方位,这样眼睑能遮挡住激光孔,以避免双瞳孔所导致的视觉干扰。尽量取虹膜周边部,可减少对晶状体的损伤及术后切除口与晶状体的粘连,避开角膜老年环及血管翳以利于聚焦。避开12:00处击射,以免术中形成的气泡在此处停留,妨碍手术进行。

3. 主要术式介绍

（1）掺钕钇铝石榴石(Nd:YAG)激光周边虹膜切除术:其作用原理是光电离效应。根据虹膜色素多少及厚度选择能量进行击射,可连续多次。治疗过程中如有出血或大量色素颗粒悬浮影响聚焦,可暂停治疗,改日再行二次治疗。虹膜穿透的指征是大量色素随房水由后房涌入前房,虹膜膨隆缓解,周边前房加深,可见激光孔和晶状体前囊。虹膜孔直径应大于 $200\mu m$。

（2）氩激光周边虹膜切除术:其作用原理是光热效应及电离效应。虹膜色素多少是影响氩激光穿透虹膜的主要因素,浅棕色虹膜容易穿透,深棕色虹膜难以穿透。

（3）氩激光及 Nd:YAG 激光联合虹膜切除术:治疗时先用氩激光在选定部位虹膜表面光凝形成激光斑,然后用 Nd:YAG 激光在氩激光形成的光斑上击射,直至穿透虹膜形成足够大的虹膜孔。

文献报道以上 3 种激光虹膜切除术透切成功率均可达 100%,但氩激光击射次数多,一次透切成功率低,较易发生葡萄膜炎、瞳孔变形,虹膜孔的晚期闭合率较高（10%~40%）,Nd:YAG 激光一次透切成功率高,击射次数少,总能量释放少,但常会发生虹膜的少量出血,偶尔有大量出血,妨碍手术完成和继发高眼压。联合术式联合应用了氩激光的光凝效应和 Nd:YAG 的电离效应,既克服了氩激光难以穿透、远期虹膜孔闭合多的缺点,又克服了 Nd:YAG 激光术中易出血的缺点,适宜于我国人群虹膜色深而厚的特点,使治疗时间明显缩短,一次透切成功率提高,术中、术后并发症明显比单独术式低。

4. 术后处理　局部滴用皮质类固醇滴眼剂,每天 4 次,连续 3 天;术后早期继续应用术前的抗青光眼药物,术后 48 小时内监测眼压,必要时加用降眼压药。

5. 并发症　暂时性的眼压升高、前葡萄膜炎症、晶状体混浊、角膜损伤、虹膜出血、虹膜孔闭塞及复视眩光。

（二）激光周边虹膜成形术

激光周边虹膜成形术（laser peripheral iridoplasty,LPI）,又称为激光房角成形术（laser gonioplasty）,可增宽或开放房角,用于青光眼急性发作或作为其他激光治疗的辅助治疗。此种术式安全、有效,但其引起的虹膜构型的改变不是永久性的,术后需定期随访以决定是否需要重复治疗。

1. 适应证　适用于高褶虹膜综合征、急性闭角型青光眼、窄房角的开角型青光眼激光小梁成形术前增宽房角等。

2. 操作方式　术前滴入 2% 毛果芸香碱缩瞳,应用氩激光通过接触镜击射虹膜最周边部,使击射处虹膜收缩、虹膜根部拉平,该处的前房加深。其中以击射处产生虹膜基质收缩而无色素脱落为宜。

（三）激光小梁成形术

激光小梁成形术（laser trabeculoplasty）是治疗开角型青光眼的有效办法,包括氩激光小梁成形术（argon laser trabeculoplasty,ALT）、二极管激光小梁成形术、连续波 Nd:YAG 激光小梁成形术以及最近开始应用的选择性激光小梁成形术。

1. 氩激光小梁成形术　作用机制目前认为包括两方面,一是激光产生的热效应致烧灼区小梁网胶原皱缩和瘢痕收缩,小梁环向心性缩短,进而扩大和再开放小梁网的间隙及 Schlemm 管径,减少房水排出阻力;二是激光可促进小梁细胞的分裂和生长,引起细胞外基质的生物学改变,从而减少房水流出难度。主要用于最大耐受量药物治疗失败的原发性开角型青光眼以及剥脱综合征和色素性青光眼患者。光凝位置为功能小梁和非功能小梁交界处,以免伤害小梁网的滤过区。

2. 选择性激光小梁成形术　通过低能量的倍频 Q 开关 Nd:YAG 激光选择性作用于色素性小梁网,以改善房水的流出通道,从而达到降低眼压、治疗开角型青光眼的目的。其降眼压机制推测为激光激活单核细胞转化为巨噬细胞,从而吞噬小梁碎屑或通过刺激健康小梁组织形成,使房水的流出途径得以改善。目前研究表明,此种方法对小梁结构无凝固性损伤,可重复治疗,疗效明显,是治疗开角型青光眼的又一新措施。

（四）激光滤过手术

近年才开展的新术式,又称为激光巩膜切除术,是通过激光形成小梁网至巩膜外表面的全层巩膜瘘道,达到滤过手术的目的。用于此技术的激光有多种,包括Nd:YAG激光、钬激光和准分子激光等,可采用从小梁网向巩膜表面击穿的内路法或自巩膜表面向小梁网击穿的外路法两种方式进行。其具有操作简易、切除精确、并发症少、可重复进行的优点。

（五）睫状体光凝术

睫状体光凝术是利用激光对睫状体进行凝固、破坏,使房水生成减少以降低眼压。由于此种方法是一种破坏性手术,因此会引起疼痛、炎症、低眼压、玻璃体积血及视力下降等并发症。目前主要用于治疗临床上难以控制的晚期青光眼,如新生血管性青光眼、无晶状体性青光眼、外伤性青光眼以及多次滤过手术失败的原发性青光眼等。其激光方法有经瞳孔睫状体光凝术、经玻璃体内光凝术、经巩膜睫状体光凝术和内镜下睫状体光凝术。睫状体光凝术疗效肯定,与传统的睫状体破坏性手术,如睫状体冷冻、超声波治疗等比较,术后炎症轻,眼压过低及眼球萎缩发生率低,在发达国家已成为治疗难治性青光眼的常用方法。

激光还可用于青光眼患者滤过术后滤过口重建、恶性青光眼的治疗等多方面。激光技术在青光眼治疗领域中的应用大大减少了传统手术给患者带来的痛苦和危险性,节约了医疗费用,但有些术式还有待于进一步完善和探索。

四、眼底病的激光治疗

激光在眼科的应用是从眼底病（ocular fundus disease）的治疗开始的。用于眼底病治疗的激光主要是光热效应激光,包括氩激光（488nm、514nm）、红宝石激光、氪激光（647nm）、多波长激光（560~640nm）、半导体532激光和810激光等。目前,光凝固治疗是临床上最常使用的眼底病激光治疗方法,经瞳孔温热疗法（TTT）和光动力学疗法近年来也发展迅速。

（一）视网膜脉络膜病组织对激光的生物学效应

激光治疗视网膜脉络膜疾病是通过在视网膜脉络膜造成光凝固反应达到的。光凝固（photocoagulation）就是将激光的光能转化为热能,组织加热超过65℃就会发生蛋白的变性,这一过程称为凝固。眼内不同组织对不同波长激光的反应不同,要想达到凝固效应,合理地治疗眼底疾病,要了解眼内不同组织和不同物质对不同波长激光的反应。

1. 不同波长光在眼内组织的穿透性和视网膜色素上皮的吸收性　激光治疗视网膜脉络膜的病变,重要的是选择能够很好穿透眼部屈光组织、同时又能被靶组织很好吸收的激光波长。激光波长400~950nm在眼内的穿透性可达95%。色素上皮和脉络膜在波长450~630nm时吸收率可达70%,随着波长增加,吸收率很快下降（图22-3）。加热色素上皮最有效的光谱部分是在光谱的黄蓝色部分。因而氩（蓝绿）激光和532激光是眼内最常使用的激光光谱。

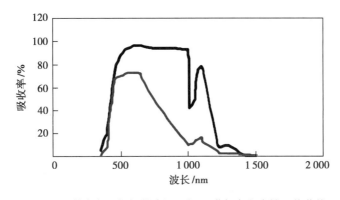

图22-3　激光在眼组织的穿透和视网膜色素上皮的吸收曲线
蓝色代表激光在眼组织的穿透曲线,红色代表视网膜色素上皮的吸收曲线。

2. 血红蛋白的光吸收特性　血红蛋白对不同波长激光的吸收特性不同。在波长400~600nm（蓝到黄的部分）时，血红蛋白有较高的吸收率，而600nm以上（红和接近红外的部分）的波长很少被血红蛋白吸收。当不希望血红蛋白吸收或消耗激光的光能量时，可以选择600nm以上的激光。

3. 视黄醛的吸收特性　视黄醛是视锥细胞的感光色素，对480nm以下的波长有较高的吸收峰，容易造成视黄醛的破坏，为了避免造成视锥细胞的损伤，不主张使用蓝光进行全视网膜光凝。而绿光以上的波长对视锥细胞安全性较好，其中810激光对各种视网膜脉络膜疾病的治疗都有一定疗效。

4. 视网膜脉络膜对不同波长的吸收特性　绿色波长的激光约57%被视网膜色素上皮吸收，47%被脉络膜吸收；黄色激光在视网膜色素上皮和脉络膜的吸收各占50%；红色激光随着波长的增加，被脉络膜吸收逐渐增加。

（二）激光治疗眼底病的波长选择

1. 病变部位

（1）视网膜的血管性疾病：如糖尿病性视网膜病变、静脉阻塞、视网膜静脉周围炎、视网膜裂孔等选择绿色以上的波长，临床多使用绿光。

（2）黄斑区的视网膜水肿：多选择黄色波长，以减少视锥细胞的损伤。如果没有黄色波长也可以选择绿光。

（3）脉络膜病变：如脉络膜新生血管或脉络膜血管瘤、脉络膜黑色素瘤，宜选择红色波长。

2. 病变性质

（1）视网膜出血性疾病：如视网膜静脉阻塞，应选择不易被血红蛋白吸收的波长，如红色波长。

（2）玻璃体少量积血：进行视网膜光凝治疗时应选择红色波长，原理同上。

（3）晶状体核硬化：晶状体内含有类似视黄醛的物质，吸收蓝绿光，此时视网膜的光凝应选择红光。

（4）视网膜微动脉瘤：光凝往往在瘤体上进行，应选择能被血红蛋白较好吸收的波长，如绿光。

（三）光凝固治疗

1. 常数设置和反应分级

（1）光斑大小（spot size）：黄斑区的光凝斑大小一般设置在100~200μm，接近中心凹可以考虑使用50μm，光斑太小容易造成玻璃膜穿孔。黄斑区外的光斑可以设置在200~600μm。脉络膜新生血管的光凝要超过新生血管的边界。肿瘤的光凝范围也要超过肿瘤的边界。

（2）曝光时间（exposure time）：一般在黄斑区内选择0.1秒，黄斑区外选择0.2秒。如果固定光斑大小和激光的功率，较长的曝光时间产生较大的容积，因此在治疗肿瘤时应选择长的曝光时间，可达120秒。

当功率高、曝光时间短时，容易发生爆破效应或穿孔效应，导致视网膜裂孔或玻璃膜孔形成，这是在眼底病激光治疗中应避免发生的。因此，曝光时间也被称为"安全常数"。

（3）激光功率（laser power）：当固定光斑大小和曝光时间时，随着激光功率的增大，反应容积随着增大。光凝时先确定光斑大小和曝光时间，将起始激光功率先放到较小的位置，如50mW，如果光凝无反应，逐渐上调功率，如100mW、150mW、200mW，直至视网膜出现白色的反应灶。

（4）光斑反应分级（gradation）：是基于激光后视网膜脉络膜可见的组织反应。国际上没有统一的分类，国内外临床上大多分为四级（图22-4）。I度依稀可辨，仅仅是视网膜色素上皮的变白；II度是雾状淡灰色反应；III度是灰白色，中央部较白的反应；IV度是致密的熟蛋白样白色反应。全视网膜光凝和视网膜裂孔的光斑反应一般用III度光斑，TTT一般使用I度光斑，黄斑区内的视网膜微动脉瘤激光一般选择II度光斑。IV度光斑应当避免，容易发生局部视网膜坏死和视网膜裂孔。临床最常使用的全视网膜光凝和封闭裂孔使用的是3级光斑（图22-5）。

2. 目的和模式　视网膜脉络膜疾病光凝固治疗的主要目的是通过凝固效应，使视网膜缺血的区域变成瘢痕组织，已出现的新生血管由于得不到足够的氧而消退；使视网膜神经上皮、视网膜色素上

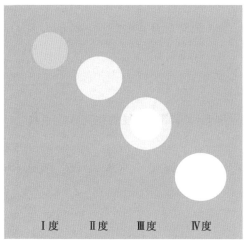
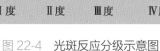

图 22-4　光斑反应分级示意图

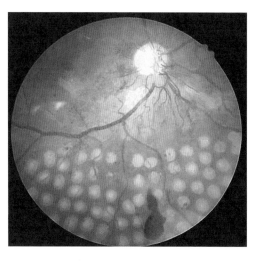

图 22-5　全视网膜光凝的光斑为Ⅲ度光斑

皮和 Bruch 膜产生粘连,增强视网膜色素上皮液体转运功能,促进视网膜下液的吸收,保持黄斑区的结构、功能、血流动力学和流体动力学相对正常;破坏有病变的视网膜血管,减少这些病变血管引起的渗漏。常用的治疗模式有以下几种:

(1)全视网膜光凝(panretinal photocoagulation):是除黄斑区外的视网膜播散性光斑,光斑可密可疏,一般要求光斑间的距离为 1~1.5 个光斑直径。越往周边,光斑的直径可以越大。近黄斑血管弓部的光斑可以为 200μm,远周边部的光斑可以达 500μm(图 22-6)。全视网膜光凝的适应证:①增殖期糖尿病性视网膜病变;②视网膜中央静脉阻塞的缺血型合并视网膜新生血管或眼前段新生血管;③严重或广泛的视网膜静脉周围炎,在视网膜静脉周围炎的治疗中,除了对已形成的无灌注区进行光凝外,重要的是使用糖皮质激素治疗。

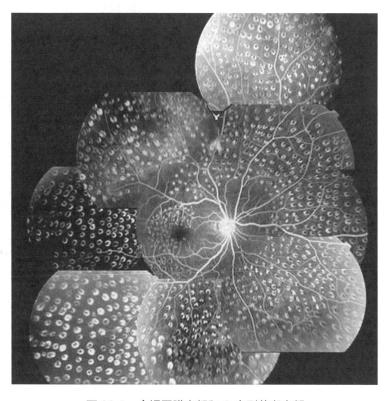

图 22-6　全视网膜光凝和 C 字形黄斑光凝

（2）病变区域的播散光凝和条栅：病变区域的光凝指光凝范围局限在血管阻塞的区域或水肿区域，如：分支静脉阻塞合并视网膜新生血管、静脉周围炎等。光凝新生血管周围的毛细血管无灌注区（图 22-7），或视网膜静脉周围炎的病变血管周围。

（3）微动脉瘤和眼内肿瘤的直接光凝：糖尿病性视网膜病变黄斑区的微动脉瘤合并临床有意义的黄斑水肿，在水肿较轻时也可以采用微动脉瘤的直接光凝，选择黄色激光，光斑大小在 50~100μm，Ⅰ~Ⅱ度光斑，至动脉瘤变色（图 22-8）。激光后几个月，微动脉瘤周围的硬性渗出逐渐吸收。这种方法也适用于黄斑区周围的视网膜大动脉瘤。

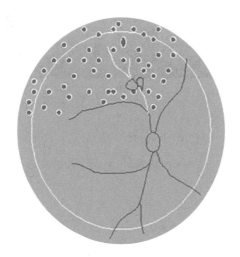

图 22-7　颞上分支静脉阻塞合并新生血管的光凝区域

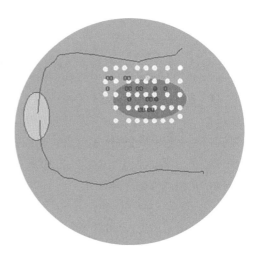

图 22-8　黄斑水肿区域的条栅光凝示意图
蓝色为水肿区，红色为微动脉瘤，白色代表激光光斑。

（4）视网膜裂孔的封闭：视网膜裂孔的光凝适应证为无视网膜下液或极少视网膜下液的裂孔，光斑要包围裂孔，光斑之间不要有裂隙，一般光凝 1~2 排。有少量视网膜下液、光斑无反应或反应差，可以部分包围后，令患者戴孔镜或双眼包扎限制活动，待第 2 天液体量减少后再继续光凝，包围裂孔（图 22-9）。

3. 并发症　光凝固治疗如果波长选择不对或治疗参数选择不当，不仅不能治愈原发病，还会导致一些并发症的产生，如：

（1）玻璃体积血：常发生在玻璃体已存在少量积血时，选用波长短的蓝光或绿光，血细胞内的血红蛋白吸收蓝绿光的能量引起玻璃体收缩，牵拉视网膜新生血管，导致玻璃体积血。

（2）视网膜裂孔：发生在设置常数不当时，如曝光

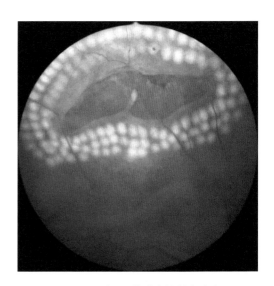

图 22-9　视网膜裂孔的激光光斑

时间短、功率选择高，产生爆破效应，也可以造成 Bruch 膜破裂。视网膜的裂孔可以导致视网膜脱离。

（3）脉络膜脱离：发生在视网膜接受大面积光凝时，特别是肾功能较差的患者。

（4）虹膜灼伤：发生在使用蓝激光和绿激光，特别是使用三面镜时，激光进入眼内时被虹膜的色素吸收导致虹膜的片状萎缩。

（5）牵拉性视网膜脱离：发病原因同玻璃体积血，玻璃体的血细胞吸收蓝色或绿色激光引起玻璃体收缩，也可以产生牵拉性视网膜脱离。

（四）TTT 和光动力学疗法

除了光凝固治疗外，TTT 和光动力学疗法在眼底病的激光治疗中也具有重要价值。TTT 是近几年来发展起来的激光调理方法。运用半导体近红外激光形成的热能，经瞳孔将热能输送到脉络膜、色素上皮或视网膜病变区，使局部温度升高，治疗眼部疾病。TTT 激光不易被组织吸收，且为长脉冲低升温过程，对邻近组织和神经感觉上皮损伤小，对脉络膜黑色素瘤的治疗效果远优于光凝固治疗。

光动力学疗法是将光敏剂通过静脉注入血流中，当药物循环到视网膜时选择光敏剂的最大吸收光的波长照射，激活光敏剂继而损坏失常的新生血管。光动力学疗法主要用于老年性黄斑变性引起的脉络膜新生血管的治疗，是现有对正常结构损伤最小的激光调理方法。

各种激光术式的发展为眼底病开辟了广泛治疗的前景，大大降低了眼底病的致盲率。

第三节　眼科内镜技术

要点：

1. 眼科内镜有多种应用，如青光眼睫状体光凝、人工晶状体植入手术、玻璃体手术、眼内光凝术等，以及用于泪道及眼眶疾病的检查及治疗。

2. 眼科内镜手术目前最常应用在鼻内镜和泪道内镜。

近年来，内镜技术在眼科检查及治疗中应用广泛，应了解内镜技术的使用范围，使眼科治疗更加微创和高效，微创技术是当今外科学的潮流。目前眼科内镜正向多功能、立体内镜方向发展，例如连有二极管激光的内镜可以准确地行睫状突光凝，也可以代替玻璃体切割系统的导光纤维，做到一体两用。

一、内镜在内眼手术中的应用

1. 青光眼睫状体光凝　经玻璃体睫状体光凝是治疗难治性青光眼的有效方法，可以确保光凝的位置、数量，并能观察到反应情况。

2. 人工晶状体植入手术　可使术者直视下完成后房型人工晶状体缝线固定术，并将人工晶状体准确固定于睫状沟内。

3. 玻璃体手术和眼内光凝术　对伴有严重角膜混浊的眼内炎等患者，可及时行玻璃体切割手术治疗；也应用在取出后段眼内异物手术中。

二、内镜在外眼手术中的应用

泪道、眼眶内镜手术主要包括泪小管撕裂吻合术、内镜联合泪道置管术、内路鼻腔泪囊吻合术、鼻腔造孔术、眼眶减压术、视神经减压术、眼眶内壁骨折修复和眼整形手术等。

（一）内镜在泪道疾病中的应用

由于泪道结构的隐蔽性，传统的治疗方法手术难度大，治疗效果不理想，并发症多，且会形成面部瘢痕。如今，我们可以使用内镜直接地观察到泪道黏膜、泪道内壁的细节，在直视下进行操作，治疗效果良好，如内镜下泪囊鼻腔吻合术等，使泪道疾病的诊断和治疗有了划时代的进步。

（二）内镜在眼眶疾病中的应用

眼眶是呈四棱锥体形的狭小空间，内有眼球、眼外肌、视神经等重要结构，越向眶后部和眶尖空间越小，神经血管也越密集。这样的解剖特点，决定了内镜手术在眼眶手术中的广泛应用。

1. 眼眶肿瘤切除　对于传统手术入路难以达到的，位于眶尖部、视神经管内的肿瘤，术者可在内镜直视下进行操作，视野清晰，同时克服了传统外路手术损伤大、并发症多、面部易留瘢痕等缺点，使手术定位更准确、操作更具目的性。例如，切除靠近眶上缘的眼眶顶肿瘤病变时，病变部位往往难以暴露,很多时候需要打开眶骨才能清楚暴露术野。使用内镜就能够清楚看到位于眶上壁前部的病变,在影像介导下保留了眼睑,避免了手术器械反复出入眼带来的副作用,出血量少,术后恢复快。

2. 眼眶减压治疗甲状腺相关性眼病　使用内镜手术进行眼眶减压治疗,能够显示传统手术无法观察到的死角,扫除了手术盲区,拓宽手术视野。治疗后患者眼球突出均得到明显回退,有效改善患者眼部外观。

3. 其他　内镜还可用于眼眶骨折整复、视神经减压、眉下垂矫正,以及取出深处的眶内异物等。

（三）内镜眼眶手术相关问题

1. 眶内腔隙的限制　内镜手术的一个先决条件就是具备一个可安全扩大的空间,内镜手术的广泛应用也正是因为鼻腔以及鼻窦符合这项先决条件。目前,仍无法形成眶脂肪内的可视腔隙,直接经眼眶使用内镜存在局限。

2. 并发症　常见的并发症包括眼外肌损伤引起的斜视以及复视,视神经的损伤导致视力下降甚至丧失,泪道系统的损伤以及眼眶内血肿、气肿等。

3. 前景　内镜下手术的优点在于照明度好、放大倍率高、创伤小以及良好的手术视野。因此无论是经鼻内镜手术还是经眼眶内镜手术,内镜在眼眶手术中的应用不但解决了许多眼眶手术中存在的手术盲区问题,还改变了一部分眼眶疾病的治疗模式以及治疗内容。采用内镜通过筛窦入路可以很好地实施眼眶内下方和眶尖的手术。内镜下手术与传统的眶外侧切开术或开颅手术相比,缩短了住院时间。内镜在眼眶手术中的应用还体现在手术教学方面。在内镜下,指导者能够从监视器上看到学习者手术的过程并进行指导,术后还可对手术录像进行点评。随着内镜技术的发展,眼眶内镜微创手术将得到进一步的应用。

思考题

1. 为什么治疗细菌性眼内炎最重要的给药途径是玻璃体腔内注射?
2. 光凝固治疗的激光可以用于哪些疾病?
3. 简述内镜在眼部手术的局限性。

（张　妍）

第二十三章
眼科基础研究相关知识

扫码获取
数字内容

眼科基础相关研究涉及范围极其广泛,几乎涉及生命科学的各领域,眼作为一个视觉器官,是全身的一部分,很多疾病与全身状态相关,互相影响,同时又有其自身特点,除眼的解剖特点以外,眼的健康与否与视功能密切相关。随着眼科学发展的需要,迫使眼科基础相关研究越来越广泛、越来越深入,这些眼科基础相关的研究又推动了眼科学的更快发展,解决了过去很多眼科临床不能解决的问题,开辟了新的途径,展现了更广阔的前景。很多眼病由先天性遗传基因所致,基因诊断与治疗使得解决这些疾病成为可能,已经在眼科临床取得了巨大成效。干细胞在眼科疾病中的应用日趋增加,在很多眼科疾病中效果显著。随着生物医学材料的发展,在眼科临床中的应用已必不可少,人工晶状体是一个很好的例子,已经给成千上万白内障患者带来了光明。眼科人工智能和人工视觉也是近年来的研究热点,这为目前的一些视网膜视神经疾病带来了曙光。眼科基础相关研究已成为眼科医务工作者科研及临床工作中重要的一部分,增加眼科基础研究相关知识的学习与认识,有助于更好地服务于眼科临床工作。

第一节　眼病基因诊断与基因治疗

要点:

1. 基因诊断的基本原理是检测相关基因的结构及其表达功能特别是 RNA 产物是否正常,狭义的基因诊断为 DNA 分析,广义的分子诊断包括 DNA、RNA 和蛋白质的分析。

2. 基因诊断的基本方法包括:遗传咨询、产前诊断、携带者筛查、突变基因筛查。

3. 眼病基因定位与基因诊断取得了很大进展。由基因突变或变异引起的眼病可分两大类:单基因遗传病与多基因遗传病。绝大多数眼遗传病属于单基因遗传病。

4. 基因治疗主要包括基因修正、基因增强、基因失活、免疫调节、耐药基因治疗、自杀基因治疗。

一、基因诊断

（一）概述

传统上对疾病的诊断主要是依据疾病的表型改变,但在许多情况下,表型改变并非特异的,而且表型改变通常在疾病发生后的一段时间才出现,因此常常不能作为及时的疾病诊断方法。基因诊断是以检出人类致病基因或者病原体基因型为目的的诊断方法。它应用现代分子生物学和分子遗传学的方法,直接检测基因结构及其表达水平是否正常,从而对人体状态和疾病做出临床诊断或辅助诊断。相对于针对表型的经典临床检验方法,基因诊断可明确地回答某些临床医学问题。

基因诊断的基本原理就是检测相关基因的结构及其表达功能特别是 RNA 产物是否正常。由于 DNA 的突变、缺失、插入、倒位和基因融合等均可造成相关基因结构变异,因此可以直接检测上述的变化或利用连锁方法进行分析,这就是 DNA 诊断（DNA diagnosis）。对表达产物 RNA 质和量变化的分析为 RNA 诊断（RNA diagnosis）。对于肿瘤等多基因遗传性疾病,疾病相关基因的蛋白质产物也可以作为监测的靶点。因此,狭义的基因诊断为 DNA 分析,广义的分子诊断包括 DNA、RNA 和蛋白质的分析,这些与疾病密切相关,可用于基因（分子）诊断的特定基因（分子）异常改变,也称之为生物分子标记物。

（二）基因诊断的一般原则和基本方法

基因诊断的基本方法包括：遗传咨询、产前诊断、携带者筛查、突变基因筛查。突变基因筛查可以直接检测出分子结构水平和表达水平是否异常，从而对疾病做出判断。它主要分为两类。①直接诊断：通常使用基因本身或紧邻的 DNA 序列作为探针，或通过 PCR 扩增产物，以检查基因有无突变和缺失等异常，它适用已知基因异常的疾病。②间接诊断：当已知致病基因但其异常尚属未知时，或致病基因本身尚属未知时，也可以通过对受检者及其家系进行连锁分析，以推断前者是否获得了带有致病基因的染色体。

基因诊断的重要环节，包括基因诊断的样本收集和保存以及基因诊断方法的选择。

1. 基因诊断的样本收集和保存　一般而言，任何具有细胞核的细胞均可作为基因诊断的送检样品，例如外周血白细胞、口腔黏膜细胞、活检标本、石蜡包埋的组织块、沉淀细胞（唾液、痰液、尿液、羊水细胞、绒毛细胞以及进入母体循环的胎儿细胞）等。

被检测样品的收集、处理和保存首先需要保证不妨碍分子检测实验的最佳使用。而且，尽量保证每一份样品都被预先保留一部分，以备进一步分析和验证的需要。通常，DNA 样品可以长期保存于-20℃，而用于分离制备 RNA 和蛋白质的样品必须保存于-70℃或者液氮中。规范管理的组织样品库是疾病诊断最基本的资源保障。

2. 基因诊断方法的选择　根据检测对象的不同，基因诊断可以分为 DNA 诊断、RNA 诊断和蛋白质诊断。DNA 诊断主要包括：Southern 印迹（Southern blotting）、聚合酶链反应（polymerase chain reaction，PCR）、等位基因特异的寡核苷酸探针（allele-specific oligonucleotide probe，ASO probe）杂交、限制性片段长度多态性（restriction fragment length polymorphism，RFLP）、核酸测序分析及基因芯片（gene chip）。RNA 诊断主要是分析基因的表达功能，检测转录物的质和量，以判断基因转录效率的高低和转录物的大小。诊断方法主要包括：Northern 印迹（Northern blotting）、反转录 PCR（reverse transcription PCR，RT-PCR）、原位杂交技术（in situ hybridization，ISH）。蛋白质分析主要包括：免疫组织（细胞）染色、免疫印迹分析（immunoblotting）、蛋白质双向电泳（two-dimensional electrophoresis）、基质辅助激光解吸飞行时间质谱（matrix-assisted laser desorption/ ionization time-of-flight mass spectrometry，MALDI-TOF MS）、组织芯片（tissue chip）。

（三）眼病的基因诊断

近年来，眼病基因定位与基因诊断取得了很大进展。由基因突变或变异引起的眼病可分两大类：单基因遗传病与多基因遗传病。绝大多数眼遗传病属于单基因遗传病，如视网膜色素变性、先天性白内障、角膜营养不良等。此类遗传病大多已做出基因定位，部分已找到致病基因，而且个别疾病正在进行基因治疗的探索与临床试验。单基因遗传病的基因定位主要是对大家系做连锁分析，确定基因在染色体上的位置；然后对该区域内的诸多基因做进一步研究，找出确切的致病基因。此外，也可按已知基因的功能选定一个或几个可能的基因，对患者和正常人进行研究，以确定或排除该基因。多基因遗传病指一种病由多对基因共同决定，且与环境因素有关，例如年龄相关性黄斑变性（AMD）、单纯近视、共同性斜视等。多基因遗传病的定位比较困难，目前常用关联分析法，即对大组患者与正常人抽血测定全基因组多个 SNP 的多态性与疾病的关联，据之判断。

1. 先天性角膜异常

（1）小角膜：指出生婴儿角膜直径 <9mm 或成人角膜的横径 <10mm。可单眼也可双眼，无性别差异。为常染色体显性遗传或常染色体隐性遗传，已知致病基因列于表 23-1。

表 23-1　小角膜的已知致病基因

遗传方式	致病基因
常染色体隐性遗传	*CRYBB1*，*BCOR*，*CTDP1*，*WNT3*
常染色体显性遗传	*MACOM*，*GJA8*，*SLC16A12*，*CRYAA*，*CRYGD*，*CRYGC*，*CRYBA4*，*PAX6*

（2）大角膜：指角膜水平直径 >13mm，不伴其他眼病，无进展性扩大的先天性角膜发育异常。本病多为 X 连锁遗传，致病基因为 *CHRDL1*，部分病例为常染色体隐性遗传，已知的致病基因为 *LTBP2* 和 *MGC1*。

（3）圆锥角膜：指角膜中央部分进行性变薄，呈圆锥样突起，伴高度不规则散光的先天性发育异常。其确切病因不明，可能由多因素所致，如遗传因素、内分泌因素。本病为常染色体显性或隐性遗传，已知致病基因列于表 23-2。

表 23-2　圆锥角膜的已知致病基因

遗传方式	致病基因
常染色体隐性遗传	*EMP3*，*RAB3*，*GAP1*，*UBXN4*，*ZNF492*，*SOD1*，*TGFB1*，*ADH1B*，*KLF6*，*COL4A1*，*COL4A3*，*COL4A2*，*COL4A4*，*MIR184*，*IL1B*，*ITGB1*，*SP1*，*HGF*，*FLG*，*SPARC*，*TGFB2*，*SOD3*，*SLPI*，*DSG3*，*S100A2*，*AQP5*，*CRB1*，*CLC*，*COL8A2*，*AIPL1*，*COL8A1*
常染色体显性遗传	*VSX1*

（4）角膜营养不良：是一种累及双眼的原发性进行性角膜病变。原发于角膜，很少伴随其他眼部病变或全身病变，起病大多在 20 岁以前。

角膜营养不良多数为常染色体显性遗传，少数为常染色体隐性遗传。对本病的深入研究已经发现了众多遗传性角膜变性的致病基因。已知致病基因如表 23-3 所示。

表 23-3　角膜营养不良的已知致病基因

遗传方式	致病基因
常染色体隐性遗传	*CHST6*，*M1S1*
常染色体显性遗传	*KRT12*，*KRT3*，*TNF*，*CDB2*，*TGFBI*，*CAT*，*GSN*，*TACSTD2*，*PG*，*SLRR*，*UBIAD1*，*PIKFYVE*，*SLC4A11*，*ZEB1*，*VSX1*，*COL8A2*

2. 先天性白内障　先天性白内障是指患者由先天遗传或发育障碍引起的出生即有的白内障，在我国的发病率为 0.5%。该病可导致婴幼儿失明或弱视，失明儿童中有 22%~30% 为先天性白内障所致。

先天性白内障多为单基因遗传，目前已知的遗传方式有常染色体显性遗传、常染色体隐性遗传，X 连锁的遗传方式，最常见的遗传方式为常染色体显性遗传，所占比例为 73%。我们收集了先天性白内障相关的基因列在表 23-4 中。

表 23-4　先天性白内障的已知致病基因

遗传方式	致病基因
常染色体隐性遗传	*FAM126A*，*CTDP1*，*SIL1*，*GFER*，*ERCC2*，*ERCC3*，*ERCC6*，*ERCC8*，*GTF2H5*，*MPLKIP*，*FYCO1*，*AGK*，*PEX11B*，*RECQL4*，*FKRP*，*FKTN*，*ISPD*，*LARGE*，*POMT1*，*POMT2*，*CYP1B1*，*ABHN5*，*WRN*，*GALE*，*GALK1*，*GALT*，*B3GALTL*，*MAN2B1*，*CDH23*，*CLRN1*，*GPR98*，*MYO7A*，*PCDH15*，*USH1C*，*USH1G*，*USH2A*，*CYP27A1*，*OAT*，*MVK*，*POLR3A*，*POLR3B*，*CRYBB3*，*JAM3*，*RAB18*，*RAB3GAP2*，*RAB3GAP1*，*TBC1D20*
常染色体显性遗传	*FTL*，*CRYAA*，*PAX6*，*FOXC1*，*PITX2*，*RPL5*，*RPL11*，*RPL35A*，*RPS7*，*RPS10*，*RPS17*，*RPS19*，*RPS24*，*RPS26*，*CNBP*，*DMPK*，*FBN1*，*DES*，*LDB3*，*MYOT*，*NF2*，*APP*，*CST3*，*ITM2B*，*CRYBA1*，*BFSP2*，*CRYBA2*，*CRYGD*，*GJA8*，*CRYBB2*，*CRYGC*，*PITX3*，*TMEM114*，*MAF*
X 连锁遗传	*OCRL*，*NHS*，*BCOR*，*NDP*，*CLCN5*

3. 青光眼　先天性青光眼是指由于胚胎发育异常，房角结构先天变异而导致的房水排出障碍导致的青光眼。一般发病较早，约 90% 的患者在 1 岁内发现，出生时或婴儿期发生高眼压。本病认为是由胚胎发育期眼球的前房角和小梁网的发育不良所致，而不伴有其他眼球的发育异常。

目前普遍认为先天性青光眼呈常染色体隐性遗传,但有些现象不能得到解释。例如先天性青光眼具有明显的性别倾向,男性患者约为女性患者的 2 倍;患者的同胞及家族成员的患病率小于常染色体隐性遗传的理论值;有些家系出现连续相传的现象,所以关于该病的遗传方式仍存在诸多争议。目前已知的先天性青光眼的相关基因有 *CYP1B1*、*LTBP2*、*MYOC*、*GLIS3*、*POMGNT1*、*TDRD7*、*FOXE3*。

4. 先天性无虹膜   先天性无虹膜是一种临床罕见的眼部发育性疾病,以全部或部分虹膜缺失为特征,并伴有其他眼部异常,包括眼球震颤、白内障、青光眼和中心凹发育不良等。约 2/3 的先天性无虹膜病例是家族性的,且具有很高的外显率,但表现度不一。另外 1/3 的病例没有家族遗传史的散发病例,一些散发无虹膜病例会同时伴有泌尿生殖系统先天异常和智力发育迟缓,称为 AGR 综合征。同时合并有 WILMS 瘤者,称为 WAGR 综合征。

基于基因连锁组合分析、基因定位分析和细胞遗传学分析,发现引起无虹膜的基因定位于 11 号染色体短臂 1 区 3 带。*PAX6* 基因被证明是先天性无虹膜疾病的致病基因。

5. 视网膜母细胞瘤(RB)   RB 是一种起源于视网膜胚胎性核层细胞的恶性肿瘤,是儿童最常见的眼内恶性肿瘤,可以有家族史,但多数为散发病例,对视力和生命有严重危害。*Rb* 基因定位于 13q14,全长约 180kb,共 27 个外显子,转录成一条长 4.7kb 的 mRNA,具有编码 928 个氨基酸的 Rb 蛋白。Rb 蛋白是人体所有细胞生长、发育和癌变的主要调控者,在多数视网膜母细胞瘤中,Rb 蛋白的表达降低或者缺失。

视网膜母细胞瘤基因突变的类型包括:

(1)大片段缺失,即大片段 *Rb* 基因缺失,缺失断裂点可以出现在整个 *Rb* 基因范围内。

(2)在基因表面序列中插入或者缺失几个碱基,引起阅读框的移位。

(3)点突变

1)错义突变:基因结构中某个碱基为另外一个碱基所取代,导致蛋白质分子中相应位置的三维氨基酸序列的改变。

2)无义突变:在基因编码区发生点突变后形成终止密码,使翻译过程提前结束,导致肽链缩短。

6. 先天性眼球震颤   先天性眼球震颤(CN)是一种原因不详、难以治疗的先天性眼病。CN 有多种遗传方式,可分为 X 连锁遗传、常染色体显性遗传和常染色体隐性遗传。CN 的确切病因尚未完全阐明,被认为与遗传因素、环境因素和局部因素等密切相关。

CN 的发病具有很高的遗传异质性,已经发现多个致病基因座,包括 Xq26-q27、Xp11.4-p11.3、13q31-q33 和 6p12。

7. 近视   近视是一种常见的眼病,有中低度近视(屈光度为 –6.00D)和高度近视(屈光度 ≥–6.00D)之分。

目前研究表明中低度近视为多基因遗传病,是由环境因素和遗传因素共同作用的,后天环境的影响与近视的形成有很大关系。经过大量流行病学调查和大规模的家系调查后,目前认为高度近视部分为单基因遗传(常染色体隐性、常染色体显性、X 连锁遗传),部分可能是多基因遗传(环境与遗传共同作用),目前致病基因大多不明。国内外学者已应用连锁分析及全基因组关联等方法找到一些与近视发生相关的基因,如 *GR1A4*、*KCNQ5*、*RDH5*、*LAMA2*、*BMP2*、*SIX6*、*PRSS56*、*GJD2*、*RASGRF1*、*ZNF644*、*SCO2*、*LEPREL1*、*LRPAP1*、*SLC39A5*、*CCDC111*。

8. 夜盲   夜盲是在暗环境下或者夜晚视力很差或完全看不见东西的一类眼病。造成夜盲的根本原因是视网膜视杆细胞缺乏造成视紫红质的原料或视杆细胞本身的病变而不能合成视紫红质。

与遗传有关的先天性夜盲包括原发性视网膜色素变性、先天性静止性夜盲、原发性夜盲、Leber 先天性黑矇、结晶状视网膜变性、白点状视网膜变性等。此外,还与 Usher 综合征、血 β 脂蛋白缺乏症、Refsum 病、Cockayne 综合征、Kearns-Sayre 综合征、Bardet-Biedl 综合征、Laurence-Moon 综合征、黏多糖增多症、Battern 综合征以及 Friedreich Ataxia 综合征等疾病有关。

目前研究比较多的是原发性视网膜色素变性,具有明显的遗传异质性,其遗传类型多种多样,包括常染色体隐性、常染色体显性和 X 连锁隐性遗传。其中常染色体隐性遗传约占 60%,常染色显性遗传占 10%~25%,X 连锁隐性遗传占 5%~18%,其他还有一些散发的病例存在。

9. **色盲(color blindness)** 色觉是人类视觉的基本功能之一,其中色觉异常分为先天性和后天性两大类。后天性色觉异常多在一些眼病后发生,如视网膜和脉络膜疾病常有黄蓝色觉异常,在视神经疾病多为红绿色觉异常。先天性色觉异常又称为色盲,由一些影响正常视锥细胞功能的基因突变所致。色盲主要包括如下类型:全色盲、红色盲、绿色盲与红、绿色弱、蓝色盲与蓝色弱。

10. **线粒体病——Leber 遗传性视神经病变(LHON)** 线粒体是细胞内的一个重要细胞器,是细胞的氧化中心和动力站。线粒体拥有自己的遗传系统。一个细胞内约有 1 000 个线粒体,而每个线粒体中有 5~10 个线粒体 DNA(mitochondrial DNA,mtDNA),因此一个细胞内有成千上万个线粒体拷贝。从 1988 年 Wallace 等在 LHON 患者的 mtDNA 中发现了 mtDNA 的缺点和点突变以来,mtDNA 引起的人类疾病相继被发现。

LHON 是一种主要累及视盘黄斑束纤维,导致视神经退行性病变的母系遗传性疾病。本病遗传方式特殊,属于线粒体基因缺陷引起的母系遗传,即该病只能通过女性传递,女性患者或携带者将病传给子代,男性患者的后代不发病。本病男女患病有所差异,在我国男女患病率比例为 6:4。目前报道与 LHON 有关的位点有 50 多个,其中 90% 以上的 LHON 由 *G11778A*、*G3460A* 和 *T14484C* 三个原发位点突变中的一个所致。瞿佳等对我国 LHON 家系研究,陆续在 *ND6*,*ND1*,*ND5* 及 *ND4* 基因上发现多个突变位点。目前已知致病基因为 *ND1*,*ND2*,*ND4*,*ND5*,*ND6*,*ND4L* 和 *ND3*。

11. **先天性眼外肌纤维化** 先天性眼外肌纤维化(congenital fibrosis of the extraocular muscles)是一种先天性双眼或单眼眼外肌肉、筋膜发育异常。几乎所有的眼外肌被纤维组织代替,患者的眼外肌无法控制眼球的运动。

大多为常染色体显性遗传,也有个别散发病例为常染色体隐性遗传(表 23-5)。

表 23-5 先天性眼外肌纤维化的已知致病基因

遗传方式	致病基因
常染色体隐性遗传	*PHOX2A/ARIX*
常染色体显性遗传	*TUBB3*,*KIF21A*,*FEOM4*,*TUKLS*,*PHOX2A*,*TIMP1*,*KANK1*,*BMP4*,*TIMP2*,*SSPN*

12. **年龄相关性黄斑变性** 年龄相关性黄斑变性(AMD)是一种与年龄增长有关的黄斑区结构的衰老性改变。该病的特征包括视网膜色素上皮病变、黄斑区 Bruch 膜、玻璃膜疣形成、光感受器萎缩、脉络膜新生血管化等,最终导致中心视力下降或丧失。

AMD 的病因和发病机制尚不清楚,流行病学调查提示年龄、性别、吸烟、代谢障碍等是 AMD 发病的一些危险因素。家族聚集现象的存在和基因变异关联研究等均表明遗传因素在 AMD 的发病过程中起重要作用。研究人员应用全基因组关联分析研究 AMD,陆续发现一些 AMD 的致病基因或易感基因。目前研究较多的基因是 *CFH* 和 *ARMS2/HTRA1Z*。对病例-对照的人群中关联分析显示,*CFH* 基因的第 9 号外显子中一个 SNP 位点 rs1061170 就是 AMD 的一个易感位点。目前已知的年龄相关性黄斑变性的易感基因为 *ABCA4*,*APOE*,*ARMS2*,*ASPM*,*BEST1*,*C2*,*C3*,*CETP*,*CFB*,*CFH*,*CFHR2*,*CFHR4*,*CFHR5*,*CFI*,*CX3CR1*,*ELOVL4*,*ERCC6*,*F13B*,*FBLN5*,*HMCN1*,*HTRA1*,*LIPC*,*MAP2* 和 *TIMP3*。

13. **眼球后退综合征** 眼球后退综合征(retraction syndrome)是一种先天性眼球运动障碍性疾病,特征为内转时伴有眼球后退,外转时眼球突出。全世界发病率约为 1:1 000,大多散发,约 10% 有家族史,为常染色体显性遗传,致病基因为 *CHN1*,*DURS1*,*DURS2*,*SALL4*,*DURS*,*HOXA1*,*FOXL2*,*HOXD3*,*BHLHE22*。

14. **糖尿病性视网膜病变** 糖尿病性视网膜病变(DR)是指眼内视网膜组织中发生的渗透性、闭塞性和增殖性微血管病变。

虽然控制血糖有助于避免 DR 的发生,但是部分糖尿病患者严格控制糖尿病等危险因素,最终还是并发了视网膜病变。目前国内外的一些研究证实 DR 与遗传因素之间有一定关联,部分研究证明血管内皮生长因子(VEGF)、醛糖还原酶基因(ALR)、一氧化氮合酶基因(NOS)等与 DR 的发生密切相关。目前已知的与 DR 相关的致病基因包括 VEGFA,EPO,IL1RN,SOD2,PON1,CAPN5。

15. Waardenburg 综合征 Waardenburg 综合征(WS)是一种较常见的综合征型遗传性聋,临床主要表现为内眦外移、鼻根宽阔且鼻翼发育不良、感音神经性耳聋、前额白发或早白发及虹膜异色等。该病的发病率为 1/40 000,占先天性耳聋的 2%。

该病的主要遗传方式为常染色体显性遗传伴不完全显性,Ⅱ型和Ⅲ型 WS 部分病例出现常染色体隐性遗传方式。目前已知的致病基因有 EDN3,EDNRB,MITF,PAX3,SNAI2 和 SOX10,其中 PAX3 基因突变异常导致Ⅰ型和Ⅲ型 WS 发生,MITF 和 SNAI2 基因突变引起Ⅱ型 WS。SOX10,EDN3,EDNRB 基因缺陷引起Ⅳ型 WS。

二、基因治疗

许多眼科疾病的发生均由遗传物质的缺陷造成,然而常规的治疗手段对绝大多数的遗传病束手无策。理论上只有通过基因治疗才能从根本上达到治愈目的。随着基因治疗新方法的建立和应用范围的扩大,基因治疗所涉及的范畴也在不断扩充。凡是通过改变遗传物质进而干预疾病的发生、发展和进程,包括替代或纠正人自身基因结构或功能上的错乱,杀灭病变的细胞或增强机体清除病变细胞的能力等,从而达到治病的目的,均称为基因治疗(gene therapy)。

(一)概述

基因治疗的策略较多,针对缺陷基因的治疗可以采取不同的策略,不同的方法在实践中各具有优缺点。基因治疗可用于疾病的治疗,也可用于疾病的预防。目前基因的治疗主要集中于遗传病的治疗,现已扩展到肿瘤、病毒性疾病等。主要策略包括如下类型:

1. 基因修正(gene correction) 基因修正是指利用外源的正常基因定点导入靶细胞的基因组,对缺陷基因进行精确的原位修复,或以正常基因原位置换异常基因。该方法不影响缺陷基因以外的任何序列,是一种较为理想的基因治疗方案。然而其难度较大,限制了临床的应用。

2. 基因增强(gene augmentation) 基因增强是指通过非定点外源的正常基因导入,将有功能的正常基因导入病变细胞或其他细胞后发生非定点整合,表达正常产物以补偿缺陷基因的功能,或使原有的功能得以加强,而原有的缺陷基因并未去除。该策略适用于基因缺失或功能缺陷等遗传性疾病,技术较为成熟。目前多数基因治疗多采用此方法,但是外源基因向靶细胞基因组随机导入有可能造成新的基因突变。

3. 基因失活(gene inactivation) 基因失活是指将特定的反义核酸(反义 RNA、反义 DNA)和核酶导入细胞,在转录和翻译水平阻断某些基因的表达,从而实现治疗的目的。该方法适用于基因突变产生异常蛋白或基因过量表达所导致的遗传病,例如单基因显性遗传病、肿瘤和病毒性疾病等。其中,基因失活可以通过反义核酸技术,RNA 干扰技术等实现。

4. 免疫调节 将抗体、抗原或细胞因子的基因导入患者体内,改变免疫状态,达到预防和治疗疾病的目的。如将白介素(IL)基因导入肿瘤患者体内,提高 IL 的水平,激活体内免疫系统的抗肿瘤活性,达到防治肿瘤的目的。

5. 耐药基因治疗 在肿瘤化疗过程中,把产生抗药物毒性的基因导入患者体内,从而使患者能耐受更大剂量的化疗。

6. 自杀基因治疗(suicide gene therapy) 在某些病毒或细菌中的某基因可产生一种酶,它可将原无细胞毒或低毒药物前体转化为细胞毒物质,将细胞本身杀死,此种基因称为自杀基因。

（二）基因治疗的方法

1. 基因治疗的分类　根据基因导入的方式,可以将基因治疗的方法分为两大类。直接体内疗法（*in vivo*）是指将目的基因直接导入体内有关的组织器官,使其进入相应的细胞并进行表达。间接体内疗法（*ex vivo*）是指在体外将目的基因导入靶细胞,经过筛选和增殖后将细胞回输给患者,使该基因在体内有效地表达相应产物,以达到治疗的目的。

根据基因治疗的受体细胞不同,分为生殖（种系）细胞和体细胞基因治疗。生殖细胞基因治疗（germ cell gene therapy）是将正常基因转移到患者的生殖细胞（精细胞、卵细胞中早期胚胎）使其发育成正常个体,理论上讲是根治遗传病的理想方法。体细胞基因治疗（somatic cell gene therapy）是指将正常基因转移到体细胞,使之表达基因产物,以达到治疗目的。这种方法的理想措施是将外源正常基因导入靶体细胞内染色体特定基因座位,用健康的基因确切地替换异常的基因,使其发挥治疗作用,同时还须减少随机插入引起新的基因突变的可能性。生殖细胞基因治疗由于涉及安全性和伦理学问题,目前基因治疗中禁止使用生殖细胞作为靶细胞,只限于使用体细胞。

2. 基因治疗的主要过程　基因治疗的过程主要包括如下步骤:①必须分离出具有特定功能的特异性基因;②必须能够获得足够数量的携带有该基因的载体和细胞;③必须建立一条有效途径将该外源基因导入体内或者转染靶细胞;④转染并进入宿主细胞的目的基因必须能产生足够量的产物,可以维持适当长的时间,且不产生有害的副作用。

（三）基因治疗在眼科疾病的应用

1. 角膜病（corneal disease）　角膜位于眼前部,其解剖结构相对明确,便于技术操作;同时,角膜免疫赦免的特殊性使其成为基因治疗的理想靶器官。某些基因缺陷会引起有害物质在角膜中的堆积,影响角膜的正常生理功能。许多角膜病变,如角膜新生血管、角膜移植免疫排斥反应、角膜基质混浊和单纯疱疹性角膜炎等,都可以通过基因抑制或基因失活的策略进行治疗。

2. 莱伯先天性黑矇症（Leber congenital amaurosis, LCA）　LCA 是发病最早和最严重的一种遗传性视网膜病变,多呈常染色体隐性遗传,由于目前该病的病因尚不明确,所以无有效的治疗手段。*RPE65* 基因是目前 LCA 基因治疗研究中进行得最为深入和成熟的靶向基因。临床试验发现,将包含 *RPE65* 基因序列的 AAV2 病毒注射入视网膜下腔,治疗后患者均未出现全身副作用,其瞳孔对光反应、眼球震颤频率、Goldman 视野、ETDRS 视力和视觉运动等方面均有不同程度的提高,视功能能得到显著提高。

3. 无脉络膜症（choroideremia）　先天性无脉络膜症是一种 X 连锁遗传,以夜盲和进展性视野缩小为主要特征的致盲性。2014 年,来自英国牛津大学的 Robert E MacLaren 教授及其同事们,在 35~63 岁,选择处于无脉络膜症不同阶段的 6 位患者中,他们发现将腺病毒载体（AAV.REP-1）注入患者视网膜内,传递到眼部的适当部位,可以修正突变基因,术后 6 个月视觉功能可以得到显著性提高。

4. 视网膜色素变性（RP）　RP 是一种眼科常见的遗传性疾病,具有典型的遗传异质性。RP 实施基因治疗常用技术,包括如下几个类型:基因增强技术、反义治疗技术、抑制凋亡技术、生长因子的基因治疗技术。

5. 视网膜母细胞瘤（RB）　RB 是婴幼儿眼病中性质最严重、危害最大的一种恶性肿瘤。关于 RB 的基因治疗研究已有十几年的历史。*Rb* 基因作为一种抑癌基因,其抑制肿瘤细胞生长的机制与细胞周期阻滞作用有关。采用抑癌基因的导入方法,通过脂质体 Dosper 将 *Rb* 基因导入裸鼠眼玻璃体腔,可以诱导 RB 移植瘤细胞凋亡。采用腺病毒作为载体,在体外观察到 HSV TK/GCV 系统可以杀死视网膜母细胞瘤细胞（Rb）。在体内采用裸鼠的玻璃体腔内注射制造 RB 模型,经 HSV TK/GCV 系统治疗后,70% 的肿瘤消失。

6. 青光眼　青光眼基因疗法特有的靶组织结构或细胞类型包括小梁网、睫状上皮、睫状肌、视网膜神经节细胞和 Müller 细胞。目前用于青光眼转基因治疗,并满足这些生物学特性的载体可分为病毒和非病毒两种方法。

尽管大多数青光眼的遗传基因尚不清楚,但编码眼压降低和/或视神经保护基因[例如:脑源性神经营养因子(BDNF)、碱性成纤维细胞生长因子(basic fibroblast growth factor,bFGF)、睫状神经营养因子(ciliary neurotrophic factor,CNTF)和色素上皮源性因子(pigment epithelium derived factor,PEDF)]的转染和表达可改变相关细胞的生理状态和阻止发病。与其他慢性疾病一样,应用基因治疗青光眼将提供长期有效的治疗效果。

7. 后发性白内障　后发性白内障是目前白内障术后导致视力下降的最主要并发症。随着基因治疗研究的逐步深入,后发性白内障的基因治疗也逐步展开。但目前利用基因治疗后发性白内障尚停留在动物实验阶段,要运用在人体还需注意其安全性转染效率和转染时间等问题。siRNA、shRNA技术的发展显示了它们在基因治疗方面的广阔应用前景,但目前这一技术尚不完善。基因治疗后发性白内障方法及效果仍有待探究。

8. 糖尿病性视网膜病变(DR)　反义RNA和基因添加技术为DR基因治疗的主要手段。但是目前大多数研究仍局限于动物实验,进行临床应用还需要克服许多实际困难。分子生物学的发展和DR发病机制的逐渐阐明将丰富DR基因治疗的目的基因、靶细胞和切入点,后续展开的相关研究也将对目前存在的问题加以完善和解决。

(四)基因治疗的前景

基因治疗作为一门新兴的领域,从基础研究到临床应用进展非常迅速。在近10年的时间内,国际上已被批准的基因治疗方案有100多例,其中包括肿瘤、遗传病、感染性疾病等。可以说,基因治疗为一些目前尚无有效治疗方法的疾病提供了新的解决和治疗方法。

然而,目前用于临床试验的治疗基因仅集中于少数基因,对大多数疾病致病基因有待阐明。这不仅限于致病基因的发现,同时也包括已知和目前未知功能基因的确定,以及其相互作用规律的阐明。基因导入系统仍然缺乏靶向性,效率较低。目前基因治疗没有获得满意的结果,目的基因在体内不能持续表达和表达水平不高是其重要的影响因素之一。现有基因导入载体容量有限,不能包容全基因或完整的调控顺序,同时人们对导入的基因在体内的转录调控机制的认识有限。载体的调控能力较差,也是影响基因治疗效果的一个重要因素。外源目的基因导入宿主细胞后,会整合至细胞基因组中,整合位点对于其引起的结果起决定性作用。但是大部分载体的插入位点都是随机的,这样就有可能插入到某个癌基因附近引发肿瘤,其安全性同样是一个不可忽视的问题。

高效表达载体和适用于临床的基因转移方法是决定基因治疗成功的基础,在体内精密调控目的基因的表达是决定基因治疗成功的关键,基因治疗的安全性是决定基因治疗成功的保证。基因治疗的发展已取得了巨大成就,它已被看成是对先天和后天基因病疾病的潜在、有效的治疗方法。今后基因治疗研究将向两个方向发展:其一是基础研究更加深入,以解决在临床应用中遇到的一些困难及基因治疗本身需要解决的一些难点(如靶向性差、可控性弱、目的基因少等)为主要研究内容。其二是临床项目增多,实施方案更加优化,判断标准更加客观,评价效果更加精确。成功的基因治疗应以安全、有效、简便、实用为目的。随着人类基因组计划的顺利实施和完成,以及新的人类疾病基因的发现和克隆,基因治疗研究和应用将不断取得突破性进展。

第二节　干细胞在眼科疾病中的研究与应用

要点:

1. 干细胞是指具有自我更新、高度增殖和多向分化潜能的细胞群体,干细胞的种类、来源多样,分化能力不同。

2. 干细胞在眼科疾病中的研究与应用日益增加,目前在临床上可用于角膜及眼表疾病、青光眼及青光眼性视神经损伤、视网膜血管性疾病、视网膜变性疾病等。

一、概述

干细胞是指具有自我更新、高度增殖和多向分化潜能的细胞群体,即这些细胞可以通过细胞维持自身细胞群的大小,同时又可以进一步分化为各种不同的组织细胞。多年来,随着研究的不断深入,干细胞研究正在向现代生命科学和医学的各领域交叉渗透,也为眼科一些难治性疾病提供了新的策略和思路。

(一) 干细胞的分类

干细胞的种类多样,按照其年龄来划分可以分为胚胎干细胞(embryonic stem cell,ESC)和成体干细胞(adult stem cell),按照其组织来源划分可以分为神经干细胞、脂肪干细胞、造血干细胞、脐带血干细胞等,按照其分化能力划分可分为全能干细胞(totipotent stem cell)、多能干细胞(pluripotent stem cell)和单能干细胞(unipotent stem cell)。此外,随着现代医学和研究手段的不断进步,一些特殊类型的干细胞也被相继发现或发明,例如诱导性多能干细胞(induced pluripotent stem cell,iPS)和肿瘤干细胞(cancer stem cell)。

1. 胚胎干细胞　胚胎干细胞来源于胚胎组织,自从 1998 年建立了第一株人的胚胎干细胞,各国科学工作者用不同的方法相继建立起了各自的胚胎干细胞系。目前,在美国国立卫生研究院(National Institutes of Health,NIH)登记并被批准用于研究的人类胚胎干细胞系已经达到 486 株。胚胎干细胞被认为是迄今为止分化能力最全面的干细胞。理论上,除了发育成完整的个体外,胚胎干细胞可以分化为 200 多种细胞类型中的任何一种。人类的胚胎干细胞一般会在受精卵受精后第 4~5 日分化形成,由 50~100 个细胞组成(图 23-1)。然

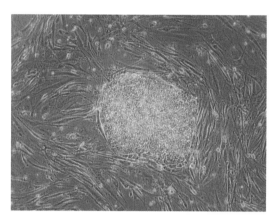

图 23-1　胚胎干细胞

而,从人类胎儿中获得干细胞在伦理学上存在极大的争议,不少国家和地区法律不允许这样的行为。因此科学家试图通过新的手段获得具有全能性的类似胚胎干细胞功能的细胞。

2. 成体干细胞　亦可称为成人干细胞,存在于特定的成年组织中,具有由干细胞生成前体细胞,再分化成具特定功能细胞的能力。成体干细胞经常位于特定的微环境中,微环境中的间质细胞能够产生一系列生长因子或配体,与干细胞相互作用,控制干细胞的更新和分化。

3. 人工诱导的多能干细胞　为了突破干细胞在临床应用的来源问题,随着 iPS 研究的深入,目前几乎可以从人体的任何细胞产生干细胞,而无须使用胚胎。但是由于使用癌基因以及反转录病毒技术,iPS 的应用导致肿瘤的危险性有待进一步确定。另外,由体细胞向 iPS 转化的比率非常低(不足 1%),如何在保证安全的情况下提高其转化效率,仍是学术界面临的一大难题。尽管如此,iPS 的出现为干细胞在临床应用中的来源问题提供了解决方案。

4. 肿瘤干细胞　肿瘤干细胞假说最先是由 Mackillop 于 1983 年提出的,他认为在所有的肿瘤中都可能存在着一小部分细胞具有类似干细胞的特殊功能。肿瘤干细胞与正常干细胞具有很多相似的特点,如二者都具有自我更新、可以产生大量分化细胞以及拥有一些共同的细胞表面抗原标记的特点。所不同的是正常干细胞在有序的调控下发挥自己的功能,而肿瘤干细胞分裂与分化是失控的,通过不断自我更新与分化,最终产生大量的肿瘤细胞,维持着肿瘤的生长与异质性。

(二) 成年眼球组织中的干细胞

成年的眼球组织中是否存在干细胞以及干细胞所分布的部位,一直存在争议。但根据干细胞的定义——具有自我复制以及增殖能力,并能向终末细胞分化的细胞群体,在成年的哺乳动物眼球组织

NOTES

中以下两个区域存在着干细胞：

1. 角膜缘干细胞　Davanger M 和 Evensen A 于 1971 年首次观察到角膜缘色素样细胞做水平向心运动，推测角膜上皮细胞更替源于角膜缘，提出了角膜缘干细胞（limbal stem cell，LSC）的概念。1986 年，Schemer 等观察到角膜缘基底细胞是所有角膜上皮细胞中唯一不表达角蛋白 K3 的细胞，证实了角膜缘干细胞的存在。角膜缘干细胞的生物学特性：干细胞都具有分化程度低，有丝分裂度低，不对称细胞分裂和应激增殖的特点。角膜缘干细胞既具有一般干细胞的特性，又有其自身的独特之处：①位于角膜缘基底部，占整个角膜上皮细胞的 0.5%~10%；②增殖能力高，细胞周期长，分化程度低，不对称细胞分裂；③做水平向心运动和垂直向上运动；④不表达角质蛋白 K3；⑤含有丰富的蛋白酶；⑥角膜缘上皮细胞正常处于 G_1 晚期，细胞富含周期蛋白 A、D、E 和增殖细胞核心抗原。角膜缘干细胞的转化过程经历 3 个阶段：第一阶段，干细胞分裂成为两个子细胞群，一部分成为新的干细胞，另一部分则转化为短暂扩增细胞（transient amplifying cell，TAC）。第二阶段，TAC 经过数次有丝分裂，分化为有丝分裂后细胞（postmitotic cell，PMC）。第三阶段，PMC 发育成为终末分化细胞（terminally differentiated cell，TDC）。TDC 为角膜表浅上皮细胞，该细胞无增殖能力，细胞完全分化。角膜上皮细胞在受到刺激时，可以通过 3 种方法快速修复缺损：①诱导角膜缘干细胞分裂，产生更多的 TAC；②增加 TAC 分裂的次数；③缩短 TAC 的细胞周期以增加细胞分裂的效率。

2. 位于睫状体部的上皮样干细胞　20 世纪 50 年代起，生物学家们就发现鱼类的视网膜可以终身更新，修复自身受损的视网膜，后来通过研究证实了这些有增殖能力的细胞位于睫状边缘带。2000 年，Tropepe 等从成年哺乳动物的睫状体区域提取出了视网膜干细胞。这些培养的细胞可以自我更新增殖，并能在一定条件下分化成为特定的视网膜细胞，包括双极细胞、视杆细胞等。这一类存在于睫状体边缘区的细胞，在正常情况下，哺乳动物自身的上皮样干细胞并不参与视网膜组织更新和维护，只有在体外特殊条件刺激下，才可以向视网膜内的各种神经细胞进行分化，因此，这类干细胞的具体作用有待进一步的研究。

（三）干细胞在临床中应用所需要解决的关键问题

干细胞的出现，确实为各类临床难治性疾病带来了曙光。但是，随着对干细胞研究的深入，研究人员也越来越认识到，成功实现某一类干细胞对于某一类特定疾病的治疗，必须解决好一系列关键的技术和伦理问题。

1. 干细胞的来源问题　在干细胞的治疗上，最理想的干细胞种类首选胚胎干细胞，因为胚胎干细胞是分化潜能最强大的细胞。但是这一类细胞的来源极其有限，虽然在各类成年组织中也存在着各类成体干细胞（例如神经组织、眼球、脂肪等），但是这类成体干细胞数目极少，因此，胚胎干细胞的来源不足和内源性的成体干细胞再生能力的有限是妨碍干细胞应用的首要原因。诱导性多能干细胞的出现，以及早期脐带血中骨髓基质干细胞的保存，都为解决干细胞的来源问题带来了曙光。

2. 干细胞的定向分化的效率问题　虽然各种类型的干细胞具有向特定组织分化的能力，但是分化的效率也并不尽如人意。干细胞分化在发育过程中受到严格控制，因此干细胞的分化极大程度上依赖于体内微环境的变化。然而各类干细胞的分化如何受到微环境的调控仍不十分清楚，有效提升干细胞的定向分化的效率，将极大地推动干细胞的应用。

3. 干细胞与宿主整合的问题　干细胞治疗的主要目的，是将机体内受损的组织进行修复或者替代。干细胞如何有效地替代受损细胞进而发挥功能，是干细胞与宿主整合的关键问题。干细胞与宿主整合的第二个问题是免疫排斥反应，用于干细胞移植的干细胞通常来源于非宿主本体，因此容易发生免疫排斥反应，之前介绍过的几类干细胞，例如人工诱导的 iPS，或者骨髓来源的 MSC，虽然免疫排斥反应小，但正因为宿主免疫系统监控能力的减弱，又增加了这几类干细胞转化成肿瘤的风险。

4. 干细胞治疗的目的　干细胞的发现和分离纯化，让大家都看到了利用干细胞进行替代治疗的希望。然而，就以上谈到的干细胞替代治疗所面临的问题，以及对于干细胞研究的不断深入，利用干细胞替代治疗已不是干细胞治疗的目的。应对干细胞的功能进行全面了解，更多地发掘出干细胞在各类疾病中其他的作用。

5. 干细胞移植致瘤的可能原因 干细胞移植后导致的肿瘤发生一直是干细胞治疗中最受关注的问题。2011 年,世界各地的科学家们展开了一项全球范围内的胚胎干细胞和诱导多能性干细胞核型分析(karyotype analysis)。该研究发现在胚胎干细胞建系和传代过程中出现的 1 号、12 号、17 号和20 号染色体的增多,使得这些胚胎干细胞具有更加容易增殖倾向,这可能是干细胞移植后致瘤的原因。1 号、12 号、17 号和 20 号染色体的增多具体导致了哪些基因表达增加和功能异常,则有待进一步的研究。

二、干细胞在眼科疾病的研究与应用

眼科领域中干细胞应用研究,随着各种有意义研究结果的不断呈现,研究方向和内容正在由实验室研究向临床应用研究过渡,如美国 FDA 近年批准的干细胞用于角膜疾病的临床研究,并且这类研究有逐渐增加的趋势。下面将对干细胞在某些眼科疾病研究中的应用加以介绍。

(一)角膜及眼表疾病

解剖上的眼表包括角膜上皮及结膜上皮,眼表结构功能的完整是维持正常视功能的重要条件之一。角膜的透明性是保持清晰视力的重要因素,角膜各层结构功能异常均会影响到角膜的透明性,如由角膜缘干细胞缺乏导致的角膜结膜化及新生血管形成,角膜基质病变所致的颗粒状角膜营养不良,内皮功能失代偿相关的大泡性角膜病变等。

角膜本身存在有多种干细胞,角膜上皮干细胞能增殖分化形成角膜上皮细胞并向角膜中央移行,以补充上皮细胞的丢失、保持角膜上皮的完整性;角膜基质干细胞位于周边角膜基质的前部,属于神经嵴来源的间充质干细胞(mesenchymal stem cell, MSC),在外伤、感染等情况下激活分化为成纤维细胞以促进创口愈合,且具有向其他细胞分化的潜能,能够分泌形成类似于角膜基质的排列规整的细胞外基质;角膜内皮干细胞位于角膜缘后方过渡区内,可能在保持内皮细胞数量方面发挥关键的作用。

目前开展的角膜缘干细胞移植,主要包括自体或异体角膜缘组织移植以及体外培养的角膜缘干细胞移植。自体角膜缘组织移植,当取供眼角膜缘组织超过 2/3 周时可导致供眼角膜缘干细胞缺陷,而且不适合双眼角膜缘病变的患者;异体角膜缘组织移植存在排斥反应,术后需要全身免疫抑制治疗。

干细胞体外扩增后移植进一步开阔了干细胞移植的视野。培养干细胞方法对于角膜缘组织的需求量较小,减轻了对健侧眼角膜缘潜在的破坏,而且培养的细胞能够冻存并用于多次移植,但长期应用的治疗效果有待于进一步观察。

由于自体来源的角膜缘干细胞可能因双眼病变等原因而无法获得,因此非角膜来源的自体干细胞分化后移植也成为研究新方向。间充质干细胞拥有向上皮细胞分化的潜能,易于获取及进行体外扩增,与角膜缘干细胞或角膜基质细胞共培养后检测有角膜缘干细胞表面标志表达,同时具有类似角膜缘干细胞的形态。胚胎干细胞及脐带干细胞拥有多方向分化潜能,在角膜缘或其他特定微环境中能够分化为角膜上皮细胞。目前关于小鼠及人胚胎干细胞中均有研究表明,分化后的细胞与角膜上皮细胞有相当的相似性。

(二)青光眼及青光眼性视神经损伤

青光眼是一种以进行性视网膜神经节细胞及其轴突变性为特征,伴有视功能损害的视神经损伤性疾病。从阻止青光眼病程进展的角度出发,在治疗方面应与外伤等其他病因导致的视神经损伤性疾病相似,需注重视神经保护和修复方面的治疗。近期干细胞在视神经保护领域的应用研究十分活跃,相比于其他视神经保护的治疗方法,干细胞具有明显的优越性:对受损神经元发挥慢性而持久的保护作用,植入的干细胞一旦整合到宿主组织后,可通过改善微环境等方式长期支持视网膜神经节细胞,阻碍其因各种病理因素导致的损伤、变性、凋亡;同时,干细胞具有迁移并特异整合到视神经病变部位的能力,对病变部位的神经元产生更为局部、有效的保护和修复作用,可提高干细胞的治疗效果。

此外,一些干细胞还具有迁移到中枢神经系统的能力,具备广泛的治疗潜力。

（三）视网膜血管性疾病

1. 糖尿病性视网膜病变　内皮祖细胞（endothelial progenitor cells,EPCs）是维持血管功能及修复受损血管的主要干细胞,来源广泛。在高血糖状态下,EPCs 功能发生障碍不能被有效动员,损伤血管得不到及时修复,从而导致糖尿病血管病变的发生。人们考虑移植外源性 EPCs 解决上述问题,但由于糖尿病患者体内微环境的改变对外源性 EPCs 的功能存在影响,因此有关 EPCs 替代治疗的研究还需进一步深入。ESC 在体外可被诱导分化为成血管细胞样细胞,具有向血细胞和血管内皮细胞分化的潜能。在视网膜缺血再灌注损伤及 DR 动物模型中,该细胞可特异性迁移至血管损伤部位,分化为血管内皮细胞,发挥修复受损血管、参与血管重建的作用,但重建后血管是否具有功能尚无定论。MSC 具有多向分化潜能,其组织来源广泛,能分泌多种细胞因子、血管源性因子及免疫调节物质。在视网膜缺血损伤动物模型中,植入的 MSC 可迁移至损伤区域,并定向分化为血管内皮细胞、小胶质细胞及星形胶质细胞,起到修复视网膜的作用。

2. 早产儿视网膜病变　由骨髓谱系阴性造血干细胞分化的小胶质细胞,可通过增加低氧诱导因子（hypoxia-inducible factor,HIF）-1α 表达,促进无灌注区血管形成。EPCs 在促新生血管生成中发挥一定作用,外周血 EPCs 浓度随早产儿视网膜病变的疾病进展发生变化,在血管闭塞期 EPCs 作用受到抑制,而血管增生期 EPCs 作用增强,因此于视网膜病变早期植入外源性 EPCs 可能达到促损伤血管修复、控制病理性新生血管生成的效果。

（四）视网膜变性疾病

1. 视网膜色素变性　是一组遗传性视网膜变性疾病。视网膜色素上皮移植或视网膜移植能够在一定程度上改善视功能,但移植物整合入宿主视网膜程度有限,且存在移植排斥。干细胞具有诱导分化成为视网膜各类细胞的潜能,可能替代已变性的细胞;其分泌的细胞因子为周围细胞提供营养,并上调抗凋亡基因,延缓视网膜细胞凋亡;同时干细胞能够保护视网膜血管及促进神经突触形成;移植的干细胞较视网膜组织具有更好的可塑性及移行能力,有助于损伤视网膜的修复。因此干细胞移植已成为视网膜色素变性治疗研究的新方向之一。

2. 年龄相关性黄斑变性　病因尚不明确,可能由基因、环境、代谢等多因素参与,可造成视力不可逆性下降甚至丧失。视网膜色素上皮的高代谢活性使 RPE 细胞更加易于受到氧化应激损伤,在干性 AMD 中,RPE 受损导致细胞外代谢废物堆积,因此 RPE 细胞替代治疗可能产生一定的作用。直接进行 RPE 移植对技术要求较高,而且存在自体来源可能再次发病而异体来源需要进行免疫抑制治疗等问题;同时研究表明 RPE 细胞在移植前含较多视色素,移植后成活率较低。干细胞具有分化程度可控性,在其分化至未色素化时进行移植能够显著提高细胞存活率。诱导干细胞分化为 RPE 细胞进行移植具有修复视网膜的潜力。

（五）其他

1. 白内障　在白内障治疗研究中,干细胞被应用于人类晶状体再生研究。研究显示,ESC 经体外培养及特定条件定向诱导分化,能够形成晶状体样透明小体,该小体可表达晶状体特异性蛋白,体现了与人类晶状体的相似性。iPS 作为再生医学的研究热点,在晶状体再生领域也备受关注。研究人员将来源于白内障患者的晶状体上皮细胞重新编程为 iPS,并经体外特殊培养诱导定向分化为类晶状体,但类晶状体的蛋白质表达谱与人晶状体有一定差异,说明其不完全具备人晶状体的功能。

近期,有专家学者提出"晶状体干细胞"理论,认为与多种组织器官存在成体干细胞一样,晶状体也具有自身的成体干细胞。为探究晶状体干细胞的存在和分布,有人借助干细胞代谢缓慢、分裂周期长的特点,然而也有学者持不同观点,认为晶状体干细胞位于晶状体生发区的紧邻区域。因此,有关晶状体干细胞的存在及定位问题具有较大争议,需深入研究。

2. 葡萄膜炎　目前自身免疫性葡萄膜炎多采用糖皮质激素及免疫抑制剂治疗,但长期应用受到局部及全身并发症制约;针对免疫炎症反应的特定介导因子,给予细胞因子抑制剂可能是更加安全、高效的治疗手段,然而葡萄膜炎发病机制复杂,多种炎症因子参与其中,抑制特定因子的治疗效果有限。干细胞因其具有免疫调节、减轻炎症反应及组织修复的作用,进入葡萄膜炎治疗研究的视野。多项实验研究中,腹腔及静脉注射骨髓间充质干细胞均能够明显减轻实验性自身免疫性葡萄膜炎的炎症反应及组织结构破坏。

干细胞在眼科领域中的应用主要体现在实验研究及临床应用两方面。干细胞所具有的多向分化潜能及可通过适当的诱导方式向特定目的细胞分化的能力,决定其对于一些由于组织细胞结构及功能异常所致的疾病,如眼科领域内的某些眼表疾病、青光眼性视神经损害、视网膜色素变性及黄斑变性等,具有理论及实际中可开展基础及临床应用研究的可行性。而且在各类研究的实践中,尽显其最终应用于临床对某些疾病进行治疗或辅助治疗的无限可能。尽管现在的研究结果尚不能完全解释人们的所有关切,干细胞真正意义上的临床应用尚有一些不确定性,以及还有许多相关问题需要回答。但迄今为止,许多有意义的研究结果足以吸引我们将相关各类研究继续下去,这类研究的美妙之处就在于干细胞的无限分化能力及我们对其机制和应用方面所知的相对有限。

第三节　眼科材料科学与组织工程

要点:

1. 生物医学材料是指一系列可用于生物体疾病的诊断、治疗和人体组织、器官的替换、修复或增进其功能的天然或人造材料。

2. 生物材料根据其组成和性质,分成以下几类:生物医学金属材料,生物医学无机非金属材料,生物医学高分子材料,生物医学复合材料,生物医学衍生材料。

3. 生物医学材料已成为眼部疾病的治疗及眼睛的保健与美容作为医学领域的重要组成部分,如人工泪液,角膜接触镜,组织工程角膜,黏弹剂,人工晶状体等。

生物医学材料,是随着医学和材料学的不断发展、进步而逐渐演变出的一系列可用于生物体疾病的诊断、治疗和人体组织、器官的替换、修复或增进其功能的天然或人造材料。它们可单独或与药物一起运用于人体,且不会引起机体急性、慢性反应。生物医学材料最早起源自公元前 3500 年的古埃及人缝合伤口用的缝合线——棉花纤维、马鬃。当时的生物医学材料很原始,仅利用自然界中现成的原材料对自身的器官、组织进行修复或治疗,其种类和应用范围十分有限。此后,随着数次工业革命所带来的生命科学和材料科学的迅猛发展,为新型材料的研发和更新提供了充足的动力。目前生物医学材料已广泛应用于临床,成为保障人类身体健康,提高生存质量的关键。

一、生物医学材料的分类

生物材料品种丰富,一般可根据其组成和性质分成以下几类:

（一）生物医学金属材料

生物医学金属材料一般是指用作医学用途的金属或合金,其特点有机械强度高、抗疲劳特性强,又可称为外科用金属材料。其作为外科植入材料,包括各种软组织、关节、人工器官和外科辅助器材等广泛应用于临床,一般是由惰性材料组成。已经用于临床的医用金属材料有医用不锈钢、钴基合金和钛基合金、形状记忆合金、贵金属等。

医用金属材料的主要问题是材料应用于机体后易受到生理环境的腐蚀,引起植入材料本身性质的改变,使得其材料内所含金属离子会向周围组织扩散,从而造成毒副作用并导致材料植入失败。

（二）生物医学无机非金属材料

生物无机材料一般化学性质稳定,具有良好的生物相容性。它们按材料与活体组织之间是否能形成有效结合从而逐渐生物化,可分为:①生物惰性无机材料,如生物惰性陶瓷、医用碳素材料等;

②生物活性无机材料,如生物活性陶瓷、羟基磷灰石、微晶玻璃等。

其中,医用碳素材料不仅弹性模量与自然骨的模量最接近,而且性质稳定、有良好的生物相容性,还有优异的抗疲劳性、韧性和耐磨性,特别适合于在生理环境中使用。其既可大量应用于心血管系统,如作为人工心脏瓣膜的首选材料,也能应用于骨组织损伤修复。

而生物活性玻璃及羟基磷灰石等生物活性无机材料因植入人体后可与机体发生化学反应,在材料本身表面形成一层新的磷灰石层,从而与骨组织牢固结合,因此通常作为人工骨材料。但因与自然骨比较,生物活性陶瓷在生理环境中抗疲劳性能较差,韧性不佳,较易脆断,还不能直接制成用于承力较大的人工骨。

(三) 生物医学高分子材料

生物医学高分子材料包括天然和人工合成两种来源,一般具有质量轻、耐腐蚀、摩擦系数小的优点,但机械强度及耐冲击性比金属材料小,耐热性较差,容易变形、变质。根据性质主要分为非降解高分子材料和可降解高分子材料两类。

其中非降解医用高分子材料也被称为生物惰性高分子材料。它一般可在生理环境中保持长期稳定存在而不发生降解、交联或物理磨损,同时对机体无明显毒副作用。该类材料主要用于人体软、硬组织修复,制造人造血管、接触镜、人工耳、人工鼻等人造器官等。这类材料主要包括聚甲醛、聚乙烯、聚丙烯、聚丙烯酸酯等。

而可降解型高分子材料可在生物环境作用下发生结构破坏和性能改变,降解成对人体无害的小分子物质,通过正常的新陈代谢或被机体吸收利用或被排出体外,主要用于药物释放、组织工程支架的构建、送达载体和非永久性植入装置等。这类材料主要包括胶原蛋白、甲壳素、纤维蛋白、聚乳酸、聚烃基乙酸等。其中,聚乳酸及其共聚物是最早在医学上应用的可吸收外科缝合线。

(四) 生物医学复合材料

生物医学复合材料是采用两种或多种不同材料复合而成,从而在保持各单一材料原有性能的同时,还能获得单一材料所不能达到的性能。根据基材的不同,生物复合材料可分为无机基、金属基和高分子基3类。这3种基材通过不同的搭配、组合,形成了大量性质各异的生物医学复合材料。例如钴合金和聚乙烯复合可用作人工关节的材料;而碳-钛合成材料则可作为人工股骨头替代物;激素抗原抗体和酶类等结合,还能作为生物传感器起传递信号的功能。

(五) 生物医学衍生材料

生物衍生材料,也叫生物再生材料,是将天然生物组织,一般由来源自同种或异种动物体的组织,经过固定、灭菌和消除抗原性等可维持组织原有结构、形态的轻微处理,以及拆散原有构型、重建新的物理形态的强烈处理等特殊处理所形成的材料。处理后的组织不再有生物活力,但由于其具有类似天然组织的结构组成和功能,可修复和替换人体组织,维持人体动态生理过程。目前主要应用于人工心瓣膜、骨修复体、巩膜修复体、血管修复体、纤维蛋白制品和血液透析膜等领域。

二、生物医学材料在眼科中的应用

眼部疾病的治疗及眼睛的保健与美容作为医学领域的重要组成部分,离不开各种生物医学材料的应用。

(一) 在角膜疾病中的应用

1. 人工泪液 人工泪液是通过模仿人体泪液成分,补充眼表水分,滋润和保护眼睛,实现有效缓解和治疗干眼。目前人工泪液的类型主要分以下几种:

(1) 聚乙烯吡咯烷酮人工泪液:可以与正常的人角膜上皮细胞紧密联结,防止水和各种离子的渗透,恢复上皮屏障作用,可以弥补由于细胞间联结破坏所导致的角膜通透性增加。

(2) 壳聚糖:具有良好的吸水性和成膜性,溶于水后可形成有黏滞性的大分子胶体溶液,有抗炎、抑菌、止血效果并具有良好的组织相容性,不仅可改善患者干眼症状,而且具有良好的抑菌功能。

（3）羟丙基甲基纤维素：可迅速且持久地缓解眼球干燥、过敏等症状，并能减轻由此引起的灼热、刺激感等不适。

（4）透明质酸钠：能促进结膜创伤的治愈，能很好地维护泪液水含量，增加泪液层的稳定性。

2. 角膜接触镜　作为接触镜片的材料不仅需要有良好的生物相容性和光学特性，还需要有足够的湿润性和透气性，以维护泪膜和角膜上皮的完整与健康。

（1）聚甲基丙烯酸甲酯（PMMA）：制成的角膜接触镜折射率高、硬度合适。但是由于 PMMA 亲水性不强，氧气通透性也较差，长期配戴易引起配戴者的不适甚至并发症的产生。

（2）硅氧烷甲基丙烯酸酯和氟多聚体：此类硬性镜片材料透明、稳定，且具有良好的硬度。硅氧烷可提高材料的透氧性能，甲基丙烯酸酯可保持材料的透明性。氟多聚体能抗蛋白质与脂类沉淀，其透氧性是目前现有透气性硬性接触镜材料中最高的，因此该类透气性硬性接触镜材料的透氧性高，沉淀少，并发症也少。

（3）聚甲基丙烯酸羟乙酯（PHEMA）：是由美国药品食品管理局（FDA）批准可用于生物医学领域的 pH 敏感凝胶，具有良好的生物相容性和生物安全性。因其含水量高，对电解质等物质渗透性好，为细胞增殖提供了良好的环境，且透气性良好，是目前制造接触镜，尤其是软接触镜片的主要材料。但是由于其对抗蛋白质和类脂物质沉积性能差，且 PHEMA 水凝胶材料的透氧性能不是很理想，因此人们正设法在该聚合物中引入其他单体，借以改善其性能。

3. 组织工程角膜　目前组织工程角膜的研究已取得了很大的进展，但是由于其强度与韧性的不足，以及透明度不够的缺点，疗效不及活体角膜。理想的组织工程角膜的支架材料应具备以下特点：①良好的生物相容性及与人体角膜相似的各种理化性能；②一定的坚韧性，并可按角膜组织的特点和缺损情况进行塑形，形成一定的曲度并达到完善的形态修复；③支架材料的降解速率与植入角膜细胞所形成组织器官的速率相匹配，在支架完成为角膜组织提供模板功能后，可被完全降解吸收或成为与新生组织相互融合的组成部分。现在常用的角膜支架材料包括胶原、壳聚糖及羊膜。

（二）在晶状体疾病中的应用

1. 黏弹剂　眼前节手术时，黏弹性物质的出现能够发挥填充和保护作用，将眼内组织的损伤减少到最小。

（1）透明质酸钠：是一种有较高黏度的高分子聚合物，有良好生物相容性，无毒性和致癌性，可抑制炎症反应，减少肉芽组织生成，是目前使用最广的眼内黏弹剂材料。

（2）壳聚糖：相对分子质量高，动力黏度大，化学性质稳定，与角膜、房水具有相同的渗透压，可溶于水，易注入和清除，可在体内降解，是具有良好组织相容性的黏弹性物质，符合眼内黏弹剂的要求。

2. 人工晶状体　随着白内障手术的普及，人工晶状体在设计材料、植入方法、固定方法、表面处理及屈光学等方面有了长足的发展。目前生产的软性人工晶状体主要包括以下几种：

（1）聚甲基丙烯酸甲酯（PMMA）：是一种较为理想的人工晶状体材料，其优点包括性质稳定，为疏水性材料，生物相容性良好；质量轻薄、屈光指数高，透明度好；有较好的抗老化、抗酸碱和抗有机溶剂特性，是最先用于制造 IOL 的材料。但也有其缺点，主要包括：弹性有限；生物安全性有限，不能耐受高温高压消毒等。因此目前 PMMA 是制造硬性晶状体的主要材料。

（2）硅胶：分子结构稳定，耐高温高压，透光率高，易加工，能高压消毒，有良好的物理机械性能，而且疏水性好，生物相容性良好。但其较柔软，韧性差，抗机械性损伤力弱，易改变形态及脱位。同时由于其屈光指数较 PMMA 小，因此同屈光度的硅胶较 PMMA 人工晶状体要厚，易产生静电效应，使眼内代谢产物黏附在晶状体表面发生后发性白内障，且易与硅油黏附硅凝胶从而造成其透明度及透光率下降。

（3）PHEMA：具有吸水性，脱水时为质硬、半透明状，可进行抛光处理；吸水后体积膨胀，在充分复水后表现为质韧、透明。其优点为化学稳定性好，植入后引起炎症和渗出反应的程度轻，耐高温，韧性好，不易折断，是制成人工晶状体的良好材料，目前主要有亲水性和疏水性两种 PHEMA 复合物材料的人工晶状体。

（三）在青光眼疾病中的应用

1. 青光眼术中植入物   眼植入剂为一类将药物以包裹、吸附或掺入的形式加入高分子聚合物中，根据不同情况制成不同形状，植入眼部组织使药物从中缓慢释放的给药系统。

（1）胶原：2004年有人报道将通过猪巩膜提取的胶原成分，制成无免疫原性、含水量高达99%的圆柱形胶原植入物。但因其缺乏靶向性并且无法准确定量不同胶原膜吸附的MMC总量，安全性和有效性还需进一步研究。

（2）聚乳酸-羟基乙酸共聚物（PLGA）：是由两种单体即乳酸和羟基乙酸按不同比例聚合而成的一种可降解的高分子有机化合物。其中乳酸和羟基乙酸都是人体代谢产物之一，不会积聚体内，没有免疫原性和抗原性。因此PLGA通过FDA认证，是具有无毒、良好生物相容性、良好成膜性的药物辅料，已被广泛应用于制药、医用工程材料领域。

2. 青光眼术后药物缓释系统   近年来，高分子聚合物领域快速发展，越来越多的新聚合物作为缓释载体应用进入医学领域。理想的抗青光眼术后应用的药物载体，应该具有低毒甚至无毒性、高稳定性，既不与所负载药物发生物理或化学反应，又不影响负载药物的疗效和浓度测定，同时还有良好的生物相容性和生物降解性等特点。

（1）壳聚糖：对角膜及结膜无毒，但缓释效果不明显。

（2）PHEMA凝胶：无毒，但安全性和有效性有待更深入的研究，且它的非生物降解性也可能限制了其临床应用。

（3）纳米微载体：纳米微载体的药物选择范围广，脂溶性和水溶性药物都可用纳米粒包裹，尤其是难以直接应用的水溶性差的药物。

（4）脂质体：是由双层磷脂组成的类似生物膜状物，生物亲和度高，无免疫原性和抗原性，不产生刺激性。根据药物的溶解性可把选择性药物包裹入脂质双层或放入脂粒体囊中，当其逐渐分解时可缓慢释放药物。

（四）在视网膜疾病中的应用

1. 人工玻璃体   人工玻璃体是用于替换或补充眼球内玻璃体的植入物。目前国内外多使用替代物，如空气、生理盐水、透明质酸钠、硅油、重硅油、惰性气体等进行玻璃体填充，但大多具有眼内毒性大、难以取出等缺点，治疗效果不甚令人满意。近十几年来，用合成高聚物如聚乙烯醇（PVA）、聚乙烯基吡咯烷酮（PVP）水凝胶作玻璃体替代物已受到关注，但目前仍处于实验阶段，远期眼内毒性反应仍有待观察。此外，一种由高分子薄膜囊袋、引流管和引流阀组成的折叠式人工玻璃体作为玻璃体替代物，具有无毒、视网膜顶压效果好、不改变眼屈光度等优点，目前已应用于临床。

2. 组织工程视网膜支架   视网膜神经元的损伤和修复是神经性盲的发生、发展和转归共同的科学问题，早、中期的视网膜神经元损伤可通过药物部分修复。然而鉴于我国特殊的疾病诊疗状况，大多数就诊患者已进入神经性盲的晚期，由于残存功能性神经细胞较少，不能通过DNA修复或药物进行有效修复，因此，替代治疗成为晚期视网膜神经细胞损伤的主要手段。

传统的替代治疗手段主要包括人工视网膜假体和非靶向的干细胞替代治疗两方面。其中，人工视网膜假体在眼内植入微电极借以接受光信号，然而由于电极数量少，生物相容性差，不透明，不能完全模拟生物视网膜功能等不足，使其成像效果不佳。而目前非靶向的干细胞替代治疗主要通过视网膜下腔和玻璃体腔途径注射干细胞或干细胞源性视网膜神经元。然而由于非靶向的干细胞治疗存在不易克服的难题，如干细胞定向分化效率低，移植后定位细胞数量少，靶向整合能力差，且易于在注射部位形成细胞团，无法模拟分层的视网膜组织导致细胞定向连接差，因此治疗效果很不理想。组织工程材料学的发展为解决上述难题带来了新希望，将干细胞技术与组织工程技术有机结合，构建新型的靶向干细胞组织工程化视网膜膜片，将有可能克服人工视网膜假体不能完全模拟视网膜神经元功能的不足，也可能克服非靶向干细胞移植形成细胞团的缺陷，实现靶向治疗。

干细胞组织工程化视网膜膜片的研发需要解决：种子细胞来源的筛选、细胞生长和分化的微环境优选、组织工程材料的改良、干细胞源性视网膜神经元与组织工程材料的结合，以及膜片体内移植及功能评估，颇具挑战性。

（1）干细胞来源选择：干细胞研究已经取得了重要的成果：1969 年 Thomas ED 首先报道了骨髓干细胞移植治疗白血病并取得成功；2006 年，日本科学家首次将鼠成纤维细胞经重编程为诱导多能干细胞（iPS），进一步加速推进了干细胞临床应用的进程。

（2）干细胞诱导微环境体系及分化程度选择：细胞生物学研究发现，细胞的增殖和分化状态可以与培养微环境中的成分相互影响。干细胞不仅可以被微环境中的成分诱导分化为特定的视网膜神经元，也可以分泌物质作用于周围的细胞和环境。

（3）组织工程材料的改良：要构建组织工程化视网膜膜片，支架材料的选择是关键。理想的支架材料应具备良好的生物安全性、三维结构、可降解等特点。目前主要的材料包括两类：①一类是天然有机材料，如胶原凝胶、纤维蛋白、壳聚糖等；②另一类是人工合成高分子材料，包括最初的聚乳酸（poly L-lactic acid，PLLA）、聚乙醇酸（poly glycolic acid，PGA），以及后来出现的聚交酯酸［poly（lactic-co-glycolic acid），PLGA］，二酸甘油酯［poly（glycerol-sebacate），PGS］等。

天然生物材料至今仍存在不同程度的缺陷，难以应用于临床。例如：明胶不能提供理想的细胞附着面，难以保证移植细胞在受体眼内的存活和贴附；纤维蛋白原载体脆性大，易于在受体眼内形成细胞碎块，难以维持细胞的排列和极性；患者自体生物膜如晶状体前囊和 Descement 膜，虽然可以避免移植排斥反应，但手术操作可能带来新的创伤并且移植步骤烦琐，亦不是理想材料。

而人工合成的高分子聚合物相较于天然材料，具有以下优势：①良好的生物相容性；②良好的光学特性，避免物理光学遮挡；③良好的成膜性能，可更好地模拟视网膜片层状结构；④"可控降解"性能，通过调整材料成分比例，调控材料降解速率，且降解产物没有生物毒性，降低免疫排斥反应的发生率。近年来，研究人员应用聚酯类支架材料构建组织工程视网膜取得一系列进展，其中聚酯聚合物PLLA 和 PLGA 被证实可有效地支持 RPE 细胞生长，明显改善体外培养的 RPE 细胞的生存率和极性，已得到美国 FDA 批准应用于临床。

当下，材料科学发展迅速，一方面新型生物支架材料如复合型材料、纳米材料、温度敏感材料等不断涌现，日本学者利用温度敏感培养材料成功获取单层 RPE 细胞膜片，我国学者也成功应用微孔纳米纤维膜模拟人体基底膜构建 RPE 膜片；另一方面材料学与药物缓释、基因工程逐渐结合，可将特殊基因、生物活性分子和神经营养因子贴附于支架上，使之持续释放，维持其上视网膜神经细胞的生物活性，促进移植受体视网膜的修复。

（4）组织工程化视网膜膜片构建及功能评估：自 20 世纪 80 年代飞秒激光器在美国问世，飞秒激光技术得到了迅猛发展，近年来飞秒激光超微细加工技术使精细蚀刻组织工程材料成为可能。以PLGA 为例，可利用飞秒激光蚀刻 PLGA 薄膜，经低热模压成支架，并根据视网膜细胞不同平均直径激光蚀刻适宜孔径大小（1~100μm）的膜片支架。

使单种或多种干细胞源性视网膜神经细胞沿激光蚀刻槽生长，置于"MINU-CELL-3D 培养体系"中进行立体、动态培养，模拟正常视网膜构形，构建"组织工程化视网膜膜片"并可在支架上通过锚定可控地缓释细胞因子、生长因子，促进视网膜神经细胞的生长分化特性的维持，促进移植膜片细胞在受体眼内的整合。

1）体外功能学评估：近期发现体外干细胞源性视网膜神经元具有各种电压敏感通道。光刺激后，仅神经节细胞可产生动作电位，其他视网膜神经细胞仅显示超极化电位。国内研究者应用"全细胞膜片钳技术（whole-cell patch）"成功记录了视网膜干细胞在不同分化阶段的多种电压门控离子通道。应用"全细胞膜片钳技术"评估干细胞体外培养分化为不同视网膜神经细胞过程中胞膜离子通道的特性，完善视网膜膜片上神经细胞的生物学、生理学评价体系，可为后续体内移植治疗提供具有功能活性的视网膜膜片。

2）体内移植整合及功能学评估：活体评估视网膜膜片在动物模型眼内的存活、整合及对视功能的修复，是评估膜片安全性、有效性和临床应用可行性的重要指标。目前视网膜膜片的体内移植已取得一系列成果。研究者利用 RPC 与 PLLA 及 PLGA 等材料构建组织工程化视网膜膜片进行动物体内移植，发现组织工程移植可促进移植细胞存活及分化状态的维持。

生物医学材料学在眼科领域上的应用，为眼科治疗学、分子生物学、生物工程学等学科的发展提供了丰富的物质基础，特别是与干细胞研究相结合又促成了材料学科的进一步繁荣，形成了当下前沿性的交叉学科研究领域——干细胞组织工程学。未来 10 年，材料科学的进展，尤其是新型纳米材料具有组织相容性好、无毒、可调控降解和可缓释的特点，与基因治疗、细胞替代治疗、干细胞组织治疗交叉融合，将会拓展它们在临床应用的前景。

第四节　人工视觉研究进展

要点：

1. 人工视觉即用人工的方法在视路不同部位植入视觉假体，视觉假体感受光信息，转换成生物电信息，传输到视觉中枢，从而产生一定的视觉信息的技术。

2. 目前主要有视皮层假体、视神经假体和视网膜假体。

3. 利用其他器官如舌或听觉转换成视觉感知信号，也在研究之中。

人工视觉的研究始于 20 世纪 50 年代，至 90 年代初，随着微电技术及眼科显微手术的发展，具有了长足进展。人工视觉是指用人工的方法在视路的不同部位植入不同的视觉假体，由植入的假体接受外界光信息后，转换成生物电信号或使神经递质释放，刺激并激活视皮层神经元；或视觉假体刺激视网膜内核层和神经节细胞及其突触连接，产生神经冲动，然后经视神经将电信号传入大脑视中枢。根据视觉假体的植入及刺激部位的不同，视觉假体分为①视皮层假体；②视神经假体；③视网膜假体；④其他感官替代感知视觉功能。在 4 种视觉假体中，视网膜假体的研究目前最为活跃。人工视器临床应用研究的基本要求：①植入的假体具有生物相容性及长期稳定性，由稳定和相对惰性的材料组成，使其对机体组织的损害降到最小；②在应用于患者之前，还必须完善将电子装置植入、取出和固定在视觉系统的技术；③建立合适的动物模型检测其功能；④确定哪些患者适合接受植入物及其医学伦理学方面的问题等。

一、视皮层假体

根据电极放置的位置，视皮层假体（visual cortical prosthesis）又分为视皮层表面假体和视皮层内假体。即将电极置于视皮层表面或视皮层内，将光电信号传递给邻近的皮层神经元，从而产生光幻视，对外界光刺激产生反应，并感知其强度和对其进行定位。近年来，葡萄牙的研究者已将视皮层植入物用于多位患者，美国犹他大学和国家眼科研究所也在进行视皮层植入物的研究。但植入后神经元兴奋性下降和空间分辨稳定性较差等问题，还有待于做进一步的研究。

1. 视皮层表面假体　人工视觉最早的实验，是将电极置于视皮层表面，通过一根穿过颅骨和头皮的导线与外界的无线电接收器相连，在视野内出现刺激时，接收器（电子眼）将一定频率和强度的电信号传入颅内，刺激视皮层，产生光幻视，并且能对光刺激进行定位。这一实验证明光电刺激视皮层感知视觉图像是可能的，同时也出现了许多问题，如所引起的光幻视之间的交互作用，一个电极产生多个光幻视，幻视的不稳定性，以及需要强电流和大电极，且偶尔患者会因为硬脑脊膜受到刺激而出现疼痛，以及因电流刺激出现癫痫样活动等。后来又出现铂盘状电极，同样置于枕叶视皮层表面，与一个带光敏晶体三极管的摄像头相连，患者能辨别 5 英尺（152.40cm）外 6 英寸（15.24cm）大小的文字，发现光幻视的亮度与刺激电流强度的对数成正比。

2. 视皮层内假体　1996 年,Schmidt 报道的置于视皮层内的假体为小电极,高阻抗,低电流即可刺激局部皮层组织,从而减少光幻视之间的交互作用,保证了光幻视的稳定性。置于皮层内的小电极所需要的电流强度是皮层表面电极所需电流的 1/10~1/100,大大减少了光电干扰以及电产热对组织的损伤。放置了视皮层内假体的患者甚至能感受图像的色彩。视皮层内电极通过手术放置于皮层表面下 2mm 深的位置。常用硅电极,其表面包被钛,直径为 80~100μm,尖端为 2~3μm,生物相容性好,有时电极表面可能会形成纤维膜,但对电流没有影响(图 23-2)。

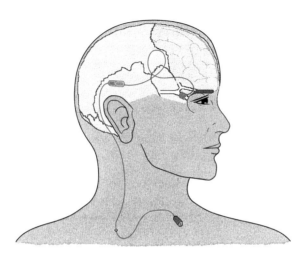

图 23-2　视神经假体移植示意图

袖套状电极植入颅内,包绕在视神经周围,电缆通过颅骨和皮下通道下行到达锁骨,从锁骨下穿出皮肤。

视皮层内假体的优点为:电极阵列可以得到颅骨的保护,皮层假体能代替远端受损的神经元,从而有恢复失明患者视力的可能。然而空间分辨是一个非常复杂的过程,相邻的视皮层区域不一定对应相邻的空间位置,因而不一定能感知图形。且皮层的每一个区域,包括在初级视皮层,都对应于特定的色彩、运动、视觉朝向以及视觉刺激的其他参数。同时,卷曲的皮层表面使得植入困难,以及手术操作的并发症产生的严重后果等,使其距离临床应用还有很长的路要走。

二、视神经假体

研究人员将数个电极组成的"袖带"[视神经假体(optic nerve prosthesis)],用手术方法将其环绕在视网膜色素变性盲人的视神经周围,导线从侧面穿过颅骨,与埋在耳朵皮下的连接器相连,最后终止于外界的光感受器。通过这个电子设备,患者述说看到了与电刺激相应的简单形状,能对单个明亮的光点定位,但不能获得较高的空间分辨力。该方法利用简单的电子设备和较少的电极,感受到较大范围的图形刺激,建立了较好的视网膜对应,且通过学习可产生较好的光定位。其缺点是操作较复杂,对眼球的损伤较大。

三、视网膜假体

视网膜假体(retinal prosthesis)的基本功能包括 3 方面:①必须能够获取图像;②图像必须能够被转换为刺激图形;③刺激图形必须可被视网膜神经元接收。根据刺激机制的不同,可将满足以上基本功能的视网膜假体分为两大类:电流刺激和神经递质释放。电流刺激是由许多在视网膜上呈空间分布的单个电极组成的,称作电极阵列(electrode array),这些电极阵列可直接集成到一块特化的计算机芯片上。电极阵列放在视网膜下间隙或视网膜内表面。直接的神经递质释放装置有许多微细的管子,将视网膜兴奋性神经递质(如 γ-氨基丁酸)释放到接近视网膜细胞的位置。目前,主要有 3 种视

NOTES

网膜假体装置:安放于视网膜内表面的(epiretinal prosthesis)、视网膜下间隙的(subretinal prosthesis)和化学性(chemical prosthesis)人工视网膜。

1. 表面型视网膜假体 是集图像接收器、信息处理器及微电极阵列于一体的人工视网膜芯片。目前设计的视网膜假体包括眼内及眼外两部分。眼外部分包括图像接收器,如微型摄像机及图像处理器、无线电频率放大器、激光源线圈等供电装置。眼内部分包括光接收器装置、整流器、控制器、遥测设备、电刺激信号产生器及微电极阵列芯片。眼外部分借助近红外线光源或电磁诱导原理向眼内芯片提供信息和能量。可通过眼外装置调节进入眼内的刺激参数。这样许多电活动均在眼外及玻璃体腔内完成,减少了一系列电活动产热对视网膜组织的损伤。表面型视网膜假体的作用机制为图像接收器捕获外界视觉图像,经处理转变为不同的像素,然后通过激光感应系统送至眼内部分,将激光脉冲转换成电子形式,经微电极直接刺激与之邻近的神经节细胞及轴突,再经视神经传入大脑视皮层,使患者有能力感知外界信息。

表面型视网膜假体主要由视网膜信号编码器和微电子刺激器两部分组成,视网膜信号编码器位于眼球外,完成图像采集、感受野测算、刺激通道的编码等功能。微电子刺激器植入视网膜前,可根据其接收的信号产生电子脉冲刺激视网膜神经节细胞。

2. 外层型视网膜假体 即置于视网膜下间隙的假体,又称人造硅视网膜(artificial silicon retina,ASR)。其直径为2~3mm,厚25~100μm,经微电技术生产的硅芯片表面排列着数以千计(3 500~7 600个)的微光电二极管阵列(microphotodiode array,MPDA),密度与周边视网膜感光细胞密度相似,其表面覆盖一层氧化硅,有利于光线的穿透并起绝缘作用。微光电二极管约20μm×20μm大小,连有各自的刺激电极及信号处理系统。芯片材料是硅,具有较好的组织生物相容性及易被微电技术加工的特性。视网膜下间隙假体中的MPDA吸收外界入射光线并转换为电信号。由于一般入射光线不足以激活光电二极管产生电信号,故需借助近红外光源的支持以提高刺激强度。视网膜下间隙假体的作用机制为由MPDA接收外界光信息,转变为电脉冲,然后由微电极刺激视网膜内层尚有功能的双极细胞、神经节细胞及其他神经细胞网络结构,信号经自然传送途径处理后再经视神经传入大脑视皮层,使患者能感知图像。

3. 化学型人工视网膜 是由美国一家眼科研究所研制的一种微流体装置,可用于刺激视网膜。它将包裹的谷氨酸盐泵到视网膜的多个位置,使谷氨酸盐光活化(photoactivate),以刺激神经元。这是一种在视网膜目的区域释放神经递质的装置,但其可行性尚处于论证阶段。

4. 植入方法 表面型视网膜假体的眼外部分固定于眼镜框架上,部分眼内装置固定于人工晶状体上。眼内微电极的植入方法是行玻璃体切割手术后,在植入部位的周围区域预先行眼内光凝术,再用视网膜钉或电化学纤维胶将芯片固定于视网膜上。视网膜下间隙假体的植入方法分为经巩膜途径和经玻璃体途径两种。经巩膜途径为:在角巩膜缘后巩膜作一巩膜瓣,前房穿刺降低眼压后切穿深层巩膜,利用特殊的植入器械把移植芯片植入预定位置的视网膜下间隙;经玻璃体途径为:玻璃体切割术后,经玻璃体腔在预定位置的视网膜下注入生理盐水,产生视网膜神经上皮与色素上皮分离小泡。在小泡周围作视网膜切开,把移植芯片植入视网膜下间隙,抚平视网膜,利用视网膜神经上皮与色素上皮的自然连接固定芯片。

四、基于光基因的视功能重建技术

光基因技术(optogenetic technique)是近十年来新出现的一种神经元活动控制技术。相对于传统的电操控神经元活动技术,光基因技术有损伤小、精度高、并发症少等特点,是视觉重建技术发展的一个新方向,其既可运用于视网膜,也可运用于视皮层。

1. 光基因技术介绍 光基因技术最初是基于一种植物细胞膜上的离子通道蛋白。早期科学家发现水藻会向有阳光的区域聚集,说明水藻中有可以对光产生反应的结构,之后的研究发现这是一种对光敏感的离子通道蛋白。当有光照时,离子通道就会打开,细胞外阳离子内流,刺激水藻细胞向有光照的区域移动,光照消失后这种通道又会自动关闭。之后,神经科学家将这种蛋白的基因转入神经元中,使神经元在细胞膜上表达这种蛋白,当有光照时离子通道开放,阳离子内流,细胞膜去极化,从而诱发神经元产生动作电位,达到用光控制神经元活动的目的。

经过近十年的发展,光敏感通道蛋白已经发展成为一个庞大的家族,主要包括 4 种类型。第一种为对蓝光敏感的阳离子通道蛋白,其中以通道视紫红质(channel rhodopsin,ChR)为代表,这种蛋白受到蓝光刺激时就会开放,使细胞膜外的钠离子和钙离子内流,诱发神经元产生动作电位。第二种为对黄光敏感的氯离子通道蛋白,其中以盐细菌视紫红质(NpHR)为代表,这种蛋白受到黄光刺激时会开放,使细胞膜外的氯离子进入细胞内,从而使细胞膜超极化,抑制神经元产生动作电位。第三种为对黄光敏感的细胞膜氢离子通道蛋白,这种通道蛋白是一种质子泵,在受到黄光刺激时会将细胞内的氢离子泵到细胞外,从而使细胞膜超极化,达到抑制神经元活动的目的。第四种为经过光基因改造的化学性受体,通常为 G 蛋白偶联受体,其胞外段经过改造后可对光产生敏感性,胞外段被光照激活时,其胞内段可激活一相应的分子信号通路,从而对细胞内的分子信号通路产生调节作用。

这一技术改变了过去需要利用电极来控制神经元活动的方法,可通过光来直接操控神经元活动,避免了控制设备与神经细胞的直接接触,减轻了控制设备对神经组织的损伤。另外,利用激光技术可将光刺激的位置和范围控制得非常精确,达到了亚细胞级别的控制精度,大大提高了神经活动控制的精确性。

2. 视网膜光基因化　在视网膜色素变性等一类疾病中,视网膜光感受器细胞大量死亡,导致视网膜感光能力丧失,患者失明,但这些患者的视网膜上仍有许多神经节细胞存活。如果将这些神经节细胞进行光基因改造,使其本身具有感光能力,将部分恢复这些患者的视力。已有动物研究表明在视网膜变性大鼠模型中,通过病毒载体将通道视紫红质蛋白转入视网膜神经节细胞中,使其直接感光,达到了保护大鼠视功能的目的,延缓了其失明过程。

另一方面,光基因化的视网膜也可以和视网膜假体技术结合运用,将视网膜神经节细胞改造为可以直接感光的神经元后,视网膜假体将从电极阵列变化为发射光源的阵列,且不再需要直接接触视网膜组织,大大减轻了对视网膜组织的损伤效应。假体可以直接安放在眼球以外,通过正常的光路对视网膜进行光刺激,避免了患者在假体植入手术中受到创伤的可能。

3. 视皮层光基因化　视皮层神经细胞同样可以通过光基因的转染获得可以直接感光的功能,这就使得视皮层假体不再需要对视皮层进行电刺激,而可改用光刺激,减轻了对脑组织的损伤。已有初步研究将电极阵列和 LED 光源阵列组合成新型的复合型视皮层假体,将这种假体植入 ChR 基因转染的大鼠视皮层中,采用 LED 光源进行刺激,电极进行记录,来验证光刺激控制视皮层活动的有效性,这一技术具备新一代视皮层假体的雏形。

五、其他感官替代感知视觉功能

有科学家发明了一种名为"Wicab BrainPort"的装置,它首先在眼镜的镜片里安装微型数码相机,利用相机拍摄物体散射的光的信息并传输到如手机大小的装置——Wicab BrainPort 上,随后将物体散射的光的信息转变为电脉冲信号,传输到安放在舌头两侧呈"棒棒糖"状排列的 144 个微电极上,电脉冲信号不断刺激舌头表面的神经,并将这种刺激传输到大脑。尽管看起来令人难以置信,但实验者的大脑实际上感知到了这些刺激,并形成实际的景象。实际上,大脑仅仅能够感知从视网膜上传输来的神经脉冲信号并形成图像,从而可以使我们行动自如。这种装置是专门为帮助盲人和视力低下者而设计的,可以让他们用"舌头"看见眼前的景象。

初步实验表明,视皮层、视神经、视网膜假体和其他感官替代感知视觉功能的植入方法可行、能激活视觉系统而达到预期效果,假体芯片所含材料均有较好的生物相容性及长期稳定性,从而打开了探索人工视觉的大门,但距离临床应用还有很长的时间。相信通过科学家的努力,人工视器有可能像其他电子医疗设备如人工耳蜗、心脏起搏器一样应用于临床。人工视器的临床应用将是包括生物学、工程学、计算机等多学科在内的重大技术突破,并给眼科治疗学带来一场革命。

第五节　眼科人工智能研究的进展

要点:

1. 人工智能(AI)在眼科的应用是当今热门的研究领域。
2. AI 是研究用于模拟和扩展人类智能的理论与方法的技术科学。
3. 已经有多种眼科 AI 算法和软件批准用于眼底疾病筛查。
4. 未来在眼底多病种筛查、多模态眼病筛查、眼与全身病关联方面将有更多的 AI 产品出现。

　　人工智能(artificial intelligence, AI)是研究用于模拟和扩展人类智能的理论与方法的技术科学,于 1956 年最早提出。人工智能是计算机科学的一个分支,企图了解人类智能的实质,并生产出一种能以人类智能相似的方式做出反应的智能机器。AI 研究包括机器人、语言识别、图像识别、自然语言处理等。机器学习(machine learning, ML)是指与人类学习行为相关的人工智能算法,往往是通过整理、解析现有数据和/或获取新数据,通过算法学习数据特征,以做出判断和预测的技术,是 AI 的重要子集和核心领域。经典的机器学习算法包括决策树、随机森林、支持向量机、朴素贝叶斯、K 最近邻算法、K 均值算法等。深度学习(deep leaning, DL)是指用于建立、模拟人脑进行分析学习的神经网络。深度学习通过模仿人类大脑神经元之间的信息传递、回环和相互作用,使用复杂的计算方法,深度挖掘数据特征,做出预测和判断。因此,深度学习又是机器学习的一个子集。

　　随着近年来包括 AI 在内的信息技术取得快速进展,AI 在医学领域特别是眼科领域中的研究取得诸多进展。眼科疾病种类丰富,检查手段多样,但是患者群体庞大,眼科医师则相对不足,或相对集中于中大城市。AI 通过其准确、快捷、高效的诊断能力,有助于辅助眼科疾病的诊断。

一、人工智能的基本原理和实现方法

　　在深度学习出现之前,AI 在眼科的应用主要基于传统的机器学习算法。这些算法的输出项大多是明确的分类变量,例如疾病分期、病灶类型等,因而属于监督学习(supervised learning),即由训练资料中学到或建立一个模式,并依此模式推测新的实例。而后期通过 AI 进行图像绘制(例如预测并绘制眼底疾病治疗后的图像)则属于非监督学习(unsupervised learning),即没有类别信息情况下,通过对所研究对象的大量样本的数据分析,实现对样本分类输出的一种数据处理方法。

　　人工神经网络(artificial neural network, ANN)方法是一种应用广泛的机器学习模型算法。ANN 由 3 种类型的层组成,包括输入层(input layer)、一个或多个隐藏层(hidden layer)和输出层(output layer)。当输入层中的神经元接收到信息,这些信息会被加权聚合并转移到下一层的神经元,通过使用激活函数输出期望值,利用反向传播(back propagation)等算法对权值和偏差值进行调整,从而获得最优解,使预测的误差最小。

　　卷积神经网络(convolutional neural network, CNN)是 ANN 的拓展与延伸,适用于图像学习。CNN 通过重复和自我修正来学习执行任务,其体系结构包括 3 个主要模块,即卷积层(convolutional layer)、池化层(pooling layer)和完全连接层(fully connected layer)。卷积层是 CNN 的基本组成部分,它由线性或非线性的感受野识别算法组成,用于图像的特征提取。池化层通过实施特定的规则以降低特征映射的平面内维度,使得特征量得以分类归纳,简化神经网络计算的复杂度,同时压缩运算量。完全连接层提供来自卷积层或池化层的特征映射的连接,将输出值送给分类器。模块间的不同组合构成了不同的 CNN 模型架构。

　　建立一个用于眼底病筛查的 CNN 系统,一般需要完成以下过程:①收集数据建立影像数据库,预处理和优化数据;②将数据库划分为训练集、验证集和测试集;③使用特定的 CNN 网络算法进行模型的训练,以在训练集内进行调整和优化,减少模型内部的偏差和方差;④在验证集中检测模型性能,进

NOTES

一步调整模型参数;⑤在内部测试集或外部数据库中评估模型,使用敏感度、特异性和受试者工作特征曲线(receiver operating characteristic curve,ROC 曲线)的曲线下面积(area under the curve)等指标评估其诊断性能。

二、人工智能在眼底彩照中的应用

人工智能在眼科的应用最早基于眼底彩照,这是因为眼底彩照可直观显示眼底病变,具有重要的诊断意义。

在深度学习出现之前,一些传统的机器学习算法已被用于眼底的筛查。早在 1984 年,"顶帽"变换算法(阶梯式数字图像滤波器)被用于检测荧光素眼底血管造影上的微血管瘤。1990 年,模式识别技术通过图像颜色来区分糖尿病性视网膜病变(DR)的病灶。这些研究证实,即使是颜色相似的病变(渗出、棉绒斑和玻璃膜疣)也均可以通过二次判别函数按颜色进行病灶分类,并取得良好的识别率。2008 年,计算机辅助设计(computer aided design,CAD)算法(例如,像素特征分类和视盘定位)被用于眼科,在 DR 筛查项目中敏感度为 84%,特异性为 64%,完成了 AI 辅助眼底彩照识别的初探。

深度学习算法是在 2016 年才开始大规模应用于 DR 筛查,并开启了深度学习应用于眼科疾病诊疗的新模式。早期深度学习研究发现,对于转诊 DR 的诊断灵敏度可达到 96.8%,而特异度为 87.0%,明显优于非深度学习的机器学习算法。再后来,一系列基于模块化设计的机器学习技术,例如 AlexNet,GoogLeNet 和 VGGNet 等结构算法横空出世,并进一步在大规模图像数据集中进行了应用。基于 GoogLeNet(Inception-v3)的深度学习模型可自动检测 DR 分级和黄斑水肿,其转诊灵敏度为 90.3%,特异性为 98.1%,诊断准确性高,相当接近一名普通眼科医生对某一单病种眼底疾病的诊断水平。

除了对整张眼底彩照的识别,病灶识别对于整体眼底疾病诊断具有重要价值。在 DR 分期中,对微血管瘤、视网膜内出血、静脉串珠、新生血管等关键病灶的识别有助于提高分级能力。2019 年,北京协和医院团队开发了基于 DR 彩照病灶识别的 AI 算法,通过增加病灶信息,达到了转诊 DR 的灵敏度为 90.6%,特异性为 80.7%,AUC 为 0.943,并且使得 AI 能够实时显示病灶位置和类型,有助于临床医生二次核对诊断效果。

各类深度学习算法逐渐应用到各类眼底疾病的诊断中,包括糖尿病性视网膜病变、年龄相关性黄斑变性、可疑青光眼、视网膜色素变性等。2017 年,一项基于 VGGNet 结构的 CNN 模型,对于转诊 DR、视力威胁 DR、可疑青光眼和年龄相关性黄斑变性的 AUC 分别为 0.936、0.958、0.942 和 0.931(图 23-3)。

除此以外,一些医工转化的商用软件也得以开发。2018 年,美国食品药品监督管理局(FDA)首次批准通过了一项应用于一线医疗的自主式人工智能诊疗设备——IDx-DR。它可以在无专业医生的情况下,查看视网膜照片对 DR 进行诊断。另外,基于智能手机的视网膜图像自动化分析系统也得以开发,可用于判读基层医疗机构使用便携式智能手机摄像头装置拍摄的非散瞳糖尿病患者眼底图像,识别出需要转诊的患者。

三、人工智能在光学相干断层扫描筛查的应用

光学相干断层扫描(OCT)是一种无创式高分辨率的组织横截面成像技术。它利用弱相干光干涉仪的基本原理,可检测生物组织不同深度层面对入射弱相干光的背向反射或几次散射信号,通过扫描可以得到生物组织二维或三维的结构图像。目前,OCT 已逐渐成为一些眼底疾病(如黄斑水肿、黄斑裂孔)诊断效能最高的设备。黄斑水肿在 OCT 图像上表现为低反射带,利用此特征,一些自动深度学习识别模型被设计用于黄斑水肿的 OCT 检查,并在计算机识别和手动标注之间取得了良好的一致性。AI 辅助的 OCT 也可以用于识别视网膜内液。一项 CNN 算法可以检测 OCT 上的视网膜内液,与专家标注相比,CNN 自动识别的交叉验证系数为 0.911,证明其具有良好的识别能力。

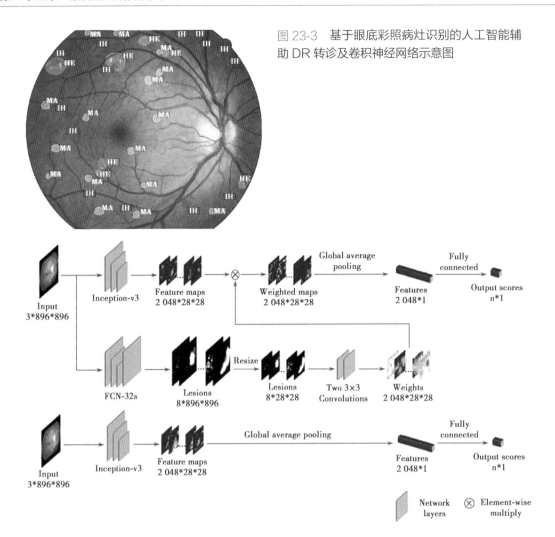

图 23-3　基于眼底彩照病灶识别的人工智能辅助 DR 转诊及卷积神经网络示意图

四、人工智能在超广角眼底照相筛查的应用

超广角眼底成像技术（ultra-wide-field fundus imaging,UWFFI）是指眼球正位一次成像可达到赤道前部至锯齿缘范围的技术，在眼底疾病中有广泛的应用。研究证明，许多眼底疾病的早期损害可在视网膜的周围区域被观察到，例如早期 DR 可出现周边部的出血、IRMA 等。目前，免散瞳超广角激光扫描检眼镜允许拍摄到 200° 的眼底范围，约占据了整个视网膜的 80%。

2018 年，有研究团队招募 DR 患者进行超广角眼底照相，并使用 EyeArt 软件训练了深度学习模型，自动算法检测转诊 DR 的灵敏度为 90.3%，特异性为 53.6%，AUC 为 0.851。由此可见，结合超广角图像的自动分析软件在眼底疾病筛查中具有良好的诊断能力和应用价值。

五、多模态影像在眼底人工智能研究中的应用与进展

多模态影像诊断（multi-modal imaging diagnosis）指的是利用、融合多种影像技术，结合不同影像学方法的优点与局限性，从而对疾病进行诊断。多模态影像诊断可增加疾病诊断的准确性。

基于眼底彩照和 OCT 的双模态诊断在眼底疾病的诊断上具有重要意义，为眼底医生最常用的两项检查。因此，2018 年就有研究团队率先开展诊断年龄相关性黄斑变性（AMD）的双模态人工智能研究工作，分别使用 OCT、眼底彩照及 OCT 与眼底彩照相结合的双模态图像来训练深度学习模型用于 AMD 的诊断，3 种深度学习模型的准确率分别为 82.6%、83.5% 和 90.5%，表明双模态成像可提高深度学习算法在诊断 AMD 上的性能。

除了 OCT 和眼底彩照的组合，还有结合眼底自发荧光（FAF）和眼底彩照的双模态深度学习算法

识别网状假玻璃疣；利用红外反射（IR）和 OCT 之间的垂直平面特征融合方法，用于诊断 AMD、区分干性 AMD 与湿性 AMD；使用眼底彩照、OCT 和 FA（包含 ICGA 与否）相结合识别包括脉络膜新生血管、糖尿病黄斑水肿、AMD、视网膜静脉阻塞在内的需要进行抗 VEGF 治疗的视网膜血管疾病。

六、多病种人工智能模型的研究概述

多病种诊断（multiple diseases diagnosis）是指对于不同种疾病进行同时或分别的诊断。鉴于以眼底病为代表的眼科疾病种类多种多样，其临床表现与远期预后也各不相同，因此，在眼底病的筛查当中实现多病种的诊断与鉴别诊断成为近年来眼科 AI 的热点研究目标。目前大多数已经提出的眼底病自动筛查的 AI 解决方案往往专注于在眼底彩照中检测 DR 或 AMD，而当其他眼底疾病共存于受试者时，则有可能不会转诊此类患者，造成漏诊。因此有研究通过设计具有 128 个节点的 ResNet50 模型，实现了对正常眼底、AMD、DR、ERM、RRD、RP、MH 和 RVO 的分类诊断，显示出较高的准确度（可达 87.42%）。此外，使用该 AI 模型作为辅助的人工诊断，其耗时也明显减少。还有研究提出的深度学习模型旨在对 12 种常见眼底疾病实现自动诊断，包括视网膜血管性疾病（RVO、需转诊的 DR），视网膜变性病（PM 眼底病变、RP、RD），黄斑疾病（ERM、AMD、MH）以及视神经疾病（GON，视乳头水肿和视神经萎缩）等，他们分析了 5 万张图像，并设计了验证集、测试集，最终他们的结果达到了各项 AUC 在 0.931~1.000。这意味着人工智能可以拥有与一名普通眼科医生相似的高水平的诊断能力。

七、眼科人工智能与全身疾病的关联研究

视网膜血管是人体内唯一可以直接观察到的血管，伴随着衰老、疾病等生理或病理过程，视网膜血管的形态或功能也会在不同程度上发生改变，这种改变与大脑和全身血管状态具有共同的生理或病理特征。有研究通过创建 CNN，从正常受试者和潜在全身血管状态改变的受试者的视网膜眼底图像中预测年龄和性别，预测年龄与实际年龄之间的相关性达到 0.92，平均绝对误差为 3.06 年。研究还发现，系统性血管疾病导致的病理性视网膜血管变化不同于自发衰老过程的变化，这将是后续研究中需要深入探讨的问题。

（一）视网膜与衰老

老龄是许多疾病的重要风险因素，利用深度学习从眼底图像中提取的视网膜年龄已被证实为一种新的衰老生物标志物。病灶模型在视网膜年龄和实际年龄之间实现了较强的相关性，Cox 回归模型显示，视网膜年龄差距每增加 1 年，全因死亡风险增加 2%。

（二）神经系统疾病

作为中枢神经系统的延伸，视网膜提供了一个独特且易于访问的窗口，为实现脑部神经元和微血管系统状况的可视化提供了便利。使用深度学习模型，一些研究者发现了视网膜年龄差值（视网膜年龄–实际年龄）与帕金森病（PD）事件之间的关联：视网膜年龄差值增加 1 年与 PD 风险增加 10% 相关，且视网膜年龄的预测价值和已经确定的 5 年 PD 风险因素具有可比性。还有研究设计了一种利用视网膜眼底照相的 AI 模型作为对阿尔茨海默病（AD）患者进行筛查的替代方法，采用高度模块化的机器学习技术，实现了 82.44% 的平均分类准确率。

（三）心血管疾病

基于大样本的真实世界研究证实，视网膜血管的变化（例如视网膜动脉硬化、血管狭窄、血管迂曲、微动脉瘤、视网膜出血等）是许多亚临床心血管疾病的标志物，并能够预测主要心血管疾病事件的发生率和死亡率。有研究发现视网膜眼底照相和深度学习可用于心血管疾病（CVD）风险分层，且与传统的 CVD 风险评分方法相比，深度学习增加了预测价值，并证明了深度学习眼底动脉粥样硬化评分（DL-FAS）是 CVD 相关死亡风险的独立预测因子。

冠状动脉钙化（CAC）是动脉粥样硬化的临床前标志物，与临床心血管疾病的风险密切相关。CAC 评分的测量越来越多地用于心血管疾病风险分层中，日益受到国际心血管疾病指南的重视。但

基于 CT 的 CAC 评估存在诸多不便之处,于是有算法根据视网膜照片预测 CAC 存在的概率(称为深度学习视网膜 CAC 评分,RetiCAC),结果发现 RetiCAC 在预测心血管事件方面与 CT 扫描测量的 CAC 相当,意味着该视网膜预测评分也可以用作心血管事件的风险分层工具。

外周动脉疾病(PAD)多是由动脉粥样硬化、斑块形成及血流灌注障碍引起,严重者可导致截肢。PAD 的后期可严重限制或完全阻断流向受影响肢体的血流,最终可能需要截肢。但 PAD 早期往往无症状,其早期筛查颇具挑战性,PAD 被认为可通过对视网膜血管的形态学分析推断得知。有研究结果支持使用现代深度学习技术检测 PAD 存在的可行性,其模型的最佳 AUC 得分为 0.890。

（四）肾脏疾病

视网膜与肾脏有着密切的生物学关系,视网膜血管异常已被证明与慢性肾病相关。目前已知许多系统性疾病(如高血压、糖尿病、某些自身免疫性疾病)会导致急性或慢性肾脏疾病的发生。有研究显示相关 AI 模型在验证数据 AUC 可达 0.911,改进后的混合模型 AUC 为 0.938,提示深度学习模型在估计慢性肾脏疾病方面表现出良好的性能。基于这些概念、假设及成果,视网膜照相作为一种非侵入性的便捷检查手段,使用其作为慢性肾病的辅助或机会性筛查工具具备可行性,并能够对现有的肾脏疾病筛查和早期干预形成有效的补充。这将有助于减少医疗机构在慢性肾病筛查服务当中的人力成本,可以提高筛查的依从性。

八、结语

2022 年 3 月,中华医学会糖尿病学分会及国家基层糖尿病防治管理办公室共同制定的《国家基层糖尿病防治管理指南(2022)》(以下简称《指南》)正式发布。《指南》首次增加了基层糖尿病性视网膜病变筛查的指导意见,明确推荐有条件的医疗机构定期为 2 型糖尿病患者提供眼底筛查与诊断服务。此次发布的新版《指南》强调了基层糖尿病性视网膜病变眼底筛查的重要性,为广大基层糖尿病性视网膜病变的早期筛查和早期干预提供了权威的依据和参考。未来,相关诊疗指南会更加强调早期筛查在眼底疾病诊治中的地位,以多模态、多病种为主要特点的相关 AI 产品将有望发挥出它们更大的价值。

纵览国内已经发布的各种眼科疾病专业诊疗指南及各大眼科中心临床诊疗常规,尚未有将 AI 自动筛查或 AI 辅助诊断产品纳入推荐条目之中,这一方面是因为 AI 诊断和预测的性能需要在临床实践当中、在更广的时间尺度当中得到验证;另一方面也在某种程度上反映出监管机构、医疗机构以及临床医师对 AI 产品的认可尚需一个过程。

目前,国内已有相关厂家的数种 AI 眼底筛查产品/设备投入临床应用或测试当中,我们应当对 AI 产品蓬勃发展的势头秉持谨慎乐观的态度。另外,有关眼前节相关疾病的 AI 诊断软件也在开发之中,相信 AI 必将在不远的将来,在基层分级诊疗、早诊早治中扮演重要角色,从而使我们享受到就近、便捷、专业的疾病随访和健康管理服务。

 思考题

1. 眼病基因诊断的方法有哪些?
2. 干细胞治疗在眼科疾病中的应用有哪些?
3. 眼科领域应用的生物医学材料都有什么?
4. 人工视觉主要有哪些类型?
5. 哪种人工视觉最有发展前景?
6. 人工智能的定义是什么?有哪些人工智能方法被应用到眼科检查?
7. 如何将人工智能辅助诊断技术应用到眼科临床实践中?

(陈　松　陈有信)

第二十四章
眼科科研设计及方法

扫码获取
数字内容

眼科学是一个快速发展的学科。尽管当前我们已经对很多疾病有了深入的认识,也已经有很多诊断和治疗手段来帮助提高患者的视力,但是仍然有很多问题没有解决。对科学的追求、对患者更好预后的追求也推动我们不断开展科学研究。作为长学制的学生,除了掌握眼科学的基础理论、基础知识和基本技能之外,还需要开展完成学位论文的科学研究工作。本章将阐述眼科的科研设计和常用的研究方法,尤其是具有眼科特色的一些设计原则和方法。

第一节 眼科学科研选题和设计概述

要点:

1. 科研选题的原则 创新性、科学性、需要性、可行性。
2. 科研选题的来源 临床上产生的问题、临床经验的总结、阅读文献产生的问题、学科交叉。
3. 科研设计的原则 伦理、对照、均衡、盲法、重复、标准化、代表性。
4. 统计学上要注意双眼不是独立的样本、视力的分布、多重检验、统计学显著性和临床意义的区别。

眼科学的研究方法包括实验室研究、临床研究、流行病学研究、循证医学研究等。尽管各种研究方法有其各自的方法和特点,但是在必须遵守一些共通的原则基础之上,本节将叙述这些共性问题。

一、科研选题

科研的选题就是确定所要研究的题目,其本质是明确研究的目标。它是整个科研工作中起战略决策作用的重要环节,直接决定科研的成败。爱因斯坦曾说过,提出一个问题往往比解决一个问题更重要,因为解决问题也许仅是一个数学上或实验上的技能而已,而提出新的问题却需要有创造性的想象力,而且标志着科学的真正进步。

(一)科研选题的原则

选择确定一个优秀的课题,必须遵循以下四项原则:

1. 创新性 是医学进步的源泉。当然现在要做一个完全没有人研究过的课题,要做"从零到一"的创新很难。但是,所有的研究必须在前人研究的基础上向前更进一步,在某方面做一些改进,比如既往的研究只是定性分析,我们拟开展的课题是定量测量等。

2. 科学性 是指课题是否依据现有的文献和知识,是否能支持研究课题提出的假说。如果立项的依据不充分,例如永动机、水变油的研究,都是注定要失败的。

3. 需要性 指课题的研究对于增加人体生理过程、眼病病因发病机制的认识、提高诊断能力和治疗效果是有益的,是临床上、学术上需要解决的问题。

4. 可行性 是指要与现有的条件匹配,开展科学研究需要科研经费、实验室或者临床病例、人力资源、时间资源等,目前的条件可以满足上述的研究需求。研究生有毕业时间的要求,所以需要在可行性方面做更多的考虑。

467

（二）科研选题的来源

科研课题选题有以下几个来源。①临床上产生的问题：在临床诊疗工作中，医生总会碰到一些问题，患者也可能会提出一些问题，这些问题都是很好的科研选题，例如疾病的发病率多少，危险因素、病因、发病机制是什么，自然病程怎样，如何更好地诊断（提高敏感性和特异性），什么治疗方法效果更好。②临床经验的总结：很多医生在临床上有一些独到的经验，例如手术方法的改进，或根据一些细微的体征做出诊断和鉴别诊断，但是只是停留在经验上，并没有上升为循证医学的证据，这些经验也是很好的科研课题。③阅读文献产生的问题：在阅读论文时需要进行批判性思考，例如该研究有什么局限性，下一步研究应该如何开展，还有什么问题没有回答。从中可以产生新的研究问题。长学制学生应该保持眼科文献泛读和精读的习惯，例如利用简易信息聚合（rss）或者 email 订阅著名期刊每一期的题录，并选一两篇做精读。④学科交叉：不同的学科人员有不同的知识背景和技能，与不同学科的科研工作者交流，可以知识互补，产生新的火花，提出新的科研题目。

（三）科学问题的凝练

科研选题的过程需要反复凝练。很多时候临床上提出了问题、临床的经验、阅读某篇论文后产生的问题，以及在讨论过程中碰撞出火花之后，还需要针对这些问题进行文献检索、广泛的文献阅读和分析。了解这个问题在文献中是否已经得到解答，学术界对于这个问题的研究进展到了哪里，还有什么问题需要回答。另一方面也要结合自身的条件，分析开展针对这个问题的研究是否可行，从而凝练出合适的科学问题。

二、科研设计的原则

（一）研究方法

眼科常用的研究方法主要有：①实验室研究，包括基因学研究、分子生物学研究、病理学和免疫组织化学研究、细胞培养、实验动物模型、干细胞研究、基因治疗、新药开发等。②临床研究，包括病例报告、回顾性/前瞻性病例系列、对照研究、随机对照试验、诊断试验等。③流行病学研究，包括基于社区的患病率/发病率调查、三间分布、病例对照研究、队列研究、干预试验等。④文献计量学/生物信息学研究，基于公开数据库的文献或者数据进行二次分析，例如 meta 分析等。⑤生物工程，包括新药开发、干细胞治疗、基因治疗、组织工程、新的生物材料研发、新的诊断和治疗器械开发等。我们将在后面分别介绍。选用哪种或者哪几种研究方法，要根据研究课题的需要以及研究的条件来制定。

（二）科研设计的基本原则

虽然研究方法有很多种，但是无论采用何种方法，都需要提前做好严谨的科研设计，并且遵照共同的基本原则，才能得出正确的结论。否则可能会做完实验才发现原来的设计存在问题，无法得出结论。研究设计的基本原理是排除各种混淆因素，证明所研究的干预/暴露因素与结果/疾病之间的关系。研究设计的基本原则包括：

1. 伦理　伦理学是研究必须考虑的第一个问题，不论研究对象是人还是动物，都必须考虑研究对象的权益和福利，必须经过伦理委员会的批准。对于眼科研究来说，特别要考虑的是双眼的问题。视觉与眼科研究协会（ARVO）关于动物实验的声明中强调，如果实验会影响动物的视力，不应该进行双眼的实验。在前瞻性干预性临床研究中，应该排除对侧眼视力过低的患者，以避免万一发生意外，患者双眼视力都丧失。

2. 对照　由于疾病可能存在一定自然病程，一些疾病可以自愈。除此之外，还有很多的混淆因素，例如安慰剂效应。因此，需要设立对照组。当然，临床研究中没有对照组的病例系列或者病例报告也可以发表，但是这类研究难以确定病因/干预与疾病/结果的因果关系，因此其级别要低于对照研究。对照的选择很重要，对于临床研究，应该选择目前的一线诊疗方案作为对照；对于实验室研究，应该设立阴性对照和阳性对照。

3. 均衡　均衡是指各组之间除了研究因素之外，各种可能的混淆因素在各组之间要相同或者相近。包括:研究对象的年龄、性别、试验条件、环境、仪器、操作者等。要实现均衡可以采用随机化的方法,把研究对象随机分配到各组中去。另外,在分析时还需要进行检验,比较各组之间各种可能的混淆因素是否均衡。

4. 盲法　对于研究对象来说,盲法可以避免安慰剂效应;对于结果测量者来说,盲法可以避免主观的测量偏倚;对于干预者来说,盲法可以避免干预过程中的偏倚。严格的随机对照试验一般来说会遵守盲法,但是在动物实验、细胞实验等研究中,研究者可能会忽视盲法的重要性,需要特别注意。

5. 重复　重复性原则是指一定的样本量。在研究设计阶段,必须计算样本量,样本量太小可能会得到阴性结果,而样本量太大则浪费人力物力而且违反伦理原则。样本量的计算一般要根据主要结果的预实验或者文献报道结果,按照研究设计的公式来计算。

6. 标准化　对于研究对象、干预方法或者暴露因素、结果测量都要进行标准化。研究对象的标准化指设定严格的入选排除标准;干预方法的标准化指制定标准操作规程(SOP),包括药物的剂量、给药时间、手术的标准步骤等;结果测量也要制定 SOP,尽量选择可重复性好的客观测量指标。

7. 代表性　需要考虑研究对象的代表性、干预方法的代表性及结果测量的代表性。例如随机对照试验中的患者往往有严格入选排除标准,并不能完全代表真实世界的患者。

(三)统计学分析

在研究设计的阶段就必须考虑统计学的问题。如果等到研究结束后再考虑统计学,则可能会导致前功尽弃。统计学是对所收集数据进行量化分析总结,从带有变异性的数据中得出本质的方法。具体的统计学方法可以参考相关的教材,在这里强调眼科科研统计学分析中需要特别注意的几点:

1. 双眼不是独立的样本　在眼科的研究中,往往以眼作为研究对象。人体和动物都有两只眼。但是同一个人/动物的双眼之间并不是独立的样本,而是成对相依的样本。因此如果纳入双眼的数据,需要采用广义线性模型进行校正。

2. 视力的分布　视力是眼科临床研究中最常见的结果测量指标。要特别注意的是,一般情况下小数视力的分布并不符合正态分布,所以不能直接用参数检验来进行统计。可以转换成对数视力并检验其分布,如果符合正态分布再采用参数检验。

3. 多重检验　在临床科研中,一般来说应该只设置一个主要研究问题/主要测量结果。当进行多重比较,例如多组之间比较、多个时间点比较时,需要采用统计学方法校正多重检验的问题,否则可能会增加第一类错误的概率。

4. 统计学显著性和临床意义　尽管很多研究以 $P<0.05$ 作为统计学显著性水平。但是要注意,统计学显著性和样本量、变量的变异程度有关。统计学显著性和临床意义或者生物学意义是两回事。在科研中不应该只关注 P 值,而忽略临床意义或生物学意义。

第二节　眼科实验室研究方法

要点:

1. 实验动物模型包括诱发性疾病动物模型、自发性疾病动物模型和基因工程动物疾病模型 3 种。在动物实验的设计和实施阶段要注意伦理学要求。

2. 眼科实验室研究常用技术包括分子生物学技术、病理学技术、细胞培养技术、组织培养技术、组织工程学研究方法、常用仪器检查技术等。根据研究课题的需要选择相应的技术开展研究。

一、眼科研究常用动物模型

(一)实验动物

动物实验主要应用于疾病发病机制的研究和新药、新材料、新器械的效果及安全性评价。眼科研究中,常用的实验动物包括猕猴、猪、兔、犬、猫、大鼠、小鼠、豚鼠、斑马鱼、果蝇等,其中以小鼠、大鼠、兔、猕猴最为常见。在设计和进行动物实验时,应该注意实验动物伦理,包括"3R"原则:Reduction(减少)、Replacement(替代)、Refinement(优化)。减少是指尽量减少实验次数和实验用的动物;替代是指使用其他方法替代动物进行研究,或是使用低级生物代替神志清醒的脊椎动物进行实验;优化是指在必须使用动物时,通过改进条件,善待动物,提高动物福利,尽量减少非人道程序的影响范围和程度,避免或减轻给动物造成与实验目的无关的疼痛和紧张不安的科学方法。眼科科学研究中所用到的实验动物均需严格按照 ARVO 关于实验动物的规定执行,详情参见 Statement for the Use of Animals in Ophthalmic and Visual Research:https://www.arvo.org/About/policies/statement-for-the-use-of-animals-in-ophthalmic-and-vision-research/。

在眼科研究中,选择实验动物应该注意以下几点:①眼球的大小和各结构的比例,例如小鼠的眼球中晶状体体积比例大,而玻璃体腔的容积比例较小。②是否有色素,例如 SD 大鼠、昆明小鼠都是无色素的动物,而 Brown-Norway 大鼠和 C57BL/6 小鼠是有色素动物,脉络膜、RPE 的色素对于多种眼部的生理和病理生理过程有重要影响,包括光吸收、免疫反应、光感受器代谢等。

（二）动物模型

根据动物模型的病因,可以分为以下 3 种类型。

1. 诱发性疾病动物模型　即经过物理、化学、生物等因素作用,人为地诱发动物产生某些类似人类疾病的模型,如眼科常见的眼表碱烧伤模型、链脲佐菌素诱导的糖尿病性视网膜病变模型、激光诱导的脉络膜新生血管模型、氧诱导的视网膜新生血管模型、视神经损伤研究动物模型等。这类模型具有制作方法简便,短期内可复制大量疾病模型,实验条件易于控制等优点,缺点是通过人为的方式产生的疾病表现多数与临床存在着一定的差异,且某些疾病目前尚不能用人工诱发的方法在动物上复制。

2. 自发性疾病动物模型　是动物自然发生的疾病或由于基因突变的异常表现,通过定向培育而保留下来的疾病模型。其特点是更接近于自然发病的人类疾病,但目前发现的疾病种类有限,疾病动物往往易于死亡,且培育费时、专业性强。眼科有鼠、犬等的自发性糖尿病性视网膜病变模型,兔、犬、猫、猴等动物的原发性青光眼模型,以及动物的先天性和获得性白内障模型、视网膜色素变性的自然动物模型等。

3. 基因工程动物疾病模型　是指用基因工程技术将(编辑过的)外源性基因整合到动物基因组中,使之表达并能传给后代的动物,包括转基因动物、基因敲除动物、基因敲入动物等。基因工程动物是研究基因功能的重要工具,通常可以通过正向(转基因从而增加基因表达)或者反向(基因敲除从而去掉基因功能)两方面来研究基因的功能及其与其他基因的关系。基因工程动物主要是小鼠和斑马鱼。已经有多种眼病应用这种技术进行研究。

（三）常用眼科疾病动物模型的制备

1. 眼表碱烧伤模型　该模型模拟临床眼化学伤,采用滤纸片浸泡于浓度为 1mmol/L 氢氧化钠溶液中,然后置于干燥滤纸片上去除多余的液体,在显微镜下将滤纸片放于麻醉的动物角膜上,轻压使之和角膜贴合半分钟,然后用生理盐水冲洗 1 分钟。裂隙灯显微镜或者眼前段照相评价角膜、角膜缘和结膜的损伤情况,可以定量测量角膜新生血管的面积。

2. 单纯疱疹病毒性角膜炎动物模型　选用健康新西兰大白兔,双眼表面麻醉后,用 6 号注射针头在角膜中央表面做"井"字划痕,或用 6mm 环钻于角膜中央做一印记,而后在结膜囊内滴入一定滴度的病毒悬液,闭合眼睑,按摩 30 秒。用裂隙灯、荧光素染色定期评价角膜情况。

3. 慢性青光眼模型　利用激光光凝作用破坏房角小梁结构致眼压升高。选用健康成年猕猴,常规麻醉,用氩离子激光器(配以房角镜)对准小梁网中 1/3 部,以 1.2~1.5W 的能量,光斑直径 50μm,时间 0.5 秒,在 360° 范围光凝 100 点,术后前 3~5 天用 1% 醋酸泼尼松龙(或相应的抗炎剂),减少术后反应。术后监测眼压,如果造模失败,可于 2 周后再次激光。

4. 糖尿病性视网膜病变模型　链脲佐菌素可以对胰岛 β 细胞的 DNA 产生烷基化作用,从而破

坏胰岛 β 细胞,诱发糖尿病。一般在小鼠禁食 12 小时后,腹腔内注射 55mg/kg 链脲佐菌素,连续 5 天,监测血糖,以随机血糖值高于 16.7mmol/L 被认为糖尿病造模成功。发病 2~4 周后可以有较为明显的视网膜病变,但是要注意的是,这些病变只有非增殖期的改变,而没有增殖性的改变。

5. 激光诱导的脉络膜新生血管模型　激光可以击穿 Bruch 膜,从而诱导机体的修复反应,产生脉络膜新生血管。一般来说,需要选用有色素的动物,充分散瞳和麻醉后,采用 532nm 激光或者氩激光,参数选择最小的光斑如 50~74μm,曝光时间 0.1 秒,能量 150mW 起步开始逐渐增加,以产生气泡为成功的标准。激光的作用位置一般选用距离视乳头 1 个视盘直径(PD)的 3、6、9 点。一般造模后 1~2 周脉络膜新生血管的面积最大,可以用荧光素眼底血管造影、OCT、FITC-dextran 灌注或者 isolectin 染色的方法测量。

6. 氧诱导的视网膜新生血管模型　将出生后第 7 天的小鼠连同母鼠一起放进 75% 氧气浓度的箱中,采用氧浓度监测和自动控制仪控制箱内的氧浓度。在出生后第 12 天放回正常的环境中饲养。在第 17 天视网膜的新生血管达到最高峰。可以采用 FITC-dextran 灌注或者 isolectin 染色的方法测量视网膜新生血管的面积。

7. 视神经损伤研究动物模型　有视神经横断伤、夹持伤、撞击伤和牵拉伤的动物模型,其中以夹持伤最为常用。在动物充分麻醉后,从外眦部剪开球结膜,钝性分离外直肌,向前牵拉眼球,暴露视神经,用器械在视神经球后段夹持视神经,夹持的位置一般选择在球后 2mm、钳夹的力度为 30g,时间持续 30 秒。

8. 视网膜光损伤动物模型　采用荧光灯光源,因为它在可见光范围内散热很少,对动物全身影响较小,可以较长时间照射。也可采用低强度宽波段的蓝光(400~520nm)、黄光(510~740nm)、窄波段的蓝光(408~501nm)以及无长波氙光,选择一定的辐照强度、波长和光照时间,建立大鼠、鸽子、兔、猴、猪等光性视网膜损伤模型。照射后可行活体的 ERG 检查,以及离体视网膜光损伤的组织病理观察,以确定视网膜光感受器细胞的变性状况。

9. 碘酸钠诱导的小鼠视网膜变性模型　碘酸钠是一种氧化剂,可以使视网膜细胞产生氧化应激反应。经尾静脉注射碘酸钠(30~50mg/kg)。注射后 1 天即可见到明显的视网膜外层变性。ERG 反应降低。

二、眼科实验室研究常用技术

(一)常用分子生物学技术

分子生物学技术主要是指研究核酸、蛋白质等生物大分子的结构和功能的技术。常用的技术包括:

1. 聚合酶链反应(PCR)　PCR 是现代分子生物学最基本也是应用最广泛的技术,利用 DNA 双链复制的原理,在生物体外复制合成特定 DNA 片段。通过 PCR 技术,可在短时间内大量扩增目的基因。通过设计特定的引物,可以扩增特定区域的 DNA 片段。

2. DNA、RNA、蛋白质提取　都有相应的试剂盒,按照试剂盒的要求进行提取。特别要注意的是,细胞与组织中遍布着核糖核酸酶,这种酶可迅速降解 RNA,因此提取 RNA 时必须加入 RNA 酶抑制剂。

3. 凝胶电泳技术　利用不同电荷和大小的分子在电场中移动速度不同的原理,用于 DNA、RNA、蛋白质等大分子以及其碎片的分离和分析的技术。常用的有用于分离核酸的琼脂糖电泳和分离蛋白质的聚丙烯酰胺电泳。双向电泳可以用于蛋白质组学的研究。

4. DNA 测序技术　包括 Sanger 基因测序和高通量测序。前者是"金标准",但是一次只能测 1 个片段,最长 1~1.5kb。高通量测序可以一次测多个片段,又可以分为靶向基因测序、全外显子组测序、全基因组测序等多种方法。

5. 基因多态性检测技术　主要是指鉴定 DNA 中的多态性,包括单核苷酸多态性和拷贝数多态性。检测技术包括:限制性片段长度多态性、单链构象多态性、PCR-ASO 探针法。

6. 分子克隆技术　将编码某一多肽或蛋白质的基因(外源基因)组装到载体中,再将这种载体转入细菌或细胞内,这样外源基因就随细菌/细胞的增殖而复制,从而表达出外源基因编码的相应多肽或蛋白质。

7. 基因编辑技术　基因编辑技术就是对含有遗传信息的基因序列进行插入、删除、替换等修改的一种技术。近年来,新型基因编辑技术尤其是人工核酸酶剪切技术带来了更加高效、准确的效果,主要为 ZFN 技术、TALEN 技术、CRISPR/Cas9 技术以及单碱基编辑技术。

（二）病理学技术

传统的病理学技术是研究病变在组织水平和细胞水平形态学的改变,包括细胞和组织的取材与固定、石蜡/冷冻切片的制备、染色技术、电镜检查技术等。现代病理学技术主要是把基因表达和形态学结合起来,采用细胞与组织化学技术、组织与细胞的免疫化学技术、免疫荧光技术、双重和多重免疫标记技术等研究蛋白质在组织和细胞中的表达位置与强弱,荧光原位杂交技术、用引物介导的原位标记技术等研究 RNA 在组织和细胞中的表达位置与强弱。

（三）细胞生物学基本技术

细胞生物学主要从细胞整体水平、超微结构水平来探讨细胞的生命活动规律。主要研究技术有:①形态学观察,包括各种显微镜(光镜、荧光显微镜、激光共焦显微镜、电子显微镜)及显微摄影技术;②细胞化学技术,包括酶细胞化学、免疫细胞化学、放射自显影和细胞结构成分的离心分离等技术;③分析细胞学技术,有流式细胞分选术、显微分光光度术和图像分析技术等;④细胞培养和细胞融合技术。随着研究的深入,新的技术方法不断涌现,如细胞间隙连接通信检测和划痕标记染料示踪、显微注射染料示踪技术研究细胞通信和信号转导;双微电极电压钳技术、膜片钳技术研究膜与细胞通信等。

（四）组织培养技术

组织培养　一般指离体培养,即从生物体内取出一定组织,模拟体内生理环境,在无菌、适当温度、pH 和一定营养条件下,使之生存和生长,并维持其结构和功能的方法。其包括细胞培养、组织培养和器官培养。

1. 原代细胞培养　是指从人体或者动物的组织经蛋白酶或其他的方法获得单个细胞并在体外进行培养的细胞。原代细胞增殖慢,培养的第 1 代和传代到第 10 代以内统称为原代培养。眼科科研中常用的原代细胞培养包括:眼球筋膜成纤维细胞、角膜基质细胞/上皮细胞和内皮细胞,小梁细胞、晶状体上皮细胞、虹膜色素上皮细胞、睫状体上皮细胞、视网膜色素上皮细胞、视网膜神经节细胞、光感受器(视锥细胞和视杆细胞)、Müller 细胞、神经胶质细胞以及视网膜干细胞等。

2. 细胞系　细胞系增殖能力强,繁殖代数多,比较容易培养和传代。但是多数需要经过永生化,其遗传完整性和生物特性都与体内组织细胞有差异。眼科常用的细胞系包括:RPE-J(大鼠 RPE 细胞系),ARPE-19(人 RPE 细胞系),RF/6A(猴脉络膜血管内皮细胞系),B-3(人晶状体上皮细胞系),BCE C/D 1-b(牛角膜内皮细胞系),2.040 pRSV-T、10.014 pRSV-T 和 HCE-2(角膜上皮细胞系),SIRC(兔角膜细胞),MP65、MP38、MP41、MM28 和 MP46(人葡萄膜黑色素瘤细胞系),WERI-Rb-1 和 Y79(人视网膜母细胞系)。

3. 组织培养　视网膜体外培养常用于进行视网膜神经节细胞的存活及其轴突再生的相关研究。通过体外培养,在一定时间内,视网膜可维持正常的神经上皮层、外核层、内核层和节细胞层细胞形态与组织结构,并有正常外丛状层。若与视网膜色素上皮细胞共同培养,光感受器外节能够正常发育。

4. 三维细胞培养和类器官　传统的细胞培养是在培养皿上进行的,细胞贴壁后在二维平面上生长。但是这与体内环境有很大的区别,体内环境是三维的。三维细胞培养能够实现多细胞结构物的精确几何排列,和人体的三维生理学更加相符,也能够更好地支持细胞间相互作用、细胞增殖、迁移等功能。三维细胞培养可以采用三维生物打印的模式,也可以采用干细胞三维培养的模型。目前,已经有报道用胚胎干细胞、诱导的多能干细胞等培养出视网膜的类器官,具有三维复杂结构,从而可以研究视网膜的发育过程。更加重要的是,可以采集遗传性视网膜变性患者的多能干细胞培养出个体化的三维视网膜类器官,从而在这个类器官上研究基因和基因突变的功能,以及筛选适合患者的精准治疗药物。

（五）组织工程学研究方法

组织工程学（tissue engineering）也称"再生医学",是利用生物活性物质,通过体外模拟或者构建的方法,再造或者修复器官或组织。在眼科领域,主要有以下几种疾病的组织工程学研究:角膜缘干细胞缺乏的修复,例如严重化学伤、Stevens-Johnson 综合征;角膜内皮细胞缺乏,例如 Fuchs 角膜内皮营养不良、眼内手术造成的角膜内皮损伤;晶状体的再生;视网膜色素上皮细胞、感光细胞的再生;视网膜神经节细胞的再生。

组织工程学有三个重要因素,包括种子细胞、生物支架和生长信息。这三种因素的组合可以形成多种策略。例如直接将干细胞注射/植入于受损部位进行修复,在体外将干细胞分化为目标细胞/组织再植入体内,直接将生长信息的药物注射于受损部位,促进该位置的干细胞分化为靶细胞/组织。

（六）常用仪器检查技术

1. 动物的影像学检查 各种临床影像学检查技术,例如眼前段照相、眼底照相、荧光素眼底血管造影、光学相干断层扫描、计算机断层扫描、磁共振成像、超声等都可以应用于动物模型。对于大动物可以直接使用临床的设备,对于小动物如小鼠、大鼠可能需要专门的前置镜或者专门的设备。

2. 视功能检查 动物的视觉电生理检查和人的类似,但是心理物理学的检查需要被检对象能够配合。尽管高级的灵长类动物经过训练可以配合视力、视野等检查,但是大多数动物是无法配合的,这种情况下可以进行视觉行为学检查,例如水迷宫实验、视觉跟踪实验等。

3. 其他检测 其他的病理显微镜检查技术、细胞生物学检查技术等参见专业教科书。

第三节 眼科流行病学与临床科研设计

要点:

1. 从研究场所,可以分为基于社区和基于医院两种。后者称为临床流行病学,或者称为临床科研设计。

2. 常用流行病学研究和临床科研类型包括:描述性研究、分析性研究、干预性研究、诊断研究等。

3. 各种研究包括多种亚类,也有各自的优点和缺点,在研究设计时要根据研究目的、研究条件和各种类型研究的优缺点进行设计。

流行病学是研究特定人群中疾病、健康状况的分布及其决定因素,并研究防治疾病及促进健康的策略和措施的科学。从研究场所,可以分为基于社区和基于医院两种,前者是传统的流行病学范畴,具有更好的人群代表性;而后者称为临床流行病学,或者称为临床科研设计。

常用流行病学研究和临床科研类型包括:描述性研究、分析性研究、干预性研究、诊断研究等。

一、描述性研究

（一）病例报告与病例系列研究

病例报告（case report）往往是发现新问题的起源。某个或者某些病例和既往的病例相比有特殊之处,例如人群或时间特征的异常、临床表现异常、实验室检查或影像学结果异常、疾病进程变化的异常、新的治疗方法或措施异常、治疗的反应异常等。例如,新型冠状病毒感染的发现最开始就是从特殊病例的报告起源的。因此,病例报告在临床科研中仍然有重要的地位。一般来说,4 个以下的病例称为病例报告,超过 4 个的类似病例称为病例系列（case series）。

做好病例报告/病例系列,就好比讲一个故事,首先要具备完整性:描述病例,提供有关的数据资料,包括患者性别、年龄、主诉、现病史、既往史、裂隙灯检查、实验室检查、特殊检查、可能的诊断、治疗措施及疗效观察。在这个描述的过程中,应该能够体现医生的临床诊疗思维。在讨论部分,要和既往的文献做比较,总结出所有类似的病例报告的相同与不同之处。

另外,"典型或有震撼力的图片"也很有意义。眼科是一个以形态学为主的学科,多种高分辨率的影像学技术为我们提供了直观的感受,好的临床图片可以很快吸引读者的兴趣,让读者快速掌握该病例的特点。多份著名的医学杂志都接收特殊图片的文章。

(二) 横断面研究

横断面研究(cross-sectional study)的主要用途如下:描述疾病或健康状况或某一事件的发生及其分布特征。比如,盲和视力损伤的流行病学调查是一个典型的横断面研究,可以了解盲和视力损伤的患病率,在不同年龄、性别、地区的分布,以及盲和视力损伤的原因,计算因为盲和低视力造成的社会经济负担,为防盲治盲工作提供重要的参考。描述与疾病或卫生事件有关的暴露因素,并了解这些因素与疾病的联系强度,为病因学研究提供线索和建立病因假设。

横断面研究适用于研究病程长、发病频率较高的疾病,以及比较稳定的暴露因素。例如调查发现特发性黄斑裂孔在女性的发病率比男性高。

一般来说,横断面研究的结果是患病率(prevalence)和发病率(incidence),前者是某个时间点患病人数与人群总人数的比值,后者是某个时间段内新发患者数与人群总人数的比值。

横断面研究有普查和抽样调查两种类型。普查的优点在于能全面描述目标人群中的疾病分布情况,不存在抽样误差;缺点是工作量大,费用较高,组织工作复杂,调查内容有限,不适用于患病率很低和现场诊断技术比较复杂的疾病。抽样调查的优点是能够节省人力、物力和时间,调查精度更高,但是需要严格的计算抽样样本量以及在抽样中做好随机化。

进行横断面研究时应该注意以下几点:可通过动态分析了解疾病的变化趋势;不能得出因果关系的结论,只能探究影响因素与疾病的相关关系;一般没有设立对照组;在研究的过程中,病程长的病例更易被抽到,因而容易产生病程长短偏倚。

(三) 生态学研究

生态学研究(ecology study)是以群体为基本单位来搜集和分析资料,在群体上描述不同人群中某因素的暴露状况与某种疾病的频率,研究某种因素与某种疾病之间的关系。研究某地区不同时间青光眼的发病率和气候的关系是一个典型的生态学研究的例子。

生态学研究可应用现成资料进行研究,取材方便。对于人群中变异较小和难以测定的暴露研究,生态学研究是唯一可用的研究方法。但由于生态学研究的资料是基于群体的平均水平,是粗略的描述,混杂因素可能会使研究结果与事实不符。

二、分析性研究

分析性研究(analytical study)是检验特定病因假设时所用的研究方法,主要是研究某一危险因素的暴露和疾病发生之间的关系来确定病因。

(一) 病例对照研究

病例对照研究(case-control study)的基本原理是选择一组病例组和一组具有可比性的对照组,测量并比较病例组与对照组中各暴露因素的暴露比例。若两组暴露比例差别有意义,则可认为暴露因素与疾病之间存在统计学关系。病例对照研究是回顾性研究:病例组和对照组的暴露因素及程度不能被控制,因为暴露与否已成现实;同时它是由"果"到"因":研究者已经知道研究对象是否患病,然后再追溯可能与疾病相关原因。一般来说,病例对照研究的结果是比值比(odds ratio,OR)及其 95% 置信区间,如果该因素在病例组的暴露比例高于对照组,OR 值 >1,则认为该因素为该疾病的危险因素;如果该因素在病例组的暴露比例低于对照组,OR 值 <1,则为该疾病的保护因素。

病例对照研究适用于研究罕见病或潜伏期较长的疾病;需要的样本量相对较少,研究的周期短,可以节省人力、物力和财力。但其缺点是回顾性收集资料的可靠性较差,由"果"到"因"的研究无法计算患病的相对危险度。例如研究年龄相关性黄斑变性和吸烟的关系,通过调查发现病例组中吸烟者的比例高于对照组,可以得到吸烟是年龄相关性黄斑变性的危险因素的结论。

(二) 队列研究

队列研究(cohort study)是将未患某种疾病的人群按暴露因素与否和暴露程度分为不同的亚组,在一定期间内随访,观察不同组别的该病(或多种疾病)的发病率或死亡率。

队列研究是观察性研究:暴露不是人为因素给予,而是客观存在;同时它是由"因"及"果":研究对象的暴露状况是在疾病的发生之前确定的,即先知其因,再究其果;它能根据结局的发生率来估计暴露人群发生某结局的危险程度,因而能判断其因果关系。队列研究的结果是相对危险度(relative risk,RR)及其95%置信区间。

根据研究对象进入队列及终止观察的时间不同,队列研究可分为以下3种类型。①前瞻性队列研究:在研究开始时,根据暴露情况对研究对象进行分组,并进行随访。其优点是可以直接得到暴露与结局的第一手资料,结果可信;但其缺点是随访观察的时间很长,容易造成研究对象失访。②历史性队列研究:是根据研究开始时研究者已掌握的有关研究对象在过去某个时点暴露状况的历史资料进行分组,结局在研究开始时已经发生,不需要前瞻性观察。其优点是可在较短时间内完成,省时省力,适用于长诱导期和长潜伏期疾病的研究。但因这些研究依赖于历史记录,可能存在记录缺失或有误的情况。③历史前瞻性队列研究:即在历史性队列研究的基础上继续进行前瞻性队列研究。这种研究适用于研究开始时某种暴露因素引起的短期效应(如硅油注入术后眼压升高)已经发生,而与暴露有关的长期效应(硅油乳化)尚未出现,需要进一步观察和研究。

三、干预性研究

根据不同研究目的和研究对象,通常将干预性研究分为以下三大类。①临床试验(clinical trial):研究对象是以患者为单位进行分组的,常用于对某种药物或治疗方法的效果进行检验和评价。②现场试验(field trail):是以未患病的人作为研究对象进行实验分组,例如接种疫苗预防疾病时。③社区试验(community trail):是以人群作为整体进行实验观察,常用于对某种预防措施或方法进行考核或评价,是现场试验的一种扩展。如食盐中加碘预防地方性甲状腺肿。

干预的方法可以是药物、手术,也可以是物理性治疗、行为矫正。干预可以是预防疾病的发生,也可以是预防疾病的进展,也可以是治疗疾病。例如在学校开展增加学生的户外活动时间预防近视眼发生发展的研究,是典型的基于社区的行为矫正的预防性干预研究。

常用的干预性研究方法包括随机对照试验(randomized controlled trial,RCT)、非随机对照试验(non-randomized controlled trial)和序贯试验(sequential trail)等。药物的临床试验一般分为Ⅰ期、Ⅱ期、Ⅲ期临床试验,分别用于评价安全性、初步判断疗效和选择剂量、验证疗效和安全性。

四、诊断研究

诊断研究是评价某个指标用于区分被检查者的疾病状态与健康状态。一般来说,根据"金标准"诊断的真实疾病状态,可以将被检查者分为有病和无病,再根据检查指标分为阳性和阴性。这样被检查者就可以分为4组,真阳性、假阳性、真阴性和假阴性。可以计算诊断的敏感性、特异性、阳性预测值、阴性预测值等指标。对于检查结果是连续变量,还可以绘制受试者工作特征曲线(ROC曲线),并且计算曲线下面积(AUC)。这些结果可以用于评价诊断效能。

在眼科研究中,各种影像学的特征,血液、泪液、眼内液的核酸、蛋白等成分都是诊断试验的研究热点。随着人工智能技术的发展,有更多的特征被挖掘和定量化,以及多种特征的组合在眼病诊断中的作用越来越受到关注。

第四节　循证眼科学

要点：

1. 循证眼科学要求临床医师在临床上做决策时，应该应用所能获得的最好研究结果，而不仅仅是基于临床经验。

2. 循证医学的证据等级从高到低是系统评价、随机对照试验、队列研究、病例对照研究、病例系列、专家意见。

3. 开展系统评价和 meta 分析，可以综合目前最新最好的证据，解决文献中的矛盾，为临床决策提供最高等级的证据。

一、概述

（一）循证眼科学

循证医学（evidence-based medicine，EBM）的定义是"谨慎地、明确地、明智地应用所能获得的最好研究结果，以确定对患者的治疗措施"。EBM 的出现，使临床医学的模式由以个人经验和理论知识为主的经验医学转向现代遵循证据的循证医学。医学教育也向学生及临床医师提供寻找最佳临床证据的方法，并指导他们应用于临床实践。循证眼科学（evidence-based ophthalmology，EBO）是 EBM 和现代眼科学发展的产物，是近年来国际眼科学领域迅速兴起和发展的新趋势及研究热点。

（二）循证眼科学的临床决策过程

当临床医师为患者制订治疗方案时，应该按照科学根据做出决策。在这个决策过程中，不仅应基于临床经验、患者的意愿、专家意见等依据进行诊疗，还应基于循证眼科学的最佳研究证据，提高对疾病诊断、治疗及预后的准确性和效果。医生在临床遇到的重要问题，特别是具有争议而目前尚未达成共识的问题，应善于提出疑问，并查阅相关的文献、获取最新相关的临床研究证据；评价研究证据的真实性，结合患者的具体情况有效地运用证据解决临床问题。

按照科学性和可靠程度，临床研究证据分为以下四级，级别越高，其科学性和可靠性越低：

第一级：按照特定病种的特定疗法收集所有质量可靠的 RCT 后所作的系统评价或 meta 分析。

第二级：单个的大样本 RCT。

第三级：包括虽未使用 RCT 但设计良好的队列研究、病例对照研究或无对照的病例系列观察。

第四级：专家意见。

如果文献中多篇文献的结果出现矛盾，应该考虑进行系统评价和 meta 分析，以解决这些矛盾的问题。

同时应该注意的是，证据的可靠性不仅仅决定于研究类型，同时也决定于研究的设计是否严谨、合理。如果研究的设计或实施中存在问题，那么可靠性要大打折扣。另一方面，也要注意文献中的结论是否可以应用于你手上的患者，例如文献的研究对象是白内障术后眼内炎，而你的患者是外伤性眼内炎，那么文献的研究结论不适用于你的患者。

二、系统评价和 meta 分析的方法

系统评价（systematic review，SR）的含义就是在系统、全面收集所有相关临床试验研究后，科学地筛选出合格的研究，然后进行综合分析，最后把这个较为可靠的结果以严谨、简明的形式展现处理，以指导临床决策的过程。在进行系统评价时，用定量合成的方法对资料进行统计学处理的方法称为 meta 分析。下面介绍系统评价和 meta 分析的具体过程：

（一）选题

选择目前有一定文献，但是尚有争议或者未有统一观点的问题。

（二）文献检索

制订严格、合理的检索策略,采用多种渠道的检索方法,收集已发表和尚未发表的内部资料,包括期刊论文、会议论文、临床研究数据库、纳入文献的参考文献等途径,收集所有相关的资料。

（三）文献筛选

首先要确定文献的纳入和排除标准,其次根据题目、摘要等引文信息初筛,筛除不合格的文献,然后对不能肯定的文献应根据全文内容来筛选。若文中提供的信息不全或不能确定,还需要与作者联系并获得有关信息再决定是否纳入该文献。文献的筛选过程应该由双人独立完成,后进行核对。

（四）收集数据

收录有关数据资料,包括一般资料、研究特征、结果测量等。资料收集也应该双人独立完成,然后进行核对。

（五）评价文献质量评价

应用临床流行病学/EBM 评价文献质量的原则和方法来评价入选文献的质量,包括 3 方面内容。①内在真实性:指单个研究结果接近真值的程度,即是否存在各种偏倚因素及其影响程度,如选择性偏倚、实施偏倚、随访偏倚、测量偏倚等;②外在真实性:指研究结果的实用价值与推广性;③影响结果解释的因素:如药物剂量、剂型、用药途径和疗程等因素。

（六）分析资料和报告结果

可采用定性或定量的方法对收集的资料进行分析:

1. 定性分析 将研究的特征如研究对象、干预措施、研究结果等,采用描述的方法进行总结并列成表格。定性分析是定量分析前必不可少的步骤。

2. 定量分析 包括 3 种方法①同质性检验:是指对不同原始研究之间结果的异质性程度进行检验。②meta 分析:根据资料的类型及评价目的选择效应量和统计分析方法。如对于分类变量,可选择比值比、相对危险度等作为效应量表示合成结果。③敏感性分析:指改变某些影响结果的重要因素如纳入标准、研究质量的差异等,以观察同质性和合成结果发生变化,从而判断结果的稳定性和强度。

（七）讨论和结论

基于研究结果来解释系统评价,包括以下内容:①系统评价的论证强度;②推广应用性;③对干预措施的利弊和费用进行卫生经济学分析;④对医疗和研究的意义。应避免主观推测的内容出现在文章之中。

（八）更新系统评价

系统评价发表后不是意味着工作的结束,而应在系统评价发表后仍应定期收集新的原始研究,重新进行分析和评价,从而完善系统评价。其包括:①用于临床实践的检验,接受临床医师的评价;②接受成本-效益评价;③随时关注新出现的临床研究。

第五节 眼科科研文书的写作

要点:

1. 综述的撰写要全面搜集某个时期内的有关文献,归纳成几部分内容,建立好各部分之间的联系,结合作者的观点和经验对文献中的内容进行阐述和评述。

2. 论著一般有固定的格式,在前言中回答为什么要研究,在方法中回答怎么研究,在结果中尽量用图表展示研究结果,在讨论中比较文献的异同、讨论可能机制、阐述研究的贡献和局限,最后实事求是地得出结论。

3. 研究计划/课题申报书要在立项依据中阐述立项的必要性和项目的创新性,在研究方案中阐述科学性和逻辑性,在前期结果和研究条件中阐述可行性。

NOTES

综述、论著、研究计划/课题申报书是科研工作中几种常见的文书。下面我们将介绍这三种类型的写作方法和技巧。

一、眼科综述的写作

综述(review),指针对某个话题,全面搜集某个时期内的有关文献,整理归纳成几部分内容,结合作者的观点和经验对文献中的内容、观点进行阐述和评述,能够根据现有的研究内容预测趋势和未来的研究方向,为新课题的确立提供强有力的支持和论证。

(一) 综述的写作准备

充足的写作准备,是写好综述的必备基础。

1. 选题　综述的选题首先要遵循前面提到的科研选题的四项基本原则,即创新性、科学性、需要性和可行性。综述的"创新性"具体体现在:选取的话题应该能够反映国内外医学研究领域的新技术、新进展,能够反映学科研究的新水平。一般选取的主题应在近3~5年内没有相同内容的综述。"科学性"是指能够根据研究的内容引用适当的文献,给予科学的阐述和评述。"需要性"是指尽量选取近年来受关注的热点话题,特别是一些某个阶段内蓬勃发展的新技术和新发现,更适合我们用综述的形式对其进行梳理,以供后人更好地开展研究。"可行性"一方面是指文献的来源是否充足,为论据、论点的提供做好保障。如果没有文献,就会体会到"巧妇难为无米之炊"之苦。另一方面是指作者的经验和水平是否能够胜任,选取与自己从事专业相关或熟悉的研究领域的内容,且对于初学者来说,选取的题目不宜过大。

2. 资料的收集和梳理　收集与所研究主题相关的资料,主要是文献查找,应达到"新颖性""全面性"和"权威性"三个标准。新颖性:作者引用文献时应该以近3~5年的学术论文为主,约占全部文献的70%,以阐述该主题的新观点与新数据等,才能反映当前的研究进展。全面性:作者选取的资料应该有全面性,具有代表性,能够代表该主题不同观点、不同结论的研究,才能全面地反映当前对该研究内容的认识水平。权威性:收集的资料要有权威性,才更有说服力。权威性可以从第一次出现该名词的文献、文章的引用次数、作者的知名度与专业性等方面入手。

资料收集好后,可以从文献的摘要部分了解每篇文献的主要内容,熟悉每个研究的贡献和结论,然后再粗略浏览全文,对文章的研究内容有个大致的印象。当浏览完所有的文章后,先在脑海中勾勒出所研究主题的新进展的轮廓,通常以研究事件的发展为线索,可以根据作者、年份、题目、研究的主要内容等要点列成表格,从而对有关文献进行梳理。勾勒好研究进展的大致路线后,应该将所研究的主题分成几个小标题的内容。如一篇题目为"Diabetic retinopathy"的综述,分成 pathogenesis,clinical grading,management and future development 等几方面来介绍;另一篇名为"Panretinal Photocoagulation: A Review of Complications"的综述,分为 the evaluation of retinal laser therapy 和 complication of panretinal photocoagulation 两大部分,其中并发症部分又进一步分为 ciliochoroidal effusion/detachment,exudative retinal detachment,choroidal neovascularization,macular edema 和 vision changes 五部分,以大化小,这样能将繁杂的内容变得简单明了。

3. 拟写提纲　文献综述涉及的内容很广泛,拟写提纲有助于对主题与材料的组织和安排。写提纲时,可以根据拟定的小标题将相应的文献填充进去,并阐述相应的研究内容或结论。若文献不足则应继续寻找加以补充。最后将自己的观点与文献的引用连接起来,使提纲的内容更充实。拟写提纲时可以只用关键词,起到标记和提醒的作用。

(二) 综述的写作思路

综述的写作没有固定模式。通常通过提出问题,然后从引用文献中提炼出其中的观点,将多个研究进行横向的比较,比较各种观点的异同点及其理论根据,对文献中的问题进行分析,并提出作者自己的见解。

综述的内容一般可分为历史发展、现状分析、趋向预测三部分来写。①历史发展:围绕研究专题,阐述文献中重要的或有代表性的研究成果或事件,采用纵向对比的方法,按时间或研究本身发展顺序勾画出某一研究专题的来龙去脉和发展轨迹。引用的文献一般会涉及第一个发现者或首创者的工作,可以对其进行详细的叙述或简单的总结。②现状分析:针对某一专题,各项研究会有不同的研究方法、结论和观点,应采用横向对比的方法,比较不同研究方法的优点和局限性,分析各研究成果的不同,评述文献中的观点,从而对该专题的研究现状有全面性的把握。③趋向预测:通过前文的阐述,总结该专题的研究现状、存在的问题和拟解决的问题,并展望未来研究的发展方向。

（三）综述写作应该注意的问题

引用的文献应该是原始资料,而不是二次文献;论述时应该有枝有叶,而不是大量文章的罗列堆砌;推理应该严谨、合理;除了引用他人的文献外,应该有自己的叙述、观点。

二、眼科科研论著的写作

眼科科研论著是以语言、图表的形式表达其科研成果,加以进行科学的概括和分析,并从中得出结论的理论性文章,起到传递科学信息、传播科研成果、交流实践经验的重要作用。

不同的研究类型论著的书写有不同的规范。Equator网(www.equator-network.org)上列有多种研究类型的论著撰写指引,包括随机对照研究、观察性研究、系统评价、研究计划书、诊断试验、病例报告、临床实践指南、临床前的动物研究、质量提升研究、经济学评价等。一些学术期刊要求在投稿时必须附上符合指引各项内容的清单。另外,不同学术期刊对论著的格式要求也有所不同,在投稿前一定要阅读期刊官网上的作者指引。

总的来讲,眼科科研论著的书写有一些共同之处。每篇论著一般围绕"为什么要研究,怎么研究,研究结果是什么,为什么是这样的研究结果"四个问题展开研究。科研论著的写作思路也跟八股文一样,有固定的结构。一篇完整的论著的格式包括以下部分:标题、作者、摘要、关键词、前言、材料与方法、结果、讨论、致谢、参考文献等。下面逐一介绍上述各部分的写作方法。

（一）标题（title）

标题应该精准地概括文章的主要内容,并尽量能吸引读者,特别是投稿时能引起审稿人的兴趣。论文的题目一般是研究问题和研究方法的高度概括,例如"Correlation Between Electroretinogram and Visual Prognosis in Metallic Intraocular Foreign Body Injury",读者很容易就了解到该论文是研究眼内金属异物的视力预后和ERG的相关性。制定论文的题目应注意以下几个问题:题目尽量不要包含论文的结论;文题末不用句号;每个杂志对题目的字符有一定的要求,所以题目应该尽可能简洁明了;一般不使用缩略语等,也不应将原形词和缩略语同时列出;题目中可包含关键词,而且尽量使用国际上普遍使用的表达形式;题目中尽可能使用有意义的限定词,如"的研究""的探讨"等限定词尽可能少用;为能吸引读者,可以用问句的形式,如"Lamellar Macular Hole:Two Distinct Clinical Entities?"的题目更能引起人们的思考。

（二）作者（authors）

按照国际医学杂志编辑委员会,署名作者必须同时具备以下4个条件:①对课题的选题和设计或资料的收集、分析和解释有实质性贡献;②起草或对论文做出关键性修改理论或其他主要内容者;③最终同意该论文发表;④对论文的完整性负责。按照作者对该研究的实际贡献大小来排列署名作者的顺序。作者的署名要用真实姓名,还要写明作者的工作单位,对于通讯作者,还应写明其通讯地址、电话/传真和邮箱的联系方式。

（三）摘要（abstract）

摘要是指论文正文前附加的对论文内容高度概括的短文,可以离开原文独立成文。读者通过阅读摘要就能了解全文的信息,能够决定是否继续阅读全文。论著的摘要可以分为结构化和非结构化两种,结构化摘要一般包含"背景/目的,方法,结果,结论"这四部分。①背景（background）/目的（objective）:简要说明研究的背景或目的,以表明其重要性;②方法（methods）:简述课题设计,包括研究对象或材料、实施措施、观测指标及统计分析方法等;③结果(results):列出得到的主要结果,特别是能说明结论的结果;④结论(conclusion):根据研究结果总结结论,阐明其临床意义或实用价值。不同期刊对摘要的字数要求不同,一般控制在 250 字以内。应该注意以下几点:摘要中提及的内容应在全文中出现过;结果应该有具体的数据,而不应该只写有统计学意义。

(四) 关键词(keywords)

关键词是论文中最能反映主题内容的词语。可以参考美国国立医学图书馆出版发行的《医学索引》("*Index Medicus*")中所列的主题词(MeSH),也可以从文章的题目或摘要中提取,常是论文中出现频率最高的词语。注意关键词应该是名词或名词短语,具体的个数以杂志的要求为准,一般 3~5 个比较合适。

(五) 前言(introduction)

前言也叫研究背景,该部分应该回答"为什么做这个研究?"的问题。介绍研究背景,包括一些基本概念的定义和范围,国内外已开展的工作及成果,存在的问题,以及拟解决的问题,由此引入作者研究的目的和意义。写前言部分需要注意以下问题:开门见山,紧扣主题;言简意赅,突出重点,前言不应该写成综述;首尾呼应,即前言的目的和意义应与结论部分相照应,点明主题;应该选择恰当的文献作为论据,增强文章的说服力;讲述本文的研究意义应该实事求是,不能夸大其词。

(六) 材料与方法(material and methods)

该部分应该回答"怎么研究"的问题。这部分应该包括以下内容。①研究设计:应该简单介绍其研究类型,如"前瞻性队列研究""回顾性队列研究"等的描述。②研究对象:如果是动物,应该描述其实验动物的来源、种系、性别、年龄、体重、健康状况、选择标准、分组方法等;若以患者/健康受试者为研究对象,应交代清楚研究对象的来源。纳入患者时,应包括诊断标准、纳入标准和排除标准。研究的样本量计算和分组方法也应该介绍。③干预措施:如对试验组或对照组给予的干预措施,如药物每日使用的剂量、次数、用药途径等。④观察指标:例如视力、眼压、影像学指标、屈光度等;避免偏倚的方法。⑤统计方法:包括变量的描述方法和 t 检验、卡方检验等统计学方法。

以人为研究对象时,作者应该说明文章是否通过伦理委员会的批准(单位性的、地区性的或国家性的),是否取得受试对象的知情同意。动物实验也要说明是否获得有关动物实验伦理委员会的批准。

(七) 结果(results)

结果回答"研究结果是什么"的问题,是对研究结果的展示,也是结论和论文意义的依据。可按照以下的方法来写。①列小标题:根据小标题将结果分解成几部分的内容。②客观描述:必须以事实为根据,客观描述结果,不能加入主观性的语言,如推断、观点等。③使用图表:与文字相结合,图表能使结果更直观。④数据的展示:将数据进行统计学处理后,并给出具体的统计值,例如平均值、标准差、P 值等,但注意 P 值不能单独给出,否则没有意义。比值比(OR)、组内相关系数等应该给出置信区间的范围。

(八) 讨论(discussion)

讨论是使论文中的结果通过分析、推论、解释和预测后上升为理论,从理论的高度和深度阐明事物的内部联系与发展规律。讨论应包括的内容:总结文章的主要发现;将本研究结果与国内外相关研究结果作比较,比较其异同;解释所获得结果的可能原因或机制;阐明其临床意义和应用前景,或者学术上的意义;对本研究的局限性进行实事求是的评价,提出进一步改进的方法和今后的研究方向;根据研究结果得出适当的结论。

(九) 致谢(acknowledgement)和参考文献(references)

致谢一般放在正文之后和参考文献之前。致谢是感谢课题研究过程中给予某些指导或帮助的单位和个人,或提供技术信息或支持的单位和个人。参考文献的主要作用是引用文献的来源说明。不同期刊对"参考文献"部分有特殊的格式要求,投稿时应根据期刊的要求来撰写。

三、眼科研究计划/课题申报书的写作

课题申报书是研究人员向各种科研基金管理部门申请科研经费时撰写的文件。撰写申报书是开展科研工作的第一步,决定了申请的成败。各级科研基金管理部门根据申报书内容的优劣程度进行评审,然后再决定是否予以经费支持。此外,申报书还是开展研究的指导性方案,直接决定了研究的成败。因此,撰写研究计划书是研究人员必备的科研能力。对于研究生来说,撰写开题报告实际上就是一份简单的课题申报书。

在撰写申报书之前,应该了解该项目的申报指南。各级科研、卫生、教育、工业等部门都设置有相应的科研项目,尽管课题的申报书有很多共同的原则,但是每个项目有各自的特点,例如主要资助方向、资助的金额、申请人的要求、前期研究结果的要求、申报书的格式等。

制定申报书内容的第一步是选题,即选择合适的研究方向,确定拟解决的科学问题即研究目的。与科研选题一样,申报书选题也应遵循"创新性、科学性、需要性、可行性"这四个原则。更加要考虑的是本团队前期的研究基础。申报书主要包括以下几项内容。

(一) 摘要

科研基金管理部门通常会根据摘要的内容来选择评审专家,通过摘要便能掌握研究的大致内容。摘要应包括以下内容:介绍研究问题,并概括该领域的大背景和研究现况;指出研究现况的不足,以及拟解决的问题和方法;提出本研究的假设或目标;简述该研究的主要内容和研究意义,每项内容 1~2 句。摘要部分最好放在最后撰写,在规定的字数内,写每个字应反复斟酌。

(二) 立题依据

主要说明研究的重要性和必要性。论述时可以从以下 3 方面进行阐述。①研究问题:所要研究的疾病危害,在流行病学上是否常见? 致盲率、致死率是否高? 关于这个问题国内外的研究现状,并最好能够把自己团队前期工作融入国内外现状中,目前已经解决了什么问题,还有什么问题没有解决;前期的研究为下一步的研究提示了什么线索,从而提出本研究的假设或目的。②研究的意义与获益:阐述研究结果可以在哪方面获益? 比如提高了对疾病发病机制的认识,提高了诊断、治疗水平等;可以适当拔高本研究的意义,但不要随意夸大。③此外,要引用参考文献20篇左右,引用时要有逻辑性与针对性,应尽量引用最有影响力的研究文献、本研究团队已发表过的相关文章。

(三) 研究目标

描述的目标应该是具体、可操作的。总的研究目标可以分几个小目标,要体现各个小目标之间的联系。目标不能过大,以保证在研究期限和研究条件下能完成。

(四) 研究内容与研究方案

研究内容与研究方案是对研究目标的具体阐述,应该根据目标来决定内容。同一个目标可以通过几方面的研究内容来体现。可以分为几个小标题,从不同方面进行阐述,逻辑性要强。其内容包括:研究类型、研究对象、资料收集、统计方法、备选方案、技术路线等。其中,技术路线是指研究者通过流程图描述研究时间和研究步骤之间的内在逻辑关系,不宜有过多的文字。

(五) 可行性分析

为保证研究内容的完成和目标的实现,需要以下几方面的可行性。理论上:是否可行,现有的文献是否支持本项目的假说;技术上:是否具备研究所需的研究设施如场地、设备、技术条件;经济上:课题申请的经费是否能满足研究的需要;时间上:研究计划是否能按期完成;研究团队:包括申请人的职称、工作经验、研究能力;研究队伍的结构安排合理。

(六) 创新性与特点

创新性与特点是本研究与既往研究的不同之处。包括以下 3 方面。①研究问题的创新:可以是一个全新的问题,也可以是对既往研究的进一步补充和完善;②研究方法和材料的创新:例如采用新的方法来对原来的问题进行研究;③应用价值和临床意义:阐述该研究对该领域研究发展的应用前景

或对临床的推动作用。

（七）年度研究计划与预期研究结果

①年度研究计划：列出研究计划的年度安排表，以说明研究的进度，包括发表论文、申请专利、重要的学术会议与学术交流等的安排。②预期研究结果：应根据目标来制定预期结果，完成研究内容，发表研究成果，申报专利，以及人才培养等。

（八）研究基础与工作条件

1. 研究基础　表明本研究团队的成员既往已取得的研究成果、发表的论文、获得的奖项等，同时应该说明既往研究与本研究的联系，以及预实验得到的初步结果。

2. 工作条件　应说明已具备的研究条件，尚缺少的实验条件，以及解决的途径。若涉及国家实验室、国家重点实验室、部门重点实验室的研究基地时，应说明计划和落实情况；申请队伍的介绍：即项目申请者和参与者的简介，包括学历、工作简介、在本项目中承担的任务、近3年发表的与本研究有关的论著、获得学术奖励和科研项目承担的情况等。

（九）经费预算

根据相关依据说明本研究所需的费用，包括设备费、材料费、测试化验加工费、燃料动力费等，应该与研究内容相符。如果预算相对研究内容较少，可能导致研究计划不能完成；如果过多，则可能导致申报书不能通过。

项目计划/申报书的撰写，是科研工作者的一项重要能力，非常具有挑战性。从问题的提出到方案的设计，从目标的建立到经费的预算，都需要经过缜密的思考和分析，反复凝练，才能写出一份优秀的计划/申报书。

思考题

1. 眼科科研设计的原则有哪些？
2. 常见的眼科临床研究类型有哪些？
3. 眼科科研论著应该包括哪些内容？

（陈浩宇）

附　　录

附录一　眼球相关正常值

一、解剖生理部分

眼球　前后径（外径）24mm，水平径 23.5mm，垂直径 23mm。

　　　眼球内轴长（角膜内面-视网膜内面）22.12mm，赤道部周长 74.91mm。

　　　眼球容积约为 6.5ml，重量 7g。

泪膜　厚度 7μm，总量 7.4μl，更新速度 12%~16%/min，pH6.5~7.6。

　　　渗透压 296~308mOsm/L。

角膜　横径 11.5~12.0mm，垂直径 10.5~11.0mm。

　　　厚度　中央 0.5~0.57mm，周边 1.0mm。

　　　曲率半径　前表面 7.8mm，后表面 6.8mm。

　　　屈光力　前表面 +48.83D，后面 -5.88D，总屈光力 +43D。

　　　屈光指数　1.337 1。

　　　内皮细胞数（2 899 ± 410）/mm^2

角膜缘宽度（mm）

　　　　上方 1.9~2.67，平均 2.37。

　　　　下方 1.83~2.4，平均 2.15。

　　　　颞侧 1~1.67，平均 1.35。

　　　　鼻侧 0.83~1.58，平均 1.29。

巩膜厚度　后极部 1mm，赤道部 0.4~0.6mm，眼外直肌附着处 0.3mm，

　　　　　视神经周围 1.0mm。

前房　中央深度 2.5~3.0mm。

房水　总量 0.15~0.3ml，前房 0.2ml，后房 0.06ml。

　　　比重 1.006，pH7.5~7.6。

　　　屈光指数 1.333 6~1.336。

　　　生成速率 2~3μl/min。

　　　流出易度 0.22~0.28μl/（min·mmHg）。

　　　氧分压 55mmHg，二氧化碳分压 40~60mmHg。

瞳孔　直径　2.5~4.0mm，幼儿及老年人稍小。

　　　间距　男性（60.9 ± 0.18）mm，女性（58.3 ± 0.13）mm。

晶状体　直径 9~10mm，厚度 4~5mm，容积 0.2ml。

　　　　曲率半径　前表面 10mm，后表面 6mm。

　　　　屈光指数　1.437 1。

　　　　屈光力　前表面 +7D,后表面 +11.66D,总屈光力 +18.46D。

玻璃体　容积约 4.5ml,屈光指数 1.336。

视网膜

（1）视盘直径 1.50mm×1.75mm。

（2）黄斑直径 1~3mm;黄斑中心凹位于视盘颞侧缘 3mm,视盘中心水平线下方 0.8mm。

（3）视网膜中央动脉直径 0.096~0.112mm,视网膜中央静脉直径 0.123~0.142mm。视网膜动静脉管径比例为动脉∶静脉 =2∶3。

（4）视网膜中央动脉于眼球后 9~12mm 处穿入视神经。

视神经　全长 42~50mm,眼内段长约 1mm,眶内段长 25~30mm,管内段长 6~10mm,颅内段长约 10mm。

眼球表面各部分与角膜缘最短距离(弧长,mm)

内直肌止点 5.5;下直肌止点 6.5;外直肌止点 6.9;上直肌止点 7.7。

锯齿缘约 8.5。

赤道部约 14.5。

视神经颞侧约 30;视神经鼻侧约 25。

涡状静脉　内上 20.5(上直肌内缘)。

　　　　　　内下 20.5(下直肌内缘旁 1mm)。

　　　　　　外下 20(下直肌外缘深面)。

　　　　　　外上 22.5(上直肌外缘旁 2mm,上斜肌深面)。

黄斑部与下斜肌最短距离 2.2mm,距赤道 18~22mm。

眼外肌肌腱宽度(mm)

　　　内直肌 10.3;外直肌 9.2。

　　　上直肌 10.8;下直肌 9.8。

　　　上斜肌 9.4;下斜肌 9.4。

睑裂大小及内外眦距离(mm)

　　　宽度 7~10,平均 8。

　　　长度 26~30,平均 28。

　　　两侧内眦距离 30~35,平均 34。

　　　两侧外眦距离 88~92,平均 90。

睫毛　上睑 100~150 根,下睑 50~75 根。睁眼平视时上睑睫毛倾斜度为 110°~120°,下睑为 100°~120°。

　　　寿命 3~5 个月。拔出后 1 周生长 1~2mm,10 周可达正常长度。

睑板　上睑板中部宽男性为 7~9mm,女性 6~8mm;下睑板中部宽 5mm。

　　　睑板长约 29mm,厚为 1mm。

结膜　结膜囊深度(睑缘至穹隆部深处)上方 20mm,下方 10mm。

　　　穹隆结膜与角膜缘距离上下方为 8~10mm,颞侧为 14mm,鼻侧为 7mm。

泪器

泪小点　直径 0.2~0.3mm,上泪小点在内眦外侧 6mm,下泪小点在内眦外侧 6.5mm。

泪小管　直径 0.5~0.8mm,垂直部长度 1~2mm,横部长度 8mm,总长 10mm。

　　　　泪小管能扩张 3 倍。

泪囊　长 10mm,前后宽 4~7mm,左右宽 2~3mm。

　　　其上 1/3 位于内眦韧带上方、余 2/3 在内眦韧带下方。

鼻泪管　骨内部长 12.4mm,鼻内部长约 5.32mm,全长约 18mm;

　　　　管径成人平均为 4mm,小儿为 2mm。

　　　　鼻泪管下口位于鼻前孔外侧缘后方 30~40mm。

泪囊窝　长 17.86mm,宽 8.01mm。

泪腺　眶部 20mm×11mm×5mm,重 0.75g。

　　　睑部 15mm×7mm×3mm,重 0.2g。

泪液　正常清醒状态下,泪腺分泌泪液量每 16 小时 0.5~0.6ml(0.9~2.2μl/min)。

　　　泪液比重 1.008,pH 7.35~7.45,屈光指数 1.336。

　　　渗透压 295~309mOsm/L,平均 305mOsm/L

眼球突出度　12~14mm;两眼相差不超过 2mm。

骨性眼眶(mm)

　　　眶宽　男 39.1,女 38.5。

　　　眶高　男 35.4,女 34.8。

　　　眶深　男 48.3,女 47。

　　　内眶距　男 20.8,女 20.3。

　　　外眶距　男 96,女 93.1。

　　　眶容积(ml)　男 28,女 25.1。

　　　眶指数(眶率)=(眶高 ×100)/眶宽　男 88.3,女 90.3。

　　　视神经管长 4~9mm。

　　　视神经孔直径 4~6mm。

简化眼的光学常数

　　　屈光指数 1.336。

　　　角膜曲率半径 5.73mm。

　　　结点在角膜后 7.08mm(即在晶状体之后,相当于简化眼角膜之球心)。

　　　前焦点在角膜前 15.7mm。

　　　后焦点在角膜后 24.13mm(正好在视网膜上)。

　　　全眼屈光度 58.6D。

近年来高水平,高级别中国人的文章中眼正常值　例如视网膜厚度

中国人成人眼球有关正常值

　　　眼球轴长(24.78±1.21)mm

　　　中央角膜厚度(539.83±33.03)μm

　　　平均角膜曲率半径(7.56±0.26)mm

　　　水平角膜直径(11.75±0.40)mm

　　　前房深度(3.23±0.25)mm

　　　晶状体厚度(3.47±0.18)mm

　　　角膜曲率半径(7.79±0.27)mm

　　　玻璃体腔深度(17.55±1.15)mm

二、检查部分

1. 各年龄最大调节力与近点距离　见下表。

年龄/岁	10	20	30	40	50	60	70	75
调节力(屈光度 D)	14	10	7	4.5	2.5	1.0	0.25	0
近点距离/cm	7.1	10	14.3	28.5	40	100	400	∞

2. **Schirmer 泪液分泌试验**　正常为 10~15mm/5min;

<10mm/5min 为低分泌;

<5mm/5min 为干眼。

3. **泪膜破裂时间**　正常为 10~45 秒;<10 秒表明泪液分泌不足,泪膜不稳定。

4. **Kowa 干眼计检查**　G1 和 G2 正常,G3 和 G4 为异常。

5. **角膜内皮显微镜检查**　正常值为(2 899 ± 410)/mm^2。

6. **视野**

用 3/300 色视,检查周边视野　正常:视野颞侧 90°、鼻侧 60°、上方 55°、下方 70°;

用蓝色、红色、绿色视标检查　周边视野依次递减 10° 左右;

生理盲点呈长椭圆形　垂直径(7.5 ± 2)°,横径(5.5 ± 2)°,中心在注视点外侧 15.5°,水平线下 1.5°。

7. **全自动中心视野检查(Octopus)**

平均缺损值(MD)　−2~+2;

缺损方差(LV)　0~6;

矫正缺损方差(CLV)　0~4;

短期波动(SF)　0~2。

8. **荧光素眼底血管造影**　臂-脉络膜循环时间平均为 8.4 秒,臂-视网膜中央动脉循环时间为 7~12 秒。

9. **有关眼压和青光眼的各项数据**

眼压　正常值 1.47~2.79kPa(10~21mmHg)。

24 小时眼压波动　正常值≤0.665kPa(5mmHg);

病理值≥1.064kPa(8mmHg)

双眼眼压差　正常值≤0.532kPa(4mmHg);

病理值≥0.665kPa(5mmHg)。

饮水试验　饮水前后眼压差　正常值≤0.665kPa(5mmHg);

病理值≥1.064kPa(8mmHg)。

暗室试验　试验前后眼压差　正常值≤0.665kPa(5mmHg);

病理值≥1.064kPa(8mmHg)。

暗室加俯卧试验　试验前后眼压差　正常值≤0.665kPa(5mmHg);

病理值≥1.064kPa(8mmg)。

杯/盘(C/D)　正常≤0.3,两眼相差≥0.2;C/D≥0.6 为异常。

巩膜硬度(E)　正常值 0.021 5。

房水流畅系数(C)　正常值 0.19~0.65μl/(min· mmHg);

病理值≤0.12μl/(min·mmHg)。

房水流量(F)　正常值(1.84 ± 0.05)μl/min;

>4.5μl/min 为分泌过高。

压畅比(P/C)　正常值≤100;病理值≥120。

10. **视网膜中央动脉血压(弹簧式视网膜血管血压计)**

正常值 7.999~10.666kPa/3.999~5.333kPa(60~80/30~40mmHg)。

11. **立体视觉**　立体视觉锐度≤60″。

12. **超声生物显微镜检查**

睫状体厚度(815 ± 81)μm;　　　　睫状突厚度(201 ± 32)μm;

睫状体晶状体距离(646 ± 122)μm;　　前房深度(2 510 ± 239)μm;

小梁睫状体距离(763 ± 239)μm;　　虹膜睫状体(168 ± 147)μm;

虹膜厚度(根部)(407 ± 79)μm;　　虹膜厚度(瞳孔缘)(605 ± 88)μm;

虹膜悬韧带距离（528 ± 92）μm；　　　　虹膜晶状体接触距离（613 ± 180）μm；

小梁虹膜夹角（27.31 ± 4.87）°；　　　　虹膜晶状体夹角（14.15 ± 2.56）°；

巩膜虹膜夹角（30.93 ± 5.13）°；　　　　巩膜睫状体夹角（40.83 ± 7.09）°。

13. 光学相干断层成像（OCT 检查视盘周围视网膜神经纤维层厚度，μm）

颞侧 90.09 ± 10.81；　　　　　　　　鼻侧 85.03 ± 14.01；

上方 140.26 ± 10.60；　　　　　　　　下方 140.27 ± 9.70。

14. 视网膜厚度分析（RTA 检查）

视盘面积（1.98 ± 0.35）mm^2；　　　　视杯面积（0.44 ± 0.29）mm^2；

杯/盘比 0.21 ± 0.12；　　　　　　　　盘沿面积（1.55 ± 0.3）mm^2；

视杯深度（0.19 ± 0.072）mm；

后极部视网膜厚度（167.65 ± 15.88）μm；

环黄斑中心凹视网膜厚度（174.65 ± 16.67）μm；

黄斑中心凹视网膜厚度（147.55 ± 15.57）μm。

附录二　重要眼科学期刊

（见二维码）

（孙旭芳）

推 荐 阅 读

［1］张红卫. 发育生物学. 4 版. 北京:高等教育出版社,2018.

［2］MICHAEL JF BARRESI,SCOTT F GILBERT.Developmental Biology. 12th ed. Sunderland,MA:Sinauer Association Inc.,2019.

［3］JOHN V FORRESTER,ANDREW D DICK,PAUL G MCMENAMIN,et al. The Eye:Basic Sciences in Practice. 4th ed. Amsterdam:Elsevier,2016.

［4］葛坚,王宁利. 眼科学. 3 版. 北京:人民卫生出版社,2015.

［5］李凤鸣,谢立信. 中华眼科学. 3 版. 北京:人民卫生出版社,2014.

［6］LIN H,OUYANG H,ZHU J,et al. Lens regeneration using endogenous stem cells with gain of visual function. Nature,2016,531（7594）:323-328.

［7］MEEK KM,KNUPP C. Corneal structure and transparency. Prog Retin Eye Res,2015,（49）:1-16.

［8］BASSNETT S,ŠIKIĆ H. The lens growth process. Prog Retin Eye Res,2017,（60）:181-200.

［9］NICKLA DL,WALLMAN J. The multifunctional choroid. Prog Retin Eye Res,2010,29（2）:144-168.

［10］STRAUSS O. The retinal pigment epithelium in visual function. Physiol Rev,2005,85（3）:845-881.

［11］杨培增,范先群. 眼科学. 9 版. 北京:人民卫生出版社,2018.

［12］杨文利. 临床眼超声诊断学. 北京:科学技术文献出版社,2019.

［13］陈长征,苏钰,郑红梅. 图说超广角荧光素眼底血管造影. 北京:人民卫生出版社,2021.

［14］黎晓新,王宁利. 眼科学. 北京:人民卫生出版社,2015.

［15］李冬梅. 眼睑手术图谱. 北京:北京科学技术出版社,2006.

［16］王宁利,杨柳. 眼科学. 4 版. 北京:北京大学医学出版社,2019.

［17］AARON FAY,PETER J DOLMAN. 眼眶及眼附属器疾病. 马建民,主译. 北京:人民卫生出版社,2019.

［18］谢立信. 临床角膜病学. 北京:人民卫生出版社,2014.

［19］MARK J MANNIS,EDWARD J HOLLAND. 角膜. 史伟云,主译. 北京:人民卫生出版社,2018.

［20］刘祖国. 干眼. 北京:人民卫生出版社,2017.

［21］PAUL RIORDAN-EVA.General Ophthalmology. 19th ed.New York:McGraw- Hill Education,INC,2018.

［22］王宁利,胡爱莲. 我国沙眼防治的启迪与思考. 中华眼科杂志,2015,51（7）:484-486.

［23］KRACHMER JH,MANNIS MJ,HOLLAND EJ. Cornea:Fundamentals,Diagnosis and Management. 3rd ed. London:Mosby,2011.

［24］SOLOMON KD,FERNANDEZ DE CASTRO LE,SANDOVAL HP,et al. LASIK world literature review:quality of life and patient satisfaction. Ophthalmology,2009,116（4）:691-701.

［25］何守志. 晶状体病学. 2 版. 北京:人民卫生出版社,2014.

［26］卢奕. 眼科临床指南解读:白内障. 北京:人民卫生出版社,2018.

［27］LIU Y C,WILKINS M,KIM T,et al. Cataracts. Lancet,2017,390（10094）:600-612.

［28］European Glaucoma Society Terminology and Guidelines for Glaucoma. 5th ed. Br J Ophthalmol,2021, 105（Suppl 1）:1-169.

［29］周文炳. 临床青光眼. 2 版. 北京：人民卫生出版社，2000.

［30］王宁利，欧阳洁，周文炳，等. 中国人闭角型青光眼房角关闭机制的研究. 中华眼科杂志，2000，36（1）：46-51.

［31］The AGIS Investigators. The Advanced Glaucoma Intervention Study（AGIS）：7. The relationship between control of intraocular pressure and visual field deterioration. Am J Ophthalmol，2002，130（4）：429-440.

［32］杨培增. 葡萄膜炎诊断与治疗. 北京：人民卫生出版社，2009.

［33］H. NIDA SEN. 2019-2020 BCSC：Basic and clinical science course，Section 9：Uveitis and Ocular Inflammation. San Francisco：American Academy of ophthalmology，2019.

［34］DUKER JS，KAISER P，BINDER S，et al. The International Vitreomacular Traction Study Group classification of vitreomacular adhesion，traction，and macular hole. Ophthalmology，2013，120（12）：2613-2619.

［35］MCCANNEL CA，BERROCAL AM，HOLDER GE，et al. Basic and Clinical Science Course（2020-2021）. Section 12：Retina and Vitreous. San Francisco：American Academy of Ophthalmology，2020.

［36］MØLLER-LORENTZEN TB，ECKMANN-HANSEN C，FABER C，et al. Global prevalence of asteroid hyalosis and projection of its future burden：a systematic review and meta-analysis. Acta Ophthalmol，2020，98（8）：755-762.

［37］张承芬. 眼底病学. 2 版. 北京：人民卫生出版社，2010.

［38］斯蒂芬·莱恩. 视网膜. 黎晓新，赵家良，译. 天津：天津科技翻译出版有限公司，2015.

［39］HYEONG GON YU. Inherited Retinal Disease. Berlin：Springer，2022.

［40］SARWAR ZAHID，KARI BRANHAM，DANA SCHLEGEL，et al. 视网膜营养不良基因图谱. 雷博，主译. 天津：天津科技翻译出版有限公司，2022.

［41］文峰. 眼底病临床诊治精要. 北京：人民军医出版社，2011.

［42］CHEUNG CMG，LAI TYY，RUAMVIBOONSUK P，et al. Polypoidal choroidal vasculopathy：definition，pathogenesis，diagnosis，and management.Ophthalmology，2018，125（5）：708-724.

［43］BEAU J FENNER，GEMMY CHEUNG，SHAUN S SIM，et al. Evolving treatment paradigms for PCV. Eye（Lond），2022，36（2）：257-265.

［44］杨正林，杨季云，张清炯，等. 视网膜色素变性的临床实践指南. 中华医学遗传学杂志，2020，37（3）：295-299.

［45］EHLERS JP，SHAH CP. Wills Eye Manual：The Office and Emergency Room Diagnosis and Treatment of Eye Disease. 5th ed.Philadelphia：Lippincott Williams & Wilkins，2008.

［46］PETER J SAVINO，HELEN V DANESH-MEYER. Neuro-Ophthalmology. 3rd ed. Philadelphia：Lippincott Williams & Wilkins，2018.

［47］LANNING B KLINE，ROD FOROOZAN.Optic Nerve Disorders. 2nd ed. Oxford：Oxford University Press，2007.

［48］M. TARIQ BHATT. 2019-2020 BCSC：Basic and Clinical Science Course，Section 5：Neuro-Ophthalmology. San Francisco：American Academy of Ophthalmology，2019.

［49］瞿佳，吕帆. 眼视光学. 北京：人民卫生出版社，2018.

［50］瞿佳，陈浩. 眼镜学. 3 版. 北京：人民卫生出版社，2017.

［51］BENJAMIN WJ.Borish's Clinical Refraction. 2nd ed. Philadelphia：WB Saunders，2006.

［52］CARLSON NB，KURTZ D.Clinical Procedures for Ocular Examination. 4th ed. New York：McGraw Hill，2016.

［53］吕帆. 接触镜学. 北京：人民卫生出版社，2011.

［54］王勤美. 屈光手术学. 2 版. 北京：人民卫生出版社，2011.

［55］Rapuano C J. 2011-2012 BCSC：Basic and clinical science course，Section 13：Refractive Surgery. San Francisco：American Academy of Ophthalmology，2011.

［56］MO JALIE. Ophthalmic Lens and Dispensing. 3rd ed. Boston：Butterworth- Heinemann，2008.

［57］Robert W. 2019-2020 BCSC：Basic and Clinical Science Course. Section 6：Pediatric Ophthalmology and Strabismus. San Francisco：American Academy and Ophthalmology. 2019.

［58］ROSENBAUM AL，SANTIAGO AP. Clinical Strabismus Management. Principles and Surgical Technique. Philadelphia：W.B.Saunders Company，1999.

［59］赵堪兴. 斜视弱视学. 北京：人民卫生出版社，2011.

［60］赵堪兴，杨培增. 眼科学. 8 版. 北京：人民卫生出版社，2013.

［61］范先群. 眶颧整形外科学. 杭州：浙江科学技术出版社，2012.

［62］宋国祥. 眼眶病学. 2 版. 北京：人民卫生出版社，2010.

［63］WELKOBORSKY HJ，WIECHENS B，HINNI ML. 眼眶病多学科协同诊疗（中文翻译版）. 马建民，杨新吉，译. 北京：科学出版社，2019.

［64］BARTALENA L，KAHALY GJ，BALDESCHI L，et al. The 2021 European Group on Graves' orbitopathy （EUGOGO）clinical practice guidelines for the medical management of Graves' orbitopathy. Eur J Endocrinol，2021，185（4）：G43-G67.

［65］HUANG Y，FANG S，LI D，et al. The involvement of T cell pathogenesis in thyroid-associated ophthalmopathy. Eye（Lond），2019，33（2）：176-182.

［66］FANG S，ZHANG S，HUANG Y，et al. Evidence for associations between Th1/Th17 "hybrid" phenotype and altered lipometabolism in very severe Graves orbitopathy. J Clin Endocrinol Metab，2020，105（6）：1851-1867.

［67］SMITH TJ，KAHALY GJ，EZRA DG，et al. Teprotumumab for thyroid- associated ophthalmopathy. N Engl J Med，2017，376（18）：1748-1761.

［68］ZHANG S，LI Y，WANG Y，et al. Comparison of rim-sparing versus rim-removal techniques in deep lateral wall orbital decompression for Graves' orbitopathy. Int J Oral Maxillofac Surg，2019，48（4）：461-467.

［69］Yan H. Mechanical Ocular Trauma：Current Consensus and Controversy. Berlin：Springer，2017.

［70］Yan H. Ocular Emergency. Berlin：Springer，2018.

［71］Yan H. Atlas of Ocular Trauma. Berlin：Springer，2019.

［72］Yan H. Anatomy and Examination in Ocular Trauma. Berlin：Springer，2019.

［73］Yan H. Sports-related Eye Injuries. Berlin：Springer，2020.

［74］Yan H. Management on Complicated Ocular Trauma. Berlin：Springer，2022.

［75］ARIF ÜLKÜ YENER.COVID-19 and the Eye：Ocular Manifestations，Treatment and Protection Measures. Ocul Immunol Inflamm，2021，29（6）：1225-1233.

［76］XU T，WANG B，LIU H，et al. Prevalence and causes of vision loss in China from 1990 to 2019：findings from the Global Burden of Disease Study 2019. Lancet Public Health，2020，5（12）：e682-e691.

［77］FLAXMAN SR，BOURNE RRA，RESNIKOFF S，et al. Global causes of blindness and distance vision impairment 1990-2020：a systematic review and meta-analysis. Lancet Glob Health，2017，5（12）：e1221-e1234.

［78］何明光，王伟，赵家良. 中国防盲治盲与眼病流行病学研究 70 年. 中华眼科杂志，2020，56（8）：561-566.

［79］全国防盲技术指导组. 中国眼健康白皮书. 北京：科学技术文献出版社，2020.

［80］国家卫生健康委员会. "十四五"全国眼健康规划（2021—2025 年）.［2022-01-04］. https://www.gov.cn/zhengce/zhengceku/2022-01/17/content_5668951.htm.

［81］GILHOOLEY MJ，ACHESON J. Artificial vision：principles and prospects. Curr Opin Neurol，2017，30（1）：55-67.

［82］SEIN KIM，HYEONHEE ROH，MAESOON IM. Artificial Visual Information Produced by Retinal Prostheses. Front Cell Neurosci，2022，（16）：911754.

［83］陈有信，冯时，赵清. 眼科人工智能研究的相关问题. 中华眼底病杂志，2022，38（2）：89-92.

［84］中华医学会糖尿病学分会，国家基层糖尿病防治管理办公室. 国家基层糖尿病防治管理指南（2022）. 中

华内科杂志,2022,61(7):717-748.

[85] LI JO,LIU H,TING DSJ, et al. Digital technology,tele-medicine and artificial intelligence in ophthalmology:A global perspective. Prog Retin Eye Res,2021,(82):100900.

[86] WANG YL,YANG JY,YANG JY,et al. Progress of artificial intelligence in diabetic retinopathy screening. Diabetes Metab Res Rev,2021,37(5):e3414.

[87] GULSHAN VP,LILY C,MARC S,et al. Development and Validation of a Deep Learning Algorithm for Detection of Diabetic Retinopathy in Retinal Fundus Photographs. JAMA,2016,316(22):2402-2410.

[88] TING DSW,CHEUNG CY,LIM G,et al. Development and Validation of a Deep Learning System for Diabetic Retinopathy and Related Eye Diseases Using Retinal Images From Multiethnic Populations With Diabetes. JAMA,2017,318(22):2211-2223.

[89] CHI-CHAO CHAN. Animal Models of Ophthalmic Diseases. Berlin:Springer,2016.

中英文名词对照索引